Die chemischen und physikalischen Prüfungsmethoden

des Deutschen Arzneibuches 5. Ausgabe

Aus dem Laboratorium der Handelsgesellschaft
Deutscher Apotheker

Von

Dr. J. Herzog und A. Hanner

Zweite, völlig umgearbeitete und
vermehrte Auflage

Mit 10 Textabbildungen

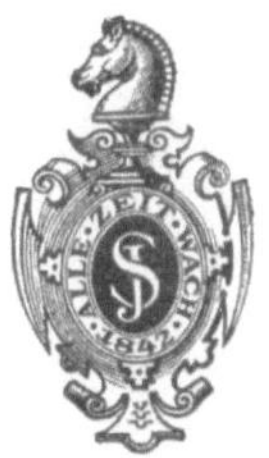

Springer-Verlag Berlin Heidelberg GmbH
1924

ISBN 978-3-662-27585-6   ISBN 978-3-662-29072-9 (eBook)
DOI 10.1007/978-3-662-29072-9

Softcover reprint of the hardcover 2nd edition 1924

Vorwort zur zweiten Auflage.

Das vorliegende Buch soll ein Ratgeber bei der chemischen und physikalischen Prüfung der Arzneimittel sein; in erster Reihe ist es für den
praktischen Apotheker bestimmt, dann aber auch als Hilfsmittel für
den Unterricht an den Universitäten und zum Gebrauch in den einschlägigen Fabrik-Laboratorien. Zunächst haben wir zu den gesamten
Verfahren die notwendigen theoretischen Grundlagen gegeben, weil
wir der Meinung sind, daß nur derjenige solche Arbeiten richtig ausführen kann, der auch die Materie wissenschaftlich beherrscht; der
Hauptwert aber wurde auf die Bedürfnisse der Praxis gelegt. Deshalb
erfolgt die Besprechung sämtlicher schwieriger Methoden in einer Aus-
führlichkeit, die auch dem Ungeübteren ihre Ausführung ermöglichen
soll. Diese Erläuterungen beschränken sich jedoch nicht auf die Prüfungsvorschriften des Arzneibuches, vielmehr wurden die wichtigsten
Verbesserungsvorschläge herangezogen, die in unserer Fachliteratur
in den letzten Jahren veröffentlicht sind. Bekanntlich setzte sofort
nach dem Erscheinen des Arzneibuches eine lebhafte Besprechung
seitens der interessierten Kreise ein: Universitätslehrer, die teils selbst
Verfasser einzelner Artikel waren, teils kritisch denselben gegenüber-
standen, ergriffen das Wort. Ebenso die Leiter chemischer Fabriken,
die bei ihrer Erfahrung auf Spezialgebieten manches um so treffendere
Wort fanden, als sie bei der Darstellung ihrer Fabrikate sich an die
Anforderungen des neuen Arzneibuches gebunden sahen und daher
die entstandenen Schwierigkeiten oder Unmöglichkeiten der Forderungen
am schnellsten erkannten. Schließlich haben auch die in der Praxis
stehenden Fachgenossen aus Krankenhäusern und Apotheken-Labora-
torien ihren redlichen Teil an brauchbaren Vorschlägen zur Abänderung
bzw. Erleichterung vieler Methoden beigesteuert. Dieses wertvolle
Material haben wir gesammelt, durch eigene Erfahrungen ergänzt und
den Fachgenossen unter genauer Angabe der Literaturstellen dienstbar
zu machen gesucht. Der Leser findet also außer den Erläuterungen
zum Arzneibuchtext zahlreiche Winke zur glatten Ausführung der
Methoden, zu ihrer Vereinfachung und Verbesserung.

Speziell für diese zweite Auflage wurde es nötig, aus den Veröffentlichungen der letzten 10 Jahre das Wertvolle auszuwählen, es für dieses
Buch nutzbar zu machen und somit das Hilfsbuch wieder möglichst
auf die Höhe unserer jetzigen Erfahrungen zu bringen. Zugleich stellte
es sich als zweckmäßig heraus, den ersten „Allgemeinen Teil" zu vergrößern, einerseits dadurch, daß einige im zweiten Teil wiederholt vorkommende Methoden im ersten Teil zusammenhängend behandelt
wurden, andererseits aber durch Aufnahme einiger neuer allgemeiner
Artikel. So hoffen wir, daß z. B. neue Artikel über „Alkoholbestimmung
in Tinkturen", „Anleitung zur Ersparnis kostspieliger Materialien bei

der Untersuchung von Arzneimitteln", „Prüfung der Arzneigläser, besonders der Ampullengläser" von Nutzen sein werden.

Die Einteilung des Buches ist so getroffen, daß zunächst ein „Allgemeiner Teil" vorhanden ist, in dem, unabhängig vom jeweiligen Text des Arzneibuches, die allgemeinen Arbeitsmethoden beschrieben und erläutert sind. Für diesen Teil ist am Schluß des Buches ein Register vorhanden. Dann folgen im zweiten „Speziellen Teil" die einzelnen Arzneimittel nach der Anordnung des Arzneibuches, so daß sich hier ein Register erübrigt.

Wir haben nach Möglichkeit bei den einschlägigen Stellen des zweiten Teiles auf die entsprechenden Erläuterungen im ersten Teil hingewiesen. Trotzdem erscheint es für den Leser zur besseren Orientierung zweckmäßig, den ersten Teil im Zusammenhang durchzusehen.

Unsere Erläuterungen zum Arzneibuchtext sind nicht an den Schluß der Artikel gesetzt, sondern unmittelbar hinter die einzelnen Prüfungsvorschriften. Es wechseln so in kurzen Abschnitten die Worte des Arzneibuches (in kleinem Druck) und die dazugehörigen Erläuterungen (in großem Druck).

Schließlich verweisen wir auch an dieser Stelle auf die am Schlusse des Buches befindliche, von Herrn Apotheker F. Dietze ausgearbeitete und uns freundlichst überlassene Tabelle zur Bestimmung der spezifischen Gewichte bei den Temperaturen zwischen $+11°$ und $+30°$.

Herrn Dr. Max Benz, der uns bei der Durchsicht und Korrektur des Buches freundlichst unterstützt hat, sagen wir auch an dieser Stelle unseren besten Dank.

Möge diese zweite Auflage dieselbe freundliche Aufnahme und Beurteilung finden, die das Buch bei seinem ersten Erscheinen erfahren hat.

Berlin, Januar 1924.

Die Verfasser.

Inhaltsverzeichnis.

Verzeichnis der Literaturquellen und Abkürzungen.

A. Ph.   = Archiv der Pharmazie.
Ap. Z.   = Apotheker-Zeitung.
B.   = Berichte der Deutschen Chemischen Gesellschaft.
B. D. Ph. Ges. = Berichte der Deutschen Pharmazeutischen Gesellschaft.
C. & L.   = Jahresberichte der Firma Caesar & Loretz.
Ch. Ztg.   = Chemiker-Zeitung.
D. A. 5   = Deutsches Arzneibuch, 5. Ausgabe.
Gildemeister = Die ätherischen Öle von Gildemeister und Hoffmann, zweite
                 Auflage von Gildemeister, Verlag von Schimmel & Comp.,
                 1910 bis 1916.
Ph. Z.   = Pharmazeutische Zeitung.
Ph. Ztrh.   = Pharmazeutische Zentralhalle.
Riedel's Ber. = Riedel's Berichte.
Schim. B.   = Berichte von Schimmel & Comp., Miltitz bei Leipzig.
Südd. Ap. Z. = Süddeutsche Apotheker-Zeitung.
Ztschr. f. Unters. N. u. G. = Zeitschrift für die Untersuchung der Nahrungs- und
                 Genußmittel.

Erster Teil

Die allgemeinen Prüfungsmethoden des Arzneibuches.

Schmelzpunktsbestimmungen.

Das Arzneibuch bezeichnet als Schmelzpunkt die Temperatur, bei der die zu prüfende undurchsichtige Substanz durchsichtig wird und zu durchsichtigen Tröpfchen zusammenfließt.

Bei der Bestimmung des Schmelzpunktes unterscheidet das Arzneibuch zwischen derjenigen „von allen Stoffen, ausgenommen Fette und fettähnliche Stoffe", und derjenigen von „Fetten und fettähnlichen Stoffen". Diese Bestimmung, hauptsächlich soweit sie die Stoffe der ersten Klasse umfaßt, ist so überaus wichtig, daß nicht dringend genug auf die genaueste Beachtung aller zur Erzielung guter Resultate nötigen Bedingungen hingewiesen werden kann. Die Schmelzpunktsbestimmung ist zunächst zur Identifizierung organischer Stoffe geeignet, da diese meist einen leicht bestimmbaren, charakteristischen Schmelzpunkt besitzen. In diesem Sinne schreibt das Arzneibuch z. B. für Acetanilid den Schmelzpunkt 113^0 bis 114^0 vor, für Veronal den Schmelzpunkt 190^0 bis 191^0. Wird dieser geforderte Schmelzpunkt tatsächlich gefunden, so läßt er außer dem Hinweis auf die Identität zugleich einen weitgehenden Rückschluß auf die Reinheit der untersuchten Substanz zu. Denn ein organischer Stoff zeigt den verlangten Schmelzpunkt nur dann eindeutig und genau, wenn er genügend rein im chemischen Sinne ist. Gibt man z. B. zu einem reinen Acetanilid auch nur eine kleine Menge eines anderen Stoffes (der sich geschmolzen in ihm löst) hinzu, so zeigt das Gemisch nach sorgfältigem Verreiben eine „Schmelzpunktsdepression", das heißt, es schmilzt niedriger als das unvermischte, reine Acetanilid. Diese Schmelzpunktsdepression tritt allgemein (d. h. mit wenigen Ausnahmen) ein, gleichgültig, ob der zugesetzte Stoff denselben, einen niedrigeren oder auch höheren Schmelzpunkt besitzt. Es liegt also allgemein der Schmelzpunkt zweier verschiedener gemischter Substanzen unter dem des tiefer schmelzenden Komponenten, so daß z. B. ein Gemisch von Acetanilid (113^0 bis 114^0) und Phenacetin (134^0 bis 135^0) schon unterhalb der Temperatur von 113^0 schmelzen wird. Vor allem ergeben

Gemische einen unklaren, „unscharfen“ Schmelzpunkt, der sich über
mehrere Grade hinzieht, so daß hier der Anfang und das Ende des
Schmelzens gesondert zu vermerken sind, während reine Stoffe im
allgemeinen ein „scharfes“ Schmelzen zeigen, das meist innerhalb
eines Grades stattfindet. — Durch diese Tatsachen wird es erklärlich,
daß unreine Präparate, die als Gemische zu betrachten sind, einen
unscharfen und zu niedrigen Schmelzpunkt zeigen müssen. — Ferner
ermöglichen diese Tatsachen eine weitergehende Identifizierung durch
die Schmelzpunktsbestimmung: Angenommen, das zu untersuchende
„Acetanilid“ zeige den richtigen Schmelzpunkt $113,5^0$. Dann ist noch
immer nicht ausgeschlossen, daß hier eine andere, bei derselben Temperatur schmelzende Substanz vorliegt. Man gibt deshalb zur weiteren
Kontrolle eine kleine Menge Acetanilid aus dem Apothekenstand-
gefäß hinzu. Zeigt das Gemisch jetzt nach wieder sehr sorgfältigem
Verreiben einen unveränderten Schmelzpunkt (also keine Schmelzpunktsdepression), dann sind die Komponenten identisch.

Es sei hinzugefügt, daß auch chemisch reine Stoffe einen unscharfen Schmelzpunkt dann ergeben müssen, wenn sie bei der Erhitzung, eventuell erst nahe dem Schmelzpunkt, eine Zersetzung erleiden. Diesen Verhältnissen trägt das Arzneibuch Rechnung, indem
es z. B. bei Acid. acetylosalicyl. (bzw. Aspirin) angibt „Schmelzpunkt
etwa 135^0“.

Zur Schmelzpunktsbestimmung der nicht „Fette oder fettähnliche
Substanzen“ darstellenden Stoffe schreibt das Arzneibuch folgendes vor:

Bei allen Stoffen, ausgenommen Fette und fettähnliche Stoffe, wird die
Bestimmung des Schmelzpunktes in einem dünnwandigen, am unteren Ende
zugeschmolzenen Glasröhrchen von höchstens 1 mm lichter Weite ausgeführt.
In dieses bringt man so viel von der feingepulverten, vorher in einem Exsikkator
über Schwefelsäure und, wenn nichts anderes vorgeschrieben ist, wenigstens
24 Stunden lang getrockneten Substanz, daß sich nach dem Zusammenrütteln eine
auf dem Boden des Röhrchens 2 bis höchstens 3 mm hoch stehende Schicht
bildet. Das Röhrchen wird hierauf an einem geeigneten Thermometer derart
befestigt, daß die Substanz sich in gleicher Höhe mit dem Quecksilbergefäße
des Thermometers befindet. Darauf wird das Ganze in ein etwa 15 mm weites
und etwa 30 cm langes Probierrohr gebracht, in dem sich eine etwa 5 cm hohe
Schwefelsäureschicht befindet. Das obere, offene Ende des Schmelzröhrchens
muß aus der Schwefelsäureschicht herausragen. Das Probierrohr setzt man in
einen Rundkolben ein, dessen Hals etwa 3 cm weit und etwa 20 cm lang ist
und dessen Kugel einen Rauminhalt von etwa 80 bis 100 ccm hat. Die Kugel
enthält so viel Schwefelsäure, daß nach dem Einbringen des Probierrohrs die
Schwefelsäure etwa zwei Drittel des Halses anfüllt. Die Schwefelsäure wird
ohne Verwendung eines Drahtnetzes erwärmt und die Temperatur von 10^0 unterhalb des zu erwartenden Schmelzpunktes ab so langsam gesteigert, daß zur Erhöhung um 1^0 mindestens $^1/_2$ Minute erforderlich ist. Die Temperatur, bei der
die undurchsichtige Substanz durchsichtig wird und zu durchsichtigen Tröpfchen zusammenfließt, ist als der Schmelzpunkt anzusehen.

Diesen Angaben ist folgendes hinzuzufügen: Das Arzneibuch schreibt
bei obigen Anforderungen unter anderem vor: 1. Ein Erhitzen ohne
Drahtnetz. 2. Ein Einsatzgefäß, das im Inneren das Thermometer
mit dem Kapillarröhrchen trägt, während es selbst von einem Rundkolben als größerem Gefäß umschlossen wird. 3. Eine recht hohe

Schwefelsäureschicht im Rundkolben. — Diese drei Angaben sind mit voller Absichtlichkeit erfolgt. Denn: 1. Das Drahtnetz würde zuerst und am stärksten durch die Flamme erhitzt und kann so leicht ein Überhitzen der Schwefelsäure herbeiführen. 2. Das Einsatzgefäß ist gewählt, damit eine indirekte und somit allmähliche Erhitzung stattfindet. 3. Die hohe Schwefelsäureschicht soll ein möglichst gleichmäßiges Erhitzen der Quecksilberkugel sowohl wie des ganzen Quecksilberfadens gewährleisten. Denn der vorher als Beispiel erwähnte Schmelzpunkt des Acetanilids ist nur richtig abzulesen, wenn nicht allein die Quecksilberkugel, sondern auch der Quecksilberfaden die durch die Temperatur von 113° gebotene Ausdehnung angenommen hat.

Diese Angaben sind also an sich durchaus begründet. Und doch erscheint auch ohne diese Maßregeln, die zu weitgehenden Umständlichkeiten und auch Gefahren führen, eine genügend scharfe Schmelzpunktsbestimmung möglich: Zunächst ist der Gebrauch des Drahtnetzes wohl zu empfehlen, wenigstens Ungeübteren. Denn ein unvorsichtiger Schlag mit dem Brenner an den ungeschützten Kolben, ein zu jähes Erhitzen kann ein Springen des Gefäßes und damit gefährliche Verletzungen der Hand durch die ausfließende heiße Schwefelsäure herbeiführen. — Wenn man ferner dafür sorgt, daß die Erhitzung genügend langsam stattfindet, kann man das Einsatzgefäß entbehren und das Thermometer (an dem die Kapillare mit der Substanz befestigt ist) direkt in der Schwefelsäure des Rundkolbens erhitzen (vgl. Abb. 1). Ebenso entbehren kann man den zur Befestigung der Kapillare gebräuchlichen Platindraht bzw. Gummiring[1]). Man taucht nämlich das Thermometer mit der Kugel zuerst in die Schwefelsäure, hebt es heraus, streicht dann die Kapillare mit den

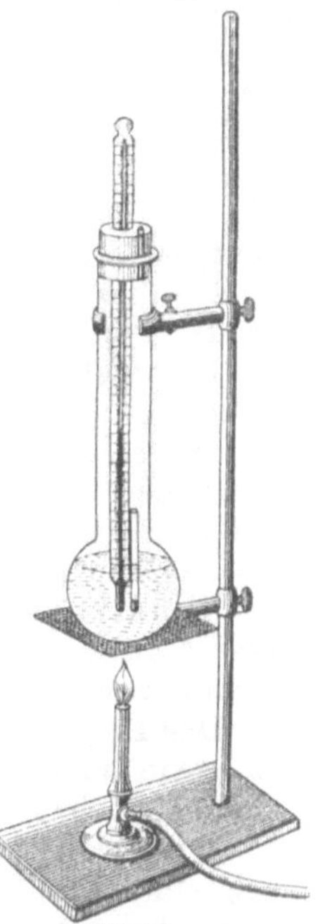

Abb. 1.

Außenwandungen durch die anhaftende Säure und drückt die so benetzte Kapillare an das Thermometer. Die Adhäsion zeigt sich hier so wirksam, daß bei richtiger Handhabung das Glasröhrchen genügend fest „klebt" und gut in den Kolben geführt werden kann. Ein Fehler bei diesem Verfahren bleibt freilich der, daß man den Rundkolben nur nahezu bis zur Höhe der Rundung füllen kann, daß deshalb der Quecksilberfaden aus der erhitzten Schwefelsäure hinausragt und der Schmelzpunkt somit „unkorrigiert" bleibt. Die hierdurch entstehende, geringe Abweichung kann aber um so mehr außeracht gelassen werden, als große Vorteile dafür eingetauscht werden.

---

[1]) Die viel gebrauchten Gummiringe sind hier deshalb sehr unpraktisch, weil sie leicht platzen und dann die Schwefelsäure schwärzen.

Unter diesen Gesichtspunkten würde sich die Schmelzpunktsbestimmung in folgender Weise abspielen: Man bringt zunächst nach dem Arzneibuch die zu schmelzende Substanz in die Kapillare. Sodann füllt man das Mantelgefäß des Schmelzpunktsapparates so weit mit Schwefelsäure, daß die Kugel etwa zu $^4/_5$ gefüllt ist, und fügt das Thermometer mittels eines Korkes[1]), der auf der oberen Öffnung des Mantelgefäßes sitzt, so weit in die Säure, daß die Thermometerkugel etwa in der Mitte der Flüssigkeit sich befindet. Jetzt hebt man am Kork das Thermometer noch einmal heraus, streicht an der mit Schwefelsäure benetzten Spitze die Kapillare hin und her und drückt sie, wie beschrieben, an das Thermometerrohr, und zwar rechts oder links, je nachdem, von welcher Seite die Lichtquelle kommt. Den so beschickten Apparat bringt man dann auf ein Drahtnetz und erhitzt durch einen Brenner, der ganz unbewegt unter dem Gefäß stehen kann[2]). So darf man seine ganze Aufmerksamkeit der Bestimmung widmen, bei der man zunächst mit mäßiger Schnelligkeit erhitzt, aber, sobald sich die Temperatur dem Schmelzpunkt nähert, mit der Vorsicht und Langsamkeit, die im Arzneibuch vorgeschrieben ist. Empfehlenswert ist es, eine Lupe zu Hilfe zu nehmen und damit genau das Sintern, den Beginn und Endpunkt des Schmelzvorganges festzustellen.

Da diese Schmelzpunktsbestimmungen sehr häufig auszuführen sind, wird man gern den Apparat fertig gefüllt zum Gebrauch stehen lassen. Dabei bräunt sich die Schwefelsäure leicht und zieht außerdem Wasser an, wodurch der Siedepunkt der Säure herabgesetzt wird. Der letzte Mißstand ist in den üblichen Apparaten nicht zu verhindern, so daß von Zeit zu Zeit ein Erneuern der Säure unvermeidlich ist. Das Braunwerden der Schwefelsäure jedoch verzögert man erheblich, wenn man im Bedarfsfall wenige Körnchen Kaliumnitrat zusetzt.

Schließlich sei bemerkt, daß das Trocknen feuchter Substanzen vor der Bestimmung deshalb vorgeschrieben ist, weil Feuchtigkeit auch eine Schmelzpunktsdepression herbeiführt. Ebenso ist naturgemäß beim Verreiben der Substanz jede Verunreinigung sorgsam fernzuhalten. Deshalb vermeidet man besser Mörser von Porzellan, die in ihren Rissen leicht Reste fremder Stoffe enthalten, und nimmt zweckmäßig einen Achatmörser, der leicht tadellos sauber zu halten ist, so daß sich die einmalige Anschaffung dieses praktischen Gerätes wohl lohnt. — Übrigens wird es durchaus nicht in allen Fällen (vielmehr nur sehr selten) erforderlich sein, frisch ankommende Präparate vor der Schmelzpunktsbestimmung im Exsikkator über Schwefelsäure zu trocknen. Man führe deshalb zunächst die Bestimmung ohne solche Vorbehandlung aus und kann, wenn das Ergebnis unbefriedigend ist, das Trocknen noch immer nachholen.

---

[1]) Der Kork ist (sobald nicht der Kolben im oberen Teil des Halses Luftauslässe besitzt) mit einer Kerbe zu versehen, damit beim Erhitzen die erwärmte Luft austreten kann.

[2]) Erhitzt man ohne Drahtnetz, so ist es notwendig, während des Erhitzens die Flamme unter dem Kolben hin und her zu bewegen.

Zur Bestimmung des Schmelzpunktes der Fette und fettähnlichen Stoffe

wird nach dem Arzneibuch

das geschmolzene Fett in ein an beiden Enden offenes, dünnwandiges Glasröhrchen von $1/_2$ bis 1 mm lichter Weite von U-Form aufgesaugt, so daß die Fettschicht in beiden Schenkeln gleich hoch steht. Das mit dem Fett beschickte Glasröhrchen wird 2 Stunden lang auf Eis oder 24 Stunden lang bei 10° liegen gelassen, um das Fett völlig zum Erstarren zu bringen. Darauf wird es an einem geeigneten Thermometer derart befestigt, daß das Fettsäulchen sich in gleicher Höhe mit dem Quecksilbergefäße des Thermometers befindet. Das Ganze wird in ein etwa 3 cm weites Probierrohr, in dem sich die zur Erwärmung dienende Flüssigkeit (ein Gemisch von Glycerin und Wasser zu gleichen Teilen) befindet, hineingebracht und die Flüssigkeit erwärmt. Die oberen, offenen Enden des Schmelzröhrchens müssen aus der Flüssigkeitsschicht herausragen. Das Erwärmen muß, um jedes Überhitzen zu vermeiden, sehr langsam vorgenommen werden. Die Temperatur, bei der das Fettsäulchen vollkommen klar und durchsichtig geworden ist, ist als der Schmelzpunkt anzusehen.

Diese Bestimmung bietet gewisse Schwierigkeiten und hat deshalb beachtenswerte Erläuterungen durch P. Siedler (Ph. Z. 1911, S. 1002) erhalten. Schwierigkeiten bereitet vor allem dem Anfänger das Füllen der U-förmigen Röhrchen (Abb. 2) mit den geschmolzenen Fetten, eine Manipulation, die sich in einfacher Weise so bewerkstelligen läßt: Man schmilzt das Fett in einem kleinen, tiefen Tiegel (Porzellanglühtiegel), erwärmt dann den längeren Schenkel des Glasröhrchens durch mehrfaches Hindurchziehen durch die Flamme und taucht ihn etwa 2 bis $2^1/_2$ cm tief in die geschmolzene Masse. Dann zieht man das Röhrchen heraus und dreht es mit den Öffnungen nach oben. Ist jetzt das Fettsäulchen trotz Erwärmung der Kapillare noch nicht herabgeflossen, so bewegt man die Kapillare vorsichtig vor einer ganz kleinen Flamme (Sparflamme), bis das Fett die kommunizierenden Röhrchen etwa bis zu gleicher Höhe füllt. Schließlich wird die Kapillare von außen abgetupft und zum Erkalten beiseite bzw. auf Eis gelegt.

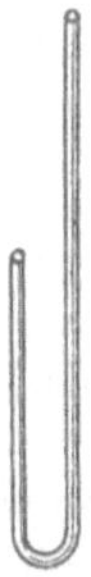

Abb. 2.

Bemerkenswert ist aber, daß diese Bestimmungsart nicht immer zu eindeutigen Resultaten führt. So z. B. sieht man bei Vaselin[1]), das schon ungeschmolzen fast klar in dem engen Röhrchen aussieht, nur schwer die entscheidende Änderung im Schmelzgefäß. Deshalb heißt es in einem Referat der Ph. Z. (1912, S. 311) mit Recht, daß man die besten Resultate noch immer mit Hilfe der in Handels- und Kontroll-Laboratorien verbreitetsten Methode des D. A. 4 erhält, da in den engen Kapillaren das Emporschnellen der Substanz und der Punkt des völligen Geschmolzenseins in der Regel nicht weit auseinanderliegen. Es sei deshalb noch dieses Verfahren hier angeführt:

„Die Bestimmung des Schmelzpunktes der Fette und fettähnlichen Substanzen wird in einem dünnwandigen (geraden), an beiden Enden offenen Glasröhrchen von höchstens 1 mm lichter Weite ausgeführt.

---

[1]) Vgl. Linke, B. D. Ph. Ges. 1911, S. 199.

In dieses saugt man soviel von dem klar geschmolzenen Fett auf, daß es eine etwa 1 cm hoch auf dem Boden stehende Schicht bildet. Das Röhrchen läßt man nun 24 Stunden lang bei niederer Temperatur (etwa 10^0) liegen, um das Fett völlig zum Erstarren zu bringen. Erst dann ist das Röhrchen an einem geeigneten Thermometer zu befestigen und in ein etwa 30 mm weites Reagenzglas zu bringen, in welchem sich das zum Erwärmen dienende Wasser befindet. Das Erwärmen soll allmählich und unter häufigem Umrühren des Wassers geschehen. Der Wärmegrad, bei welchem das Fettsäulchen durchsichtig wird und in die Höhe schnellt, ist als der Schmelzpunkt anzusehen."

Nicht unerwähnt darf bleiben, daß auch das letztgenannte Verfahren zwei Fehlerquellen mit sich bringt: 1. Bei Fetten, die Glyceride der niedrigen Fettsäuren enthalten, wie Ol. Cacao, wird ein etwas zu niedriger Schmelzpunkt gefunden (Differenz ca. $0,5^0$ bis 1^0), da der Teil des Fettes, der zuerst geschmolzen ist und im Röhrchen emporsteigt, die ungeschmolzenen Teile mitreißt. 2. Manche Fette, wie Wollfett usw., sind so viskos, daß das Emporsteigen zu spät stattfindet, der Schmelzpunkt also zu hoch gefunden wird. Das Verfahren ist also auch nicht ganz einwandfrei, aber kaum zu entbehren bei halbdurchsichtigen Stoffen, wie Vaselin usw.

Hier (d. h. bei Vaselin) gestattet das Verfahren des vierten Arzneibuches auch eine ungemein bequeme Füllung der Kapillare. Man steckt nämlich das offene, gerade Glasröhrchen direkt in das ungeschmolzene Vaselin hinein und drückt es gegen den Boden des Gefäßes, wenn dieses flach ist, oder gegen die Seitenwandung, wenn das Gefäß tief ist. Man erhält so in wenigen Sekunden, ohne Schmelzen des Fettes, ohne Einfetten eines Tiegels in der Kapillare das Fettsäulchen, das man, da es nicht zu erstarren braucht, sofort der Prüfung unterwerfen kann. — Und dieses Füllungsverfahren ist auch brauchbar bei anderen Substanzen, vor allem Kakaobutter; gerade diese schmilzt man nicht gerne für vorliegenden Zweck, da sie zum völligen Erstarren mehrere Tage gebraucht. Man setzt zu diesem Zweck das Glasröhrchen auf ein Stück Kakaobutter und dreht es langsam wie einen Korkbohrer hinein. So erhält man wieder schnell und gebrauchsfertig das Fettsäulchen in der Kapillare und kann nach insgesamt etwa 10 Minuten (anstatt nach mehreren Tagen) den Schmelzpunkt ansagen. — Hat man übrigens den Fettpfropfen nicht lückenlos gebohrt, so kommt es vor, daß die wässerige Flüssigkeit durch die Lücken hindurchsintert und über das Fettsäulchen steigt. Dann aber wird der Fettpfropfen durch den Druck der wässerigen Flüssigkeit unten gehalten, so daß man nach dem D. A. 5 beobachten kann, wann es durchsichtig geworden (vgl. J. Herzog, Ap.-Z. 1917, S.189).

Erstarrungspunkt.

Die Temperatur, über der ein Körper flüssig, unter der er fest ist, heißt sein Schmelzpunkt. Demnach ist eigentlich der soeben besprochene Schmelzpunkt eines Stoffes identisch mit dem Erstarrungspunkt seiner Schmelze. Dieser Punkt (Schmelzpunkt oder Erstarrungspunkt) müßte also von beiden Seiten in gleicher Höhe bestimmbar sein. Jedoch erhält man im allgemeinen einwandfreier den Schmelzpunkt, weil bei Feststellung des Erstarrungspunktes an Hand kleiner Untersuchungsmengen störende Unterkühlungserscheinungen auftreten, die das Ergebnis etwas niedriger ausfallen lassen. Nur in einzelnen Fällen bestimmt man zweckmäßiger den Erstarrungspunkt, meist bei nicht einheitlichen Substanzen, die beim Erwärmen erst allmählich erweichen und damit unscharf die Schmelze geben, während sie den Erstarrungspunkt eindeutig beobachten lassen. So läßt das Arzneibuch den Erstarrungspunkt beispielsweise bestimmen bei Oleum Anisi und Oleum Foeniculi (zur Orientierung über den Anetholgehalt). Auch bei Bromoform usw. wird diese Konstante festgestellt, schließlich bei Thymol. Bei letzterem ist aber (siehe dort) der Schmelzpunkt weit charakteristischer und leichter bestimmbar.

Im einzelnen ist folgendes zu sagen: Schmilzt man einen festen Stoff wie Thymol und kühlt dann die Schmelze, bzw. kühlt man ein flüssiges Produkt wie Ol. Anisi, so kann bei Bewahrung der Flüssigkeit vor Erschütterung diese Kühlung bis unter den eigentlichen Erstarrungspunkt fortgesetzt werden, ohne daß ein Erstarren eintritt. Es findet dann die sogenannte Unterkühlung statt. Rührt man jetzt die Schmelze oder impft sie mit einem Kristall, den man aus derselben Substanz bereitet hat, so setzt die Kristallisation ein. Diese erkennt man nicht nur an der beginnenden Ausscheidung, sondern auch ganz charakteristisch an dem Verhalten der Thermometer-Quecksilbersäule, die in diesem Moment scharf zu beobachten ist. Während nämlich bei der Abkühlung das Niveau des Quecksilbers sich naturgemäß immer mehr senkte, beginnt es mit dem Eintritt der Kristallisation zu steigen, weil beim Erstarren der Substanz eine Wärmeentwicklung (die Erstarrungswärme) bemerkbar wird, die dem Wärmeverbrauch beim Schmelzen (der Schmelzwärme) gleich ist. Das Quecksilberniveau wird also im Beginn des Kristallisierens steigen, und zwar bis zum Eintritt des eigentlichen Erstarrungspunktes. Ist dieser erreicht, so bleibt die Temperatur eine kurze Zeit (etwa 1 Minute, ev. länger) beständig. Dieser Punkt also, in dem die Temperatur nach kurzem Ansteigen einige Zeit konstant bleibt, ist als der Erstarrungspunkt anzusehen. — Man beachte aber: Wenn nicht genügend unterkühlt ist, dann tritt das Erstarren zu langsam, daher unscharf ein; wenn anderseits zu stark unterkühlt ist, fallen die Resultate zu niedrig aus. Deshalb muß man zur Erzielung gleichmäßiger Ergebnisse ein und denselben Stoff stets auf die gleiche Temperatur unterkühlen, am besten (wo nichts Besonderes angegeben ist) etwa 3° unter den zu erwartenden Erstarrungspunkt.

In gewissen Fällen erstarrt die zu prüfende Flüssigkeit nicht, trotz normaler Abkühlung auf die angegebene Unterkühlungstemperatur. Dann „impft" man, d. h. man bereitet aus demselben Stoff in einem anderen Gefäß eine kleine Menge Kristalle durch stärkeres Abkühlen, ev. mittels einer Kältemischung, bringt einige Kristalle an die Kugel des Thermometers und führt diese in die zu prüfende Flüssigkeit, die dann sofort zum Erstarren kommt. Über Ausführung siehe Näheres bei Oleum Foeniculi.

Auf Grund dieser Tatsachen schreibt das Arzneibuch vor:

Zur Bestimmung des Erstarrungspunkts werden etwa 10 g des zu untersuchenden Stoffes in einem Probierrohr, in dem sich ein geeignetes Thermometer befindet, vorsichtig geschmolzen. Durch Eintauchen in Wasser, dessen Temperatur etwa 5° niedriger als der zu erwartende Erstarrungspunkt ist, wird die Schmelze auf etwa 2° unter dem Erstarrungspunkt abgekühlt und darauf durch Rühren mit dem Thermometer, nötigenfalls durch Einimpfen eines kleinen Kristalls des zu untersuchenden Stoffes, zum Erstarren gebracht. Der während des Erstarrens beobachtete höchste Stand der Quecksilbersäule ist als der Erstarrungspunkt anzusehen.

Zur Ausführung sei folgendes bemerkt: Man kann die Bestimmung höchst einfach mit Hilfe eines Becherglases (für die Kühlflüssigkeit), eines Reagenzglases (für die Schmelze) und zweier Thermometer ausführen, von denen eines in der Kühlflüssigkeit, das andere im Reagenzglas Verwendung findet. Letzteres Thermometer ist zweckmäßig in halbe Grade geteilt. Zunächst bringt man das Öl oder die Schmelze so hoch in das Reagenzglas, daß die Thermometerkugel reichlich von Flüssigkeit überdeckt ist. Die zu prüfende Flüssigkeit muß von Staubpartikelchen und anderen Verunreinigungen (ev. durch Filtrieren) befreit sein und vor allem während der Unterkühlung vor Erschütterungen geschützt werden, da sonst schon jetzt das Erstarren unerwünscht stattfindet. Sobald aber die bestimmte Unterkühlungstemperatur erreicht ist, beginnt man kräftig mit dem Thermometer, das möglichst vorher die Wandung nicht berühren darf, zu reiben, impft auch, wenn es nötig wird, und beschleunigt das Festwerden durch weiteres anhaltendes Rühren mit dem Thermometer. Jetzt liest man — wie nochmals betont sei — den während des Erstarrens beobachteten höchsten Stand der Quecksilbersäule ab, stellt also den Moment fest, in dem das Quecksilberniveau einige Zeit konstant bleibt, der Erstarrungspunkt wirklich gegeben ist.

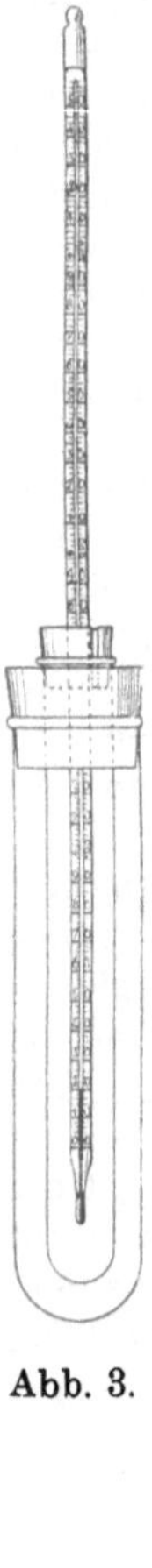

Nach kurzer Übung erhält man in dieser ganz einfachen Apparatur schnell und zuverlässig die Resultate. Nur der Vollständigkeit halber sei auch noch das folgende, nach Art des Beckmannschen Apparates für Molekulargewichts-Bestimmungen eingerichtete Gerät angeführt: Zwei verschieden weite Reagenzgläser werden mit einem Kork derartig zusammengesteckt, daß das kleinere Glas frei in dem größeren hängt (vgl. Abb. 3). Die im größeren Glase befindliche Luft dient beim Einsetzen des Ganzen in das Abkühlungsgemisch zum langsamen Ausgleich der Temperaturunterschiede. In das innere Glas steckt man durch einen (an der Seite mit einer Kerbe zum Luftausgleich versehenen) Kork ein Thermometer, das nahezu bis auf den Grund des Reagenzglases

Abb. 3. reicht. — Zur Ausführung der Bestimmung gibt man 5 bis

10 ccm der Schmelze in das innere Glas, setzt alsdann das Ganze in Wasser resp. Eiswasser, dessen Temperatur ca. 5^0 unter der des zu erwartenden Erstarrungspunktes liegt, und fährt dann fort, wie oben beschrieben.

Zur Bestimmung des Siedepunktes.

Als Siedepunkt wird die Temperatur bezeichnet, bei welcher der aus einer Flüssigkeit entwickelte Dampf gerade eine hinreichende Spannung besitzt, um den auf der Flüssigkeitsoberfläche ruhenden Atmosphärendruck zu überwinden. Zu der Bestimmung dieser Konstante hat das Arzneibuch zwei Methoden angegeben, von denen die erste (nach Siwoloboff) durch die Möglichkeit schneller Ausführung und den geringen Verbrauch an Material trotz nicht vollkommener Genauigkeit sich da empfiehlt, wo nur die Identität, nicht die Reinheit festgestellt werden soll. Die Vorschrift lautet:

Soll durch die Untersuchung lediglich die Identität eines Arzneimittels festgestellt werden, so bedient man sich des zur Bestimmung des Schmelzpunkts beschriebenen Apparats, indem man an dem Thermometer in der gleichen Weise, wie oben beschrieben, ein dünnwandiges, an einem Ende zugeschmolzenes Glasröhrchen von 3 mm lichter Weite befestigt und in dieses 1 bis 2 Tropfen der zu untersuchenden Flüssigkeit sowie — zur Verhütung des Siedeverzugs — ein unten offenes Kapillarröhrchen gibt, das in einer Entfernung von 2 mm vom eintauchenden Ende eine zugeschmolzene Stelle besitzt. Man verfährt alsdann weiter wie bei der Bestimmung des Schmelzpunkts. Die Temperatur, bei der aus der Flüssigkeit eine ununterbrochene Reihe von Bläschen aufzusteigen beginnt, ist als der Siedepunkt anzusehen.

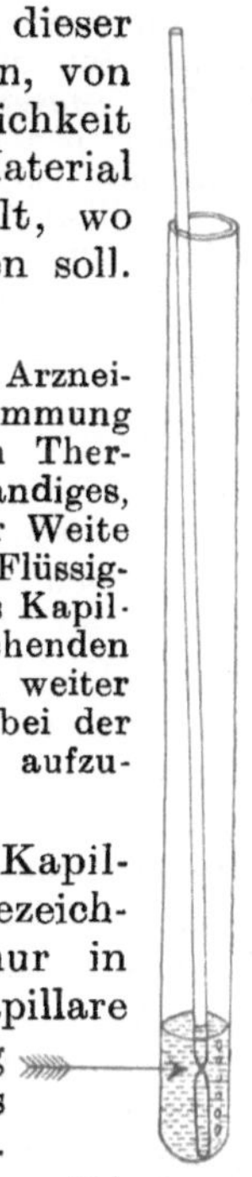

Bei der Ausführung ist auf folgendes zu achten: Das Kapillarröhrchen muß tatsächlich an der vom Arzneibuch bezeichneten Stelle (s. Abb. 4) zugeschmolzen sein. Denn nur in diesem Falle bleibt bei dem Hineingleiten der Kapillare in die zu prüfende Flüssigkeit in der unteren Öffnung ein kleiner Luftraum zur Verhinderung des Siedeverzuges bestehen. Die sehr störende Erscheinung des Siedeverzuges besteht darin, daß eine Flüssigkeit über ihren

Abb. 4.

Siedepunkt erhitzt werden kann, ohne ins Sieden zu geraten. Es können sich dann die am Boden des Gefäßes entstehenden Dampfbläschen keine Bahn durch die über ihnen ruhende Flüssigkeitsschicht brechen. Sobald aber vom Boden des Gefäßes Luftbläschen aufsteigen, reißen diese die Dampfblasen mit. — Erwärmt man nun die Schwefelsäure und damit die zu untersuchende Flüssigkeit, so nimmt auch das kleine, eingeschlossene Luftquantum höhere Temperatur und somit größeres Volumen an, so daß einzelne Luftbläschen in größeren Intervallen in die Höhe steigen. Doch geben diese einzelnen Bläschen noch nicht den Siedepunkt an. Dieser ist vielmehr erst erreicht, wenn der Dampfdruck der Flüssigkeit wirklich den Luftdruck übersteigt, und damit von dem unteren Teil der Kapillare eine ununterbrochene Kette von Bläschen (wie eine Perlenkette) aufsteigt. Freilich muß man bei dieser Methode nach der Arbeit von Paul und Schantz (A. Ph. 1919, S. 89), der wir bei diesem Artikel in wesentlichen Punkten folgen, doch mit einem Fehler von 2^0 bis 3^0 rechnen. Dieser Fehler entsteht dadurch, daß der Beginn des Siedens nicht ganz scharf zu erkennen, daß eine Überhitzung der Apparatur schlecht zu vermeiden, daß endlich durch das Herausragen des Thermometer-Quecksilberfadens der Siedepunkt „unkorrigiert" bleibt. Unter Berücksichtigung der so erklärlichen Fehlergrenzen wird man aber die Methode mit Vorteil benutzen können.

Die zweite Vorschrift zur Siedepunktsbestimmung ist vom Arzneibuch so gefaßt: Soll durch die Bestimmung des Siedepunkts der Reinheitsgrad eines Stoffes festgestellt werden, so sind wenigstens 50 ccm des Stoffes aus einem Siedekölbchen von 75 bis 80 ccm Rauminhalt zu destillieren. Das Quecksilbergefäß des Thermometers muß sich 1 cm unterhalb des Abflußrohrs befinden. In die Flüssigkeit ist zur Verhütung des Siedeverzugs vor dem Erhitzen ein kleines Stück eines Tonscherbens zu geben; das Erhitzen ist in einem Luftbade vorzunehmen. Fast die gesamte Flüssigkeit muß innerhalb der im Einzelfall aufgestellten Temperaturgrenze überdestillieren; Vorlauf und Rückstand dürfen nur ganz gering sein.

Zu dieser zweiten Methode ist zunächst zu bemerken, daß die Zugabe eines Tonstückchens nicht versäumt werden darf. Denn es steigen kleine Luftbläschen aus dem Ton auf, die (ebenso wie die vorher erwähnten, aus der Kapillare aufsteigenden Bläschen) den lästigen, zu Überhitzungen führenden Siedeverzug verhindern[1]). Sodann ist die Wahl eines geeigneten Fraktionierkölbchens von Wichtigkeit. Zunächst muß die Größe des Kölbchens im richtigen Verhältnis zur Flüssigkeitsmenge stehen, worauf im Arzneibuchtext hingewiesen ist. Ferner bedenke man, daß beim Erhitzen von „niedrig" siedenden Flüssigkeiten, wie Benzol usw., auch ein langer Kolbenhals schnell die höhere Temperatur der siedenden Flüssigkeit annimmt, daß man daher die Dämpfe leicht in die Höhe treiben kann und das Ausflußrohr hoch angesetzt sein darf. Der hohe Ansatz hat noch den Vorteil, daß der Kolbenhals hier wie ein Dephlegmator wirkt, so daß höher siedende Fraktionen sich wieder verdichten und tropfbar flüssig in den Kolben zurückgelangen können. Handelt es sich aber um hochsiedende Flüssigkeiten wie Benzaldehyd (Siedepunkt 177^0 bis 179^0), so muß man den Dämpfen durch ein tief angesetztes Ausflußrohr Gelegenheit geben, den Kolben auf kurzem Wege zu verlassen. Denn wäre hier das Ausgangsrohr hoch angesetzt, so müßte man durch die Dämpfe den langen Kolbenhals auf die hohe Temperatur erwärmen, was ohne Überhitzung und damit teilweise Verkohlung der siedenden Flüssigkeit nicht möglich wäre. Deshalb gilt als Regel: Für hochsiedende Flüssigkeiten ein niedrig angesetztes Rohr, für niedrigsiedende ein hoch angesetztes. — Schließlich achte man darauf, daß sich das Quecksilbergefäß des Thermometers bei jeder Bestimmung in derselben. vom Arzneibuch genau

---

[1]) Auch ein sehr unangenehmes, von Zeit zu Zeit erfolgendes Aufspritzen („Stoßen") der erwärmten Flüssigkeit führt der Siedeverzug herbei.

festgesetzten Höhe befindet. Es gibt sonst abweichende Erhitzungen des Quecksilbers und damit differierende Ablesungen.

Das Erhitzen der Flüssigkeit zum Sieden soll nach dem Arzneibuch „im Luftbade" geschehen. Dazu werden im allgemeinen Geräte aus Eisenblech in Form tiefer Teller, die „Babo-Bleche" benutzt (s. Abb. 5). Den Boden dieses Babo-Bleches bedeckt man mit einem Stückchen Asbestpapier, auf dem der Kolben steht. Bei sehr hoch siedenden Flüssigkeiten schützt man außerdem die obere Seite der Kolbenkugel und möglichst auch den Kolbenhals bis zum Ansatzrohr durch Bedecken mit Asbestpappe. Sonst werden diese Glasteile durch die Außenluft so abgekühlt, daß ein starkes Über-

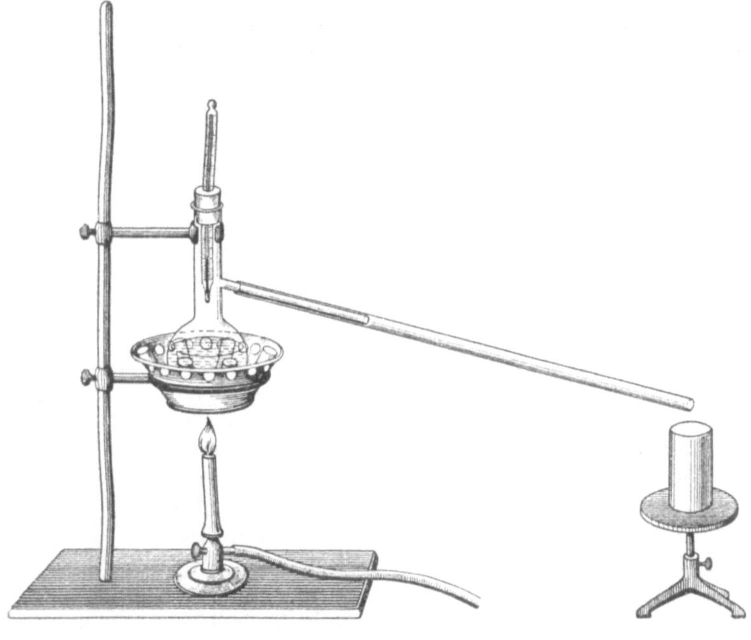

Abb. 5.

hitzen der Flüssigkeit nötig wird, wenn man bei dieser äußeren Abkühlung die Destillation in Gang halten will. Eine so starke Überhitzung führt aber, wie gesagt, eine entsprechende Zersetzung herbei.

Diese Siedepunktbestimmung im Fraktionierkolben auf dem Babo-Blech genügt wohl bei Flüssigkeiten mit hohem Siedepunkt wie Cresolum crudum, Oleum Terebinthin. usw., zumal hier eine absolute Genauigkeit nicht erforderlich ist. Unter keinen Umständen sind aber durch dieses Verfahren maßgebende Resultate zu erwarten bei niedrig siedenden Flüssigkeiten wie Äther, Essigäther, Chloroform, bei deren Prüfung noch zudem die größte Genauigkeit stattfinden muß. Das ist vor allem deshalb unmöglich, weil die Babo-

Bleche bei diesen niedrig siedenden Flüssigkeiten (s. wieder Paul und Schantz[1]) eine ganz bedeutende Überhitzung herbeiführen, so daß z. B. die Siedepunkte des Äthers, Chloroforms usw., so bestimmt, 10^0 bis 15^0 über den wirklichen Konstanten gefunden werden! — Diesen Fehler kann man zunächst vermeiden, indem man statt des vorher beschriebenen Fraktionierkolbens einen einfachen Rundkolben wählt und auf diesen einen Siedeaufsatz steckt. Es ist das ein Glasrohr mit Kugelauftreibungen, in denen sich Perlen befinden können. Diese Siedeaufsätze haben den Zweck, daß auf der so gebotenen großen, abkühlenden Fläche sich auch die Dämpfe abkühlen können, daß höhere Fraktionen sich event. dabei wieder verdichten und so in den Kolben zurückgelangen, während nur die Dämpfe niedrigster Temperatur unüberhitzt übergehen (Abb. 6). Am besten ist es aber, wenn in Apotheken zur Prüfung von Äther, Chloroform usw. ein Spezialapparat Anwendung findet. Zunächst haben Paul und Schantz (l. c.) ein solches Gerät konstruiert, das außerordentlich exakte Resultate ergibt und allgemein für chemische Arbeiten sehr empfehlenswert ist. Am einfachsten aber für die Apothekenpraxis ist wohl die Konstruktion von E. Rupp (Ap. Z. 1922, S. 326). Auf Grund seiner Versuche hat dieser Autor festgestellt, daß die Kugelform des Fraktionierkolbens Fehler herbeiführt, daß die zylindrische Form weitaus vorzuziehen ist. Deshalb schlägt er ein „Siederohr" (Abb. 7) vor. Als Normalform für pharmazeutische Zwecke soll gelten: Gesamthöhe 20 cm, untere Hälfte 2,5 cm weit, obere Hälfte 1,5 cm weit. Abzweig 5 mm weit, auf halber Höhe des Oberteiles im Fallwinkel von etwa 70^0. Selbstherstellung sehr einfach, sonst beziehbar von Kobe, Marburg. — Zur Ausführung füllt man das Siederohr 5 bis 6 cm hoch mit der Prüfflüssigkeit und gibt so viel etwa linsengroße Siedesteinchen dazu, daß

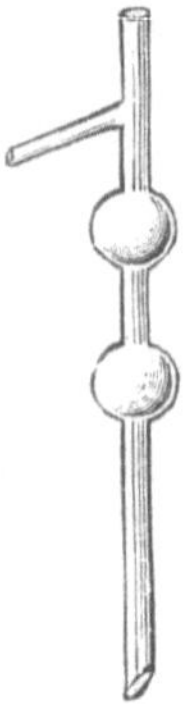

Abb. 6.

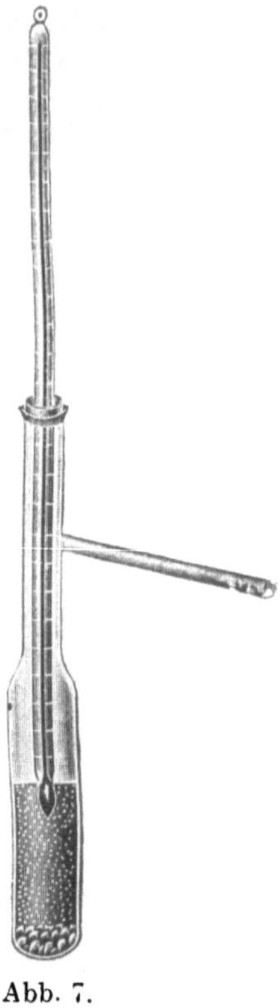

Abb. 7.

---

[1] Diese Autoren weisen noch auf 2 Fehler des Arzneibuchverfahrens hin: 1. Der Einfluß des wechselnden Luftdruckes auf den Siedepunkt findet im D. A. 5 keine Berücksichtigung. Paul und Schantz haben deshalb eine Tabelle entworfen, in der die Veränderungen der Siedepunkte einiger Flüssigkeiten bei verschiedenem Luftdruck zwischen 690 mm und 775 mm dargelegt werden. Eine Berücksichtigung des Luftdruckes ist um so mehr nötig, als unsere deutschen Apotheken in recht verschiedener Höhe über dem Meeresspiegel liegen. 2. Im Arzneibuche wird keine Rücksicht darauf genommen, ob und wie weit der Quecksilberfaden des Thermometers aus dem Dampf herausragt. Auf diesen Punkt braucht aber hier nicht eingegangen werden, da der zum Schluß beschriebene Apparat von E. Rupp für die wichtigsten Bestimmungen diesen Fehler vermeidet.

die Bodenkuppe davon erfüllt ist. Das durch einen Stopfen gehende
Thermometer wird bis zur Mitte des weiteren Unterteiles eingesenkt.
Hierauf erhitzt man auf einfachem Drahtnetz, das mit einer kreis-
rund gelochten Asbestpappe bedeckt ist. Der Lochungsdurchmesser
ist gleich dem der Bodenkuppe des Siederohres.

Noch 2 wichtige Punkte bespricht Rupp: die Thermometerkor-
rektur und den Einfluß des Luftdruckes. Zu ersterem Punkt sagt
er, daß in dem von ihm vorgeschlagenen Siederohr der Quecksilberfaden bis etwa 120⁰ im Dampf stehe. Und die Siedepunkte der
wichtigsten Präparate lägen unter 120⁰. Bezüglich der durch den
wechselnden Luftdruck nötig werdenden Korrektur schlägt er die
Annäherungsformel der amerikanischen Pharmakopöe vor: Für je
2,7 mm Über- oder Unterdruck ist der beobachtete Siedepunkt um
einen Zehntelgrad zu erhöhen, wenn der Barometerstand unter
760 mm liegt, zu erniedrigen, wenn der Barometerstand über
760 mm liegt.

Zum Schluß sei noch über die zweckmäßigste Anordnung des
Kühlers folgendes gesagt: Bei Flüssigkeiten, deren Siedepunkt unter-
halb etwa 150⁰ liegt, muß das Siedegefäß mit einem Liebigschen
Kühler verbunden werden. Bei höher siedenden Flüssigkeiten genügt
es, über das Ausflußrohr des Siedegefäßes ein weiteres, längeres
Glasrohr (Kühlrohr) zu stülpen.

Destillation mit Wasserdampf.

Eine eigenartige Destillation, welche häufig zur Trennung von
Gemischen, auch zur Reinigung gewisser Rohstoffe verwendet wird,
ist die Destillation mit Wasserdampf, von der das Arzneibuch zur
Trennung und Bestimmung der Kresole im Liquor Cresoli saponat.
Gebrauch macht. Der Vorteil dieser Destillation besteht darin, daß
viele Stoffe, die weit oberhalb 100⁰ destillieren, beim gemeinsamen
Erhitzen mit Wasser oder beim Durchleiten von Wasserdämpfen mit
diesen flüchtig sind. Die Erscheinung erklärt sich folgendermaßen:
Nehmen wir eine Mischung zweier Flüssigkeiten an, die ineinander
absolut unlöslich sind. Dann wird jede stets den Dampfdruck be-
sitzen, den sie ausübte, wenn sie allein vorhanden wäre. Beim
Erhitzen werden also die Dampfdrucke beider Stoffe immer größer,
so daß die Erscheinung des Siedens eintritt, wenn **die Summe** der
Dampfdrucke gleich dem herrschenden Atmosphärendrucke ist.

Erhitzen wir z. B. eine Mischung von Brombenzol[1]) mit Wasser,
so tritt die Erscheinung des Siedens unter normalem Luftdruck bei
95,25⁰ ein. Bei dieser Temperatur beträgt der Dampfdruck des
Brombenzols 121 mm, der des Wassers 639 mm, folglich der des
Gemisches 760 mm, so daß ein Überdestillieren der Mischung bereits

---

[1]) Dieses Beispiel ist dem Buche von Gattermann entnommen: „Die
Praxis des organischen Chemikers."

bei der genannten niedrigen Temperatur von 95,25^0 stattfindet.
während Brombenzol für sich erst bei 155^0 siedet.

Einschränkend muß gesagt werden, daß es Stoffe, die absolut
unlöslich ineinander sind, nicht gibt. Es wird also stets eine gegen-
seitige Beeinflussung der Dampfdrucke stattfinden, die obige Rechnung etwas modifiziert. Bei der vom Arzneibuch vorgeschriebenen
Wasserdampfdestillation der Kresole ist die Löslichkeit in Wasser
sogar eine nicht ganz unbeträchtliche. Aber auch in diesem Falle
treibt man leicht mit den Wasserdämpfen die Kresole über, die für
sich erst gegen 200^0 sieden.

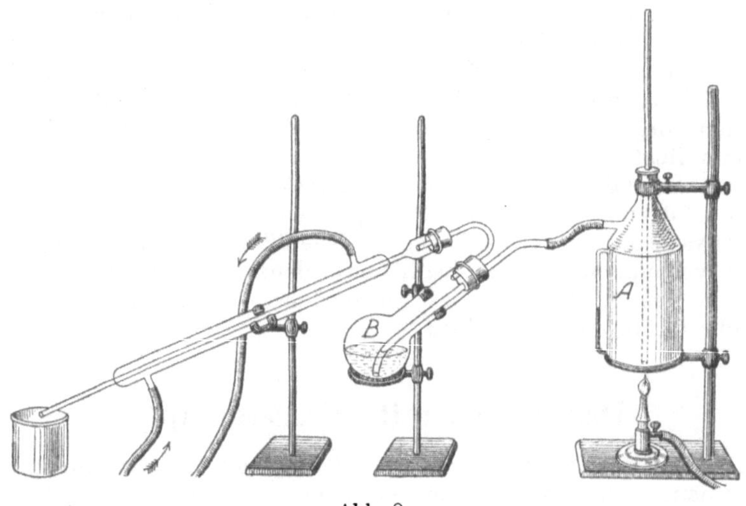

Abb. 8.

Die Apparatur ist in folgender Weise (vergl. Abb. 8) anzuordnen:
Das Gefäß A ist der Dampfentwickler, ein mit Wasserstandsrohr
versehenes Kupfergefäß, in dessen oberem Teil sich ein seitliches
Ansatzrohr befindet, das durch einen Gummischlauch mit dem Destillationskolben B verbunden werden kann. Im Kork des Dampfent-
wicklers A steckt ein langes Glasrohr (als Sicherheitsrohr), das bis
fast auf den Boden des Gefäßes reicht. — Der Kork des schräg zu
stellenden Destillationskolbens B besitzt zwei Öffnungen: Durch die
eine führt ein an beiden Enden stumpfwinklig gebogenes Glasrohr,
welches oben den Verbindungsschlauch trägt und mit dem unteren
Ende bis fast auf den Boden des Gefäßes reicht. Durch die zweite
Öffnung des Korkes führt ebenfalls ein Glasrohr, welches unmittelbar unter dem Kork endet und nach entsprechender Biegung in
einen nicht zu kurzen Kühler mündet. An den Ausfluß des Kühlers
schließt sich endlich das Aufnahmegefäß. Der Destillationskolben B
ist schräge zu stellen, damit das beim Sieden emporgeschnellte
Wasser gegen die Glaswandung prallt und nicht zum Rohr heraus
in den Kühler geschleudert wird.

Über die Ausführung der Destillation ist folgendes zu sagen: Zu Beginn der Arbeit füllt man den Dampfentwickler reichlich bis zur Hälfte mit Wasser (sorge auch während der Destillation dafür, daß das Wasser nicht vollständig verdampft, event. ergänzt wird) und erhitzt das Gefäß mit Inhalt. Bevor das Wasser zu sieden beginnt, wärmt man sodann die Flüssigkeit im Destillierkolben schwach vor, was auf dem Drahtnetz erfolgen kann, am zweckmäßigsten aber in einem durch eine kleine Flamme gleichmäßig erwärmten Sandbade geschieht. Siedet jetzt das Wasser im Entwickler, so verbindet man ihn durch den Gummischlauch mit dem Destillierkolben B, erhitzt nunmehr auch letzteren stärker und läßt den Apparat unter guter Wasserkühlung solange in Tätigkeit, bis mit den Wasserdämpfen nichts mehr übergeht. Für die Wasserdampfdestillation der Kresole ist über den Endpunkt des Verfahrens genaueres im Arzneibuchtext gesagt. — Zum Schluß sei noch auf folgende notwendige Vorsichtsmaßregel hingewiesen: Ist die Destillation beendet, so entferne man zunächst den Verbindungsschlauch zwischen Entwickler und Destillierkolben. Erst dann drehe man die Flamme unter dem Entwickler A aus. Auch bei einer Unterbrechung der Destillation beachte man diese Vorsichtsmaßregel, da andernfalls der Inhalt des Destillierkolbens zum Teil in den Dampfentwickler zurückgesaugt wird.

Ermittelung des beim Verbrennen hinterbleibenden Rückstandes (Aschenbestimmung) und Glühen anorganischer Substanzen wie Wismutnitrat usw.

Diese beiden Bestimmungen sollen, da sie in ähnlicher Weise erfolgen, auch gemeinsam behandelt werden. Bezüglich der Ermittelung des beim Verbrennen hinterbleibenden Rückstandes sagt zunächst das Arzneibuch folgendes:

Eine dem Einzelfall angemessene Menge Substanz wird in einem ausgeglühten und gewogenen Tiegel durch eine mäßig starke Flamme zunächst verkohlt und dann verascht. Um die Verbrennung der Hauptmenge der Kohle zu beschleunigen, wird die Flamme mehrmals für kurze Zeit unter dem Tiegel entfernt. Wird durch fortgesetztes mäßiges Erhitzen eine weitere oder völlige Veraschung nicht erreicht, so wird die Kohle mit heißem Wasser übergossen und der gesamte Tiegelinhalt durch ein Filter von bekanntem Aschengehalt filtriert. Das Filter wird mit möglichst wenig Wasser nachgewaschen, mit dem darauf verbliebenen Rückstand in den Tiegel gebracht, darin getrocknet und verascht. Sobald keine Kohle mehr sichtbar und der Tiegel erkaltet ist, wird das Filtrat und das zum Nachspülen des Filters benutzte Waschwasser in dem Tiegel auf dem Wasserbade nach Zusatz von etwas Ammoniumcarbonatlösung eingedampft. Der nunmehr verbliebene Rückstand wird nochmals kurze Zeit schwach geglüht und nach dem Erkalten des Tiegels gewogen. Von dem ermittelten Gewicht ist der Aschengehalt des Filters abzuziehen.

Wichtig ist für diese Bestimmung zunächst die richtige Wahl des Verbrennungsgefäßes, sowohl in Form wie in Material. Was zunächst die Form anbetrifft, so nimmt man für das Veraschen von

Ferrum lacticum, Argent. proteïnic., für das Glühen solcher Substanzen wie Hydrargyrum oxydat., Bismut. subnitric. usw. zweckmäßig Tiegel, während für das Erhitzen von Extraktrückständen, von Stoffen wie Acid. tannic., Jodoform, Jod usw. besser Gefäße flacher Form, also Schalen, genommen werden. Was das Material anbetrifft, so sind Platingefäße, wo irgend vorhanden, wegen ihrer allgemeinen außerordentlichen Widerstandsfähigkeit in den meisten Fällen mit großem Vorteil, aber zugleich mit Vorsicht zu gebrauchen. Unter keinen Umständen darf man in ihnen Silber-, Wismut-, Arsen-, Blei-, Zinn-, Antimonverbindungen erhitzen, da diese unter teilweiser Reduktion zu Metallen mit Platin leicht schmelzbare Legierungen bilden. Ebenso werden die Platingefäße leicht angegriffen, wenn in ihnen Ätzalkalien, Schwefelalkalien und Magnesiumammoniumphosphat geglüht werden. Schließlich muß man sich hüten, Platingefäße mit rußender Flamme zu erhitzen oder stärker zu glühen, solange sich in ihnen reichlich Kohle (vom Filter oder der Substanz) befindet. Denn es bildet sich sonst leicht Kohleplatin, welches das Platin rauh und blasig macht und es allmählich auflockert. Auch soll glühendes Platin nicht in Berührung mit Eisen kommen; daher sind solche Gefäße nur auf Dreiecken zu erhitzen, deren Metall mit Ton- oder Quarzröhren umhüllt ist[1]). So schätzenswert also diese Gefäße sind, so ist doch das Glühen von Wismutnitrat, das Verbrennen von Argent. proteïnic., Tart. stibiat. usw. keinesfalls in Platingefäßen, sondern in Porzellantiegeln vorzunehmen. Und zwar ist es empfehlenswert, hier nur die teureren, standhafteren Tiegel aus renommierten Handlungen zu beziehen. Bei billigem Material hat man durch die geringe Haltbarkeit der Gefäße doch keine Ersparnis und gefährdet noch das Resultat der Bestimmung durch die immer drohende Gefahr des Zerspringens. Um diese bei Porzellangefäßen stets vorhandene Gefahr möglichst abzuwenden, heize man dieselben ganz allmählich an und lasse sie möglichst allmählich erkalten. Auch hüte man sich, den kalten Kegel der Flamme an das erhitzte Gefäß zu bringen. Aber trotz dieser Vorsichtsmaßregeln bleibt die geringe Haltbarkeit der Porzellangefäße bestehen. Man arbeitet deshalb sparsamer und sicherer, wenn man für gewisse Zwecke Quarztiegel bzw. Quarzschalen beschafft. Diese Gefäße sind wohl empfindlich gegen Stoß und Schlag, sind aber wegen ihres geringen Ausdehnungskoeffizienten absolut unempfindlich gegen plötzliche und starke Temperaturänderungen, so daß man sie in glühend heißem Zustande ohne Gefahr in kaltes Wasser bringen kann. Derartige Quarzschalen leisten außerordentlich gute Dienste beim Glühen von Wismutsalzen usw.

Bevor man die eigentliche Bestimmung beginnt, ist der Tiegel oder die Schale auszuglühen. Das geschieht, indem man (Porzellangefäße langsam anwärmend!) das Gefäß etwa 10 Minuten über dem

---

[1]) Zu reinigen sind Platintiegel oder -schalen durch Putzen mit nassem, sehr feinem Seesand oder auch durch Ausschmelzen mit entwässerter Soda bzw. Kaliumbisulfat.

Bunsenbrenner erhitzt. Darauf läßt man das Gefäß eine halbe Stunde im Exsikkator erkalten und nimmt dann erst die Tara, da warme Gefäße auf der empfindlichen analytischen Wage ein zu leichtes Gewicht vortäuschen. Nachdem nunmehr die Substanz hineingewogen, kann man beim Glühen von Stoffen wie Wismutnitrat usw. schneller vorgehen, bei Verbrennungen aber lasse man eine langsame Verkohlung eintreten, indem man die Schale zunächst hoch, die Flamme aber klein stellt und allmählich erst die Schale niedriger bringt bzw. die Flamme vergrößert. Andernfalls hüllen die zunächst entstehenden Aschenteilchen Kohlepartikel ein und schützen diese vor weiterer Verbrennung. Aber auch trotz dieser Vorsicht wird man bei schwer zu veraschenden Substanzen, wie Harzen, Pepton usw., nicht gleich zu einer vollständigen Veraschung, vielmehr zu einem Gemisch von Asche, Kohle, unverbrannter Substanz kommen, das sich trotz weiterer Erhitzung nicht mehr verändert. In diesem Falle kann man der vom Arzneibuch empfohlenen Methode folgen, die Salz-(Asche-)teilchen aus der Mischung mit Wasser herauslösen, die Lösung abfiltrieren, die nunmehr isolierte Kohle für sich veraschen und dann nach Zugabe und Abdampfen der Lösung die Gesamtasche wägen. Diese Maßregel führt zum Ziele, ist aber recht umständlich. In den meisten Fällen wird man auf weit einfachere Weise dasselbe Resultat so erreichen: Man lasse, wenn nach längerem Glühen die Veraschung nicht weiterschreitet, die Schale abkühlen und gebe dann zu dem Inhalt wenige Gramm Wasser, sorgsam die harten Krusten mit einem Glasstab zerdrückend. Dann spüle man mit wenigen Tropfen Wasser das Salz von der Spitze des Glasstabes in die Schale und stelle diese auf ein Stück Asbestpappe über eine kleine Bunsenflamme (oder auf das Wasserbad), damit zunächst bei niedriger Temperatur das Wasser ohne Spritzen verdampft. Ist das geschehen, nimmt man die Asbestplatte fort und verstärkt die Flamme langsam bis zum Glühen der Schale. Häufig tritt schon nach einmaligem Befeuchten mit Wasser bei „schwierigen" Substanzen vollständige Veraschung ein, bei anderen Stoffen, wie Pepton usw., muß man dieses Befeuchten wiederholen, bis die letzten Kohlepartikelchen verschwunden sind. Aber selbst dann erscheint das Verfahren noch weit weniger umständlich und schneller zum Ziele führend als die vom Arzneibuch vorgeschlagene Methode des Herauslösens und Abfiltrierens. Nach dem letzten Glühen lasse man das Gefäß vor der Wägung wieder eine halbe Stunde im Exsikkator erkalten. Das Glühen soll im allgemeinen nur bis zur eben beginnenden Rotglut stattfinden, da sonst Kohlensäure ausgetrieben wird (aus Magnesiasalz, Kalksalz usw.) und auch die Alkalien bereits sich merklich verflüchtigen. Damit die Asche tatsächlich Carbonate und nicht Oxyde enthält, läßt auch das Arzneibuch Ammoniumcarbonat zusetzen.

Gerade bei den Aschenbestimmungen des Arzneibuches und vor allem bei den Veraschungen von Extraktrückständen zeigt es sich, daß diese Bestimmungen nicht ganz einfach auszuführen sind, daß eine gewisse Praxis dazu gehört, aus schwer verbrennbaren Substanzen das wirklich Unverbrennbare (die „Asche") ohne die unzulässige Beimengung von Kohle oder unverbrannter Substanz zu gewinnen.

Die Wassergehaltsbestimmungen.

Das Arzneibuch läßt bei vielen Stoffen den Wassergehalt (Kristallwasser oder Feuchtigkeit) bestimmen. So heißt es z. B. bei Morphinum hydrochl., daß es durch Trocknen bei 100^0 höchstens $14,4\,^0/_0$ an Gewicht verlieren darf. Ebenso darf Natr. arsanilic. durch Trocknen nicht weniger als $21,6\,^0/_0$ und nicht mehr als $23,2\,^0/_0$ an Gewicht verlieren (eine sehr wichtige Bestimmung bei der stark wirkenden Arsenverbindung). Auch bei hygroskopischen Substanzen wie Ammon. bromat. ist ein Höchstgehalt für Feuchtigkeit festgesetzt usw.

Zur Bestimmung nehme man ein völlig trockenes Wägegläschen, das man am besten über Nacht im Exsikkator mit geöffnetem Deckel hat stehen lassen. Dieses Gläschen wäge man sodann genau auf der analytischen Wage, schütte z. B. bei der Atoxylprüfung etwa 1 g auf der Handwage gewogenes Natr. arsanilic. hinein und wäge sodann das wieder geschlossene Gefäß auf der analytischen Wage, um genau das Gewicht des Inhaltes festzustellen. (Angenommen, das Gewicht des Inhaltes betrage 0,9984 g.) Jetzt erhitze man das geöffnete Gefäß bei der vorgeschriebenen Temperatur von 105^0 bis zum konstanten Gewicht, d. h. nach ca. 2 Stunden nehme man es aus dem Trockenschranke, lasse es mit geöffnetem Deckel eine halbe Stunde im Exsikkator erkalten, nehme es heraus und bestimme dann mit sofort geschlossenem Deckel zum ersten Male das Gewicht. Zur Feststellung, ob das gesamte Wasser entfernt ist, muß nochmals ca. $^1/_2$ Stunde lang erhitzt und nach erfolgter Abkühlung usw. festgestellt werden, ob wiederum ein Gewichtsverlust eingetreten ist. Ist das nicht der Fall, so ist die Bestimmung beendet; ist aber noch Wasserverlust eingetreten, so muß man abermals die Erhitzung vornehmen, bis zwei aufeinanderfolgende Wägungen das gleiche Resultat ergeben, d. h. ein konstantes Gewicht zeigen.

Auf die vom Arzneibuch vorgeschriebene Temperatur ist sehr genau zu achten, da z. B. bei Atoxyl ein zu gelindes Erhitzen nicht alles Wasser entfernt, bei zu hoher Erhitzung dagegen eine Verflüchtigung von Arsen unter Zersetzung eintritt. Über geeignete Trockenschränke für diese Bestimmung siehe den nächsten Artikel.

Die Berechnung ist eine sehr einfache: Angenommen, die obigen 0,9984 g Atoxyl hätten 0,2216 g Wasser verloren. Dann würde nach dem Ansatz

$$0,9984 : 0,2216 = 100 : x \qquad x = 22,196$$

ein Wassergehalt von rund $22,2\,^0/_0$ vorhanden sein.

Bestimmung des Trockenrückstandes in Extrakten und Tinkturen.

In den Artikeln „Extracta" und „Tincturae" ist gesagt, wie wichtig bei diesen Präparaten, hauptsächlich den Fluidextrakten, die Bestimmung des Trockenrückstandes ist. Dieselbe beruht ebenso wie die im vorigen Abschnitt beschriebene Wasserbestimmung auf der Vertreibung des flüchtigen Anteiles, nur daß dort der Gewichtsverlust, hier die Menge des Rückstandes bestimmt wird. Deshalb wird die Trockenextraktbestimmung unter denselben Vorsichtsmaßregeln wie die Wasserbestimmung vorgenommen. Siehe deshalb zunächst den vorigen Artikel.

Zur Bestimmung wird mit Vorteil ein Glasgefäß verwendet, das dem Wägegläschen ähnlich, nur flacher und größer ist. Es ist eine runde, flache gläserne Abdampfschale von etwa 8 cm Durchmesser und 3 cm Höhe mit eingeschliffenem Deckel. Dieses Gefäß wird gut getrocknet und genau auf der analytischen Wage gewogen; dann wird auf der Rezepturwage eine Menge von zirka 2 bis 3 g Extrakt oder etwa 5 g Tinktur hineingegeben, sofort der Deckel geschlossen, und sodann auf der analytischen Wage genau der Inhalt bestimmt. (Angenommen, es seien so 2,143 g Extrakt festgestellt.) Nunmehr wird die geöffnete Schale zuerst auf dem Wasserbade erhitzt, damit die Hauptmenge an Lösungsmittel verdunstet, dann zum gänzlichen Austrocknen des Inhaltes in einem Trockenschrank zirka 3 Stunden bei etwa 103° erhitzt, einer Temperatur, die die geeignetste erscheint, da das Austrocknen bei 100° und darunter nur sehr langsam erfolgt. Als Trockenschrank wird zweckmäßig ein Wasserdampfkasten mit doppelten Wandungen benutzt, in denen die siedende Flüssigkeit eine gleichmäßige Temperatur des Innenraumes verbürgt, ohne daß man Mühe mit der Wärmeregulierung hat. Damit die Temperatur bis auf zirka 103° steigt, wird dem Wasser in der Doppelwandung die zu dieser Temperaturerhöhung entsprechende Menge Glycerin zugesetzt. Diese Erhitzung setze man gemäß den im vorigen Abschnitt gemachten Erläuterungen bis zur Gewichtskonstanz fort.

Der beschriebene Trockenschrank ist auch zur Ausführung der Wasserbestimmungen des vorigen Artikels außerordentlich geeignet. Man kann nämlich die Temperatur verschieden einstellen, nicht nur, indem man das Glycerin fortläßt oder hinzufügt, sondern auch, indem man die Flamme höher oder niedriger stellt und so ein lebhafteres oder schwächeres Sieden der Flüssigkeit im Heizmantel bewirkt. Man erreicht so viel leichter konstante Temperaturen als bei dem gewöhnlichen Trockenschrank, dessen Temperatur durch die leicht erfolgenden Schwankungen des Gasdruckes erheblich wechselt.

Wenn ein solcher Wassertrockenschrank, der erhebliche Mengen Gas verbraucht, nicht Verwendung findet, benutzt man sehr zweck-

mäßig den Aluminiumtrockenschrank von Thoms (erhältlich bei
Paul Altmann, Berlin NW), der gute Wärmeregulation mit praktischen Vorrichtungen zur Aufnahme von Trichtern, Uhrglas usw.
verbindet.

Die Ausrechnung des Trockenrückstandes erfolgt in sehr einfacher
Weise. Angenommen, die obigen 2,143 g Extrakt hätten 0,456 g
Trockensubstanz ergeben. Dann würde nach dem Ansatz

$$2{,}143 : 0{,}456 = 100 : x \qquad x = 21{,}28$$

ein Gehalt von $21{,}28\,{}^0/_0$ an Trockenextrakt vorhanden sein.

Über die Prüfung der Arzneimittel mittels konzentrierter Schwefelsäure auf organische Verunreinigungen.

Bei Acetanilid, Phenacetin, Koffein, Kokain und vielen anderen
Arzneimitteln ist die Prüfung vorgeschrieben, daß 0,1 g Substanz
sich in 1 ccm Schwefelsäure ohne Färbung lösen soll (organische
Verunreinigungen). Bei dieser Prüfung ist insofern besondere Vorsicht notwendig, als zuweilen die Reagenzgläser geringste Mengen
organischer Substanz enthalten, die bei dieser empfindlichen Probe
ihrerseits eine Färbung der Schwefelsäure herbeiführen und damit
eine Unreinheit der zu prüfenden Substanz vortäuschen. Man reinigt
deshalb die zu dieser Prüfung verwendeten Reagenzgläser zweckmäßig noch besonders vor der Anwendung, indem man sie mit zirka
5 ccm Schwefelsäure oder besser noch mit zirka 3 ccm Schwefelsäure und 3 ccm Kaliumdichromatlösung etwa 5 Minuten lang stehen
läßt, dann gut mit Wasser nachspült und trocknet. Durch diese
Vorsicht schützt man sich leicht vor Irrtümern! — Die Schwefel-
säure-Kaliumdichromatlösung kann man zu öfterem Gebrauch aufbewahren.

Diazoreaktion.

Von der Diazoreaktion wird im Arzneibuch Gebrauch gemacht,
wo es sich um die Charakterisierung primärer aromatischer Amine
handelt. Diese Amine werden zunächst „diazotiert", d. h. in die
entsprechenden Diazoverbindungen übergeführt, worauf letztere durch
Einwirkung von Phenolen (in diesen Fällen von β-Naphthol) in Azofarbstoffe umgewandelt werden. Beim Anästhesin heißt es diesbezüglich: „Versetzt man eine Lösung von 0,1 g Anästhesin in
2 ccm Wasser und 3 Tropfen verdünnter Salzsäure mit 3 Tropfen
Natriumnitritlösung und dann mit 2 Tropfen einer Lösung von 0,01 g
β-Naphthol in 5 g verdünnter Natronlauge $(1 + 2)$, so entsteht eine
dunkel orangerote Färbung."

Die Reaktion erfolgt also in zwei Abschnitten:

1. Durch Einwirkung der aus dem Natriumnitrit entstehenden salpetrigen Säure auf das salzsaure Anästhesin entsteht das Diazoniumchlorid des Benzoesäureäthylesters.

$$\underset{\substack{NH_2 . HCl}}{\overset{\substack{COOC_2H_5}}{\bigcirc}} + NO.OH = \underset{\substack{N-Cl \\ \| \\ N}}{\overset{\substack{COOC_2H_5}}{\bigcirc}} + 2\,H_2O$$

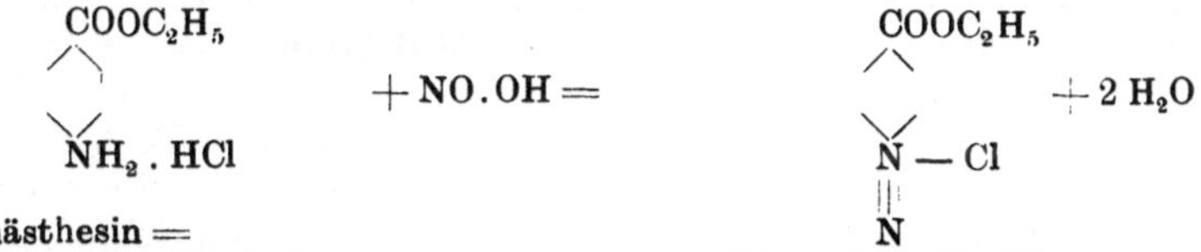

Anästhesin =
p-Aminobenzoesäureäthylester
(Hydrochlorid)

Diazoniumchlorid
des Benzoesäureäthylesters

2. Durch die Einwirkung des β-Naphthols auf das Diazoniumchlorid in alkalischer Lösung bildet sich der entsprechende Azofarbstoff:

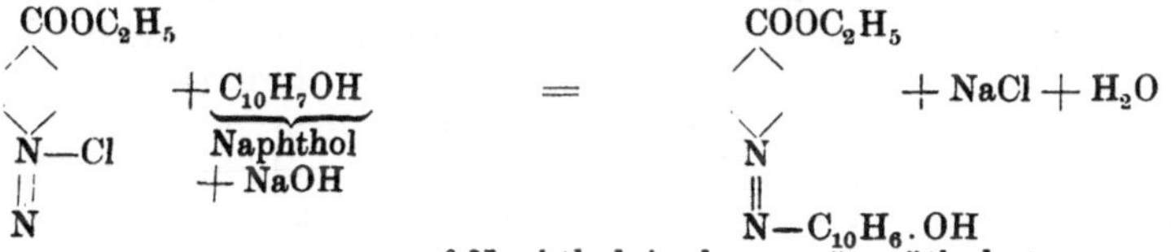

$$\underset{\substack{N-Cl \\ \| \\ N}}{\overset{\substack{COOC_2H_5}}{\bigcirc}} + \underset{\substack{Naphthol \\ + NaOH}}{C_{10}H_7OH} = \underset{\substack{N \\ \| \\ N-C_{10}H_6 . OH}}{\overset{\substack{COOC_2H_5}}{\bigcirc}} + NaCl + H_2O$$

β-Naphthol-Azobenzoesäureäthylester

Bestimmung des spezifischen Gewichtes.

Unter dem spezifischen Gewicht eines Stoffes versteht man die Zahl, welche angibt, um wieviel die Substanz schwerer ist als das gleiche Volumen eines anderen, als Einheit zugrunde gelegten Stoffes. Als solche Vergleichseinheit dienen Wasser oder Luft, auch Wasserstoff oder Sauerstoff. Das Arzneibuch hat für diesen Zweck das Wasser gewählt, so daß in diesem Sinne das spezifische Gewicht der Stoffe das Verhältnis ihres Gewichtes zu dem eines gleichen Volumen Wasser ist.

Als wichtiger Faktor ist noch die Temperatur zu berücksichtigen. Im allgemeinen wird das spezifische Gewicht, wenn auf Wasser bezogen, dann auf solches von $+4^0$, d. h. auf den Zustand seiner größten Dichte. Das Arzneibuch[1]) hat aber zur Erleichterung der Bestimmungen die Angaben so gewählt, daß sie für die Temperatur von 15^0 (sowohl des zu prüfenden Stoffes wie des als Einheit gewählten Wassers) gelten. Da freilich unsere Arbeitsräume nur selten genau die Temperatur von 15^0 haben, muß meist eine Umrechnung des direkt erhaltenen Wertes auf den für 15^0 stattfinden. Dazu sind in Anlage IV des Arzneibuches (S. 606) in bezug auf 25 der gebräuchlichsten Flüssigkeiten die zwischen 12^0 und 25^0 eintretenden Veränderungen der spezifischen Gewichte angegeben, so daß bei diesen Flüssigkeiten die Bestimmung direkt bei jeder Temperatur zwischen den angegebenen Grenzen erfolgen kann, worauf dann nur die nötige

---

[1]) Nr. 7 der Allgemeinen Bestimmungen, S. XXVI.

Umrechnung erfolgt. Aber es bleibt noch eine genügende Anzahl von Präparaten übrig, deren spezifisches Gewicht im Arzneibuch nur bei 15^0 angegeben ist, so daß bei Untersuchung derselben erst eine langwierige Einstellung auf die vorgeschriebene Temperatur erfolgen müßte. Zur Hebung dieses Mißstandes hat Herr Apotheker Dietze (Ap.-Z. 1911, S. 267) eine Tabelle veröffentlicht, in der die spezifischen Gewichte von 72 Flüssigkeiten bei den Temperaturen zwischen $+11^0$ und $+30^0$ angegeben sind. Mit Hilfe dieser Tabelle, die wir durch liebenswürdige Erlaubnis des Autors am Schluß des Buches anfügen können, bietet die Bestimmung des spezifischen Gewichtes hinsichtlich des Einflusses der Temperatur keine Schwierigkeiten mehr.

Von verschiedenen Seiten ist übrigens zur größtmöglichen Vermeidung von Umrechnungen angeregt worden, die dem spezifischen Gewicht zugrunde gelegte Temperatur so zu wählen, daß sie der Durchschnittstemperatur unserer Arbeitsräume entspricht. Linke (B. D. Ph. Ges. 1911, S. 178) schlägt $17,5^0$ vor, andere Autoren 20^0. Diese Vorschläge haben manches für sich. Doch sei darauf hingewiesen: Das spezifische Gewicht von Chloroform und ähnlichen Flüssigkeiten zeigt schon durch ganz geringe Temperaturänderungen ($0,5^0$ bis $1,0^0$) so wesentliche Unterschiede, daß nur eine ganz genaue Beachtung der Temperatur und entsprechende Umrechnung zu zuverlässigen Resultaten führen.

Zur Bestimmung des spezifischen Gewichtes werden in pharmazeutischen Betrieben 3 Verfahren angewendet: 1. Die Bestimmung durch die Mohrsche bzw. Westphalsche Wage (wozu für spezielle Zwecke noch der Gebrauch der Aräometer hinzutritt). 2. Die Bestimmung durch Pyknometer. 3. Die Schwebe- oder Tropfmethode.

1. Mohrsche oder Westphalsche Wage. Die Handhabung dieser Geräte ist so allgemein bekannt, daß hier von einer genaueren Beschreibung abgesehen werden kann. Nur auf einen nicht unwichtigen Punkt sei hingewiesen, weil er häufig vernachlässigt wird: Der Platindraht, an dem der Thermometerkörper hängt, ist verhältnismäßig so fein, daß man annehmen könnte, es spiele keine Rolle, wie weit dieser Draht in der zu untersuchenden Flüssigkeit untertaucht. Und doch können dabei Unterschiede entstehen, die bei Grenzwerten bestimmend sind. Deshalb achte man darauf, stets die leicht zu beurteilende, bei der Justierung angewendete Einsenkungslinie festzuhalten, indem man außer der Drahtwindung über dem Glasring noch ein dieser Windung gleiches Stück einfachen Drahtes eintauchen läßt. — Zur richtigen Handhabung der Westphalschen Wage sei noch auf folgenden Punkt aufmerksam gemacht: Bei Beginn der Arbeit stelle man die Westphalsche Wage auf einen möglichst horizontalen Tisch und hänge den Thermometerkörper an den Haken der Endachse. Der Balken muß jetzt im Gleichgewicht sein, d. h. seine Spitze derjenigen des Stativs genau gegenüberstehen. Ist das nicht der Fall, so behebe man den Fehler mittels der Stellschraube am Fuß, durch welche die Stativspitze gehoben oder gesenkt wird. Erst dann beginne man mit der Bestimmung.

2. Verfahren mittels Pyknometer. Diese Methode gibt bei richtigem Arbeiten äußerst exakte Werte und ist allgemein da anzuwenden, wo nur kleine Mengen zur Bestimmung vorhanden sind oder wo große Genauigkeit erforderlich ist. Insbesondere ist das Verfahren nicht zu entbehren bei Flüssigkeiten, wie Bromoform, dessen spezifisches Gewicht so hoch ist, daß der Senkkörper der Westphalschen Wage herausgehoben wird, also oben schwimmt.

Als Pyknometer verwendet man häufig recht kostspielige Geräte. Es genügen aber für vorliegenden Zweck kleine Fläschchen von ca. 20 ccm Inhalt, die einen etwa 3 cm langen, ungefähr in der Mitte mit einer Marke versehenen Hals von nicht mehr als 6 mm lichter Weite besitzen und mit einem Glasstopfen verschließbar sind. Die Bestimmung mittels eines solchen Pyknometers muß so erfolgen, daß man 3 Gewichte feststellt:

    a) das Gewicht des leeren Pyknometers,

    b) das Gewicht des bis zur Marke mit Wasser gefüllten Pyknometers,

    c) das Gewicht des bis zur Marke mit der zu untersuchenden Flüssigkeit gefüllten Pyknometers.

Die Gewichte a) und b) verzeichnet man am besten auf einem besonderen Zettel, den man dem Pyknometer beilegt. Man kann diese Konstanten dann wieder bei späteren Untersuchungen benutzen, muß sie aber von Zeit zu Zeit nachkontrollieren.

Das Gewicht a) stellt man fest, indem man das Pyknometer in reinem und trockenem Zustande, nachdem es eine halbe Stunde im Wägeraum gestanden, genau wägt. — Zur Feststellung des Gewichtes b) füllt man, eventuell mit Hilfe eines ausgezogenen Glockentrichters, das Gläschen mit destilliertem Wasser über die Marke und bringt dann das Ganze auf 15°. Das bewerkstelligt man zweckmäßig, indem man das geschlossene Gefäß in einen Kübel setzt, der mit Wasserleitungswasser von ca. 10° gefüllt ist. Das Kühlwasser kontrolliert man mit einem hineingelegten Thermometer unter Umrühren von Zeit zu Zeit, bis es (und damit auch der Inhalt des Pyknometers) die Temperatur von 15° angenommen hat. Sobald das geschehen, saugt man mit Stäbchen zusammengerollten Filtrierpapiers so viel Wasser heraus, daß gerade der untere Meniskus der Flüssigkeit die Marke berührt, trocknet den Hals des Pyknometers mit Filtrierpapier, schließt dann das Fläschchen, läßt es eine halbe Stunde bei der Wage stehen und wägt es sodann. Bei der Einstellung auf den Meniskus fasse man das Gläschen nur am leeren Halse an, es vor das Auge haltend.

Das Gewicht c) stellt man entsprechend fest, wie es bei b) geschehen, nachdem man das wieder getrocknete Fläschchen bis zur Marke mit der zu untersuchenden Flüssigkeit bei 15° gefüllt hat.

Man kennt jetzt durch Ausrechnung sowohl das Gewicht der zu untersuchenden Flüssigkeit wie das Gewicht reinen Wassers bei derselben Temperatur und kann aus den beiden Daten das spezifische Gewicht (s) bei 15° nach der einfachen Formel

$$s = \frac{p^1}{p^2}$$

berechnen, wobei p^1 das Gewicht der zu untersuchenden Flüssigkeit, p^2 das Gewicht reinen Wassers ist.

3. Schwebe- oder Tropfverfahren. Bei der Prüfung einer ganzen Reihe von Flüssigkeiten, z. B. Paraffin. liquid., Balsam. Copaïvae sowie fetter und teilweise auch ätherischer Öle erweist sich das folgende Verfahren als zeitersparend und äußerst praktisch, weil es gestattet, schon mittels weniger Tropfen der zu prüfenden Flüssigkeit das spezifische Gewicht so weit festzustellen, daß der Versuch als wichtiger Vorversuch gelten kann. Ausgehend nämlich von der Tatsache, daß in einer indifferenten Flüssigkeit von gleicher Dichte ein Körper frei in jeder Lage schwebt, daß er dagegen in einem weniger dichten Medium untergeht, in einem dichteren an die Oberfläche steigt, hat sich in der Praxis das Hilfsmittel von genau eingestellten Lösungen bestens bewährt[1]):

Die für diese Bestimmung erforderlichen Lösungen mit einem geringeren spezifischen Gewicht als Wasser stellt man am zweckmäßigsten durch Mischen von Weingeist und Wasser an der Hand von Alkoholtabellen (z. B. nach Windisch) her und erhält so Standflüssigkeiten von der Dichte 0,88, 0,89 (bei 15^0) aufsteigend bis 0,99[2]). Will man z. B. mit Hilfe solcher Lösungen die Dichte von Balsam. Copaïv. bestimmen, die zu 0,98 bis 0,99 angegeben ist, so füllt man in ein Reagenzglas ca. 5 ccm des Weingeistes von der Dichte 0,98, in das andere ca. 5 ccm des Weingeistes Dichte 0,99. Gibt man jetzt zu jeder der Flüssigkeiten unter leichtem Umschütteln einige Tropfen des Balsams, so müssen diese Tropfen bei 15^0 entweder in einer der beiden Flüssigkeiten schweben (dann stehen sie in der Dichte an der oberen oder unteren Grenze) oder sie müssen in der leichteren Lösung untergehen und zugleich in der schwereren an die Oberfläche steigen (dann steht ihr spezifisches Gewicht zwischen dem der beiden Lösungen). In kürzester Zeit ist so ein Hinweis gegeben, ob die Dichte die zulässige ist. Doch muß man schnell arbeiten. Denn der verdünnte Weingeist zeigt sich solchen Produkten gegenüber auf die Dauer selbstverständlich nicht indifferent, er löst allmählich teilweise das Material, so daß die Entscheidung nur innerhalb kurzer Zeit möglich ist. Geübtere werden auf Grund dieser Methode weitergehende Schlüsse ziehen können. — Auch aus Kopaivabalsamkapseln, deren Kontrolle sehr nötig ist, kann man nach Aufschneiden der Kapsel einige Tropfen in den Weingeist ausdrücken und so die Dichte des Füllmaterials ungefähr bestimmen. Ähnlich findet die Bestimmung bei Ol. Ricini (spez. Gew. 0,95 bis 0,97) statt. Aus den Standflüssigkeiten lassen sich ferner leicht Probeflüssigkeiten dazwischenliegender Dichte durch Mischen erhalten. So ergeben gleiche Volumina von verdünntem Weingeist der Dichte 0,98 und 0,99 naturgemäß eine Flüssigkeit von der Dichte 0,985 usw.

---

[1]) Das Arzneibuch läßt diese Methode bei der Untersuchung von Wachs anwenden.

[2]) Diese Standflüssigkeiten sind mittels der spezifischen Wage genau auf die dritte Dezimale einzustellen.

In einzelnen Büchern wird angegeben, daß diese Methode überhaupt nicht zu entbehren wäre bei Prüfung des Perubalsams, dessen spezifisches Gewicht (1,145 bis 1,158) wegen seiner Dickflüssigkeit weder im Pyknometer noch mittels der Westphalschen Wage feststellbar wäre. Man solle deshalb zur Ausführung der Tropfmethode 2 Kochsalzlösungen bereiten: 1) 19,2 g NaCl + 80,8 g Wasser = 1,145 spez. Gew., 2) 20,8 g NaCl + 79,2 g Wasser = 1,158 spez. Gew. bei 15⁰. Die Prüfung des Perubalsams muß dann in den beiden Kochsalzlösungen wie bei Prüfung des Kopaivabalsams erfolgen. — Hierzu ist aber zu bemerken, daß die Tropfmethode, die bei Prüfung des Ricinusöls usw. so gute Resultate liefert, bei Perubalsam nach unseren Erfahrungen leicht zu Täuschungen führen kann. Man kann auch hier das Tropfverfahren um so mehr entbehren, als das spezifische Gewicht des Perubalsams sich sehr gut mittels der Westphalschen Wage feststellen läßt. Nur muß man hier, wie bei allen hoch viskosen Flüssigkeiten (z. B. auch bei Paraffin. liquid., Glycerin usw.), die Wage eine Weile ausspielen lassen, bis sich der Balken im Gleichgewicht konstant einstellt.

Polarisation.

Das D. A. 5 hat durch Angaben über das Verhalten einiger Arzneistoffe gegenüber dem polarisierten Lichtstrahl eine wichtige Neuerung eintreten lassen, die in der Vorrede, S. XVII, durch folgende Sätze angekündigt wird:

Von den Eigenschaften werden bei den einzelnen Arzneimitteln fast immer nur diejenigen aufgezählt, die von dem Apotheker mit den ihm zur Verfügung stehenden Hilfsmitteln festgestellt werden können. In einigen Fällen ist jedoch von dieser Regel abgewichen worden, indem auch Angaben über das Verhalten gegenüber dem polarisierten Lichtstrahl aufgenommen wurden. Dies geschah z. B. bei den Arzneimitteln Acidum camphoricum, Camphora, Saccharum, Saccharum Lactis und bei den ätherischen Ölen. Es soll durch diese Angaben der Apotheker im allgemeinen nicht gezwungen werden, diese Eigenschaft an den käuflich erworbenen Arzneimitteln nachzuprüfen. Die Angaben wurden hauptsächlich deswegen für notwendig erachtet, weil das Verhalten gegenüber dem polarisierten Lichtstrahle für die genannten Stoffe besonders kennzeichnend ist und dem Großhandel dadurch die Beschaffenheit vorgeschrieben werden soll, welche die betreffenden Waren haben müssen. Außerdem kann es auch für den Apotheker von Vorteil sein, wenn er die Bestimmung des Drehungsvermögens ausführt.

Auf das Wesen des polarisierten Lichtes kann hier nicht eingegangen werden, nur auf die Art, in welcher der Drehungswinkel zu bestimmen ist. Zunächst sagt das Arzneibuch in Nr. 10 der Allgemeinen Bestimmungen:

Die Angaben über die Drehung des polarisierten Lichtstrahls beziehen sich auf Natriumlicht und, wenn nichts anderes angegeben ist, auf eine Temperatur von 20⁰. Bei den ätherischen Ölen handelt es sich um den unmittelbar abgelesenen Drehungswinkel im 100 mm-Rohr α_{D20^o}, bei Kampfer, Kampfersäure, Skopolaminhydrobromid und Zucker um die spezifische Drehung $[\alpha]_D$.

Wir müssen also unterscheiden zwischen α_{D20^o} und $[\alpha]_{D20^o}$ und haben zunächst diese beiden Zeichen in ihrer Bedeutung zu erklären:

Die Größe des Drehungswinkels ist abhängig: 1. von der Natur des Stoffes und seines Lösungsmittels, 2. von der Wellenlänge des angewandten Lichtes (das Arzneibuch benutzt für die Messungen das homogene Natriumlicht, Frauenhofersche Linie D), 3. von der Temperatur der Flüssigkeit, wobei gewöhnlich 20^0 als Normaltemperatur gewählt wird, 4. von der Länge der durchstrahlten Schicht. In diesem Sinne bedeutet α_{D20^0} den Drehungswinkel, der direkt abgelesen wird, wenn man die zu untersuchende Flüssigkeit in einem 100 mm-Rohr (also 1 dcm-Rohr) bei der Temperatur von 20^0 bei Natriumlicht im Polarisationsapparat untersucht. Wenn es z. B. bei Ol. Santali heißt „optisch aktive ($\alpha_{D20^0} - 16^0$ bis $- 20^0$) Flüssigkeit", so bedeutet das, daß dieses Öl, gefüllt in ein 1 dcm-Rohr, bei der Temperatur von 20^0 und unter Anwendung von Natriumlicht im Polarisationsapparat eine Ablenkung nach links zeigen soll, die zwischen $- 16^0$ und $- 20^0$ liegt. — Bei Ol. Macidis ferner heißt es: „$\alpha_{D20^0} + 7^0$ bis $+ 30^0$". Das bedeutet: Betrachtet man das Öl in einem 1 dcm-Rohr bei angegebenen Verhältnissen des Lichtes und der Temperatur, so muß eine Ablenkung nach rechts zwischen $+ 7^0$ und $+ 30^0$ gefunden werden.

Etwas komplizierter ist der Sinn des Zeichens $[\alpha]_{D20^0}$, das die spezifische Drehung bedeutet. Man versteht darunter denjenigen Drehungswinkel, welchen eine Flüssigkeit ergibt, die in dem Volumen von 1 ccm 1 g aktive Substanz enthält und in einer Schicht von 1 dcm Länge bei Natriumlicht und 20^0 C auf den polarisierten Strahl wirkt. Hat man also das spezifische Drehungsvermögen eines aktiven flüssigen Stoffes zu bestimmen, so ist die Aufgabe sehr leicht zu lösen, indem man den Wert des bei dem vorgehenden Verfahren festgestellten Drehungswinkels durch das spezifische Gewicht der Flüssigkeit dividiert. Denn so erhält man den Wert, der bei der Konzentration von 1 g aktiver Substanz in 1 ccm Lösung resultiert. — Diese Tatsache findet ihren einfachen Ausdruck in der für aktive Flüssigkeiten anzuwendenden Formel

$$(1) \qquad [\alpha] \text{ (also spezifische Drehung)} = \frac{\alpha}{l \cdot d},$$

wobei $\alpha =$ Drehungswinkel nach rechts ($+$) oder links ($-$), l die Länge der angewandten Schicht in Dezimetern, d das spezifische Gewicht der Flüssigkeit bei der Beobachtungstemperatur bedeutet. Beträgt also die Länge des Rohres 1 dcm, so ist $[\alpha] = \dfrac{\alpha}{d}$

$$= \frac{\text{abgelesener Drehungswinkel}}{\text{spezifisches Gewicht}}.$$

Das Arzneibuch läßt aber die spezifische Drehung nicht von Flüssigkeiten bestimmen, sondern von festen Stoffen, die vorerst gelöst werden müssen. Könnte diese Lösung in der für das spezifische Drehungsvermögen bedingten Konzentration von 1 g aktiver Substanz in 1 ccm Lösung erfolgen, so wäre direkt der Wert für $[\alpha]_D$ abzulesen. Da aber eine solch hohe Konzentration praktisch unmöglich ist, so müssen weniger konzentrierte Lösungen hergestellt werden, aus deren Drehungsvermögen unter Berücksichtigung des Gehaltes erst die spezifische Drehung auszurechnen ist. Nehmen wir zunächst an, daß das Drehungsvermögen sich direkt proportional der Konzentration der Lösungen ändert. Dann muß bei Vorhandensein von 0,5 g drehender Substanz in 1 ccm Lösung der halbe Wert der spezifischen Drehung abzulesen sein, bei Vorhandensein von 0,1 g drehender Substanz in 1 ccm Lösung der zehnte Teil der spezifischen Drehung. In dieser Voraussetzung bestimmt man die spezifische Drehung des Zuckers, von dem es im Arzneibuch heißt: „Das Drehungsvermögen einer $10^0/_0$igen Zuckerlösung beträgt $[\alpha]_{D20^0} = +66,496^0$", in folgender Weise: Man bereitet nicht die vorgeschriebene $10^0/_0$ige Lösung, also nicht 10 g auf 100 g, sondern eine solche von 10 g auf 100 ccm. Dann muß diese Lösung (da sie nur den zehnten Teil der für $[\alpha]$ eigentlich erforderlichen Konzentration besitzt) auch den zehnten Teil des vorgeschriebenen Drehungswinkels zeigen, also $+6,6496^0$. Bei Kampfer ferner, wo es heißt „für eine $20^0/_0$ige Lösung in absolutem Alkohol ist $[\alpha]_{D20^0} = +44,22^0$", kann zur Verkürzung der Arbeit so vorgegangen werden: Man bereitet nicht die vorgeschriebene Lösung von 20 g auf 100 g, sondern löst 20 g in einem Meßkölbchen auf 100 ccm. Diese Lösung hat dann den fünften Teil der zum Ausweis der spezifischen Drehung nötigen Konzentration und wird daher (vorausgesetzt, daß der Kampfer vorschriftsmäßig ist) den fünften Teil des angegebenen Drehungswinkels zeigen, nämlich $+\dfrac{44,22}{5} = +8,84^0$.

Man arbeitet somit nach der Formel

$$\text{(II)} \qquad [\alpha] = \frac{\alpha \cdot 100}{1 \cdot c},$$

wobei c die Anzahl Gramme aktiver Substanz in 100 ccm Lösung (Konzentration) bedeutet.

Die so erhaltenen Resultate sind nicht vollkommen exakt, weil bei den meisten Stoffen die spezifische Drehung sich nicht genau proportional der Konzentration ändert, und deshalb die angegebene Drehung genau nur für die zugleich angegebene Konzentration gilt. Doch ist für vorliegende Bestimmungen der geringe entstandene Fehler unerheblich. Will man aber exakt nach den Angaben des Arzneibuches vorgehen, so muß man bedenken, daß $p \times d$ (Prozentgehalt $\times$ spezifisches Gewicht) $= c$ (Konzentration) ist. So resultiert aus Formel (II) die neue Formel

$$\text{(III)} \qquad [\alpha] = \frac{\alpha \cdot 100}{1 \cdot p \cdot d}.$$

Stellt man sich daher nach dem D. A. 5 eine wirklich $20^0/_0$ige Kampferlösung her, also aus 20 g Kampfer in 80 g Alkohol, so muß man zur Feststellung der spezifischen Drehung neben dem Drehungswinkel noch das spezifische Gewicht der Lösung bestimmen. Setzt man jetzt in die Formel (III) für α den gefundenen Drehungs-

winkel ein, für l die Länge des Rohres in dcm, für p den Prozentgehalt = 20, für d das spezifische Gewicht, so ergibt der resultierende
Wert die spezifische Drehung. Die Arbeit ist durchaus nicht schwierig,
nur muß — wie gesagt — noch das spezifische Gewicht bestimmt
werden, was gerade bei der leicht flüchtigen alkoholischen Kampferlösung genau nur im Pyknometer geschehen kann.

Noch ein Wort ist über den einschlägigen Einfluß der Temperatur
zu sagen: Das Arzneibuch betont, daß die Angaben, „wenn nichts
anderes angegeben ist", sich auf eine Temperatur von 20⁰ beziehen.
Es ist aber nicht leicht, im Arbeitsraum oder Polarisationsrohr stets
diese Temperatur festzuhalten. Deshalb ist wichtig, was Gildemeister (Bd. I, S. 578) dazu betreffs der ätherischen Öle sagt: „Im
allgemeinen ist es nicht nötig, wenn auch wünschenswert, die Ablesung bei einer bestimmten Temperatur vorzunehmen, da die natürlichen Schwankungen im Drehungsvermögen eines Öles meist be-

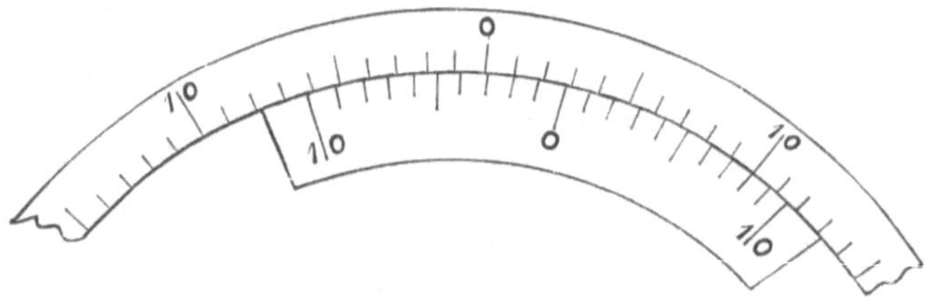

Abb. 9.

trächtlich größer sind als die Unterschiede, die durch Temperaturschwankungen innerhalb weniger Grade hervorgerufen werden." —
Ausnahmen bilden Citronenöl (siehe dort) und Pomeranzenöl (das
für dieses Buch nicht in Betracht kommt). Bei diesen Ölen muß
im Falle abweichender Temperatur eine Korrektur stattfinden.

Zu beschreiben bleibt nunmehr noch die Handhabung der Apparate:
Für die Zwecke der Arzneimittelprüfung eignet sich am besten der
kleine Polarisationsapparat nach Mitscherlich (Halbschattensystem).
Die größeren Apparate gestatten das Ablesen bis in die zweite
Dezimale, während die soeben genannten kleineren Apparate mit
einer für die gegebenen Aufgaben hinreichenden Genauigkeit das
Ablesen nur der ersten Dezimale zulassen. Die Drehungswerte
werden dabei an dem feststehenden Teilkreise mit Hilfe des ver-
schiebbaren, nach innen gelegenen Nonius (vgl. Abb. 9) abgelesen.
und zwar in folgendem Sinne: Der Nonius[1]) bildet einen kleinen
Maßstab, der so geteilt ist, daß 10 Teile des Nonius = 9 Teile des
feststehenden Teilkreises sind. Es beträgt also jeder Teil des
Nonius = $^9/_{10}$ Teil des Hauptmaßstabes. Dieses Verhältnis
der beiden Maßstäbe $^9/_{10} : {}^{10}/_{10}$ ermöglicht das Ablesen von Zehntel-
graden. Angenommen nämlich, der in obiger Zeichnung angegebene

---

[1]) Es ist hier nur der Nonius der kleineren Apparate beschrieben. Der
Nonius der größeren Apparate besitzt eine andere Einteilung.

Drehungswinkel wäre abzulesen. Dann ist zunächst festzustellen, daß der Nullpunkt des Nonius den Nullpunkt des feststehenden Kreises nach rechts um mehr als zwei ganze Grade überschritten hat. Deshalb ist zunächst abzulesen: $+ 2^\circ$. Um ferner den restierenden Bruchteil genau abzulesen, verfolgt man den Maßstab vom Nullpunkt des Nonius in derselben Richtung, also nach rechts, weiter und stellt fest, daß (vom 0-Punkt des Nonius ab gerechnet) der 8. Teilstrich des Nonius mit einem Teilstrich des Hauptkreises zusammenfällt. Deshalb liest man noch $+ 0,8^\circ$ (also im ganzen $+ 2,8^\circ$) aus folgendem Grunde ab: Bei diesem achten Teilstrich des Nonius fällt der Strich mit einem solchen des Hauptkreises zusammen. Hier ist also die Differenz $= 0$. Zählt man jetzt umgekehrt von diesem achten Teilstrich des Nonius nach links, so ist die Differenz zwischen dem ersten Noniusstrich und dem entsprechenden Kreisstrich $= {}^1/_{10}$ (da 1 Noniusteil $= {}^9/_{10}$ Kreisteil), bei dem zweiten Noniusstrich ist die Differenz $= {}^2/_{10}$, beim dritten $= {}^3/_{10}$, beim achten endlich $= {}^8/_{10}$, so daß mit Recht zu den zwei ganzen Graden noch ${}^8/_{10}$ hinzuaddiert wurden. Und diese Überlegung findet entsprechend auch in sämtlichen Lagen statt, so daß allgemein als Regel für die Ablesung gilt: Man zählt zunächst nach rechts oder links die Anzahl der ganzen Grade, um welche der Nullpunkt des Nonius den des Hauptkreises passiert hat — diese Anzahl sind ganze Grade — und zählt dann bei rechtsdrehenden Lösungen nach rechts, bei linksdrehenden nach links, der wievielte Strich des Nonius sich mit irgendeinem Strich des Hauptkreises deckt. Die so erhaltene Zahl bedeutet die Zehntelgrade, die zu den ganzen Graden zu addieren sind.

Bei der Form des Kreises kann die Bezeichnung „nach rechts" bzw. „nach links" leicht zu Mißverständnissen führen. Deshalb sei bemerkt, daß unter „rechts" die Richtung im Sinne der Uhrzeigerbewegung gemeint ist, unter „links" die entgegengesetzte Richtung.

Bei der Füllung des Rohres ist vor allem darauf zu achten, daß das Gerät rein, die Glasplatten blank, daß vor allem das Rohr vollständig, d. h. unter Vermeidung von Luftblasen gefüllt werde. Zu diesem Zwecke gießt man in das auf der einen Seite geschlossene, auf dem Tische stehende, zylindrisch gerade Rohr derart die Flüssigkeit ein, daß der letzte Tropfen kuppenförmig über dem Rande steht. Dann bringt man, vorsichtig von der Seite die überstehende Flüssigkeit über den Rand schiebend, das Deckglas auf die Öffnung und schließt vollends das Rohr. Ist doch etwas Luft zurückgeblieben, so muß eine entsprechende Nachfüllung stattfinden. — Man braucht freilich nur noch wenig diese zylindrisch geraden Rohre, sondern wählt zweckmäßig solche, die in der Mitte eine Tülle zum bequemen Füllen besitzen (Abb. 10). Dann braucht man nur durch Hin- und Herneigen dafür zu sorgen, daß nach genügender Füllung auch die letzte Luftblase durch die Tülle entweicht.

Da die Beobachtung bei Natriumlicht erfolgen muß, sorge man für genügende Zuführung von Natriumchlorid auf die über der

Bunsenflamme hierzu angebrachte Rolle. Und zwar arbeite man, da die Helligkeit der Natriumflamme im Vergleich zu Tageslicht eine schwache ist, in einem möglichst verdunkelten Zimmer. (Da das Natriumchlorid des Handels meist Wasser einschließt und deshalb unangenehm verknistert, halte man für diesen Zweck besonders geschmolzenes Salz vorrätig.) Den Apparat stellt man so auf, daß er zirka 10 cm von der Flamme entfernt ist, da sonst die Glasteile leiden, und kontrolliere zunächst den Nullpunkt. Zu diesem Zwecke stelle man das vorn befindliche Fernrohr so ein, daß man scharf die vertikale Trennungslinie der beiden Halbscheiben sieht. Dann dreht man nach „rechts" oder „links", bis nicht mehr die eine Hälfte hell, die andere dunkel ist, sondern bis beide Hälften des Gesichtsfeldes **dieselbe** gleichschwache Beleuchtung zeigen. Es müssen jetzt bei richtiger Einstellung des Apparates 0^0 oder $\pm 180^0$ abzulesen sein[1]). — Erst dann legt man das Glasrohr mit der Unter-

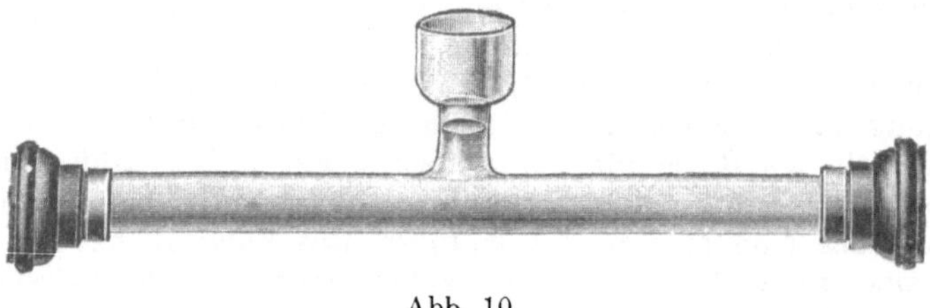

Abb. 10.

suchungsflüssigkeit hinein und stellt wieder das Fernrohr scharf auf die vertikale Trennungslinie der beiden Halbscheiben ein. Ist jetzt das Bild das gleiche geblieben, d. h. zeigen sich beide Hälften gleichmäßig beleuchtet, während bei geringer Drehung nach rechts oder links eine der Scheibenflächen deutlich dunkler wird, so dreht die Flüssigkeit nicht; zeigt sich aber die eine Hälfte dunkler als die andere, so drehe man nach rechts oder links, bis wieder gleiche Beleuchtung eintritt, und lese dann an diesem Punkte nach der vorher gegebenen Anweisung ab. Will man genau den Winkel bestimmen, so stellt man dreimal den Punkt gleicher Helligkeit ein, liest also dreimal ab und nimmt aus den drei Bestimmungsresultaten das Mittel. — Bei diesen Einstellungen achte man darauf, daß die Nulllage des Apparates nicht mit einer Erscheinung verwechselt werde, die sich ergibt, wenn man den Analysator zu weit gedreht hat und aus der empfindlichen Region herausgekommen ist. Es ist dann auch eine gewisse gleiche Helligkeit vorhanden, die aber selbst bei einer Drehung von 10^0 bis 15^0 kaum verändert wird. Der Null-

---

[1]) Die Polarisationsapparate zeigen (mit einer hier nicht zu erwähnenden Ausnahme) zwei um 180^0 voneinander entfernte Nullpunkte. Erhält man deshalb im Apparat bei bestimmter Einstellung des Analysators gleiche Beleuchtung der Scheibenhälften, so bleibt das Bild dasselbe, wenn man von dieser Einstellung aus den Analysator nach rechts oder links um 180^0 dreht.

punkt ist also nur dann gefunden, wenn bei einer geringen Drehung nach rechts oder links eine der Scheibenflächen deutlich dunkler wird.

Zeigt sich eine Flüssigkeit (wie etwa Oleum Caryophyll. oder Oleum Cinnamomi) so dunkel, daß man nicht gut „hindurchsehen" kann, so wählt man ev. ein halb so langes Rohr (5 cm) und muß dann den abgelesenen Winkel natürlich verdoppeln, um zum Wert α zu gelangen. Auch kann man solche Öle mit dem gleichen oder doppelten Volumen Alkohol absolut. mischen und wird das Ergebnis dann zur Erlangung des Wertes α verdoppeln bzw. verdreifachen.

Nachweis des Kalium-Ions.

Das Arzneibuch läßt die Identität von Kaliumsalzen folgendermaßen bestimmen: „Die wässerige Lösung scheidet auf Zusatz von Weinsäurelösung allmählich einen weißen kristallinischen Niederschlag aus." Dieses Verfahren besitzt den großen Nachteil, daß die Reaktion allgemein sehr verspätet, mitunter überhaupt nicht eintritt, weil der Weinstein, der hierbei ausfallen soll, in hohem Grade die Eigenschaft besitzt, übersättigte Lösungen zu bilden. Wohl kann man den Eintritt der Ausscheidung beschleunigen, indem man die innere Glaswand des Gefäßes mit der Spitze eines rund geschmolzenen Glasstabes reibt. (Dadurch entstehen in der Glaswand frische Kratzstreifen, in denen sich leichter die Kristalle bilden und ansetzen.) Aber trotzdem bleibt oft eine arge Verzögerung und damit Unsicherheit bestehen.

Durch einen sehr einfachen und doch eleganten Kunstgriff hat L. W. Winkler[1]) diesen Mißstand beseitigt, indem er nicht Weinsäure in Lösung, sondern in Pulverform zufügen läßt. Unmittelbar bilden sich dann die Kristalle von Weinstein, eine Tatsache, die wohl dadurch erklärlich wird, daß Weinsäure stets in geringsten Spuren Weinstein enthält, welch letzterer dann „impfend" wirkt.

Ausführung: Man löst in 10 ccm neutraler Untersuchungsflüssigkeit (bzw. in der etwa 5$^0/_0$igen Lösung des zu prüfenden Salzes) etwa 0,5 g kristallinisches Natriumacetat, streut dann in die Flüssigkeit nach Augenmaß 0,5 g gepulverte Weinsäure und schüttelt kräftig um. Ist kein Kalium (Ammonium, Rubidium oder Cäsium) zugegen, so ist die Lösung völlig klar, da die gepulverte Weinsäure sich äußerst rasch löst. Ist in der Lösung 0,2$^0/_0$ Kaliumion oder mehr zugegen, so entsteht sofort der bekannte, kristallinische Niederschlag. Enthält die Lösung nur 0,1$^0/_0$ an Kaliumion, so entsteht die Reaktion erst nach 1 bis 2 Minuten.

Der Zusatz von Natriumacetat geschieht, um die freiwerdenden stärkeren Säuren unschädlich zu machen. Bei Identifizierung der offizinellen neutralen Salze KCl, KBr, K_2SO_4 usw. usw. kann dieser Zusatz ganz unterbleiben. Hier wird die Weinsäure in Pulverform

---

[1]) Zeitschr. f. angew. Chem. 1913, S. 208, refer. Ap.-Z. 1913, S. 313.

unmittelbar in die Salzlösung gegeben. Die Reaktion bleibt naturgemäß nur aus bei Brechweinstein und tritt sehr verzögert ein bei Alaun.

Einer besonderen Erwähnung bedarf noch die Prüfung der Natriumsalze auf Kaliumsalze: Die vom D. A. 5 angewendete Probe mittels der Flammenfärbung ist wenig exakt. Sind Kaliumsalze als Verunreinigung in größerem Maße vorhanden, so kann man mit Erfolg vorstehende Prüfung mittels zerriebener Weinsäure ausführen. Andernfalls empfiehlt sich die sehr empfindliche Probe mittels Natriumkobaltnitrit, das aus neutraler oder schwach saurer Lösung bei Gegenwart von Kaliumion gelbes kristallinisches Kaliumnatriumkobaltinitrit fällt. Das in einschlägigen Handlungen fertig erhältliche Kobaltsalz löst man 1 + 9 in Wasser (die Lösung zersetzt sich allmählich und wird entweder vor dem Gebrauch oder nur in kleinen Mengen hergestellt) und setzt zu 5 ccm der zu prüfenden Flüssigkeit etwa 5 Tropfen des gelösten Reagens zu. Schon bei geringer Verunreinigung der Natriumsalze durch Kaliumsalze zeigt sich dann sofort die gelbe Kaliumfällung, bei geringsten Spuren der Verunreinigung erst nach einiger Zeit. — Ammoniumsalze geben ähnliche Fällung!

Maßanalyse.

I. Maßsystem.

Im Deutschen Arzneibuch findet sich Seite XXIX die kurze Bemerkung: „Die Verwendung geeichter Meßgefäße bei den maßanalytischen Bestimmungen erübrigt sich, wenn der Apotheker diese Gefäße nach den hierfür üblichen Regeln selbst geprüft hat und die etwaigen Fehler bei den Berechnungen berücksichtigt."

Gehörte also die Frage des Maßsystems nicht bereits an sich in das Interessengebiet des Apothekers, so würde ihn schon die Pflicht zur Nacheichung der maßanalytischen Geräte dazu zwingen, sich eingehender mit diesen Verhältnissen zu beschäftigen.

Zunächst ergibt sich die Frage: Was ist ein Liter? Die Antwort darauf lautet: Das Liter ist der Raum, den die Masse eines Kilogramms reinen Wassers größter Dichte (also bei 4^0) einnimmt. Diese Definition klingt so einfach, daß es hiernach als leicht gelten sollte, ein Litermaß herzustellen. Aber der Ausführung stehen zunächst zwei Hauptschwierigkeiten entgegen: 1. Ein Kilogramm Wasser nimmt nur dann das Volumen ein, das wir ein Liter nennen, wenn sich das Wasser im Zustand größter Dichte, also bei 4^0 befindet. Wird deshalb die Wägung bei Zimmertemperatur (also bei etwa 15^0 bis 22^0) ausgeführt, so resultiert durch die Ausdehnung der Flüssigkeit ein nicht unbeträchtlich größeres Volumen. Es nimmt z. B. bei $17,5^0$ das Kilogramm reinen Wassers (im luftleeren Raum gewogen, siehe darüber später) bereits das Volumen von 1001,29 ccm ein. Zur Vermeidung dieses Fehlers müßte also zunächst das Wasser während der Eichung die Temperatur von 4^0 besitzen und behalten. 2. Damit die Eichung wirklich exakt geschieht, müßte sie im luftleeren Raum erfolgen. Denn alle Körper erleiden im lufterfüllten Raum einen Auftrieb, der hier berücksichtigt werden muß. Während das kg Messinggewicht einen Raum von 120 ccm einnimmt und daher bei normalem Druck und der Temperatur von 17,5° nur einen Auftrieb von 0,146 g erleidet, wird bei dem Füllen des Literkolbens ein Liter Luft verdrängt, das bei denselben Verhältnissen von Druck und Temperatur 1,215 g wiegt. Es wird also der Literkolben einen größeren Auftrieb erleiden als das Messinggewicht. Die Differenz beträgt 1,215 — 0,146 g = 1,069 g. Soll daher nach Tarieren des Litergefäßes und Auflegen des Kilogrammgewichtes die Wage wieder in das Gleichgewicht gebracht werden, so muß nicht nur ein kg Wasser hineingewogen werden, sondern auch das Mehr von 1,069 g, das, wie eben ausgerechnet, dem größeren Luftauftrieb des Literkolbens entspricht. Wägt man also bei der Temperatur von 17,5° ein kg Wasser im lufterfüllten Raum in einen Kolben, so erhält man nicht 1000 ccm, sondern 1002,36 ccm. Das Plus von 2,36 ccm setzt sich zusammen aus den 1,29 ccm (Ursache: Ausdehnung des Wassers) und den 1,07 ccm (Ursache: Luftauftrieb).

Dieses „Liter"-Maß, das erhalten ist durch Wägung eines Kilogramms Wassers im lufterfüllten Raum bei 17,5°, das aber nicht 1000 ccm, sondern 1002,36 ccm enthält, ist das sogenannte Mohrsche Liter. Es ist viel angewendet worden und wird auch heute noch gebraucht, da es sich leicht herstellen läßt und naturgemäß keine für die Praxis wesentlichen Fehler bei den Ergebnissen der Maßanalyse herbeiführt, wenn nur alle angewendeten Gefäße, also Kolben, Büretten usw. nach diesem Mohrschen System geeicht sind. Unter keinen Umständen aber ist dieses Maß zu verwenden bei Gasanalysen usw. Da sich zudem immer mehr die Grundsätze wissenschaftlicher Genauigkeit geltend machen, so ist man fast ausschließlich dazu übergegangen, das „wahre Liter" einzuführen, das tatsächlich der am Anfang gegebenen Definition entspricht, also den Raum einnimmt, den die Masse eines Kilogramms reinen Wassers größter Dichte (bei 4°) einnimmt. Zu diesem Zweck sind Tabellen entworfen. Aus diesen ersieht man zunächst die Gewichtsmengen Wasser, die man anwenden muß, um bei verschiedensten Temperaturen trotz Ausdehnung des Wassers und trotz des Luftauftriebes zum wahren Liter zu kommen. — Außerdem ist bei diesen Korrekturen die Temperatur der Maßgefäße zu berücksichtigen. Für diese ist eine bestimmte Temperatur nicht festgesetzt, doch findet die Eichung meist auf die Normal-Temperatur von 15° statt. Soll nun etwa ein Kolben, der auf diese Normal-Temperatur von 15° geeicht werden soll, mittels Wasser von 18° geeicht werden, so wird sein Volumen größer als bei 15°, er wird dann ein kleines Mehr zur Auffüllung bis zur Marke beanspruchen, so daß zur Ausschaltung des so entstehenden Fehlers noch der kubische Ausdehnungskoeffizient des Glases heranzuziehen ist. — Aus allen diesen Erwägungen ergibt sich die Anordnung der Tabellen. Sie geben die Korrekturen an, auf Grund derer man ein „wahres Liter" herstellen kann für eine bestimmte Temperatur des Kolbens, bei den verschiedenen Temperaturen des Wassers bzw. der Luft unter Berücksichtigung des kubischen Ausdehnungskoeffizienten des Glases. Bei genauen Bestimmungen ist noch der Luftdruck und Dunstdruck zu berücksichtigen.

Es war schon oben gesagt, daß man Maßgefäße des „Mohrschen Systems" für sich verwenden darf. Jetzt kann hinzugefügt werden, daß man sich nur hüten muß, neben Gefäßen dieses Systems zugleich solche nach dem „wahren Liter" in Gebrauch zu nehmen.

Die Gefäße, die nach dem System des wahren Liters geeicht sind, tragen häufig die Bezeichnung „$+15^0$". — Von Dr. H. Göckel (B. D. Ph. Ges. 1904, S. 15) sind zur Unterscheidung des wahren vom Mohrschen Liter sehr charakteristische Bezeichnungen eingeführt, nämlich:

$$\text{I: } \frac{15^0\,C}{4^0\,C}\,(0) \qquad \text{und} \qquad \text{II: } \frac{15^0\,C}{15^0\,C}\,(760).$$

Nr. I entspricht dem „wahren Liter" und bedeutet, daß 1000 g Wasser von 4^0 C im luftleeren Raum in das Gefäß von 15^0 C eingewogen sind, wobei vorausgesetzt wird, daß kein Temperaturausgleich stattfindet, sondern das Gefäß auf der Temperatur von 15^0, das Wasser auf der von 4^0 bleibt. Die Null in der Klammer bedeutet Barometerstand = Null.

Nr. II entspricht der Art des Mohrschen Liters und bedeutet, daß 1000 g Wasser von 15^0 in das Gefäß von 15^0 im lufterfüllten Raum mit Messinggewichten eingewogen sind. Entsprechend ist die dem eigentlichen Mohrschen Liter zukommende Bezeichnung zu deuten: $\frac{17,5^0\,C}{17,5^0\,C}\,(760)$. — Die Zahl 760 in der Klammer bedeutet den durchschnittlichen Luftdruck = 760 mm Quecksilber. Außerdem findet man auf den einen Gefäßen ein E (bedeutet Einguß), auf den anderen ein A (bedeutet Ausguß). Auf den mit E bezeichneten Gefäßen ist die Anzahl der Kubikzentimeter angegeben, die sie bis zur Marke wirklich enthalten, auf den mit A bezeichneten Gefäßen die Anzahl Kubikzentimeter, die sie beim Ausfließenlassen ergeben. In diesem Sinne sind die Meßkolben, Meßzylinder anders geeicht (auf Einguß) als die Büretten, Pipetten usw. (auf Ausguß). In einen Literkolben kann man z. B. ein Liter „eingießen", wenn man bis zur Marke auffüllt; man kann aber kein Liter „ausgießen", weil ein kleiner Teil der Flüssigkeit an der Glaswand haften bleibt. Aus einer Bürette andererseits kann man vom 0-Strich bis zum 50 ccm-Strich wohl 50 ccm Flüssigkeit „ausfließen" lassen, der Raum ist aber größer um das Flüssigkeitsvolumen, das an den Wandungen haften bleibt. Das E und A weisen also auf die verschiedene Eichungsart und Benutzungsart der Gefäße hin.

Es sollen nunmehr die verschiedenen Meßgefäße besprochen werden, wobei bezüglich der Nacheichung auf die Eichordnung für das Deutsche Reich vom 8. November 1911 verwiesen werden muß. Hier sei nur noch darauf hingewiesen, daß häufig gebrauchte Meßgefäße wie Kolben, Büretten usw. nicht dauernd richtig bleiben, zumal sich dann verändern, wenn sie mit alkalischen Maßflüssigkeiten in Berührung kommen (s. Th. Paul, Ap. Z. 1914, S. 29). Auch sehr häufiges und starkes Erhitzen führt Veränderungen herbei.

II. Meßgefäße.

Meßkolben.

Will man in einem Literkolben eine volumetrische Lösung herstellen, z. B. eine Normal-Oxalsäure, so schüttet man zunächst die vorgeschriebene Menge Säure in den Kolben, löst sie (eventl. unter Erwärmen) in etwa 900 ccm Wasser, gibt dann nach Abkühlen weiteres Wasser bis nahezu zur Marke hinzu, worauf man das Ganze auf die richtige Temperatur zu bringen hat. Liegt ein Gefäß nach Mohrs System vor, so muß man bei $17,5^0$, also etwa bei Zimmertemperatur, weiter arbeiten. Zur Erzielung eines „wahren Liters" dagegen muß möglichst die Temperatur von 15^0 eingehalten werden. Zu diesem Zweck füllt man in eine tiefe Schale, am besten einen Eiskübel, Wasser von 8^0 bis 10^0 (das man meist aus der Wasserleitung direkt erhalten kann), setzt das Litergefäß hinein, bringt ein Thermometer in das Kühlwasser und beobachtet unter häufigem Umrühren des Kühlwassers und Umschütteln des Literkolbens, bis das Kühlwasser die Temperatur von 15^0 angenommen hat. In diesem Augenblick nimmt man den Kolben heraus, hält ihn schwebend in der Hand vor das Auge und füllt aus einer Tropfflasche vorsichtig so lange nach, bis der unterste Teil des Meniskus die Marke berührt. Nur bei undurchsichtigen Flüssigkeiten wie Jodlösung, Kaliumpermanganat ist der oberste Teil des Meniskus an die Marke zu bringen.

Büretten.

Man unterscheidet Quetschhahn- und Glashahnbüretten. Wohl arbeitet es sich mit ersteren sehr bequem. Da sie aber für gewisse Flüssigkeiten, wie Jodlösung, nicht verwendbar, auch nicht so sauber zu halten sind, erscheinen die Glashahnbüretten für pharmazeutische Zwecke weit empfehlenswerter.

Bei Füllung der Büretten wird meist große Sorgfalt verwendet, genau auf den Nullpunkt einzustellen. Ein einigermaßen geübter Analytiker aber wird leicht in jeder Höhe der Flüssigkeit ablesen können. Man gießt deshalb, eventuell mittels eines Trichters, die Lösung bis nahe zum Nullpunkt in die Bürette, nimmt sofort den Trichter ab, läßt aus der unteren Bürettenspitze, damit auch diese gefüllt wird, etwas Flüssigkeit fließen und wartet 2 Minuten vor dem Ablesen, damit die noch an den Wandungen befindliche Lösung möglichst herabläuft, und somit die Höhe der Flüssigkeitssäule „konstant" wird. Die Büretten sind nämlich fast ausnahmslos auf 2 Minuten Wartezeit geeicht[1]). Jetzt muß genau diese Höhe ab-

---

[1]) Sind die Geräte auf andere Wartezeit geeicht, so muß natürlich entsprechend vorgegangen werden.

gelesen werden, wobei auf 2 Punkte genau zu achten ist. Zunächst muß sich das Auge in der Höhe des Flüssigkeitsspiegels befinden, da sonst der nicht unbedeutende Fehler der Parallaxe eintritt. Sodann erscheint das Bild der Oberfläche infolge allseitiger Spiegelung am Glas in verschiedener Gestaltung, je nachdem der Hintergrund hell oder dunkel ist. Zur Ueberwindung der ersten Schwierigkeit hat man kleine verschiebbare Spiegel konstruiert, in denen man zusammenfallend mit dem Meniskus das eigene Auge erkennen kann. Hält man das Auge so, daß das Spiegelbild der Pupille mit dem des Meniskus zusammenfällt, so ist der bei schiefem Visieren entstehende Ablesungsfehler vermieden. (Bei einiger Übung kommt man übrigens auch ohne diesen Spiegel aus.) Zur Überwindung der zweiten Schwierigkeit sind verschiedene Mittel empfohlen, z. B. das Ablesungsblatt von Fresenius, das aus einem weißen Karton besteht, auf das ein gerade abgeschnittenes, mattschwarzes Papier geklebt ist. Diesen Karton, der also zur Hälfte weiß, zur Hälfte schwarz ist, schiebt man, mit der schwarzen Seite unten, hinter der Bürette so an das Flüssigkeitsniveau heran, daß die Grenzlinie des Papiers den untersten Punkt des Meniskus (das Auge stets in Horizontale!) scharf abheben läßt. — Dieses Hilfsmittel ist recht zweckmäßig. Doch wird man nach einiger Übung auch zum Ziele kommen, wenn man die Bürette gegen das Licht stellt und beim Ablesen dahinter ein möglichst dünnes weißes Papier hält. Sehr vorteilhaft wendet man bei diesem Ablesen eine Lupe an, die schätzungsweise gut das Ablesen von $^1/_{10}$ ccm gestattet.

Ist nunmehr die Ablesung erfolgt, so kann man mit dem Titrieren beginnen, darf aber nach Beendigung der Titration nicht sogleich ablesen, da wieder das Niveau erst „konstant" werden muß. Die meisten Büretten sind, wie oben gesagt, so geeicht, daß man 2 Minuten warten muß. Doch wird man, falls schnell und mit größeren Flüssigkeitsmengen gearbeitet ist, besser etwas länger warten.

Bei längerem Arbeiten mit den Büretten macht sich die Erscheinung geltend, daß die inneren Glaswandungen fettig werden, daß infolgedessen kleine Flüssigkeitsmengen tropfenförmig hängen bleiben. Dann müssen die Büretten entfettet werden, was am besten geschieht, indem man die Geräte mit gleichen Teilen Schwefelsäure und Kaliumdichromatlösung füllt, mehrere Stunden stehen läßt und nach Entleerung gut mit Wasser ausspült.

Pipetten.

Bei den Pipetten, die ihrer Aufgabe entsprechend auf Ausguß (A) geeicht sind, macht sich insofern eine Schwierigkeit geltend, als hier ganz besonders Adhäsion und Kapillarität mitsprechen. Bisweilen findet man deshalb Pipetten mit zwei Marken, die man also von der einen bis zur anderen Marke auslaufen läßt. Meist sind aber die Pipetten auf Wartezeit von 15 Sekunden geeicht, d. h.: Man benutzt diese Pipetten so, daß man die Flüssigkeit über die Marke aufsaugt, sofort mit benäßtem Finger das obere Ende des Rohres verschließt, mit dem Fingerdruck langsam nachläßt, bis der unterste Teil des Meniskus die Marke berührt, und jetzt das nunmehr genau gemessene Volumen auslaufen läßt, indem die Ablaufspitze mit der inneren Wandung des Aufnahmegefäßes in Berührung bleibt. Ist keine andere Wartezeit auf dem Gerät bemerkt, so wartet man jetzt 15 Sekunden und streicht dann die Ablaufspitze an der Wandung ab; der Rest Flüssigkeit, der sich nunmehr noch in der Spitze befindet, bleibt zurück und darf nicht etwa „ausgeblasen" werden.

Es sind leider noch Pipetten im Gebrauch, die auf Ausblasen geeicht sind. Solche Geräte sind am besten zu verwerfen, da viele volumetrische Lösungen durch dieses Ausblasen Veränderungen erleiden, auch Feuchtigkeit aus dem Munde dabei in die Pipette gerät.

Auch diese Geräte kann man mit Schwefelsäure und Kaliumdichromatlösung reinigen: Man zieht ein Schlauchstück über das obere Ende, saugt dadurch vorsichtig die Reinigungs-Flüssigkeit hinein und schließt dann das Schlauchstück durch einen Quetschhahn.

III. Volumetrische Lösungen.

Bei den maßanalytischen Bestimmungen arbeitet man mit Lösungen, deren Gehalt an wirksamer Substanz genau bekannt ist. Man benutzte früher vielfach „Molekulare Lösungen" (auch molekular-normale Lösungen genannt), die in 1 Liter Lösung 1 Mol, das ist das Molekulargewicht der betreffenden wirksamen Substanz, bezogen auf Gramm, enthalten. So beträgt z. B. das Molekulargewicht der Salzsäure 36,47, das der Schwefelsäure 98,09. Deshalb enthält 1 Liter molekular-normale Salzsäure 36,47 g HCl, 1 Liter molekular-normale Schwefelsäure 98,09 g H_2SO_4. Bezeichnung und Herstellung dieser Lösungen sind eindeutig. Aber die Einrichtung solcher Lösungen zeigt in folgender Hinsicht einen schwerwiegenden Nachteil: Es muß unbedingt, schon rechnerisch, von großem Vorteil sein, wenn die eine Normallösung in ihrem Wirkungswert der anderen entspricht, wenn also gleiche Raumteile äquivalenten Wert besitzen. Das wird auch bei gewissen Molekular-Normallösungen der Fall sein. So muß nach der Gleichung

$$HCl + KOH = KCl + H_2O$$

1 Liter Molekular-Salzsäure 1 Liter Molekular-Kalilauge neutralisieren. Aber nach der Gleichung

$$H_2SO_4 + 2\,KOH = K_2SO_4 + 2\,H_2O$$

braucht 1 Liter Molekular-Schwefelsäure 2 Liter Molekular-Kalilauge zur Neutralisation. Der Unterschied solcher Lösungen geht ja schon daraus hervor, daß die Molekular-Schwefelsäure in ihrem Säurewert doppelt so stark ist als die Molekular-Salzsäure.

Wegen dieser Divergenz verwendet man die molekular-normalen Lösungen nur noch in vereinzelten Fällen. So läßt z. B. das Arzneibuch

zur Bestimmung des Phenols eine $^1/_{100}$ molekular-normale Kaliumbromatlösung verwenden. Im allgemeinen aber wendet das D. A. 5
Normallösungen an, die dadurch charakterisiert sind, **daß ein Liter
im Wirkungswert entspricht: einem Grammäquivalent, d. h. (da
bezogen auf Wasserstoff) einem Grammäquivalent H = 1,008 g H.**
So wird 1 Liter Normal-Salzsäure ein Grammäquivalent HCl = 1 Mol
= 36,47 g HCl enthalten, da 1 Mol HCl besitzt: 1,008 g Säurewasserstoff.
Dagegen wird eine Normal-Schwefelsäure $^1/_2$ Mol = $98,09/2$ g H_2SO_4
in 1 Liter enthalten, da 1 Mol H_2SO_4 an Säurewasserstoff besitzt:
$2 \times 1,008$ g.   Entsprechend wird eine Normal-Kalilauge 1 Mol =
1 Grammäquivalent KOH enthalten, da dieses im **Wirkungswert**
1,008 g Wasserstoff entspricht. Dagegen muß eine Baryumhydroxyd-
lösung $^1/_2$ Mol Ba $<^{OH}_{OH}$ = 1 Grammäquivalent in 1 Liter enthalten.

Für viele Zwecke erweisen sich diese Normallösungen als zu
konzentriert.   Man verwendet deshalb vielfach halb-, viertel-, zehntel-,
hundertstel-Normallösungen, die den $^1/_2$, $^1/_4$, $^1/_{10}$, $^1/_{100}$sten Teil des
eben besprochenen Wirkungswertes besitzen.   Der Kürze und Ein-
fachheit wegen werden diese Lösungen fortan bezeichnet werden als
N/1 (Normallösungen), N/2, N/4, N/10, N/100-Lösungen.

Bei der Jodometrie liegen die Verhältnisse so: 1 Liter N/10 Jodlösung wird, da ein Jod einem H äquivalent ist, $^1/_{10}$ Grammäquivalent
freies Jod in 1 Liter besitzen müssen.   Ferner wird 1 Grammäquivalent Jod gebunden durch 1 **Mol** Natriumthiosulfat nach folgender
Gleichung:

$$2 \, J + 2 \, Na_2S_2O_3 = 2 \, NaJ + Na_2S_4O_6.$$

Ein Liter N/10-Natriumthiosulfatlösung wird deshalb, um im **Wirkungswert** einem Liter N/10-Jodlösung zu entsprechen, enthalten
müssen: $^1/_{10}$ Mol $Na_2S_2O_3$.

Lösungen, die oxydierend oder reduzierend wirken, werden nach
der Menge Sauerstoff normiert, die sie liefern oder verbrauchen. So
ist eine oxydierende N/1-Lösung eine solche, die pro Liter 1 Grammäquivalent aktiven Sauerstoff = 8 g O (entsprechend 1,008 g H)
abgibt.

Waren die vorher erwähnten Molekularlösungen als eindeutig bezeichnet, insofern sie nur einen und denselben Gehalt haben können,
so ist das bei Normallösungen nicht immer der Fall.   Denn bei
letzteren Lösungen kommt es — wie ausgeführt — auf ihren Wirkungswert an.   Und da diese Normallösungen zu verschiedenen
Reaktionen dienen, so kann entsprechend auch der Gehalt variabel
sein, je nach dem Sinn der stattfindenden Reaktion, den Werten
der zugrunde gelegten Formel.   Deshalb müßte eigentlich bei Normallösungen gesagt werden, welchen Zwecken sie dienen oder welchen
Gehalt sie besitzen. Letztere Angaben liefert genau das Arzneibuch.

Übrigens wird auch mit Lösungen gearbeitet, die den wirksamen
Stoff in ganz bestimmtem, aber willkürlich gewähltem Verhältnis enthalten.   So schreibt das Arzneibuch als Kaliumpermanganatlösung eine
solche vor, zu deren Darstellung 1 g $KMnO_4$ in 999 g Wasser gelöst ist.

Auch dort, wo nach dem Wortlaut der Bestimmungen Normallösungen anzuwenden sind, wird man Abweichungen im Gehalt dieser
Lösungen zulassen müssen, wenn man diese Abweichungen genau
kennt und mit ihnen rechnet. Darüber heißt es in Nr. 18 der „Allgemeinen Bestimmungen" des Arzneibuches:

Die volumetrischen Lösungen sind vor dem Gebrauche nach den Regeln
der Maßanalyse auf ihren jeweiligen Wirkungswert zu prüfen. Bei geringen
Abweichungen von dem vorgeschriebenen Gehalte dürfen diese Lösungen zu
den Prüfungen benutzt werden, sofern die ermittelten Abweichungen auf den
Vorratsflaschen unter Angabe des Datums der letzten Prüfung vermerkt und
bei der Berechnung berücksichtigt werden. Die Verwendung geeichter Meßgefäße bei den maßanalytischen Bestimmungen erübrigt sich, wenn der Apotheker diese Gefäße nach den hierfür üblichen Regeln selbst geprüft hat und
die etwaigen Fehler bei den Berechnungen berücksichtigt.

Es sollen also die Abweichungen der meist schwächer gewordenen
Lösungen „vermerkt" werden. Und das geschieht am besten mit
Hilfe des sogenannten „Faktors": Nehmen wir an, wir hätten den
Säuregehalt einer Flüssigkeit titrimetrisch zu bestimmen und nur
eine längere Zeit aufbewahrte Kalilauge zur Verfügung, zu deren
Gehalt wir kein Zutrauen mehr haben. Dann müssen wir die alte
Lauge frisch einstellen, und zwar vorteilhaft gegen eine N/1- oder N/10-
Salzsäure, deren Gehalt — längere Zeit wenigstens — unverändert
bleibt. Angenommen, es entsprechen bei diesem Versuche 10 ccm
der zu prüfenden Lauge 9,5 ccm N/1-HCl. Dann ist die Lauge zu
schwach. Denn bei richtigem Gehalt müßten die 10 ccm Lauge auch
10 ccm N/1-HCl entsprechen. Ferner ergibt sich: 10 ccm dieser alten
Lauge entsprechen nicht nur 9,5 ccm N/1-HCl, sondern auch 9,5 ccm
N/1-KOH. Daraus folgt nach der einfachen Gleichung

$$10 : 9,5 = 1 : x \qquad x = 0,95,$$

daß 1 ccm der Lauge in Wirklichkeit nur den Wert von 0,95 ccm
N/1-KOH besitzt. Oder kürzer ausgedrückt: 0,95 ist der Faktor,
der angibt, wieviel Kubikzentimetern wirklicher Normallösung 1 ccm der nur ungefähr eingestellten Lösung entspricht. Es kann deshalb in diesem Falle auf das Schild der
Flasche unter Beifügung des Datums geschrieben werden:

zirka N/1-KOH
Faktor 0.95.

Dann weiß jeder Kundige, daß er zunächst mit dieser Lauge
wie mit einer Normallauge zu titrieren hat, daß er aber, bevor er
den erhaltenen Wert in die Rechnung einsetzt, die Anzahl der verbrauchten Kubikzentimeter Kalilauge mit dem Faktor 0,95 multiplizieren muß, um zur entsprechenden Anzahl von Kubikzentimetern
wirklicher Normallauge zu kommen.

Nur muß man sich bei diesem Hilfsmittel vor Rechenfehlern
hüten. Ist man z. B. bei obigen Angaben von 10 ccm der N/1-HCl-
Lösung ausgegangen und hat festgestellt, daß diese 10,52 ccm der

Lauge entsprechen, so muß man wieder fragen, **welchen Wirkungs-wert 1 ccm der Lauge hat**, und wird nach der Gleichung

$$10,52 : 10 = 1 : x$$

den alten Faktor 0,95 erhalten.

Dieses Hilfsmittel des Faktors besitzt nicht nur seinen großen Wert bei Anwendung veränderter Normallösungen, sondern auch bei Herstellung frischer Maßflüssigkeiten. Jeder, der sich Laugen selbst bereitet und diese, wie es gewöhnlich geschieht, zunächst etwas stärker hergestellt hat, wird die Langwierigkeit der dann folgenden genauen Einstellung empfunden haben. Diese langwierige Arbeit wird durch Anwendung des Faktors aufgehoben. Denn wenn die Lauge zu stark ist, wenn z. B. 10 ccm der alkalischen Lösung = 11 ccm N/1-HCl entsprechen, dann ist eben der Faktor 1,1 gegeben und man bezeichnet die Flasche mit der Signatur

zirka N/1-KOH
Faktor 1,1.

Geübtere Analytiker gehen im allgemeinen nur von wenigen, sehr sorgsam eingestellten wirklichen Normallösungen aus, stellen die anderen (Säuren, auch Laugen, Silber- und Natriumthiosulfatlösungen usw.) nur ungefähr ein, bestimmen dann ihren Wirkungswert, ver-merken diesen genau und rechnen nun mit dem Faktor, der bei zu starken Lösungen größer ist als 1, bei zu schwachen kleiner als 1.

Es wäre wünschenswert, daß sich auch die Pharmazeuten immer mehr mit diesem Verfahren befreunden.

Übrigens müssen volumetrische Lösungen in ihren Aufbewahrungs-gefäßen vor dem Herausgießen stets gut umgeschüttelt werden. Denn sie „entmischen" sich. Das geschieht dadurch, daß bei der Auf-bewahrung reines Lösungsmittel an die Flaschenwand über der Lösung destilliert, auch unter Umständen die entstandenen Tropfen herab-fließen und obere Teile der Flüssigkeit verdünnen können.

IV. Indikatoren.

Unter Indikatoren versteht man diejenigen Substanzen, die in der Maßanalyse Verwendung finden, um den Endpunkt der Reaktion durch einen Farbenwechsel erkennbar zu machen. Und zwar kommen einerseits in der Acidimetrie bzw. Alkalimetrie, dann in der Jodo-metrie, schließlich bei den Fällungsanalysen ganz verschiedene In-dikatoren zur Anwendung.

Bei der Acidi- bzw. Alkalimetrie werden Farbstoffe gebraucht, die verschiedene Farben zeigen, je nachdem freie Säure bzw. freie Base zugegen sind, oder im Sinne der Ionentheorie ausgedrückt: Je nachdem freie Wasserstoffionen oder Hydroxylionen vorhanden sind. Auf die Erklärungsversuche für diesen Farbenwechsel kann auf vor-liegenden Blättern nicht näher eingegangen werden. Erwähnt sei nur kurz folgendes: Man ging davon aus, daß die hier als Indika-toren benutzten Substanzen schwache Basen oder Säuren sein müssen, die als solche in wässeriger Lösung im wesentlichen in der Form undissoziierter Moleküle vorhanden sind, bei Gegenwart von Säuren bzw. Basen aber in Salze übergeführt werden, wobei Ionenbildung stattfindet. Und die Ionen — nahm Ostwald an — besitzen eben eine andere Farbe als die nicht dissoziierte Verbindung. (Hiernach wäre z. B. das Rot des Phenolphthaleins in alkalischer Lösung als die Farbe des Ions anzusehen, dagegen die farblose Lösung des Phenolphthaleins in saurer Lösung als das Zeichen der undissoziierten Verbindung.) — Diese Theorie hat nunmehr folgender Anschauung Platz gemacht: Man nimmt nach A. Hantzsch an, daß in den Indikatoren Substanzen vorliegen, die mit der abweichenden Farbe eine verschiedene Konstitution zeigen, so daß nach dieser Theorie der Farbenwechsel auf einer Konstitutionsveränderung beruht. „Die Farbenveränderungen der Indikatoren — sagt Hantzsch, Ch. Ztg. 1914, S. 696 — beruhen also auf konstitutiver Veränderung und damit in letzter Instanz auf Chromoisomerie. Sie bilden wie andere Chromoisomeren, aber auch wie die Keto-Enol-Isomeren, Lösungsgleichgewichte, deren Lage in erster Linie von der spezifischen Natur der Medien abhängig ist. Die Anwendbarkeit derartiger Chromoisomeren als Indikatoren beruht darauf, daß in rein wässeriger Lösung die alkalistabile echte Säure durch H-Ion unmeßbar rasch unter Veränderung der Konstitution in die säurestabile Pseudosäure oder ein Derivat derselben (z. B. ein inneres Salz) umgelagert wird. In nicht wässerigen Lösungen lassen sich bisweilen Zeitphänomene beim Farbenumschlag nachweisen.“

Sehr wichtig sind diese Theorien und ihre Grundlagen für die Gesichtspunkte, welche bei der Auswahl der Indikatoren in den einzelnen Fällen maßgebend sind. Die eigene Wahl des geeigneten Indikators nimmt das Arzneibuch zwar dem Apotheker dadurch ab, daß es für jeden Fall den zu gebrauchenden Indikator ausdrücklich vorschreibt. Trotzdem sei zur näheren Orientierung über diesen sehr interessanten Gegenstand die Lektüre der speziellen Werke über Maßanalyse warm empfohlen, während hier nur der Gebrauch der einzelnen Indikatoren in der Praxis auseinandergesetzt werden kann.

Phenolphthalein ist eine außerordentlich schwache Säure. Die wässerig alkoholische Lösung ist, sobald sie sauer oder neutral, farblos, während sie auf Zusatz von Alkalien rot wird. Diese Rötung verschwindet nach Zugabe konzentrierter Laugen und kehrt beim Verdünnen mit Wasser wieder zurück. Als äußerst schwache Säure eignet sich Phenolphthalein zur Titration schwacher Säuren, erfordert aber starke Basen. Dieser Indikator wird also benutzt, wo schwache Säuren, wie Essigsäure, Milchsäure, Oxalsäure, mit starken Basen, wie KOH, titriert werden; ungeeignet ist er bei der Titration schwacher Basen wie Ammoniak. Freie Kohlensäure wirkt auf rotgefärbte Phenolphthaleinlösungen entfärbend, also störend, und muß daher möglichst ferngehalten werden. Über das Verhalten gegen

Bicarbonate siehe unter Natrium bicarbonicum. — Lösungsmittel und Konzentration der Indikatorlösung werden vom D. A. 5 genau angegeben. Von dieser Lösung verwende man, wenn nicht ausdrücklich anders vorgeschrieben, 2 bis 3 Tropfen für eine Gesamtlösungsmenge von etwa 75 bis 125 ccm.

Dimethylaminoazobenzol ist eine schwache Base, die als solche gelbe Lösungen, in Form ihrer Salze (also bei Gegenwart von Säuren) rote Lösungen gibt. Als schwache Base eignet sie sich — ganz im Gegensatz zu Phenolphthalein — zur Titration schwacher Basen, nicht aber zur Bestimmung schwacher Säuren. Es wird deshalb Dimethylaminoazobenzol unter keinen Umständen gebraucht zur Titration schwacher organischer Säuren, wie Essigsäure, Milchsäure usw., dagegen zur Bestimmung schwacher Basen, wie Ammoniak. Ferner verwendet das Arzneibuch diesen Indikator, wo starke Mineralsäuren, z. B. Salzsäure mit Kalilauge, titriert werden. Die Kalilauge enthält nämlich neben der Hauptmenge des KOH immer etwas kohlensaures Alkali. Freie Kohlensäure wirkt aber auf Dimethylaminoazobenzol (im Gegensatz zu Phenolphthalein) nicht ein. Es wird deshalb bei Anwendung von Dimethylaminoazobenzol das Gesamtalkali der Kalilauge, also das Kaliumhydroxyd sowohl wie das Kaliumcarbonat, zur Geltung kommen.

Hierzu ist noch zu bemerken: Das D. A. 5 gibt die Konzentration dieser Indikatorlösung zu stark an[1]), nämlich 1 : 200. Bei solcher Konzentration tritt der Umschlag nicht scharf auf, sondern es treten Mischfarben ein[2]). Deshalb bereitet man die Indikatorlösung 0,1 : 100 und verwendet davon zu jeder Titration 1 bis 2 Tropfen. Auch dürfen beim Titrieren die Lösungen nicht heiß und nicht stärker verdünnt sein, als irgend notwendig.

Zusammenfassend sei nochmals über diese ersten beiden Indikatoren gesagt, daß sie sich in bester Weise ergänzen: Wo schwache Säuren vorliegen, tritt Phenolphthalein ein unter Gebrauch starker Basen. Wo schwache Basen vorliegen, verwende man Dimethylaminoazobenzol unter Gebrauch starker Säuren.

Schon aus dem erwähnten verschiedenen Einfluß von Alkalicarbonaten auf Phenolphthalein bzw. Dimethylaminoazobenzol wird ersichtlich, daß diese Indikatoren bei der Einstellung der Maßflüssigkeiten einen etwas abweichenden Titer ergeben müssen. Darauf ist bei der nachstehend geschilderten Einstellung der Normalkalilauge (S. 47) Rücksicht zu nehmen. Der Wirkungswert einer volumetrischen Lösung gilt genau nur für den dazu angegebenen Indikator. Ebenso ist zur Erzielung vergleichbarer Resultate (gerade bei Phenolphthalein) möglichst dieselbe Richtung der Titration einzuhalten.

---

[1]) s. E. Rupp, Ap. Z. 1913, S. 391.
[2]) Das ist übrigens immer der Fall, wo verdünntere Lösungen vorliegen. Dann titriert man am besten bis zum Umschlag, d. h. bis zum Eintritt der Übergangsfarbe.

Methylrot. E. Rupp[1]) ging von dem Gedanken aus, einen Indikator zu schaffen, der ebenso hoch empfindlich gegen Basen ist,
wie Phenolphthalein gegen Säuren. Und er verwirklichte diesen
Gedanken durch die Synthese des „Methylrot". Es ist das ein naher
Verwandter des vorstehend beschriebenen Dimethylaminoazobenzols,
nämlich eine p-Dimethylaminoazobenzol-o-Carbonsäure von der Formel

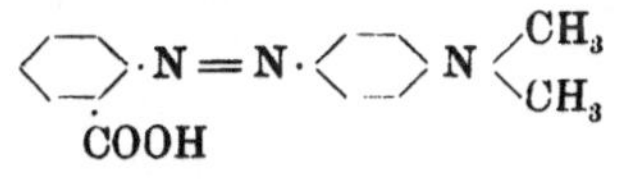

$$\langle\ \rangle\cdot N = N\cdot\langle\ \rangle\ N\begin{array}{l}^{CH_3}\\_{CH_3}\end{array}$$
$$COOH$$

Der Umschlag dieses Indikators ist außerordentlich scharf, von
Schwachgelb in alkalischer und neutraler Lösung zu Violettrot
in saurer Lösung. E. Rupp sprach sogleich, d. h. in der ersten
einschlägigen Arbeit, den Gedanken aus, daß dieser Indikator sich
zum Titrieren der schwächsten, für uns in Betracht kommenden
Basen, der Alkaloide, eignen würde und daß er die Alkaloidindika-
toren des D. A. 5 (Hämatoxylin und Jodeosin) vorteilhaft ersetzen
werde. Diese Voraussicht hat sich glänzend bestätigt. Das Hämatoxylin gibt einen geradezu undeutlichen Umschlag und ist mit dem
Methylrot an Wert überhaupt nicht zu vergleichen. Das Jodeosin
gibt wohl mit außerordentlicher Schärfe das Ende der Titration an,
ist aber in der Anwendung ungemein umständlich, auch kostspielig
(es muß ja unter Äther titriert werden) und erfordert ziemlich farblose Flüssigkeiten, also langwierig gereinigte Alkaloidlösungen, während
man Methylrot auch in schwach gefärbten, also weniger gereinigten
Lösungen anwenden kann. Deshalb erscheint das Methylrot als der
für sämtliche Alkaloidbestimmungen weitaus geeignetste Indikator und
sollte nur allein noch für diese Zwecke benutzt werden. Daher
werden auch die in diesem Buch angegebenen Alkaloidbestimmungen
nur mit Hilfe von Methylrot ausgeführt.

Das Methylrot ist im Handel (Kahlbaum oder Merck) in genügender Reinheit erhältlich[2]). Zur Herstellung der Lösung löst man
0.2 g Substanz in 75 g Weingeist und fügt dann 25 g Wasser hinzu.
Hiervon nehme man 3 bis 4 Tropfen auf etwa 100 ccm Titrierflüssigkeit.

Hämatoxylin. Nach vorstehendem Artikel über Methylrot erscheint
eine Besprechung des Hämatoxylins (das vom D. A. 5 nur zur Bestimmung von China- und Ipecacuanha-Alkaloiden vorgeschrieben ist)
unnötig. Wer sich aber für letzteren Indikator interessiert, vergleiche
behufs Anfertigung und Anwendung dieser Indikatorlösung den auf-
klärenden Artikel von Frerichs und Mannheim (A. Ph. 1915, S. 117).

Jodeosin. Auch hier soll nur das Notwendigste gesagt werden,
da Jodeosin in praxi, wie vorstehend bei „Methylrot" ausgeführt,
durch diesen Indikator fast gänzlich verdrängt wird. Die wässerige
Lösung des Jodeosins, also der freien Säure, ist orangefarben, die
Farbe ihres Salzes ist rosarot. Da der Indikator in wässeriger Lösung

---

[1]) B. 1908, S. 3905 und A. Ph. 1915, S. 367.
[2]) Über Empfindlichkeitsprüfung des Methylrot s. A. Ph. 1915, S. 368.

einen schlechten Umschlag zeigt, wird ein Kunstgriff dadurch angewendet, daß man die zu titrierende Lösung in eine Stöpselflasche
gibt (am besten Arzneiflasche mit gutem Korkstopfen), eine Schicht
Äther in Höhe von 1 cm heraufgießt, den Indikator zugibt und
kräftig schüttelt. Ist die wässerige, zu titrierende Flüssigkeit sauer,
so bleibt sie farblos, während der Farbstoff Jodeosin sich im Äther
gelöst befindet. Gibt man jetzt aber tropfenweise Alkali hinzu, indem
man nach jedem Zusatz den Stopfen auf die Flasche setzt und
kräftig schüttelt, so wird in demselben Augenblick, wo der geringste
Überschuß an Alkali vorhanden, ein Teil des Farbstoffes in die wässerige Lösung übergehen und diese schwach rosarot färben. Schon
1 Tropfen N/100-Alkali genügt zum deutlichen Umschlag. Gibt man
jetzt wieder 1 bis 2 Tropfen N/100-Säure hinzu und schüttelt kräftig,
so wird die wässerige Lösung abermals farblos, da das nicht mehr
als Salz vorhandene Jodeosin in den Äther übergeht. — Es muß
aber noch erwähnt werden: Zwecks Reinheitsprüfung des Jodeosins
verlangt das D. A. 5, S. 583, daß 100 ccm Wasser, in geeigneter Weise
mit Jodeosin, Äther und 1 Tropfen N/100-HCl behandelt, eine farblose
Lösung ergeben, d. h. sich sauer zeigen sollen, während nach nunmehrigem Zusatz von 2 Tropfen N/100-KOH sich die Lösung blaßrosa
färben, d. h. alkalisch sein müsse. Diese Forderung wird meist nicht
gehalten, aber nicht etwa, weil das Jodeosin unvorschriftsmäßig, sondern weil das Wasser nicht streng neutral ist. Bei genauem Arbeiten, zumal bei Gebrauch von N/100-Lösungen, sind Wasser und Gefäße möglichst neutral zu halten!

  Ferri-Ammoniumsulfat. Nach dem D. A. 5, S. 582 ist Ferri-Ammoniumsulfatlösung „bei Bedarf", d. h. jedesmal vor dem Gebrauch herzustellen. Nach Frerichs und Mannheim (Ap. Z. 1912, S. 869) kann
man diese Lösung mit großem Vorteil vorrätig halten, muß aber zur
Erzielung eines deutlichen Umschlages mehr zusetzen, als das Arzneibuch verlangt, nämlich 10 ccm einer Lösung aus 1 Teil Ferriammoniumsulfat, 8 Teilen Wasser, 1 Teil Salpetersäure. Über zweckmäßigen
Gebrauch dieser Indikatorlösung, Umschlag usw. siehe Artikel Silber-
bestimmungen, S. 68.

  Kaliumchromatlösung. Hier sei nur erwähnt, daß man von der
Indikatorlösung des D. A. 5 zu jeder Titration nicht mehr als 2 bis
3 Tropfen hinzusetzen darf, da sonst der Umschlag undeutlich wird.
Über zweckmäßigen Gebrauch, Umschlag usw. siehe Ausführliches
im Artikel „Bestimmung des Chloridgehaltes in Bromiden", S. 74.

  Stärkelösung. Die Anwendung dieses Indikators beruht bekanntlich auf der blauen Farbe, die Stärke mit Jod gibt. Das Arzneibuch
läßt die „lösliche" Stärke anwenden, die große Vorteile bietet, aber
immer noch eine wenig haltbare Lösung ergibt. Frerichs und
Mannheim teilen folgende Vorschrift für eine sehr lange haltbare
Stärkelösung mit: 225 g Wasser werden in einem Kolben mit 0,1 g
Quecksilberjodid versetzt und zum Sieden erhitzt. In die heiße, nicht
mehr weiter erhitzte Flüssigkeit gießt man eine Anreibung von 2,5 g
löslicher Stärke mit 25 g Wasser. Dann kühlt man durch Einstellen

in Wasser oder unter der Leitung auf 15° bis 20° ab und filtriert
durch ein Faltenfilter. Die geringen Mengen gelösten Quecksilberjodids erhöhen nunmehr außerordentlich die Haltbarkeit der Stärkelösung.

V. Acidimetrie und Alkalimetrie.

Nach dem im obigen Abschnitt „Volumetrische Lösungen" Gesagten erscheint es zunächst sehr einfach, Normallösungen für die Acidimetrie dadurch herzustellen, daß man 1 Grammäquivalent der betreffenden Stoffe auf 1 Liter löst. In der Praxis aber gestaltet sich die
Aufgabe deshalb schwerer, weil ein genaues Abwägen der für diesen
Zweck gebrauchten Stoffe meist nicht erreichbar ist. So würde z. B.
1 Liter $N/1$-KOH resultieren, wenn man genau 1 Grammäquivalent
KOH = 56,11 g KOH abwägen und mit Wasser auf 1 Liter lösen
könnte. Aber das KOH enthält stets Feuchtigkeit (außerdem kohlensaures Kali) und würde auf der Wage noch mehr Kohlensäure und
Wasser aufnehmen. Eine genaue Einstellung der ersten Lösung,
der „Urlösung", ist aber um so notwendiger, als nach dieser ersten
Lösung auch die anderen Normallösungen eingestellt werden sollen,
demnach ein erstmaliger Fehler immer weitere Fehler nach sich ziehen
müßte. Ein genaues Abwägen von „HCl", von „H_2SO_4" ist ebenfalls
schwer möglich. Man muß deshalb von einer besonderen Urtitersubstanz ausgehen, die genügend rein dargestellt werden kann und
sich gut abwägen läßt, mit deren Wirkungswert man also genau
rechnen kann. Man hat hier schon die Anwendung der verschiedensten Stoffe vorgeschlagen. So geht man noch jetzt häufig von der
Oxalsäure aus. Das Urteil über den Wert dieser Säure lautet aber
sehr verschieden[1]). Auch das Natriumcarbonat, die Kampfersäure
finden für diesen Zweck Verwendung. Sehr wertvoll erscheint diesbezüglich eine Mitteilung von Frerichs und Mannheim (Ap. Z.
1912, S. 835), die nach dem Muster des Ungarischen Arzneibuches
das Kaliumbicarbonat als Urtitersubstanz vorschlagen[2]). „Das Kaliumbicarbonat — sagen die Autoren — ist infolge seiner großen Kri-
stallisierfähigkeit nicht nur sehr leicht völlig rein darzustellen, es läßt
sich auch sehr leicht ohne Zersetzung trocknen. Man kann es ruhig
im Wasserbadtrockenschrank eine Stunde lang trocknen, ohne eine
Zersetzung befürchten zu müssen, es genügt aber auch, wenn man
es, zu grobem Pulver zerrieben, 1 bis 2 Tage im Exsikkator über
Schwefelsäure stehen läßt. Die Reinheit des Kaliumbicarbonats wird
durch die Prüfung nach den Vorschriften des Arzneibuches festgestellt. Nebenbei hat das Kaliumbicarbonat noch den Vorzug, daß

---

[1]) In neueren Arbeiten wird die Anwendung der Oxalsäure warm empfohlen, wenn man nur den Fehler der Kohlensäure ausschaltet, d. h. mit kohlensäurefreiem Wasser arbeitet. Siehe z. B. Bruhns, Ch. Ztg. 1917, S. 189.

[2]) Wir folgen im Abschnitt „Maßanalyse" vielfach den einschlägigen Angaben der Autoren Frerichs und Mannheim. Diese Angaben sind nieder-
gelegt in der Ap. Z. 1912. — Als Urtitersubstanz wird auch von einigen Seiten
Borax vorgeschlagen, siehe Rupp, Ap. Z. 1913, S. 391 und neuerdings Bruchhausen, A. Ph. 1923, S. 22.

sein Äquivalentgewicht = 100 ist (genau 100,11), was die Rechnung vereinfacht." — Wie mit Hilfe dieser Urtitersubstanz, dem Kaliumbicarbonat, die erste Normallösung, die

Normal-Salzsäure

hergestellt wird, beschreiben Frerichs und Mannheim in folgende Weise: Zunächst erhält man eine annähernd normale Salzsäure durch Verdünnen von 150 g Acid. hydrochloric. ($25\,^0/_0$ HCl) auf 1 Liter. — Zur rohen Einstellung der Normalsalzsäure wägt man mit einer Handwage 2 g Kaliumbicarbonat ab, löst sie in einem Erlenmeyerkolben von 150 bis 200 ccm in etwa 30 ccm Wasser, gibt 2 Tropfen Dimethylaminoazobenzollösung hinzu und läßt unter fortwährendem Umschwenken aus einer Bürette die einzustellende Säure bis zur Rotfärbung zufließen.

Angenommen: es seien hierzu 19,5 ccm der Säure verbraucht worden. — (Verbraucht man mehr als 20 ccm der Säure, so ist es zweckmäßig, durch Zusatz von Salzsäure die Lösung etwas stärker zu machen, damit sie sicher etwas stärker ist als eine richtige Normal-Salzsäure. Dann wiederholt man noch einmal die rohe Einstellung.) — Zur genauen Einstellung wägt man dann in einem trockenen Erlenmeyerkolben von 150 bis 200 ccm auf der analytischen Wage 2 bis 2,5 g Kaliumbicarbonat bis auf 1 mg genau ab, löst in etwa 30 ccm Wasser und titriert wieder mit der einzustellenden Säure (2 Tropfen Dimethylaminoazobenzollösung). Unter Berücksichtigung der rohen Einstellung gelingt es leicht, den Umschlag der Farbe durch 1 Tropfen der Säure hervorzurufen. Man wiederholt den Versuch mit einer neuen Menge Kaliumbicarbonat und nötigenfalls, wenn die beiden Titrationen voneinander abweichen, noch ein drittes Mal.

Den Wirkungswert der Säure (also den Faktor) erfährt man dann, indem man die Zahl der Dezigramme Kaliumbicarbonat durch die Zahl der Kubikzentimeter Säure dividiert (1 ccm N/1-HCl = 1 dcg $KHCO_3$).

Angenommen, es seien 1. für 2,010 g 19,50 ccm, 2. für 2,358 g 22,85 ccm und 3. für 2,483 g 24,1 ccm der Säure verbraucht worden, dann berechnet sich der Wirkungswert (Faktor) zu

$$\left. \begin{array}{lll} 1. & 20,1 : 19,5 & = 1,031 \\ 2. & 23,58 : 22,85 & = 1,032 \\ 3. & 24,83 : 24,1 & = 1,03 \end{array} \right\} = \text{im Mittel } 1,031\,.$$

Das heißt dann: 1 ccm der Säure = 1,031 ccm N/1-Säure. Nachdem man so eine Salzsäure mit genau bekanntem Wirkungswert eingestellt hat, kann man auf je 100 ccm dieser Säure 3,1 ccm Wasser hinzusetzen und gelangt auf diese Weise zu der gewünschten Normal-Salzsäure, oder man schreibt nach der früher gegebenen Erläuterung (S. 39) auf das Schild der Flasche unter Angabe des Datums

zirka N/1-Salzsäure
Faktor 1,031.

Normal - Kalilauge.

Zur Herstellung der Normal-Kalilauge müßte man nach der Theorie ein Grammäquivalent = 56,11 g KOH auf 1 Liter auflösen. Da aber — wie schon vorher erwähnt — das KOH stets Feuchtigkeit und K_2CO_3 enthält, kann man diese Gewichtsmenge nicht zugrunde legen. Man bereitet deshalb eine etwas stärkere Lösung und stellt diese mit der zuvor titrierten Normal-Salzsäure oder ca. Normal-Salzsäure genau ein. Zu diesem Zweck löst man von möglichst kohlensäurefreiem KOH ca. 60 g[1]) in einer gewöhnlichen Flasche mit Wasser auf ca. 1 Liter auf. Von dieser Lösung gibt man aus einer Pipette 20 ccm in einen Erlenmeyerkolben, setzt ca. 50 ccm Wasser und einige Tropfen Phenolphthaleinlösung hinzu und läßt aus einer Bürette so lange von der eingestellten Salzsäure unter Umschütteln zufließen, bis gerade der letzte Salzsäuretropfen eine Entfärbung der Flüssigkeit bewirkt. Zur Sicherstellung des Resultates wiederholt man am besten den Versuch. — Angenommen, die 20 ccm Kalilauge hätten 20,1 ccm der ca. Normalsäure, Faktor 1,031, verbraucht. Dann würden die 20 ccm Kalilauge entsprechen $20,1 \cdot 1,031 = 20,723$ ccm Normal-HCl. Somit besitzt 1 ccm Kalilauge den Wirkungswert $\dfrac{20,723}{20} = 1,036$. Oder mit anderen Worten, auf dem Schild der Flasche müßte vermerkt werden:

zirka N/1-KOH
Faktor (Indikator Phenolphthalein)
1,036.

Eine Neuerung ist hier insofern eingetreten, als der Indikator noch besonders vermerkt ist. Man arbeitet (wie schon S. 41 ausgeführt) in der Alkalimetrie auch mit anderen Indikatoren, z. B. dem vorher erwähnten Dimethylaminoazobenzol. Diese beiden Stoffe geben dann verschiedene Resultate, wenn die Lauge carbonathaltig, was in der Praxis kaum zu vermeiden ist. Deshalb resultiert, je nach der Wahl des Indikators, auch ein etwas abweichender Faktor. Will man daher genau arbeiten, so wird man mit Hilfe beider Indikatoren den Wirkungswert der Kalilauge gegen Salzsäure feststellen und auf dem Schild der Flasche die beiden Faktoren gesondert mit dem zugehörigen Indikator vermerken müssen.

N/2-, N/10-, N/100-Salzsäure.

Die N/2-Salzsäure kann man gegen Kaliumbicarbonat entsprechend einstellen, wie vorher bei der Bereitung der N/1-Salzsäure geschildert wurde. Doch ist auch eine Bereitung durch Verdünnen der N/1-Salzsäure empfehlenswert, wenn man diese Operation genau vornimmt. Die Herstellung der N/10-, N/100-Salzsäure geschieht in jedem Falle

---

[1]) Um das Kaliumcarbonat, das sich auf der Oberfläche der Stangen befindet, möglichst zu entfernen, spült man diese zweckmäßig kurz mit Wasser ab und nimmt dann von den nassen Stangen ca. 65 g.

durch exaktes Verdünnen. Doch hat man hierbei besondere Vorsicht bei
Bewertung der frisch verdünnten N/100-Salzsäure anzuwenden, da bei
deren geringem Säuregehalt bereits der Alkaligehalt des destillierten
Wassers eine Rolle spielt. Angenommen, man habe für diesen Zweck
100 ccm N/10-HCl mit Wasser auf 1000 ccm verdünnt, also 900 ccm
Wasser dazu verbraucht. Dann muß man den Alkaligehalt dieses
Wassers bestimmen, indem man 100 ccm des gleichen Wassers mittels
Jodeosin[1]) und der frisch bereiteten N/100-HCl bis zur Entfärbung
titriert. Angenommen, es seien hierbei 0,2 ccm ca. N/100-HCl verbraucht:
Dann wäre durch den Zusatz von 900 ccm Wasser ein Alkaligehalt
zu der Säure gekommen, der $9 \cdot 0{,}2 = 1{,}8$ ccm N/100-HCl entspricht.
Man wird deshalb die eingestellte N/100-Salzsäure durch Zusatz von
0,18 ccm N/10-HCl mit genügender Genauigkeit auf den richtigen Gehalt bringen.

N/10- und N/100-Kalilaugen

sind aus der Normal-Kalilauge durch Verdünnen ungefähr herzustellen
und vor dem Gebrauch gegen die entsprechenden Salzsäureverdün-
nungen mittels desjenigen Indikators einzustellen, der bei der auszuführenden Titration anzuwenden ist.

Weingeistige N/2-Kalilauge.

Diese Lauge wird zweckmäßig hergestellt nach den Angaben
von Rupp und Lehmann (Ap. Z. 1909, S. 973): Man löst ca. 35 g
reines Stangenkali in 30 g Wasser und gießt die erkaltete Lösung
in 1 Liter 95 bis $96^0/_0$ igen Weingeist. Nach recht kräftigem Durchschütteln läßt man einen Tag lang stehen, gießt dann die Flüssigkeit
klar von dem an den Glaswandungen haftenden K_2CO_3 ab und bestimmt den Titer. — Die so hergestellte, fast farblose Lösung besitzt
den großen Vorteil, daß ihre Titerbeständigkeit mit dem Alter wächst.
Schon nach dreitägiger Aufbewahrung pflegt keine Differenz auf-
zutreten zwischen dem durch direkte Titration und dem nach halbstündigem Erhitzen ermittelten Titer. Das ist sehr wertvoll bei Bestimmung der Verseifungszahl (Seite 55), wo man auf diese Weise
„mehrere blinde Versuche", vorgenommen nach Erhitzen, erspart.

Jodometrie.

Auch hier geht man zweckmäßig von einer Urtitersubstanz aus.
Und zwar verwendet man am besten das Kaliumdichromat, von dem
nach folgender Formel 1 Molekül aus überschüssigem Jodkalium bei
Gegenwart von Säure 6 Atome Jod frei macht:

$$\frac{K_2Cr_2O_7}{294{,}2} + 7\,H_2SO_4 + 6\,KJ = 6\,J + Cr_2(SO_4)_3 + 4\,K_2SO_4 + 7\,H_2O.$$

Da nach dieser Formel 1 Grammolekül = 294,2 g $K_2Cr_2O_7$ 6 Grammäquivalente Jod in Freiheit setzt, wird eine N/1-Kaliumdichromat-
lösung im Liter den sechsten Teil eines Grammoleküls $K_2Cr_2O_7$ ent-

---

[1]) Unter Zusatz von Äther. Über Ausführung s. S. 43 unter Jodeosin.

halten müssen, also $\dfrac{294,2}{6} = 49,033$ g $K_2Cr_2O_7$, eine N/10-Kaliumdichro-matlösung demnach enthalten $\dfrac{294,2}{60} = 4,903$ g $K_2Cr_2O_7$. Oder mit anderen Worten: 1 Liter Kaliumdichromatlösung, die 4,903 g $K_2Cr_2O_7$ enthält, wird bei Gegenwart von Säuren aus überschüssigem KJ so viel Jod freimachen, daß zur Bindung dieses Jods 1 Liter N/10-Natrium-thiosulfatlösung gehört. — So dient die Kaliumdichromatlösung zur Einstellung der Natriumthiosulfatlösung. Über die Art der Aus-führung siehe den folgenden Artikel.

Zur Herstellung dieser N/10-Kaliumdichromatlösung kann man das in den Apotheken vorrätige $K_2Cr_2O_7$ wegen ungenügender Reinheit nicht ohne weiteres anwenden. Man muß es vielmehr 1- bis 2 mal aus heißem Wasser umkristallisieren, indem man es möglichst kon-zentriert in heißem Wasser löst und dann die heiße Lösung beim Abkühlen mit einem Glasstab rührt, um möglichst kleine Kristalle, bzw. Kristallmehl zu erhalten. Dann bringt man diese Kristalle auf ein glattes Filter, spült sie mit wenig Wasser ab und trocknet sie vollkommen. Das geschieht durch mehrstündiges Erhitzen der zerriebenen Substanz auf ca. 130° im Trockenschrank.

Von diesem $K_2Cr_2O_7$ soll man nunmehr 4,903 g auf 1 Liter auf-lösen. Die Wägung der 4,903 g läßt sich aber genau nur sehr schwierig ausführen. Deshalb wird man auf der Handwage etwa 5 g $K_2Cr_2O_7$ abwägen, diese auf ein Uhrglas schütten, das auf der analytischen Wage tariert wurde, und wieder das gefüllte Uhrglas auf der ana-lytischen Wage wägen. Angenommen, man hätte so genau 4,905 g des Salzes gewogen und auf 1 Liter mit Wasser gelöst, dann be-sitzen die 1000 ccm dieser Lösung nach der Gleichung

$$4,903 : 1000 = 4,905 : x \qquad x = 1000,4$$

einen Wirkungswert von 1000,4 ccm N/10-$K_2Cr_2O_7$ oder mit anderen Worten: Der Faktor dieser Lösung ist 1,0004. Entweder vermerkt man diesen Faktor auf der Signatur oder setzt zu dem Liter der N/10-Lösung 0,4 ccm Wasser hinzu und erhält dann eine exakte N/10-Kaliumdichromatlösung.

N/10-Natriumthiosulfatlösung.

Über die Haltbarkeit der Lösung ist folgendes zu sagen: Löst man das Thiosulfat in Wasser, aus dem die Kohlensäure durch Aus-kochen vertrieben wurde, so hält sich die Lösung in gut verschlossener Flasche monatelang unverändert. Tritt aber CO_2 dazu, was auf die Dauer unvermeidbar, so fällt nach folgendem Vorgang zum Schluß Schwefel aus, während sich zugleich schweflige Säure bildet, die eventuell durch Einfluß von Sauerstoff sofort oxydiert wird:

(I) $Na_2S_2O_3 + 2\,H_2CO_3 = 2\,NaHCO_3 + H_2S_2O_3$.   (II) $H_2S_2O_3 = H_2SO_3 + S$.

Neuerdings hat noch Abel (B. 1923, S. 1076) darauf hingewiesen, daß man zur Bereitung dieser Lösung nur Wasser verwenden dürfe, welches aus Glasgefäßen destilliert ist. Aus Kupfergefäßen destilliert, enthalte nämlich das Wasser stets in Spuren Cu, welches katalytisch das Thiosulfat in Tetrathionat verwandle.

Der Theorie nach müßten 24,822 g Natriumthiosulfat auf 1 Liter mit Wasser gelöst werden. In Wirklichkeit löst man etwa 26 g des Salzes auf 1 Liter auf, filtriert (falls die Lösung nicht durch Auskochen von CO_2 befreit war) nach etwa 2 Tagen die Lösung und stellt sie gegen die $N/10$-$K_2Cr_2O_7$-Lösung ein. Zu diesem Zweck verwendet man am besten einen Erlenmeyerkolben mit eingeschliffenem Glasstopfen, wie er zur Bestimmung der Jodzahl verwendet wird. Hier hinein bringt man dann 20 ccm $N/10$-$K_2Cr_2O_7$, setzt 2 g KJ sowie 10 ccm verdünnte Schwefelsäure hinzu, schließt den Kolben und setzt ihn 10 Minuten beiseite. Nach dieser Zeit verdünnt man den Inhalt mit Wasser auf ca. 200 ccm und titriert zunächst mit der Natriumthiosulfatlösung, bis die rotbraune Farbe in ein tiefes Gelb übergegangen. Erst jetzt fügt man einige Kubikzentimeter Stärkelösung hinzu und titriert vorsichtig unter lebhaftem Schütteln und tropfenweise, bis nach dem letzten Tropfen die deutlich blaue, dann violette Flüssigkeit in eine rein grüne Lösung übergegangen ist. Diese grüne Farbe, herrührend von entstandenem Chromisulfat, ist bei ihrem Eintritt scharf zu erkennen und zeigt das Ende der Titration an. — Angenommen, es wären hierzu 19,9 ccm der Natriumthiosulfatlösung verbraucht: Dann beträgt nach der Gleichung

$$19,9 : 20 = 1 : x \qquad x = 1,005$$

der Faktor der ca. $N/10$-Natriumthiosulfatlösung: 1,005.

N/10-Jodlösung.

Nach der Theorie müßte $^1/_{10}$ Grammäquivalent Jod $= 12,692$ g Jod mit Hilfe von KJ auf 1 Liter gelöst werden. Will man nach dieser Berechnung vorgehen, so hat man zunächst für ganz reines Jod zu sorgen und daher das käufliche Jod unter Zusatz von Jodkalium zu sublimieren. Viel einfacher kommt man zum Ziel, wenn man ca. 13 g Jodum D. A. 5 mit Hilfe der vorgeschriebenen 20 g KJ löst und die entstandene Jodlösung gegen die soeben besprochene $N/10$-Natriumthiosulfatlösung genau einstellt. Hierzu bringt man 20 ccm der Jodlösung in einen Kolben, verdünnt mit ca. 50 g Wasser, titriert mit $Na_2S_2O_3$, bis eine weingelbe Farbe entstanden ist, setzt dann einige Kubikzentimeter Stärkelösung hinzu und gibt tropfenweise vorsichtig so lange weitere Natriumthiosulfatlösung unter kräftigem Umschwenken hinzu, bis der letzte Tropfen ein Entfärben der blauen bzw. violetten Lösung bewirkt. — Berechnung wie oben.

Fällungs-Analysen.

N/10-Natriumchloridlösung.

Nach der Theorie müßte $^1/_{10}$ Grammäquivalent NaCl $= 5,846$ g NaCl auf 1 Liter mit Wasser gelöst werden. Da man das Kochsalz genügend rein erhält, kann man durch direkte Auflösung des gewogenen

NaCl die N/10-Lösung bereiten, nachdem man das reine Kochsalz mehrere Stunden bei ca. 130° getrocknet hat. Nur wird sich ein genaues Abwägen der verlangten 5,846 g schwer bewerkstelligen lassen. Deshalb wägt man erst auf der Handwage 5,9 g Kochsalz ab, bestimmt das Gewicht dann (auf einem Uhrglas) genau auf der analytischen Wage, löst darauf diese Menge auf 1 Liter und berechnet den Wirkungswert, wie bei der Bereitung der N/10-Kaliumdichromatlösung beschrieben, bzw. stellt genau auf N/10-Lösung ein.

N/10-Silbernitratlösung.

Nach der Theorie müßte $^1/_{10}$ Grammäquivalent $AgNO_3 = 16,989$ g $AgNO_3$ auf 1 Liter mit Wasser gelöst werden. Es gibt auch genügend reines Silbernitrat, aus dem man durch Lösen der berechneten Menge in Wasser ohne weitere Einstellung die N/10-Lösung bereiten kann. Das in der Apotheke vorrätige Silbernitrat enthält aber, wenn es auch annähernd rein ist, doch meist nicht $100\,^0/_0$ $AgNO_3$. Es ist deshalb zweckmäßig, rund 17,0 g offizinelles Silbernitrat auf der Handwage abzuwägen und in Wasser auf 1 Liter zu lösen, worauf man die erhaltene Lösung gegen die vorher besprochene N/10-NaCl-Lösung einstellt. Der so erhaltene Wirkungswert ist entweder auf der Flasche zu vermerken oder führt nach entsprechender Einstellung zu der N/10-$AgNO_3$-Lösung.

N/10-Ammoniumrhodanidlösung.

Nach der Theorie sind 7,612 g Ammoniumrhodanid (Molekulargewicht 76,12) auf 1 Liter mit Wasser aufzulösen. Da man das Salz „pro analysi" genügend rein erhält (über Prüfung des Salzes auf Reinheit siehe Ap. Z. 1912, S. 868), so trocknet man zweckmäßig zunächst eine entsprechende Menge des Präparates etwa 24 Stunden im Exsikkator, wägt dann auf der Handwage 8 g des Salzes ab und löst die Menge auf 1 Liter mit Wasser. Dann stellt man den Wirkungswert der erhaltenen Lösung gegen N/10-Silbernitratlösung in folgender Weise fest: Das Arzneibuch läßt als Indikator für diese Titration Ferriammoniumsulfat, also ein Ferrisalz, verwenden, wobei die zum salpetersauren Silber zufließende Rhodanammoniumlösung so lange Rhodansilber bildet, bis das gesamte Silber verbraucht ist, worauf der erste überschüssige Tropfen der Rhodanammoniumlösung eine Färbung durch Bildung des blutroten Eisenrhodanids bewirkt. In diesem Sinne spricht das Arzneibuch bei der Titration von Oleum Sinapis, von Quecksilberpräparaten usw. vom Eintritt einer „roten" oder „rötlichen" oder „braunroten" Färbung. Setzt man aber die Titration wirklich bis zum Eintritt einer so starken Färbung fort, dann hat man weitaus übertitriert. Der Zusatz der Rhodanverbindung darf nur so weit erfolgen, bis in der weißlichen Mischung der erste Tropfen überschüssiger Rhodanlösung eine deutliche charakteristische Farbenänderung, einen Umschlag in Rostgelb herbeiführt. Damit aber dieser Umschlag deutlich erkennbar sei, muß man mehr von dem Indikator zusetzen, als das Arzneibuch bei den einzelnen einschlägigen Bestimmungen vorschreibt, nämlich etwa 10 ccm. Bei dem Zusatz einer so großen Menge Eisenalaunlösung ist es freilich notwendig, die Indikatorlösung auf andere Weise anzuwenden, wie es das Arzneibuch vorschreibt. Man löst nach Frerichs und Mannheim am besten 1 Teil Ferriammoniumsulfat in 8 Teilen Wasser und 1 Teil Salpetersäure, wobei man noch den großen Vorteil hat, daß die Lösung haltbar ist und vorrätig gehalten werden kann. Da durch den reichlichen Zusatz dieser Eisenalaunlösung in der Silbernitratlösung ein gelblicher Ton entsteht, der die scharfe Erkennung der Endreaktion erschwert, so drängt man diese hydrolytische Braunfärbung des Eisenalauns leicht durch weiteren Zusatz von Salpetersäure zurück.

Nach diesen Überlegungen stellt man die Ammoniumrhodanidlösung in der Weise genau ein, daß man 20 ccm N/10-Silbernitratlösung in einen Erlenmeyerkolben bringt, ca. 10 ccm der vorher besprochenen Ferriammoniumsulfatlösung hinzusetzt, ferner soviel Salpetersäure, daß Farblosigkeit eintritt, und nun unter kräftigem Umschwenken so lange von der Rhodanammoniumlösung langsam hinzufließen läßt, bis der letzte Tropfen einen Umschlag in Rostgelb herbeiführt.

Die Bestimmung des Wirkungswertes der Ammoniumrhodanidlösung erfolgt in gewohnter Weise: Angenommen, es wären von letzterer 19,5 ccm verbraucht worden. Dann würde nach der Gleichung

$$19,5 : 20 = 1 : x \qquad x = 1,0256$$

der Faktor der Ammoniumrhodanidlösung 1,0256 sein.

Bestimmung von Säuregrad, Säurezahl. Verseifungszahl. Esterzahl.

Organische Säuren finden sich teils in freiem Zustande, teils als Ester gebunden in Fetten und fetten Ölen, ebenso in ätherischen Ölen, in Balsamen, Harzen, auch im Wachs. Die Bestimmung dieser Säuren ist sehr wichtig zur Erkennung der Identität bzw. Reinheit vieler Produkte.

Zunächst haben wir den Säuregrad zu besprechen, bei dem es sich um die Feststellung freier Säuren in Ölen und Fetten handelt. Das Vorkommen dieser Fettsäuren muß als ein Anzeichen stattgefundener Hydrolyse betrachtet werden. Schweineschmalz z. B. in frischem Zustande wird kaum oder überhaupt keine freie Säure enthalten, die sich aber bildet, sobald das Fett einige Zeit lagert. Die Menge der freien Säuren bildet also ein Kriterium für die Güte dieser Speisefette und wird durch Absättigen mittels eingestellter Kalilauge bestimmt. Bei diesen Bestimmungen muß eine Einheit festgesetzt werden. Und in diesem Sinne versteht man unter Säuregrad die Anzahl Kubikzentimeter N/1-Kalilauge, die zur Neutralisation der in 100 g Fett enthaltenen freien Fettsäuren erforderlich ist.

Bei dem zweiten Verfahren, der Bestimmung der Säurezahl, handelt es sich ebenfalls um freie Säuren. Das Wachs z. B., ebenso der Bals. Copaïv. enthalten, wenn sie unverfälscht sind, einen Anteil freier Säuren, der erfahrungsgemäß innerhalb bestimmter Grenzen schwankt und ebenfalls durch Absättigen mit eingestellter Kalilauge bestimmt wird. Während aber die freien Säuren der Fette als Zersetzungsprodukte zu betrachten sind und durch den Säuregrad charakterisiert werden, stellen die freien Säuren der Wachse, Balsame usw. einen normalen Bestandteil vor und werden durch die Säurezahl charakterisiert, deren Einheit eine andere ist. Die Säurezahl ist die Anzahl Milligramm KOH, die zur Neutralisation der in 1 g Wachs, Harz oder Balsam vorhandenen Menge freier Säure erforderlich ist.

Prinzipiell verschieden von diesen beiden Begriffen ist die Esterzahl, bei der es sich nicht um die Bestimmung der freien, sondern der gebundenen Säuren handelt, die als Ester im Wachs, in Balsamen, Ölen in größerer Menge vorhanden sind, und zwar in den Ölen in Form der bekannten Fettsäureglyceride. Hat man z. B. im Wachs die freien Säuren durch direkte Titration mit Kalilauge bestimmt, also die Säurezahl festgestellt, so kocht man nunmehr die neutralisierte Lösung nochmals mit einer genau bestimmten Menge überschüssiger weingeistiger N/2-Kalilauge. Jetzt tritt Verseifung ein, d. h. die bisher in Form der Ester vorhandenen Säuren werden zu fettsauren Salzen, während der bisher mit den Säuren verbundene Alkohol frei wird. Titriert man jetzt mit N/2-Salzsäure zurück, so erfährt man, wieviel KOH gebunden ist, d. h. welche Menge Ester-(säuren) vorhanden war. Für diese Bestimmung mußte man wieder eine Einheit wählen. Und so ist die Esterzahl die Anzahl Milligramm KOH, die zur Verseifung der in 1 g Öl oder Wachs vorhandenen Ester notwendig ist.

Endlich kommen wir zur Verseifungszahl: Bei Ol. Lini z. B., bei Ol. Sesami, Ol. Jecor. Aselli werden nicht wie bei Wachs zuerst die freien Säuren und gesondert davon die veresterten Säuren bestimmt. Hier werden vielmehr die vorhandenen Säuren, seien sie frei oder gebunden, in einem Verfahren bestimmt. Zu diesem Zweck kocht man das Öl mit einer bestimmten Menge überschüssiger weingeistiger N/2-KOH und titriert sodann wieder mit N/2-Säure zurück, um festzustellen, wieviel KOH von den Gesamtsäuren gebunden ist. In diesem Sinne ist die Verseifungszahl die Anzahl Milligramme KOH, die zur Neutralisation der in 1 g Fett, Öl usw. enthaltenen freien Säuren und zugleich zur Verseifung der vorhandenen Ester erforderlich ist.

Aus diesen Erklärungen folgt, daß Verseifungszahl = Säurezahl + Esterzahl ist, daß man daher die Esterzahl erhalten kann, wenn man die Säurezahl von der Verseifungszahl abzieht. Entsprechend erhält man die Verseifungszahl, wenn man Säurezahl und Esterzahl addiert.

Über den Wert und die Absicht der Bestimmung dieser Konstanten sei folgendes gesagt: In frischem und ganz reinem Zustand besitzen — wie schon oben erwähnt — die Fette neutrale Reaktion. Bei der Aufbewahrung beginnt die hydrolytische Spaltung. Ermöglicht wird diese durch Anwesenheit von Wasser, eingeleitet aber nach Ansicht vieler Autoren durch anwesende Fermente, herrührend aus den natürlichen tierischen oder pflanzlichen Gewebsteilen, denen die Fette entnommen sind. Jedenfalls werden durch diesen Prozeß Fettsäuren frei, die durch Normallaugen titrierbar sind und in der Nahrungsmittelchemie nach Säuregraden berechnet werden. Demnach bestimmt der Säuregrad bis zur gewissen Grenze die Feinheit, event. die Frische des Öles oder Fettes. Ein Oleum Cacao, ein Oleum Olivarum dürfen nach dem D. A. 5 nicht mehr als eine bestimmte Menge freier Säure enthalten. Die Säurezahl, Esterzahl, Verseifungszahl dagegen berühren nicht die Güte des Untersuchungsmaterials, sondern sie sollen dieses charakterisieren, möglichst identifizieren.

Saure Fette sind aber nicht ohne weiteres gleichzustellen mit „ranzigen" Fetten. Ausdrücklich sei betont: Ranzidität und Säuregehalt sind verschiedene Begriffe, was schon daraus hervorgeht, daß Fette mit erhöhtem Gehalt an freien Säuren nicht ranzig sein müssen, wenn sie es auch meist sind. Zur Bildung der Ranzidität (kenntlich durch den bekannten unangenehmen Geruch und kratzenden Geschmack) muß eben noch ein neuer Faktor hinzutreten, der von den meisten Autoren darin erblickt wird, daß der Sauerstoff der Luft unter Miteinfluß von Licht auf die freien Fettsäuren oxydierend einwirkt. Welche Oxydationsprodukte hierbei entstehen, ist noch umstritten. Jedenfalls folgt aus Obigem, daß Fette und fette Öle nach völliger Reinigung möglichst kühl, trocken und vor Licht und Luft geschützt aufzubewahren sind. Der treffliche Kenner der Fette, Lewkowitsch[1]), berichtet, er habe Leinöl in gut verschlossenen Fässern 13 Jahre lang aufbewahrt und Kakaobutter 10 Jahre lang, ohne daß nachher Ranzidität bemerkbar war.

Zur Bestimmung der einschlägigen Konstanten gibt das D. A. 5 folgendes an:

Bestimmung von Säuregrad, Säurezahl, Verseifungszahl, Esterzahl.

a) Unter Säuregrad eines Fettes versteht man die Anzahl Kubikzentimeter N/1-Kalilauge, die notwendig ist, um die in 100 g Fett vorhandene freie Säure zu neutralisieren.

Zur Bestimmung der freien Säure werden 5 bis 10 g Fett in 30 bis 40 ccm einer säurefreien Mischung gleicher Raumteile Alkohol und Äther gelöst und mit N/10-Kalilauge unter Zusatz von 1 ccm Phenolphthaleinlösung als Indikator titriert. Sollte während der Titration ein Teil des Fettes sich ausscheiden, so muß von dem Lösungsgemisch von neuem zugesetzt werden.

Beispiel. Angenommen, es seien 5,07 g Schweineschmalz angewendet und zur Titration 0,9 ccm N/10-Kalilauge (= 0,09 ccm N/1-Kalilauge) verbraucht worden, so berechnet sich der Säuregrad nach dem Ansatz

$$\frac{0{,}09 \cdot 100}{5{,}07} = 1{,}78.$$

---

[1]) Lewkowitsch, Chemische Technologie der Öle, Fette und Wachse, Verlag F. Vieweg & Sohn, Braunschweig 1905, S. 25.

b) Die Säurezahl gibt an, wieviel Milligramm Kaliumhydroxyd notwendig sind, um die in 1 g Wachs, Harz oder Balsam vorhandene freie Säure zu neutralisieren.

Die Bestimmung wird nach den bei den einzelnen Artikeln gegebenen Vorschriften ausgeführt.

Beispiel. Angenommen, es wurde 1 g Kopaivabalsam angewendet und es wurden zur Neutralisation der freien Säure 2,8 ccm weingeistige N/2-Kalilauge (1 ccm weingeistige N/2-Kalilauge = 28,055 mg Kaliumhydroxyd) verbraucht, so berechnet sich die Säurezahl nach dem Ansatz

$$\frac{2,8 \cdot 28,055}{1} = 78,55.$$

c) Unter Verseifungszahl versteht man die Anzahl Milligramm Kaliumhydroxyd, die zur Bindung der in 1 g Fett, Öl, Wachs oder Balsam enthaltenen freien Säure und zur Zerlegung der Ester erforderlich ist.

Die Bestimmung der Verseifungszahl wird, sofern bei einzelnen Artikeln nicht besondere Vorschriften gegeben sind, in folgender Weise ausgeführt.

Man wägt 1 bis 2 g des zu untersuchenden Stoffes in einem Kölbchen aus Jenaer Glas von 150 ccm Inhalt ab, setzt 25 ccm weingeistige N/2-Kalilauge hinzu und verschließt das Kölbchen mit einem durchbohrten Korke, durch dessen Öffnung ein 75 cm langes Kühlrohr aus Kaliglas führt. Man erhitzt die Mischung auf dem Wasserbade 15 Minuten lang zum schwachen Sieden. Um die Verseifung zu vervollständigen, mischt man den Kolbeninhalt durch öfteres Umschwenken, jedoch unter Vermeidung des Verspritzens an den Kork und an das Kühlrohr. Man titriert die vom Wasserbade genommene, noch heiße Seifenlösung nach Zusatz von 1 ccm Phenolphthaleinlösung sofort mit N/2-Salzsäure zurück (1 ccm N/2-Salzsäure = 0,028055 g Kaliumhydroxyd, Phenolphthalein als Indikator).

Bei jeder Versuchsreihe sind mehrere blinde Versuche in gleicher Weise, aber ohne Anwendung des betreffenden Stoffes auszuführen, um den Wirkungswert der weingeistigen Kalilauge gegenüber der N/2-Salzsäure festzustellen.

Beispiel. Angenommen, es seien angewendet 1,562 g Öl, die zur Verseifung zugesetzten 25 ccm weingeistige Kalilauge entsprächen 23,5 ccm N/2-Salzsäure, und es seien 12,8 ccm N/2-Salzsäure zur Neutralisation des nach der Verseifung noch vorhandenen freien Kaliumhydroxyds erforderlich gewesen. Demnach ist eine 23,5 — 12,8 = 10,7 ccm N/2-Salzsäure entsprechende Menge Kaliumhydroxyd zur Verseifung des angewendeten Öles erforderlich gewesen. Die Verseifungszahl berechnet sich daher nach dem Ansatz

$$\frac{10,7 \cdot 28,055}{1,562} = 192,5.$$

d) Die Esterzahl gibt an, wieviel Milligramm Kaliumhydroxyd zur Verseifung der in 1 g ätherischem Öl oder Wachs vorhandenen Ester erforderlich sind.

Die Esterzahl ergibt sich somit als Differenz zwischen Verseifungs- und Säurezahl.

Die Bestimmung der Esterzahl erfolgt nach der im Einzelfall gegebenen Vorschrift.

Zu diesen Ausführungsbestimmungen sei folgendes bemerkt: Zur Bestimmung der Verseifungszahl sollen, um den Wirkungsgrad der weingeistigen Kalilauge festzustellen, mehrere blinde Versuche unter Kochen ausgeführt werden. Diese große Mühe erübrigt sich, wenn man die weingeistige Kalilauge bereitet, wie S. 48 angegeben ist. Es genügt dann, wenn man den Wirkungswert der N/2 weingeistigen Kalilauge auf kaltem Wege, durch einfache Titration feststellt. Ferner berichtet Hübener (Ap. Z. 1912, S. 246), daß die Verseifung der Ester in den wenigsten Fällen innerhalb 15 Minuten vor sich geht. Tatsächlich wird man zweckmäßig die Verseifungsdauer auf mindestens eine halbe Stunde verlängern; siehe z. B. bei Oleum Santali. — Schließlich schlagen andere Autoren vor, die Verseifung in Xylol vorzunehmen, damit durch die höhere Siedetemperatur dieses Lösungsmittels eine vollständigere Verseifung verbürgt wird; siehe bei Wachs.

Elaïdinprobe.

Die verschiedenen Öle kennzeichnen sich auch durch ihr Verhalten gegen salpetrige Säure. Läßt man nämlich diese Säure auf nicht trocknende Öle einwirken, so werden diese fest oder butterartig (je nach der Menge des vorhandenen Trioleïns), und zwar dadurch, daß die flüssigen Glyceride der Ölsäure hierbei übergehen in die bei gewöhnlicher Temperatur festen Glyceride der stereoisomeren Elaïdinsäure. Die trocknenden Öle aber und die halbtrocknenden (z. B. Lebertran) ergeben bei dieser Behandlung mehr oder weniger flüssige Produkte. — Über die Ausführung heißt es im Arzneibuch bei Oleum Amygdalarum: „Werden 1 ccm rauchende Salpetersäure, 1 ccm Wasser und 2 ccm Mandelöl bei 10° kräftig durchgeschüttelt, so muß eine weißliche, nicht aber eine rote oder braune Mischung entstehen, die sich nach zwei, höchstens sechs Stunden in eine feste, weiße Masse und eine kaum gefärbte Flüssigkeit scheidet."

Man unterscheidet hier also drei Phasen: 1. Schüttelt man reines Mandelöl mit der verdünnten rauchenden Salpetersäure kräftig durch, so soll zunächst eine weißliche Farbe entstehen. Diese Färbung wird verlangt, weil Pfirsichkernöl, Erdnußöl usw. bei gleicher Behandlung eine gelbrote bis rote bzw. bräunliche Farbe annehmen. In demselben Sinne wird zum Schutze gegen Verfälschungen des Olivenöles verlangt, daß es beim Schütteln mit rauchender Salpetersäure eine „grünlichweiße, nicht aber eine rote oder braune Mischung" ergebe. Es muß aber hierzu bemerkt werden, daß diesen Forderungen in bezug auf Färbung kein zu großer Wert beizumessen ist, da auch die Art der Ausführung, das Alter und Aufbewahrung einen gewissen Einfluß ausüben. 2. Die Mischung soll sich dann in eine untere, wässerige, kaum gefärbte Flüssigkeit und eine darüber stehende ölige Masse scheiden. 3. Nach zwei, längstens sechs Stunden soll sich die Mischung des Mandelöles in eine feste Masse verwandelt haben. Das ist auch bei gutem Mandelöl unter genügender Abkühlung der Fall, freilich nur dann, wenn die rauchende Salpetersäure genügend stark ist. Die Säure besitzt jedoch häufig nicht den genügenden Gehalt an Stickoxyden. Deshalb führt man diese Prüfung weit sicherer so aus: In ein Reagenzglas bringt man 10 ccm offizineller Salpetersäure (nicht rauchender), schüttet einige lang geschnittene Kupferschnitzel oder noch besser etwas Kupferdraht hinein und schichtet etwa 3 ccm des Öles auf die Flüssigkeit. Unter Aufbewahrung des Reagenzglases in möglichst kaltem Wasser bildet sich dann die feste Masse in der vorgeschriebenen Zeit bei einwandfreiem Öl; Olivenöl z. B. gibt dabei eine charakteristisch feste, krümelige Masse.

Jodzahl der Fette und Öle.

Die Bestimmung der Jodzahl bei Fetten und Ölen beruht auf der Anlagerung von Halogen an ungesättigte Verbindungen. Eine solche Halogen-Anlagerung findet z. B. bei den Vertretern der Äthylen- und Acetylenreihe statt. Läßt man etwa Jod auf Äthylen einwirken, so entsteht bekanntlich nach der Gleichung

$$\begin{array}{ccc} CH_2 & & CH_2J \\ \| & + 2\,J = & | \\ CH_2 & & CH_2J \end{array}$$

unter Aufhebung der doppelten Bindung Dijodäthan.

In den Fetten und Ölen befinden sich ungesättigte Verbindungen. Es sind neben den Glycerinestern der Stearinsäure und Palmitinsäure noch Ester ungesättigter Säuren vorhanden, von denen die Ölsäure, die Oxyölsäure (Ricinolsäure), die Erucasäure je eine doppelte Bindung besitzen, die Linolsäure zwei doppelte Bindungen, die Linolensäure endlich drei doppelte Bindungen. Man hat nun kennen gelernt, daß die verschiedenen Fett- oder Ölsorten einen meist charakteristischen, ihnen eigenen Gehalt an Glyceriden ungesättigter Fettsäuren besitzen und demnach zur Aufnahme einer entsprechenden Halogenmenge fähig sind. Da hier Naturprodukte vorliegen, schwankt die Zusammensetzung und damit die Halogenaufnahmefähigkeit innerhalb gewisser, aber relativ so enger Grenzen, daß, wenn die Aufnahme über einen gewissen Wert hinausgeht oder unter eine bestimmte Grenze sinkt, das betreffende Fett als anormal erscheinen muß. Deshalb gilt die Bestimmung der Jodzahl als sehr wichtig für die Beurteilung der Fette und Öle.

Bei dem Studium der Halogenanlagerung an ungesättigte Fettsäureglyceride fand Hübl, daß Jod von Fetten bei gewöhnlicher Temperatur sehr langsam aufgenommen wird, daß aber bei Anwendung einer alkoholischen Lösung von Jod, welche Quecksilberchloridlösung enthält, die Aufnahme so regelmäßig und in genau bestimmter Weise vor sich geht, daß darauf eine quantitative Methode gegründet werden konnte. Nach dieser Methode wird zur Halogenanlagerung eine Mischung gleicher Raumteile weingeistiger Jodlösung und weingeistiger Quecksilberchloridlösung verwendet. Hierbei wirkt das $HgCl_2$ in dem Sinne, daß vor allem folgende Reaktion in der Hüblschen Lösung stattfindet:

$$HgCl_2 + 4\,J = HgJ_2 + 2\,JCl.$$

Es bildet sich also zunächst Jodmonochlorid. Und dieses Jodmonochlorid ist es, nicht Jod, das sich an die ungesättigten Fettsäureglyceride anlagert. Als Beweis dafür wird die von verschiedenen Seiten aufgestellte Behauptung angesehen, daß eine Lösung

von Jodmonochlorid in Eisessig oder Alkohol dieselben Jodzahlen liefert wie die Hüblsche Lösung. Neben dieser erstgenannten Reaktion findet aber in der Quecksilberchlorid-Jodlösung noch eine Reihe von Nebenreaktionen statt, so daß schließlich in der Flüssigkeit die Anwesenheit folgender Bestandteile anzunehmen ist: $HgCl_2$, HgJ_2, J, JCl, HCl, HJO und HJO_3. Auf diese komplizierten Vorgänge, die in der Jodlösung und bei ihrer Einwirkung auf die Öle stattfinden, wird bei der Bestimmung der Jodzahl keine Rücksicht genommen. Hier wird nur die Halogenmenge in Betracht gezogen, die durch Einwirkung der betreffenden Öle und Fette aus der Hüblschen Jodlösung gebunden wird. Diese Menge wird auf Prozente der angewandten Substanzmenge umgerechnet, so daß als Jodzahl nach dem Arzneibuch die Zahl gilt, die angibt, „wieviel **Teile Jod von 100 Teilen eines Fettes oder Öles unter den Bedingungen des beschriebenen Verfahrens gebunden werden."**
Aber diese Definition des Arzneibuches ist unrichtig: Es wird ja nach Obigem nicht Jod, sondern Chlorjod an die doppelte Bindung gemäß folgendem Schema angelagert:

$$R - CH = CH - R' + JCl = R - CHJ - CHCl - R'.$$

Aber auch die wirklich angelagerte Menge Chlorjod wird bei der Bestimmung nicht festgestellt. Man bestimmt vielmehr die Halogenmenge, die vor der Anlagerung an Öl in der $HgCl_2$-Jodlösung vorhanden, und die Restmenge, die nach der Anlagerung an das Öl zurückgeblieben. Die Differenz ist dann die an das Öl wirklich angelagerte Halogenmenge. Diese Halogenmengen bestimmt man nunmehr so, daß man zur $HgCl_2$-Jodlösung (in der ja JCl die wesentlichste Substanz ist) im Überschuß KJ zur Herbeiführung folgenden Prozesses zusetzt:

$$2\,JCl + 2\,KJ = 2\,KCl + 2\,J_2.$$

Dieses freie Jod (zur Hälfte aus dem JCl, zur anderen Hälfte aus dem KJ) wird nunmehr durch Natriumthiosulfat bestimmt. Ob man also an die doppelte Bindung Jodmonochlorid (JCl) anlagert oder Jodmonobromid (JBr), man findet und berechnet es in Form einer äquivalenten Menge Jod (JJ). Aus diesen Gründen ist als Definition für die Jodzahl treffend folgende vorgeschlagen: „**Die Jodzahl gibt an, wieviel Halogen, entsprechend Jod, 100 g Fett zu binden vermögen."**
Die oben angedeuteten Reaktionen finden in der Hüblschen Jodlösung so statt, daß der Gehalt an wirksamem Halogen sich vermindert, und zwar anfangs sehr schnell, dann immer langsamer. Deshalb darf die $HgCl_2$-Jodlösung nicht in der Zeit der ersten schnellsten Umsetzung benutzt werden, sondern frühestens 48 Stunden nach der Mischung. Wegen der weiteren, wenn auch langsameren Umsetzung darf aber auch eine zu alte Mischung nicht verwendet werden. Lewkowitsch läßt nur eine 48 Stunden alte Lösung benutzen, andere Autoren raten erst von der Verwendung einer ca. 14 Tage alten Lösung ab, ein Zeitmaß, das ohne Gefährdung der Resul-

tate tatsächlich nicht allzu lange überschritten werden darf. Jedenfalls
liegt hier ein schwerer Mißstand des Verfahrens vor: Soll im Laboratorium eine Jodzahl bestimmt werden, so kann man nicht immer
warten, bis nach 48 Stunden die $HgCl_2$-Jodlösung die nötige Stabilität
erreicht hat. Man wird also eine gewisse Menge vorrätig halten wollen.
Bleibt diese aber in weniger lebhaftem Betriebe zu lange stehen, so
muß man die kostspielige Flüssigkeit verwerfen. Deshalb wird nachstehend die Methode nach Hanus empfohlen werden, welche diese
Schwierigkeiten vermeidet.

Die Unbeständigkeit der $HgCl_2$-Jodlösung führt zu der weiteren
Tatsache, daß man hier nicht mit einem bestimmten Titer rechnen
kann, sondern neben dem eigentlichen Anlagerungsversuch an das
Fett noch in einem besonderen „blinden Versuch" die Menge des
wirksamen Halogens in der $HgCl_2$-Jodlösung feststellen muß. Deshalb
hat man zu gleicher Zeit zwei Versuche anzusetzen: Erstens den Anlagerungsversuch. Hierzu wägt man das Öl oder Fett ab, löst es in
der vorgeschriebenen Menge Chloroform und setzt die bestimmte
Menge $HgCl_2$-Jodlösung hinzu. Bei dem zweiten, dem blinden Versuch
geht man ebenso vor, läßt nur das Fett fort. Nachdem nunmehr beide
Flüssigkeiten unter den angegebenen Bedingungen 2 Stunden lang gestanden, titriert man mit Natriumthiosulfat und berechnet aus der Differenz
der beiden Versuche, wie oben geschildert, die angelagerte Halogenmenge. Nur bei Leinöl und Lebertran findet insofern eine Ausnahme
statt, als die Reaktionsdauer auf 18 Stunden verlängert ist und
zwei blinde Versuche vorgenommen werden sollen, der eine zu Beginn,
der andere am Ende der Bestimmung, worauf das Mittel dieser beiden
blinden Versuche der Berechnung zugrunde gelegt wird[1].

Wie aus dem Dargelegten hervorgeht, ist die Hüblsche Methode
bei den guten Ergebnissen, die sie liefert, doch mit großen Mißständen
verbunden, vor allem außerordentlich umständlich und kostspielig.
Es sind deshalb vielfach Modifikationen vorgeschlagen. Von diesen
eignet sich vorläufig am besten für die pharmazeutische Praxis das
Verfahren von Hanus[2], der nicht JCl, sondern JBr an die unge-

---

[1] Die lange Einwirkungszeit ist hier geboten, weil die angelagerte Halogenmenge verhältnismäßig groß ist. Zwei blinde Versuche und die Berechnung aus
dem Mittel sollen aus folgenden Gründen erfolgen: 1. Bei derart langer Einwirkungszeit findet im Anlagerungsversuch nicht nur ein Verlust an wirksamem
Halogen durch diese Anlagerung statt, sondern auch durch Zersetzung. Würde
der blinde Versuch also nur am Anfang der Bestimmung stattfinden, so daß
hier eine weitere Zersetzung während der 18 Stunden ausgeschlossen wäre,
so würde der Abzug zu klein sein, das Resultat zu hoch ausfallen. 2. Beide
Versuche, gleich aufbewahrt, erleiden trotzdem nicht den gleichen Verlust an
wirksamem Halogen während der 18 Stunden. Denn im blinden Versuch findet
keine Anlagerung statt, hier bleibt die JCl-Konzentration größer, und entsprechend größer wird der Verlust durch Zersetzung. Würde der blinde Versuch
also nur am Ende vorgenommen, fiele der Abzug zu groß, das Resultat zu
niedrig aus. — Um diese beiden entgegengesetzten Fehler möglichst aufzuheben,
sollen die beiden blinden Versuche ausgeführt, das Mittel in Rechnung gesetzt
werden.

[2] Zeitschr. f. Unters. N. u. G. 1901, S. 913.

sättigten Fettsäureglyceride anlagern läßt und dann wieder die Menge des angelagerten Halogens, auf Jod bezogen, angibt. Dieses Verfahren ist unvergleichlich einfacher, auch billiger, führt in weitaus geringerer Zeit zum Ziele und liefert dabei die gleichen Resultate wie Hübls Methode. Bei der folgenden Beschreibung der Ausführung folgen wir den Angaben der Pharmacop. Helvetica IV und den Arbeiten von E. Rupp (Ap. Z. 1919, S. 269) und P. Bohrisch (B. D. Ph. Ges. 1920, S. 215).

Zur Darstellung der JBr-Lösung kann man entweder mit den Mitteln des Apothekenlaboratoriums einfach so vorgehen, daß man 12,7 g Jod und 8 g Brom in Eisessig zum Liter löst[1]) (25 ccm = ca. 50,5 ccm N/10-Natriumthiosulfat). Oder man löst nach Hanus 20,7 g Jodmonobromid in Eisessig zum Liter auf (25 ccm = 51 ccm N/10-Natriumthiosulfat).

Bestimmung: Man bringt das geschmolzene Fett oder das Öl, und zwar bei festen Fetten 0,6 bis 0,7 g, bei Ölen von einer Jodzahl unter 120 0,20 bis 0,25 g und bei Ölen von höherer Jodzahl als 120 0,10 bis 0,15 g, in einen mit Glasstopfen versehenen Erlenmeyerkolben von etwa 300 ccm Inhalt, löst das Fett oder Öl in 10 ccm Chloroform (für welches auch der billigere Tetrachlorkohlenstoff vorteilhaft benutzt werden kann) und läßt hierauf 25 ccm JBr-Lösung zufließen, wobei man die Pipette bei jedem Versuche in genau gleicher Weise entleert. Nun bleibt die Mischung unter öfterem Umschwenken 10 bis 15 Minuten, bei Leinöl und Lebertran 20 bis 30 Minuten lang bei Zimmertemperatur und möglichst vor Licht geschützt stehen. — Man versetzt dann mit 1,5 g Kaliumjodid und fügt unter Umschwenken 50 ccm Wasser hinzu. Jetzt läßt man unter häufigem Schütteln so lange N/10-Natriumthiosulfatlösung zufließen, bis die wässerige Flüssigkeit und die Chloroformschicht nur noch schwach gefärbt sind. Alsdann wird unter Zusatz von Stärkelösung vorsichtig zu Ende titriert. Mit jeder Bestimmung ist zugleich ein blinder Versuch in gleicher Weise, aber ohne Anwendung eines Öles oder Fettes, zur Feststellung des Wirkungswertes der JBr-Lösung auszuführen.

Berechnung: Sie erfolgt gemäß den obigen Darlegungen nach der Formel

$$\text{Jodzahl} = \frac{100 \times (T - t) \times 0,012\,692}{p}.$$

Dabei bedeudet: T die Anzahl ccm N/10-Natriumthiosulfatlösung, welche im blinden Versuch die 25 ccm JBr-Lösung verbrauchen, t die Anzahl ccm N/10-Natriumthiosulfatlösung, welche die 25 ccm JBr-Lösung nach der Einwirkung auf das Fett oder Öl verbrauchen, p die Anzahl Gramm des angewendeten Öles bzw. Fettes.

Neuerdings haben Rosenmund und Kuhnhenn (Zeitschr. f. Unters. d. Nahr.- u. Genußmitt. 1923, S. 154) eine neue Jodzahl-

---

[1]) In praxi übergießt man 13 g zerriebenes Jod im Meßkolben mit etwas Eisessig, wägt auf der Rezepturwage 8 g Brom hinzu, ergänzt mit Eisessig zum Liter und löst durch Umschütteln.

bestimmung unter Verwendung von Pyridinsulfatdibromid vorgeschlagen, die sich vielleicht auch für pharmazeutische Zwecke, jedenfalls für Handelslaboratorien, wegen ihrer Exaktheit und verhältnismäßigen Billigkeit eignen dürfte.

Alkaloidbestimmungen.

Alkaloide sind stickstoffhaltige Basen, die in vielen Pflanzen vorkommen und sich durch mehr oder weniger starke physiologische Wirkungen auszeichnen. Die quantitative Bestimmung dieser Alkaloide sowohl in Drogen wie daraus hergestellten Präparaten ist von der allergrößten Wichtigkeit. Jeder Handgriff, der den immerhin langwierigen Untersuchungsgang abzukürzen imstande ist, jeder Hinweis auf eine Ungenauigkeit und entsprechende Vorschläge zu exakterem Vorgehen sollten veröffentlicht werden, damit die Methoden sich immer mehr vereinfachen und mit größerer Freude ausgeführt werden.

Es sind bei den Alkaloidbestimmungen des Arzneibuches drei Phasen zu unterscheiden: I. Die Isolierung aus Droge oder Präparat; II. Die Reinigung der Alkaloide; III. Die eigentliche quantitative Bestimmung[1]).

Betreffs der Isolierung (Phase I) ist zunächst folgendes zu erwähnen: Die Alkaloide sind in organischen Lösungsmitteln, wie Äther, Chloroform usw., sämtlich mehr oder weniger löslich. Trotzdem sind sie durch diese Lösungsmittel nicht direkt aus der Droge auszuziehen, weil sie darin meist nicht frei vorhanden sind, sondern (an organische Säuren, wie Äpfelsäure usw., gebunden) in Form von Salzen. Es wird deshalb die Extraktion der Alkaloide aus der Droge meist so ausgeführt, daß zunächst starke Alkalien zugegeben werden, wie Calcium-Kalium-Natrium-Hydroxyd, auch Natriumcarbonat und Ammoniak-flüssigkeit, wodurch die schwächeren Alkaloidbasen in Freiheit gesetzt werden und nun mit Äther, Chloroform usw. ausgeschüttelt werden können, während die organischen Säuren sich mit den starken Basen zu Salzen verbinden.

Schüttelt man also die Drogen nach Zusatz von Alkali mit Äther, Chloroform usw. genügend aus, so erhält man quantitativ[2]) die freien Alkaloide, aber in so unreinem Zustande, daß man sie zunächst (Phase II) erst einer Reinigung unterwerfen muß. Zu diesem Zweck schüttelt man mit verdünnter Salzsäure die Äther-Chloroformlösung aus, die hierbei nur Harze und Farbstoffe zurückhält, während die Alkaloide als salzsaure Salze in die wässerige Lösung übergehen. Übersättigt man letztere wieder mit Alkali und schüttelt mit Äther, Chloroform aus, so bleiben abermals Farbstoffe und Unreinheiten in der wässerigen Lösung zurück, während die Alkaloide sich jetzt

---

[1]) Nur bei Opium und seinen Präparaten erfolgt, wie unten beschrieben, die Bestimmung anders, auch bei der Hydrastinbestimmung.
[2]) Eine Ausnahme bilden Cort. Chinae (siehe dort) und einige andere Drogen.

gelöst im Äther, Chloroform wie am Anfange der Extraktion befinden, nur in reinerem Zustande.

Es schließt sich nunmehr Phase III an, die eigentliche quantitative Bestimmung, die auf zweierlei Art, auf gravimetrischem oder titrimetrischem Wege erfolgen kann. Der erste Weg wird z. B. eingeschlagen bei Extractum Hydrastis, wo die ätherische Lösung verdunstet, der Rückstand gewogen wird. In den meisten Fällen wird die titrimetrische Methode eingeschlagen, und zwar nach folgendem Prinzip: Die Äther-Chloroformlösung schüttelt man mit einer bestimmten Menge volumetrischer Salzsäure aus, wobei das Alkaloid als Salz in die wässerige Lösung übergeht und dadurch eine äquivalente Menge der Säure absättigt. Titriert man nunmehr mit Kalilauge zurück, so erfährt man, wieviel Salzsäure gebunden, d. h. wieviel Alkaloid vorhanden ist. Selbstverständlich wird um so weniger Kalilauge bei dem Zurücktitrieren verbraucht werden, je mehr Alkaloid anwesend, je mehr Salzsäure also verbraucht ist.

Die Ausrechnung erfolgt in folgender Weise: Angenommen, es handelt sich um die Bestimmung des Morphins im Opium. Dann geht man von der Tatsache aus, daß ein Molekül der einsäurigen Base Morphin (Molekulargewicht 285,16) zur Sättigung 1 Molekül HCl gebraucht. Da aber 1 Grammäquivalent HCl in 1 Liter N/1-HCl vorhanden, so entsprechen

$$1000 \text{ ccm } N/1\text{ -HCl} = 285{,}16 \text{ g Morphin}$$
$$1000 \text{ ccm } N/10\text{-HCl} = 28{,}516 \text{ g Morphin}$$
$$1 \text{ ccm } N/10\text{-HCl} = 0{,}028516 \text{ g Morphin}.$$

Man braucht also nur die Anzahl der bei einer Bestimmung verbrauchten Kubikzentimeter N/10-HCl mit rund 0,02852 zu multiplizieren, um den in der betreffenden Opiummenge vorhandenen Morphingehalt zu erfahren.

Entsprechend muß diese Berechnung bei Alkaloidbestimmungen modifiziert werden, wo mehrere Alkaloide vorhanden sind, z. B. bei Semen Strychni, das Strychnin (Molekulargewicht 334) und Brucin (Molekulargewicht 394) zu annähernd gleichen Teilen enthält. Bei der Berechnung sind der Einfachheit halber gleiche Mengen der beiden Alkaloide zugrunde gelegt:

$$1000 \text{ ccm } N/1\text{-HCl} = 1 \text{ Grammäquivalent HCl} = \frac{334 + 394}{2} = 364 \text{ g}$$
Gesamtalkaloide.
$$1000 \text{ ccm } N/10\text{ -HCl} = 36{,}4 \text{ g Gesamtalkaloide}$$
$$1 \text{ ccm } N/10\text{ -HCl} = 0{,}0364 \text{ g} \quad \text{,,}$$
$$1 \text{ ccm } N/100\text{-HCl} = 0{,}00364 \text{ g} \quad \text{,,}$$

Entsprechend verläuft die Rechnung bei Cortex Chinae und den Präparaten dieser Droge, insofern hier das Arzneibuch gleiche Mengen Chinin und Cinchonin der Berechnung zugrunde legt.

Obige drei Phasen sind also bei den Alkaloidbestimmungen zu unterscheiden (I. Isolierung, II. Reinigung, III. eigentliche quantitative Bestimmung). Dadurch gestalten sich die Bestimmungen zu ungemein langwierigen. Schon das Durchlesen der Vorschriften lehrt, wie die Alkaloidauszüge hier förmlich „endlos“ aus einem Scheidetrichter in den anderen überführt werden müssen. Eine grundlegende Änderung, d. h. Abkürzung der Verfahren, hat hier eintreten können durch den Indikator Methylrot, der von E. Rupp synthetisiert und in seinen Eigenschaften im Artikel Indikatoren (S. 43) ausführlich beschrieben ist. Dieser Indikator Methylrot ist nicht nur äußerst bequem in der Handhabung und charakteristisch im Umschlag, sondern gestattet vor allem, auch mit etwas gefärbten Lösungen zu arbeiten. Dadurch ist der große Vorteil erreicht, daß die Reinigung der Alkaloide, die umständliche Phase II des Arzneibuches, gänzlich fortfallen kann, daß man meist nur nach Phase I die Alkaloide isoliert und den gewonnenen Alkaloidrückstand dann sofort nach Phase III quantitativ bestimmt.

Es fragte sich nur, welche Methoden am besten für diese abgekürzten Bestimmungen heranzuziehen waren. Wertvolles Material lag hier vor. Einerseits hat G. Fromme seit langen Jahren in den Berichten der Firma Cäsar und Loretz abgekürzte Verfahren veröffentlicht, die sich mit Recht größter Beliebtheit erfreuen. Andererseits hat H. Dichgans (Ap. Z. 1914, S. 283) auf Anregung von Tschirch, Bern, die in den verschiedenen Arzneibüchern vorhandenen Methoden durchgearbeitet und schließlich für die einzelnen Fälle das nach seiner Meinung geeignetste Verfahren bekanntgegeben. Auf Grund dieses Materials brauchte J. Herzog (Ap. Z. 1920, S. 216) nur die besten bekannten Alkaloidbestimmungen mit dem Indikator Methylrot zu kombinieren, um zu einer Reihe von Vorschriften zu kommen, die zu demselben Ziel wie das Arzneibuch führen, nur mit einem Bruchteil des früheren Aufwandes an Mühe, Zeit, Material. Deshalb sind diese abgekürzten Verfahren, die sich seit Jahren nach einigen kleinen Modifikationen gut in den Laboratorien der Hageda bewährt haben, im speziellen Teil bei den einschlägigen Artikeln aufgeführt. Für diese Methoden spricht auch, daß A. Eberhardt (Ap. Z. 1920, S. 318) bald nach der Veröffentlichung Herzogs mitteilte, er sei unabhängig davon zu ganz ähnlichen Methoden gelangt, die sich in den Hochschul-Instituten von Marburg und Darmstadt gut bewährt hätten.

Über den Umschlag dieses Indikators Methylrot bei Alkaloidbestimmungen ist noch hinzuzufügen: In allen Fällen wird der Alkaloidrückstand in überschüssiger Säure gelöst und der Säureüberschuß mit Lauge zurücktitriert. Der Umschlag des Methylrot muß also von Violettrot (sauer) zu Schwachgelb (neutral) erfolgen. Glaubt man nun den gelben Ton bereits erreicht zu haben, so liest man zunächst ab und setzt dann noch 1 Tropfen Lauge hinzu, um zu sehen, ob damit noch eine Veränderung eintritt. Sieht man jetzt, daß die Farbe doch noch deutlicher gelb geworden (d. h. ein schwaches Rot noch vorhanden gewesen), so war der letzte Tropfen notwendig und ist mit in Rechnung zu setzen. In jedem Falle muß am Ende der Titration das letzte Rot aus der Färbung der Lösung verschwunden sein! — Denjenigen, die solche Bestimmungen zum ersten Male ausführen, ist allgemein zu empfehlen, nach völliger Gelbfärbung wieder durch 1 Tropfen N/10-Säure violettrot zu gestalten und dann durch 1 Tropfen N/10-Lauge nochmals gelb zu färben, zur Einprägung des Umschlages, mit dem man bald vertraut wird. — Zu jeder Titration werden auf etwa 100 bis 120 ccm Titrierflüssigkeit 3 bis 4 Tropfen Indikatorlösung zugegeben. Über Bereitung derselben s. S. 43.

Es muß noch hinzugefügt werden, daß sich auch das von Rapp, München, ausgearbeitete „Münchener Verfahren", das sich der Hilfe von Gips bedient, vielen Anklang gefunden hat (s. Ap. Z. 1919, S. 21 und Südd. Ap. Z. 1920, S. 142). Ferner hat in diesem Jahre H. Dieterle (A. Ph. 1923, S. 77) eine interessante Arbeit über Alkaloidbestimmungen „mit möglichst kleinen Drogenmengen" veröffentlicht.

Morphinbestimmung in Opium und Opiumpräparaten.

Während das Arzneibuch im allgemeinen, z. B. bei Cortex Chinae, Semen Strychni usw., eine Bestimmung der gesamten Alkaloide ausführen läßt, wird im Opium und dessen Präparaten lediglich die Bestimmung des Hauptalkaloides, des Morphins, vorgenommen. Dieses selektive Verfahren geschieht in folgender Weise:

Bereitung der Alkaloidlösungen.

Solche Lösung erreicht man beim Opium selbst, indem man es eine Stunde lang nach der Vorschrift des D. A. 5 mit Wasser behandelt, wobei sich die in Form von Salzen vorliegenden Alkaloide leicht lösen. Die Vorbereitung des Extr. Opii ist einfach durch Auflösen in Wasser erledigt (dabei löst sich das Extrakt nicht vollständig, wobei auf die ungelösten Flocken keine Rücksicht genommen wird). Bei den Tinkturen endlich, also den fertigen weingeistigen Auszügen, muß vor der Weiterarbeit erst der störende Alkohol durch Abdampfen auf dem Wasserbade entfernt werden.

Beseitigung von Nebenalkaloiden, hauptsächlich Narkotin, und wachsartigen Substanzen.

Diese Beseitigung geschieht, indem man die vom D. A. 5 genau bestimmte, erstmalige Menge verdünnter Ammoniakflüssigkeit zusetzt. Sofort fällt dieses die schwächeren Basen, vor allem das Narkotin, außerdem die schmierigen Produkte aus. — Dieser erste Ammoniakzusatz soll aber nur Nebenprodukte, nicht Morphin selbst ausfällen. Damit letzteres vermieden wird, muß erstens die NH_3-Lösung genau eingestellt, ebenso genau verdünnt und sorgfältig in vorgeschriebener Menge zugesetzt werden. Zweitens ist die Flüssigkeit sofort nach Fällen des Niederschlages zu filtrieren. Deshalb ist zuerst das Filter und tarierte Gefäß zur Weiterarbeit zurechtzustellen; dann erst fügt man zum Opiumauszug den erstmaligen Ammoniakzusatz hinzu, schwenkt einmal kurz das Gefäß (ohne Schütteln) und gießt dann sofort das Gemisch auf das fertiggestellte Filter (bei frischem Opium zeigt sich bisweilen dieses Filtrat trübe, worauf wieder keine Rücksicht zn nehmen ist).

Nunmehrige Ausfällung des Morphins.

Zu dem Filtrat fügt man jetzt die vorgeschriebene zweite und größere Menge Ammoniakflüssigkeit, die nunmehr das Morphin bei kräftigem Umschütteln in schönen Kristallen zur Ausscheidung bringt. Diese Ausscheidung soll unter Zusatz des sehr wichtigen Essigäthers erfolgen, der kaum das kristallisierte Morphin löst, wohl aber die Reste des Narkotins und der anderen Nebenalkaloide in Lösung hält. Frerichs und Mannheim (Ap. Z. 1911, S. 613) haben aber darauf hingewiesen, daß der Essigäther häufig Säure enthält und dann eine entsprechende Menge Morphin löst, d. h. der Bestimmung entzieht. Deshalb haben die Autoren auch (l. c.) eine Vorschrift zur Entsäuerung des Essigäthers gegeben. Jedoch geht man diesen ganzen Schwierigkeiten aus dem Wege, wenn man den oft sauren Essigäther durch Äther ersetzt, der wohl spurenweise mehr Morphin löst, aber immerhin so wenig, daß es für die Praxis nicht in Betracht kommt (s. Ph. Ztrh. 1918, S. 329, Ph. Z. 1920, S. 647, B. D. Ph. Ges. 1920 S. 399). Wir verwenden für diesen Zweck lediglich Äther. Bei Gebrauch desselben muß nur sorgfältig darauf geachtet werden, daß der Stopfen des Gefäßes, in dem geschüttelt wird, zeitig und vorsichtig gelüftet wird, damit der entstandene Ätherdampf nicht den Stopfen heraustreibt und Verluste herbeiführt. Jedenfalls ist, damit die Abscheidung der Morphinkristalle quantitativ stattfindet, ein kräftiges Umschütteln 10 Minuten lang (nach der Uhr sehen!) erforderlich. Ebenso wichtig ist die richtige Wahl des Schüttelgefäßes: Sehr zweckmäßig wird ein 100 g-Erlenmeyer-Kölbchen mit Glasstopfen (Form des Jodkolbens) verwendet, da Spalten eines Korkstopfens leicht Morphinkristalle zurückhalten. Bei richtiger Handhabung erhält man dann im Kölbchen eine untere, wässerige, braune Flüssigkeitsschicht, durchsetzt mit Kristallen, die auch an den Wandungen haften, und darüber die gelbgefärbte, einen Teil der Nebenalkaloide enthaltende Ätherschicht.

Abtrennung der Morphinkristalle.

Nachdem man nunmehr noch die weiterhin vorgeschriebene Äthermenge zugesetzt und das Ganze $^1/_4$ Stunde lang hat stehen lassen (nicht länger, da sonst mekonsaurer Kalk ausfallen kann), liegt die wichtige Aufgabe vor, die Ätherschicht möglichst vollständig abzutrennen und damit die Nebenalkaloide wirklich zu entfernen. Nach dem D.A.5 soll man „möglichst vollständig" die (Essigäther-) Ätherschicht auf ein Filter gießen, was schlecht gelingt. Gießt man

nun, in der Arbeit fortfahrend, die wässerige braune Flüssigkeit auf
das Filter, so schwimmt der Rest des Äthers oben, geht nicht mehr
durch das Filter hindurch und läßt ev. nach dem Trocknen im
Morphin Verunreinigungen zurück. Deshalb nimmt man ev. mit
einer Pipette die Ätherschicht von oben vorsichtig fort. Oder man
hilft sich nach E. Richter (Ap. Z. 1914, S. 211), indem man
das Filter mit dem Morphin ein wenig von der Trichterwand löst
und behutsam zwischen Filter und Trichterrand einen doppelten,
spitz zugeschnittenen Streifen Filtrierpapier legt, so daß dieser das
Filter unten berührt und den Äther durch das Papier saugt. Am
besten ist es freilich, wenn man eine Wasserstrahlpumpe zur Verfügung
hat. Dann verbindet man den Trichter mit einer kleinen Saug-
flasche, legt in den Trichter eine Saugplatte, saugt darauf ein mit
Äther durchfeuchtetes Doppelfilter fest und gießt unter voller
Öffnung des Wasserhahnes erst weitestgehend die Ätherschichten
ab. Gießt man jetzt die wässerige Schicht nach, so werden die
letzten Ätherreste zugleich durchgesaugt und entfernt. Nach be-
endetem Filtrieren und Nachwaschen mit äthergesättigtem Wasser
sind alle Geräte, die Morphinkristalle enthalten, also Trichter, Filter, Kölbchen usw., im Trockenschrank bei einer 105° nicht übersteigenden Temperatur zu trocknen.

Quantitative Bestimmung des Morphins.

Nach alledem findet endlich die quantitative Bestimmung statt,
die nach dem D. A. 5 maßanalytisch geschehen soll, aber nach der
wertvollen Arbeit von Frerichs und Mannheim (Ap. Z. 1911,
S. 612) und auch nach unserer Erfahrung bequemer gewichtsanaly-
tisch erfolgt: Zunächst gibt man in eine auf der analytischen Wage
tarierte Glasschale so weit die Morphinkristalle, als sich diese von
dem trocknen Filter ablösen lassen. Dann löst man die im Filter,
Trichter, Kölbchen noch vorhandenen Kristalle in heißem, absolutem
Alkohol und gießt diese Lösung zu den zuerst geborgenen Kristallen.
Wenn man hierbei nicht jedes Gerät für sich mit dem Alkohol behandelt, sondern mit der Flüssigkeit ein Gefäß nach dem anderen
nachspült, kann man bei sorgsamer Arbeit mit im ganzen etwa 10 ccm
Alkohol das Morphin quantitativ in die Glasschale überführen. Jetzt
verdampft man den Alkohol auf dem Wasserbad (wobei man zum
Schluß vorsichtig sein muß, da die letzten verdampfenden Tropfen
— wenn man die Schale nicht vom Dampf nimmt — leicht ein
„Verspritzen" herbeiführen) und trocknet den Rückstand bei etwa
105°. — Bei diesem auf gravimetrischem Wege erhaltenen Resultat
ist freilich zu berücksichtigen, daß man das gesamte Morphin zur
Wägung bringt, welches man gefällt hat. Das ist die doppelte Menge
von derjenigen, die man nach dem D. A. 5 zur Titration verwendet.
Bei Opium z. B. wird man gravimetrisch das Morphin aus 4 g Opium
zur Wägung bringen und erhält durch Multiplikation mit 25 den
Prozentgehalt.

Will man trotzdem noch nach dem Arzneibuch maßanalytisch arbeiten, so kann man das in der Glasschale gesammelte Morphin in 25 ccm N/10-HCl lösen, die Lösung unter sorgfältigem Nachspülen mit Wasser in den 100 ccm-Kolben bringen, auffüllen und nach dem D. A. 5 titrieren, aber zweckmäßig nicht mittels des Indikators Jodeosin, sondern mit Hilfe von Methylrot (beschrieben S. 43).

Im allgemeinen wird sich freilich die Ausführung einer zweiten, maßanalytischen Bestimmung erübrigen. Denn wir haben an Hand Hunderter von Analysen festgestellt, daß bei genauem Arbeiten das Resultat der gravimetrischen Methode nur um einen ganz geringen und gleichmäßigen Wert höher ausfällt als das des maßanalytischen Verfahrens. Findet man beispielsweise nach dem gewichtsanalytischen Verfahren $10,2\,^0/_0$ Morphin, dann nach der maßanalytischen Methode $10\,^0/_0$. — Demnach ist die Doppelbestimmung wohl nur in besonders wichtigen Fällen auszuführen.

Zusammenfassend sei über die Ausführung der Morphinbestimmung in Opium und Opiumpräparaten nochmals kurz folgendes gesagt: Zu dem vorgeschriebenen Auszug des Opiums, bzw. des Opiumextraktes oder dem von Weingeist befreiten Rückstand der Tinktur setzt man zunächst genau 2 ccm des exakt verdünnten Ammoniaks, schwenkt einmal um, gießt sofort auf das bereitstehende Filter und versetzt die angegebene Menge Filtrat mit dem Äther und der zweiten größeren Menge des verdünnten Ammoniaks (5 ccm). Alsdann schüttelt man das Gefäß (am besten einen 100 ccm-Erlenmeyerkolben mit Gasstopfen) die vorgeschriebene Zeit, bringt die weiteren Mengen Äther hinzu und filtriert später die obere ätherische Schicht möglichst vollständig ab, indem man an einem Glasstab den Äther auf das Filter laufen läßt (sobald eine Wasserstrahlpumpe zur Verfügung steht, ist die Flüssigkeit — wie erwähnt — mittels einer Saugplatte abzuziehen). Nach dem vorgeschriebenen Abspülen der Kristalle trocknet man Filter und Kölbchen, schüttet die trocknen Kristalle soweit als möglich in eine auf der analytischen Wage tarierte Glasschale, löst dann die noch an den Gerätschaften haftenden Kristalle mit heißem absolutem Alkohol, gießt unter Nachspülen der Gerätschaften diese weingeistigen Lösungen ebenfalls in die Glasschale, dampft den Alkohol ab (zum Schluß vorsichtig das Verspritzen vermeidend) und trocknet den Rückstand bei etwa 105^0 bis zum konstanten Gewicht. So, also auf gravimetrischem Wege, erhält man das Doppelte der vom Arzneibuch verlangten Morphinmenge. Will man wirklich noch die maßanalytische Bestimmung ausführen, löst man die Morphinkristalle in der vorgeschriebenen Menge N/10-HCl, spült mit Wasser in einen Maßkolben quantitativ über und titriert nach dem Arzneibuch, nur mit Hilfe von Methylrot (siehe Indikatoren, S. 43).

Silberbestimmungen.

Nach der Methode von Volhard kann man das Silber in Silbersalzen mittels Rhodanammonium maßanalytisch bestimmen. Der chemische Vorgang ist z. B. bei Silbernitrat folgender:

$$\underbrace{AgNO_3 + CNS.NH_4}_{Ammoniumrhodanid} = \underbrace{CNS.Ag}_{Silberrhodanid} + NH_4.NO_3$$

Es wird also aus dem Silbernitrat das Silberrhodanid gebildet. Als Indikator wird eine Eisenoxydverbindung, meist Eisenalaun, in folgender Absicht zugesetzt: Läßt man in Gegenwart solcher Eisenoxydverbindung die Rhodanammoniumlösung zu einer Silbernitratlösung hinzufließen, so entsteht an der Einfallsstelle eine blutrote Färbung durch Bildung von Ferrirhodanid. Beim Umschütteln der Lösung verschwindet aber diese Färbung, solange noch Silbersalz in der ursprünglichen Form vorhanden, weil das entstandene Eisenrhodanid sich mit dem Silbersalz zu sehr schwer löslichem Rhodansilber umsetzt. Im Verlauf der Titration werden sich also — immer wieder unter Umschütteln und Verschwinden der roten Farbe — weitere Mengen von Rhodansilber in weißen Flocken abscheiden, bis schließlich das gesamte Silber umgesetzt ist und der erste Tropfen der N/10-Ammoniumrhodanidlösung, endgültig mit dem Eisensalz unter Bildung von Eisenrhodanid reagierend, einen Farbenumschlag in Rostgelb bewirkt.

Es ist schon an anderer Stelle (s. bei N/10-Ammoniumrhodanidlösung S. 51) ausgeführt worden, daß bei Anwendung dieses Indikators nicht bis zum Eintritt einer bestimmt ausgesprochenen Farbe (Rotfärbung), sondern nur bis zum Umschlag titriert werden darf. Titriert man wirklich bis zum Eintritt einer solchen roten Farbe, hat man weitaus übertitriert. Zur Herbeiführung eines eindeutigen Farbenumschlages sind freilich noch zwei Punkte zu beachten: 1. Es muß eine genügende Menge des Indikators zugesetzt werden. Frerichs und Mannheim lassen von einer Lösung „1 Teil Ferriammoniumsulfat, 8 Teile Wasser, 1 Teil Salpetersäure" zu jeder Titration 10 ccm zufügen. Eine solche Lösung hat noch den Vorteil, daß sie vorrätig gehalten werden kann. 2. Durch den reichlichen Zusatz des Indikators entsteht eine gelbliche Lösung, die an sich die Erkennung des Umschlages erschweren würde. Man fügt deshalb nach Zusatz des Indikators so lange weitere Salpetersäure hinzu (zur Zurückdrängung der hydrolytischen Gelbbraun-Färbung des Eisenalauns), bis die Titrierflüssigkeit nicht mehr weiter entfärbt wird. Dann kann man gut den Umschlag erkennen.

Diese Silberbestimmung nach Volhard kann man sehr zweckmäßig zur Prüfung des Silbernitrats heranziehen (siehe dort). Das D. A. 5 läßt die Methode bei Argentum proteïnicum anwenden. Nur muß man diesen Stoff vorerst in anorganisches Silbersalz überführen. Zu diesem Zweck läßt das Arzneibuch bei

Argentum proteïnicum

eine bestimmte Menge des Präparates im Porzellantiegel veraschen und dann den Rückstand in Salpetersäure lösen. So ist die Silberbestimmung in Argentum proteïnicum zurückgeführt auf eine solche des $AgNO_3$. Diese Methode ist durchaus zuverlässig, nur umständlich und erfordert auch wegen des widerlichen Geruchs der verbrennenden Produkte einen Abzug. Von E. Rupp und seinen Schülern[1]) ist daher ein Verfahren ausgearbeitet, bei dem man die organische Substanz gewissermaßen kalt, d. h. durch Schwefelsäure und Kaliumpermanganat zerstört und dann das Silber in oben beschriebener Weise mit Rhodanammonium titriert. Der Überschuß des Kaliumpermanganats wird hier durch Ferrosulfat fortgenommen, so daß man dadurch den Indikator (das teilweise zu Ferrisalz sich oxydierende Ferrosulfat) zugleich hinzufügt. Da diese Methode weitaus schneller und müheloser als das alte Verfahren zu demselben Ziele führt, wird sie in unseren Laboratorien ausschließlich und stets zur größten Zufriedenheit benutzt. — Die genaue Vorschrift ist angegeben bei Argentum proteïnicum. — Bei

Argentum colloïdale

tritt noch eine Komplikation hinzu: Dieses Präparat enthält stets, wenn auch in kleinen Mengen, Chlorverbindungen. Bei der beschriebenen Zerstörung entstehen deshalb entsprechend kleine Mengen Chlorsilber, die sich als unlöslich in Salpetersäure der Bestimmung entziehen würden. Deshalb hat F. Lehmann (A. Ph. 1914, S. 9) auf Veranlassung von E. Rupp auch zu dieser Bestimmung die beschriebene Zerstörung mittels Kaliumpermanganat und Schwefelsäure herangezogen, nur mit der Maßnahme, daß er nach der Zerstörung die Mischung noch einige Zeit lang erhitzen läßt. Hierbei wird das entstandene Chlorsilber völlig zersetzt, die unlösliche Silberverbindung in eine lösliche übergeführt, das Resultat quantitativ. — Näheres s. bei Argentum colloïdale.

Quecksilber-Bestimmungen.

Die vom D. A. 5 angewendeten maßanalytischen Quecksilberbestimmungen finden nach den Vorschlägen von E. Rupp[2]) statt. Es müssen hier zwei Bestimmungsarten unterschieden werden:

I. Das Rhodantitrimetrische Verfahren.

Es ist soeben bei Silberbestimmungen S. 68 ausführlich geschildert, daß man den Gehalt von Silberpräparaten mittels Rhodanammonium unter Anwendung von Eisenalaun als Indikator maßanalytisch bestimmen kann. Mit derselben Genauigkeit verläuft die

---

[1]) E. Rupp, Südd. Ap. Z. 1914, S. 302.   [2]) Ch. Ztg. 1908, S. 1077.

Reaktion bei gewissen Quecksilberpräparaten (z. B. Quecksilbernitrat) nach der analogen Formel:

$$\underbrace{Hg(NO_3)_2}_{\text{Quecksilbernitrat.}} + 2\,CNS.NH_4 \;=\; \underbrace{(CNS)_2Hg}_{\text{Quecksilberrhodanid.}} + 2\,NH_4.NO_3$$

Im Laufe der Titration wird sich sehr bald bei konzentrierten Lösungen, erst später bei verdünnten Lösungen die Ausscheidung des Quecksilberrhodanids zeigen, bis das gesamte Quecksilbernitrat in Rhodanid umgesetzt ist, und nun wieder der erste Tropfen überschüssiger N/10-Ammoniumrhodanidlösung durch die Gegenwart des Eisenalauns den Farbenumschlag der weißlichen Flüssigkeit in Rostgelb bewirkt. Die gesamte Titration, Anwendung des Indikators, Umschlag usw. erfolgen genau wie bei Silberbestimmungen. Deshalb siehe Seite 68. Hier sei nun noch folgendes bemerkt:

1. Bei der Titration müssen abwesend sein Mercurosalze (weil sie in anderer Richtung, unter Abscheidung von metallischem Quecksilber, mit Rhodanammonium reagieren) und salpetrige Säure (weil diese die Endreaktion unscharf, das Resultat somit ungenau gestaltet). Beide Stoffe sind als Reaktionsprodukte vorhanden, wenn man, wie bei Quecksilbersalbe und -pflaster erst durch Erhitzen der Präparate mit Salpetersäure das Quecksilber als Nitrat herauslösen muß. Deshalb wird in solchen Fällen vor der Titration eine Oxydation dieser Verunreinigungen durch Kaliumpermanganat bewirkt, worauf man den Überschuß des $KMnO_4$ durch Ferrosulfat beseitigt. Das Ferrosulfat wirkt dann nach seiner Oxydation als Indikator mit.

2. Unbedingt notwendig für das Gelingen dieser Titration ist die absolute Abwesenheit von Chlorionen. Quecksilberchlorid setzt sich nämlich infolge seines geringen Dissoziationsgrades mit Alkalirhodanid nicht um, ist daher auch durch Rhodanidlösung nicht titrierbar. Dasselbe gilt für Merkurinitratlösungen, die ein lösliches Chlorid enthalten, da in solchen aus ebendenselben Gründen immer Sublimat gebildet wird. Daraus folgt erstens, daß sämtliche zur Ausführung dieser Titration gebrauchten Reagenzien (z. B. die Salpetersäure!) frei von Chlorionen sein müssen, daß zweitens die Gehaltsbestimmungen gewisser Präparate, wie Sublimatpastillen, Quecksilberpräzipitatsalbe usw. nicht nach diesem Verfahren vorgenommen werden können, sondern nach folgendem:

II. Das jodometrische Verfahren.

Dieses gründet sich auf die Reduzierbarkeit von Mercuriverbindungen zu metallischem Quecksilber durch Formaldehyd in alkalischer Lösung. Das niedergeschlagene Metall wird dann in der essigsauer gemachten Lösung mit Hilfe einer bestimmten, überschüssigen Menge N/10-Jodlösung in Quecksilberjodid (bzw. Quecksilberjodid-Jodkalium) übergeführt, worauf man den Überschuß des Jods mittels Natriumthiosulfat zurücktitriert. So ist die Quecksilberbestimmung auf eine jodometrische Methode zurückgeführt.

Sehr bequem ist das Verfahren dadurch gestaltet, daß vor der Reduktion KJ zugefügt und so die vorhandene Quecksilberverbindung in Quecksilberjodid-Jodkalium umgesetzt wird, so daß nunmehr die Reduktion bei gewöhnlicher Temperatur und schnell vorgenommen werden kann. Die Methode gibt daher auch sehr exakte Resultate, wenn man nur folgende Vorsichtsmaßregeln beobachtet: Nach E. Rupp soll man darauf achten, daß während der Reaktionsdauer (Reduktion) möglichst häufig oder besser dauernd 2 Minuten lang umgeschüttelt wird, da es sonst vorkommt, daß zunächst ausfallendes und rasch absetzendes Quecksilberoxydul in den unteren Schichten außer Kontakt mit dem Formaldehyd gerät und nicht weiter reduziert wird. Ferner muß man die Formaldehydlösung vor dem Zusatz mit dem Wasser verdünnen (also bei Sublimatpastillen die vorgeschriebenen 3 g Formaldehydlösung, gemischt mit 10 ccm Wasser, anwenden!). Sonst fällt das Hg durch konzentrierten Formaldehyd so wenig fein verteilt aus, daß es sich nur schwer oder unvollkommen umsetzt. Schließlich ist zu beachten, daß sich das metallische Hg in der überschüssigen Jodjodkaliumlösung nicht sofort umsetzt. Man lasse deshalb das Jod auf das Quecksilber unter häufigem Schütteln so lange einwirken, bis die letzten Spuren des am Boden des Kölbchens haftenden Quecksilberstaubes sich gelöst haben. (Eine Weile stehen lassen, dann den Boden des Gefäßes sorgsam nach Neigen des Kölbchens prüfen!) — Beachtet man diese Maßregeln. werden die Resultate gut.

Senfölbestimmungen.

Das Senföl kann in pharmazeutischen Präparaten entweder fertig vorliegen, wie im Senföl, Senfspiritus, oder wird erst in anderen Arzneimitteln, wie Senfsamen, Senfpapier, durch Zersetzung des Sinigrins gewonnen. In beiden Fällen läßt das D. A. 5 dieses fertige oder erst gewonnene Allylsenföl, das Isothiocyanallyl, auf folgende Weise bestimmen: Zunächst wird das Isothiocyanallyl durch Einwirkung von Ammoniak in Thiosinamin (Allylthioharnstoff) übergeführt.

$$\underbrace{C_3H_5NCS}_{\text{Allylsenföl}} + NH_3 = \underbrace{C \underset{NH . C_3H_5}{\overset{NH_2}{\Big\langle}} = S}_{\text{Thiosinamin.}}$$

Setzt man nunmehr zu dem Thiosinamin eine überschüssige, bestimmte Menge $AgNO_3$ hinzu, so wird bei der darauffolgenden Behandlung auf dem Wasserbade eine dem schwefelhaltigen Stoff entsprechende Menge Schwefelsilber (Ag_2S) nach folgender Gleichung ausgefällt:

$$C\underset{NH . C_3H_5}{\overset{NH_2}{\Big\langle}} = S + 2\,AgNO_3 + 2\,NH_3 = Ag_2S + \underbrace{\underset{NH . C_3H_5}{\overset{CN}{|}}}_{\text{Allylcyanamid.}} + 2\,NH_4 . NO_3$$

Titriert man jetzt das überschüssige $AgNO_3$ nach Übersättigen mit Salpetersäure mittels Ammoniumrhodanidlösung zurück, so erfährt man, wieviel Silber gebunden ist, wieviel Senföl vorhanden war[1]). Damit ist die Senfölbestimmung auf eine Silberbestimmung zurückgeführt. Deshalb siehe über Titration, Bereitung der Indikatorlösung, vor allem über das Ende der Titration (Umschlag) näheres im Artikel „Silberbestimmungen" (S. 68).

Bestimmung des Gehaltes an Chloriden in Bromiden.

Zur Gehaltsbestimmung der Bromide NH_4Br, KBr, NaBr wendet das D.A.5 das Mohrsche Verfahren an, nach dem die getrockneten Salze mittels N/10-Silbernitratlösung titriert werden (Indikator: Kaliumchromat). Es fällt dann z. B. bei NH_4Br nach der Formel:

$$NH_4Br + AgNO_3 = NH_4NO_3 + AgBr$$

so lange Bromsilber aus, bis der erste Tropfen überschüssiger Silberlösung in der neutralen Lösung mit dem Indikator rotes Silberchromat bildet, das (in geringster Menge entstanden) auf dem Flüssigkeitsspiegel (bzw. im Niederschlag) nur einen ganz schwachen rötlichen Schein, den „Umschlag", erzeugt.

Das D. A. 5 verlangt bei diesen Bestimmungen, daß nicht zu viel und nicht zu wenig $AgNO_3$ verbraucht werden soll. So dürfen 0,3 g Ammoniumbromid nicht weniger als 30,6 und nicht mehr als 30,9 ccm N/10-$AgNO_3$ erfordern. Der Mindestverbrauch von 30,6 ccm entspricht nach untenstehender Rechnung einem Gehalt von $100\,^0/_0$ Bromiden. Diese Mindestforderung erklärt sich dadurch, daß ein geringerer Verbrauch die Anwesenheit von Verunreinigungen, etwa Nitraten, Sulfaten, Carbonaten, erweisen würde. Der zugelassene Höchstverbrauch von 30,9 ccm N/10-$AgNO_3$ bezieht sich dagegen auf einen Chloridgehalt, der nicht zu groß sein darf und den Verbrauch an $AgNO_3$ nach folgender Erwägung steigert:

Das Atomgewicht des Chlors ist weniger als halb so groß wie das des Broms (Cl $= 35,46$; Br $= 79,92$). Deshalb wird eine gewisse Gewichtsmenge, beispielsweise 1 g NH_4Cl, eine weit größere Menge Moleküle enthalten als 1 g NH_4Br. Die größere Menge an Molekülen erfordert aber bei der Titration auch zur Umsetzung eine größere Menge von $AgNO_3$-Molekülen, also eine größere Anzahl Kubikzentimeter N/10-$AgNO_3$. Dasselbe gilt naturgemäß für die Chloride und Bromide des Kaliums, Natriums usw. Genau stellt sich die Rechnung für NH_4Br so:

---

[1]) Genauer wäre der Vorgang so darzustellen: Aus Silbernitrat entstehen in ammoniakalischer Lösung komplexe Silberverbindungen, so daß eigentlich auf diese, nicht auf $AgNO_3$, das Thiosinamin einwirkt. Nach dem Abfiltrieren des gebildeten Schwefelsilbers wird aber durch Salpetersäure übersättigt, also der Rest der Silberverbindung in $AgNO_3$ zurückgebildet, so daß nur dieses für die Endreaktion in Betracht kommt.

Nach der Formel:

$$\underbrace{NH_4Cl}_{\text{Mol.-Gew. 53,5}} + AgNO_3 = NH_4NO_3 + AgCl$$

ergibt sich:

53,5 g NH_4Cl = 1 Grammäquivalent $AgNO_3$ = 10000 ccm $N/10$-$AgNO_3$.

Dagegen verbrauchen nach der Formel:

$$\underbrace{NH_4Br}_{\text{Mol.-Gew. 97,96}} + AgNO_3 = NH_4NO_3 + AgBr$$

97,96 g NH_4Br, also nahezu die doppelte Menge Substanz, ebenfalls nur

1 Grammäquivalent $AgNO_3$ = 10000 ccm $N/10$-$AgNO_3$.

Hieraus geht hervor, daß 1 g Ammoniumchlorid fast doppelt so viel Silbernitrat verbrauchen muß als 1 g Ammoniumbromid. — Geht man nunmehr von der untersten angegebenen Grenze, also von der Forderung aus, daß 0,3 g des bei 100° getrockneten Ammoniumbromids mindestens 30,6 ccm $N/10$-$AgNO_3$ verbrauchen sollen, so stellt sich die Rechnung folgendermaßen:

97,96 g NH_4Br (1 Grammolekül) = 1 Grammäquivalent $AgNO_3$,
9,796 g NH_4Br = 1000 ccm $N/10$-$AgNO_3$,

folglich brauchen nach der Gleichung:

9,796 : 1000 = 0,3 : x   x = 30,62
0,3 g NH_4Br rund 30,6 ccm $N/10$-$AgNO_3$.

Wird demnach bei der Titration dieser angegebene Mindestverbrauch von 30,6 ccm $AgNO_3$ erreicht, so entspricht das einem Gehalt von rund 100 °/₀ Ammoniumbromid. Resultiert aber der angegebene Höchstverbrauch von 30,9 ccm $N/10$-$AgNO_3$, so liegt — wie gesagt — eine Verunreinigung mit Chlorid in folgendem Verhältnis vor:

0,3 g NH_4Br verbrauchen (wie oben nachgewiesen) 30,62 ccm $N/10$-$AgNO_3$.
0,3 g NH_4Cl verbrauchen (wie analog nachzurechnen) 56,08 ccm $N/10$-$AgNO_3$.
Differenz = 25,46 ccm $N/10$-$AgNO_3$.

Würde demnach ein Mehrverbrauch von 25,46 ccm $N/10$-$AgNO_3$ eine Verunreinigung mit 100 °/₀ Ammoniumchlorid bedeuten, so resultiert aus dem vom Arzneibuch zugestandenen Mehrverbrauch von 0,3 ccm $N/10$-$AgNO_3$ der Prozentsatz an Verunreinigung aus der Gleichung:

25,46 : 100 = 0,3 : x   x = rund 1,2 °/₀.

Das Arzneibuch gestattet also einen Gehalt an Ammoniumchlorid von rund 1,2 °/₀ oder verlangt mit anderen Worten einen Mindestgehalt von 98,8 °/₀ Ammoniumbromid in dem getrockneten Salz, d. h. rund 97,9 °/₀ NH_4Br bei einem vom Arzneibuch zugelassenen Feuchtigkeitsgehalt von 1 °/₀.

Über die Ausführung der Titration sei noch folgendes gesagt: Gibt man zu der Lösung des Halogensalzes 2 bis höchstens 3 Tropfen Kaliumchromatlösung und dann allmählich die $N/10$-Silbernitratlösung, so fällt zunächst nur Halogensilber aus. Allmählich zeigt sich aber an der Einfallstelle der Silberlösung rotes Silberchromat, das beim Umschütteln zunächst immer wieder verschwindet (da Silberchromat leichter löslich ist als Silberbromid), bis nach weiterem Zusatz von $N/10$-$AgNO_3$ der erste Tropfen Silberlösung nach Umschwenken einen rötlichgelben Schein auf dem Flüssigkeitsspiegel (ev. im Niederschlag) endgültig erzeugt. Das ist das Ende der Reaktion. Wird dagegen wirklich bis zu der vom D. A. 5 geforderten „roten Färbung" titriert, hat man weitaus übertitriert. Es handelt sich hier nur um einen Umschlag, der, an sich schwach, doch deutlich sichtbar für den wird, der die Reaktion beobachtet und nun die „Farbenveränderung" sieht. (Da Silberchromat nicht unerheblich in der Titrierflüssigkeit löslich ist, so wird zum Hervorbringen des Umschlages ein Mehr von $AgNO_3$ über den theoretisch berechneten Wert hinaus erforderlich. Mohr hat festgestellt, daß dieses Mehr bei den verschiedensten Halogenmengen fast gleichmäßig $^1/_{10}$ ccm $N/10$-$AgNO_3$ beträgt. Dieser Betrag ist ev. als Korrektur in Betracht zu ziehen.)

Eisenbestimmungen.

Diese Bestimmungen erfolgen gemäß dem D. A. 5 mit wenigen Ausnahmen nach dem jodometrischen Verfahren unter folgenden zwei Hauptgesichtspunkten:

I. Das Eisen muß zur Bestimmung im anorganischen Zustand vorliegen und in der dreiwertigen Oxydstufe.

II. Läßt man auf dreiwertiges Eisen Jodwasserstoffsäure (entstanden aus KJ und Mineralsäure) einwirken, so reduziert diese das Ferrisalz zu Ferrosalz in folgender Weise:

$$\overset{\text{III}}{Fe_2}(SO_4)_3 + 2\,HJ \rightleftharpoons 2\,\overset{\text{II}}{Fe}SO_4 + H_2SO_4 + J_2$$

$$\overset{\text{III}}{Fe}Cl_3 + HJ \rightleftharpoons \overset{\text{II}}{Fe}Cl_2 + HCl + J.$$

Hiernach setzt jedes Atom dreiwertiges Eisen (unter Umwandlung in zweiwertiges) 1 Atom Jod in Freiheit, das seinerseits durch 1 Molekül Natriumthiosulfat gebunden werden kann. So ist die Eisenbestimmung auf ein jodometrisches Verfahren zurückgeführt.

In einer Reihe von Präparaten, wie Eisenchloridlösung, liegt das Eisen bereits in der Oxydstufe vor. Bei anderen Arzneimitteln, wie Ferr. pulv., Ferr. reduct. usw., muß das erst erreicht werden, indem man diese Substanzen in Mineralsäuren löst und die entstandenen Salze durch Zusatz von $KMnO_4$ bis zur schwachen Rotfärbung der Lösung oxydiert. Daß diese schwache Rötung bestehen bleibt, ist der Beweis für Beendigung der Oxydation; entfernt wird dieser geringe Überschuß des $KMnO_4$ (und damit die Rötung) durch Zusatz einer Lösung von Weinsäure, die dadurch reduziert, daß sie selbst unter Bildung von Kohlensäure und Wasser oxydiert wird. — In einer dritten Reihe von Fällen endlich liegt das Eisen (wie bei

Eisenalbuminatlösung) in organischer Bindung vor. Hier wird zunächst durch Behandlung mit Mineralsäure in der Wärme das Eisen in ein anorganisches Salz verwandelt. Erfolgt jetzt der Zusatz von $KMnO_4$, so kann — auch nach völliger Oxydation des Fe — die rote Farbe nicht auf die Dauer bestehen bleiben. Es wird vielmehr dann noch die im Gemisch vorhandene organische Substanz, also Eiweiß oder Zucker, das $KMnO_4$ weiterhin reduzieren, freilich viel langsamer, als es vorher durch das Eisenoxydul geschah. Deshalb heißt es im Arzneibuch in solchen Fällen, die Kaliumpermanganatlösung solle bis zur „schwachen, kurze Zeit bestehenden Rötung" zugefügt werden. Allzu ängstlich braucht man hier übrigens nicht zu sein. Ist man sich über die volle Oxydation nicht ganz sicher, setzt man noch ein paar Tropfen $KMnO_4$ hinzu und läßt nochmals die Rötung langsam verschwinden. Ein zu großer Überschuß des Permanganats ist aber zu vermeiden. Denn es bilden sich dadurch gewisse Oxydationsprodukte, die das Ferrisalz wieder teilweise zu Ferrosalz umsetzen können (s. Moßler, Pharm. Post 1918, S. 345). — Ferner ist darauf Rücksicht zu nehmen, daß man die letzten Spuren der roten $KMnO_4$-Färbung schlecht in der stark gelbgefärbten Lösung erkennt. Deshalb wartet man zweckmäßig etwa 5 Minuten, bevor man das Kaliumjodid hinzufügt.

Wie schon bei obigen Formeln durch die entgegengesetzten Pfeile angedeutet, ist diese Reduktion des Eisens eine umkehrbare Reaktion. Sie verläuft aber im gewünschten Sinne quantitativ, wenn ein gewisser Überschuß des KJ (resp. HJ) vorhanden und wenn die Lösung mäßig mineralsauer ist. Man muß also zu wirklich exakten Bestimmungen noch mehr KJ anwenden, als das Arzneibuch vorschreibt, kann aber trotzdem nach Angaben der S. 86 auf anderem Wege eine Ersparnis an dem so kostspieligen Jodsalz herbeiführen.

Am Ende der Bestimmung, bei Bindung des ausgeschiedenen Jods durch $Na_2S_2O_3$, ist zu berücksichtigen, daß diese Bindung gegen Schluß immer langsamer wird, so daß man schließlich nach Zusatz jedes Tropfens Thiosulfatlösung erst kräftig umschütteln muß, bis man ev. noch einen weiteren Tropfen zugibt. Denn jeder Tropfen überschüssiger $Na_2S_2O_3$-Lösung verändert das Resultat nicht unwesentlich!

Arsen- und Antimonbestimmungen.

Die jodometrischen Methoden der Arsenbestimmungen verlaufen in folgender Weise:

$$\text{I.} \quad \overset{\text{III}}{As_4O_6} + 4\,H_2O + 8\,J \rightleftarrows 2\,\overset{\text{V}}{As_2O_5} + 8\,HJ.$$

Hiernach ist, wie aus den entgegengesetzten Pfeilen hervorgeht, der Vorgang ein umkehrbarer: Einerseits kann die arsenige Säure (Arsen dreiwertig) durch Jod zu Arsensäure (Arsen fünfwertig) oxydiert werden. Andererseits kann man die Arsensäure durch Jodwasserstoff zu arseniger Säure reduzieren. Ganz entsprechend verlaufen die Reaktionen bei Antimonverbindungen:

$$\text{II.} \quad \overset{\text{III}}{Sb_2O_3} + 2\,H_2O + 4\,J \rightleftarrows \overset{V}{Sb_2O_5} + 4\,HJ.$$

Hier oxydiert Jod das Antimontrioxyd zu Antimonpentoxyd, während umgekehrt Jodwasserstoffsäure das Antimonpentoxyd zu Antimontrioxyd reduziert.

Obige zwei Formeln stellen also vier Reaktionen dar, von denen zwei Reaktionen den beiden anderen entgegengesetzt sind. Ohne besondere Maßnahmen würde in den vier Fällen vor beendeter Reaktion ein Gleichgewichtszustand eintreten, d. h. die Reaktionen würden nicht quantitativ verlaufen. Damit das geschieht, müssen folgende Mittel angewendet werden: Will man die beiden Reaktionen I und II im Sinne von links nach rechts, im Sinne also der Oxydation, zu Ende führen, so muß man die hierbei entstehende störende Jodwasserstoffsäure unschädlich machen. Das geschieht durch Bindung dieser Säure an Alkali. Und zwar verwendet man in diesem Falle Natriumbicarbonat, da sowohl Natriumhydroxyd wie Natriumcarbonat an sich auf Jod einwirken und so das quantitative Ergebnis verschieben würden, das nur vom Gehalt an As_4O_6 bzw. Sb_2O_3 abhängen soll. — Will man umgekehrt die beiden Reaktionen im Sinne von rechts nach links, also im Sinne der Reduktion, beendet sehen, so muß man dafür sorgen, daß der Vorgang in stark saurer Lösung stattfindet. Auf diese Weise sind vier Methoden zu Gehaltsbestimmungen ermöglicht und werden auch tatsächlich verwendet: Gemäß der Formel I, im Sinne von links nach rechts, erfolgt die Gehaltsbestimmung der arsenigen Säure (Acidum arsenicosum) und die Feststellung des Arsengehaltes im Liquor Kalii arsenicosi. Hier wird unter Zusatz von Natriumbicarbonat die arsenige Säure durch Jod zu Arsensäure oxydiert und aus dem Jodverbrauch der vorhandene Arsengehalt errechnet. Dagegen wird die umgekehrte Reaktion, also die nach Formel I, im Sinne von rechts nach links, angewendet bei der Bestimmung des Arsengehaltes in Arsacetin und Atoxyl. Hier zerstört man zunächst die organische Substanz durch Kochen mit einem Gemisch von Schwefelsäure und wenig rauchender Salpetersäure, wodurch das organisch gebundene Arsen in Arsensäure übergeführt wird. Nach Fortschaffen der überschüssigen Salpetersäure gibt man zu der stark sauren Lösung Jodkalium, führt also damit Jodwasserstoffsäure ein, welche die Arsensäure quantitativ zu arseniger Säure reduziert, selbst aber in äquivalentem Maße zu Jod oxydiert wird, so daß aus der Menge des entstandenen Jods (bestimmbar durch Natriumthiosulfat) wiederum der Arsengehalt festgestellt werden kann (Methode nach Rosenthaler, Ztschr. f. anal. Chem. 1906, S. 596).

Analog läßt das Arzneibuch den Gehalt an Brechweinstein im Tartarus stibiatus nach Formel II im Sinne der Oxydation (also von links nach rechts) bestimmen. Hier wird, wieder in alkalischer Lösung, d. h. unter Zusatz von Natriumbicarbonat und unter geringem

Zusatz von Weinsäure (damit bestimmt die Bildung eines Antimonniederschlages unterbleibt), das Antimontrioxyd in Antimonpentoxyd übergeführt und aus der Menge des verbrauchten Jods der Gehalt festgestellt. — Die umgekehrte Reaktion, d. h. die Reduktion des Antimonpentoxyds zu Antimontrioxyd in saurer Lösung, läßt das Arzneibuch nicht verwenden. Doch haben Lehmann und Berdau (Ap. Ztg. 1914, S. 186) und Lehmann und Lokau (A. Ph. 1914, S. 408) zur Gehaltsbestimmung von Stibium sulfurat. aurant. und Stibium sulfurat. nigrum zwei Methoden ausgearbeitet, die auf der Reduktion des Sb_2O_5 zu Sb_2O_3 durch HJ beruhen.

So sind also sämtliche vier in den beiden obigen Formeln dargestellten Reaktionen für die Praxis verwertet.

Nachweis von denaturiertem Weingeist bzw. Methylalkohol in alkoholhaltigen Präparaten.

Durch Ministerialerlaß vom 13. Februar 1906 ist die Abgabe von Heilmitteln, die mit denaturiertem Spiritus hergestellt sind, in Preußen untersagt. Durch ferneren Ministerialerlaß vom 12. Mai 1911 wurde die Verwendung von Methylalkohol zu pharmazeutischen Präparaten verboten. Infolgedessen spielt der Nachweis von denaturiertem Spiritus bzw. Methylalkohol in pharmazeutischen Präparaten eine wichtige Rolle.

Der denaturierte Weingeist enthält entweder acetonhaltigen Holzgeist oder neben Aceton und Methylalkohol noch Pyridin. Man kann daher die Anwesenheit von denaturiertem Weingeist einerseits durch den Nachweis von Aceton, anderseits durch die Feststellung des Methylalkohols führen. Da Aceton leicht durch die Legalsche Probe mittels Nitroprussidnatrium identifiziert wird, schlägt man gewöhnlich den auch vom Arzneibuch beschrittenen Weg des Acetonnachweises ein. So ist z. B. bei Spiritus (siehe dort) vorgeschrieben, daß von 5 ccm Weingeist 1 ccm in geeigneter Weise abdestilliert wird. Dieses Destillat soll, mit Natronlauge und Nitroprussidnatriumlösung versetzt, eine Rotfärbung, die nach vorsichtigem Übersättigen mittels Essigsäure in Violett übergeht, nicht ergeben (Aceton). — Fast bei allen Spirituspräparaten läßt sich in dieser Weise die Prüfung anstellen. Eine Ausnahme bildet z. B. Spiritus Sinapis, dessen schwefelhaltige Bestandteile die Reaktion stören. Hier werden diese störenden Bestandteile nach Angabe des Arzneibuches zunächst durch Kalilauge gebunden, worauf die Prüfung in gewohnter Weise stattfindet. — Ferner muß in der Jodtinktur das freie Jod nach Zusatz von Wasser durch vorsichtiges Hinzugeben von feingepulvertem Natriumthiosulfat gebunden werden, worauf nach erfolgter Entfärbung die Destillation stattfinden kann.

Erwähnt muß werden, daß man nach Eschbaum (B. D. Ph. Ges. 1905, S. 354) diese Prüfung viel vorteilhafter in dem Spirituspräparat direkt anstellt und auf diese Weise in wenigen Minuten

ohne Destillation zum Ziele kommt. Eschbaum zieht dazu sogar
ganz dunkle Tinkturen, wie Katechutinktur, heran, die er mit Bleiessig vorher entfärbt. Die Vorschrift lautet: „Man verdünnt die zu
untersuchende Flüssigkeit mit 1 bis 2 Teilen Wasser, setzt einen
Überschuß von Bleiessig hinzu, filtriert — das Filtrat muß farblos
sein, sonst ist zu wenig Bleiessig verwendet — und setzt zu dem
Filtrat Lauge und, unbekümmert um den entstandenen Niederschlag,
Nitroprussidnatriumlösung und schließlich das dritte Reagens, den
Eisessig. Der letztere Zusatz bewirkt eine Lösung des eventuell
durch die Lauge gefällten Bleihydrats, und die violette Farbe tritt
auffällig und einwandfrei in Erscheinung." — Gewisse Modifikationen
dieser Methode sind nötig bei senfölhaltigen Präparaten, bei Jodtinktur, Spiritus caeruleus, bezüglich derer auf die angegebene
Literaturstelle verwiesen werden muß.

Diese einfach auszuführende Legalsche Probe wird in den
meisten Fällen bequem zum Ziele führen. Allen einschlägigen Anforderungen kann sie aber schon deshalb nicht entsprechen, weil
Spiritusersatzmittel in den Handel kamen, die aus reinem Methylalkohol bestanden, also Aceton nicht enthielten. Hier führt nur
der direkte Nachweis von Methylalkohol zum Ziel und erscheint um
so wichtiger, als dieser Alkohol aufsehenerregende Vergiftungsfälle
herbeiführte. — Hat man also Aceton nachweisen können, so ist
die Frage erledigt, das Präparat zu verwerfen. Ist die Feststellung
aber nicht gelungen, so muß in besonderen verdächtigen Fällen die
Prüfung auf Methylalkohol vorgenommen werden.

Die Prüfungsmethoden, die zum Nachweis von Methylalkohol
neben Äthylalkohol dienen, lassen sich in zwei Kategorien teilen:

1. Diejenigen Methoden, die den Methylalkohol unverändert
lassen und ihn auf Grund seiner physikalischen Eigenschaften zu
identifizieren suchen.

2. Die chemischen Methoden, die mit wenigen Ausnahmen den
Methylalkohol nach seiner Oxydation als Formaldehyd nachweisen
lassen. Eine Beschreibung aller dieser Methoden würde zu weit
führen. Wir führen zunächst das auch in amtliche Anweisungen
übergegangene Verfahren nach Fendler-Mannich an:

Die Methode beruht darauf, daß zunächst aus einer bestimmten
Menge des Präparates langsam und vorsichtig ein kleiner Anteil
überdestilliert wird, in dem ev. anwesender Methylalkohol vorhanden sein muß. Das Destillat wird sodann mit Kaliumpermanganat behandelt, wodurch vorhandener Methylalkohol in Formaldehyd übergeführt wird. Der Nachweis des auf diese Weise ev.
entstandenen Formaldehyds wird durch Morphinschwefelsäure geführt.
Wie nämlich in der Toxikologie Morphin durch die Bildung der
schönen Violettfärbung nachgewiesen wird, die beim Übergießen des
Morphins mit Formalinschwefelsäure entsteht, so wird umgekehrt
Formaldehyd nach Zugabe von Morphinschwefelsäure durch Eintritt
derselben violetten Farbe erkannt. Die Prüfung nach Fendler und
Mannich ist eine sehr scharfe und zuverlässige, verlangt aber eine

enaue Befolgung folgender Vorschrift: 10 ccm der zu prüfenden Flüssigkeit werden in einem 50 ccm fassenden Kölbchen, auf welches in als Dephlegmator und Kühler wirkendes doppelt rechtwinklig gebogenes Glasrohr mittels eines durchbohrten Gummistopfens aufgesetzt ist und welches auf einem doppelten Drahtnetz steht, sehr langsam und vorsichtig mit kleiner Flamme zum Sieden erhitzt. Das als Kühler verwendete Glasrohr ist eine zweimal rechtwinklig gebogene Glasröhre von etwa 80 cm Länge, ein sogenanntes U-Rohr.) Das Destillat wird in einem kleinen, in zehntel Kubikzentimeter geteilten Meßzylinder aufgefangen. Man destilliert genau 1 ccm ab und leitet die Destillation so, daß diese Menge innerhalb 4 bis 5 Minuten übergeht; bei zu schnell geleiteter Destillation wird das Destillat heiß, wodurch Verluste an Holzgeist eintreten können. — Das Destillat wird mit 4 ccm verdünnter Schwefelsäure ($20\,^0/_0$) gemischt und in ein weites Reagenzglas übergeführt. Man trägt alsdann in die Flüssigkeit unter guter Kühlung des Reagenzglases (durch Eintauchen in kaltes Wasser) und stetem Umschütteln nach und nach 1 g sehr fein zerriebenes Kaliumpermanganat ein. Nachdem die Violettfärbung der letzten Portion verschwunden ist, filtriert man durch ein kleines, trockenes Filter in ein Reagenzglas, erhitzt das meist rötlich gefärbte Filtrat 20 bis 30 Sekunden bis zum schwachen Sieden, kühlt alsdann ab und mischt 1 ccm der nun farblosen Flüssigkeit in einem Reagenzglase unter gutem Kühlen mit 5 ccm konzentrierter Schwefelsäure. Zu der abgekühlten Mischung werden alsdann 2,5 ccm einer frisch bereiteten Lösung von 0,2 g salzsaurem Morphin in 10 ccm konzentrierter Schwefelsäure gefügt. Da diese Flüssigkeiten sich durch Schütteln schwer mischen, bewirkt man die Mischung durch sorgfältiges Rühren mit einem Glasstab. Man läßt nun bei Zimmertemperatur 20 Minuten lang stehen und beobachtet alsdann die Färbung der Flüssigkeit. Enthielt das ursprüngliche Präparat mindestens $0,5\,^0/_0$ Methylalkohol, so ist die Flüssigkeit intensiv violett bis rotviolett gefärbt. Gelbliche oder bräunliche Färbungen bleiben unberücksichtigt.

Um die Reaktion kennen zu lernen, empfiehlt es sich, eine Mischung von 99 Volumen Äthylalkohol und 1 Volumen Methylalkohol herzustellen und 1 ccm hiervon in genau derselben Weise zu behandeln, wie es oben für das Destillat angegeben ist. Erhält man bei der Untersuchung eines Alkoholpräparates eine gleiche oder stärkere Reaktion, wie mit dem $1\,^0/_0$igen Methylalkohol, so ist die Gegenwart von Methylalkohol sicher erwiesen.

Zu dieser Methode ist noch zu erwähnen: Ist die Lösung von Morphinhydrochlorid in Schwefelsäure so frisch, daß das Salzsäuregas nicht hinreichend vertrieben ist, so kann nach Gebrauch solcher Säure eine rote Färbung mit einem Stich ins Violette auch dann eintreten, wenn kein Methylalkohol vorhanden ist. Man muß deshalb die frisch bereitete Lösung mindestens $^1/_2$ Stunde lang stehen lassen oder sie unter Schütteln im Reagenzglas gelinde erwärmen und dann erkalten lassen. — Diesem Umstand ist auch in der amtlichen Anweisung Rechnung getragen, indem später Morphinsulfat oder Morphin statt des Morphinhydrochlorids vorgesehen wurde. — Wolff (Ch. Ztg. 1919, S. 555) hat übrigens vorgeschlagen, statt der morphinhaltigen Schwefelsäure eine apomorphinhaltige anzuwenden, die tatsächlich eine schön ·blauviolette Färbung mit Formaldehyd ergibt. — Sehr störend kann sodann für den Nachweis des Methylalkohols die Gegenwart gewisser Stoffe, wie ätherische Öle, Ester usw., wirken. Zur Entfernung solcher Stoffe verdünnt man 20 ccm der Prüfungsflüssigkeit mit Wasser auf 100 ccm, sättigt die Lösung kalt mit Kochsalz, läßt absetzen und trennt die wässerige Salzlösung durch Filtrieren ab. Von letzterer destilliert man unter guter Kühlung erst 10 ccm ab und sodann von diesen 10 ccm wieder durch das oben beschriebene U-Rohr 1 ccm, das dann nach Fendler-Mannich weiter geprüft wird.

Später haben die Autoren Pfyl, Reif und Hanner als Ersatz des von Fendler-Mannich gebrauchten Morphins drei andere Stoffe zu Farb- bzw. Fällungsreaktionen vorgeschlagen, nämlich Guajacol, Apomorphin und Gallussäure. Außerdem wurde die Methode auch sonst modifiziert. Nach Aussage der Verfasser besitzt dieses modifizierte Verfahren mancherlei Vorteile vor dem Fendler-Mannichschen. Näheres siehe an der Originalstelle Ph. Ztrh. 1922, S. 193. — Ferner sei erwähnt: Authenrieth (A. Ph. 1920, S. 1) hat ein Verfahren ausgearbeitet, nach dem der Methylalkohol mittels p-Brombenzoylchlorid in den p-Brombenzoesäuremethylester übergeführt wird. Diese Methode hat den großen Vorzug, daß nicht eine Farbreaktion entscheidet, sondern die Entstehung eines wohldefinierten Derivates, das bei 78° schmilzt und später noch als Beweisstück dienen kann. In einzelnen Fällen wird dieses Verfahren sicherlich sehr wertvolle Dienste leisten, hauptsächlich, wo größere Beimengungen von Methylalkohol vorliegen. Wo das aber nicht der Fall ist, ist die Gewinnung der Kristalle des Esters doch nicht ganz einfach. — Auf die zum Nachweis von Methylalkohol nach Überführung in Formaldehyd vielfach herangezogene Peptonmethode sei noch hingewiesen; vgl. Hasse, Ph. Ztrh. 1920, S. 177. — Schließlich sei erwähnt, daß bei genügender Konzentration des Methylalkohols zum Nachweis das sehr einfache Verfahren von Th. Sabalitschka empfehlenswert ist; s. B. D. Ph. Ges. 1919, S. 214.

Bei der Beurteilung ist zu berücksichtigen, daß in den Destillaten verschiedener Obstsorten und Beerensäfte, auch in gewissen Trinkbranntweinen, wie Rum usw., geringe Mengen Methylalkohol natürlicherweise vorkommen können. Ebenso wichtig ist, daß auch bei der Oxydation höherer Alkohole, wie Propylalkohol usw., Spuren von Formaldehyd gebildet werden können. Jedoch ist die dadurch eintretende Reaktion so schwach, daß sie nicht ernstlich zu Täuschungen führen dürfte.

Alkoholbestimmung in Tinkturen, Fluidextrakten, weingeistigen Destillaten usw., auch kosmetischen Präparaten.

Die sämtlichen einschlägigen Verfahren beruhen (wie bei der Alkoholbestimmung im Wein) auf dem Prinzip, daß der Weingeist der zu untersuchenden Präparate abdestilliert und durch Wasserzusatz auf ein bestimmtes Volumen gebracht wird, worauf gemäß dem spezifischen Gewicht des Destillates der Alkoholgehalt aus der bekannten Tabelle von Windisch abgelesen werden kann. Viele Anweisungen schreiben vor, daß die zu untersuchenden Präparate ohne besondere Vorbereitung der Destillation unterworfen werden. So sagt die Pharmacopoea Helvetica IV im Artikel „Tinkturen": Für die Alkoholbestimmung gelten folgende Normen: „25 g der zu bestimmenden Tinktur werden mit 75 g Wasser gemischt und von der Mischung zwei Drittel abdestilliert. Das Destillat ist mit Wasser auf 100 g zu bringen, das spezifische Gewicht dieser Flüssigkeit bei 15^0 zu ermitteln und daraus deren Alkoholgehalt der einschlägigen Tabelle (von Windisch) in Gewichtsprozenten zu entnehmen. Der gefundene Gehalt, mit 4 multipliziert, gibt den Alkoholgehalt der Tinktur in Gewichtsprozenten an." — Diese Bestimmung ist einfach und liefert Werte, die jedenfalls ungefähr orientieren. Aber erstens gehen bei diesem Verfahren ätherische Öle, Ester, flüchtige Säuren usw. ebenfalls in das Destillat über und beeinflussen dessen spezifisches Gewicht. Zweitens sind dabei Sonderfälle außer acht gelassen. Zur Erzielung genauerer Resultate wird man deshalb im allgemeinen so vorgehen, daß man aus der zu prüfenden Flüssigkeit nach Wasserzusatz die ätherischen Öle usw. aussalzt und mit Petroläther vor der Destillation entfernt. Das Verfahren, genügend exakt für die Praxis und kombiniert nach den amtlichen Anweisungen, den Angaben von Erwin Richter (Ph. Z. 1914, S. 430) und Anton Reuß (Ph. Ztrh. 1915, S. 61) verläuft dann folgendermaßen:

In einen Scheidetrichter wägt man 25 g der zu untersuchenden Flüssigkeit, 25 g gesättigte Kochsalzlösung und ca. 20 g Petroläther vom Siedepunkt unter 60^0, schüttelt kräftig durch und stellt die Mischung beiseite, bis die untere, alkoholisch wässerige Schicht völlig klar geworden ist. Sodann läßt man diese in einem größeren Kolben von ca. 250 g Inhalt (wegen des eventuellen starken Schäumens), schüttelt den im Scheidetrichter zurückgebliebenen Petroläther nochmals mit 15 g Kochsalzlösung, läßt nach abermaligem Stehen auch diese zweite Kochsalzlösung ab und vereinigt sie mit der ersten. Sodann gibt man einige Tonscherben dazu, noch etwas Magnesiumcarbonat, wenn flüchtige Säuren oder besonders reichlich ätherische Öle vorhanden, und destilliert in ein Pyknometer von 50 ccm Inhalt etwa 38 ccm über. Nachdem man das Pyknometer nunmehr genau bis zur Marke bei 15^0 mit Wasser aufgefüllt hat, bestimmt man unter geeigneten Vorsichtsmaßregeln das spezifische Gewicht der Alkoholmischung. (Die Bestimmung des spezifischen Gewichtes im Pyknometer, Behandlung dieses Gerätes usw. sind genau geschildert auf S. 23.)

Ausrechnung: Es soll berechnet werden, wieviel Gramm Alkohol
in 100 Gramm der zu untersuchenden Flüssigkeit vorhanden sind.
Wir gingen in obiger Vorschrift aus von 25 g des Präparates; das
Destillat wurde auf 50 ccm gebracht. Deshalb ersehen wir gemäß
dem spezifischen Gewicht des Destillates aus der Tabelle von Windisch
den Alkoholgehalt nach Gewichtsprozenten. Diese Zahl, multipliziert mit dem Doppelten des spezifischen Gewichtes des Destillates,
gibt den Prozentgehalt an Alkohol nach Gewichtsprozenten in dem
Präparat an. — Beispiel: 25 g Tinct. Valerian. ergaben ein Destillat
vom spezifischen Gewicht 0,9569, entsprechend 30,46 Gewichtsprozenten nach Windisch. Das entspricht $30,46 \cdot 2 \cdot 0,9569 = 58,29$ Gewichtsprozenten Alkohol in der Tinktur.

Anweisungen für Sonderfälle: Flüssigkeiten, die Seife oder
Ammoniak enthalten, wie Linimente, Seifenspiritus usw., bedürfen
zur Spaltung der Seife und Bindung des Ammoniaks eines Säurezusatzes (zweckmäßig Schwefelsäure). — Ameisenspiritus, Baldriantinktur usw. müssen wegen der flüchtigen Säuren und Ester mit
Alkali übersättigt werden. — Bei Jodtinktur bindet man das Jod
mit Natriumthiosulfatlösung. — Bei Gemischen mit Äther siehe genaueres bei Erwin Richter (l. c.). — Bei Flüssigkeiten, die beim
Ausschütteln mit Petroläther zu starker Emulsionsbildung neigen
oder besonders reichlich ätherische Öle enthalten (Mundwässer usw.),
wird zweckmäßig eine zweifache Destillation vorgenommen. Man verdünnt dann 25 g des Präparates mit ca. 50 g Wasser und destilliert
unter Gerbsäurezusatz (wegen des Schäumens) direkt in einen Scheidetrichter ca. 50 ccm ab. Nunmehr sättigt man das Destillat mit trockenem Kochsalz, schüttelt wie oben mit 25 ccm Petroläther aus, wiederholt wie vorher das Ausschütteln des abgetrennten Petroläthers mit
Kochsalzlösung, vereinigt die beiden Kochsalzlösungen, destilliert aus
ihnen in ein Pyknometer von 50 ccm Inhalt ca. 38 ccm über und
verfährt zum Schluß wie vorher. — Für besonders genaue Bestimmungen ist das Verfahren von Zetzsche zu empfehlen (Ph. Ztrh.
1903, S. 163).

Prüfung der Arzneigläser, besonders der Ampullengläser.

Für diese Prüfung ist ein besonderer Artikel eingeschaltet, weil
die Untersuchung des Arzneiglases, besonders des Ampullenglases,
wegen Verschlechterung des Materials jetzt nötiger erscheint als je.
Das ist nicht nur darauf zurückzuführen, daß jetzt bei der Glasfabrikation vielfach die Soda durch Glaubersalz ersetzt wird. Solches
„Sulfatglas" kann für arzneiliche Zwecke ebenso brauchbar hergestellt
werden wie das frühere Material. Die Verschlechterung ist vielmehr
dadurch eingetreten, daß bei dem Mangel an guten Rohstoffen Glasabfälle aller Art, auch Bau- und minderwertiges Fensterglas mit ver-

arbeitet werden, wodurch das Glas bei übermäßigem Gehalt an Alkali einen Teil desselben an die in solchen Gefäßen aufbewahrten Stoffe abgeben kann.

Solche verhältnismäßig reichliche Abgabe von Alkali kann schon sehr schädlich wirken, wenn sie bei Medizingläsern (Arzneiflaschen) auftritt. Es können dadurch beispielsweise in klaren Lösungen von Brechweinstein, Bleiacetat Trübungen entstehen, aus Quecksilberchloridlösungen kann sich Quecksilberoxyd abscheiden, aus Lösungen von Morphin. hydrochloric. die freie Base. Sehr viel sorgsamer noch ist auf die Beschaffenheit von Gläsern zu achten, in denen Lösungen zur subkutanen Injektion angefertigt und durch längeres Erhitzen keimfrei gemacht werden. Gerade dieses Erhitzen begünstigt naturgemäß das Herauslösen des Alkali. Besonders schädlich aber kann die Alkaliabgabe im Ampullenglas werden, dann z. B., wenn nach dem Erhitzungsprozeß bei der immerhin lange Zeit währenden Lagerung sich aus den Lösungen des Morphinsalzes die freie Base in feinen Kristallnädelchen abscheidet. Überhaupt ist zu bedenken, daß in Ampullen sehr wichtige und ebenso empfindliche Stoffe wie Pantopon, Strychninnitrat usw. abgegeben werden, für deren möglichste Haltbarkeit auch bei längerer Aufbewahrung man unbedingt und pflichtgemäß sorgen muß. An die Beschaffenheit der Ampullen sind daher ganz besondere Anforderungen zu stellen.

Über diesen Gegenstand hat Ludwig Kroeber (Ph. Ztrh. 1918, S. 223) einen sehr zeitgemäßen Artikel veröffentlicht, dem nachstehende Angaben entnommen sind. Zunächst werden abweichende Anforderungen gestellt an

    I. Medizinflaschenglas,

    II. Glas zum Aufbewahren von Reagenzien, Normal- und Alkaloidlösungen (Ampullen) und Geräteglas.

Vielfach ist für vorliegenden Zweck die Verwendung von Phenolphthalein vorgeschlagen, die auch den Vorzug der Billigkeit und Einfachheit für sich hat. Dem stehen als Nachteile gegenüber der Einfluß der Kohlensäure auf das Reagens und dessen nicht zu große Empfindlichkeit. Für einfache Verhältnisse und zur raschen Orientierung (gleichsam Vorprobe) mag aber das Mittel verwendet werden, sofern man dabei eine Bewertung der Farbabstufung vornimmt. Danach ist ein Glas, das nach der folgenden Vorschrift stark rotgefärbten Inhalt ergibt, unbedingt zu verwerfen; selbst eine mittelmäßige Rotfärbung darf nicht entstehen; lediglich eine leichte veilchenrote Färbung, wie sie einer sehr verdünnten Kaliumpermanganatlösung entspricht, darf entstehen.

Vorschrift.

(Die Phenolphthaleinprobe bezieht sich nur auf Medizingläser [Injektionsgläser], die Narkotinprobe auf sämtliche Glassorten.)
„2 bis 3 Tropfen einer weingeistigen Phenolphthaleinlösung auf 100 ccm Wasser dürfen nach einstündiger Entkeimung in dem zu

prüfenden Glase höchstens eine leichte bläulich-rosa Färbung, die auf Zusatz von 2 bis 3 Tropfen N/100-Salzsäure zum Verschwinden gebracht wird, hervorbringen."

Zeigt Phenolphthalein für diese Prüfung eine zu geringe Empfindlichkeit, so ist diese bei Narkotinhydrochlorid so groß, daß man letzteres Reagens fast als zu empfindlich für die Untersuchung von einfachem Medizinflaschenglas bezeichnen muß. Deshalb ist die Vorschrift für die Praxis so gefaßt: „Medizinglas lasse mit einer Narkotinhydrochloridlösung 0,1 $^0/_0$ bei Zimmerwärme keine oder doch nur eine geringe, flockenartige — keineswegs wolkenförmig zusammengeballte — Abscheidung erkennen, die nicht vor Ablauf von $^1/_4$ Stunde einsetzen darf. — Ampullen- sowie Geräteglas lasse hierbei keine oder höchstens vereinzelte Flöckchen erkennen, die sich nicht vor Ablauf von $^1/_2$ Stunde zeigen dürfen und nach einer weiteren Frist von $^1/_2$ Stunde keine Vermehrung aufweisen."

Zu dieser Prüfung sei noch bemerkt: In minderwertigem Glas, das mit der Narkotinhydrochloridlösung 0,1 $^0/_0$ beschickt wird, tritt fast sofort, zum wenigsten nach Verlauf einiger Minuten, eine flockenförmige Ausscheidung des Narkotins auf, welche die ganze Innenwandung mit einem anhaftenden Belage überzieht. — Gutes brauchbares Glas läßt den Beginn der Ausflockung erst nach Verlauf von $^1/_4$ Stunde erkennen. In völlig einwandfreiem Glas war selbst nach Wochen kaum eine Spur von Ausscheidung zu bemerken.

Schließlich sei erwähnt: Leidlich gutes Glas kann durch Auskochen mit verdünnter Salzsäure bezüglich der Alkaliabgabe verbessert werden, schlechtes nicht. Kroeber hat eine Flasche von 200 g Inhalt 1 Stunde lang mit 1 proz. Salzsäure der Entkeimung unterworfen und dann ausgewaschen, bis Lackmuspapier nicht mehr gerötet wurde. Vor dieser Behandlung war aus dem Glase nach einstündigem Auskochen mit 100 ccm Wasser eine Alkalimenge herausgelöst, die 1,1 ccm N/100-Salzsäure entsprach. Nach der Behandlung war der Wert auf eine Alkalimenge entsprechend 0,5 ccm N/100-Salzsäure zurückgegangen.

Anleitung zur Ersparnis kostspieliger Materialien bei der Untersuchung von Arzneimitteln.

Die dauernd steigenden Preise der zu untersuchenden Präparate und der zur Prüfung notwendigen Materialien zwingen dazu, Wege zu suchen, um diese Kosten soweit als irgend möglich einzuschränken, d. h. so weit, als es sich mit der Zuverlässigkeit der Untersuchung verträgt. Über solche Bemühungen hat H. Thoms einen Vortrag gehalten (B. D. Ph. Ges. 1922, S. 301), dessen Inhalt wir uns in diesem Artikel weitgehend zu Nutzen machen.

Zunächst erhebt sich die Frage, wie weit der praktische Apotheker die Prüfungen des Arzneibuches auszuführen verpflichtet ist. Wäre das Arzneibuch lediglich ein Gesetzbuch, so müßte die Antwort einfach und bestimmt lauten: „Es sind alle Proben auszuführen." Es heißt aber im D. A. 5 auf S. XI der Vorrede: „Da das Arzneibuch nicht nur in den Apotheken als Vorschriftenbuch dient, sondern auch von den Apothekerlehrlingen und den Studierenden der Pharmazie zu ihrer Ausbildung benutzt wird, wurde es als zweckmäßig anerkannt, der Neuausgabe eine etwas erweiterte Fassung zu geben und dem Buche damit, ohne es zum Lehrbuche zu machen, eine größere Verwertbarkeit, als sie ein bloßes Vorschriftenbuch besitzt, zu verschaffen." Das bedeutet zweifellos, daß hier zugleich ein Lehrbuch vorliegt, das die aufgeführten Präparate in ihren Eigenschaften möglichst von vielen Seiten wissenschaftlich beleuchtet. So erklären sich auch die mehrfachen Identitätsreaktionen desselben Stoffes, von denen eine bis höchstens zwei mit voller Sicherheit das Vorliegen des betreffenden Stoffes erweisen würden; dazu gehören auch wiederholte Reinheitsproben auf ein und dieselbe Verunreinigung. Hier wird also der Apotheker als Fachmann selbständig die wirklich maßgebenden Proben auswählen können. — Dazu sei hinzugefügt: Zu den stets auszuführenden Prüfungen gehören unter allen Umständen neben den eigentlichen Identitätsbestimmungen die Schmelzpunktsbestimmungen, wo solche überhaupt ausführbar sind. Denn diese stellen nicht nur Identitätsprüfungen vor (durch Mischprobe, s. S. 2), sondern zugleich die wichtigsten Reinheitsprüfungen, sind zudem außerordentlich schnell und leicht ausführbar und erfordern schließlich die geringsten Kosten. Diese Bestimmungen sind also nie zu unterlassen.

Die zweitwichtigste Frage ist, wie weit man die Menge der zur Prüfung verwendeten Substanz einschränken kann. H. Thoms hat sich die Mühe genommen, einzelne für die Bestimmungen nach dem D. A. 5 erforderliche Mengen herauszuziehen, die geradezu erschreckend groß sind. Von Chloroform. pro narcosi werden danach z. B. gebraucht 70 g, von Chinin. hydrochloric. 4,6 g, von Cocaïn. hydrochloric. 2 g, von Arecolin. hydrobromic. 7 g! Nun ist einerseits nicht zu verkennen, daß die Herabsetzung dieser Mengen Gefahren in sich bergen kann: Bei qualitativen Reaktionen werden in kleinerer Menge die Reaktionen undeutlicher, sie fallen nicht so in die Augen; bei quantitativen Bestimmungen vervielfachen sich durch Reduktion der Versuchsmengen die unausbleiblichen Versuchsfehler durch die Ausrechnung auf Prozentzahlen. Dem stehen aber andererseits Vorteile gegenüber. Denn die Sorgfalt der Analytiker wächst zweifellos in demselben Maße wie die Schwierigkeit, hervorgerufen durch Beschränkung des Materials. Wer Gelegenheit hatte, junge Fachgenossen bei der Arbeit zu beobachten, wird zugeben, daß nicht der die besten Resultate aufweist, der reiche Mengen Materialien mechanisch verarbeitet, sondern derjenige, welcher mit kleinem Material wirklich das Brauchbarste zu leisten sucht. Über die zu wählenden Mengen ist aber folgendes zu sagen:.

Das Arzneibuch sagt allgemein in bezug auf qualitative Reaktionen (Vorrede S. XXIX!): „Für die einzelnen Untersuchungen sind, soweit

im Einzelfall keine anderen Vorschriften gegeben sind, 10 ccm der zu
prüfenden Flüssigkeit oder Lösung zu verwenden." Demgegenüber hat
H. Thoms vorgeschlagen, kleine Reagenzgläser anzuwenden von etwa
9 cm Länge und entsprechender Weite, in denen etwa 3 ccm Flüssigkeit
zur Anwendung kommen. Es ist zuzugeben, daß in solchen Gläsern
gewisse Reaktionen, wie Trübungen, Opaleszenzen usw., undeutlicher
zu sehen sind. Beobachtet man aber, indem man von oben nach
unten durch die ganze Flüssigkeitsschicht hindurchsieht, so kann
man bei Aufmerksamkeit diesen Fehler gutmachen. Für Alkaloidreaktionen ist von Zimmermann mit Recht der Gebrauch von
Uhrgläsern vorgeschlagen. — Die quantitativen Bestimmungen läßt
das Arzneibuch meist titrimetrisch ausführen. Dazu sind Mikro-
büretten und Mikropipetten vorgeschlagen. Es bleibe dahingestellt,
wie weit sich solche Geräte bei uns einbürgern werden. Aber heute
schon kann man sich mit den jetzigen Geräten behelfen, indem man
erstens von der Bürette die $^1/_{10}$ ccm genau mit der Lupe abliest
und vor allem darauf achtet, daß die Ablaufspitze der Bürette
hinlänglich eng ist (bzw. indem man sie eng auszieht), damit der
letzte, für die Bestimmung maßgebende Tropfen recht klein
herausfällt.

Unter solchen Vorsichtsmaßregeln bei der Maßanalyse wird man
sehr viel Material sparen können, vor allem 1. bei den Eisenbestimmungen, 2. bei den Alkaloidbestimmungen.

ad I) Eisenbestimmungen: Diese Bestimmungen erfordern in
nicht unwesentlichen Mengen das teure Kaliumjodid, und zwar, wenn
die Resultate maßgebend sein sollen (siehe S. 75), noch mehr KJ,
als im D. A. 5 an den betreffenden Stellen angegeben ist. Trotz dieses
an sich erforderlichen Mehrquantums kann man jedoch die absolute
Menge KJ nicht unerheblich herabdrücken, wenn man die Eisenmenge
auf das nötige Maß reduziert: Bei Ferr. pulv. z. B. oder Ferr. reduct.
ist die Bestimmung des D. A. 5 so gefaßt, daß man schließlich zur
Endtitration mehr als 17 ccm N/10-Natriumthiosulfat verbrauchen soll.
Mit hinlänglicher Genauigkeit aber kann man die Prüfung bei einem
Endverbrauch von rund 4 ccm $N/10\text{-}Na_2S_2O_3$ durchführen. Auf dieses
Maß haben wir bei den einzelnen Artikeln die betreffenden Bestim-
mungen reduziert, und zwar unter entsprechender weitestgehender
Kürzung der anzuwendenden KJ-Menge.

Es hätte nahegelegen, für gewisse Eisenbestimmungen zur völligen
Ersparnis des Kaliumjodids das Kaliumpermanganatverfahren vorzu-
schlagen. Doch verlangt letztere Methode immerhin eine besondere
Apparatur und mehr Zeit. Wir haben aber sonst die oxydimetrische
Methode durch Kaliumpermanganat herangezogen, wo immer möglich,
z. B. zur Gehaltsbestimmung in Wasserstoffsuperoxydlösung.

ad II) Alkaloidbestimmungen: Die in der Ap. Z. (1920, S. 216)
veröffentlichten, in unserem Laboratorium zusammengestellten Alkaloidbestimmungen waren in wirtschaftlich noch glücklicheren Zeiten
entworfen, in denen die Kosten für Äther, Chloroform, Weingeist
nur einen Bruchteil der heutigen Unkosten betrugen.

Jetzt haben wir, den Verhältnissen Rechnung tragend, die Alkaloidbestimmungen für dieses Buch derart umgearbeitet, daß die erforderlichen Mengen der kostspieligen Materialien so weit verringert wurden, als es die (stets gewahrte) Sicherheit der Bestimmung zuließ. Darüber hinaus haben wir, wo es irgend ratsam erschien, bei einzelnen Bestimmungen hinzugesetzt, daß man hier bei sorgfältiger Arbeit ohne Gefährdung der Ergebnisse noch die Gewichtsmengen der gesamten Vorschrift auf die Hälfte kürzen könne. In letzterem Falle ist aber auf folgendes zu achten: 1. Die Gewichtsmengen der zu prüfenden Drogen oder Präparate sind auf der analytischen Wage nachzuwägen, d. h. zu bestimmen. 2. Die verbrauchten Kubikzentimeter N/10-Lauge sind an der Bürette besonders genau mit der Lupe abzulesen; die Ablaufspitze der Bürette muß, eng ausgezogen, ganz kleine Tropfen ergeben. 3. Wo Traganth gebraucht wird, der nicht gleichmäßig verquillt, kann es bei solcher Reduktion der Gewichtsmengen vorkommen, daß man nicht genügend Filtrat erhält. Dann muß man eine kleinere Menge Filtrat genau abwägen und bei der Berechnung davon ausgehen.

Speziell bei der Morphinbestimmung im Opium und seinen Präparaten haben wir durch wiederholte Versuche festgestellt, daß man auch mit der Hälfte der vom Arzneibuch angegebenen Mengen durchaus einwandfreie Resultate erhalten kann.

Verzeichnis der Reagenzien und volumetrischen Lösungen, die zur Prüfung der Arzneimittel erforderlich sind.

(NB. Es sind hier nur die Reagenzien aufgeführt, die zu besonderen Bemerkungen Veranlassung geben. Die volumetrischen Lösungen und Indikatoren sind im Kapitel Maßanalyse behandelt.)

Ätznatron. Damit der Vorrat nicht zu viel Feuchtigkeit und Kohlensäure anzieht, ist das Gefäß zweckmäßig nach jedesmaligem Gebrauch durch Eintauchen des Stopfens und Flaschenhalses in geschmolzenes Paraffin luftdicht zu schließen.

Essigäther. Über sauer reagierenden Essigäther, der bei der Morphinbestimmung sehr schädlich wirkt und daher besser durch Äther ersetzt wird, siehe unter „Morphinbestimmung im Opium", S. 65.

Kaliumferrocyanidlösung. Das frühere Arzneibuch forderte, daß dieses Reagens nur bei Bedarf anzufertigen sei. Diese Forderung hatte ihre Berechtigung. Denn es haben verschiedene Autoren (siehe z. B. Wiebelitz, Ph. Z. 1912, S. 382) darauf aufmerksam gemacht, daß häufig bei Anwendung des vorrätigen Reagens bei der Prüfung auf Eisen eine Blaufärbung eintritt, wo sie bei frisch bereiteter Lösung ausbleibt. Erhält man also die Reaktion auf Eisen mit der vorrätigen Kaliumferrocyanidlösung, so beanstande man erst die Ware, wenn der mit frisch bereiteter Lösung wiederholte Versuch den gleichen Befund gibt.

Kaliumhydroxyd. Aufbewahrung wie bei Ätznatron.

Neßlers Reagens. Frerichs und Mannheim (Ap. Z. 1914, S. 972) empfehlen dringend, daß dieses Reagens nicht nach der Vorschrift des D. A. 5 hergestellt werde (also nicht aus $HgCl_2$, KJ, KOH), sondern in Anlehnung an die Originalvorschrift aus HgJ_2, KJ, KOH. Die Vorschrift lautet: 2,5 g Kaliumjodid, 3,5 g Quecksilberjodid, 3 g Wasser werden in einem Kolben oder Arzneiglas von etwa 100 ccm Inhalt zusammengebracht. Nach der Auflösung des Quecksilberjodids, die ohne Erwärmen in wenigen Augenblicken erfolgt, werden 100 g Kalilauge ($15\,^0/_0$ KOH) zugesetzt, die Lösung einige Tage stehen gelassen bis zum Absetzen des geringen Niederschlages, der durch Spuren von Ammoniak hervorgerufen wird, die in der Kalilauge meistens enthalten sind. Von dem Bodensatz wird die Lösung klar abgegossen. — Zur Verwendung dieses Reagens ist folgendes zu sagen: Bei der Prüfung von Aqua destillata auf NH_3 darf es nicht in zu geringer Menge angewendet werden, weil eine gewisse Menge KOH zur erforderlichen Empfindlichkeit vorhanden sein muß, auf 10 ccm H_2O etwa 1 bis 2 ccm Reagens. Bei der Prüfung des Hexamethylentetramin auf Ammoniumverbindungen darf die Menge des Reagens dagegen nicht zu groß sein, damit nicht hierdurch das Präparat eine Zersetzung erleidet, und eine Verunreinigung vorgetäuscht wird. Auf 10 ccm der Lösung Hexamethylentetramin ($1 + 19$) nehme man nur etwa 5 Tropfen Reagens und erhitze bis eben zum Sieden. Bei der Prüfung endlich von Narkoseäther ist die vom D. A. 5 vorgeschriebene Menge, 1 ccm auf 10 ccm, zu verwenden.

Schwefelwasserstoffwasser. Der Schwefelwasserstoff oxydiert sich bekanntlich leicht, schon durch den Sauerstoff der Luft, unter Abscheidung von Schwefel. Deshalb ist das Schwefelwasserstoffwasser nur für kürzere Zeit aufzubewahren, und zwar in vollständig gefüllten, dunklen Flaschen an einem kühlen Ort.

Zinnchlorürlösung. Bei diesem Reagens ist zu beachten, daß die Zinnchlorürlösung mit trockenem Chlorwasserstoff zu sättigen und dann in kleinen vollständig gefüllten Flaschen aufzubewahren ist. Denn die Salzsäure muß konzentriert vorhanden sein und bleiben, weil sie nach folgender Gleichung zum Zustandekommen der Arsenreduktion notwendig ist:

$$I.\ As_2O_3 + 3\,SnCl_2 + 6\ HCl = As_2 + 3\,SnCl_4 + 3\,H_2O.$$
$$II.\ As_2O_5 + 5\,SnCl_2 + 10\ HCl = As_2 + 5\,SnCl_4 + 5\,H_2O.$$

Es wird also nur, wenn genügend HCl vorhanden ist, die prompte Reduktion der Arsen- oder arsenigen Säure eintreten, was sich durch Abscheiden des metallischen Arsens bemerkbar macht. Diese Abscheidung zeigt sich durch eine Dunkelfärbung, wenn wenig Arsen vorhanden, durch eine Abscheidung brauner Flocken, wenn die Verunreinigung größer ist. — Wird die Zinnchlorürlösung einer Flasche entnommen, die schon wiederholt geöffnet war, so kann sie an HCl derart verloren haben, daß nunmehr die so wichtige Reaktion auch da ausbleibt, wo Spuren von Arsen vorhanden. Man wird deshalb, um höchst unangenehmen Beanstandungen zu entgehen, alte Lösungen verwerfen oder aufs neue mit HCl sättigen müssen.

Bezüglich des Gebrauches dieser Zinnchlorürlösung sagt das Arzneibuch allgemein, es dürfe „innerhalb einer Stunde keine dunklere Färbung eintreten", also eine Färbung, die dunkler ist, als sie nach der natürlichen Farbe der gelblichen Zinnchlorürlösung und der zu prüfenden Flüssigkeit sein müßte. Eine gewisse Ausnahme bilden in dieser Beziehung die Prüfungen der Wismutverbindungen auf Arsen. Das Wismutoxyd nämlich, das aus sämtlichen, auch den reinsten im Handel befindlichen Präparaten hergestellt ist, gibt, in Salzsäure gelöst, mit der Zinnchlorürlösung sofort eine goldgelbe Farbe, eine Tatsache, die schon wiederholt Anlaß zu unnötigen Beanstandungen gegeben hat. Es ist also zu beachten, daß gute Wismutpräparate wohl sofort einen gelben Ton ergeben, dann aber innerhalb einer Stunde keine dunklere Färbung zeigen, während unbrauchbare Präparate zunächst denselben gelben Ton annehmen, dann aber allmählich deutlich dunkler werden. Man wird deshalb in Zweifelsfällen am besten zu gleicher Zeit einen Versuch mit einer guten Ware ansetzen und nach einer Stunde die beiden Flüssigkeiten miteinander vergleichen. — Beckurts (Ap. Z. 1891, S. 448) hebt noch hervor, daß auch zuweilen starke Dunkelfärbungen bei der Prüfung von Wismutpräparaten vorkommen, die sich im Marshschen Apparat als völlig frei von Arsen erweisen. Beckurts nimmt in solchen Fällen als wahrscheinlich eine Verunreinigung durch Selen und Tellur an. — Auch wir haben bisweilen solche kräftigen Dunkelfärbungen von Wismutverbindungen in Fällen beobachtet, in denen Arsen nachweislich nicht zugegen war. Man könnte dann ja im Marshschen Apparat oder mittels der Gutzeitschen Probe noch besonders auf Arsen prüfen. Aber wir sind der Meinung: Woher auch die Dunkelfärbung stammt, solche Präparate sind in jedem Falle zu beanstanden.

Neuerdings haben übrigens noch E. Rupp und E. Muschiol (B. D. Ph. Ges. 1923, S. 62) „über den Ersatz von Bettendorfs Reagens durch salzsaure Calciumhypophosphit-Lösung" eine Arbeit veröffentlicht, **deren Inhalt in einem Anhang am Schluß des Buches wiedergegeben wird.**

Zweiter Teil

Die speziellen Prüfungsmethoden des Arzneibuches.

Acetanilidum. — Antifebrin.

$$C_6H_5.NH.CO.CH_3, \quad \text{Mol.-Gew. } 135,08.$$

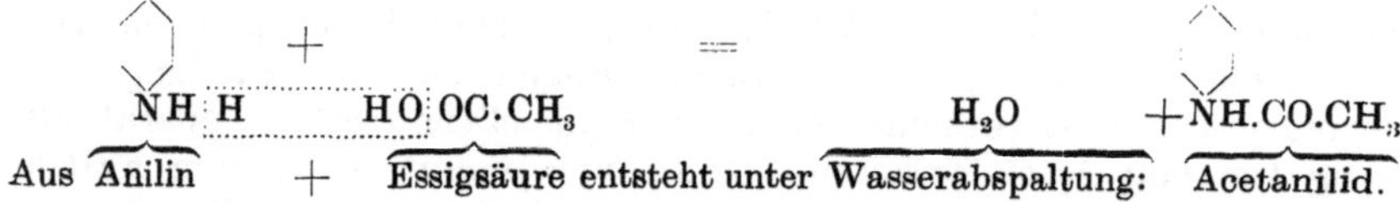

Aus Anilin + Essigsäure entsteht unter Wasserabspaltung: Acetanilid.

Weiße, glänzende Kristallblättchen. Antifebrin ist geruchlos, schmeckt schwach brennend und ist in 230 Teilen Wasser von 15⁰, in 22 Teilen siedendem Wasser, in 4 Teilen Weingeist von 15⁰ sowie leicht in Äther, schwerer in Chloroform löslich.

Nach A. Schneider (Ph. Ztrh. 1910, S. 1194) sind diese vom Arzneibuch angegebenen Löslichkeitsverhältnisse insofern falsch, als sich Acetanilid viel leichter in Chloroform löst (1 : 8 bei gewöhnlicher Temperatur) als in Äther (1 : 50).

Schmelzpunkt 113⁰ bis 114⁰.

Beim Erhitzen von 0,1 g Antifebrin mit 5 ccm Kalilauge tritt der Geruch des Anilins auf; wird die Flüssigkeit nach Zusatz einiger Tropfen Chloroform von neuem erhitzt, so tritt der widerliche Isonitrilgeruch auf.

Durch Einwirkung der Kalilauge wird Acetanilid in seine Komponenten gespalten. Es entstehen essigsaures Kalium und Anilin, von denen letzteres mit Chloroform und Kalilauge das Isocyanphenyl liefert, einen Vertreter der durch widerlichen Geruch charakterisierten Isonitrile:

$$C_6H_5NH_2 + 3\,KOH + CHCl_3 = C_6H_5.NC + 3\,KCl + 3\,H_2O.$$
Isocyanphenyl

Werden 0,2 g Antifebrin mehrere Minuten lang mit 2 ccm Salzsäure gekocht, so entsteht eine klare Lösung. Mischt man diese Lösung mit 4 ccm Karbolsäurelösung und fügt Chlorkalklösung hinzu, so entsteht eine schmutzig-violettblaue Färbung, die auf Zusatz von Ammoniakflüssigkeit im Überschuß in ein beständiges Indigoblau übergeht.

Hier liegt wieder eine Identifizierung des durch Salzsäure abgespaltenen Anilins vor, das mit Phenol unter dem oxydierenden Einfluß der Chlorkalklösung das Indophenol bildet ($C_6H_4 \diagup^{N-C_6H_4.OH}_{\diagdown O}$), dessen Alkalisalze blau gefärbt sind.

Die gesättigte wässerige Lösung darf Lackmuspapier nicht röten (Essigsäure). Die gesättigte wässerige Lösung darf die Farbe verdünnter Eisenchloridlösung (1 + 9) nicht verändern (Anilinsalze, Phenole, Phenyldimethylpyrazolon). 0,1 g Antifebrin muß sich in 1 ccm Schwefelsäure ohne Färbung lösen (organische Verunreinigungen). Beim Schütteln von 0,1 g Antifebrin mit 1 ccm Salpetersäure darf keine Färbung auftreten (Phenacetin und verwandte Stoffe).

Während die gesättigte wässerige Lösung reinen Acetanilids durch verdünnte Eisenchloridlösung keine Färbung erleidet, würde anwesendes Antipyrin eine Rötung herbeiführen, Phenole würden eine violette und Anilinsalze eine grünschwarze Färbung bewirken. — Über die Behandlung organischer Substanzen mit konzentrierter Schwefelsäure siehe „Allgemeinen Teil" S. 20. — Bei der Behandlung mit Salpetersäure würde etwa vorhandenes Phenacetin in das intensiv gelbgefärbte Nitro-Phenacetin übergeführt werden und sich dadurch bemerkbar machen.

Antifebrin darf beim Verbrennen höchstens 0,1% Rückstand hinterlassen.

Acetum — Essig.

Gehalt 6% Essigsäure ($CH_3.COOH$, Mol.-Gew. 60,03).

Durch Essiggärung erhaltene, klare, fast farblose oder schwach gelbliche, sauer riechende und schmeckende Flüssigkeit. Essig wird nach dem Neutralisieren mit Natronlauge durch einige Tropfen Eisenchloridlösung tiefrot gefärbt.

Essig soll klar sein. Eine Trübung kann von organischer Substanz, auch von pflanzlichen bzw. tierischen Lebewesen herrühren.

Essig darf durch Schwefelwasserstoffwasser nicht verändert werden (Schwermetallsalze). 20 ccm Essig müssen nach dem Vermischen mit 0,5 ccm Baryumnitratlösung und 1 ccm N/10-Silbernitratlösung ein Filtrat geben, das weder durch Baryumnitrat-, noch durch Silbernitratlösung verändert wird (Schwefelsäure, Salzsäure).

Hiermit ist eine Höchstgrenze angegeben für Verunreinigung durch Sulfate und Chloride. Nach Frerichs (Ap. Z. 1917, S. 114) läßt sich die Mischung nur klar filtrieren, wenn sie zum Sieden erhitzt wurde. Außerdem ist vor dem Erhitzen Zusatz von 10 Tropfen Salpetersäure zweckmäßig.

Wird eine Mischung von 2 ccm Essig und 2 ccm Schwefelsäure nach dem Erkalten mit 1 ccm Ferrosulfatlösung überschichtet, so darf sich zwischen den beiden Flüssigkeiten keine gefärbte Zone bilden (Salpetersäure). Essig darf beim Verdampfen höchstens 0,5% Rückstand hinterlassen; dieser darf weder scharf noch bitter schmecken und muß eine alkalisch reagierende Asche hinterlassen (freie Mineralsäuren).

Diese alkalische Asche entsteht aus vorschriftsmäßigem Essig dadurch, daß beim Glühen in geringen Mengen vorhandenes Calcium- und Magnesiumacetat zunächst in Carbonate, dann in Oxyde übergeführt werden. Enthält dagegen der Essig auch nur kleine Mengen Schwefelsäure oder Salzsäure, so würde der Rückstand aus Sulfaten bzw. Chloriden bestehen und daher nicht alkalisch sein.

Gehaltsbestimmung. Zum Neutralisieren von 10 ccm Essig müssen 10 ccm N/1-Kalilauge erforderlich sein, was einem Gehalte von $6\,\%$ Essigsäure entspricht (1 ccm N/1-Kalilauge = 0,06003 g Essigsäure, Phenolphthalein als Indikator).

Nach der Formel: $CH_3COOH + KOH = CH_3COOK + H_2O$ braucht 1 Grammäquivalent CH_3COOH (Mol.-Gew. 60,03) zur Sättigung 1 Grammäquivalent KOH = 1000 ccm N/1-KOH. Folglich entsprechen:

1 ccm N/1-KOH = 0,06003 g Essigsäure
10 „   N/1-KOH = 0,6003 „   „

Diese 0,6003 g Essigsäure sollen enthalten sein in 10 ccm Essig, entsprechend rund $6\,\%$ Essigsäure. — Phenolphthalein wird hier als Indikator gebraucht, weil eine schwache organische Säure vorliegt. (Siehe Indikatoren S. 41.)

Acetum pyrolignosum crudum. — Roher Holzessig.

Gehalt mindestens $6\,\%$ Essigsäure ($CH_3.COOH$, Mol.-Gew. 60,03).

Braune, nach Teer und Essigsäure riechende, sauer und etwas bitter schmeckende Flüssigkeit, aus der sich beim Aufbewahren teerartige Stoffe abscheiden.

Je 10 ccm roher Holzessig dürfen, mit gleichviel Wasser verdünnt und filtriert, durch Baryumnitratlösung nicht sofort verändert (Schwefelsäure) und durch Silbernitratlösung höchstens opalisierend getrübt werden (Salzsäure); durch Schwefelwasserstoffwasser darf in rohem Holzessig bei dieser Verdünnung keine Veränderung (Schwermetallsalze) und durch Kaliumferrocyanidlösung höchstens eine Änderung der Farbe, aber keine Fällung hervorgerufen werden (mehr als Spuren Ferrisalze).

Bei der Prüfung auf Salzsäure darf nur eine sehr bald eintretende Trübung (durch Chlorsilber) berücksichtigt werden, da bei längerem Stehen stets eine Reduktion durch die vorhandenen organischen Substanzen eintritt.

Gehaltsbestimmung. 10 ccm Holzessig dürfen nach Zusatz von 10 ccm N/1-Kalilauge Lackmuspapier nicht bläuen, was einem Mindestgehalte von $6\,\%$ Essigsäure entspricht (1 ccm N/1-Kalilauge = 0,06003 g Essigsäure, Lackmuspapier als Indikator).

Hier ist ein Mindestgehalt von $6\,\%$ Essigsäure vorgeschrieben. Ausrechnung wie bei Acetum. — Lackmuspapier wird als Indikator verwendet, weil der Umschlag des sonst üblichen Phenolphthaleins in der stark gefärbten Flüssigkeit nicht erkennbar wäre. — Hierzu berichtet Frerichs (Ap. Z. 1913, S. 525), daß die Titration des Arzneibuchs zur Bestimmung des Essigsäuregehaltes nicht geeignet ist, weil hierdurch eventuell vorhandene höhere Fettsäuren mittitriert werden. Verfasser schlägt deshalb vor, aus einer bestimmten Menge Holzessig ein festgesetztes Quantum abzudestillieren und mit diesem Destillat die Titration auszuführen. Näheres siehe an der angegebenen Literaturstelle.

Acetum pyrolignosum rectificatum. — Gereinigter Holzessig.

Gehalt 5,0 bis $5,4\,\%$ Essigsäure ($CH_3.COOH$, Mol.-Gew. 60,03).

Zur Darstellung des gereinigten Holzessigs wird roher Holzessig der Destillation unterworfen, bis $80\,\%$ übergegangen sind.

Gelbliche, nach Teer und Essigsäure riechende, sauer und etwas bitter schmeckende Flüssigkeit.

Eine Mischung von 1 ccm gereinigtem Holzessig, 9 ccm Wasser, 30 ccm verdünnter Schwefelsäure und 20 ccm Kaliumpermanganatlösung muß die rote Farbe innerhalb 5 Minuten vollständig verlieren. Gereinigter Holzessig darf durch Schwefelwasserstoffwasser nicht verändert werden (Schwermetallsalze). Mit der gleichen Menge Wasser verdünnt darf er durch Baryumnitratlösung nicht sofort verändert (Schwefelsäure) und durch Silbernitratlösung höchstens opalisierend getrübt werden (Salzsäure).

Der gereinigte Holzessig muß eine bestimmte Menge empyreumatischer Stoffe enthalten, die als solche eine gewisse Menge Kaliumpermanganat zu entfärben imstande sind. Die Forderung des Arzneibuches hält aber Lefeldt (B. D. Ph. Ges. 1917, S. 157) für zu weitgehend. Die von ihm selbst hergestellten Präparate entfärbten meist nicht so stark, wohl aber entfärbte 1 ccm innerhalb 5 Minuten stets 14 ccm Kaliumpermanganatlösung. — Wir machten folgende Erfahrung: Frische Waren entfärben schnell und stark, setzen aber bald ab und erfüllen dann nicht mehr voll die Anforderung des D. A. 5.

Gehaltsbestimmung. Zum Neutralisieren von 10 ccm gereinigtem Holzessig dürfen nicht weniger als 8,4 ccm und nicht mehr als 9 ccm N/1-Kalilauge erforderlich sein, was einem Gehalte von 5,0 bis 5,4 % Essigsäure entspricht (1 ccm N/1-Kalilauge = 0,06003 g Essigsäure, Phenolphthalein als Indikator). Da 1000 ccm N/1-KOH einem Grammäquivalent CH_3COOH (= 60,03 g) entsprechen, so sättigen:

$$8,4 \text{ ccm N/1-KOH} = 0,504 \text{ g Essigsäure}$$
$$9 \text{ ccm N/1-KOH} = 0,54 \text{ g Essigsäure.}$$

Der gereinigte Holzessig soll also rund 5 bis 5,4 % Essigsäure enthalten. — Für die Gehaltsbestimmung des gereinigten Holzessigs durch direkte Titration gilt nach Frerichs dasselbe, was oben bei der Gehaltsbestimmung des rohen Holzessigs gesagt ist. Siehe vorstehenden Artikel.

Das Präparat dunkelt leicht nach und ist deshalb möglichst vor Licht und Luft geschützt aufzubewahren.

Acidum aceticum. — Essigsäure.

Gehalt mindestens 96 % Essigsäure ($CH_3 . COOH$, Mol.-Gew. 60,03).

Klare, farblose, stechend sauer riechende, auch in starker Verdünnung sauer schmeckende, flüchtige, bei niedriger Temperatur kristallisierende Flüssigkeit, die in jedem Verhältnis in Wasser, Weingeist und Äther löslich ist.

Eine Mischung von Essigsäure und Wasser (1 + 19) wird nach dem Neutralisieren mit Natronlauge durch einige Tropfen Eisenchloridlösung tiefrot gefärbt.

Spezifisches Gewicht höchstens 1,064.

Auffallend erscheint zunächst die Forderung, daß das spezifische Gewicht nicht über 1,064 betragen soll. Die Erklärung liegt darin, daß bei dem Verdünnen der Essigsäure mit Wasser nicht eine Erniedrigung des spezifischen Gewichtes proportional der Verdünnung eintritt, sondern daß bei Zusatz von H_2O zunächst eine Erhöhung des spezifischen Gewichtes stattfindet, bis die Flüssigkeit ca. 20 % Wasser besitzt. Dann ist wieder ein Fallen zu beobachten, so daß eine Säure von etwa 54 % Säuregehalt dieselbe Dichte besitzt wie die offizinelle Essigsäure. Die maßgebende Bestimmung des Säuregehaltes erfolgt daher nicht durch Feststellung des spezifischen Gewichtes, sondern durch die spätere Titration. Die Feststellung des spezifischen Gewichtes ist aber trotzdem zugleich erforderlich, weil Präparate im Handel sind, die gemäß der Titration vorschriftsmäßig zu sein scheinen, aber ein anormales spezifisches Gewicht zeigen, eine Erscheinung, die auf Verunreinigung durch andere Säuren (höhere Homologe der Essigsäure) zurückzuführen ist. Im übrigen soll auch der nachfolgend angegebene Erstarrungspunkt einen genügenden Gehalt an Essigsäure verbürgen.

Erstarrungspunkt nicht unter 9,5°.

Eine Mischung von 1 ccm Essigsäure und 3 ccm Zinnchlorürlösung darf innerhalb einer Stunde keine dunklere Färbung annehmen (Arsenverbindungen). Die wässerige Lösung (1 + 19) darf weder durch Baryumnitratlösung (Schwefelsäure), noch durch Silbernitratlösung (Salzsäure), noch durch Schwefelwasserstoffwasser (Schwermetallsalze) verändert werden. Eine Mischung von 6 ccm Essigsäure, 14 ccm Wasser und 1 ccm Kaliumpermanganatlösung darf die rote Farbe innerhalb einer Stunde nicht verlieren (schweflige Säure, empyreumatische Stoffe, Ameisensäure).

Besondere Aufmerksamkeit ist der Prüfung auf Ameisensäure zuzuwenden, der bekanntlich einzigen Fettsäure, die vermöge ihres Charakters (Säure und Aldehyd zugleich) stark reduzierend wirkt. Deshalb soll nach dem Arzneibuch vorhandene Ameisensäure durch Reduktion von Kaliumpermanganat nachgewiesen werden.

Nach Fincke (Ap. Z. 1912, S. 986) läßt diese Prüfung nicht unerhebliche Mengen von Ameisensäure übersehen, was man leicht erkennt, wenn man reine Essigsäure mit Ameisensäure mischt und entsprechend prüft. — Fincke hat deshalb eine Prüfung auf Ameisensäure mittels $HgCl_2$ vorgeschlagen, die nur noch einen ganz geringen Ameisensäuregehalt zuläßt: 10 ccm Essigsäurelösung (1 + 9) werden mit 1 g Natriumacetat und 5 ccm Quecksilberchloridlösung (1 + 19) eine halbe Stunde lang im siedenden Wasserbade erhitzt. Alsdann darf weder Trübung noch Niederschlag eintreten. Die Grenze des hierbei erkennbaren Ameisensäuregehaltes liegt etwa bei 0,02°/₀.

Gehaltsbestimmung. 5 g Essigsäure werden mit Wasser auf 50 ccm verdünnt. Zum Neutralisieren von 10 ccm dieser Mischung müssen mindestens 16 ccm N/1-Kalilauge erforderlich sein, was einem Mindestgehalte von 96°/₀ Essigsäure entspricht (1 ccm N/1-Kalilauge = 0,06003 g Essigsäure, Phenolphthalein als Indikator).

Die Berechnung der maßanalytischen Bestimmung erfolgt wie bei Acetum.

Acidum aceticum dilutum. — Verdünnte Essigsäure.

Gehalt 30°/₀ Essigsäure (CH_3 . COOH, Mol.-Gew. 60,03).

Im Gehalt sollten Schwankungen innerhalb gewisser Grenzen zugelassen werden, wie es bei solchen Präparaten üblich ist. Frerichs (Ap. Z. 1917, S. 114) schlägt vor: 29,5 bis 30,4°/₀ Essigsäure, entsprechend dem spezifischen Gewicht 1,041 bis 1,042; zum Neutralisieren von 5 ccm sollen erforderlich sein 25,5 bis 26,4 ccm N/1-KOH.

Klare, farblose, flüchtige, sauer riechende und schmeckende Flüssigkeit. Eine Mischung von verdünnter Essigsäure und Wasser (1 + 5) wird nach dem Neutralisieren mit Natronlauge durch einige Tropfen Eisenchloridlösung tiefrot gefärbt.

Spezifisches Gewicht 1,041.

Eine Mischung von 1 ccm verdünnter Essigsäure und 3 ccm Zinnchlorürlösung darf innerhalb einer Stunde keine dunklere Färbung annehmen (Arsenverbindungen). Die wässerige Lösung (1 + 5) darf weder durch Baryumnitratlösung (Schwefelsäure), noch durch Silbernitratlösung (Salzsäure), noch durch Schwefelwasserstoffwasser (Schwermetallsalze) verändert werden. Eine Mischung von 20 ccm verdünnter Essigsäure und 1 ccm Kaliumpermanganatlösung darf die rote Farbe innerhalb einer Stunde nicht verlieren (schweflige Säure, empyreumatische Stoffe, Ameisensäure).

Gehaltsbestimmung. Zum Neutralisieren von 5 ccm verdünnter Essigsäure müssen 26 ccm N/1-Kalilauge erforderlich sein, was einem Gehalte von 30 $\%$ Essigsäure entspricht (1 ccm N/1-Kalilauge = 0,06003 g Essigsäure, Phenolphthalein als Indikator).

Dazu bemerken Wieb'elitz und Enz (Ph. Z. 1913, S. 552 und 591), daß sich hier leicht gewisse Unstimmigkeiten ergeben: Stellt man den Gehalt nach der Titration ein, so stimmt nicht immer genau das spezifische Gewicht und umgekehrt. Auch das spricht für Zulassung gewisser Schwankungen; siehe obige Bemerkung.

Acidum acetylosalicylicum. — Acetylsalicylsäure. Aspirin.

$$C_6H_4\genfrac{}{}{0pt}{}{O.\,CO.\,CH_3}{COOH} \quad [1,2] \quad \text{Mol.-Gew. } 180,06.$$

Weiße, geruchlose Kristallnädelchen von schwach säuerlichem Geschmack. Acetylsalicylsäure löst sich in 300 Teilen Wasser und in 20 Teilen Äther, leicht in Weingeist, Natronlauge und Natriumcarbonatlösung. Die wässerige Lösung rötet Lackmuspapier.

Die Acetylsalicylsäure ist ein Ester der Salicylsäure, in der die phenolische Hydroxyl-Gruppe acetyliert ist:

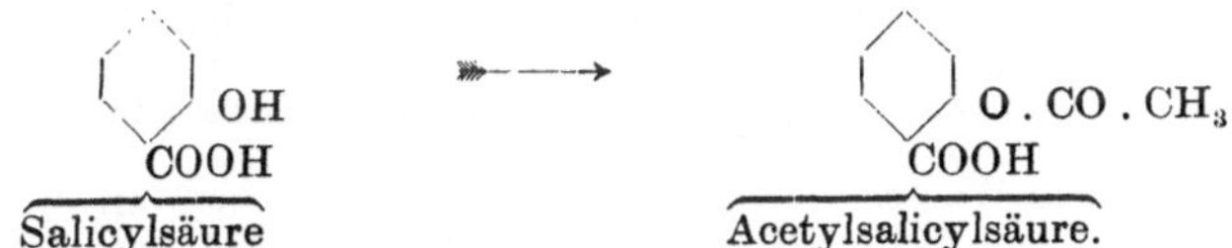

Salicylsäure   Acetylsalicylsäure.

Ihrer Zusammensetzung nach zerfällt die Acetylsalicylsäure bei dem später vorgeschriebenen Verseifen in Salicylsäure und Essigsäure. Erstere wird durch die Reaktion mittels $FeCl_3$ und den Schmelzpunkt nachgewiesen, letztere durch Überführung in Essigäther mittels „wenig" Weingeist und Schwefelsäure. Es soll wenig Weingeist verwendet werden, damit nicht größere Mengen bei dem Vorhandensein der geringen Anteile von Essigsäure und entstehendem Essigäther den Geruch des letzteren verdecken.

Schmelzpunkt etwa 135°.

Die Bestimmung des Schmelzpunktes wird von vielen Seiten als ein ungemein wichtiges Kriterium für die Reinheit der Acetylsalicylsäure erachtet. Wir können uns diesbezüglich mit gewissem Vorbehalt der Meinung Düsterbehns anschließen, der (Ap. Z. 1911,

S. 114) sagt: „Der Schmelzpunkt, welcher zu etwa 135^0 angegeben ist, hat als Kriterium der Reinheit keinen allzu großen Wert, da er von der Schnelligkeit, mit der erhitzt wird, abhängt. Die Acetylsalicylsäure erleidet nämlich beim Schmelzen zugleich eine mehr oder minder weitgehende Zersetzung." Letzterer Tatsache trägt auch das Arzneibuch Rechnung, indem es sagt: „Schmelzpunkt etwa 135^0". — Die Bestimmung fällt also nicht eindeutig aus. Trotzdem erscheint sie für die Beurteilung der Acetylsalicylsäure von nicht zu unterschätzendem Wert unter Berücksichtigung des Folgenden: Es muß zunächst empfohlen werden, die Erhitzung oberhalb 120^0 nicht zu langsam stattfinden zu lassen. Sintert sodann die Substanz bei etwa 124^0 und ist bei etwa 132^0 bereits geschmolzen, so ist der Schmelzpunkt entschieden zu niedrig, die Ware zu verwerfen. Die Schmelzpunktsbestimmung leistet also wesentliche Dienste bei Feststellung minderwertiger Waren. Ein nicht so eindeutiges Resultat ergibt sie bei der Entscheidung, ob eine Ware besonders gut ist oder nicht. Denn ob man den Schmelzpunkt zu 133^0 bzw. 134^0 bis 135^0 festzusetzen hat, hängt größtenteils von der Art des Erhitzens ab. Bleibt das Resultat zweifelhaft, so ist es zweckmäßig, in demselben Schwefelsäurebad neben der zu untersuchenden Substanz eine Probe zweifellos guter Säure zu erhitzen und zu beobachten. — Damit die Substanz nicht zu lange dem zersetzenden Einfluß der Hitze ausgesetzt werde, ist von anderer Seite vorgeschlagen worden, das gefüllte Schmelzpunktröhrchen erst in das Schwefelsäurebad einzuführen, wenn dieses auf etwa 125^0 vorgewärmt ist. Wir haben keinen wesentlichen Vorteil von dieser Modifikation gesehen.

Kocht man 0,5 g Acetylsalicylsäure mit 10 ccm Natronlauge 2 bis 3 Minuten lang und fügt nach dem Erkalten verdünnte Schwefelsäure hinzu, so scheidet sich unter vorübergehender, schwacher Violettfärbung ein weißer, kristallinischer, aus Salicylsäure bestehender Niederschlag aus. Dieser schmilzt, nachdem man ihn mit wenig Wasser gewaschen und dann getrocknet hat, bei etwa 157^0; seine wässerige Lösung färbt sich mit Eisenchloridlösung violett. Die von dem Niederschlag abfiltrierte Flüssigkeit riecht nach Essigsäure und beim Kochen mit wenig Weingeist und Schwefelsäure nach Essigäther.

Die mit 20 ccm Wasser versetzte, kalt bereitete Lösung von 0,1 g Acetylsalicylsäure in 5 ccm Weingeist darf durch einen Tropfen verdünnter Eisenchloridlösung $(1 + 24)$ nicht violett gefärbt werden (Salicylsäure).

Diese Prüfung ist von der größten Wichtigkeit, weil die Güte der Acetylsalicylsäure von der Abwesenheit freier Salicylsäure abhängt. Zu bemerken ist zu dieser Prüfung des Arzneibuches, daß sie durch die Verdünnung der Eisenchloridlösung $(1 + 24)$ ganz außerordentlich scharf ist. Diese strenge Anforderung ist einerseits notwendig, weil nur bei Verdünnung der Eisenchloridlösung eine durch freie Salicylsäure hervorgerufene geringe violette Färbung deutlich auftritt, während unverdünnte Eisenchloridlösung durch ihre gelbe Eigenfarbe (zumal bei Gegenwart von Alkohol) ein schwaches Violett verdeckt. Die Verdünnung der Eisenchloridlösung ist also geboten, wenn man ein klares Bild erhalten will. Umgekehrt führt die Schärfe der Methode zu der Tatsache, daß auch die besten Acetyl-

salicylsäuren des Handels (Aspirin miteinbegriffen) der Prüfung nicht
völlig entsprechen, sondern dabei einen ganz geringen violetten
Schein zeigen, der sich im Reagenzglas bemerkbar macht, wenn man
es von oben nach unten beobachtet, also durch eine möglichst tiefe
Flüssigkeitsschicht hindurchsieht. Dabei bleibe es unentschieden,
ob diese minimalen Spuren freier Salicylsäure schon in dem Präparat
vorhanden waren oder sich nicht vielmehr erst beim Lösen gebildet
haben. Denn Acetylsalicylsäure ist äußerst leicht verseifbar. Deshalb darf eine durch $FeCl_3$ auftretende Färbung auch nur sofort
nach Anstellung der Probe in Betracht gezogen werden. Nach kurzer
Zeit wird sich durch teilweise Verseifung immer eine Violettfärbung
bemerkbar machen.

Aus diesen Erwägungen heraus hat die Beurteilung in folgender
Weise stattzufinden: Eine sofort auftretende Violettfärbung muß
unter allen Umständen zur Beanstandung des Präparates führen,
ein ganz schwach violetter Schein aber, der nur in großer Flüssigkeitsschicht sichtbar wird, ist zu gestatten.

Zum Schluß sei bemerkt, daß diese Reaktion auf freie Salicylsäure „maskiert", d. h. verdeckt werden kann durch Zusatz von gewissen Stoffen. Es sind dieses sämtliche Oxysäuren, ferner: Oxalsäure, Ameisensäure, Buttersäure, Essigsäure, Phosphate, Borate,
Traubenzucker und Alkohol. Literatur: v. Bruchhausen, Langkopf, Linke, Melzer, Ap. Z. 1911 und 1912, Ph. Z. 1921.

Wird 1 g Acetylsalicylsäure mit 20 ccm Wasser 5 Minuten lang geschüttelt,
so darf das Filtrat weder durch Schwefelwasserstoffwasser (Schwermetallsalze),
noch durch Silbernitratlösung (Salzsäure), noch durch Baryumnitratlösung
(Schwefelsäure) verändert werden.

Acetylsalicylsäure darf beim Verbrennen höchstens 0,1 $^0/_0$ Rückstand hinterlassen.

Acidum arsenicosum. — Arsenige Säure.

As_4O_6. Mol.-Gew. 395,84.

Über die Formel As_4O_6 sagt Frerichs (Ap. Z. 1917, S. 114) folgendes: Bei Liq. Kal. arsenic. ist die Formel As_2O_3 beibehalten, wohl
weil es sich hier um eine Lösung handelt und für das Arsentrioxyd
in Lösungen die Molekelformel As_2O_3 angenommen wird. Die Molekelformel des Dampfes bei 700^0 dagegen beträgt bereits As_4O_6,
so daß die Formel für Arsentrioxyd in festem Zustande jedenfalls
ein Vielfaches von As_2O_3 ist. Deshalb ist offenbar hier die Bezeichnung As_4O_6 gewählt. Da man aber die Molekelformel des festen
Stoffes nicht bestimmt kennt, es sich hier auch nur um das Verhältnis von Arsen zu Sauerstoff handelt, da vor allem durch die
Anwendung verschiedener Formeln nur Verwirrung geschaffen wird,
sollte auch an dieser Stelle an der Bezeichnung As_2O_3 festgehalten
werden.

Gehalt mindestens 99 $^0/_0$ arsenige Säure.

Farblose, glasartige (amorphe) oder weiße, porzellanartige (kristallinische)
Stücke oder ein daraus bereitetes weißes Pulver.

Die kristallinische arsenige Säure verflüchtigt sich beim langsamen Erhitzen
in einem Probierrohr, ohne vorher zu schmelzen, und gibt ein in glasglänzenden

Oktaedern oder Tetraedern kristallisierendes Sublimat. Die amorphe Säure verflüchtigt sich in unmittelbarer Nähe des Schmelzpunktes, so daß man ein beginnendes Schmelzen wahrnehmen kann. Beim Erhitzen auf Kohle verflüchtigt sich arsenige Säure unter Verbreitung eines knoblauchartigen Geruchs.

Löslichkeit und Auflösungsgeschwindigkeit in Wasser sind bei der amorphen arsenigen Säure größer als bei der kristallinischen. Die gesättigte Lösung der amorphen arsenigen Säure ist nicht beständig, es scheidet sich allmählich die weniger lösliche, kristallinische arsenige Säure ab. Die kristallinische Säure löst sich sehr langsam in ungefähr 65 Teilen Wasser von 15^0, etwas schneller in 15 Teilen siedendem Wasser. Aus der heiß gesättigten Lösung scheidet sich beim Abkühlen die überschüssige Säure nur sehr langsam ab.

Arsenige Säure löst sich klar in 10 Teilen Ammoniakflüssigkeit; diese Lösung darf nach Zusatz von 10 Teilen Wasser durch überschüssige Salzsäure nicht gelb gefärbt oder gefällt werden (Arsensulfid).

As_4O_6 löst sich in Ammoniakflüssigkeit erst beim Erwärmen. Liegt das Präparat in Pulverform vor, so verreibt man 0,5 g mit 5 g Ammoniakflüssigkeit in einem Reagenzglase mittels eines Glasstabes und erwärmt dann kurze Zeit im Wasserbade. Eine ganz geringe Trübung, ein „Schleier" in der Lösung sollte zugelassen werden.

Arsenige Säure muß sich beim Erhitzen ohne Rückstand verflüchtigen.

Gehaltsbestimmung. 10 ccm einer aus 0,5 g arseniger Säure und 3 g Natriumbicarbonat in 20 ccm siedendem Wasser bereiteten und nach dem Erkalten auf 100 ccm verdünnten Lösung müssen 10 ccm N/10-Jodlösung entfärben, was einem Mindestgehalte von $99^0/_0$ arseniger Säure entspricht (1 ccm N/10-Jodlösung = 0,004948 g arseniger Säure, Stärkelösung als Indikator).

Diese jodometrische Gehaltsbestimmung der arsenigen Säure ist auf S. 75 im Prinzip ausführlich geschildert worden; s. dort. Hier sei nur kurz wiederholt: Jod oxydiert nach folgender Formel As_4O_6 zu As_2O_5, indem es selbst zu HJ reduziert wird:

$$As_4O_6 + 4\,H_2O + 8\,J \rightarrow 2\,As_2O_5 + 8\,HJ.$$

Damit die Reaktion quantitativ erfolgt, muß die entstandene Jodwasserstoffsäure unschädlich, d. h. die Lösung alkalisch gemacht werden, was in diesem Falle durch Natriumbicarbonat geschieht. — Die Berechnung ist dabei folgende: Da nach obiger Gleichung 8 Jod dazu gehören, um 1 As_4O_6 (Mol.-Gew. 395,84) zu Arsensäure zu oxydieren, so ergibt sich:

1 Grammäquivalent Jod = 10 000 ccm N/10-Jodlösung = $^1/_8$ Grammolekül As_4O_6

$$= \frac{395,84}{8} = 49,48 \text{ g } As_4O_6.$$

1000 ccm N/10-Jodlösung = 4,948 g As_4O_6
1 ccm N/10-Jodlösung = 0,004948 g As_4O_6.

Daher die verbrauchten 10 ccm N/10-Jodlösung = 0,04948 g As_4O_6. Sind aber in den zur Bestimmung verwendeten 0,05 g Substanz mindestens 0,04948 g As_4O_6 vorhanden, so bedeutet das einen Mindestgehalt von $99^0/_0$ arseniger Säure.

Acidum benzoïcum. — Benzoesäure.

$C_6H_5 . COOH$ Mol.-Gew. 122,05.

Durch Sublimation aus Benzoe gewonnene, seidenartig glänzende Blättchen oder nadelförmige Kristalle. Benzoesäure färbt sich beim Aufbewahren gelblich bis bräunlichgelb, riecht benzoeartig und zugleich schwach brenzlich, jedoch weder brandig noch harnartig. Benzoesäure ist schwer löslich in Wasser, leicht löslich in Weingeist, Äther, Chloroform und in fetten Ölen. In siedendem Wasser, dessen Menge zur völligen Lösung nicht hinreicht, schmilzt Benzoesäure zu einer gelblichen bis bräunlichen Flüssigkeit, die sich am Boden des Gefäßes ansammelt. Benzoesäure ist mit Wasserdämpfen flüchtig.

Bemerkenswert ist hier die Forderung, daß die offizinelle Benzoesäure, mit einer nicht zur Auflösung hinreichenden Menge siedenden Wassers zusammengebracht, darin zu gefärbten Tropfen schmelzen soll. Diese Eigenschaft zeigt nämlich nur die hier verlangte, aus Harz sublimierte Benzoesäure, die mit empyreumatischen Stoffen beladen ist, während synthetisch gewonnene Säure bei gleicher Behandlung eine weißliche Emulsion ergibt.

Beim Erhitzen in einem Probierrohre schmilzt Benzoesäure zuerst zu einer gelblichen bis bräunlichen Flüssigkeit und sublimiert dann vollständig oder mit Hinterlassung eines geringen, braunen Rückstandes.

Übergießt man 0,2 g Benzoesäure mit 20 ccm Wasser und 1 ccm Normalkalilauge, schüttelt häufig um, filtriert nach 15 Minuten und fügt dem Filtrat einen Tropfen Eisenchloridlösung hinzu, so entsteht ein rotbrauner Niederschlag.

Chemisch reine Benzoesäure würde bei obiger Behandlung mit $FeCl_3$ einen hellbraunen Niederschlag ergeben. Hier aber soll der Niederschlag aus folgenden Gründen rotbraun sein: Durch die angegebene Menge Kalilauge lösen sich von den 0,2 g Benzoesäure nur etwa 0,12 g, außerdem aber noch die Säuren und phenolartigen Stoffe der Harz-Benzoesäure. Und diese Begleitstoffe sind es gerade, welche die Färbung nach Rot verschieben. Diese Probe soll also erweisen, ob wirklich Harz-Benzoesäure vorliegt, gibt aber insofern keine Bürgschaft, als das Rot noch auftritt bei Gemischen von synthetischer und Harz-Benzoesäure. Aus dem gesamten Befunde, nicht aus einzelnen Prüfungen, muß für solche Präparate, wie Acidum benzoïc. e resina, die Beurteilung erfolgen.

Erwärmt man eine Mischung von 1 Teil Benzoesäure, 1 Teil Kaliumpermanganat und 10 Teilen Wasser in einem lose verschlossenen Probierrohr einige Zeit auf 50° bis 60° und kühlt dann ab, so darf beim Öffnen des Probierrohrs kein Geruch nach Bittermandelöl bemerkbar sein (Zimtsäure).

Diese Prüfung soll feststellen, ob das Präparat wirklich aus dem verlangten Siam-Harz, nicht etwa aus Sumatra-Harz hergestellt ist. Letzteres enthält nämlich Zimtsäure (C_6H_5 . CH : CH . COOH), die bei der Oxydation in Benzaldehyd (C_6H_5 . CHO) übergeht und sich somit durch den ev. auftretenden Geruch nach Bittermandelöl bemerkbar machen würde. Zur Ausführung der Prüfung bemerkt Frerichs (Ap.Z. 1917, S. 114), daß die Oxydation der Zimtsäure zu Benzaldehyd bereits bei gewöhnlicher Temperatur oder mäßiger Erwärmung erfolgt, wenn die Zimtsäure gelöst oder aus ihren Salzen fein verteilt frisch abgeschieden wird. In diesem Sinne lautet die einfache Vorschrift: „Wird die Lösung von 1 g Benzoesäure in 10 ccm Wasser und 5 ccm Natronlauge mit einer Lösung von 0,5 g Kaliumpermanganat in 10 ccm verdünnter Schwefelsäure versetzt, so darf kein Benzaldehydgeruch auftreten." — Der Versuch läßt sich in einem Probierrohr von 2 cm Durchmesser ausführen, man kann aber auch ein Kölbchen nehmen. Eine Erwärmung ist unnötig, die hier auftretende Neutralisationswärme genügt.

0,1 g Benzoesäure muß mit 1 ccm Ammoniakflüssigkeit eine gelbe bis bräunliche, trübe Lösung geben, die auf Zusatz von 2 ccm verdünnter Schwefelsäure die Benzoesäure wieder ausscheidet; durch diese Mischung müssen 5 ccm Kaliumpermanganatlösung innerhalb 4 Stunden fast vollständig entfärbt werden (synthetische Benzoesäure).

Abermals eine Prüfung darauf, ob hier die verlangte, aus Harz sublimierte Säure vorliegt oder die synthetische. Denn erstere reduziert durch die ihr beigemengten empyreumatischen Stoffe das Kaliumpermanganat in der vorgeschriebenen Zeit, letztere nicht. Zu dieser Prüfung wird von verschiedenen Seiten betont, daß das Arzneibuch in dieser Beziehung höhere Ansprüche stellen müsse. So teilt Lefeldt (Ap. Z. 1912, S. 931) mit, er halte die empyreumatischen Stoffe für den pharmakologisch wichtigsten Bestandteil der Benzoesäure und müsse deshalb hervorheben, daß die von ihm selbst ordnungsgemäß bereitete Säure das Kaliumpermanganat sofort, d. h. in wenigen Sekunden, entfärbt und nicht bis zu 4 Stunden dazu braucht. Verfasser schlägt daher vor, daß das Arzneibuch die Höchstzeit für die eingetretene Reduktion auf 20 Minuten kürze, und rät überhaupt dringend zur Selbstbereitung des Präparates, da durch keine Prüfung das Vorhandensein einer aus echtem Siam-Harz gewonnenen Ware verbürgt werde. — Wiebelitz (Ap. Z. 1912, S. 951) glaubt demgegenüber betonen zu müssen, daß es auch im Handel einwandfreie, an empyreumatischen Stoffen reiche und daher sehr schnell reduzierende Säuren gibt, ist aber mit Lefeldt darin einig, daß diese Arzneibuchprobe verschärft werden müsse. — Tatsächlich sind im Handel die an empyreumatischen Stoffen reicheren, schnell reduzierenden Benzoesäuren vorhanden. Sie bürgern sich auch immer mehr ein. Nur ist zu bemerken, daß sie naturgemäß unansehnlicher sein müssen, d. h. von Anfang an schwach gelblich sind und noch nachdunkeln.

Werden 0,2 g Benzoesäure mit 0,3 g Calciumcarbonat und einigen Tropfen Wasser gemischt, und wird das Gemisch nach dem Trocknen geglüht und der Rückstand in Salpetersäure gelöst, so darf die mit Wasser auf 10 ccm verdünnte Lösung durch Silbernitratlösung höchstens schwach opalisierend getrübt werden (Chlorbenzoesäuren).

Bekanntlich wird in großen Mengen synthetisch Benzoesäure hergestellt, indem Toluol ($C_6H_5CH_3$) in Benzotrichlorid ($C_6H_5CCl_3$) und letzteres durch Behandlung mit Kalkmilch weiter in Benzoesäure (C_6H_5COOH) übergeführt wird. Diese Überführung geht aber insofern nicht glatt vor sich, als bei der energischen Behandlung von Toluol mit Chlor nicht reines Benzotrichlorid entsteht, sondern Chlor auch zu einem geringen Teil in den Kern eintritt und aus diesem durch Kalkmilch nicht zu entfernen ist. Hiernach würde also ein Chlorgehalt auf das Vorliegen von Acid. benzoïc. e Toluolo hinweisen. Hierzu bemerkt Lefeldt in seinem oben erwähnten Artikel mit Recht, die synthetische Benzoesäure werde jetzt so wenig verunreinigt mit Chlor geliefert, daß sie, offizineller Säure zugesetzt, durch die Chlorreaktion nicht mehr nachweisbar sei. — Die Reaktion auf Chlorverbindungen nach Glühen mit Calciumcarbonat ist aus folgenden Gründen gewählt: In den organischen Verbindungen wie HCl, NaCl usw. liegt das Chlor in ionisierter Form vor und ist deshalb direkt durch Silbernitrat als AgCl fällbar. In den organischen Verbindungen wie Chloräthyl, Chloroform, Chlorbenzoesäure usw. ist dagegen das Chlor in nicht ionisierter Form vorhanden, muß vorerst in diese übergeführt werden, wenn es durch Silbernitrat nachweisbar sein soll. Das geschieht hier, indem die Chlorverbindungen beim Glühen mit Calciumcarbonat in Calciumchlorid verwandelt werden. — Bodinus (Ph. Z. 1913, S. 266) schlägt als Ersatz für die etwas umständliche Prüfung die sehr scharfe und wenig zeitraubende Beilsteinsche Probe vor: „Acid. benzoïc., am Kupferdraht in die nicht leuchtende Flamme gebracht, darf keine Grünfärbung herbeiführen." Diese Prüfung beruht darauf, daß bei Gegenwart von Chlorverbindungen leicht flüchtiges Chlorkupfer entsteht, das die Flamme grün färbt. Zur Ausführung glüht man einen Kupferdraht aus, bis er die Flamme nicht mehr grün färbt, bringt an den abgekühlten Draht etwas Benzoesäure und hält ihn dann wieder in die nicht leuchtende Flamme. Bei Gegenwart von Chlorverbindungen erscheint dann die Flamme grün.

Vor Licht geschützt aufzubewahren.

Acidum boricum. — Borsäure.

H_3BO_3 Mol.-Gew. 62,0.

Farblose, glänzende, schuppenförmige, fettig anzufühlende Kristalle. Beim Erhitzen von Borsäure auf ungefähr 70° findet eine bedeutende Gewichtsabnahme unter Bildung von Metaborsäure (HBO_2) statt; bei höherer Temperatur (160°) entsteht unter weiterem Wasserverlust eine glasig geschmolzene Masse, die sich bei starkem Erhitzen aufbläht. allmählich ihr gesamtes Wasser verliert und Borsäureanhydrid (B_2O_3) zurückläßt.

Nach Frerichs (Ap. Z. 1914, S. 114) ist beim Erhitzen der Borsäure auf 70° die Gewichtsabnahme, also die Bildung von Metaborsäure, nur sehr gering.

Borsäure löst sich in 25 Teilen Wasser von 15° und in 3 Teilen siedendem Wasser, in etwa 25 Teilen Weingeist von 15° und in Glycerin.

Die wässerige Lösung (1 + 49) färbt nach Zusatz von Salzsäure Kurkumapapier beim Eintrocknen braunrot. Diese Färbung geht beim Befeuchten mit Ammoniakflüssigkeit in Grünschwarz über. Lösungen von Borsäure in Weingeist verbrennen mit grüngesäumter Flamme.

Die wässerige Lösung (1 + 49) darf weder durch Schwefelwasserstoffwasser (Schwermetallsalze), noch durch Baryumnitratlösung (Schwefelsäure), Silbernitratlösung (Salzsäure), Ammoniumoxalatlösung (Calciumsalze) oder nach Zusatz von Ammoniakflüssigkeit durch Natriumphosphatlösung (Magnesiumsalze) verändert werden.

50 ccm einer unter Zusatz von Salzsäure bereiteten wässerigen Lösung (1 + 49) dürfen durch 0,5 ccm Kaliumferrocyanidlösung nicht sofort gebläut werden (Eisensalze).

Acidum camphoricum. — Kampfersäure.

$C_8H_{14}(COOH)_2$, Mol.-Gew. 200,13.

Weiße, geruchlose Kristallblättchen. Kampfersäure löst sich in 150 Teilen Wasser von 15° und in 20 Teilen siedendem Wasser; sie ist leicht löslich in

Weingeist und Äther. schwer löslich in Chloroform. Die wässerige und weingeistige Lösung röten Lackmuspapier und drehen den Strahl des polarisierten Lichtes nach rechts. Für eine 15%ige Lösung in absolutem Alkohol ist $[\alpha]_{D\,20^0} = +47{,}35^0$.

Kampfersäure muß vor allem geruchlos sein. Ein Kampfergeruch würde von mangelhafter Reinigung herrühren. Über die optische Drehung siehe S. 25.

Schmelzpunkt 186^0.

Die kaltgesättigte wässerige Lösung darf weder durch Baryumnitratlösung (Schwefelsäure), noch durch Silbernitratlösung (Salzsäure) verändert werden. Wird eine Mischung von 2 ccm der wässerigen Lösung und 2 ccm Schwefelsäure nach dem Erkalten mit 1 ccm Ferrosulfatlösung überschichtet, so darf sich zwischen den beiden Flüssigkeiten keine gefärbte Zone bilden (Salpetersäure).

Zur Herstellung der kaltgesättigten Lösung sind nur 0,07 g Säure auf 10 ccm Wasser notwendig.

Kampfersäure muß sich beim Erhitzen unter Entwickelung weißer, stechend riechender Dämpfe verflüchtigen und darf dabei höchstens $0{,}1\,\%$ Rückstand hinterlassen.

Gehaltsbestimmung. Zum Neutralisieren einer Lösung von 0,5 g bei 80^0 getrockneter Kampfersäure in 20 ccm Weingeist müssen 50 ccm N/10-Kalilauge erforderlich sein, was einer reinen Kampfersäure entspricht (1 ccm N/10-Kalilauge $= 0{,}01$ g Kampfersäure, Phenolphthalein als Indikator).

Zunächst trockne man bei etwa 80^0 oder noch einfacher im Exsikkator über Schwefelsäure eine etwas größere Menge Kampfersäure. damit von der so getrockneten Substanz auch die sehr wichtige Schmelzpunktsbestimmung ausgeführt werden kann. — Die Titration der zweibasischen Kampfersäure erfolgt nach der Formel:

$$\underbrace{C_6H_{14}(COOH)_2}_{\text{Mol.-Gew. 200,13}} + 2\,KOH = C_8H_{14}(COOK)_2 + 2\,H_2O.$$

Es ergibt sich deshalb: 1 Grammolekül Kampfersäure $=$ rund 200 g Kampfersäure $= 2$ Grammäquivalent KOH $= 2000$ ccm N/1-KOH

$$1 \text{ ccm N/10-KOH} = 0{,}01 \text{ g Kampfersäure}$$
$$50 \text{ „ N/10-KOH} = 0{,}5 \text{ g „}$$

Da nach der Forderung 0,5 g trockene Säure zur Neutralisation 50 ccm N/10-KOH erfordern sollen, ist damit eine völlig reine, d. h. 100%ige Kampfersäure verlangt.

Acidum carbolicum. — Karbolsäure.

Phenol.

$C_6H_5 . OH$, Mol.-Gew. 94,05.

Farblose, dünne, lange, zugespitzte Kristalle oder eine weiße, strahlig kristallinische Masse. Karbolsäure riecht eigenartig; an der Luft färbt sie sich allmählich rosa; sie löst sich in 15 Teilen Wasser und ist leicht löslich in Weingeist. Äther, Chloroform, Glycerin, Schwefelkohlenstoff, fetten Ölen und Natronlauge.

Daß das Arzneibuch hier ausdrücklich erklärt, an der Luft färbe sich Karbolsäure allmählich rosa, daß ferner bei Acid. carbol. liquefact. gesagt wird „farblose oder schwach rötliche Flüssigkeit", ist eine

Konzession an die Praxis in dem Sinne, daß schwach gefärbte Säuren zuzulassen sind. Stärker gefärbte Präparate sind natürlich nach wie vor abzulehnen, bezw. an die Fabriken zum Umarbeiten zurückzugeben. — Die Entstehung der roten Farbe erklärt man jetzt so, daß durch den Einfluß von Licht und Luft sich neben Brenzkatechin vor allem Chinon bildet, das sich in Phenol mit roter Farbe auflöst.

Erstarrungspunkt 39⁰ bis 41⁰. Siedepunkt 178⁰ bis 182⁰.

In einer Lösung von 20 Teilen Karbolsäure in 10 Teilen Weingeist ruft 1 Teil Eisenchloridlösung eine schmutziggrüne Färbung hervor, die beim Verdünnen mit Wasser bis zu 1000 Teilen in eine violette, ziemlich beständige Färbung übergeht. Bromwasser erzeugt noch in einer Lösung von 1 Teil Karbolsäure in 50000 Teilen Wasser einen weißen, flockigen Niederschlag.

Raschig (Ph. Z. 1910, S. 1055) erklärt hierzu, daß Acid. carbolic. (in Lösung 1 : 50000) mit Bromwasser überhaupt keinen flockigen Niederschlag ergibt, daß vielmehr erst bei höherer Konzentration eine gelblichweiße Trübung entsteht, die nach einiger Zeit einen gelblichweißen kristallinischen Niederschlag absetzt. Darauf haben Anselmino und Mandke (Ap. Z. 1913, S. 214) die Verhältnisse nachgeprüft und teilen folgendes mit: Unter Einhaltung der vom Arzneibuch vorgeschriebenen Bedingungen, Prüfung von 10 ccm Karbolsäurelösung, liegt die Grenze des Auftretens einer weißen flockigen Fällung bei der Verdünnung 1 : 10000. Bei größeren Verdünnungen erscheinen nach dem Verschwinden der Trübung einzelne Kriställchen, die sich nicht mehr zu Flocken zusammenballen. Die Grenze der Ausscheidung eines weißen Niederschlages liegt etwa bei 1 : 38000. In Verdünnungen von 1 : 40000 bis 1 : 50000 scheiden sich nach einiger Zeit Kristalle von Tribromphenolbrom ab.

Die wässerige Lösung (1 + 15) muß klar sein (Kresole) und darf Lackmuspapier nicht röten.

Raschig (l. c.) weist darauf hin, daß sämtliche Karbolsäuren des Handels auf Lackmus-Papier eine schwach saure Reaktion zeigen, und fordert diesbezüglich eine Änderung des Arzneibuches.

Karbolsäure darf beim Verdampfen auf dem Wasserbade höchstens 0,1⁰/₀ Rückstand hinterlassen.

In gut verschlossenen Gefäßen und vor Licht geschützt aufzubewahren.

Acidum carbolicum liquefactum. — Verflüssigte Karbolsäure.

Verflüssigtes Phenol.

Gehalt mindestens 87,8⁰/₀ Phenol ($C_6H_5.OH$, Mol.-Gew. 94,05).

Klare, farblose oder schwach rötliche Flüssigkeit.

Siehe diesbezüglich unter Acidum carbolicum.

Spezifisches Gewicht 1,068 bis 1,071.

Gehaltsbestimmung. Annähernd 1 g verflüssigte Karbolsäure wird genau abgewogen und in Wasser zu 1 Liter gelöst. 25 ccm dieser Lösung bringt man in eine 250 ccm fassende Glasstöpselflasche, fügt 50 ccm Kaliumbromidlösung und 50 ccm Kaliumbromatlösung hinzu, mischt und versetzt die Mischung unter gutem Umschütteln mit 5 ccm Schwefelsäure. Nach 15 Minuten gibt man 2 g Kaliumjodid hinzu, läßt nach kräftigem Umschütteln 5 Minuten stehen und titriert mit N/10-Natriumthiosulfatlösung. Die Anzahl der verbrauchten Kubikzentimeter N/10-Natriumthiosulfatlösung ist von 30 in Abzug zu bringen; der Rest gibt mit

0,001567 multipliziert die vorhandene Menge Phenol. Es dürfen für 1,0 g verflüssigte Karbolsäure höchstens 16 ccm N/10-Natriumthiosulfatlösung verbraucht werden, was einem Mindestgehalte von 87,8 % wasserfreier Karbolsäure entspricht (1 ccm-N/10 Natriumthiosulfatlösung = 0,001567 g Phenol, Stärkelösung als Indikator).

Vor Licht geschützt aufzubewahren.

Diese Gehaltsbestimmung beruht auf folgendem Prinzip: Zunächst scheidet das mittels Schwefelsäure aus den Kaliumsalzen in Freiheit gesetzte Gemisch von HBr und $HBrO_3$ eine bestimmte Menge freies Brom ab:

$$HBrO_3 + 5\ HBr = 6\ Br + 3\ H_2O.$$

Von diesem überschüssigen Brom wird durch das vorhandene Phenol ein entsprechender Teil nach folgender Gleichung gebunden:

$$C_6H_5.OH + 6\ Br = C_6H_2Br_3OH^{1)} + 3\ HBr.$$
Tribromphenol

Nunmehr macht das überschüssige, also nicht vom Phenol gebundene Brom aus dem zugesetzten Jodkalium eine entsprechende Menge Jod frei, welch letzteres durch eine entsprechende Menge Natriumthiosulfat gebunden wird.

Die Berechnung erfolgt in folgender Weise: Nach der Gleichung

$$5\ KBr + KBrO_3 + 3\ H_2SO_4 = 6\ Br + 3\ K_2SO_4 + 3\ H_2O$$

müssen zur Bildung von 6 Br 5 Moleküle KBr auf 1 Molekül $KBrO_3$ wirken. Das Arzneibuch läßt eine Lösung von annähernd $^5/_{100}$ Grammmolekül KBr auf 1 Liter bereiten (6 g auf 1 Liter. Molekulargewicht des KBr = 119,02, also $\frac{119,02 \times 5}{100} = 5,95$) und eine Lösung von $^1/_{100}$ Grammolekül $KBrO_3$ auf 1 Liter (1,6702 g auf 1 Liter. Molekulargewicht des $KBrO_3$ = 167,02). Werden je 1000 ccm dieser Lösungen bei Gegenwart von Schwefelsäure zusammengegeben, so ergeben sie $^6/_{100}$ Grammäquivalent freies Brom, das seinerseits 600 ccm $N/10\text{-}Na_2S_2O_3$ entspricht. Das Arzneibuch läßt zu dieser Bestimmung je 50 ccm Kaliumbromid- und Kaliumbromatlösung verwenden, die also 30 ccm $N/10\text{-}Na_2S_2O_3$ entsprechen. Soviel Natriumthiosulfat würde verbraucht werden, wenn alles in Freiheit gesetzte Brom ungebunden bliebe. (Deshalb ist die Anzahl der verbrauchten Kubikzentimeter $Na_2S_2O_3$ von 30 in Abzug zu bringen!) Es dürfen aber nach der Anforderung des Arzneibuches höchstens 16 ccm $N/10\text{-}Na_2S_2O_3$ verbraucht werden, so daß durch das Phenol mindestens eine Menge Brom gebunden sein muß, die 30 — 16 = 14 ccm $N/10\text{-}Na_2S_2O_3$ entspricht. Nach der oben angegebenen Gleichung

$$C_6H_5.OH + 6\ Br = C_6H_2.Br_3.OH + 3\ HBr$$
Molekulargewicht 94,05

ergibt sich: 1 Grammolekül Phenol = 94,05 g Phenol = 6 Grammäquivalente Brom = 6 Grammäquivalente Jod = 60000 ccm $N/10\text{-}Na_2S_2O_3$.

---

[1]) Anmerkung: Zunächst wird unter Bindung von mehr Brom das Tribromphenolbrom gebildet. Da sich dieses aber wieder in Tribromphenol umsetzt, kann obige Formel als der Ausdruck für den Ausgang des Vorganges gelten.

Folglich 1 ccm $N/10\text{-}Na_2S_2O_3 = \dfrac{94{,}05}{60\,000} = 0{,}001567$ g Phenol

14 ccm $N/10\text{-}Na_2S_2O_3 = 0{,}021938$ g Phenol.

Da mindestens diese 0,021938 g Phenol in 0,025 g Acid. carbol. liquefact. enthalten sein sollen, entspricht das Resultat nach der Gleichung

$$0{,}025 : 0{,}021938 = 100 : x \qquad x = \text{rund } 87{,}8$$

einem Mindestgehalt von $87{,}8\,^0/_0$ Phenol.

Zur Ausführung sei noch folgendes bemerkt: Das Arzneibuch sagt, „annähernd“ solle 1 g Acid. carbol. liquefact. abgewogen werden, da sich genau diese Menge nicht abwägen läßt. Man wird deshalb in eine kleine (etwa 5 g-) Flasche ca. 2 g des Präparates hineingeben, die kleine Flasche mit Inhalt auf der analytischen Wage wägen, dann ca. 25 Tropfen in das Litergefäß geben und die genaue Menge durch Rückwägung der kleinen Flasche feststellen. Von dieser genau festgestellten Gewichtsmenge Karbolsäure ist dann bei der Berechnung auszugehen. — Ferner weist Lehmann (Ap. Z. 1911, S. 55) darauf hin, daß ein Überschuß von KBr nicht schadet. Es wird also das besondere Vorrätighalten einer volumetrischen KBr-Lösung dadurch überflüssig, daß man statt der 50 ccm KBr-Lösung einfach 0,5 bis 1 g KBr in Kristallen zusetzt. Auch solle man statt der vorgeschriebenen 1,6702 g $KBrO_3$ richtiger 1,671 des Salzes mit Wasser auf 1 Liter lösen[1]).

Acidum chromicum. — Chromsäure.

CrO_3 Mol.-Gew. 100,0.

Braunrote, stahlglänzende, an der Luft zerfließliche, in Wasser leicht lösliche Kristalle.

Die wässerige Lösung (1 + 9) ist gelbrot und entwickelt beim Erwärmen mit Salzsäure Chlor.

Die wässerige Lösung (1 + 99) darf nach dem Ansäuern mit Salzsäure durch Baryumnitratlösung nicht verändert werden (Schwefelsäure).

Wird das beim Glühen von Chromsäure gebildete Chromoxyd mit Wasser ausgezogen, so darf der beim Verdampfen des Filtrates hinterbleibende Rückstand höchstens $0{,}5\,^0/_0$ der Chromsäure betragen (Alkalisalze).

Acidum citricum. — Citronensäure.

$CH_2.COOH$

|

$C(OH).COOH. \quad H_2O \quad$ Mol.-Gew. 210,08.

|

$CH_2.COOH$

Farblose, durchscheinende, luftbeständige, sauer schmeckende Kristalle, die bei etwa 30° zu verwittern beginnen und beim Erhitzen auf einem Platinblech erst schmelzen, dann unter Bildung stechend riechender Dämpfe verkohlen.

---

[1]) Lehmann weist noch darauf hin: Es dürfte richtiger sein, den Titer der Bromatlösung experimentell zu ermitteln, anstatt ihn rechnerisch festzulegen, das heißt auf die absolute Reinheit und Trockenheit käuflicher Kaliumpräparate zu bauen. — Siehe Originalstelle.

Citronensäure löst sich in 0,6 Teilen Wasser, in 1,5 Teilen Weingeist und in 50 Teilen Äther.

Setzt man zu 1 ccm der wässerigen Lösung (1 + 9) Kalkwasser bis zur deutlich alkalischen Reaktion hinzu, so bleibt die Mischung klar; wird sie eine Minute lang gekocht, so fällt ein flockiger, weißer Niederschlag aus, der sich beim Abkühlen der Mischung in dem verschlossenen Kolben unter zeitweiligem Umschwenken innerhalb 3 Stunden wieder vollständig löst.

(Folgende Anmerkungen beruhen z. T. auf den Angaben von Frerichs, Ap. Z. 1917, S. 127). — Beim Übersättigen der Citronensäurelösung mit Kalkwasser bildet sich citronensaurer Kalk, der in heißem Wasser schwerer löslich ist als in kaltem. Statt 1 ccm der Säurelösung nimmt man bequemer 0,1 g Säure und löst sie in wenigen Tropfen Wassers auf. Zum Übersättigen sind dann 40 bis 50 ccm Kalkwasser notwendig. — Der in der Hitze entstandene Niederschlag löst sich nicht immer nach Abkühlen in der vorgeschriebenen Zeit auf. Das kann an der Korngröße des Niederschlages (abhängig von der Kochdauer) liegen. Auch kann Luftzutritt Entstehung von kohlensaurem Kalk bewirken und so dauernde Trübung herbeiführen. — Man kocht übrigens zweckmäßig nicht nach dem Arzneibuch 1 Minute lang, sondern erhitzt kurz zum Sieden (wobei eine kräftige Trübung erfolgt) und kühlt dann sofort unter der Wasserleitung ab.

Eine Mischung von 1 g Citronensäure und 10 ccm Schwefelsäure, die in einem mit Schwefelsäure gespülten Mörser bereitet worden ist, darf sich höchstens gelb, nicht aber braun färben, wenn sie in einem mit Schwefelsäure gespülten Probierrohr eine Stunde lang im Wasserbade nicht über 90° erwärmt wird (Weinsäure).

Eine Braunfärbung durch Schwefelsäure kann hier nicht nur durch Gegenwart von Weinsäure eintreten, sondern auch durch mechanische Verunreinigungen, wie Papier, Staub, ebenso durch Verwendung nicht ganz reiner Gefäße. Es ist daher diese mittels konzentrierter Schwefelsäure anzustellende Probe mit peinlichster Sauberkeit auszuführen, falls keine Täuschung erfolgen soll (siehe auch Allgemeinen Teil S. 20). — Die Mischung der zerriebenen Citronensäure mit Schwefelsäure ist natürlich bequemer im Probierrohr auszuführen als im Mörser. — Über gemeinsame Prüfung auf Weinsäure und Oxalsäure siehe am Schluß des Artikels.

Die wässerige Lösung (1 + 9) darf weder durch Baryumnitratlösung innerhalb einer halben Stunde (Schwefelsäure), noch nach annäherndem Neutralisieren mit Ammoniakflüssigkeit durch Ammoniumoxalatlösung (Calciumsalze) verändert werden. Die mit Ammoniakflüssigkeit bis zur schwachsauren Reaktion versetzte Lösung von 5 g Citronensäure in 10 ccm Wasser darf durch Schwefelwasserstoffwasser nicht oder höchstens schwach gelb gefärbt werden (Blei-, Kupfersalze).

Zur Prüfung auf Metalle löst man zweckmäßig 2,5 g Citronensäure in 5 ccm Wasser und setzt 6 ccm Ammoniakflüssigkeit hinzu. Ist die Flüssigkeit dann alkalisch, füge man noch eine kleine Menge Citronensäure hinzu. — Enz, Südd. Ap. Z. 1918, S. 208 verlangt mit Recht noch eine Prüfung auf Oxalsäure. Es sind tatsächlich schon Verwechselungen oder Verfälschungen mit dieser Säure vorgekommen. Man prüft einfach auf Oxalsäure, indem man nach Übersättigen mit Ammoniakflüssigkeit Calciumchloridlösung zufügt. Nach

Merck kann man auch die Prüfung auf Weinsäure mit der auf Oxalsäure vereinen: Eine Lösung von 1 g Citronensäure in 2 ccm Wasser darf nach Zusatz von 10 Tropfen Kaliumacetatlösung (Liq. Kal. acet.) und 5 ccm Weingeist auch nach zweistündigem Stehen keine Ausscheidung zeigen. Weinsäure gibt hierbei Kaliumbitartrat, Oxalsäure saures Kaliumoxalat.

Citronensäure darf beim Verbrennen höchstens $0{,}1^0/_0$ Rückstand hinterlassen.

Acidum diaethylbarbituricum. — Diäthylbarbitursäure. Veronal.

Diäthylmalonylharnstoff.

$$(C_2H_5)_2C \begin{matrix} CO-NH \\ CO-NH \end{matrix} CO \quad \text{Mol.-Gew. } 184{,}12.$$

Zur Erklärung der Bezeichnung Diäthylmalonylharnstoff und zur Kennzeichnung der Reaktionen sei die Zusammensetzung des Veronals durch folgende Formeln abgeleitet:

$$H \begin{matrix} COOH \\ COOH \end{matrix} C \;\Longrightarrow\; C_2H_5 \begin{matrix} CO\,OC_2H_5 \\ CO\,OC_2H_5 \end{matrix} C + H\,HN \begin{matrix} \\ \end{matrix} CO$$

$$\underbrace{}_{\text{Malonsäure}} \qquad \underbrace{}_{\substack{\text{Diäthylmalonsäure-} \\ \text{diäthylester}}} + \underbrace{}_{\text{Harnstoff}}$$

$$= C_2H_5 \begin{matrix} CO.NH \\ CO.NH \end{matrix} C \,CO + 2\,C_2H_5OH.$$

$$\underbrace{}_{\text{Diäthylmalonylharnstoff}}$$

Farblose, durchscheinende Kristallblättchen. Diäthylbarbitursäure ist geruchlos und schmeckt schwach bitter; sie löst sich in 170 Teilen Wasser von 15^0 und in 17 Teilen siedendem Wasser, leicht in Weingeist, Äther, Chloroform und Natronlauge. Die wässerige Lösung rötet Lackmuspapier.

Schmelzpunkt 190^0 bis 191^0.

Nach den Angaben verschiedener Autoren sollen die Lösungsverhältnisse andere sein, die Säure sich nur schwer in Chloroform lösen, dagegen in 140 Teilen kaltem und 12 Teilen siedendem Wasser.

Das Präparat löst sich leicht in Natronlauge, weil es den Charakter einer schwachen Säure zeigt, also mit Alkalien leichtlösliche Salze bildet. So ist Medinal das Mono-Natriumsalz der Diäthylbarbitursäure:

$$C_2H_5 \atop C_2H_5} C < {CO.N.Na \atop CO.NH} > CO.$$

Wird 0,1 g Diäthylbarbitursäure 3 bis 4 Minuten lang mit 5 ccm Kalilauge gekocht, so entwickeln sich Dämpfe, die Lackmuspapier bläuen. Die kalt gesättigte wässerige Lösung der Diäthylbarbitursäure wird durch Bromwasser, Jodlösung oder Silbernitratlösung nicht verändert, dagegen erzeugt in ihr eine Lösung von 1 Teil Quecksilberoxyd in 2,5 Teilen Salpetersäure einen weißen Niederschlag.

Beim Kochen mit Kalilauge wird Veronal in Diäthylessigsäure, Kohlensäure und Ammoniak zerlegt, welch letzteres beim Entweichen Lackmuspapier bläut. Die Probe wird aber nach Frerichs, Ap. Z

1917, S. 127 viel praktischer so ausgeführt: „Werden etwa 0,3 g Diäthylbarbitursäure mit 2 bis 3 g Ätzkali zusammen geschmolzen (im Tiegel oder Probierrohr), so entweicht Ammoniak (feuchtes Lackmuspapier wird gebläut). Aus der Lösung der erkalteten Schmelze in wenig Wasser wird beim Ansäuern mit verdünnter Schwefelsäure Kohlendioxyd entwickelt unter Auftreten eines an ranzige Butter erinnernden Geruches (Diäthylessigsäure)“. — Die Prüfung mittels Mercurinitratlösung ist eine sehr scharfe Identitätsreaktion, bei der jedoch ein Überschuß des Quecksilbersalzes zu vermeiden ist. Nur wenige Tropfen des Reagens sind zuzusetzen.

Diäthylbarbitursäure muß sich in Schwefelsäure ohne Färbung lösen und darf sich auch beim Schütteln mit Salpetersäure nicht färben (organische Verunreinigungen).

Über die Prüfung mittels Schwefelsäure siehe S. 20.

Diäthylbarbitursäure darf bei vorsichtigem Erhitzen nicht verkohlen und höchstens $0,1\,^0/_0$ Rückstand hinterlassen.

Bei vorsichtigem Erhitzen soll Veronal sublimieren, nicht verkohlen.

Acidum formicicum. — Ameisensäure.

Gehalt 24 bis $25\,^0/_0$ Ameisensäure (H.COOH, Mol.-Gew. 46,02).

Klare, farblose, flüchtige Flüssigkeit, die stechend, nicht brenzlich riecht und auch in Verdünnung stark sauer schmeckt. Ameisensäure ist in jedem Verhältnis in Wasser und Weingeist löslich.

Spezifisches Gewicht 1,061 bis 1,064.

Ameisensäure gibt mit Bleiessig einen weißen, kristallinischen Niederschlag. Wird die wässerige Lösung der Ameisensäure $(1 + 5)$ mit gelbem Quecksilberoxyd gesättigt, so entsteht eine klare Lösung, die beim Erhitzen allmählich unter Gasentwicklung metallisches Quecksilber abscheidet.

Die voluminösen Kristalle, die Ameisensäure mit Bleiessig gibt, bestehen· aus Bleiformiat. — Die Reduktion des Quecksilberoxyds beruht auf folgendem:

Bekanntlich nimmt die Ameisensäure unter den Fettsäuren eine Ausnahmestellung ein durch ihre reduzierende Wirkung, die dadurch erklärt wird, daß die Säure ihrer Konstitution nach nicht nur als solche, sondern auch zugleich als′ Aldehyd aufzufassen ist:

$$\text{Karboxylgruppe}\quad C{=}O\!\!\begin{array}{l}\text{—H}\\[2pt]\diagdown\ \text{OH}\end{array} \quad = \quad C{=}O\!\!\begin{array}{l}\diagup\text{H}\\[2pt]\diagdown\text{OH}\end{array}\quad\text{Aldehydgruppe.}$$

Sättigt man die Lösung der Ameisensäure mit gelbem Quecksilberoxyd, so bildet sich zunächst nach Formel I: Mercuriformiat.

$$\text{I.}\quad 2\,HCOOH + HgO \rightarrow \underbrace{(HCOO)_2Hg}_{\text{Mercuriformiat}} + H_2O.$$

Dieses geht langsam bei gewöhnlicher Temperatur, schneller bei schwachem Erhitzen unter Gasentwicklung nach Formel II über in: Mercuroformiat, das sich unter solchen Bedingungen in schönen weißen Kristallen intermediär ausscheidet.

$$\text{II.}\quad 2\,[(HCOO)_2Hg] \rightarrow \underbrace{(HCOO)_2Hg_2}_{\text{Mercuroformiat}} + CO_2 + CO + H_2O.$$

Erhitzt man nunmehr weiter, so scheidet sich nach Formel III unter starker Gasentwicklung schließlich das metallische Hg ab:

$$\text{III.} \quad (HCOO)_2 Hg_2 \rightarrow Hg_2 + CO_2 + CO + H_2O.$$

Da die Vorgänge II und III ineinander übergehen, werden sie gewöhnlich in der einen Formel IV zusammengezogen dargestellt:

$$\text{IV.} \quad (HCOO)_2 Hg \rightarrow Hg + CO_2 + CO + H_2O.$$

Diese Identitätsprüfung kann verbunden werden mit der unten angegebenen Prüfung auf Essigsäure.

Die wässerige Lösung (1 + 5) darf nach Zusatz einiger Tropfen Salpetersäure weder durch Baryumnitratlösung (Schwefelsäure), noch durch Silbernitratlösung (Salzsäure), noch nach dem annähernden Neutralisieren mit Ammoniakflüssigkeit durch Calciumchloridlösung (Oxalsäure) oder durch Schwefelwasserstoffwasser (Schwermetallsalze) verändert werden.

Wird eine Mischung von 1 ccm Ameisensäure, 5 ccm Wasser und 1,5 g gelbem Quecksilberoxyd unter wiederholtem Schütteln so lange, bis keine Gasentwicklung mehr stattfindet, im Wasserbade erwärmt, so darf das Filtrat Lackmuspapier nicht röten (Essigsäure).

Diese Prüfung findet gemäß den Vorgängen statt, die oben bei der Identitätsprüfung durch die vier Formeln dargestellt sind. Liegt reine Ameisensäure vor, so muß diese durch das HgO völlig zerstört, die Lösung daher neutral sein. Bei Gegenwart von Essigsäure aber muß sich Mercuriacetat bilden, das saure Reaktion besitzt. — Die Erhitzung ist hier ziemlich lange Zeit, etwa 15 Minuten lang, im Wasserbade vorzunehmen!

Gehaltsbestimmung. Zum Neutralisieren von 5 ccm Ameisensäure müssen 27,6 bis 28,9 ccm N/1-Kalilauge erforderlich sein, was einem Gehalte von 24 bis 25 % Ameisensäure entspricht (1 ccm N/1-Kalilauge = 0,04602 g Ameisensäure, Phenolphthalein als Indikator).

Die titrierte neutrale Lösung darf nicht brenzlich oder stechend riechen (Akrolein).

Da 1 Grammäquivalent Ameisensäure = 46,02 g H.COOH zum Absättigen 1 Äquivalent KOH = 1000 ccm N/1-KOH gebraucht, so entspricht:

$$1 \text{ ccm N/1-KOH} = 0{,}04602 \text{ g Ameisensäure}$$
$$\text{a) } 27{,}6 \text{ ccm N/1-KOH} = 1{,}27015 \text{ „} \qquad \text{„}$$
$$\text{b) } 28{,}9 \text{ ccm N/1-KOH} = 1{,}3299 \text{ „} \qquad \text{„}$$

Unter Berücksichtigung der Tatsache, daß hier 5 ccm Ameisensäure vom ungefähren spezifischen Gewicht 1,061 angewendet wurden, ergibt sich

im Falle a) ein Prozentgehalt von $\dfrac{1{,}27015 \cdot 20}{1{,}061} =$ rund 24 % Ameisensäure

im Falle b) „ „ „ $\dfrac{1{,}3299 \cdot 20}{1{,}061} =$ „ 25 % „

Acidum gallicum. — Gallussäure.

$$C_6 H_2 (OH)_3 . COOH \text{ (1, 2, 3, 5)} . H_2O, \quad \text{Mol.-Gew. } 188{,}06.$$

Farblose oder schwach gelblich gefärbte Nadeln. Gallussäure löst sich in 85 Teilen Wasser von 15°, leicht in siedendem Wasser, in 6 Teilen Weingeist, in 12 Teilen Glycerin und schwer in Äther.

Die kalt gesättigte, wässerige Lösung rötet Lackmuspapier, reduziert ammoniakalische Silberlösung und nimmt auf Zusatz von 1 Tropfen Eisenchloridlösung eine blauschwarze Farbe an.

Die heiß bereitete wässerige Lösung (1 + 19) muß farblos oder darf nur schwach gelb gefärbt sein und darf nach Zusatz von Salzsäure durch Baryumnitratlösung nicht getrübt werden (Schwefelsäure). Die kalt gesättigte Lösung darf durch eine Lösung von Eiweiß oder weißem Leim nicht gefällt werden (Gerbsäure).

Auf Schwefelsäure soll Gallussäure geprüft werden, weil sie mittels derselben aus Tannin bereitet wird. Ferner würde unzersetztes Tannin, im Gegensatz zu Gallussäure, Eiweiß oder weißen Leim fällen.

Gallussäure darf durch Trocknen bei 100° höchstens 10% an Gewicht verlieren und beim Verbrennen höchstens 0,1% Rückstand hinterlassen.

Aus der Formel ergibt sich rechnerisch ein Kristallwassergehalt von rund 9,5%.

Vor Licht geschützt aufzubewahren.

Acidum hydrochloricum. — Salzsäure.

Chlorwasserstoffsäure.

Gehalt 24,8 bis 25,2% Chlorwasserstoff (HCl, Mol.-Gew. 36,47).

Klare, farblose, stechend riechende, in der Wärme flüchtige Flüssigkeit. Mit Silbernitratlösung gibt Salzsäure einen weißen, käsigen, in Ammoniakflüssigkeit löslichen Niederschlag. Beim Erwärmen von Salzsäure mit Braunstein entwickelt sich Chlor.

Enz (Südd. Ap. Z. 1918, S. 208) weist darauf hin, daß völlige Farblosigkeit hier nicht verlangt werden darf. In größerer Schicht ist diese Flüssigkeit stets etwas gelb bis gelbgrünlich, ohne daß eine Blaufärbung durch Kaliumferrocyanid eintritt. — Versetzt man etwa 10 ccm Salzsäure tropfenweise mit $AgNO_3$-Lösung, so löst sich das entstandene AgCl zunächst wieder in der starken Säure auf und fällt erst nach dem Verdünnen mit Wasser endgültig aus.

Spezifisches Gewicht 1,126 bis 1,127.

Eine Mischung von 1 ccm Salzsäure und 3 ccm Zinnchlorürlösung darf innerhalb einer Stunde keine dunklere Färbung annehmen (Arsenverbindungen).

Die mit Ammoniakflüssigkeit annähernd neutralisierte wässerige Lösung (1 + 5) darf weder durch Schwefelwasserstoffwasser (Schwermetallsalze), noch innerhalb 5 Minuten durch Baryumnitratlösung (Schwefelsäure) verändert werden. Die wässerige Lösung (1 + 5) darf Jodzinkstärkelösung nicht sofort bläuen (Chlor) und nach Zusatz von Jodlösung bis zur schwach gelblichen Färbung innerhalb 5 Minuten durch Baryumnitratlösung nicht verändert werden (schweflige Säure).

Ist Chlor vorhanden, so wird die Jodzinkstärkelösung durch Entstehen von Jodstärke sofort Blaufärbung ergeben. Eine spätere Bläuung darf nicht berücksichtigt werden, da diese Färbung bei jeder sauren Jodzinkstärkelösung allmählich durch den Luftsauerstoff eintritt. — Schweflige Säure wird durch Jod zu Schwefelsäure oxydiert, welch letztere dann mit Baryumnitrat reagiert.

10 ccm der wässerigen Lösung (3 + 7) dürfen durch 0,5 ccm Kaliumferrocyanidlösung nicht sofort gebläut werden (Eisensalze).

Wiebelitz (Ph. Z., 1912, S. 382) weist darauf hin, daß das D.A.IV die Lösung von gelbem Blutlaugensalz frisch bereiten ließ, da alte

Lösungen leicht durch Blaufärbung einen größeren Eisengehalt vortäuschen. Erhält man also mit der vorrätigen Lösung des Blutlaugensalzes eine unerlaubte Reaktion auf Eisen, so muß man vor einer Beanstandung jedenfalls die Prüfung mit frisch bereitetem Reagens wiederholen (siehe S. 87).

Gehaltsbestimmung. Zum Neutralisieren eines Gemisches von 5 ccm Salzsäure und 25 ccm Wasser müssen 38,3 bis 38,9 ccm N/1-Kalilauge erforderlich sein, was einem Gehalte von 24,8 bis 25,2% Chlorwasserstoff entspricht (1 ccm N/1-Kalilauge = 0,03647 g Chlorwasserstoff, Dimethylaminoazobenzol als Indikator).

$$1000 \text{ ccm N/1-KOH} = 1 \text{ Grammolekül HCl} = 36,47 \text{ g HCl}$$
$$\text{a) } 38,3 \text{ ccm N/1-KOH} = 1,396\,801 \text{ g HCl}$$
$$\text{b) } 38,9 \text{ ccm N/1-KOH} = 1,418\,683 \text{ g HCl.}$$

Unter Berücksichtigung der Tatsache, daß 5 ccm der Flüssigkeit vom spezifischen Gewicht 1,126 angewendet sind, ergibt sich die Berechnung:

$$\text{a) } \frac{1,396\,801 \cdot 20}{1,126} = 24,8\% \text{ Salzsäure;} \qquad \text{b) } \frac{1,418\,683 \cdot 20}{1,126} = 25,2\% \text{ Salzsäure.}$$

Bei dieser konzentrierten Säure empfiehlt es sich, zur Erlangung eines genauen Resultates nicht 5 ccm anzuwenden, sondern ca. 5 g (eventuell auch nur ca. 2,5 g) genau in einer Glasstöpselflasche (möglichst Jodkolben, der zweckmäßig etwa 20 g Wasser enthält) auf der analytischen Wage zu wägen und bei der Berechnung von dieser genau bestimmten Gewichtsmenge auszugehen.

Acidum hydrochloricum dilutum. — Verdünnte Salzsäure.

Gehalt 12,4 bis 12,6% Chlorwasserstoff (HCl, Mol.-Gew. 36,47).
Spezifisches Gewicht 1,061 bis 1,063.
Gehaltsbestimmung. Zum Neutralisieren eines Gemisches von 5 ccm verdünnter Salzsäure und 25 ccm Wasser müssen 18,0 bis 18,4 ccm N/1-Kalilauge erforderlich sein, was einem Gehalte von 12,4 bis 12,6% Chlorwasserstoff entspricht (1 ccm N/1-Kalilauge = 0,03647 g Chlorwasserstoff, Dimethylaminoazobenzol als Indikator).
Titration und Ausrechnung wie bei Acidum hydrochloricum.

Acidum lacticum. — Milchsäure.

Gehalt annähernd 75% Milchsäure und 15% Milchsäureanhydrid, berechnet auf Milchsäure (CH$_3$.CH(OH).COOH, Mol.-Gew. 90,05).
Klare, farblose oder schwach gelbliche, geruchlose, sirupdicke, rein sauer schmeckende, hygroskopische Flüssigkeit, die in Wasser, Weingeist und Äther in jedem Verhältnis löslich ist.
Spezifisches Gewicht 1,210 bis 1,220.
Beim Erwärmen von Milchsäure mit Kaliumpermanganatlösung entwickelt sich der Geruch des Acetaldehyds. Milchsäure verbrennt mit schwach leuchtender Flamme.

Die Entstehung des Acetaldehyds aus Milchsäure durch Behandlung mit Kaliumpermanganat erklärt sich nach folgender Gleichung:

$$\underset{}{CH_3.CH.OH.COOH} \longrightarrow \underset{\text{Acetaldehyd}}{CH_3.CHO} + \underset{\text{Ameisensäure}}{H.COOH}.$$

Die abgespaltene Ameisensäure ergibt nunmehr oxydiert Kohlensäure und Wasser. — Zur Ausführung sei bemerkt, daß nach Frerichs (Ap. Z. 1917, S. 128) bereits 1 Tropfen Milchsäure zur Geruchsbestimmung genügt. Die Vorschrift sollte also lauten: Beim Erwärmen von 1 Tropfen Milchsäure mit etwa 10 ccm Kaliumpermanganatlösung tritt der Geruch des Acetaldehyds auf.

Milchsäure darf bei gelindem Erwärmen nicht nach Fettsäuren riechen und darf, in einem mit Schwefelsäure gespülten Glase über Schwefelsäure geschichtet, diese innerhalb 15 Minuten nicht färben (Zucker).

Schon im zweiten Abschnitt des Artikels wurde die Milchsäure als geruchlos charakterisiert. Hierzu muß gesagt werden, daß ein äußerst geringer eigentümlicher Geruch jedem Präparate eigen ist. Doch darf die Milchsäure nicht nach „Fettsäuren" (vor allem Buttersäure und Essigsäure) riechen. Verstärkt wird diese Prüfung noch durch die Forderung, daß ein derartiger Geruch auch beim gelinden Erwärmen nicht auftreten soll. Hierzu wird man am besten eine Probe der Säure im offenen Becherglas auf dem Wasserbade erwärmen und die Geruchsprobe anstellen. — Zur Prüfung auf Zucker ist ein reines Reagenzglas sauber mit Schwefelsäure auszuspülen, da sonst leicht Täuschungen eintreten (siehe Seite 20). Eine Erwärmung ist hierbei unter allen Umständen zu vermeiden, da auch die reinste Milchsäure bei der Schwefelsäureprobe oberhalb der Temperatur von ca. 25⁰ eine braune Schichtzone zeigt!

Die wässerige Lösung (1 + 9) darf weder durch Schwefelwasserstoffwasser (Schwermetallsalze), noch durch Baryumnitratlösung (Schwefelsäure), Silbernitratlösung (Salzsäure), Ammoniumoxalatlösung (Calciumsalze) oder überschüssiges Kalkwasser, auch nicht beim Erhitzen mit Kalkwasser (Weinsäure, Oxalsäure, Citronensäure) verändert werden.

Zu den letzten Prüfungen bemerkt Frerichs (l. c.): Zum Übersättigen von 1 g Milchsäure sind etwa 250 ccm Kalkwasser erforderlich. Durch solche Verdünnung werden die Prüfungen teils undeutlich, teils gänzlich unbrauchbar. Deshalb prüft man besser so: Eine Lösung von 1 g Milchsäure in 10 ccm Weingeist darf durch etwa 10 Tropfen Kaliumacetatlösung nicht getrübt werden (Weinsäure). — Die mit Ammoniakflüssigkeit schwach übersättigte wässerige Lösung (1 + 9) darf durch einige Tropfen Calciumchloridlösung nicht getrübt werden (Oxalsäure). — Citronensäure (ebenso wie Weinsäure) erkennt man auch beim Verbrennen, da beide Präparate hierbei besonders starke Abscheidung von Kohle zeigen.

Werden 2 ccm Äther tropfenweise mit 1 ccm Milchsäure versetzt, so darf die Mischung auch nicht vorübergehend getrübt werden (Mannit, Glycerin).

Mannit könnte, im Gärungsprozeß neben Milchsäure entstanden, anwesend sein; auf Glycerin ist als billiges Verfälschungsmittel zu prüfen.

Milchsäure darf beim Verbrennen höchstens 0,1 % Rückstand hinterlassen.
Gehaltsbestimmung. 5 g Milchsäure werden in einem Meßkölbchen mit Wasser auf 50 ccm verdünnt. 20 ccm dieser Mischung werden in einem Kölb-

chen aus Jenaer Glas mit N/1-Kalilauge neutralisiert. Hierzu müssen mindestens 16,6 ccm N/1-Kalilauge erforderlich sein, was einem Mindestgehalte von 74,7% Milchsäure entspricht. Die neutralisierte Flüssigkeit wird mit weiteren 10 ccm N/1-Kalilauge versetzt und eine Stunde lang auf dem Wasserbad erwärmt. Zum Neutralisieren sind etwa 6,7 ccm N/1-Salzsäure erforderlich, was einem Gehalte von annähernd 15% Milchsäureanhydrid, berechnet auf Milchsäure, entspricht. (1 ccm N/1-Kalilauge = 0,09005 g Milchsäure, Phenolphthalein als Indikator.)

Klapprot (Ch. Ztg. 1911, S. 1026, siehe auch Ap. Z. 1911, S. 822) hat darauf aufmerksam gemacht, daß das Arzneibuch bei der dieser Gehaltsbestimmung folgenden Berechnung einen Fehler begangen hat: Im Acid. lacticum sind vorhanden (I) freie Milchsäure und (II) Milchsäureanhydrid:

$$\text{(I)} \quad CH_3.CH.OH.COOH \qquad \text{und} \qquad \text{(II)} \quad CH_3.CH.OH.CO.O.CH.COOH$$
$$\overset{|}{CH_3}$$

Die freie Säure wird durch direktes Titrieren in der Kälte bestimmt, das Anhydrid wird erst durch Erhitzen mit überschüssigem KOH verseift, d. h. in milchsaures Kali übergeführt, worauf durch Zurücktitrieren mit N/1-HCl auch die Menge des vorhanden gewesenen Milchsäureanhydrids, berechnet auf Milchsäure, festgestellt wird.

Zu diesem Zweck werden 5 g Acid. lacticum mit Wasser auf 50 ccm verdünnt, 20 ccm davon verwendet, also 2 g des Präparates zunächst in der Kälte mit KOH titriert:

1 Grammäquivalent KOH = 1000 ccm N/1-KOH = 1 Grammolekül Milchsäure = 90,05 g Milchsäure.

Folglich 1 ccm N/1-KOH = 0,09005 g Milchsäure.

Die verlangten 16,6 ccm N/1-KOH = 1,49483 g Milchsäure.

Diese Menge soll in 2 g Acid. lacticum vorhanden sein, folglich in 100 g Milchsäure: 50 × 1,49483 = 74,74% freie Milchsäure.

Die bei dieser ersten Operation in der Kälte neutralisierte Flüssigkeit wird nunmehr mit überschüssigem KOH (10 ccm N/1-KOH) erhitzt und zurücktitriert, wozu etwa 6,7 ccm N/1-HCl erforderlich sein sollen. Dabei wären noch 3,3 ccm N/1-KOH gebunden, was im Arzneibuch zu folgender Berechnung führt:

$$1 \text{ ccm} \quad N/1\text{-KOH} = 0,09005 \text{ g Milchsäure}$$
$$3,3 \text{ „} \quad N/1\text{-KOH} = 0,297165 \text{ g Milchsäure.}$$

Diese Menge soll wieder in 2 g Acid. lacticum vorhanden sein, folglich in 100 g: 50 × 0,297165 = 14,86% Milchsäureanhydrid, auf Milchsäure berechnet.

Es ist aber dabei folgendes übersehen: Aus der obigen Formel des Milchsäureanhydrids (II) ist ersichtlich, daß dieses Anhydrid eine freie Karboxylgruppe besitzt, demnach bereits bei der Titration in der Kälte zur Hälfte mit abgesättigt werden muß. Es sind also, falls die Forderungen des Arzneibuches erfüllt werden, nach Klapprot nicht die vom Arzneibuch angenommenen Teilmengen, sondern rund 60% Milchsäure und 30% Milchsäureanhydrid (auf Milchsäure berechnet) vorhanden[1]). — Es muß noch bemerkt werden, daß in frischer Ware das Verhältnis zwischen Säure und Anhydrid nicht das endgültige ist, vielmehr erst nach einigen Wochen konstant wird, so daß ein frisches Präparat, das zwar abweichende Teilmengen, doch in Summa den richtigen Säuregehalt zeigt, nicht beanstandet werden kann. — Die Menge der zur Gehaltsbestimmung verwendeten Milchsäure ist übrigens genau auf der analytischen Wage festzustellen; s. z. B. bei Acid. hydrochloric.

Als Indikator ist hier Phenolphthalein angegeben, da in der Milchsäure eine „schwache" Säure vorliegt. — Ferner soll ein Kolben aus Jenaer Glas angewendet werden, da Kalilauge in der Hitze das gewöhnlich gebrauchte Glas angreift.

Acidum nitricum. — Salpetersäure.

Gehalt 24,8 bis 25,2% Salpetersäure (HNO_3, Mol.-Gew. 63,02).

Klare, farblose, in der Wärme flüchtige Flüssigkeit. Salpetersäure löst beim Erwärmen Kupfer unter Entwickelung gelbroter Dämpfe zu einer blauen Flüssigkeit.

Die gelbroten Dämpfe bestehen aus Stickstoffdioxyd NO_2, das aus dem zunächst gebildeten farblosen Stickoxyd NO durch Oxydation an der Luft entsteht.

Spezifisches Gewicht 1,149 bis 1,152.

Die mit Ammoniakflüssigkeit annähernd neutralisierte wässerige Lösung (1 + 5) darf durch Schwefelwasserstoffwasser nicht verändert (Schwermetallsalze) und durch Baryumnitratlösung innerhalb 5 Minuten höchstens opalisierend getrübt werden (Schwefelsäure). Durch Silbernitratlösung darf mit 5 Teilen Wasser verdünnte Salpetersäure nicht verändert werden (Salzsäure).

Bohrisch (Ph. Z. 1912, S. 189) teilt hierzu mit, daß völlig von HCl freie Salpetersäure schwer zu erhalten ist. Bei 6 untersuchten Proben fand er in 100 ccm Salpetersäure 0,25 bis 1 mg HCl. Also Vorsicht bei dieser Prüfung!

Bringt man in die wässerige Lösung (1 + 2) Zinkfeile, so darf etwas Chloroform, mit dem man nach etwa 1 Minute die Flüssigkeit schüttelt, nicht violett gefärbt werden (Jodsäure).

Ist Jodsäure vorhanden, so wird ein Teil derselben durch den aus Zink und Salpetersäure gebildeten Wasserstoff zu Jodwasserstoff umgesetzt, welch letzterer mit der noch unzersetzten Jodsäure freies, in Chloroform mit violetter Farbe lösliches Jod ergibt:

$$\text{I.} \quad HJO_3 + 6\,H = HJ + 3\,H_2O.$$
$$\text{II.} \quad HJO_3 + 5\,HJ = 3\,J_2 + 3\,H_2O.$$
$$\underbrace{\text{Jodsäure}} \qquad \underbrace{\text{Jodwasserstoff}}$$

---

[1]) Von verschiedenen Autoren wird im Acid. lactic. neben (I) Milchsäure und (II) Milchsäureanhydrid noch das Vorhandensein von (III) Laktid angenommen, einem Ester (entstanden aus 2 Molekülen Milchsäure unter Abspaltung von 2 H_2O), der keine freie Karboxylgruppe enthält:

$$
(III) \quad
\begin{array}{c}
CH_3 - CH - O - CO \\
\mid \qquad\qquad \mid \\
CO - O - CH - CH_3 .
\end{array}
$$

Bei Annahme dieses dritten Bestandteiles würde die Berechnung der Komponenten wieder eine andere, das Resultat des Gesamt-Säuregehaltes aber nicht geändert werden.

10 ccm der wässerigen Lösung $(1 + 9)$ dürfen durch 0,5 ccm Kaliumferro-cyanidlösung nicht sofort gebläut werden (Eisensalze). (Siehe S. 87.)

Gehaltsbestimmung. Zum Neutralisieren eines Gemisches von 5 ccm Salpetersäure und 25 ccm Wasser müssen 22,6 bis 23,0 ccm N/1-Kalilauge erforderlich sein, was einem Gehalte von 24,8 bis 25,2 % Salpetersäure entspricht. (1 ccm N/1-Kalilauge = 0,06302 g Salpetersäure.) Als Indikator ist Dimethylaminoazobenzol anzuwenden, das jedoch erst in der Nähe des Neutralisationspunktes zuzusetzen ist.

Bei der Titration darf Dimethylaminoazobenzol erst in der Nähe des Neutralisationspunktes zugesetzt werden, da der Indikator sonst von dieser Säure zersetzt wird. — Es werden 5 ccm der Säure zur Gehaltsbestimmung angewendet: 1000 ccm N/1-KOH = 1 Grammäquivalent KOH sättigen 1 Grammolekül

$$HNO_3 = 63,02 \text{ g } HNO_3$$
$$1 \text{ ccm N } 1/\text{-KOH sättigt } 0,06302 \text{ g } HNO_3.$$

Folglich:

    a) 22,6 ccm N/1-KOH sättigen $22,6 \times 0,06302 = 1,424252$ g HNO_3
    b) 23 „ N/1-KOH „ $23 \times 0,06302 = 1,44946$ g HNO_3.

Unter Berücksichtigung der Tatsache, daß 5 ccm der Säure vom spezifischen Gewicht 1,149 zur Titration verwendet wurden, ergeben sich auf 100 Gewichtsteile berechnet:

a) $\dfrac{20 \times 1,424252}{1,149} = $ rund 24,8 % HNO_3 b) $\dfrac{20 \times 1,44946}{1,149} = $ rund 25,2 % HNO_3.

Auch hier ist die Säure besser abzuwägen als abzumessen. Siehe unter Acid. hydrochl.

Acidum nitricum crudum. — Rohe Salpetersäure.

Gehalt 61 bis 65 % Salpetersäure.

Klare, farblose oder schwach gelblich gefärbte, an der Luft rauchende, in der Wärme flüchtige Flüssigkeit. Rohe Salpetersäure löst Kupfer unter Entwickelung gelbroter Dämpfe zu einer grünen Flüssigkeit, die beim Verdünnen mit Wasser blau wird.

Die Tatsache, daß Kupfer in der konzentrierten Salpetersäure eine grüne Lösung gibt, die erst beim Verdünnen mit Wasser blau wird, erklärte man im allgemeinen so, daß das gebildete Kupfernitrat in der starken Säure nur in geringem Maße dissoziiert ist, während beim Verdünnen mit Wasser die Ionisation entsprechend zunimmt, bis die blaue Farbe des Cu-Ions sichtbar wird. Allmählich aber greift die Anschauung Platz, daß wie bei dem Farbwechsel der Indikatoren (siehe dort) der Farbenumschlag durch eine Konstitutionsänderung bedingt ist.

Spezifisches Gewicht 1,380 bis 1,400.

Acidum nitricum fumans. — Rauchende Salpetersäure.

Gehalt mindestens 86 % Salpetersäure.

Rauchende Salpetersäure ist konzentrierte Salpetersäure, in der Stickstoffperoxyd enthalten ist.

Klare, rotbraune, in der Wärme flüchtige Flüssigkeit, die erstickende, gelbrote Dämpfe entwickelt.

Spezifisches Gewicht mindestens 1,486.

Es ist unbedingt erforderlich, diese Säure kühl, vor Sonnenlicht geschützt und womöglich in einem besonderen Abteil (am besten im Abzug) aufzubewahren. Denn bei jeder Erwärmung macht sich eine derartige Dampfspannung geltend, daß, wenn der Stopfen nicht abgeworfen wird, er sich doch lüftet, so daß die entweichenden Dämpfe Schädigungen herbeiführen können, die Säure dauernd schwächer wird.

Acidum phosphoricum. — Phosphorsäure.

Gehalt annähernd 25⁰/₀ Phosphorsäure (H_3PO_4, Mol.-Gew. 98,0).

Entsprechend der Gehaltsangabe von annähernd 25⁰/₀ ist auch bei dem spezifischen Gewicht ein kleiner Spielraum gelassen. Hervorzuheben ist, daß nur durch diese Bestimmung des spezifischen Gewichtes (nicht durch Titration) der Säuregehalt festgestellt wird. Einer maßanalytischen Bestimmung der Phosphorsäure stehen nämlich Schwierigkeiten entgegen, die durch die Verschiedenheit in der Dissoziation der 3 Wasserstoffatome begründet sind. So verhält sich Phosphorsäure gegen Methylorange wie eine einbasische Säure, gegen Phenolphthalein wie eine zweibasische Säure. Möglich ist eine Bestimmung mit Hilfe von Uranylacetat, aber auch nicht ganz zufriedenstellend.

Klare, farb- und geruchlose Flüssigkeit. Phosphorsäure gibt nach dem Neutralisieren durch Natriumcarbonatlösung mit Silbernitratlösung einen gelben, in Ammoniakflüssigkeit und in Salpetersäure löslichen Niederschlag.

Spezifisches Gewicht 1,153 bis 1,155.

Eine Mischung von 1 ccm Phosphorsäure und 3 ccm Zinnchlorürlösung darf innerhalb einer Stunde keine dunklere Färbung annehmen (Arsenverbindungen). Phosphorsäure darf durch Silbernitratlösung weder bei Zimmertemperatur (Salzsäure), noch beim Erwärmen (phosphorige Säure) verändert werden und auch durch Schwefelwasserstoffwasser keine Veränderung erleiden (Schwermetallsalze).

Hervorzuheben ist, daß häufig irrtümlicherweise Beanstandungen der Phosphorsäure stattfinden, weil sie angeblich „phosphorige" Säure enthalte. Ist nämlich das Reagenzglas nur mit kleinsten Mengen organischer Substanz verunreinigt, so führen diese beim Erwärmen mit Silbernitrat eine Dunkelfärbung herbei. Sofern solche eintritt, ist es deshalb ratsam, den Versuch in einem Reagenzglas zu wiederholen, das vorher mit Schwefelsäure gereinigt ist (siehe S. 20).

Eine Mischung von 10 ccm Phosphorsäure, 10 ccm Wasser und 0,5 ccm Kaliumferrocyanidlösung darf innerhalb 3 Minuten höchstens schwach gebläut werden (Eisensalze).

Nach van der Haar, Niederlande (Ap. Z. 1917, S. 283) enthalten die dortigen Präparate stets Spuren Eisen. Da das auch bei uns der Fall zu sein pflegt (auch bei Präparaten aus angesehensten Quellen), sollte diese Forderung des D. A. 5 eine Milderung erfahren.

Eine Mischung von 2 ccm Phosphorsäure und 6 ccm Wasser darf weder durch Baryumnitratlösung (Schwefelsäure), noch nach Zusatz von überschüssiger Ammoniakflüssigkeit durch Ammoniumoxalatlösung (Calciumsalze) verändert werden. Eine Mischung von 2 ccm Phosphorsäure und 8 ccm Weingeist muß klar bleiben (Calcium- und Magnesiumsalze).

Wird eine Mischung von 2 ccm Phosphorsäure und 2 ccm Schwefelsäure nach dem Erkalten mit 1 ccm Ferrosulfatlösung überschichtet, so darf sich zwischen den beiden Flüssigkeiten keine gefärbte Zone bilden (Salpetersäure, salpetrige Säure).

Acidum salicylicum. — Salicylsäure.

$$C_6H_4 \diagdown \begin{matrix} OH \\ COOH \end{matrix} \quad [1,2] \quad \text{Mol.-Gew. } 138{,}05.$$

Leichte, weiße, nadelförmige, geruchlose Kristalle von süßlichsaurem, kratzendem Geschmacke. Salicylsäure löst sich in etwa 500 Teilen Wasser von 15^0 und in 15 Teilen siedendem Wasser, leicht in Weingeist, Äther, in Fetten und in fetten Ölen und in heißem Chloroform.

Das Arzneibuch schreibt „geruchlose" Kristalle vor. Da in der Großtechnik oft Salicylsäure hergestellt wird, die einen deutlichen Salol- oder Phenolgeruch besitzt, ist auf Geruchlosigkeit besonders zu achten. Bei der Geruchsprüfung sei man insofern vorsichtig, als man der erst einige Zeit der Ruhe überlassenen Probe langsam das Gesicht näher bringt, damit die leicht auffliegenden Kristalle nicht die Nasenschleimhaut reizen. — Zweckmäßiger verfährt man, indem man die Säure in ein Porzellanschälchen gibt und darüber ein Becherglas stülpt. Nach einiger Zeit überzeugt man sich, ob in dem abgehobenen Becherglas ein Geruch vorhanden. — Die oben angegebenen Löslichkeitsverhältnisse stimmen nicht. Salicylsäure ist nicht leicht löslich in fetten Ölen, sondern nur zu etwa $2^0/_0$; lediglich in Ricinusöl ist sie reichlicher löslich, in siedendem Chloroform nur zu etwa $6^0/_0$.

Salicylsäure schmilzt bei etwa 157^0 und verflüchtigt sich bei weiterem, vorsichtigem Erhitzen unzersetzt, bei schnellem Erhitzen aber unter Entwickelung des Karbolsäuregeruchs.

Die wässerige Lösung wird durch Eisenchloridlösung dauernd blauviolett, in starker Verdünnung rotviolett gefärbt.

Die Lösung von 1 g Salicylsäure in 6 ccm Schwefelsäure darf höchstens eine schwach gelbe Farbe zeigen (fremde organische Stoffe).

Das Reagenzglas ist hier wieder sorgsam mit Schwefelsäure vor der Prüfung auszuspülen (siehe S. 20).

0,5 g Salicylsäure müssen sich bei Zimmertemperatur in 10 ccm einer Natriumcarbonatlösung (1 + 9) klar lösen. Schüttelt man diese Lösung mit Äther, so darf beim Verdunsten des abgehobenen Äthers höchstens ein unbedeutender, geruchloser Rückstand hinterbleiben (Phenole).

Die weingeistige Lösung (1 + 9) darf nach Zusatz von wenig Salpetersäure durch Silbernitratlösung nicht verändert werden (Salzsäure). Läßt man die weingeistige Lösung (1 + 9) bei Zimmertemperatur verdunsten, so muß ein vollkommen weißer Rückstand hinterbleiben (Eisensalze, Phenol).

Salicylsäure darf beim Verbrennen höchstens $0{,}1^0/_0$ Rückstand hinterlassen.

Acidum sulfuricum. — Schwefelsäure.

Gehalt 94 bis 98 $^0/_0$ Schwefelsäure (H_2SO_4, Mol.-Gew. 98,09).

Farb- und geruchlose, beim Erhitzen flüchtige, ölige Flüssigkeit. In der mit Wasser verdünnten Schwefelsäure wird durch Baryumnitratlösung ein weißer, in verdünnten Säuren unlöslicher Niederschlag erzeugt.

Spezifisches Gewicht 1,836 bis 1.841.

Wird 1 ccm eines erkalteten Gemisches von 1 ccm Schwefelsäure und 2 ccm Wasser mit 3 ccm Zinnchlorürlösung versetzt, so darf die Mischung innerhalb einer Stunde keine dunklere Färbung annehmen (Arsenverbindungen). Schwefelsäure darf nach dem vorsichtigen Verdünnen mit 3 Teilen Weingeist auch innerhalb längerer Zeit nicht getrübt werden (Bleisalze).

Man gieße hier vorsichtig die Schwefelsäure in dünnem Strahl in den Weingeist und nicht umgekehrt den Weingeist in die Schwefelsäure. Dann schüttele man vorsichtig um.

Wird eine abgekühlte Mischung von 2 ccm Schwefelsäure und 10 ccm Wasser mit 3 Tropfen Kaliumpermanganatlösung versetzt, so darf die Rotfärbung nicht sofort verschwinden (schweflige Säure, salpetrige Säure). Die mit Ammoniakflüssigkeit annähernd neutralisierte wässerige Lösung (1 + 9) darf durch Schwefelwasserstoffwasser nicht verändert werden (Schwermetallsalze). Die wässerige Lösung (1 + 19) darf durch Silbernitratlösung nicht getrübt werden (Salzsäure). Werden 2 ccm Schwefelsäure mit 1 ccm Ferrosulfatlösung überschichtet, so darf sich zwischen den beiden Flüssigkeiten keine gefärbte Zone bilden (Salpetersäure, salpetrige Säure). Werden 2 ccm Schwefelsäure mit 2 ccm Salzsäure, die ein Körnchen Natriumsulfit gelöst enhält, überschichtet, so darf weder eine rötliche Zone, noch beim Erwärmen eine rotgefärbte Ausscheidung entstehen (Selensäure, selenige Säure).

Die aus Säure und Natriumsulfit entstehende schweflige Säure würde die Selenverbindungen zu elementarem Selen reduzieren, und zwar selenige Säure schon in der Kälte, Selensäure erst beim Erwärmen in folgendem Sinne:

$$\text{I.} \quad H_2SeO_3 + 2\,SO_2 + H_2O \;= 2\,H_2SO_4 + Se$$
$$\text{II.} \quad H_2SeO_4 + 3\,SO_2 + 2\,H_2O = 3\,H_2SO_4 + Se.$$

Diese Prüfungsmethode ist freilich bei weitem nicht so empfindlich wie die mittels gewisser Alkaloide. Ernst Schmidt (A. Ph. 1914, S. 161) teilte nämlich mit, daß Kodeinphosphat und Morphinhydrochlorid die geringsten Spuren von Selenverbindungen in der Schwefelsäure durch Farbreaktionen erkennen lassen. Man löst z. B. durch Schütteln in etwa 3 ccm Schwefelsäure ungefähr 0,01 g Kodeinphosphat. Selenfreie Schwefelsäure bleibt hierbei ungefärbt, wogegen bei Gegenwart von seleniger Säure entweder sofort oder innerhalb 1 Minute eine mehr oder minder intensive Grünfärbung eintritt, die allmählich in Blaugrün übergeht. Morphinsalze rufen ein ähnliches Blaugrün hervor. — Wir haben tatsächlich Schwefelsäuren untersucht, die der weniger empfindlichen Prüfung des Arzneibuches auf Selenverbindungen völlig entsprachen, aber bei der Prüfung reinen Morphins und Kodeins die von E. Schmidt erwähnten Färbungen ergaben, welche auf ganz geringen Selengehalt der Säure zurückzuführen waren. Daraus folgt: 1. Die Säure des Arzneibuches ist durchaus nicht immer geeignet als Alkaloidreagens. 2. Bekommt man bei der einschlägigen Prüfung genannter Alkaloide oder deren Salze unerwartete Färbungen, so suche man die Schuld zunächst bei der Schwefelsäure.

Acidum sulfuricum crudum. — Rohe Schwefelsäure.

Gehalt mindestens 91% Schwefelsäure.
Klare, farblose bis bräunliche, ölige Flüssigkeit.
Spezifisches Gewicht nicht unter 1,825.

Das angegebene spezifische Gewicht entspricht dem Mindestgehalt von 91% H_2SO_4.

Wird 1 ccm eines erkalteten Gemisches von 1 ccm Schwefelsäure und 2 ccm Wasser mit 3 ccm Zinnchlorürlösung versetzt, so darf die Mischung innerhalb einer Viertelstunde keine dunklere Färbung annehmen (Arsenverbindungen).

Acidum sulfuricum dilutum. — Verdünnte Schwefelsäure.

Gehalt 15,6 bis 16,3% Schwefelsäure (H_2SO_4, Mol.-Gew. 98,09).
Klare, farblose Flüssigkeit.
Spezifisches Gewicht 1,109 bis 1,114.
Gehaltsbestimmung. Zum Neutralisieren eines Gemisches von 5 ccm verdünnter Schwefelsäure und 25 ccm Wasser müssen 17,7 bis 18,5 ccm N/1-Kalilauge erforderlich sein, was einem Gehalte von 15,6 bis 16,3% Schwefelsäure entspricht (1 ccm N/1-Kalilauge = 0,04904 g Schwefelsäure, Dimethylaminoazobenzol als Indikator).

Da der Vorgang bei der Gehaltsbestimmung der Formel entspricht:

$$H_2SO_4 + 2\,KOH = K_2SO_4 + 2\,H_2O,$$

so ergibt sich:

$$2\ \text{Grammäquivalent}\ KOH = 2000\ \text{ccm}\ N/1\text{-}KOH = 1\ \text{Grammolekül}\ H_2SO_4$$
$$= 98,09\ \text{g}\ H_2SO_4.$$
$$1\ \text{ccm}\ N/1\text{-}KOH = 0,04904\ \text{g}\ H_2SO_4.$$

Folglich:

a) 17,7 ccm N/1-KOH = $17,7 \times 0,04904 = 0,868008$ g H_2SO_4,
b) 18,5 ccm N/1-KOH = $18,5 \times 0,04904 = 0,90724$ g H_2SO_4.

Unter der Berücksichtigung des spezifischen Gewichtes von 1,109 bis 1,114 und der Tatsache, daß 5 ccm verdünnte Schwefelsäure verwendet wurden, resultieren auf 100 Teile berechnet:

$$\text{a)}\ \frac{0,868008 \times 20}{1,109} = \text{rund}\ 15,6\%\ H_2SO_4, \quad \text{b)}\ \frac{0,90724 \times 20}{1,114} = \text{rund}\ 16,3\%\ H_2SO_4.$$

Acidum tannicum. — Gerbsäure.
Tannin.

Die aus Galläpfeln gewonnene Gerbsäure.
Weißes oder schwach gelbliches, leichtes Pulver oder glänzende, kaum gefärbte, lockere Masse. Gerbsäure löst sich in 1 Teil Wasser und in 2 Teilen Weingeist, leicht in Glycerin und ist fast unlöslich in Äther. Die wässerige Lösung rötet Lackmuspapier, riecht schwach eigenartig, jedoch nicht ätherartig, und schmeckt zusammenziehend.

Man findet zuweilen bei unvorschriftsmäßiger Gerbsäure einen ätherartigen Geruch, weil der bei der Darstellung benutzte Äther hartnäckig dem Präparate anhaftet.

Aus der wässerigen Lösung (1 + 4) wird die Gerbsäure durch Zusatz von Schwefelsäure oder von gesättigter Natriumchloridlösung abgeschieden. Eisenchloridlösung erzeugt in einer wässerigen Gerbsäurelösung einen blauschwarzen, auf Zusatz von Schwefelsäure wieder verschwindenden Niederschlag.

2 ccm der wässerigen Lösung (1 + 4) müssen beim Vermischen mit 2 ccm Weingeist klar bleiben; diese Mischung darf auch durch Zusatz von 1 ccm Äther nicht getrübt werden (Gummi, Dextrin, Zucker, Salze).

Gerbsäure darf durch Trocknen bei 100° höchstens 12% an Gewicht verlieren. Beim Verbrennen darf sie höchstens 0,2% Rückstand hinterlassen.

Die Aschenbestimmung ist besonders sorgfältig auszuführen, weil sich sehr häufig unvorschriftsmäßige Präparate im Handel finden. Die durch Extraktion mit Ätherweingeist hergestellte Ware ist nämlich nahezu aschenfrei, während die mit Wasser extrahierte Ware meist unerlaubt große Mengen Rückstand beim Verbrennen hinterläßt.

Acidum tartaricum. — Weinsäure.

$$\begin{array}{l} CH(OH).COOH \\ | \\ CH(OH).COOH \end{array} \qquad \text{Mol.-Gew. 150,05.}$$

Farblose, durchscheinende, säulenförmige, luftbeständige Kristalle, die oft in Krusten zusammenhängen. Weinsäure verkohlt beim Erhitzen unter Verbreitung des Karamelgeruchs; sie löst sich in 1 Teil Wasser und in 4 Teilen Weingeist.

Die wässerige Lösung (1 + 2) gibt mit Kaliumacetatlösung einen kristallinischen, mit überschüssigem Kalkwasser einen anfangs flockigen, bald kristallinisch werdenden Niederschlag, der in Ammoniumchloridlösung und in Natronlauge löslich ist, aus der Lösung in Natronlauge sich beim Kochen gallertig abscheidet, beim Erkalten der Flüssigkeit sich jedoch wieder löst.

Für 1 g Weinsäure wären hier nicht weniger als rund 300 g Kalkwasser nötig. Deshalb löst man zweckmäßig 0,05 g Weinsäure in etwa 10 Tropfen Wasser (bzw. nehme 0,5 ccm der zu den nachfolgenden Reinheitsprüfungen benötigten 10% wässerigen Lösung) und setzt dann als Überschuß etwa 20 bis 25 g Kalkwasser hinzu. — Der Niederschlag von Calciumtartrat löst sich übrigens nur klar in Natronlauge, wenn diese frei von Carbonat ist (Frerichs, Ap. Z. 1917, S. 137).

Die wässerige Lösung (1 + 9) darf weder durch Baryumnitratlösung innerhalb einer halben Stunde (Schwefelsäure), noch nach annäherndem Neutralisieren mit Ammoniakflüssigkeit durch Ammoniumoxalatlösung (Calciumsalze), oder durch Calciumsulfatlösung (Oxalsäure, Traubensäure) verändert werden. Die mit Ammoniakflüssigkeit bis zur schwach sauren Reaktion versetzte Lösung von 5 g Weinsäure in 10 ccm Wasser darf durch Schwefelwasserstoffwasser nicht oder höchstens schwach gelb gefärbt werden (Bleisalze, Kupfersalze).

Bei der Prüfung auf Schwefelsäure ist die Menge der zuzusetzenden Baryumnitratlösung nicht ganz gleichgültig. Man nehme hier etwa 4 Tropfen. — Zur annähernden Neutralisation von 10 ccm der Lösung 1 + 9 (Prüfung auf Calciumsalze, Oxalsäure, Traubensäure) sind erforderlich etwa 2,5 ccm Ammoniakflüssigkeit, zur annähernden Neutralisation einer Lösung von 5 g Weinsäure (Prüfung auf Bleisalze, Kupfersalze) sind erforderlich etwa 12 ccm Ammoniakflüssigkeit. Sind die Lösungen dann alkalisch, nehme man noch etwas Weinsäure hinzu. Zur Prüfung auf Blei genügt selbstverständlich die Hälfte der angegebenen Menge, also 2,5 g Weinsäure.

Weinsäure darf beim Verbrennen höchstens $0,1\%$ Rückstand hinterlassen.

Acidum trichloraceticum. — Trichloressigsäure.

$CCl_3 . COOH$, Mol.-Gew. 163,39.

Farblose, leicht zerfließliche, rhomboedrische Kristalle. Trichloressigsäure riecht schwach stechend und ist in Wasser, Weingeist und Äther löslich. Die wässerige Lösung rötet Lackmuspapier.

Schmelzpunkt ungefähr 55^0. Siedepunkt ungefähr 195^0.

Wird die Lösung von 1 g Trichloressigsäure in 3 ccm Kalilauge zum Sieden erhitzt, so tritt der Geruch des Chloroforms auf.

10 ccm der frisch bereiteten wässerigen Lösung $(1 + 9)$ dürfen durch 2 Tropfen N/10-Silbernitratlösung höchstens schwach opalisierend getrübt werden (Salzsäure).

Etwa gefundene Salzsäure könnte sowohl von einer mangelhaften Darstellung wie einer bereits stattgehabten Zersetzung herrühren.

Trichloressigsäure muß sich beim Erhitzen ohne Rückstand verflüchtigen.

Gehaltsbestimmung. Zum Neutralisieren einer Lösung von 0,5 g im Exsikkator über Schwefelsäure getrockneter Trichloressigsäure in 20 ccm Wasser dürfen höchstens 30,5 ccm N/10-Kalilauge erforderlich sein, was einem Gehalt von $99,7\%$ reiner Säure entspricht (1 ccm N/10-Kalilauge $= 0,01634$ g Trichloressigsäure, Phenolphthalein als Indikator).

Da die Sättigung nach der Formel:

$$CCl_3COOH + KOH = CCl_3COOK + H_2O$$

vor sich geht, so ergibt sich:

$$1 \text{ Grammäquivalent } KOH = 1000 \text{ ccm } N|1\text{-}KOH$$
$$= 1 \text{ Grammolekül } CCl_3COOH = 163,4 \text{ g } CCl_3COOH,$$

folglich

$$1 \text{ ccm } N/10\text{-}KOH = 0,01634 \text{ g } CCl_3COOH,$$

demnach

$$30,5 \text{ ccm } N/10\text{-}KOH = 30,5 \times 0,01634 = 0,49837 \text{ g } CCl_3COOH.$$

Da zur Titration 0,5 g Säure verwendet wurden, ergibt sich für 100 g ein Gehalt an Trichloressigsäure von rund $200 \cdot 0,49837 = 99,7\%$. Hierzu ist zunächst zu bemerken, daß zur Titration feucht gewordene Säure gut zu trocknen ist. Daß ferner zur Neutralisation „höchstens" 30,5 ccm N/10-KOH erforderlich sein sollen, erklärt sich dadurch, daß bei Gegenwart fremder Säuren von niedrigerem Molekulargewicht wie Monochlor-Dichloressigsäure eine größere Menge KOH gebraucht werden würde.

Adeps Lanae anhydricus. — Wollfett.

Das gereinigte, wasserfreie Fett der Schafwolle. Die hellgelbe, salbenartige Masse riecht nur sehr schwach, schmilzt bei ungefähr 40^0 und ist in Äther, Petroleumbenzin, Chloroform und siedendem absoluten Alkokol löslich, in Weingeist wenig löslich und in Wasser unlöslich.

Der Schmelzpunkt eines guten Wollfettes darf nur unbeträchtlich über 40° liegen, da höher schmelzende Präparate schlechter resorbierbar sind.

Wollfett läßt sich, ohne seine salbenartige Beschaffenheit zu verlieren, mit dem doppelten Gewicht Wasser mischen. Wird eine Lösung von Wollfett in Chloroform (1 + 49) über Schwefelsäure geschichtet, so entsteht zwischen den beiden Flüssigkeiten eine Zone von feurig braunroter Farbe, die nach etwa 24 Stunden am stärksten ist.

Diese feurig braunrote Zone ist eine Identitätsreaktion, sie beweist das Vorhandensein des Alkohols Cholesterin.

Wollfett verbrennt mit leuchtender, stark rußender Flamme.

Eine Lösung von 2 g Wollfett in 10 ccm Äther muß nach dem Zusatz von 2 Tropfen Phenolphthaleinlösung farblos bleiben (freies Alkali), dagegen sich rot färben, wenn sie mit 0,1 ccm N/10-Kalilauge versetzt wird (freie Säure).

Wollfett löst sich schlecht in Äther. Auch mischt sich die wässerige Lauge nicht mit der ätherischen Wollfettlösung. Deshalb setzt man besser der Wollfettlösung Weingeist hinzu. Man erwärmt demnach 2 g Wollfett mit 5 ccm Weingeist bis zum Schmelzen des Wollfettes und versetzt das Gemisch mit 10 ccm Äther. Ist der Laugenverbrauch größer, als gestattet, muß noch eine Gegenprobe mit einem Gemisch von 5 ccm Weingeist und 10 ccm Äther daraufhin stattfinden, ob das Lösungsmittel säurefrei ist.

Werden 10 g Wollfett mit 50 g Wasser unter beständigem Umrühren im Wasserbade geschmolzen, so muß sich beim Erkalten eine matt hellgelbe, wasserfreie Fettschicht abscheiden. Die darunterstehende wässerige Flüssigkeit muß klar sein; sie darf Lackmuspapier nicht verändern, beim Abdampfen kein Glycerin hinterlassen und beim Erhitzen mit Kalkwasser keine Dämpfe entwickeln, die befeuchtetes Lackmuspapier bläuen (Ammoniak). 10 ccm der filtrierten wässerigen Flüssigkeit müssen nach Zusatz von 2 Tropfen Kaliumpermanganatlösung mindestens 15 Minuten lang rot gefärbt bleiben (oxydierbare organische Verunreinigungen).

Am Beginn dieses Abschnittes ist nicht gesagt, wie lange das Erhitzen stattfinden soll. Am besten erhitzt man das Wasser mit dem Wollfett auf dem Drahtnetz 1 bis 2 Minuten lang zum Sieden (Frerichs, Ap. Z. 1917, S. 138).

Wollfett darf beim Verbrennen höchstens 0,1% Rückstand hinterlassen.

Adeps suillus. — Schweineschmalz.

Das aus dem frischen, ungesalzenen, gewaschenen Zellgewebe des Netzes und der Nierenumhüllung gesunder Schweine ausgeschmolzene und von Wasser befreite Fett.

Schweineschmalz ist weiß, streichbar weich, gleichmäßig und riecht schwach eigenartig, nicht ranzig; es schmilzt bei 36° bis 46° zu einer Flüssigkeit, die in einer bis zu 1 cm dicken Schicht farblos und vollständig klar ist.

Jodzahl 46 bis 66. Säuregrad nicht über 2.

Bei den allgemeinen Untersuchungsverfahren (siehe S. 54) ist gelegentlich der Beschreibung der Bestimmung von Säuregrad usw. darauf hingewiesen worden, daß der Alkohol und Äther, in dem das Fett gelöst wird, säurefrei sein muß. Ist das nicht der Fall, so sind die

Lösungsmittel vor dem Gebrauch nach Zusatz von Phenolphthalein durch alkoholische Kalilauge zu neutralisieren.

Ferner ist in den allgemeinen Ausführungsbestimmungen des Arzneibuches über den Säuregrad (siehe S. 54) gesagt worden: „Sollte während der Titration ein Teil des Fettes sich ausscheiden, so muß von dem Lösungsgemisch von neuem zugesetzt werden." Hiernach müßte die Lösung bis zum Ende der Titration klargehalten werden. Da aber hierzu sehr große Mengen des Lösungsmittels nötig sind, da ferner beim Umschütteln auch die letzten Spuren freier Säure durch die Lauge aus dem sich abscheidenden Fette herausgelöst werden, ist ein weiterer Zusatz des Lösungsmittels unnötig, auch wenn die Lösung sich durch das abgeschiedene Fett trübt.

Die Untersuchung des Schweineschmalzes richtet sich außer nach den in den „Allgemeinen Bestimmungen" angegebenen Untersuchungsverfahren nach den Ausführungsbestimmungen zu dem Gesetze, betreffend die Schlachtvieh- und Fleischbeschau vom 3. Juni 1900.

Der Grund. daß hier, abweichend von den sonstigen Gepflogenheiten des Arzneibuches, die Untersuchungsmethoden nicht ausgeführt werden. sondern ein Hinweis auf die Ausführungsbestimmungen eines Gesetzes erfolgt, hat wohl darin seinen Grund, daß diese Ausführungsbestimmungen geändert werden könnten, bevor eine neue Auflage des Arzneibuches erscheint, daß dann also das Arzneibuch veraltet erscheinen würde. — Der Inhalt der in Betracht kommenden Prüfungsvorschriften findet sich in der Ph. Ztrh. 1911, S. 188.

Aether. — Äther.
$(C_2H_5)_2O$, Mol.-Gew. 74,08.

Klare, farblose, leicht bewegliche, eigenartig riechende und schmeckende, leicht flüchtige und sehr leicht entzündbare Flüssigkeit. Äther ist in Wasser wenig löslich und in jedem Verhältnis löslich in Weingeist, fetten und ätherischen Ölen.

Spezifisches Gewicht 0,720.

Siedepunkt 35°.

Mit Äther getränktes bestes Filtrierpapier darf nach dem Verdunsten des Äthers nicht riechen.

Läßt man 5 ccm Äther in einer Glasschale bei Zimmertemperatur verdunsten, so hinterbleibt ein feuchter Beschlag, der Lackmuspapier weder röten noch bleichen darf (freie Säuren, schweflige Säure).

Der feuchte Beschlag rührt nicht von dem Wassergehalt des Äthers her. Es wird beim Verdunsten des Äthers der Umgebung soviel Wärme entzogen, daß sich Wassertröpfchen aus der Feuchtigkeit der Luft niederschlagen.

Läßt man 20 ccm Äther in einem mit Glasstopfen verschlossenen Glase vor Licht geschützt über frisch zerkleinerten, erbsengroßen Stückchen von Kaliumhydroxyd stehen, so darf sich innerhalb einer Stunde weder der Äther noch das Kaliumhydroxyd färben (Aldehyd, Vinylalkohol).

Die Stückchen Kaliumhydroxyd müssen frisch zerschlagen werden, weil sich bei längerem Lagern auf der Oberfläche Kaliumcarbonat bildet; hier aber soll unverändertes KOH vorhanden sein, das auf anwesenden Aldehyd bzw. Vinylalkohol verharzend einwirkt, d. h. das dunkel gefärbte Aldehydharz bildet, welches sich auf den Ätzkalistücken in Flecken absetzt. Es ist aber von J. Herzog (Ap. Z. 1914, S. 68) mitgeteilt, daß diese Prüfung insofern zu Täuschungen führen kann, als hier nicht nur Aldehyd oder Vinylalkohol eine Färbung der KOH-Stücke herbeiführen können, sondern auch Äther, der in ganz reinem Zustand abgefüllt ist, dann aber bei der Aufbewahrung den Kork bespült und aus diesem gewisse, bisher noch unbekannte Stoffe herausgelöst hat (siehe auch Feist, Ap. Z. 1910, S. 104). Deshalb wird Narkoseäther jetzt meist so abgegeben, daß der schließende Kork zur Verhinderung der Extraktion mit Staniol- oder Pergamentpapier unterlegt ist. Freilich färben die beiden Arten von Verunreinigungen verschieden: Bei Gegenwart von Aldehyd, Vinylalkohol werden die Ätzkalistücke langsam gelb, allmählich entstehen braune Flecken; die Färbung bleibt bestehen. Die Inhaltsstoffe des Korkes dagegen bilden schnell (nach etwa 10 bis 20 Minuten) gelbe Flecken, die nach Stunden entweder ganz verblassen oder nur geringe Spuren hinterlassen. Also zu unterscheiden sind die beiden Arten der Verunreinigungen. Immerhin ist die Probe nicht eindeutig; sie ist auch überflüssig durch die unten angegebene Prüfung mittels Nesslers Reagens. —

Frerichs (Ap. Z. 1913, S. 628) berichtet noch, daß zur Herstellung von Äther die Verwendung vergällten Branntweines zulässig sei, eines Branntweines also, der Holzgeist und Aceton enthält. Dadurch wird es erklärlich, daß Äther im Handel ist, der nach nicht genügender Reinigung (Auswaschen) noch Aceton enthält und außerdem Methyläthyläther, der aus dem Holzgeist des Denaturierungsmittels entstanden ist. Solcher Äther zeigt einen niedrigeren Siedepunkt, ca. 32° bis 33°. Der Verfasser hält deshalb eine schärfere Kontrolle für notwendig. Frerichs schlägt vor, in folgender Weise zu prüfen: Etwa 100 ccm Äther werden in einem Scheidetrichter mit 10 ccm Wasser kräftig durchgeschüttelt. Nach dem Absetzen läßt man das Wasser ablaufen und verteilt es auf 2 Reagenzgläser. a) Die eine Probe wird mit 10 Tropfen Nitroprussidnatriumlösung, 6 Tropfen Natronlauge und 15 ccm Wasser versetzt und dann mit verdünnter Essigsäure angesäuert. Wird die Flüssigkeit dann nicht fast völlig farblos, sondern zeigt eine rötliche oder violette Färbung, dann ist Aceton zugegen. b) Die zweite Probe wird mit 5 ccm Ammoniakflüssigkeit und 1 bis 2 ccm Jodtinktur versetzt und so lange erhitzt (nötigenfalls unter Zusatz von noch etwas Ammoniak), bis die schwarze Ausscheidung von Jodstickstoff verschwunden und die Flüssigkeit hellgelb und klar geworden ist. Eine beim Erkalten auftretende gelbe kristallinische Ausscheidung von Jodoform zeigt Aceton an. — Auf Methyläthyläther wird sodann durch Siedepunktsbestimmungen geprüft. Siehe näheres in der Originalarbeit.

Narkoseäther (Aether pro narcosi) muß den an Äther gestellten Anforderungen genügen, jedoch darf bei der Prüfung mit Kaliumhydroxyd auch innerhalb 6 Stunden keine Färbung auftreten.

Werden etwa 10 ccm Narkoseäther mit 1 ccm frisch bereiteter Kalium-
jodidlösurg in einem völlig gefüllten, verschlossenen, weißen Glasstöpselglase
unter Lichtabschluß häufig geschüttelt, so darf innerhalb 3 Stunden keine Färbung auftreten (Wasserstoffsuperoxyd, Äthylperoxyd).

Werden 10 ccm Narkoseäther mit 1 ccm Neßlerschem Reagens wiederholt
geschüttelt, so darf keine Färbung oder Trübung, höchstens eine schwache,
weiße Opaleszenz auftreten (Aldehyd, Vinylalkohol).

Narkoseäther ist in braunen, fast ganz gefüllten und gut verschlossenen
Flaschen von höchstens 150 ccm Inhalt aufzubewahren.

Äther und Narkoseäther sind kühl und vor Licht geschützt aufzubewahren.

Über diese Prüfung des Narkoseäthers ist noch folgendes zu sagen:
Zur Probe mittels Kaliumhydroxyd siehe oben die entsprechende
Bemerkung bei Äther. — Die Prüfung mittels Neßlers Reagens
auf Anwesenheit von Aldehyd, Vinylalkohol ist scharf und eindeutig.
Bei Gegenwart dieser Verunreinigungen entsteht Färbung oder Trübung.
Verunreinigungen dagegen, die durch Extraktion des Korkes herbeigeführt sind, zeigen nach Zusatz von Neßlers Reagens höchstens
die Bildung geringster Flöckchen. — Trotz vorsichtigster Aufbewahrung
(kühl und vor Licht geschützt) ist die Bildung von Superoxyden usw.
auf die Dauer nicht zu vermeiden. Der Äther pro narcosi ist also
möglichst frisch abzugeben, der Vorrat nicht größer zu wählen, als
unbedingt notwendig ist!

Aether aceticus. — Essigäther.

$$CH_3.COOC_2H_5, \text{ Mol.-Gew. } 88,06.$$

Der sogenannte „Essigäther" müßte richtiger Essigester genannt
werden. Denn er stellt in Wirklichkeit einen Ester dar, entstanden
aus einer Säure und einem Alkohol unter Wasseraustritt:

$$CH_3.COOH + C_2H_5.OH = CH_3.COOC_2H_5 + H_2O.$$

Klare, farblose, flüchtige, leicht entzündbare Flüssigkeit. Essigäther riecht
eigenartig, erfrischend und ist in Weingeist und Äther in jedem Verhältnis, in
Wasser wenig löslich.
Spezifisches Gewicht 0,902 bis 0,906.
Siedepunkt 74° bis 77°.

Die Angaben des spezifischen Gewichtes und des Siedepunktes lassen
auch einen alkohol- und wasserhaltigen Essigäther zu, während das
reine Präparat bei 77° siedet und bei 15° das spezifische Gewicht
0,906 besitzt.
Lackmuspapier darf durch Essigäther nicht sofort gerötet werden.

Die Rötung soll also nicht sofort eintreten. Eine Rötung nach
dem Verdunsten des Essigäthers tritt auch bei vorschriftsmäßigem
Präparat ein! Das Lackmuspapier muß aber mit Wasser angefeuchtet sein, sonst zeigt es auch wesentlichen Säuregehalt nicht an.

Mit Essigäther getränktes, bestes Filtrierpapier darf gegen Ende der Verdunstung des Essigäthers nicht nach fremden Ätherarten riechen.
10 ccm Wasser dürfen beim kräftigen Schütteln mit 10 ccm Essigäther
höchstens um 1 ccm zunehmen (unzulässige Menge von Wasser und Weingeist).

Das Durchschütteln der Flüssigkeiten nimmt man zweckmäßig in
einem sogenannten Ätherprobierrohre vor, das in jeder größeren

Utensilienhandlung vorrätig ist. Dieses Rohr hat eine graduierte Skala, nach der man die Flüssigkeiten in vorgeschriebenen Mengen zusammengeben und nach dem Umschütteln die sich trennenden Flüssigkeitsmengen direkt ablesen kann.

Werden 5 ccm Schwefelsäure mit 5 ccm Essigäther überschichtet, so darf sich innerhalb 15 Minuten zwischen den beiden Flüssigkeiten keine gefärbte Zone bilden (Amylacetat).

Hier ist nicht an eine Verunreinigung durch reines Amylacetat gedacht (welches sich mit H_2SO_4 nicht färbt), sondern an Fuselöl bzw. Verbindungen desselben; auch Extraktivstoffe des Korkes geben mit Schwefelsäure eine Dunkelfärbung.

Aether bromatus. — Äthylbromid.

C_2H_5Br, Mol.-Gew. 108,96.

Wie der Essigäther ist auch das Äthylbromid ein Ester, gebildet aus einer Säure und einem Alkohol unter Wasseraustritt:

$$C_2H_5 . OH + HBr = C_2H_5 . Br + H_2O.$$

Das Äthylbromid ist nötigenfalls noch mit so viel absolutem Alkohol zu mischen, daß das spezifische Gewicht 1,453 bis 1,457 beträgt.

Klare, farblose, flüchtige, stark lichtbrechende, ätherisch riechende, in Wasser unlösliche, in Weingeist und Äther lösliche Flüssigkeit, die Lackmuspapier nicht verändert.

Zur Prüfung auf Säure ist das Lackmuspapier mit Wasser anzufeuchten.

Siedepunkt 38^0 bis 40^0.

Die Angabe des spezifischen Gewichtes und des Siedepunktes beziehen sich auf ein Präparat mit etwa $1^0/_0$ Alkohol. — Es muß aufmerksam darauf geachtet werden, daß hier eine wirklich farblose Flüssigkeit, wie sie das Arzneibuch verlangt, vorliegt. Luft und Licht spalten nämlich leicht Brom (auch Bromwasserstoff) ab und führen somit eine Bräunung des Präparates herbei. Diese Zersetzung wird durch den Zusatz von $1^0/_0$ Alkohol möglichst auszuschalten gesucht. Trotz dieses entschieden wirksamen Mittels existieren aber im Handel vielfach gefärbte Produkte. Deshalb sei noch folgende Prüfung auf freies Brom angeführt: Schüttelt man 5 ccm Äthylbromid mit einer Mischung von 5 ccm Stärkelösung und einigen Tropfen Kaliumjodidlösung, so darf sich weder das Äthylbromid, noch die Stärkelösung färben (Frerichs, Ap. Z. 1917, S. 145).

5 ccm Schwefelsäure dürfen, mit 5 ccm Äthylbromid in einem 3 cm weiten, mit Schwefelsäure gespülten Glase mit Glasstöpsel geschüttelt, innerhalb einer Stunde nicht gelb gefärbt werden (fremde organische Verbindungen).

Es ist dieses die Reaktion, die bei Handelsprodukten am häufigsten zu Beanstandungen führt. Deshalb Vorsicht! Man spült das gut gereinigte Glas, in dem die Reaktion vorgenommen wird, sehr sorgfältig mit Schwefelsäure aus, schüttelt die möglichst vor Licht geschützte Flüssigkeit während der vorgeschriebenen Stunde wiederholt um und beobachtet die Farbe der Schwefelsäure schließlich gegen einen weißen Untergrund.

Läßt man 5 ccm Äthylbromid freiwillig in einem Schälchen verdunsten, so darf sich weder während des Verdunstens, noch nach dem Verdunsten ein knoblauchartiger Geruch bemerkbar machen (Phosphorverbindungen).

Diese Erscheinung könnte bei einem aus rotem Phosphor, Brom und Alkohol dargestellten Präparat stattfinden. Derartige Produkte können sehr giftig wirken und sind daher unter allen Umständen zu beanstanden!

Schüttelt man 5 ccm Äthylbromid mit 5 ccm Wasser einige Sekunden lang, hebt von dem Wasser sofort 2,5 ccm ab und versetzt sie mit einem Tropfen Silbernitratlösung, so muß die Mischung mindestens 5 Minuten lang klar bleiben (Bromwasserstoffsäure).

In braunen, fast ganz gefüllten und gut verschlossenen Flaschen von höchstens 100 ccm Inhalt kühl und vor Licht geschützt aufzubewahren.

Aether chloratus. — Äthylchlorid.
C_2H_5Cl, Mol.-Gew. 64,50.

Gleich dem Äthylbromid ist auch das Äthylchlorid ein Ester, gebildet aus einem Alkohol und einer Säure unter Wasseraustritt:

$$C_2H_5 . OH + HCl = C_2H_5 . Cl + H_2O.$$

Klare, farblose, leicht flüchtige, eigenartig riechende, in Wasser wenig, in Weingeist und Äther in jedem Verhältnis lösliche Flüssigkeit. Äthylchlorid verbrennt mit grüngesäumter Flamme.

Siedepunkt 12° bis 12,5°.

Schüttelt man 5 ccm Äthylchlorid mit 5 ccm eiskaltem Wasser, so darf nach dem Absetzen das Wasser Lackmuspapier nicht röten und auf Zusatz von einem Tropfen Silbernitratlösung nicht getrübt werden (Salzsäure).

5 ccm Äthylchlorid dürfen beim Verdunsten in einer Glasschale keinen Rückstand hinterlassen. Während des Verdunstens und nach dem Verdunsten darf sich kein knoblauchartiger Geruch bemerkbar machen (Phosphorverbindungen).

Diese Erscheinung könnten wie bei Aether bromatus solche Produkte aufweisen, die mit Hilfe von Phosphor hergestellt sind und außerordentlich giftig wirken können (siehe vorigen Artikel).

In zugeschmolzenen oder mit einem geeigneten Verschluß versehenen Glasröhren kühl und vor Licht geschützt aufzubewahren.

Aethylmorphinum hydrochloricum.
Äthylmorphinhydrochlorid. Dionin.
$C_{17}H_{18}O_2N(OC_2H_5) . HCl . 2H_2O$, Mol.-Gew. 385,69.

Über die Konstitution des Äthylmorphins und seine Beziehungen zu Morphin ist ausführlich im Artikel Morphinum hydrochl. berichtet. (Siehe dort.)

Weißes, aus feinen Nädelchen bestehendes Kristallpulver. Äthylmorphinhydrochlorid ist geruchlos und schmeckt bitter; es löst sich in 12 Teilen Wasser und in 25 Teilen Weingeist. Die Lösungen verändern Lackmuspapier nicht. Äthylmorphinhydrochlorid sintert bei 119° und ist bei 122° bis 123° völlig geschmolzen.

Dieses Schmelzen tritt unter charakteristischer Gasentwicklung ein. Die Blasen steigen so dicht auf (es ist am besten mit einer Lupe zu beobachten), daß man die bereits geschmolzene, völlig mit Gasblasen durchsetzte Masse leicht als noch nicht geschmolzen ansehen kann.

0,01 g Äthylmorphinhydrochlorid löst sich in 10 ccm Schwefelsäure unter Entwicklung von Chlorwasserstoff zu einer klaren, farblosen Flüssigkeit, die auf Zusatz von einem Tropfen Eisenchloridlösung beim Erwärmen erst grün und dann tiefblau wird und nach weiterem Zusatz von 2 oder 3 Tropfen Salpetersäure eine tiefrote Färbung annimmt.

Es sind dieses dieselben Identitätsreaktionen wie bei Kodein (Methylmorphin), von dem es sich aber durch die in der Schlußbemerkung angegebene Reaktion unterscheidet.

In der wässerigen Lösung (1 + 19) rufen Silbernitratlösung und Kalilauge einen weißen Niederschlag hervor.

Diesen weißen Niederschlag mit Kalilauge gibt Äthylmorphin im Gegensatz zu Morphin. Denn Morphin löst sich infolge seiner freien Phenolhydroxylgruppe in Kalilauge auf. Das ist bei Äthylmorphin, dessen Phenolhydroxyl äthyliert ist, nicht der Fall (siehe bei Morphinum hydrochl.).

Wird die Lösung eines Körnchens Kaliumferricyanid in 10 ccm Wasser mit einem Tropfen Eisenchloridlösung versetzt, so darf sie durch 1 ccm der wässerigen Lösung (1 + 99) nicht sofort blau gefärbt werden (Morphin).

Das Morphin besitzt (wieder durch den Einfluß der leicht oxydierbaren Phenolhydroxylgruppe) eine stark reduzierende Wirkung. Deshalb wird die hellbraune Mischung von Kaliumferricyanid mit Eisenchlorid bei Gegenwart von Morphin blau gefärbt werden, nicht aber sofort durch Äthylmorphin, das die stark reduzierende Wirkung nicht besitzt. Allmählich tritt aber auch bei alleiniger Gegenwart von Äthylmorphin eine blaue Färbung ein (siehe bei Morphinum hydrochl.).

Äthylmorphinhydrochlorid darf durch Trocknen bei 110° höchstens 9,5% an Gewicht verlieren und darf beim Verbrennen höchstens 0,1% Rückstand hinterlassen.

Durch die Schmelzpunktsbestimmung wird bereits festgestellt, daß Äthylmorphin und nicht das naheverwandte Kodein vorliegt. Doch sei noch zur Unterscheidung dieser leicht zu verwechselnden Stoffe folgendes angeführt: Kodein und Dionin werden aus Salzen durch Ammoniak zunächst als freie Basen abgeschieden, die sich wieder in einem Überschuß von Ammoniak lösen. Zu dieser Wiederauflösung gebraucht aber der Äthyläther (Dionin) weit mehr Ammoniak als der Methyläther (Kodein). Versetzt man deshalb 1 ccm einer 10%igen Äthyl- bzw. Methylmorphinhydrochloridlösung mit 1 bis 2 Tropfen Ammoniakflüssigkeit (0,910), so fallen beide Basen aus. Gibt man nunmehr noch 10 bis 15 Tropfen Ammoniakflüssigkeit (0,910) hinzu, geht Kodein in Lösung, nicht aber Äthylmorphin (Mercks Prüfungsvorschriften 1919, S. 25).

Agaricinum. — Agaricinsäure.

$$CH_2.COOH$$
$$|$$
$$C(OH).COOH.1^1/_2 H_2O, \text{ Mol.-Gew. } 443,34.$$
$$|$$
$$CH(C_{16}H_{33}).COOH$$

Weißes, geruch- und geschmackloses, kristallinisches Pulver, wenig löslich in kaltem Wasser, Äther und Chloroform, leicht löslich in heißer Essigsäure und in heißem Terpentinöl. Agaricinsäure quillt in heißem Wasser auf und löst sich in siedendem Wasser zu einer klaren, stark schäumenden Flüssigkeit, die Lackmuspapier rötet und sich beim Erkalten trübt. Agaricinsäure löst sich in 180 Teilen Weingeist von 15° und in 10 Teilen siedendem Weingeist. Die Lösung von Agaricinsäure in Kalilauge oder Ammoniakflüssigkeit ist klar und schäumt stark beim Schütteln.

Bei 100° getrocknete Agaricinsäure schmilzt bei ungefähr 140°. Bei stärkerem Erhitzen verkohlt sie unter Ausstoßung weißer Dämpfe und Entwickelung des Geruchs nach verbrennenden Fettsäuren.

Beim Kochen von 0,1 g Agaricinsäure mit 10 ccm verdünnter Schwefelsäure erhält man eine trübe Flüssigkeit, aus der sich beim Stehen im Wasserbad ölartige Tropfen abscheiden, die beim Erkalten kristallinisch erstarren.

Agaricinsäure darf beim Verbrennen höchstens 0,1% Rückstand hinterlassen.

Alcohol absolutus. — Absoluter Alkohol.
$$C_2H_5.OH, \text{ Mol.-Gew. } 46,05.$$

Gehalt 99,66 bis 99,46 Volumprozente oder 99,44 bis 99,11 Gewichtsprozente Alkohol.

Klare, farblose, flüchtige, leicht entzündbare Flüssigkeit, die mit schwach leuchtender Flamme verbrennt. Absoluter Alkohol riecht eigenartig, schmeckt brennend und verändert Lackmuspapier nicht.

Spezifisches Gewicht 0,796 bis 0,797.

Siedepunkt 78° bis 79°.

Absoluter Alkohol muß sich mit Wasser ohne Trübung mischen. Dampft man eine Mischung von 10 ccm absolutem Alkohol und 0,2 ccm Kalilauge auf 1 ccm ab und übersättigt mit verdünnter Schwefelsäure, so darf kein Geruch nach Fuselöl auftreten. Werden 5 ccm Schwefelsäure in einem mit dem zu prüfenden Alkohol gespülten Probierrohre mit 5 ccm absolutem Alkohol überschichtet, so darf sich zwischen den beiden Flüssigkeiten auch bei längerem Stehen keine rosa Zone bilden (Melassespiritus).

Die rote Farbe einer Mischung von 10 ccm absolutem Alkohol und 1 ccm Kaliumpermanganatlösung darf nicht vor Ablauf von 20 Minuten in Gelb übergehen (Aldehyd). Wird eine Mischung von 10 ccm absolutem Alkohol, 10 ccm Wasser und 1 ccm Silbernitratlösung mit so viel Ammoniakflüssigkeit versetzt, daß der entstandene Niederschlag eben wieder in Lösung gegangen ist, so darf beim Stehen im Dunkeln innerhalb 12 Stunden weder eine Färbung noch eine Trübung auftreten (Aldehyd).

Diese Prüfung ist sehr wichtig und beruht auf der Reduktion von ammoniakalischer Silberlösung durch Aldehyde. Um die Probe abzukürzen und einfacher zu gestalten, schlägt Frerichs (Ap. Z. 1917, S. 390) folgende Fassung vor: Wird ein Gemisch von 10 ccm absolutem Alkohol, 10 ccm Wasser, 15 Tropfen Silbernitratlösung und 5 Tropfen Ammoniakflüssigkeit im Wasserbade 15 Minuten auf etwa 80° bis 90° erwärmt, so darf höchstens eine schwache gelbliche Färbung, aber keine dunkle Ausscheidung eintreten.

Absoluter Alkohol darf weder durch Schwefelwasserstoffwasser (Schwermetallsalze), noch durch **Ammoniakflüssigkeit** verändert werden (Extraktivstoffe, Gerbsäure usw.).

5 ccm absoluter Alkohol dürfen beim Verdunsten auf dem Wasserbade keinen Rückstand hinterlassen.

Alumen. — Alaun.

$KAl(SO_4)_2 . 12\,H_2O$, Mol.-Gew. 474,5.

Farblose, durchscheinende, harte, oktaedrische Kristalle oder ein kristallinisches Pulver. Alaun löst sich in 11 Teilen Wasser; in Weingeist ist er fast unlöslich.

Die wässerige Lösung schmeckt stark zusammenziehend, rötet Lackmuspapier und gibt mit Natronlauge einen weißen, gallertigen Niederschlag, der im Überschusse des Fällungsmittels löslich ist und sich aus dieser Lösung auf genügenden Zusatz von Ammoniumchloridlösung wieder ausscheidet. In der gesättigten wässerigen Lösung erzeugt Weinsäurelösung innerhalb einer halben Stunde bei zeitweiligem kräftigem Schütteln einen kristallinischen Niederschlag. Mit Baryumnitratlösung entsteht ein weißer, in verdünnten Säuren unlöslicher Niederschlag.

Wird Alaun auf Platinblech erhitzt, so schmilzt er leicht, bläht sich dann stark auf und läßt eine schaumige Masse zurück.

Die wässerige Lösung (1 + 19) darf nach Zusatz von einigen Tropfen Salzsäure durch Schwefelwasserstoffwasser nicht verändert werden (Schwermetallsalze). 20 ccm der wässerigen Lösung dürfen durch 0,5 ccm Kaliumferrocyanidlösung nicht sofort gebläut werden (Eisensalze).

Zunächst ist bei der Prüfung auf Eisen hervorzuheben, daß diese Reaktion zweckmäßig mittels frisch bereiteter Lösung des Blutlaugensalzes auszuführen ist (siehe S. 87). Da ferner das Arzneibuch nur eine sofortige Bläuung verbietet und somit einen geringen Eisengehalt zuläßt, müssen bei der vorhergehenden Prüfung mit Schwefelwasserstoff die vorgeschriebenen Tropfen Salzsäure zugesetzt werden, damit vorhandene Spuren von Eisensalzen nicht die Gegenwart anderer Schwermetalle vortäuschen können.

Erhitzt man 1 g gepulverten Alaun mit 1 ccm Wasser und 3 ccm Natronlauge, so darf sich kein Ammoniak entwickeln (Ammoniumsalze).

Alumen ustum. — Gebrannter Alaun.

$KAl(SO_4)_2$, Mol.-Gew. 258,3.

Weißes Pulver, das sich in 30 Teilen Wasser innerhalb 48 Stunden zu einer nur schwach getrübten Flüssigkeit löst.

Hinsichtlich seiner Reinheit muß gebrannter Alaun den an Alaun gestellten Anforderungen genügen; für die Prüfungen sind Lösungen von 1 Teil gebranntem Alaun in 39 Teilen Wasser zu verwenden.

Gebrannter Alaun darf beim Erhitzen höchstens 10% an Gewicht verlieren (unzulässiger Wassergehalt). Das Erhitzen wird in einem Porzellantiegel vorgenommen, der in einen größeren Porzellantiegel in der Weise eingehängt ist, daß der Abstand zwischen den beiden Tiegelwandungen ungefähr 1 cm beträgt. Der Boden des äußeren Tiegels wird bis zur schwachen Rotglut erhitzt.

Es ist hier die besondere Art des Erhitzens vorgeschrieben, weil bei stärkerer Erhitzung nicht nur Wasser, sondern auch Schwefelsäure entweicht, was sich durch Aufsteigen weißer Dämpfe bemerkbar machen würde.

Aluminium sulfuricum. — Aluminiumsulfat.

$Al_2(SO_4)_3 . 18 H_2O$, Mol.-Gew. 666,7.

Weiße, kristallinische Stücke, in 1,2 Teilen Wasser löslich, in Weingeist fast unlöslich.

Die wässerige Lösung schmeckt sauer und zusammenziehend, rötet Lackmuspapier und gibt mit Baryumnitratlösung einen weißen, in verdünnten Säuren unlöslichen Niederschlag, mit Natronlauge einen weißen, gallertigen, im Überschusse des Fällungsmittels löslichen Niederschlag, der sich auf genügenden Zusatz von Ammoniumchloridlösung wieder ausscheidet.

Die filtrierte wässerige Lösung (1 + 9) muß farblos sein und darf nach Zusatz von einigen Tropfen Salzsäure weder durch Schwefelwasserstoffwasser verändert (Schwermetallsalze), noch auf Zusatz einer gleichen Menge N/10-Natriumthiosulfatlösung innerhalb 5 Minuten mehr als opalisierend getrübt werden (freie Schwefelsäure).

Die letzte Reaktion auf freie Schwefelsäure erklärt sich so: Mit Lackmuspapier darf hier nicht auf freie Säure geprüft werden, weil die wässerige Lösung des Salzes an sich (durch hydrolytische Spaltung) sauer reagiert. Deshalb wird in diesem Falle Natriumthiosulfatlösung hinzugegeben, in der die geringe Menge der Wasserstoffionen, die eben durch die hydrolytische Spaltung entsteht, erst nach längerer Zeit eine schwache Trübung durch Schwefelabscheidung bewirkt. Nur darf man nicht nach dem Wortlaut des D. A. 5 die wässerige Lösung vor dem Zusatz des Thiosulfats mit HCl ansäuern, da man sonst hierdurch schon Schwefel abscheidet. Salzsäure darf bei dieser Probe nicht zugesetzt werden!

20 ccm der wässerigen Lösung (1 + 19) dürfen durch 0,5 ccm Kaliumferrocyanidlösung nicht sofort gebläut werden (Eisensalze).

Eine Mischung von 1 g zerriebenem und bei 100° getrocknetem Aluminiumsulfat und 3 ccm Zinnchlorürlösung darf innerhalb einer Stunde keine dunklere Färbung annehmen (Arsenverbindungen).

Ammonium bromatum. — Ammoniumbromid.

NH_4Br, Mol.-Gew. 97,96.

Gehalt mindestens 97,9 % Ammoniumbromid entsprechend 79,9 % Brom. Weißes, kristallinisches, beim Erhitzen flüchtiges Pulver.

Ammoniumbromid ist in Wasser klar löslich und entwickelt beim Erwärmen mit Natronlauge Ammoniak. Die wässerige Lösung rötet Lackmuspapier schwach.

Diese Rötung des Lackmuspapiers tritt durch eine geringe hydrolytische Spaltung des Salzes beim Lösen ein.

Setzt man zur wässerigen Lösung einige Tropfen Chlorwasser und schüttelt dann mit Chloroform, so färbt sich dieses rotbraun.

Die wässerige Lösung (1 + 9) darf auf Zusatz von verdünnter Schwefelsäure keine Färbung annehmen, ebensowenig darf sich Chloroform, das mit dieser Mischung geschüttelt wird, gelb färben (Bromsäure).

Bei Gegenwart von Bromsäure würde durch Zusatz von Schwefelsäure freies Brom nach folgender Gleichung entstehen:

$$5 NH_4Br + NH_4BrO_3 + 6 H_2SO_4 = 3 Br_2 + 6 NH_4HSO_4 + 3 H_2O.$$

Bei größeren Mengen von freiwerdendem Brom würde eine Gelbfärbung der wässerigen Lösung eintreten. Bei geringerer Verunreinigung durch Bromsäure würde die kleine Menge des entstandenen Broms erst nach dem Ausschütteln mit Chloroform durch Gelbfärbung desselben kenntlich werden.

10 ccm der wässerigen Lösung (1 + 19) dürfen nach Zusatz von 3 Tropfen Eisenchloridlösung und etwas Stärkelösung innerhalb 10 Minuten keine Blaufärbung zeigen (Jodwasserstoffsäure).

Eisenchloridlösung setzt aus Jodiden elementares Jod nach folgender Gleichung in Freiheit:

$$FeCl_3 + KJ = J + FeCl_2 + KCl.$$

Das frei gewordene Jod würde mit Stärkelösung die bekannte Blaufärbung ergeben.

Die wässerige Lösung (1 + 19) darf weder durch Schwefelwasserstoffwasser (Schwermetallsalze), noch durch Baryumnitratlösung (Schwefelsäure), noch durch verdünnte Schwefelsäure (Baryumsalze) verändert werden.

20 ccm der mit einigen Tropfen Salzsäure angesäuerten wässerigen Lösung (1 + 19) dürfen durch 0,5 ccm Kaliumferrocyanidlösung nicht sofort gebläut werden (Eisensalze).

Über die Handhabung der Kaliumferrocyanidlösung siehe S. 87.

Gehaltsbestimmung. Ammoniumbromid darf durch Trocknen bei 100° höchstens 1°/₀ an Gewicht verlieren. Löst man 3 g des bei 100° getrockneten Salzes in soviel Wasser, daß die Lösung 500 ccm beträgt, so dürfen 50 ccm dieser Lösung nach Zusatz einiger Tropfen Kaliumchromatlösung nicht weniger als 30,6 und nicht mehr als 30,9 ccm N/10-Silbernitratlösung bis zur bleibenden roten Färbung verbrauchen, was einem Mindestgehalte von 98,9°/₀ Ammoniumbromid in dem getrockneten Salze entspricht (1 ccm N/10-Silbernitratlösung = 0,009796 g Ammoniumbromid oder = 0,00535 g Ammoniumchlorid, Kaliumchromat als Indikator).

Die Gehaltsbestimmung der Bromide, die zugleich mit einer Bestimmung der anwesenden Chloride verbunden ist, wurde ausführlich geschildert S. 72. Dort ist das Prinzip und die Art der Ausführung behandelt, speziell auch für Ammoniumbromid die Berechnung. Hier sei nur auf den Höchstgehalt an Wasser von 1°/₀ hingewiesen.

Ammonium carbonicum. — Ammoniumcarbonat.

Die Zusammensetzung entspricht ungefähr der Formel

$$NH_4HCO_3 . NH_2CO_2NH_4, \text{ Mol.-Gew. } 157,12.$$

Das Ammoniumcarbonat des Handels besteht aus einem Gemisch von

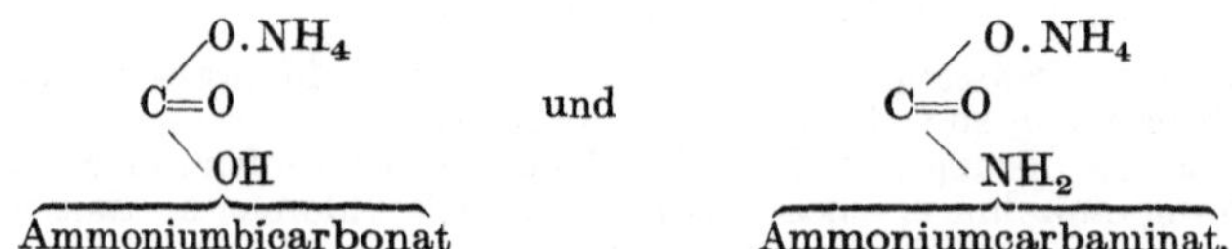

An der Luft zersetzt sich allmählich der zweite Bestandteil in Kohlensäure und Ammoniak, die sich verflüchtigen, während der erste Bestandteil als weißes Pulver zurückbleibt. Auf dieser Tatsache beruhen auch die späteren Angaben des Arzneibuches, daß das Präparat stark nach Ammoniak riecht, sich an der Luft „zersetzt" und an der Oberfläche häufig mit einem weißen Pulver bedeckt ist. Das Salz ist deshalb gut verschlossen aufzubewahren.

Farblose, dichte, harte, durchscheinende, kristallinische Stücke von stark
ammoniakalischem Geruche. Ammoniumcarbonat ist in 5 Teilen Wasser langsam
aber vollständig löslich.

Ammoniumcarbonat zersetzt sich an der Luft und ist an der Oberfläche häufig
mit einem weißen Pulver bedeckt. Es braust mit Säuren auf und verflüchtigt sich
beim Erhitzen.

Diese Prüfung findet am besten statt, indem man 1 g des Carbonats
in einem Porzellanschälchen auf dem Wasserbade erhitzt. Diese Temperatur muß bereits zur Verflüchtigung des käuflichen Ammoniumcarbonats genügen.

Die mit Essigsäure übersättigte wässerige Lösung (1 + 19) darf weder durch
Schwefelwasserstoffwasser (Schwermetallsalze), noch durch Baryumnitratlösung
(Schwefelsäure), noch durch Ammoniumoxalatlösung (Calciumsalze) verändert
werden. Die mit Salzsäure übersättigte wässerige Lösung (1 + 19) darf durch
Eisenchloridlösung nicht gerötet werden (Rhodansalze).

Die mit Silbernitratlösung im Überschusse versetzte wässerige Lösung (1 + 19)
darf nach dem Übersättigen mit Salpetersäure weder gebräunt (Thioschwefelsäure),
noch innerhalb 2 Minuten mehr als opalisierend getrübt werden (Salzsäure). Wird
1 g Ammoniumcarbonat mit überschüssiger Salpetersäure auf dem Wasserbade
zur Trockne eingedampft, so muß ein weißer Rückstand hinterbleiben (empyreumatische Stoffe), der sich bei höherer Temperatur verflüchtigt.

Der am Beginn des Abschnittes angegebene „Überschuß" an Silbernitrat ist nicht nötig; es genügen auf 10 ccm der Lösung 3 bis 5 Tropfen
der Silbernitratlösung; zum Übersättigen der 0,5 g Ammoniumcarbonat
sind an Salpetersäure notwendig 4 ccm (Frerichs, Ap. Z. 1917, S. 146).

Ammoniumcarbonat ist in gut verschlossenen Gefäßen aufzubewahren.

Ammonium chloratum. — Ammoniumchlorid.

NH_4Cl, Mol.-Gew. 53,50.

Farblose, durchscheinende, harte, faserig kristallinische, geruchlose Stücke
oder ein weißes, kristallinisches Pulver.

Ammoniumchlorid verflüchtigt sich beim Erhitzen. Es löst sich in 3 Teilen
Wasser von 15° und in etwa 1,3 Teilen siedendem Wasser sowie in ungefähr 50 Teilen Weingeist. Die wässerige Lösung rötet Lackmuspapier schwach, gibt mit Silbernitratlösung einen weißen, käsigen, in Ammoniakflüssigkeit löslichen Niederschlag
und entwickelt beim Erwärmen mit Natronlauge Ammoniak.

Die wässerige Lösung (1 + 19) darf weder durch Schwefelwasserstoffwasser
(Schwermetallsalze), noch durch Baryumnitratlösung (Schwefelsäure) oder Ammoniumoxalatlösung (Calciumsalze) oder verdünnte Schwefelsäure (Baryumsalze)
verändert werden; nach dem Ansäuern mit Salzsäure darf sie durch Eisenchloridlösung nicht gerötet werden (Rhodansalze). 20 ccm der wässerigen Lösung (1 + 19)
dürfen durch 0,5 ccm Kaliumferrocyanidlösung nicht sofort gebläut werden (Eisensalze).

Wird 1 g Ammoniumchlorid mit wenig Salpetersäure auf dem Wasserbade
zur Trockne verdampft, so muß ein weißer Rückstand hinterbleiben (empyreumatische Stoffe), der sich bei höherer Temperatur verflüchtigt.

In bezug auf die vollständige Verflüchtigung des Ammoniumchlorids bei höherer Temperatur bemerken Riedels Berichte 1912, daß auch
bei den guten Handelswaren stets geringe Rückstände hinterbleiben.
Andererseits kann diese Prüfung nicht ganz fallen gelassen werden, weil
Präparate mit Glührückstand bis zu 2 % (meist NaCl) vorkommen. Die
Verfasser schlagen deshalb die Forderung vor: Glührückstand höchstens
0,1 %. — Enz (Ap. Z. 1914, S. 177) berichtet, daß vollständige oder fast

vollständige Flüchtigkeit nur bei ausgesuchter **sublimierter** Ware vorkommt, die bisweilen bis $0,2\%$ Rückstand hinterläßt, während durch **Kristallisation** gewonnenes Ammoniumchlorid allgemein einen Rückstand von 0,2 bis 1% ergibt.

Amylenum hydratum. — Amylenhydrat.

$$(CH_3)_2 . C\begin{cases} C_2H_5 \\ OH \end{cases} \quad \text{Mol.-Gew. } 88,10.$$

Klare, farblose, flüchtige Flüssigkeit, die Lackmuspapier nicht verändert. Amylenhydrat riecht eigenartig, schmeckt brennend und ist in Weingeist, Äther, Chloroform, Glycerin und fetten Ölen in jedem Verhältnis löslich.

Amylenhydrat löst sich in 8 Teilen Wasser.

Diese Prüfung, bei der eventuell vorhandene fremde Kohlenwasserstoffe nicht gelöst werden, ist nicht zu vergessen!

Spezifisches Gewicht 0,815 bis 0,820.

Siedepunkt 99^0 bis 103^0.

Die Bestimmung des Siedepunktes ist ebenfalls sehr wichtig. Ein höherer Siedepunkt würde auf eventuelle Beimengung des Gärungsamylalkohols hinweisen. **Lefeldt** (B. D. Ph. Ges. 1917, S. 159) spricht sich aber doch dafür aus, daß die Grenzen etwas erweitert werden sollten: auf 97^0 bis 104^0.

Eine Mischung von 20 ccm der wässerigen Lösung $(1 + 19)$ und 2 Tropfen Kaliumpermanganatlösung darf die rote Farbe innerhalb 10 Minuten nicht verlieren (Amylen). Ammoniakalische Silberlösung darf durch die wässerige Lösung $(1 + 19)$ bei 10 Minuten langem Erwärmen im Wasserbade nicht verändert werden (Aldehyde).

Vor Licht geschützt aufzubewahren.

Amylium nitrosum. — Amylnitrit.

$$(CH_3)_2 . CH . CH_2 . CH_2 . O . NO, \quad \text{Mol.-Gew. } 117,10.$$

Nach **Stollé** (B. D. Ph. Ges. 1919, S. 629) beweist die optische Aktivität des Präparates, daß stets auch der Ester des optisch aktiven Amylalkohols zugegen ist.

Das Amylnitrit ist ein Ester, gebildet aus dem Gärungsamylalkohol und der salpetrigen Säure unter Wasseraustritt:

$$C_5H_{11} . OH + OH . NO = C_5H_{11} . O . NO + H_2O.$$

Klare, gelbliche, flüchtige Flüssigkeit von fruchtartigem Geruche. Amylnitrit schmeckt brennend würzig und ist in Wasser kaum, in Weingeist und Äther in jedem Verhältnis löslich. Es brennt mit leuchtender und rußender Flamme.

Spezifisches Gewicht 0,875 bis 0,885.

Siedepunkt 95^0 bis 97^0.

Durch einen abweichenden Siedepunkt, dessen Bestimmung hier sehr wichtig ist, können gewisse Verunreinigungen, vor allem Gärungsamylalkohol, der viel höher siedet (129^0 bis 131^0), angezeigt werden. Die Siedepunktsbestimmung muß aber mit großer Vorsicht vorgenommen werden, da die Dämpfe äußerst gesundheitsschädlich wirken!

5 ccm Amylnitrit dürfen beim Durchschütteln mit einer Mischung aus 0,1 ccm Ammoniakflüssigkeit und 1 ccm Wasser deren alkalische Reaktion nicht aufheben (freie Säuren).

Diese Prüfung bezweckt die eventuelle Feststellung gewisser Säuren wie Baldriansäure, auch die von salpetriger oder Salpetersäure, eventuell durch teilweise Spaltung des Präparates entstanden (siehe oben). Ein geringer Säuregehalt ist zugelassen.

Eine Mischung von 1 ccm Amylnitrit, 1,5 ccm Silbernitratlösung, 1,5 ccm absolutem Alkohol und einigen Tropfen Ammoniakflüssigkeit darf sich bei gelindem Erwärmen nicht braun oder schwarz färben (Valeraldehyd).

Beim Abkühlen auf 0° darf sich Amylnitrit nicht trüben (Wasser).

Vor Licht geschützt aufzubewahren.

Anaesthesin. — Anästhesin.

p-Aminobenzoesäureäthylester.

$$C_6H_4\diagdown\begin{matrix} \diagup NH_2 \\ COO\,C_2H_5 \end{matrix} \quad [1,4] \quad \text{Mol.-Gew. } 165,10.$$

Weißes, feines kristallinisches Pulver, das schwer in Wasser von 15°, etwas leichter in siedendem Wasser, leicht in Alkohol, Äther, Chloroform und Benzol, sowie in 50 Teilen Olivenöl löslich ist. Die wässerige Lösung verändert Lackmuspapier nicht, schmeckt schwach bitter und ruft auf der Zunge eine vorübergehende Unempfindlichkeit hervor.

Schmelzpunkt 90° bis 91°.

Versetzt man eine Lösung von 0,1 g Anästhesin in 2 ccm Wasser und 3 Tropfen verdünnter Salzsäure mit 3 Tropfen Natriumnitritlösung und dann mit 2 Tropfen einer Lösung von 0,01 g β-Naphthol in 5 g verdünnter Natronlauge (1 + 2), so entsteht eine dunkel orangerote Färbung.

Durch den Zusatz von Natriumnitritlösung zu der salzsauren Lösung des Anästhesins wird die Aminogruppe diazotiert, d. h. in eine Diazogruppe verwandelt, die dann mit dem Naphthol zu einem Azofarbstoff zusammentritt. (Ausführlich ist die Reaktion erläutert S. 20.)

Anästhesin darf beim Verbrennen höchstens 0,1% Rückstand hinterlassen.

Apomorphinum hydrochloricum. — Apomorphinhydrochlorid.

$$C_{17}H_{17}O_2N\,.\,HCl\,.\,{}^1\!/_2H_2O, \text{ Mol.-Gew. } 303,61.$$

Weiße oder grauweiße, in Äther und Chloroform fast unlösliche Kriställchen.

Das Arzneibuch spricht von weißen oder grauweißen Kriställchen. Diese färben sich aber an feuchter Luft, namentlich bei Zutritt von Licht, bald grün. Das Salz ist wegen dieser leichten Zersetzlichkeit zweckmäßig in kleinen, dunklen, gut verschlossenen Flaschen aufzubewahren. — Es ist sorgsam darauf zu achten, daß das Präparat wirklich die geforderten einheitlichen Kriställchen bildet. Denn es kommen „falsche" Apomorphinpräparate in den Handel, die durch gewisse Verunreinigungen teils sehr giftig sind, teils dem Apomorphin entgegengesetzte pharmakologische Wirkungen haben. Solche „falschen" Apomorphinpräparate sind amorph oder aus ungleichmäßigen Gebilden zusammengesetzt. Das als solch falsches Apomorphin unten ausführlicher besprochene Chloromorphinhydrochlorid gleicht in seinem Aussehen auffallend dem gefällten Schwefel (nur ist es rein weiß), während Apomorphinhydrochlorid bei 100facher Vergrößerung nur nadelförmige Kristalle und Bruchstücke davon erkennen läßt (Ap. Z. 1917, S. 146).

Das mikroskopische Bild ist also sorgsam zu prüfen. (Siehe näheres unten.)

Apomorphinhydrochlorid löst sich in etwa 50 Teilen Wasser und in etwa 40 Teilen Weingeist. Die Lösungen verändern Lackmuspapier nicht und nehmen beim Stehen an der Luft und am Lichte allmählich eine grüne Färbung an; werden die Lösungen jedoch unter Zusatz von wenig Salzsäure bereitet, so bleiben sie längere Zeit unverändert. Ein größerer Zusatz von Salzsäure bewirkt die Abscheidung von weißen Apomorphinhydrochloridkriställchen.

Die im Schlußsatz des obigen Absatzes enthaltene Bemerkung, nach der eine schwach salzsaure Lösung des Salzes auf größeren Zusatz von Salzsäure die Abscheidung von weißen Apomorphinhydrochloridkriställ- chen zeigt, beruht auf der Eigenschaft des Salzes, daß es in überschüs- siger Salzsäure fast unlöslich ist. — Das Apomorphin entsteht aus dem Morphin durch Wasserabspaltung, indem aus je einem Molekül Morphin 1 Molekül H_2O austritt. Zugleich müssen kompliziertere Vorgänge statt- finden, da das Apomorphin in der Art seiner Atomgruppen gänzlich vom Morphin abweicht, vor allem zwei Hydroxylgruppen besitzt, die phenolartigen Charakter haben.

An feuchter Luft, besonders unter Mitwirkung des Lichtes, färbt sich Apo- morphinhydrochlorid bald grün. Bei der Aufbewahrung über Schwefelsäure ver- liert es allmählich das Kristallwasser. Das auf diese Weise getrocknete Salz nimmt beim Stehen an der Luft wieder das ursprüngliche Gewicht an.

Salpetersäure löst Apomorphinhydrochlorid mit blutroter Farbe. 1 Tropfen ver- dünnte Eisenchloridlösung (1 + 9) färbt 10 ccm der wässerigen Lösung (1 + 9999) blau.

Die durch Eisenchloridlösung bewirkte Blaufärbung der wässerigen Lösung beruht auf dem oben erwähnten Phenolcharakter des Apomorphins.

Werden 10 ccm der wässerigen Lösung (1 + 9999) mit 1 ccm Chloroform ver- setzt, mit Natronlauge alkalisch gemacht und dann sofort mit Luft geschüttelt, so nimmt die wässerige Flüssigkeit vorübergehend eine rotviolette, das Chloro- form eine blaue Färbung an.

Der durch Natriumbicarbonatlösung in der wässerigen Lösung (1 + 99) her- vorgerufene Niederschlag färbt sich an der Luft sehr bald grün; dieser grüne Nieder- schlag wird von Äther mit purpurvioletter, von Chloroform mit blauvioletter Farbe gelöst. Silbernitratlösung erzeugt in der wässerigen, mit einem Tropfen Salpeter- säure versetzten Lösung (1 + 99) einen weißen, käsigen Niederschlag; setzt man Ammoniakflüssigkeit hinzu, so tritt sofort Schwärzung ein.

Durch Natriumbicarbonat wird aus der Lösung des Salzes die freie Base abgeschieden, die sich bald an der Luft oxydiert, dadurch die be- schriebene Farbe annimmt und mit Äther und Chloroform die gefärbten Lösungen bildet. — Silbernitratlösung fällt zunächst Chlorsilber. Letz- teres wird durch Ammoniak aufgelöst, während zugleich das Apomorphin in der ammoniakalischen Silberlösung durch Reduktion schwarzes me- tallisches Silber bildet.

Die frisch bereitete wässerige Lösung (1 + 99) muß farblos oder darf nur sehr wenig gefärbt sein. 5 ccm Äther dürfen sich beim Schütteln mit 0,1 g trockenem Apomorphinhydrochlorid gar nicht oder doch nur blaß rötlich färben (Oxydations- produkte des Apomorphins).

Apomorphinhydrochlorid darf beim Verbrennen höchstens 0,1 % Rückstand hinterlassen.

Vor Licht geschützt aufzubewahren.

Es war schon oben erwähnt, daß falsche Apomorphinpräparate im Handel sind. Darüber berichteten Harnack und Hildebrandt (Ph. Z.

1909, S. 938 und 1910, S. 6) und ferner zu fast derselben Zeit Frerichs
(Ap. Z. 1909, S. 928 und 1910, S. 14). Frerichs hob vor allem hervor,
daß dieses falsche Apomorphin nicht in etwa 40 Teilen, sondern bereits
in 1 Teil Wasser löslich ist. Zugleich gibt Frerichs eine exakte Prüfung
auf „falsches" Apomorphin an. Die Methode beruht darauf, daß Apomorphinhydrochlorid, wie schon oben erwähnt, in überschüssiger Salzsäure fast unlöslich ist. Versetzt man deshalb das fragliche Präparat
mit hinreichend starker Salzsäure, so wird echtes salzsaures Apomorphin
nahezu ungelöst bleiben, während die Salze fremder Basen gelöst werden
und im Filtrat durch allgemeine Alkaloidreagentien wie Kaliumqueck-
silberjodid nachgewiesen werden können. Die Vorschrift lautet: „0,1 g
Apomorph. hydrochloric. wird auf einem kleinen trockenen
Filter mit 5 ccm einer Mischung aus 1 Teil Salzsäure und
4 Teilen Wasser übergossen. Das Filtrat wird mit Kaliumquecksilberjodidlösung versetzt. Reines Apomorphinhydrochlorid gibt höchstens opalisierende Trübung; enthält
es aber andere Alkaloide, die in HCl löslich sind, so gibt
das Filtrat mit Kaliumquecksilberjodidlösung deutliche
Niederschläge." Diese Prüfung läßt auch die Anwesenheit von Morphinhydrochlorid erkennen. — Über die Zusammensetzung der falschen
Apomorphinpräparate herrscht noch keine völlige Klarheit. Von der
einen Seite wird eine Verunreinigung mit salzsaurem Trimorphin angenommen, Böhringer Sohn dagegen (Ph. Z. 1910, S. 577) glauben
mit größter Wahrscheinlichkeit als eine nicht weniger gefährliche Verunreinigung das Vorhandensein von β-Chloromorphid nachgewiesen zu
haben. — Zur Prüfung des Apomorph. hydrochlor. auf das gefährliche
„falsche" Apomorphin sind also zwei Proben dringend notwendig:
1. Eine Beurteilung des Präparates unter dem Mikroskop, wobei sich
eine deutliche, einheitliche Kristallform zeigen muß. 2. Die oben erwähnte Prüfung nach Frerichs. — (Ein zusammenhängender Artikel
über den Gegenstand befindet sich Ph. Z. 1910, S. 693.)

Aqua Amygdalarum amararum. — Bittermandelwasser.

Aqua Amygdalae amarae P. I.

Gehalt 0,1 % Cyanwasserstoff (HCN, Mol.-Gew. 27,02).

Bei der Bereitung des natürlichen Bittermandelwassers (d. h. bei
der Destillation aus bitteren Mandeln) gehen bekanntlich Cyanwasserstoff und Benzaldehyd in freiem Zustande, also getrennt über[1]). Sie
verbinden sich dann in dem Destillat bis zu einem gewissen Grade zu
Benzaldehydcyanhydrin, bis nämlich ein Gleichgewichtszustand eingetreten ist:

$$C_6H_5.C{\overset{\displaystyle H}{\diagdown}}{\underset{\displaystyle O}{}} + HCN \rightleftharpoons C_6H_5.C{\overset{\displaystyle H}{\diagup}}{\underset{\displaystyle CN}{OH}}$$

Benzaldehydcyanhydrin

Dieser Gleichgewichtszustand ist wechselnd je nach der bearbeiteten
Materialmenge, der Destillationszeit usw. — Das Arzneibuch läßt nun

---

[1]) Vgl. z. B. O. Linde, Ap. Z. 1920, S. 441.

nicht nur den Gesamtgehalt an Blausäure bestimmen, sondern auch feststellen, daß nicht ein zu großer Gehalt an freier Blausäure vorhanden ist. Die beiden Bestimmungen geschehen so: Gibt man zu Bittermandelwasser Ammoniakflüssigkeit im Überschuß hinzu, so geht die gesamte vorhandene Blausäure (auch die an Benzaldehyd gebundene) in Cyanammonium über und läßt sich nunmehr mittels Silbernitrat titrimetrisch quantitativ feststellen. Das also ist die Bestimmung der Gesamtblausäure. — Setzt man dagegen dem Bittermandelwasser nicht Ammoniak, sondern einige Tropfen Salpetersäure und dann Silbernitrat hinzu, so setzt sich nur die freie, nicht die gebundene Blausäure mit dem $AgNO_3$ um. Nach dieser zweiten Methode geschieht also die Bestimmung der freien Blausäure im Bittermandelwasser.

Letztere Bestimmung wird, wie vielfach angenommen, vom Arzneibuch verlangt, damit festgestellt werde, ob nicht bei zu großem Gehalt an freier Blausäure statt des natürlichen Bittermandelwassers ein künstliches untergeschoben wäre, das aus freier Blausäure, Benzaldehyd, Weingeist und Wasser hergestellt ist. Eine solche Unterschiebung kann aber durch die Feststellung der freien Blausäure keineswegs aufgedeckt werden. Denn auch in diesem künstlichen Bittermandelwasser wird sich, wie im natürlichen, der in obiger Formel dargestellte Gleichgewichtszustand bilden, und zwar um so mehr nach rechts, d. h. unter um so größerer Bildung von Benzaldehydcyanhydrin, je mehr Benzaldehyd vorhanden ist. Also auch solches künstlich hergestellte Bittermandelwasser kann den Anforderungen des Arzneibuches durchaus entsprechen. Es gibt auch im Handel tatsächlich eine Anzahl Präparate, die als künstliche bezeichnet sind und doch völlig die Anforderungen des D. A. 5 erfüllen. Zudem kann das künstliche Wasser bereitet werden aus synthetisch hergestelltem Benzaldehydcyanhydrin. — Das D. A. 5 kennt nur das natürliche Bittermandelwasser. Die Zeitereignisse aber könnten die hier zugrunde liegenden Anschauungen geändert haben. O. Linde z. B. (l. c.) urteilt so: „Aus Hang am Althergebrachten an der Darstellung des Bittermandelwassers durch Destillation aus bittern Mandeln festzuhalten, sollte in unserer Zeit ein überwundener Standpunkt sein. Wir sind doch auch davon abgekommen, den Ameisenspiritus aus Ameisen zu bereiten." Selbstverständlich müßte ein künstliches Fabrikat auch entsprechend deklariert werden!

Spezifisches Gewicht 0,970 bis 0,980.

Bittermandelwasser ist klar oder nur sehr schwach weißlich getrübt. Es darf Lackmuspapier kaum röten.

Werden 10 ccm Bittermandelwasser mit 0,8 ccm N/10-Silbernitratlösung und einigen Tropfen Salpetersäure vermischt, und wird vom entstandenen Niederschlage abfiltriert, so muß das Filtrat den eigenartigen Geruch des Bittermandelwassers zeigen und darf durch weiteren Zusatz von N/10-Silbernitratlösung nicht mehr getrübt werden (Höchstgehalt von 0,02 % freiem Cyanwasserstoff).

Diese Bestimmung in salpetersaurer Lösung bezieht sich, wie oben geschildert, lediglich auf den Gehalt an freier Blausäure. Davon soll ein so geringer Anteil vorhandensein, daß 0,8 ccm $N/10\text{-}AgNO_3$ auf 10 ccm des Präparates bereits einen Überschuß bedeuten, d. h. daß nach solchem Zusatz und Fällung von AgCN nicht weitere Blausäure im Filtrat vorhanden ist. — Die 0,8 ccm N/10-AgNO$_3$ entsprechen nach folgender Berechnung einem Höchstgehalt von 0,02 % freier Blausäure:

1 Grammäquivalent AgNO$_3$ = 1 Grammolekül HCN = 27,02 g HCN.
1000 ccm N/10 - AgNO$_3$ = 2,702 g HCN
0,8 „ N/10 - AgNO$_3$ = 0,0021616 g HCN.

Da hier 10 ccm Aqua Amygdal. amar. mit dem spezifischen Gewichte von 0,970 angewendet wurden, ergibt sich der zugelassene Höchstgehalt an freier Blausäure nach der Gleichung:

$$\frac{10 . 0{,}0021616}{0{,}97} = \text{rund } 0{,}02\% \text{ freie Blausäure.}$$

Gehaltsbestimmung. Werden 25 ccm Bittermandelwasser mit 100 ccm Wasser verdünnt und mit 2 ccm Kaliumjodidlösung und 1 ccm Ammoniakflüssigkeit versetzt, so müssen bis zum Eintritt einer bleibenden Trübung 4,5 bis 4,8 ccm N/10-Silbernitratlösung verbraucht werden, was einem Gehalte von 0,099 bis 0,107% Cyanwasserstoff entspricht (1 ccm N/10-Silbernitratlösung = 0,005404 g Cyanwasserstoff in ammoniakalischer Lösung, Jodkalium als Indikator).

Diese Bestimmung bezieht sich, wie zu Beginn des Artikels geschildert, auf den Gehalt an Gesamtblausäure, also auf den an freiem wie an gebundenem HCN. Bei dieser zweiten Bestimmung wird zu Beginn Ammoniak zugesetzt, wodurch aus dem Benzaldehydcyanhydrin die Blausäure abgeschieden und das gesamte HCN als Cyanammonium (NH$_4$CN) gebunden wird. Dieses NH$_4$CN reagiert bei der Titration mit Silbernitrat nach folgender Formel:

$$AgNO_3 + 2\,NH_4CN = AgCN . NH_4CN + NH_4NO_3 .$$

Es bildet sich also unter Verbrauch von 1 AgNO$_3$ auf 2 NH$_4$CN die in Wasser lösliche Verbindung Cyansilbercyanammonium. Sobald aber nunmehr der geringste Überschuß von Silbernitrat hinzutritt, bildet dieses mit dem als Indikator vorhandenen Jodkalium das gelbliche Jodsilber und zeigt somit das Ende der Titration an. Es muß aber darauf geachtet werden, daß die Titration nur soweit geführt wird, bis in der bis dahin klaren Flüssigkeit der erste Tropfen Silbernitratlösung nach dem Umschwenken eine deutliche, aber schwache Opalescenz bewirkt. Bis zur Trübung darf die Titration keinesfalls fortgeführt werden. Die Rechnung stellt sich (da nach obiger Formel 1 AgNO$_3$ = 2 NH$_4$CN) folgendermaßen:

1 AgNO$_3$ = 2 HCN (2 Grammoleküle HCN = 54,04 g)
1000 ccm N/10 - AgNO$_3$ = 5,404 g HCN
1 „ N/10 - AgNO$_3$ = 0,005404 g HCN
a) 4,5 „ N/10 - AgNO$_3$ = 0,024318 „ HCN
b) 4,8 „ N/10 - AgNO$_3$ = 0,0259392 „ HCN.

Unter Berücksichtigung der Tatsache, daß 25 ccm Bittermandelwasser angewendet wurden und der ferneren Notwendigkeit, daß für den Mindestgehalt das höchste spezifische Gewicht 0,98, für den Höchstgehalt aber das niedrigste spezifische Gewicht 0,97 zu berücksichtigen ist, ergibt sich (auf 100 Gewichtsteile berechnet):

a) $\dfrac{0{,}024318 \times 4}{0{,}98}$ = ein Mindestgehalt von rund 0,099 % HCN

b) $\dfrac{0{,}0259392 \times 4}{0{,}97}$ = „ Höchstgehalt „ „ 0,107 % HCN.

Da das Bittermandelwasser beim Lagern stets im Gehalt zurückgeht, empfiehlt sich die Einstellung auf den Höchstgehalt!

Für Aqua Lauro-Cerasi darf Bittermandelwasser abgegeben werden. Vor Licht geschützt aufzubewahren.

Zugleich empfiehlt es sich dringend, das Präparat in kleinen, dunklen, völlig gefüllten Flaschen aufzubewahren. Alsdann ist das Präparat lange Zeit haltbar.

Aqua Calcariae. — Kalkwasser.

Gehalt annähernd 0,15% Calciumhydroxyd (Ca(OH)$_2$, Mol.-Gew. 74,11).
Kalkwasser ist klar, farblos und bläut Lackmuspapier stark.
Gehaltsbestimmung. Zum Neutralisieren von 100 ccm Kalkwasser dürfen nicht weniger als 4 und nicht mehr als 4,5 ccm Normal-Salzsäure erforderlich sein, was einem Gehalte von 0,15 bis 0,17% Calciumhydroxyd entspricht (1 ccm Normal-Salzsäure = 0,03705 g Calciumhydroxyd, Phenolphthalein als Indikator).

Die Berechnung stellt sich folgendermaßen:

$$1 \text{ Grammäquivalent HCl} = \left(\frac{Ca(OH)_2}{2}\right) 37{,}05 \text{ g } Ca(OH)_2$$

$$
\begin{aligned}
1000 \text{ ccm N/1-HCl} &= 37{,}05 \text{ g } Ca(OH)_2 \\
\text{a) } 4 \quad \text{,, N/1-HCl} &= 0{,}14820 \text{ g } Ca(OH)_2 \\
\text{b) } 4{,}5 \text{,, N/1-HCl} &= 0{,}166725 \text{ g } Ca(OH)_2.
\end{aligned}
$$

Daraus resultiert ein Gehalt von rund 0,15 bis 0,17% Calciumhydroxyd.

Aqua chlorata. — Chlorwasser.

Gehalt 0,4 bis 0,5% wirksames Chlor (Cl, Atom-Gew. 35,46).
Durch Einleiten von Chlor in Wasser erhaltene Flüssigkeit.
Klare, gelbgrüne, in der Wärme flüchtige, erstickend riechende Flüssigkeit, die blaues Lackmuspapier nicht rötet, sondern bleicht.

Sobald Lackmuspapier durch Chlorwasser gerötet wird, liegt eine Verunreinigung durch Salzsäure vor, die sich durch Zersetzung in folgendem Sinne gebildet hat: $H_2O + 2\,Cl = 2\,HCl + O$. Bei längerer Aufbewahrung, hauptsächlich im Licht, ist die Zersetzung unvermeidlich.

Gehaltsbestimmung. Werden 25 g Chlorwasser in 10 ccm Kaliumjodidlösung eingegossen und wird dann mit N/10-Natriumthiosulfatlösung titriert, so müssen zur Bindung des ausgeschiedenen Jodes 28,2 bis 35,3 ccm N/10-Natriumthiosulfatlösung erforderlich sein, was einem Gehalte von 0,4 bis 0,5% Chlor entspricht (1 ccm N/10-Natriumthiosulfatlösung = 0,003546 g wirksames Chlor, Stärkelösung als Indikator).

Bei der Berechnung ist zu berücksichtigen, daß die Reaktion nach folgenden Formeln vor sich geht:

$$
\begin{aligned}
\text{I. } & 2\,KJ + Cl_2 = J_2 + 2\,KCl \\
\text{II. } & J_2 + 2\,Na_2S_2O_3 = 2\,NaJ + Na_2S_4O_6.
\end{aligned}
$$

Da also 1 Cl = 1 J, und da 1 Grammäquivalent Jod durch 10000 ccm N/10-Na$_2$S$_2$O$_3$ gebunden wird, ergibt sich:

$$
\begin{aligned}
1000 \text{ ccm N/10-Na}_2S_2O_3 &= {}^1/_{10} \text{ Grammäquivalent Chlor} = 3{,}546 \text{ g Cl} \\
\text{a) } 28{,}2 \text{ ccm N/10-Na}_2S_2O_3 &= 0{,}099997 \text{ g Cl} \\
\text{b) } 35{,}3 \quad \text{,, N/10-Na}_2S_2O_3 &= 0{,}1251738 \text{ g Cl}.
\end{aligned}
$$

Unter Berücksichtigung der Tatsache, daß 25 g Chlorwasser angewendet wurden, ergibt sich bei der Umrechnung auf 100 Teile (mit 4
multipliziert):

  a) ein Mindestgehalt von rund 0,4 % Chlor,
  b) ein Höchstgehalt von rund 0,5 % Chlor.

Vor Licht geschützt in gut verschlossenen, vollständig gefüllten Flaschen aufzubewahren.

In dieser Weise soll das Chlorwasser aufbewahrt werden, damit es
durch das Licht möglichst wenig zersetzt werde. Doch ist dieser Mangel
nicht auf lange Zeit zu vermeiden. Deshalb ist Chlorwasser nur in kleinen
Mengen anzufertigen und nach einiger Zeit zu erneuern!

Aqua destillata. — Destilliertes Wasser.

H_2O, Mol.-Gew. 18,02.

Klare, farb-, geruch- und geschmacklose Flüssigkeit, die Lackmuspapier
nicht verändert. 20 ccm destilliertes Wasser dürfen durch Silbernitratlösung
(Salzsäure), Baryumnitratlösung (Schwefelsäure), Ammoniumoxalatlösung (Calciumsalze), Quecksilberchloridlösung (Ammoniak), Neßlers Reagens (Ammoniumsalze), Schwefelwasserstoffwasser auch nach Zusatz von Ammoniakflüssigkeit
(Schwermetallsalze) nicht verändert werden.

Eine Mischung von 25 ccm destilliertem Wasser und 50 ccm Kalkwasser muß,
in einem gut verschlossenen Gefäß aufbewahrt, innerhalb einer Stunde klar bleiben
(Kohlensäure).

Kocht man 100 ccm destilliertes Wasser mit 1 ccm verdünnter Schwefelsäure
und 0,3 ccm Kaliumpermanganatlösung 3 Minuten lang, so darf die rote Farbe der
Mischung nicht verschwinden (organische Stoffe, salpetrige Säure).

100 ccm destilliertes Wasser dürfen beim Verdampfen höchstens 0,001 g Rückstand hinterlassen.

Ein destilliertes Wasser, das nach der Herstellung vorstehenden
Anforderungen entspricht und vorschriftsmäßig und nicht zu lange Zeit
in Gefäßen von gutem Glase aufbewahrt ist, eignet sich wohl zur Herstellung von Mixturen, Tropfen, auch Höllensteinlösungen usw. Für
Medikamente aber, die zur subkutanen oder intravenösen Injektion
dienen, muß ein Wasser verwendet werden, an das noch ganz andere
Anforderungen zu stellen sind. Deshalb beansprucht wohl gerade der
Artikel „Aqua destillata" des D. A. 5, wie kaum ein anderer, eine
grundlegende Änderung, falls das destillierte Wasser der Apotheken
nicht in Mißkredit kommen soll!

Zunächst ist die bakterielle Seite der Frage bisher völlig außer acht
gelassen; die Sterilisation findet noch keine Erwähnung in unserem
Arzneibuch. Zudem kann nach den Feststellungen Ehrlichs und Wech-
selmanns (siehe Ap. Z. 1911, S. 931) auch ein Wasser schädlich wirken
(wenigstens in Salvarsanlösungen), das zwar völlig frei von lebenden
Bakterien ist, aber Bakterienleichen enthält, ein Wasser also, das erst
nach mehr oder weniger starker bakterieller Verunreinigung sterilisiert
wurde. Nun ist zwar die Herstellung der Salvarsanlösungen (leider!)
dem Apotheker entzogen. Die Ärzte verlangen aber für diese und ähnliche Zwecke „Aqua redestillata" in den Apotheken; auch ist es sicherlich vorteilhaft, wenn die Fachgenossen für besondere Zwecke über ein
in jeder Beziehung einwandfreies Wasser verfügen können. Deshalb sei
hier kurz über die Erlangung eines solchen Produktes gesprochen.

In unseren Zeitschriften ist eine große Anzahl von Artikeln erschienen, welche Prüfungsmethoden für solches Wasser enthalten (so z. B. Barladean, Ph. Ztrh. 1913, S. 787; Tielmanns u. Mildner, Ap. Z. 1915, S. 675). Aber diese Methoden sind naturgemäß so zeitraubend, daß man, bevor noch die Vorbereitungen zur Untersuchung fertig sind, schon unterdessen selbst ein gutes Wasser herstellen kann. Die Selbstherstellung erscheint also hier als der einzig richtige Weg, und zwar in Geräten, die in verschiedenen Konstruktionen aus einschlägigen Handlungen zu beziehen sind. Die Geräte nehmen wenig Platz ein, erfordern auch nicht große Kosten im Betrieb und bilden ein wertvolles, vielleicht unerläßliches Inventarstück der modernen Apotheke.

Bei der Darstellung solchen Wassers ist auf drei Punkte zu achten: 1. Das Wasser ist am besten ein redestilliertes, d. h. gutes destilliertes Wasser muß noch einmal destilliert werden. 2. Dieses redestillierte Wasser muß sofort und einwandfrei sterilisiert werden. 3. Diese Arbeiten haben in Geräten von einwandfreiem Material, ev. gutem Kaliglas, zu geschehen, damit das frisch destillierte, reine Wasser nicht wieder Verunreinigungen aus schlechtem Glase herauslöst. — ad I: Nach H. Salzmann (siehe Ap. Z. 1911, S. 931) kann man noch so vorsichtig bei dieser Destillation sein, man wird es nicht mit Sicherheit erreichen können, daß das frisch destillierte Wasser wirklich keimfrei ist, höchstens arm an Keimen. Damit diese sich nicht erst vermehren, schreitet man so bald als möglich zur Sterilisation. — ad II: Handelt es sich um steril zu bereitende Lösungen, so wird man mit dem frisch bereiteten Wasser die Lösungen herstellen und diese sterilisieren. Für diese Sterilisationszwecke hat man die Wahl zwischen Aufkochen über freier Flamme oder Erhitzen im Dampftopf. Nach H. Salzmann sollte in Apotheken nur der zweite Weg gewählt werden. An Gründen sei hier nur angeführt (näheres s. im Original): Beim Kochen auf freier Flamme drücken die Dämpfe auf den Wattebausch, der gelockert und herausgetrieben werden kann. Dieser Nachteil fällt beim Dampftopf fort, auch herrscht hier überall gleiche Temperatur. Man sterilisiere also am besten durch einstündiges Erhitzen im Dampfe bei 100°. Dieses einstündige Erhitzen muß zur Sicherheit nach 24 Stunden wiederholt werden, damit auch die Sporen abgetötet werden. — ad III: Hat man Quarzgefäße zur Verfügung, so wird man natürlich aus diesen destillieren. Sonst genügt es, wenn Destillationskolben, Kühler, Auffanggefäß aus gutem Kaliglas hergestellt sind. In Ampullen aus solchem Glas hält sich auch redestilliertes Wasser jahrelang tadellos. Die Destillation von „Salvarsanwasser" soll nie aus Kupfergefäßen erfolgen (B.D. Ph. Ges. 1923, S. 166)!

Arecolinum hydrobromicum. — Arekolinhydrobromid.

$C_8H_{13}O_2N.HBr$, Mol.-Gew. 236,04.

Feine, weiße, luftbeständige Nadeln, die sich leicht in Wasser und in Weingeist, schwer in Äther und in Chloroform lösen. Bei der Aufbewahrung über Schwefelsäure verliert Arekolinhydrobromid kaum an Gewicht.

Schmelzpunkt nach dreitägigem Aufbewahren über Schwefelsäure 170° bis 171°.

Der Schmelzpunkt ist (siehe Wohl, B. 40, S. 4712) zu 167° bis 169° bestimmt.

Die wässerige Lösung (1 + 9) rötet Lackmuspapier kaum. Platinchlorid- und Gerbsäurelösung sowie Kalilauge rufen in ihr keine Fällung hervor. Jod- lösung bewirkt eine braune, Bromwasser eine gelbe, Silbernitratlösung eine blaß- gelbe Fällung, Quecksilberchloridlösung eine weiße Ausscheidung, die im Über- schusse des Fällungsmittels löslich ist. Wird diese Lösung längere Zeit aufbewahrt, so scheiden sich aus ihr allmählich farblose, durchsichtige Kristalle aus.

Die Fällung mittels $HgCl_2$ verläuft so: Die ersten, einzeln in die Arekolinlösung fallenden Tropfen der Sublimatlösung bewirken eine Trübung, die beim Umschütteln wieder verschwindet. Nach gewissem Zusatz entsteht dauernde Fällung, die sich nun erst in großem Über- schuß des $HgCl_2$ löst.

Arekolinhydrobromid darf beim Verbrennen höchstens 0,1 % Rückstand hin- terlassen.

Argentum colloïdale. — Kolloidales Silber.
Collargolum.

Grün- oder blauschwarze, metallisch glänzende Blättchen, die sich in Wasser kolloidal lösen. Die wässerige kolloidale Lösung (1 + 49) ist undurchsichtig und erscheint im auffallenden Lichte trübe. Beim Verdünnen mit sehr viel Wasser wird sie durchsichtig und klar, erscheint jedoch im auffallenden Lichte ebenfalls trübe.

Die erste, wichtigste Arbeit ist hier, zu prüfen, ob das gelieferte Präparat wirklich eine brauchbare kolloidale Lösung gibt. Es existieren nämlich viele Präparate im Handel, die sich nicht völlig kolloidal ver- teilen, sondern kleine ungelöste Partikelchen zurücklassen. Das kann aber gefährlich werden, da diese Rückstände in Lösungen, die zu intra- venösen Einspritzungen verwendet werden, lebensgefährliche Embolien verursachen können. Man prüfe deshalb so, daß man zu 10 g Wasser 0,2 g kolloidales Silber gibt, einige Minuten ruhig stehen läßt, durch kräftiges Schütteln die Lösung beendet, dann etwa eine halbe Stunde lang nochmals stehen läßt und nun, das Glas vorsichtig neigend, prüft, ob sich ein Bodensatz gebildet hat. In diesem Fall ist das Präparat ent- schieden minderwertig. — Die durch unlösliche Teile des Präparates herbeigeführte Gefahr ist sogar derart, daß schon empfohlen ist, die Lösungen vor der Anwendung zu filtrieren. — Bemerkenswert ist: Auch an sich gute Präparate können, zu lange aufbewahrt, die Bildung solcher unlöslicher Partikelchen zeigen. Der Vorrat ist deshalb nicht allzu groß zu wählen und in kleinen, vollständig gefüllten Flaschen auf- zubewahren! (Hamburger, Ph. Z. 1910, S. 190; Dreser, Münch. Med. Wochenschr. 1918, S. 330; Evers, B. D. Ph. Ges. 1921, S. 132.)

Auf Zusatz von verdünnten Mineralsäuren entsteht in der wässerigen kolloi- dalen Lösung ein Niederschlag, der sich beim Neutralisieren mit Alkalien wieder kolloidal löst.

Wird kolloidales Silber im Porzellantiegel erhitzt, so verkohlt es, wobei der Geruch nach verbrannten Haaren auftritt.

Nach dieser Forderung ist ein Präparat verlangt, das mit Hilfe von Eiweißstoffen hergestellt ist. Denn nur ein solches verbrennt mit dem bezeichneten Geruch, während auf andere Weise hergestellte Produkte

(z. B. mittels Ferrosulfat, -citrat, -tartrat) diesen Geruch beim Verbrennen nicht aufweisen.

Beim Glühen hinterbleibt ein grauweißer Rückstand, dessen Lösung in Salpetersäure auf Zusatz von Salzsäure einen weißen, käsigen, in überschüssiger Ammoniakflüssigkeit löslichen Niederschlag gibt.

Der Glührückstand ist grauweiß und löst sich nicht vollständig in Salpetersäure, weil geringe Mengen Chlorsilber zurückbleiben, entstanden aus den im Argentum colloïdale stets in geringer Menge vorhandenen Chlorverbindungen. Man filtriert deshalb am besten die Lösung, ehe man HCl zugibt.

Fügt man zu einer wässerigen kolloidalen Silberlösung Natriumchloridlösung hinzu, so entsteht kein Niederschlag; setzt man dagegen Natriumchlorid bis zur Sättigung hinzu, so entsteht ein Niederschlag, der beim Verdünnen mit Wasser wieder in Lösung geht.

Es darf also kein Silber in ionisierter Form vorhanden sein, das mit verdünnter Lösung von Chlornatrium bereits einen Niederschlag geben würde.

Vor Licht geschützt aufzubewahren.

Es existieren bezüglich des Silbergehaltes derart minderwertige Präparate im Handel, daß entschieden eine Gehaltsbestimmung auszuführen ist. Diese ist in bezug auf Prinzip und Art der Ausführung genau geschildert im Artikel „Silber-Bestimmungen", S. 68. Hier sei nur die spezielle Vorschrift angegeben: „0,2 g Substanz (genau gewogen) werden in einem Kolben (am besten Kjeldahl-Kolben) mit 10 ccm Wasser angeschüttelt, in dünnem Strahle mit 10 ccm konzentrierter Schwefelsäure und sofort hinterher unter Umschwenken mit 2 g feingepulvertem Kaliumpermanganat in kleinen Portionen versetzt. Die Mischung bleibt 15 Minuten stehen, dann erhitzt man auf dem Drahtnetze, bis die an der Kolbenwandung haftenden Braunsteinpartikel durch die sich kondensierenden Dämpfe hinuntergespült sind. Nach dem Erkalten fügt man 50 ccm Wasser zum Kolbeninhalt und versetzt messerspitzenweise mit Ferrosulfat, bis aller Braunstein verschwunden ist und eine blaßgelb gefärbte, klare Lösung resultiert. Die auf Zimmertemperatur abgekühlte Lösung wird mit N/10-Ammoniumrhodanidlösung bis zum Umschlag in Rostgelb titriert. Gute, d. h. 75 %ige Präparate erfordern hierzu 13 ccm N/10-Ammoniumrhodanidlösung (1 ccm N/10-Ammoniumrhodanid = 0,01079 g Ag). — Die ca. 0,2 g kolloidales Silber sind am besten auf der analytischen Wage zu wägen. Hierzu gibt man ca. 0,2 g in ein Gläschen, wägt dieses mit Inhalt genau, schüttet die Substanz in den Kolben und wägt das leere Gläschen zurück, worauf man bei der Berechnung von der so genau festgestellten Menge ausgeht. (Lehmann, A. Ph. 1914, S. 9.)

Argentum nitricum. — Silbernitrat.

$AgNO_3$, Mol.-Gew. 169,89.

Weiße, durchscheinende, bei ungefähr 200° schmelzende Stäbchen von kristallinisch strahligem Bruche, in ungefähr 0,6 Teilen Wasser und in ungefähr 14 Teilen Weingeist löslich.

Das Amerikanische Arzneibuch nennt nicht als offizinell die soeben beschriebenen Stäbchen, sondern das kristallisierte Silbernitrat. Das muß auch entschieden als richtiger erscheinen. Denn letztere Form spricht schon an sich dafür, daß Verunreinigungen in der Mutterlauge geblieben sind. Außerdem wird meist absichtlich den Stangen etwas Chlorsilber zugesetzt, damit diese nicht so spröde sind, nicht so leicht zerbrechen. Stellt man aus solchen Stangen Lösungen her, so zeigt sich (hauptsächlich wenn diese Lösungen konzentriert sind) störend der Rückstand des weißen AgCl! (Zur Aufhebung der Sprödigkeit werden übrigens den Stangen auch vielfach ganz geringe Mengen Kaliumnitrat zugesetzt.)

Die wässerige Lösung gibt mit Salzsäure einen weißen, käsigen Niederschlag, der sich in Ammoniakflüssigkeit leicht löst, in Salpetersäure dagegen unlöslich ist.

Die Lösung von 1 Teil Silbernitrat in 3 Teilen Ammoniakflüssigkeit muß farblos (Kupfersalze) und klar sein (Blei-, Wismutsalze).

Die wässerige Lösung muß neutral sein (Salpetersäure). Setzt man zu 5 ccm der wässerigen Lösung (1 + 19) in der Siedehitze Salzsäure in geringem Überschusse, so darf die vom Niederschlag abfiltrierte Flüssigkeit beim Verdampfen keinen wägbaren Rückstand hinterlassen (Alkalisalze).

Zu der letzten Prüfung darf Salzsäure nur in geringem Überschuß genommen werden, weil die Säure in stärkerer Konzentration Chlorsilber löst. Die ganze, recht umständliche Prüfung erübrigt sich aber, wenn man das Silber maßanalytisch bestimmt, am besten nach der Methode Volhard mittels N/10-Ammoniumrhodanidlösung, Indikator Eisenalaun. Das Verfahren ist dann kürzer und orientiert präzise über den wirklichen Silbergehalt; es ist in bezug auf Prinzip und Ausführung ausführlich geschildert auf S. 68. Hier nur die Vorschrift: ca. 0,1 bis 0,2 g Silbernitrat werden genau auf der analytischen Wage abgewogen und in einem Kölbchen durch etwa 30 g Wasser gelöst. Dann gibt man 10 ccm der vorrätigen Ferriammoniumsulfatlösung hinzu (aus 1 Teil Ferriammoniumsulfat, 1 Teil Salpetersäure, 8 Teile Wasser), ferner so viel Salpetersäure, daß Farblosigkeit eintritt, und läßt nun unter kräftigem Umschwenken so lange N/10-Ammoniumrhodanidlösung hinzutröpfeln, bis der erste Tropfen einen bleibenden Umschlag in Rostgelb erzeugt.

1 ccm N/10-Ammoniumrhodanidlösung = 0,01699 g $AgNO_3$
0,2 g $AgNO_3$ erfordern theoretisch: 11,77 ccm N/10-Ammoniumrhodanid
0,2 g $AgNO_3$ (99 %) erfordern rund: 11,6 ccm N/10 Ammoniumrhodanid.

Argentum nitricum cum Kalio nitrico.
Salpeterhaltiges Silbernitrat.

Gehalt 32,3 bis 33,1 % Silbernitrat ($AgNO_3$, Mol.-Gew. 169,89).

Weiße oder grauweiße harte Stäbchen von porzellanartigem Bruche.

Gehaltsbestimmung. 1 g salpeterhaltiges Silbernitrat wird in 10 ccm Wasser gelöst; die Lösung wird mit 20 ccm N/10-Natriumchloridlösung und einigen Tropfen Kaliumchromatlösung gemischt und mit N/10-Silbernitratlösung bis zur bleibenden roten Färbung titriert. Hierzu müssen 0,5 bis 1 ccm N/10-Silbernitratlösung erforderlich sein, was einem Gehalte von 32,3 bis 33,1 % Silbernitrat entspricht (1 ccm N/10-Natriumchloridlösung = 0,01699 g Silbernitrat, Kaliumchromat als Indikator).

Hier ist die Bestimmung nach Mohr vorgeschrieben, die auf den Seiten 72 bis 74 in bezug auf Prinzip und Ausführung geschildert wurde. Weit zweckmäßiger wird aber hier die Methode nach Volhard benutzt, die auf S. 68 beschrieben ist. Man verfährt also genau so, wie soeben bei Argentum nitricum beschrieben; nur wird man, da nur rund der dritte Teil an Silbernitrat hier vorliegt, dafür die dreifache Menge an Substanz zur Titration anwenden, d. h. etwa 0,3 g bis 0,6 g.

1 ccm N/10-Ammoniumrhodanidlösung = 0,01699 g AgNO$_3$.

Daher erfordert 1 g vorschriftsmäßiges Präparat: 19 bis 19,5 ccm N/10-Ammoniumrhodanid.

Argentum proteïnicum. — Albumosesilber. Protargol.

Gehalt mindestens 8 % Silber (Ag, Atom-Gew. 107,88).
Feines, braungelbes, in Wasser leicht lösliches Pulver.

Bei der Prüfung ist zunächst der größte Wert darauf zu legen, daß sich das Präparat in reichlicher Weise in Wasser löst, da zur Herstellung von Protargolsalbe eine sehr konzentrierte Lösung nötig wird. Es ist deshalb zunächst festzustellen, ob das Präparat diese Bedingung erfüllt. Voraussetzung dabei ist, daß der Lösungsversuch richtig angestellt wird, wogegen vielfach gefehlt wird. Goldmann gibt (Ap. Z. 1910, S. 274) dazu folgende Vorschrift: Man nimmt eine genügend große und flache Porzellanschale und gießt in dieselbe das kalte Wasser hinein. Darauf wird die bestimmte Menge (z. B. 2 g) Protargol durch Aufstreuen des Präparates aus der Wägeschale oder besser mittels eines Kartenblattes rasenförmig über die Wasseroberfläche verteilt. Nach 15 bis 20 Minuten ist die Lösung ohne jedes Zutun erfolgt. Sobald das geschehen, wird der Rest des Wassers an den Wandungen der Schale herablaufen gelassen, damit hinaufgeschwemmtes Protargol gelöst wird. Erst jetzt mit einem Glasstabe (nicht Metall) umrühren! — Ein gutes Präparat muß hierbei völlig und ohne jeden Rückstand gelöst sein. Aus der Schale gieße man nach etwa halbstündigem Stehen die kolloidale Lösung in eine Flasche, um zu sehen, ob sich nicht Bodensätze gebildet haben, was bei vielen minderwertigen Präparaten der Fall ist. (Zu dieser Prüfung wird natürlich eine kleinere Menge als 2 g Albumosesilber genügen.)

Wird Albumosesilber im Porzellantiegel erhitzt, so verkohlt es, wobei der Geruch nach verbrannten Haaren auftritt. Beim Glühen hinterbleibt ein grauweißer Rückstand, dessen Lösung in Salpetersäure auf Zusatz von Salzsäure einen weißen, käsigen, in überschüssiger Ammoniakflüssigkeit löslichen Niederschlag gibt. Werden 5 ccm der wässerigen Lösung (1 + 49) mit 5 ccm Natronlauge und 10 ccm Wasser versetzt und hierauf 2 ccm einer Kupfersulfatlösung (1 + 49) hinzugefügt, so tritt nach wenigen Minuten eine violette Färbung auf.

Die wässerige Lösung (1 + 49) bläut Lackmuspapier schwach und gibt auf Zusatz von Eisenchloridlösung einen Niederschlag; wird sie reichlich mit verdünnter Salzsäure versetzt, so entsteht ein Niederschlag, der sich beim Erwärmen wieder löst.

Kroeber (Ap. Z. 1914, S. 715) sagt mit Recht, daß die letzte Prüfungsvorschrift nicht glücklich in der Form, weil genaue Mengenangaben fehlen und nicht gesagt ist, daß das Erwärmen nicht über freier Flamme, sondern im Wasserbade stattfinden muß. Besser lautet die Vorschrift so: Werden 2,5 ccm einer 2%igen wässerigen Lösung tropfenweise mit Salzsäure (25%) versetzt, so entsteht eine Ausscheidung, die auf sofortigen Zusatz von weiteren 7,5 ccm Salzsäure wieder in Lösung geht. Erfolgt diese Lösung nicht vollständig bei Zimmertemperatur, muß sie nach kurzer Erwärmung im Wasserbade stattfinden.

Die wässerige Lösung (1 + 49) darf beim Vermischen mit Natriumchloridlösung nicht sogleich getrübt und nach Zusatz von Ammoniakflüssigkeit durch Schwefelwasserstoffwasser nur dunkel gefärbt werden; eine Fällung darf nicht eintreten.

Diese Reaktionen bezwecken Feststellung von Präparaten, die ionisiertes Silber enthalten.

Wird 1 g Albumosesilber mit 10 ccm Weingeist geschüttelt, so darf die abfiltrierte Flüssigkeit durch Salzsäure nicht verändert werden (Silbersalze).

Diese wichtige Prüfung bezweckt den Nachweis von ev. vorhandenen fremden Silbersalzen. Es soll sich nämlich bei einzelnen Handelspräparaten herausgestellt haben, daß eine Fehlmenge von organisch gebundenem Silber durch Silbernitrat ersetzt war. Deshalb ist das Präparat nach dem Arzneibuch mit Weingeist (90%) auszuschütteln, der $AgNO_3$ herauslöst und im Filtrat durch HCl erkennen läßt. Kroeber (Ap. Z. 1914, S. 1915) weist aber darauf hin, daß solche Prüfung ganz allgemein von den Handelspräparaten nicht gehalten wird; aber nicht etwa, weil diese $AgNO_3$ enthalten, sondern weil sie mit derartigen Eiweißstoffen hergestellt sind, daß sich das daraus gewonnene Proteinsilber als solches spurenweise im Wasser des Weingeistes löst und die Reaktion mit HCl gibt. Um diese Lösung des Proteinsilbers möglichst zu verhüten, wählt Kroeber Alcohol absolutus zum Ausschütteln; ferner nimmt er eine größere Menge Salzsäure, die imstande ist, Trübungen zu lösen, die durch geringste Mengen Proteinsilber hervorgerufen sind. So lautet denn die Vorschrift, die noch den Nachweis von 0,1 bis 0,2% fremden Silbersalzen gestatten soll: Wird 1 g Albumosesilber mit 10 ccm absolutem Alkohol 3 Minuten lang geschüttelt und filtriert, so darf das Filtrat (zumeist ca. 7 ccm), mit Salzsäure wieder auf 10 ccm gebracht, nicht getrübt werden. (Das Filtrieren findet nach Absetzen durch ein doppeltes, am besten ein gehärtetes Filter statt.)

Gehaltsbestimmung. 1 g bei 80° getrocknetes Albumosesilber wird im Porzellantiegel langsam verascht. Der Rückstand wird mit etwa 5 ccm Salpetersäure so lange erhitzt, als sich gefärbte Dämpfe entwickeln. Die Lösung wird in ein Kölbchen gespült und mit Wasser auf etwa 100 ccm verdünnt. Nach Zusatz einiger Tropfen Ferriammoniumsulfatlösung müssen mindestens 7,4 ccm N/10-Ammoniumrhodanidlösung bis zum Eintritt einer rötlichen Färbung verbraucht werden, was einem Mindestgehalte von 8% Silber entspricht (1 ccm N/10-Ammoniumrhodanidlösung = 0,01079 g Silber, Ferriammoniumsulfat als Indikator).

Im Artikel „Silber-Bestimmungen" S. 68 ist ausgeführt, daß diese Gehaltsbestimmung recht umständlich und zweckmäßig zu ersetzen ist durch das Verfahren nach E. Rupp. Dieses Verfahren ist in bezug auf Prinzip und Ausführung an bezeichneter Stelle ausführlich geschildert. Hier sei nur die Vorschrift angegeben: Die auf kaltem Wege hergestellte Lösung von 1 g Albumosesilber in 10 ccm Wasser wird allmählich mit

10 ccm Schwefelsäure versetzt. Darauf trägt man 2 g feinst gepulvertes Kaliumpermanganat in kleinen Portionen unter beständigem Umschwenken ein, läßt die Mischung 15 Minuten lang stehen, verdünnt dann mit 50 ccm Wasser und gibt zur Entfernung des Permanganatüberschusses Ferrosulfat in Substanz hinzu, bis Entfärbung eintritt, d. h. eine blaßgelb gefärbte, klare Lösung resultiert. Sodann versetzt man mit 10ccmSalpetersäure und titriert mit N/10-Ammoniumrhodanidlösung bis zum bleibenden Umschlag in Rostgelb.

1 ccm N/10-Ammoniumrhodanidlösung = 0,01079 g Ag.

Die hier vom D. A. 5 verlangten 7,4 ccm Ammoniumrhodanidlösung = rund 0,08 g Ag.

Dieses Resultat würde also dem vom D. A. 5 verlangten Silbergehalt von 8 $^0/_0$ entsprechen. Ein solcher Gehalt ist aber nur von einer bei 80 ^{0} getrockneten Ware gefordert. Demgegenüber macht jedoch E. Rupp (Ap. Z. 1913, S. 117) geltend, daß solche Trocknung erstens sehr umständlich und zudem ein Unding sei, weil man danach ev. stark wasserhaltige Produkte als brauchbar ansehen müßte. Aus diesen Gründen geht man hier weit besser vom lufttrockenen Präparat aus, ermäßigt dafür aber die Forderung vorsichtig. Allgemein wird hiernach als richtig angesehen, daß 1 g lufttrockne Substanz nach obiger Methode einen Mindestverbrauch von 7,1 bis 7,2 ccm N/10-Ammoniumrhodanidlösung erfordern soll.

Ergänzend sei noch bemerkt, daß Kroeber auch eine Prüfung auf Ammoniak (herrührend von Eiweißzersetzung) vorschlägt. Diese Prüfung wird nach Pharm. Helvet. IV so ausgeführt: Werden 10 ccm einer Lösung von Proteinsilber (1:50) mit 10 Tropfen Kalilauge zum beginnenden Kochen erhitzt, so darf sich kein Geruch nach Ammoniak entwickeln.

Lösungen von Albumosesilber sind kalt und jedesmal frisch zu bereiten. Vor Licht geschützt aufzubewahren.

Atropinum sulfuricum. — Atropinsulfat.

$(C_{17}H_{23}O_3N)_2 . H_2SO_4 . H_2O$, Mol.-Gew. 694,49.

Weißes, kristallinisches Pulver. Atropinsulfat löst sich in 1 Teil Wasser und in 3 Teilen Weingeist; in Äther und in Chloroform ist es fast unlöslich. Die Lösungen sind farblos, verändern Lackmuspapier nicht und schmecken bitter und nachhaltig kratzend. An der Luft verliert Atropinsulfat meist einen Teil seines Kristallwassers; bei 100^0 wird es wasserfrei. Gibt man zu 0,01 g Atropinsulfat, das im Probierrohre bis zum Auftreten weißer Nebel erhitzt wurde, 1,5 ccm Schwefelsäure, erwärmt dann bis zur beginnenden Bräunung und setzt sofort vorsichtig 2 ccm Wasser hinzu, so tritt ein eigenartiger Geruch auf; nach Zusatz eines kleinen Kristalls von Kaliumpermanganat riecht die Flüssigkeit nach Bittermandelöl.

Folgende Modifikation der Geruchsreaktion (siehe Ph. Z. 1916, S.798) sei noch ausgeführt: ,,1 bis 2 cg Atropinsulfat werden in einem kleinen Reagenzglas mit nur einigen winzigen Kriställchen Chromsäure (nicht mehr als 2 cg) gemischt und über einer kleinen Sparflamme langsam, vorsichtig erwärmt, bis weiße Dämpfe aufsteigen. Dann kehrt man das Reagenzglas um und läßt die weißen Nebel bis an die Mündung hinuntersteigen; der eigentümliche Schlehen-Orangenblütengeruch läßt sich dann sehr deutlich wahrnehmen."

Wird 0,01 g Atropinsulfat mit 5 Tropfen rauchender Salpetersäure in einem Porzellanschälchen im Wasserbad eingetrocknet, so hinterbleibt ein kaum gelblich gefärbter Rückstand, der nach dem Erkalten beim Übergießen mit weingeistiger Kalilauge eine violette Farbe annimmt.

Die wässerige Lösung (1 + 59) wird durch Natronlauge getrübt, dagegen dürfen 10 ccm der wässerigen Lösung durch 4 ccm Ammoniakflüssigkeit nicht sofort verändert werden (Apoatropin). 0,05 g Atropinsulfat müssen sich in 1 ccm Schwefelsäure ohne Färbung lösen; auch nach Zusatz von 1 Tropfen Salpetersäure darf sich diese Lösung nicht färben (fremde Alkaloide).

Hier ist wieder peinlichste Säuberung des Reagenzglases und darauffolgendes Nachspülen mit Schwefelsäure nötig, bevor man in dem Glase das Atropin mit der Schwefelsäure zusammenbringt (siehe S. 20).

Das aus der wässerigen Lösung (1 + 24) auf Zusatz von Ammoniakflüssigkeit nach einiger Zeit in Kristallen ausgeschiedene Atropin muß nach dem Abfiltrieren, Auswaschen mit Wasser und Trocknen über Schwefelsäure bei 115,5 ° schmelzen.

Zur Abscheidung der Base braucht man etwa auf 0,1 g Atropin. sulfuric., gelöst in ungefähr 2 ccm Wasser, 3 bis 4 Tropfen Ammoniakflüssigkeit.

Diese Prüfung ist sehr wichtig! Nach dem früheren Arzneibuch wurde der Schmelzpunkt des schwefelsauren Atropins bestimmt. Da aber diese Bestimmung nur bei sehr großer Vorsicht einigermaßen eindeutig ausfällt, hat man es jetzt vorgezogen, die freie Base mit Ammoniak zur Abscheidung zu bringen und von dieser den Schmelzpunkt zu bestimmen. Es wird so ersichtlich, ob etwa von den Begleitbasen des Atropins (Scopolamin, Belladonnin, Apoatropin, vor allem Hyoscyamin) Beimengungen vorhanden sind. So hat z. B. Hyoscyamin den Schmelzpunkt 108,5 und wird, in mehr als Spuren vorhanden, den Schmelzpunkt des Atropins sehr merklich herabsetzen. Zu erwähnen ist noch, daß zu dieser Schmelzpunktsbestimmung die abgeschiedene Base besser nicht zerrieben wird, da auch hierdurch der Schmelzpunkt herabgesetzt wird (auf ca. 112 ° bis 113 °).

Atropinsulfat darf durch Trocknen bei 100 ° höchstens 2,6 % an Gewicht verlieren und darf beim Verbrennen höchstens 0,1 % Rückstand hinterlassen.

Balsamum Copaïvae. — Kopaivabalsam.

Der aus den Stämmen verschiedener Copaïfera-Arten, besonders der Copaïfera officinalis Linné, Copaïfera guyanensis Desfontaines und Copaïfera coriacea Martius ausfließende Balsam.

Kopaivabalsam ist eine klare, dickliche, gelbbräunliche, nicht oder nur schwach fluorescierende Flüssigkeit von eigenartigem, würzigem Geruch und scharfem, schwach bitterem Geschmacke. Kopaivabalsam gibt mit Chloroform und absolutem Alkohol klare oder schwach opalisierende Lösungen.

Gleiche Raumteile Kopaivabalsam und Petroleumbenzin mischen sich klar. Auf weiteren Zusatz von Petroleumbenzin wird die Mischung flockig trübe.

Spezifisches Gewicht 0,980 bis 0,990.

Sowohl spezifisches Gewicht wie Säurezahl und Verseifungszahl werden auch bei unverfälschten Balsamen häufig von den im Arzneibuch angegebenen Konstanten abweichen. Siehe spätere Bemerkung.

Es wird dort vorgeschlagen: Spezifisches Gewicht 0,96 bis 0,996. Säurezahl 75 bis 85; die Verseifungszahl darf nur um 14 Einheiten höher sein.

Säurezahl 75,8 bis 84,2. Verseifungszahl 84,2 bis 92,7.

Wird eine Lösung von 3 Tropfen Kopaivabalsam in 3 ccm Essigsäure mit 2 Tropfen frischbereiteter Natriumnitritlösung versetzt und die Lösung vorsichtig auf 2 ccm Schwefelsäure geschichtet, so darf sich innerhalb einer halben Stunde die Essigsäureschicht nicht violett färben (Gurjunbalsam).

Riedels Ber. 1911, S. 17 heben mit Recht hervor, daß diese Prüfung des Arzneibuches auf den minderwertigen Gurjunbalsam umständlich und undeutlich ist. Die Verfasser empfehlen die äußerst elegante Methode der Britischen Pharmakopöe: „Eine Lösung von 4 Tropfen Balsam in 15 ccm Essigsäure wird mit 4 Tropfen Salpetersäure vom spezifischen Gewicht 1,4 versetzt. Es soll innerhalb einer halben Stunde keine rosarote oder violette Färbung entstehen.‟

Erwärmt man 1 g Kopaivabalsam auf dem Wasserbade 3 Stunden lang, so muß nach dem Abkühlen auf Zimmertemperatur ein sprödes Harz zurückbleiben (fette Öle).

Der Balsam muß für diese Prüfung in eine flache Porzellanschale gewogen werden, damit die Oberfläche der Flüssigkeit möglichst groß wird und nicht flüchtige Stoffe zurückbleiben, die einen Gehalt an fetten Ölen vortäuschen. Die Sprödigkeit wird durch die Spitze einer Messerklinge oder Scherenklinge geprüft.

Zur Bestimmung der Säurezahl wird eine Lösung von 1 g Kopaivabalsam in 50 ccm Weingeist mit 1 ccm Phenolphthaleinlösung und mit weingeistiger N/2-Kalilauge bis zur Rötung versetzt, wozu 2,7 bis 3,0 ccm verbraucht werden müssen.

Zur Bestimmung der Verseifungszahl wird eine Lösung von 1 g Kopaivabalsam in 50 ccm Weingeist mit 20 ccm weingeistiger N/2-Kalilauge versetzt und die Mischung eine halbe Stunde lang im Wasserbad am Rückflußkühler erhitzt. Dann verdünnt man mit 200 ccm Wasser, versetzt mit 1 ccm Phenolphthaleinlösung und N/2-Salzsäure bis zur Entfärbung, wozu 16,7 bis 17 ccm erforderlich sein müssen.

An dieser Stelle schreibt das Arzneibuch vor, daß Säure- und Verseifungszahl getrennt, d. h. in verschiedenen Proben des Balsams bestimmt werden.

Die Aufklärung hierfür gibt wohl Hartwich in seinen Arzneibuchbesprechungen (Ap. Z. 1911), indem er sagt: „Gegen die frühere Methode (Bestimmung beider Konstanten in einer Operation) konnte mit Recht eingewendet werden, daß sie in der Hand des ungeübten Analytikers, und damit muß ein Arzneibuch rechnen, etwas schwierig werden könnte.‟ — Die von Hartwich erwähnte Schwierigkeit ist wohl bis zur gewissen Grenze vorhanden, wird aber leicht durch Übung überwunden. Es erscheint deshalb empfehlenswert, in ca. 1 g Balsam nach der vom Arzneibuch angegebenen Methode zuerst die Säurezahl zu bestimmen, dann zur Bestimmung der Esterzahl 20 ccm weingeistige Kalilauge hinzuzusetzen, zu kochen, wie bei der Bestimmung der Verseifungszahl vorgeschrieben ist, und zuletzt nach Zusatz von Phenolphthalein bis zur Entfärbung zurückzutitrieren. Der Zusatz der 200 ccm Wasser ist nicht nötig, da die Farbenänderung ohne diesen Zusatz scharf sichtbar ist. Säurezahl + Esterzahl ergeben dann die Verseifungszahl (siehe darüber S. 53). — Allerdings ist es nicht möglich, mit der hier erforderlichen Genauigkeit gerade 1 g Kopaivabalsam abzuwägen. Man tariert deshalb einen Jenenser Kolben von ca. 300 g Inhalt auf der analytischen Wage, wägt dann auf der Rezepturwage ca. 1 g Balsam hinein, bestimmt genau das Gewicht auf der analytischen Wage und geht bei der Berechnung von dieser Menge aus. — Im allgemeinen ist zu diesen Konstanten zu sagen, daß sie recht eng gegriffen sind. Fromme sagt in den Berichten von C. & L. 1912, S. 15: „Wir glauben heute schon sagen zu können, daß den Ausarbeitern der Pharmakopöemethoden zur Bestimmung der Säure- und Verseifungszahl und der dadurch bedingten Festsetzung der Grenzzahlen anscheinend wirklich reine Balsame nicht vorgelegen haben, denn es ist auffallend, daß gerade diese beiden Zahlen von notorisch echten, unverfälschten Balsamen kaum einmal erreicht werden, während notorisch zweifelhafte Balsame diese Bedingungen anstandslos erfüllen.'' L. van Itallie (Südd. Ap. Z. 1919, S. 1025) erweitert die Grenzen für die Konstanten auf die folgenden, schon oben angegebenen Werte: Spezifisches Gewicht 0,96 bis 0,996; Säurezahl 75 bis 85, die Verseifungszahl darf nur um 14 Einheiten höher sein.

Außerordentlich wichtig ist noch eine Prüfung auf Kolophonium, das oft als Verfälschungsmittel gebraucht wird. Riedel (Ber. 1911, S. 17) empfiehlt die Hagersche Ammoniakprobe, nach der eine Mischung von 1 Teil Balsam mit 10 Teilen Liq. Ammon. caust. nach eintägigem Stehen nicht gelatiniert sein soll (siehe dazu spätere Bemerkung). — Für Zweifelsfälle sei noch die von vielen Seiten warm empfohlene Probe nach Bosetti hinzugefügt: Werden 0,9 g Balsam und 0,1 g Kolophonium in einem Reagenzglase unter gelindem Erwärmen gelöst, der Lösung 10 g Liq. Ammon. caust. zugesetzt, das Gemisch stark geschüttelt und verkorkt beiseite gestellt, so darf dasselbe nach 24 Stunden keine Gallerte bilden (C. & L. 1911, S. 86).

Vielfach wird auch als Verfälschungsmittel der sogen. Afrikanische Balsam bzw. das daraus abgetrennte ätherische Öl gebraucht. Der direkte Zusatz des Balsams wäre leicht festzustellen, wenn sich bei weiterer Prüfung Riedels vorläufige Annahme bestätigt (s. Riedels Ber. 1914, S. 29), nach welcher der Afrikanische Balsam mit Ammoniak sofort gelatiniert (also das Gelatinieren muß nicht von Kolophonium herrühren!). Der Zusatz des ätherischen Öles des Afrikanischen Balsams aber läßt sich, wie es scheint, dadurch nachweisen, daß man die zu prüfende Ware der Wasserdampfdestillation unterwirft und das optische Drehungsvermögen des übergehenden ätherischen Öles feststellt, das bei Afrikanischem Balsam stark rechtsdrehend ist. Da aber die Frage noch nicht spruchreif ist, kann nur auf die Literatur verwiesen werden: Arbeiten von Fromme in C. & L. 1912, S. 15 und 1913, S. 15; Riedels Ber. 1914, S. 27; J. Herzog, Riedels Archiv 1914, S. 61.

Aus obigen Tatsachen folgt: Die Prüfung auf Kolophonium mittels NH_3 ist unter allen Umständen auszuführen; tritt Gelatinierung ein, ist die Ware als anormal zu verwerfen, ob nun diese Erscheinung vom Kolophonium oder Afrikanischen Balsam herrührt.

Balsamum peruvianum. — Perubalsam.

Der Perubalsam ist ein derart gesuchter und kostbarer Handels-
artikel, daß er immer der Gefahr unerlaubter Zusätze unterworfen war.
Diese Zusätze bestehen aus Harzen wie Terpentin, Kolophonium, Benzoe, aus anderen Balsamen wie Gurjunbalsam, Storax, Tolubalsam, aus
fetten Ölen wie Ricinusöl usw., meist parfümiert mit Benzylbenzoat.
Man suchte dieser Gefahr durch eine große Anzahl empirischer Prüfungen zu begegnen, wie durch die Feststellung des Klebvermögens
zwischen Korkscheiben usw. Jetzt hat man zu exakten chemischen
Prüfungen gegriffen, die zwar weitgehende Besserung, aber immer noch
nicht endgültige Abhilfe geschaffen haben. Der Einkauf des Perubalsams bleibt bis zur gewissen Grenze Vertrauenssache.

Der durch Klopfen und darauf folgendes Anschwelen der Rinde von Myroxylon
balsamum (Linné) Harms, var. Pereirae (Royle) Baillon gewonnene Balsam.

Perubalsam ist eine dunkelbraune, in dünner Schicht klare, nicht Fäden
ziehende, mit gleichen Teilen Weingeist klar mischbare Flüssigkeit. Er besitzt
einen eigenartigen, vanilleähnlichen Geruch und kratzenden, schwach bitteren
Geschmack. An der Luft trocknet Perubalsam nicht ein.

Gehalt an Cinnamein mindestens 56%.

Spezifisches Gewicht 1,145 bis 1,158.

Verseifungszahl mindestens 224,6. Verseifungszahl des Cinnameins mindestens
235.

Über diese Konstanten ist folgendes zu sagen:

I. Löslichkeit. Das Arzneibuch sagt, der Balsam sei mit gleichen
Teilen Weingeist klar mischbar. Das verleitet leicht zu der Anschauung,
die Mischung mit 90%igem Alkohol müsse in j e d e m Verhältnis klar sein.
Es ist aber gerade für reinen Balsam charakteristisch, daß die mit
dem gleichen Teil Weingeist hergestellte klare Lösung auf weiteren Alkoholzusatz alsbald trübe wird! (siehe Schim. B. 1916, S. 77).

II. Spezifisches Gewicht. In verschiedenen Lehrbüchern wird ausgeführt, daß sich das spezifische Gewicht von Perubalsam am besten
nach dem „Schwebeverfahren" bestimmen lasse (siehe S. 24), indem
man wenige Tropfen des Balsams in Kochsalzlösung von bestimmter
Dichte fallen läßt und beobachtet, ob sie schweben oder als spezifisch
schwerer untergehen oder schwimmend bleiben. Wir mußten aber die
Erfahrung machen, daß hier die Methode leicht zu Täuschungen führen
kann, schon weil die Tropfen des Perubalsams in Kochsalzlösung nicht
die abgegrenzte Kugelform annehmen wie etwa die des Kopaivabalsams
in verdünntem Weingeist. Dagegen kann man hier gut das spezifische
Gewicht mit der Mohrschen oder Westphalschen Wage bestimmen,
muß nur mit der Ablesung warten, bis der Wagebalken sich in der hoch
viskosen Flüssigkeit langsam eingestellt hat. — Es muß noch bemerkt
werden, daß die importierten Balsame vielfach ein etwas höheres spezifisches Gewicht zeigen, als es vom D. A. 5 zugelassen ist. Es müßte
daher die Grenze nach oben noch erweitert werden, etwa: Spezifisches
Gewicht: 1,145 bis 1,160.

1 g Perubalsam muß sich in einer Lösung von 3 g Chloralhydrat in 2 g Wasser
klar lösen (fette Öle).

Es muß hier streng darauf geachtet werden, daß erstens das Chloralhydrat völlig trocken ist und daß zweitens die angegebenen Mengen
genau abgewogen werden. Denn sobald das Chloralhydrat feucht ist
oder zu viel Wasser hinzugegeben wird, löst sich auch reiner Perubalsam
nicht in der vorgeschriebenen Mischung klar! (Stöcker, Ap. Z. 1911,
S. 283; C. & L. 1911, S. 13.)

Zur Bestimmung der Verseifungszahl wird eine Lösung von 1 g Perubalsam in
20 ccm Weingeist mit 50 ccm weingeistiger N/2-Kalilauge versetzt und die Mischung
eine halbe Stunde lang im Wasserbad am Rückflußkühler erhitzt. Dann verdünnt
man mit 300 ccm Wasser, versetzt mit 1 ccm Phenolphthaleinlösung und N/2-
Salzsäure bis zur Entfärbung, wozu höchstens 42 ccm erforderlich sein dürfen.

Hierzu teilt Stöcker (Ap. Z. 1911, S. 283) mit, daß bei der Verseifung des Balsams das Wasserbad gut kochen muß, daß ferner, da der
Umschlag bei der Titration in der braunen Flüssigkeit schlecht zu erkennen ist, sich eine besondere Vorsicht hier um so mehr empfiehlt, als
ein Mehrverbrauch von $^1/_{10}$ ccm N/2-Salzsäure bei Verwendung von 1 g
Balsam die Verseifungszahl bereits um 2,8 sinken läßt. Deshalb wiederholt Stöcker mehrere Male den Versuch mit derselben Flüssigkeit, indem er jedesmal je 1 ccm N/2-Kalilauge hinzufügt und wieder zurücktitriert. — Zur besseren Erkennung des Umschlages empfiehlt es sich,
vor dem Zusatz des Indikators nicht die vorgeschriebenen 300 ccm, sondern 400 ccm Wasser hinzuzusetzen. — Da sich schließlich 1 g Perubalsam genau schwer abwiegen läßt, tariert man das Kölbchen zuerst
auf der analytischen Wage, wägt dann auf der Rezepturwage 1 g Balsam hinein, stellt das genaue Gewicht auf der analytischen Wage fest und
rechnet dann mit dieser Gewichtsmenge.

Zur Bestimmung des Gehalts an Cinnamein wird eine Mischung von 2,5 g
Perubalsam, 5 g Wasser und 5 g Natronlauge mit 50 ccm Äther ausgeschüttelt.
25 ccm der klaren ätherischen Lösung (= 1,25 g Perubalsam) werden in einem
gewogenen Kölbchen verdunstet, der Rückstand wird eine halbe Stunde lang bei
100° getrocknet und nach dem Erkalten gewogen. Sein Gewicht muß mindestens
0,7 g betragen.

Cinnamein ist der besonders charakteristische Inhaltsstoff des Perubalsams, der aus Benzoesäure-Benzylester und Zimtsäure-Benzylester
in offenbar wechselnden Mengen besteht.

Die Ausrechnung des Cinnamein-Gehaltes nach dem D. A. 5 gestaltet
sich folgendermaßen: Angenommen, es seien 0,7 g Cinnamein gewogen
worden, dann folgt nach der Gleichung

$$1,25 : 0,7 = 100 : x$$

ein Cinnameingehalt von $x = 56\,\%$.

Bezüglich dieser Bestimmung weisen Lehmann und Müller (A. Ph.
1912, S. 1) darauf hin, daß hier das Arzneibuch einen nicht unwesentlichen
Rechenfehler dadurch begeht, daß, nachdem 2,5 g Balsam mit 50 ccm
Äther ausgeschüttelt sind, die in Arbeit genommenen 25 ccm Ätherlösung
als die Hälfte der entstandenen Cinnameinlösung angenommen werden,
während doch das Cinnamein das Volumen der Lösung vergrößert. Wo
z. B. nach der Rechnung des Arzneibuches 61,12 % Cinnamein resultieren, sind in Wirklichkeit 62,34 % vorhanden, eine Differenz, die bei
den nahe dem Grenzwert stehenden Balsamen wichtig werden kann.

Weil außerdem ein längeres Ausschütteln mit Äther unerläßlich ist, schlagen die Autoren folgende, sehr empfehlenswerte Modifikation der Cinnameinbestimmung vor: in eine 75 g-Flasche wägt man 2,5 g Perubalsam (das Gewicht ist auf der analytischen Wage nachzuwägen und bei der Berechnung von dieser genau bestimmten Menge auszugehen) und 5 g Wasser, schwenkt um, wiegt 30 g Äther hinzu, verkorkt und schüttelt 1 Minute lang. Nach Zusatz von 5 g Natronlauge (zur Säurebindung) schüttelt man nochmals 1 Minute, wartet dann ca. 10 Minuten, stellt die Flasche auf den Kopf, lüftet vorsichtig den Stopfen und läßt die Wasserschicht bis auf ca. 3 ccm abtropfen. Hierauf gibt man 0,5 g Traganth hinzu und schüttelt kräftig durch. Nach 3 bis 5 Minuten gießt man die Hauptmenge der Ätherlösung (25 bis 28 g) in ein nebst Deckschale genau tariertes weithalsiges Kölbchen und bestimmt (auf der Rezepturwage) das Gewicht der Ätherlösung. Nach dem Verdunsten des Äthers auf dem Wasserbade wird der Rückstand $^1/_2$ bis $^3/_4$ Stunde bei ca. 100⁰ getrocknet und nach Erkalten im Exsikkator (auf der analytischen Wage) gewogen.

Beispiel: Angenommen 25,6 g Ätherlösung lieferten 1,22 g Rückstand; dann enthält die Ätherlösung 25,6—1,22 = 24,38 g Äther, während die im ganzen in Arbeit genommenen 30 g Äther nach der Gleichung

$$24,38 : 1,22 = 30 : x. \quad x = 1,5$$

1,5 g Cinnamein enthielten. Liefern aber 2,5 g Balsam 1,5 g Cinnamein, so enthalten 100 g Balsam 60 g Cinnamein.

Es ist noch äußerst charakteristisch für das echte Cinnamein, daß es im allgemeinen erst unterhalb 0⁰ oder nur wenig darüber erstarrt, während Benzylbenzoat dieses Erstarren evtl. schon bei Zimmertemperatur, bei etwa +18⁰, zeigt (Schim. B. 1916, S. 77).

Zur Bestimmung der Verseifungszahl des Cinnameins wird dieser Rückstand in 25 ccm weingeistiger N/2-Kalilauge gelöst und eine halbe Stunde lang auf dem Wasserbade am Rückflußkühler erhitzt, worauf nach Zusatz von 1 ccm Phenolphthaleinlösung N/2-Salzsäure bis zur Entfärbung hinzugefügt wird.

Zur Erleichterung der Bestimmung dieser Verseifungszahl, die übrigens richtiger „Esterzahl" genannt werden müßte, sei gesagt, daß, wenn man etwa 0,7 g Cinnamein in Arbeit nimmt und mit 25 ccm N/2-KOH (weingeistig) erhitzt, man zum Zurücktitrieren rund 19 ccm N/2-HCl verbraucht. Wendet man wesentlich mehr Cinnamein an, so fügt man auch eine größere, genau bestimmte Menge weingeistiger Kalilauge zu und rechnet in jedem Falle die Esterzahl nach den auf Seite 52 angegebenen Erläuterungen aus.

Zu Beginn des Artikels war schon gesagt worden, daß auch diese exakt chemischen Prüfungsmethoden bei positivem Ausfall das Vorliegen eines echten Balsams durchaus nicht verbürgen. Die vom D. A. 5 verlangten Konstanten kann man auch bei künstlichen Produkten finden. Es seien deshalb noch 2 weitere empirische Methoden angegeben, die häufig Falsifikate erkennen lassen:

I. Die Salpetersäureprobe, die, von der dritten Auflage des Arzneibuches noch aufgenommen, leider fallen gelassen wurde. Sie lautet nach G. Fromme (C. & L. 1913, S. 115): Es werden 2 g Balsam in einem Arzneifläschchen mit 10 g Petroläther kräftig durchgeschüttelt, letzterer alsdann in eine zuvor mit Schwefelsäure und darauf mit Wasser sehr sorgfältig gereinigte trockene Porzellanschale filtriert, im Dampfbade abgedunstet und das zurückbleibende Cinnamein noch weiter 10 Minuten im Dampfbade erhitzt. Nach dem Erkalten setzt man 5 Tropfen Salpetersäure, spezifisches Gewicht 1,38, zu und mischt beide Flüssigkeiten rasch und innig mit einem ebenfalls mit konzentrierter Schwefelsäure und darauf mit Wasser sehr sorgfältig gereinigten Porzellanpistill. Reiner Perubalsam gibt sofort goldgelbe Farbe. (Nach Dietze, Ph. Z. 1923, S. 349 kommt man auch mit dem fünften Teil des Materials aus, also mit 0,4 g Perubalsam, 2 g Petroläther und 1 Tropfen Salpetersäure!)

Zu dieser Farbreaktion sei erwähnt, daß auch echte Balsame nach Zugabe von Salpetersäure zunächst eine grünliche Färbung geben, die aber sofort in das erwähnte Goldgelb übergeht. Künstliche Balsame dagegen, bzw. verschnittene zeigen bei dieser Behandlung meist eine dauernd grüne Färbung, bisweilen ein Rotgelb oder Braungelb.

II. Hager-Enz'sche Probe (Südd. Ap. Z. 1913, S. 608): Werden in einem 10 cm langen und 1 bis 1,5 cm breiten Reagenzglase 5 Tropfen des zu prüfenden Balsams ohne Berührung der Wandung auf den Boden des Gefäßes gebracht, mit 6 bis 7 ccm Petroläther (D. A. 5) übergossen, alsdann 1 Minute lang kräftig nur in der Längsachse des Glases geschüttelt, so geben Perugene ein graues Gerinnsel, während die echten Balsame an den Wandungen haften bleiben. Mischungen geben sich zu erkennen durch teilweises Haftenbleiben und teilweise Bildung von grauen Flocken. Die Temperatur des Petroläthers soll 10° bis 12° nicht wesentlich überschreiten; auch eine Erwärmung durch die Handflächen muß möglichst vermieden werden.

An Literatur sei noch hinzugefügt: K. Dieterich, B. D. Ph. Ges. 1913, S. 463; C. u. L. 1913, S. 17; J. Herzog, Riedel's Archiv 1914, S. 643.

Baryum chloratum. — Baryumchlorid.

$BaCl_2 . 2 H_2O$, Mol.-Gew. 244,32.

Farblose, tafelförmige, an der Luft beständige Kristalle. Baryumchlorid löst sich in 2,5 Teilen Wasser von 15° und in 1,5 Teilen siedendem Wasser; in Weingeist ist es fast unlöslich.

Die wässerige Lösung gibt mit verdünnter Schwefelsäure einen weißen, in verdünnten Säuren unlöslichen Niederschlag, mit Silbernitratlösung einen weißen, käsigen, in Ammoniakflüssigkeit löslichen Niederschlag.

Die wässerige Lösung (1 + 19) darf Lackmuspapier nicht röten (Salzsäure) und durch Schwefelwasserstoffwasser nicht verändert werden (Schwermetallsalze).

Werden 25 ccm der wässerigen Lösung (1 + 19) in der Siedehitze mit verdünnter Schwefelsäure vom Baryum befreit, so darf das Filtrat beim Verdunsten und schwachen Glühen keinen wägbaren Rückstand hinterlassen (Alkalisalze).

Aus der quantitativen Analyse ist bekannt, daß sich Baryumsulfat nur gut abfiltrieren läßt, wenn es heiß gefällt und womöglich einige Stunden vor dem Abfiltrieren beiseite gestellt worden ist. Anderenfalls geht leicht etwas Baryumsulfat durch das Filter und täuscht einen erhöhten Gehalt an Alkalisalzen vor.

20 ccm der wässerigen Lösung (1 + 19) dürfen durch 0,5 ccm Kaliumferrocyanidlösung nicht sofort gebläut werden (Eisensalze).

Benzaldehyd. — Benzaldehyd.

$C_6H_5.CHO$,   Mol.-Gew. 106,05.

Farblose oder etwas gelbliche, stark lichtbrechende, eigenartig riechende
Flüssigkeit. Benzaldehyd ist in 300 Teilen Wasser und in jedem Verhältnis in
Weingeist und Äther löslich.

Spezifisches Gewicht 1,046 bis 1,050.

Das spezifische Gewicht vorschriftsmäßigen Benzaldehyds beträgt
nach Gildemeister (Band I, S. 439) 1,05 bis 1,055. Es ist aber bemerkenswert, daß der Aldehyd durch Sauerstoffaufnahme aus der Luft sich
allmählich teilweise zu Benzoesäure oxydiert, so daß das entstehende Gemisch aus Aldehyd und Säure immer schwerer wird. Dieser Vorgang ist
bei öfterem Öffnen der Flasche nicht zu verhüten. Bei weiterem Fort-
schreiten der Oxydation beginnt die Benzoesäure auszukristallisieren.
Deshalb ist Benzaldehyd stets in ganz vollen, gut verschlossenen Flaschen
aufzubewahren. Gildemeister (Band II, S. 607) fügt noch hinzu, daß
ein Zusatz von 10 % Spiritus konservierend wirkt, während bei einem Zusatz von nur 5 % die Oxydationserscheinungen noch kräftiger auftreten.

Siedepunkt 177 ° bis 179 °.

Tränkt man ein zusammengefaltetes Stückchen Filtrierpapier mit 1 g Benzaldehyd, verbrennt es in einer Porzellanschale unter einem großen Becherglase, dessen
Innenwände mit Wasser angefeuchtet sind, und spült nach der Verbrennung den
Inhalt des Becherglases mit wenig Wasser auf ein Filter, so muß das mit Salpetersäure angesäuerte Filtrat bei Zusatz von Silbernitratlösung klar bleiben (Chlorverbindungen).

Benzaldehyd wird meist aus Toluol gewonnen, so daß durch die vor-
genommene Chlorierung des Toluols auch im Benzaldehyd noch organisch
gebundenes Chlor vorhanden sein kann. Die hier angegebene Prüfung
beruht darauf, daß beim Verbrennungsprozeß das organisch gebundene
Chlor in Salzsäure übergeführt wird, welch letztere dann durch Silbernitrat nachgewiesen werden kann. Die Angaben des D. A. 5 für diese
Prüfung sind aber höchst unvollständig, führen leicht zu Mißverständnissen und schlechten Ergebnissen (s. Schim. B. 1911, II, S. 118). Die
von Gildemeister gegebene Originalvorschrift lautet: „Ein etwa
5×6 cm großes, fidibusartig zusammengefaltetes Stück Filtrierpapier
wird mit dem Öl getränkt, der Überschuß an letzterem abgeschleudert
und das Papier in eine kleine Porzellanschale gebracht, die in einer größeren von etwa 20 cm Durchmesser steht. Man zündet das Papier an und
stürzt schnell ein bereit gehaltenes, etwa 2 Liter fassendes, innen mit
destilliertem Wasser befeuchtetes Becherglas darüber. Die Größenver-
hältnisse müssen so gewählt sein, daß der Rand der größeren Schale den
des Becherglases noch etwas überragt. Nach dem Erlöschen der Flamme
läßt man das Becherglas noch 1 Minute darüber und spült sodann die
Verbrennungsprodukte, die sich an den feuchten Wandungen des Becherglases niedergeschlagen haben, mit wenig (10 ccm) destilliertem Wasser
a uf ein Filter. Das mit einigen Tropfen Salpetersäure angesäuerte Filtrat
muß auf Zusatz von Silbernitrat klar bleiben.“ — (Zu Irrtümern kann
diese Prüfung führen, wenn Blausäure vorliegt, also durch Bildung von
AgCN. Aber dieses AgCN ist ja erstens von AgCl analytisch zu unterscheiden; zweitens würden sich bei der späteren Prüfung nach dem

D. A. 5 Spuren von HCN herausstellen.) — Es ist kein Zweifel, daß die
Prüfung auf Chlor nach dieser Originalvorschrift von Gildemeister zu
äußerst exakten, zuverlässigen Ergebnissen führt. Aber sie ist doch recht
umständlich für dieses Präparat, das nach dem D. A. 5 nur zur Herstellung
von Lebertranemulsion dient. Es kommt dazu, daß die Zulassung von
Spuren Chlor allgemein befürwortet wird (s. z. B. Riedel's Ber. 1912,
S. 38). Eine einfachere Prüfung erscheint daher sehr erstrebenswert.
So schlägt Heyl (Ap. Z. 1912, S. 50) vor: 1 bis 2 g Calcium oxydatum
hydric. (chlorfrei!) rührt man in einem Tiegel mittels eines Glasstäbchens
mit 10 bis 15 Tropfen Benzaldehyd durch. Dann wird die Mischung
noch mit einer dünnen Schicht Kalkhydrat bedeckt und im Abzug vorsichtig, schließlich bis zur Rotglut, erhitzt. Nach dem Erkalten wird der
Tiegelinhalt in ein Becherglas geschüttet, 5 bis 6 ccm Wasser, dann Salpetersäure in schwachem Überschuß hinzugegeben, filtriert und durch
$AgNO_3$ geprüft. (Siehe ferner auch Rupp, Ap. Z. 1912, S. 92).

Werden 0,2 g Benzaldehyd mit 10 g Wasser und einigen Tropfen Natronlauge
geschüttelt, nach Zugabe eines Körnchens Ferrosulfat und eines Tropfens Eisenchloridlösung gelinde erwärmt und dann mit Salzsäure angesäuert, so darf selbst
nach mehrstündigem Stehen weder ein blauer Niederschlag noch eine grünblaue
Färbung auftreten (Blausäure).

Blausäure kann in dem Präparat vorhanden sein, wenn es aus Bittermandelöl hergestellt ist.

Löst man 1 g Benzaldehyd in 20 g Weingeist, verdünnt mit Wasser, bis sich die
Flüssigkeit zu trüben beginnt, behandelt so lange mit Zinkfeile und verdünnter
Schwefelsäure, bis der Geruch des Benzaldehyds verschwunden ist, befreit das Filtrat durch Abdampfen von Alkohol und kocht es mit einigen Tropfen Chlorkalklösung, so darf es sich nicht rot oder purpurviolett färben (Nitrobenzol).

Nitrobenzol ($C_6H_5NO_2$) würde bei der Reduktion in Anilin ($C_6H_5NH_2$)
verwandelt werden, welch letzteres dann die bekannte Färbung mit
Chlorkalklösung gibt. — Die Behandlung mit Zinkfeile und Schwefelsäure hat bei Zimmertemperatur zu geschehen, d. h. man überläßt das
Gemisch einige Stunden sich selbst! — Viel einfacher aber ist folgende,
von der Amerikanischen Pharmakopöe in Hagers Handbuch der Pharmaz.
Praxis (Band I, S. 283) übergegangene Methode: Man schüttelt 1 ccm
des Präparates in einem Reagenzglase mit 10 ccm einer kalt gesättigten
Natriumbisulfitlösung durch und erwärmt das Gemisch wenige Minuten
lang auf dem Wasserbade. Bei reinem Benzaldehyd verschwindet der
Geruch vollständig und es entsteht eine fast klare Lösung.

In gut verschlossenen Gefäßen aufzubewahren.

Benzinum Petrolei. — Petroleumbenzin.

Niedrig siedende Anteile des Petroleums. Petroleumbenzin ist eine farblose,
nicht fluoreszierende, leicht entzündbare, flüchtige Flüssigkeit, die eigenartig riecht
und in Äther und absolutem Alkohol in jedem Verhältnis löslich, in Wasser dagegen unlöslich ist.

Bei der Destillation geht Petroleumbenzin zum größten Teil zwischen 50^0 und
75^0 über.

Spezifisches Gewicht 0,666 bis 0,686.

Auf den richtigen Siedepunkt des Präparates ist besonders zu
achten, nicht nur, weil unter dem Namen Benzin häufig höher siedende

Anteile des Petroleums abgegeben werden, sondern auch, weil das Präparat bei längerer Aufbewahrung aus der Luft Sauerstoff aufnimmt und dann Produkte bildet, die höher sieden und ein höheres spezifisches Gewicht besitzen.

Benzoë. — Benzoe.

Das aus Siam kommende Harz einer noch nicht festgestellten Pflanze, wahrscheinlich einer Styrax-Art.

Benzoe bildet flache oder gerundete, gelblichweiße, braunrote oder gelbbraune, innen weißliche Stücke, die beim Erwärmen auf dem Wasserbad einen angenehmen Geruch, bei stärkerem Erhitzen stechend riechende Dämpfe abgeben.

Erwärmt man Benzoe mit Weingeist, filtriert und vermischt das Filtrat mit Wasser, so erhält man eine milchige Flüssigkeit, die Lackmuspapier rötet. 1 Teil Benzoe erweicht beim Erwärmen mit 10 Teilen Schwefelkohlenstoff; aus der farblosen Flüssigkeit kristallisiert beim Erkalten Benzoesäure aus.

Bohrisch (Ph. Ztrh. 1922, S. 334) berichtet, daß er bei der letztgenannten Prüfung nie ein Auskristallisieren der Benzoesäure habe beobachten können. Der Vorgang verlaufe vielmehr charakteristisch so: Erwärmt man 1 g Siam-Benzoepulver mit 10 g Schwefelkohlenstoff vorsichtig im Wasserbade, so tritt fast völlige Lösung ein. Die erkaltete Lösung sieht gelb aus; darüber befindet sich eine schmale, dickflüssige, bräunlichrote Schicht. Beim Erwärmen von Sumatra- oder Palembang-Benzoepulver in gleicher Weise tritt keine Lösung ein. Das Pulver ballt sich zu einer braunen Masse zusammen, die nach dem Erkalten am Boden und an den Wänden des Reagenzglases haftet.

Erwärmt man 1 g fein gepulverte Benzoe mit 0,1 g Kaliumpermanganat und 10 g Wasser, so darf sich auch bei längerem Stehen kein Geruch nach Bittermandelöl entwickeln (zimtsäurehaltige Benzoe).

Die Prüfung bezweckt den Nachweis, daß das allein zugelassene Siamharz vorliegt, nicht etwa Sumatrabenzoe. Letztere enthält Zimtsäure, die durch Oxydation mittels Kaliumpermanganat in Benzaldehyd übergeht:

$$C_6H_5.CH : CH.COOH \twoheadrightarrow C_6H_5.CHO.$$

Etwa entstandener Benzaldehyd macht sich durch den Geruch nach Bittermandelöl bemerkbar. (Siehe auch Acidum benzoïcum.) — Zur Ausführung bemerkt Bohrisch (l. c.), daß hier ein Erwärmen bei der Prüfung überflüssig, ja unzweckmäßig sei (weil beim Erwärmen auch die aromatischen Bestandteile des Harzes stärker riechen). Der Autor empfiehlt: Man schüttelt das Benzoepulver in einem kleinen Glasstöpselzylinder mit dem Permanganat und dem Wasser. Tritt kein sofortiger Geruch nach Benzaldehyd auf, läßt man das Gemisch noch eine halbe Stunde gut verschlossen stehen und wiederholt die Geruchsprobe.

Der beim vollkommenen Ausziehen von Benzoe mit siedendem Weingeist hinterbleibende Rückstand darf nach dem Trocknen höchstens 5% betragen. Benzoe darf beim Verbrennen höchstens 2% Rückstand hinterlassen.

Bohrisch (l. c.) teilt mit, daß diese Anforderungen des D. A. 5 bedeutend verschärft werden müßten. Benzoe dürfe nicht mehr als 1% alkoholunlösliche Anteile und nicht mehr als 0,5% Asche zurücklassen.

Bismutum nitricum. — Wismutnitrat.

$Bi(NO_3)_3 . 5 H_2O$, Mol.-Gew. 484,1.

Gehalt mindestens 42,1 % Wismut (Bi, Atom-Gew. 208,0).

Farblose, durchsichtige Kristalle, die befeuchtetes Lackmuspapier röten, sich beim Erhitzen anfangs verflüssigen und darauf unter Entwickelung von gelbroten Dämpfen zersetzen. Wismutnitrat löst sich teilweise in Wasser unter Abscheidung eines weißen Niederschlages; dieses Gemisch wird durch Schwefelwasserstoffwasser schwarz gefärbt.

0,5 g Wismutnitrat müssen sich bei Zimmertemperatur in 25 ccm verdünnter Schwefelsäure klar lösen (Bleisalze). Die Hälfte dieser Lösung muß nach Zusatz von überschüssiger Ammoniakflüssigkeit ein farbloses Filtrat geben (Kupfersalze). Wird in der anderen Hälfte der Lösung nach dem Verdünnen mit Wasser das Wismut mit überschüssigem Schwefelwasserstoffwasser ausgefällt, so darf die vom Niederschlag abfiltrierte Flüssigkeit beim Verdampfen höchstens 5 mg Rückstand hinterlassen.

Bei der letzten Prüfung handelt es sich um die quantitative Feststellung glühbeständiger Verunreinigungen. Das Verdampfen des Filtrates kann nicht auf dem Wasserbade vollendet werden, da bei dieser Temperatur die im Überschuß zugegebene Schwefelsäure nicht flüchtig ist. Am besten erhitzt man den Tiegel vorsichtig auf einem Asbestdrahtnetz, wobei zuerst das Wasser verdunstet, dann die Schwefelsäure abgeraucht wird. Der Tiegel wird zum Schluß kurz geglüht. — Abgesehen aber von der Unannehmlichkeit des Abrauchens der Schwefelsäure fällt hier noch ins Gewicht, daß man Schwefelwasserstoffwasser, wenn es nicht mehr voll gesättigt ist, in größeren Mengen zusetzen, d. h. auch größere Mengen Flüssigkeit später abdampfen muß. Deshalb arbeitet man, wenn man Schwefelwasserstoff-Gas zur Verfügung hat, besser so: „Man löst 0,5 g Wismutnitrat in 5 ccm Salpetersäure und 25 ccm Wasser, fällt durch Einleiten von Schwefelwasserstoff das Wismut aus und filtriert. 15 ccm des Filtrats werden in einem gewogenen Porzellantiegel mit 1 Tropfen Schwefelsäure versetzt, verdampft und der Tiegel kurze Zeit geglüht. Es dürfen nicht mehr als 5 mg Rückstand hinterbleiben" (Frerichs, Ap. Z. 1913, S. 916). — Hat man Ammoniumsulfidlösung zur Verfügung, wendet man diese noch zweckmäßiger an (s. wieder Frerichs, l. c.).

Wird 1 g Wismutnitrat erhitzt, bis sich keine gelbroten Dämpfe mehr entwickeln, der Rückstand nach dem Erkalten zerrieben und in wenig Salzsäure gelöst, so darf die Lösung nach dem Vermischen mit zwei Raumteilen Zinnchlorürlösung innerhalb einer Stunde keine dunklere Färbung annehmen (Arsenverbindungen).

Die Ausführung dieser Prüfung ist nicht so eindeutig, wie sie nach dem kurzen Wortlaut des Arzneibuches erscheint. Zunächst ist dafür zu sorgen, daß das Präparat vollständig in Wismutoxyd übergeführt wird, d. h. daß der Rückstand keine Stickstoffsauerstoffverbindungen mehr enthält. Es muß also hinlänglich lange geglüht werden. Andererseits darf dieses Glühen auch nicht zu weit fortgesetzt werden, da Arsensäure (nur in dieser Form kann das Arsen hier vorhanden sein) zwar weitaus beständiger ist als die arsenige Säure, aber bei Glühhitze doch allmählich verloren geht. Eine weitere Täuschung tritt dadurch häufig ein, daß beim Zusammenbringen von Bettendorfs Reagens mit dem in Salzsäure gelösten Bi_2O_3 stets eine stärkere Gelbfärbung eintritt. (Siehe darüber die Ausführungen im Allgemeinen Teil, S. 89.)

Aus diesen Gründen wird die Prüfung folgendermaßen vorgenommen: Man bringt die Wismutverbindung in einen nicht zu kleinen Tiegel, erhitzt zunächst mit kleiner Flamme, bis gelbrote Dämpfe nicht mehr zu sehen sind, und erhitzt dann stärker bis zum ganz schwachen Glühen, indem man mit einem Deckel den Tiegel bis auf einen kleinen Spalt zudeckt. Mehrmals kann man mit einem Glasstab den Inhalt des Tiegels mischen, damit auch die oberen Teilchen an die Stellen der größten Hitze gelangen. Der ganze Vorgang muß in ca. 10 Minuten beendet sein. Hierauf löst man nach dem Abkühlen den Rückstand in Salzsäure, setzt die Zinnchlorürlösung hinzu und achtet nunmehr in der im Allgemeinen Teil (Seite 89) angegebenen Weise sorgsam darauf, ob eine dunklere Farbe eintritt.

0,5 g Wismutnitrat müssen sich in 5 ccm Salpetersäure klar lösen; die Hälfte dieser Lösung darf durch 0,5 ccm Silbernitratlösung höchstens opalisierend getrübt werden (Salzsäure). Wird die andere Hälfte mit der gleichen Menge Wasser verdünnt und mit 0,5 ccm Baryumnitratlösung versetzt, so darf keine Trübung entstehen (Schwefelsäure).

Gehaltsbestimmung. Wird Wismutnitrat bis zum Entweichen des Kristallwassers vorsichtig erhitzt und darauf geglüht, so muß es mindestens 47,0% Wismutoxyd hinterlassen, was einem Mindestgehalte von 42,1% Wismut entspricht.

Hier muß zum Schlusse ziemlich stark geglüht werden, damit nicht Wismutnitrat — auch nur zum Teil — unzersetzt bleibt und durch sein höheres Molekulargewicht einen größeren Gehalt an Wismutoxyd vortäuscht. Es ist deshalb ein Glühen bis zum konstanten Gewicht angebracht. Von Vanino und Treubert existiert noch eine Wismutbestimmung, bei der die Verbindungen mittels Formaldehyd zu metallischem Bi reduziert werden. Diese Methode kann in gewissen Fällen vorteilhaft zur Kontrolle hinzugezogen werden (s. Südd. Ap. Z. 1920, S. 274).

Bismutum subgallicum. — Basisches Wismutgallat. Dermatol.

$C_6H_2(OH)_3 \cdot COOBi(OH)_2$, Mol.-Gew. 411,1.

Gehalt mindestens 46,6% Wismut (Bi, Atom-Gew. 208,0).

Basisches Wismutgallat ist ein in Wasser, Weingeist und Äther unlösliches, citronengelbes, amorphes, geruch- und geschmackloses Pulver, das beim Erhitzen ohne zu schmelzen verkohlt und beim Glühen einen graugelben Rückstand hinterläßt.

Wird basisches Wismutgallat mit Schwefelwasserstoffwasser geschüttelt, so färbt es sich schwarz. Wird die vom schwarzen Niederschlag abfiltrierte Flüssigkeit durch Kochen vom Schwefelwasserstoff befreit und nach dem Erkalten mit einigen Tropfen verdünnter Eisenchloridlösung versetzt, so tritt eine blauschwarze Färbung auf.

(Identitätsprüfung auf Gallussäure.)

1 g basisches Wismutgallat wird im Porzellantiegel verascht, der Rückstand in Salpetersäure gelöst und die Lösung mit Wasser auf 20 ccm verdünnt. Je 5 ccm dieser Lösung dürfen weder durch 1 Tropfen Baryumnitratlösung (Schwefelsäure), noch durch 1 Tropfen Silbernitratlösung (Salzsäure), noch durch 10 ccm verdünnte Schwefelsäure (Blei-, Calciumsalze) verändert werden. 5 ccm der Lösung müssen nach Zusatz von überschüssiger Ammoniakflüssigkeit ein farbloses Filtrat geben (Kupfersalze).

Beim Veraschen im Porzellantiegel nimmt das Präparat bei starkem Erhitzen leicht Kieselsäure auf. Deshalb muß event. die verdünnte salpetersaure Lösung filtriert werden (Frerichs und Rick, Ap. Z. 1913, S. 917).

1 g basisches Wismutgallat muß sich in 5 ccm Natronlauge klar lösen. Beim Erwärmen dieser Lösung mit einem Gemisch von je 0,5 g Zinkfeile und Eisenpulver darf sich kein Ammoniak entwickeln (Salpetersäure).

Hier wird eventuell vorhandene Salpetersäure zu Ammoniak reduziert. Frerichs und Rick (l. c.) sagen dazu: Eine sehr schwache Bläuung von (angefeuchtetem) Lackmuspapier haben wir sowohl bei Handelspräparaten, wie auch bei selbst dargestellten Präparaten beobachtet. — Solche ganz schwache Bläuung sollte zugelassen werden.

Eine Mischung von 1 g basischem Wismutgallat und 3 ccm Zinnchlorürlösung darf innerhalb einer Stunde keine dunklere Färbung annehmen (Arsenverbindungen).

Siehe Prüfung auf Arsen im „Allgemeinen Teil" S. 88.

Wird 1 g basisches Wismutgallat mit 10 ccm Weingeist geschüttelt, so darf die abfiltrierte Flüssigkeit beim Eindampfen höchstens 1 mg Rückstand hinterlassen (freie Gallussäure).

Gehaltsbestimmung. In einem nicht zu kleinen, mit einem Uhrglase bedeckten Porzellantiegel werden 0,5 g basisches Wismutgallat über einer kleinen Flamme derart erhitzt, daß sich der Boden des Tiegels 6 bis 8 cm über der Flamme befindet. Nachdem die Masse eine dunklere Färbung angenommen hat, wird die Flamme entfernt und das Uhrglas ein wenig abgehoben. Das hierbei eintretende Verglimmen der Masse wird in der Weise geregelt, daß man das Uhrglas abwechselnd auflegt und wieder abhebt. Nachdem das basische Wismutgallat vollständig verglimmt ist, erhitzt man allmählich bis zum Glühen. Der Glührückstand wird in wenig Salpetersäure gelöst, die Lösung zur Trockne eingedampft und der Trockenrückstand geglüht. Das Gewicht des so erhaltenen Wismutoxyds muß mindestens 0,26 g betragen, was einem Mindestgehalte von 46,6 % Wismut entspricht.

Diese Angaben machen zwar auch dem Ungeübteren die Gehaltsbestimmung möglich, jedoch ist das Verfahren sehr umständlich. Ein Geübterer wird leichter zum Ziele kommen, wenn er auf die bereits teilweise verkohlte, dann erkaltete Asche Salpetersäure (eventuell auch einige Tropfen rauchender Salpetersäure) gibt und dadurch die vollkommene Verbrennung der organischen Substanz beschleunigt. Es kann deshalb folgendes Verfahren vorgeschlagen werden: In einen möglichst flachen, nicht zu kleinen Tiegel bringt man 1 g des Präparates. Dann verascht man in gewöhnlicher Weise, indem man mit einem Brenner erst schwach, dann stärker glüht. Dabei setzt man die Flamme zunächst seitwärts an den Tiegel, nicht unter den Tiegel. Dann glimmt die Masse ruhig ab. Auf die verkohlte, teilweise veraschte Masse gibt man nach dem Abkühlen einige Tropfen Salpetersäure und erhitzt jetzt, um ein Spritzen zu vermeiden, vorsichtig, indem man am besten den Tiegel auf eine Asbestplatte stellt und die Flamme in größere Entfernung darunter bringt. Ist die Salpetersäure allmählich verdampft, so erhitzt man stärker. Erst jetzt nimmt man die Asbestplatte fort und glüht den Tiegelinhalt. Sollte nunmehr noch metallisches Wismut vorhanden sein, so muß das Befeuchten mit Salpetersäure und das Glühen wiederholt werden.

Bismutum subnitricum. — Basisches Wismutnitrat.

Gehalt 70,8 bis 73,5 % Wismut (Bi, Atom-Gew. 208,0).

Weißes, mikrokristallinisches Pulver, das angefeuchtetes Lackmuspapier rötet.

Es kommt bisweilen vor, daß anfänglich einwandfreie Präparate einen Geruch nach salpetriger Säure zeigen. Solche Ware ist in dünner Schicht auszubreiten und verliert so bei gelinder Wärme den erwähnten Geruch.

Basisches Wismutnitrat färbt sich beim Übergießen mit Schwefelwasserstoffwasser schwarz, beim Erhitzen entwickelt es gelbrote Dämpfe.

0,5 g basisches Wismutnitrat müssen sich bei Zimmertemperatur in 25 ccm verdünnter Schwefelsäure klar (Bleisalze, Calciumsalze) und ohne Gasentwicklung (Kohlensäure) lösen. Die Hälfte dieser Lösung muß nach Zusatz von überschüssiger Ammoniakflüssigkeit ein farbloses Filtrat geben (Kupfersalze). Wird in der anderen Hälfte der Lösung nach dem Verdünnen mit Wasser das Wismut mit überschüssigem Schwefelwasserstoffwasser ausgefällt, so darf die vom Niederschlag abfiltrierte Flüssigkeit beim Verdampfen höchstens 0,004 g Rückstand hinterlassen.

Siehe die gleichartige Bestimmung unter Bismutum nitricum.

Wird 1 g basisches Wismutnitrat erhitzt, bis sich keine gelbroten Dämpfe mehr entwickeln, der Rückstand nach dem Erkalten zerrieben und in wenig Salzsäure gelöst, so darf diese Lösung nach dem Vermischen mit zwei Raumteilen Zinnchlorürlösung innerhalb einer Stunde keine dunklere Färbung annehmen (Arsenverbindungen).

Hier gilt das bei der Arsenbestimmung von Bismutum nitricum Gesagte (siehe dort).

0,5 g basisches Wismutnitrat müssen sich in 5 ccm Salpetersäure klar lösen; die Hälfte dieser Lösung darf durch 0,5 ccm Silbernitratlösung höchstens opalisierend getrübt werden (Salzsäure). Wird die andere Hälfte mit der gleichen Menge Wasser verdünnt und mit 0,5 ccm Baryumnitratlösung versetzt, so darf keine Trübung entstehen (Schwefelsäure).

Basisches Wismutnitrat darf beim Erwärmen mit überschüssiger Natronlauge kein Ammoniak entwickeln (Ammoniumsalze).

Gehaltsbestimmung. Basisches Wismutnitrat muß beim Glühen 79 bis 82 % Wismutoxyd hinterlassen, was einem Gehalte von 70,8 bis 73,5 % Wismut entspricht.

Auch bezüglich dieser Gehaltsbestimmung ist das Notwendige bei der entsprechenden Bestimmung des Bismutum nitricum gesagt (siehe dort).

Bismutum subsalicylicum. — Basisches Wismutsalicylat.

$$C_6H_4 \begin{cases} OH \\ COOBiO \end{cases} \quad [1,2], \text{ Mol.-Gew. } 361,0.$$

Gehalt mindestens 56,4 % Wismut (Bi, Atom-Gew. 208,0).

Basisches Wismutsalicylat ist ein weißes, geruch- und geschmackloses, in Wasser und Weingeist unlösliches Pulver, das beim Erhitzen ohne zu schmelzen verkohlt und beim Glühen einen gelben Rückstand hinterläßt. Übergießt man basisches Wismutsalicylat mit verdünnter Eisenchloridlösung (1 + 19), so färbt sich das Gemisch violett; beim Übergießen mit Schwefelwasserstoffwasser tritt eine schwarze Färbung auf.

Werden 0,5 g basisches Wismutsalicylat mit 5 ccm Wasser geschüttelt, so darf die abfiltrierte Flüssigkeit Lackmuspapier nicht sofort röten (freie Salicylsäure).

2 g basisches Wismutsalicylat werden im Porzellantiegel verascht, der Rückstand wird in Salpetersäure gelöst und die Lösung mit Wasser auf 40 ccm verdünnt. Je 5 ccm dieser Lösung dürfen weder durch Baryumnitratlösung verändert (Schwefelsäure), noch durch Silbernitratlösung mehr als schwach opalisierend getrübt

(Salzsäure), noch durch 10 ccm verdünnte Schwefelsäure verändert werden (Blei-salze). 5 ccm der Lösung müssen nach Zusatz von überschüssiger Ammoniak-flüssigkeit ein farbloses Filtrat geben (Kupfersalze). Wird in 10 ccm der Lösung durch Einleiten von überschüssigem Schwefelwasserstoffgas das Wismut ausgefällt, so darf die von dem Niederschlag abfiltrierte Flüssigkeit beim Verdampfen und Glü-hen höchstens 0,004 g Rückstand hinterlassen (verschiedene Verunreinigungen).

Eine Mischung von 1 g basischem Wismutsalicylat und 3 ccm Zinnchlorür-lösung darf innerhalb einer Stunde keine dunklere Färbung annehmen (Arsenver-bindungen).

Beim Zusammenbringen des Präparates mit Zinnchlorürlösung be-obachtet man bräunlich oder rötlich gefärbte Klümpchen, die aber bei arsenfreien Präparaten beim Stehen verschwinden. Im übrigen s. Allge-meinen Teil, S. 88.

Wird ein Gemisch von 0,5 g basischem Wismutsalicylat mit je 0,5 g Zinkfeile und Eisenpulver in einem Probierrohre mit 5 ccm Natronlauge erhitzt, so darf sich kein Ammoniak entwickeln (Salpetersäure).

Gehaltsbestimmung. 0,5 g basisches Wismutsalicylat werden im Porzellan-tiegel verascht. Wird der Rückstand in wenig Salpetersäure gelöst, die Lösung zur Trockne eingedampft und der Trockenrückstand geglüht, so müssen mindestens 0,315 g Wismutoxyd zurückbleiben, was einem Mindestgehalte von 56,4 % Wismut entspricht.

Diese Prüfung ist in gleicher Weise auszuführen, wie bei Bismutum subgallicum eingehend beschrieben.

Vor Licht geschützt aufzubewahren.

Bolus alba. — Weißer Ton.

Weißliche, zerreibliche, leicht abfärbende, erdige Masse oder ein weißliches Pulver. Weißer Ton besteht im wesentlichen aus wasserhaltigem Aluminiumsilicat von wechselnder Zusammensetzung. Mit wenig Wasser befeuchtet liefert er eine bildsame Masse von eigenartigem Geruche, die sich auch in viel Wasser und in ver-dünnten Säuren nicht auflöst.

Weißer Ton darf beim Übergießen mit Salzsäure nicht aufbrausen (Kohlen-säure) und beim Abschlämmen keinen sandigen Rückstand hinterlassen.

In der letzten Zeit ist Bolus alba als Arzneimittel ganz besonders her-vorgetreten. So weist auch Rapp, München (Ph. Z. 1916, S. 355), darauf hin, daß Weißer Ton nicht nur bei äußerlicher Anwendung, sondern auch bei innerlicher Darreichung zur Bekämpfung von Infektionskrankheiten eine große Wertschätzung erfahren hat. Aus diesen Gründen hält R. es für notwendig, den Weißen Ton nicht nur auf chemische Reinheit zu untersuchen, sondern auch (zur Bestimmung des Wirkungswertes) auf seine Adsorptionsfähigkeit gegenüber kompliziert zusammengesetzten Farbstoffen wie Methylenblau. Man nimmt dabei an, daß die medizi-nische Wirkung des Bolus proportional seiner Entfärbungsfähigkeit ist. Dieser Anregung von Rapp zufolge haben J. Herzog und M. Leonhard (Ap. Z. 1916, S. 532) eine Prüfungsvorschrift für guten Ton ausgearbeitet, dessen wichtigste Abschnitte hier mitgeteilt seien:

Schüttelt man 7 g Weißen Ton mit 100 ccm einer wässerigen 0,1 %-igen Methylenblau-Lösung in einem Meßzylinder von 200 ccm Inhalt 2 Minuten lang kräftig, so soll die nach einigem Stehen über dem blau gefärbten Bolus befindliche klare wässerige Lösung völlig entfärbt sein.

Schüttelt man 3 g Weißen Ton mit 30 ccm Wasser und 15 Tropfen Salpetersäure eine Minute lang kräftig und filtriert, so soll das Filtrat weder durch Baryumnitratlösung noch durch Silbernitratlösung mehr als opalisierend getrübt werden (Schwefelsäure, Salzsäure) und darf durch 0,5 ccm Kaliumferrocyanidlösung höchstens hellblau gefärbt werden (Eisensalze). Kocht man 3 g Weißen Ton mit 30 ccm Wasser und 15 Tropfen Salzsäure einmal auf und filtriert, so darf das Filtrat durch Schwefelwasserstoffwasser nicht verändert werden (Schwermetallsalze). Werden 2 ccm desselben Filtrates mit 8 ccm Wasser verdünnt und mit Ammoniakflüssigkeit übersättigt, so darf durch Natriumphosphatlösung innerhalb 5 Minuten keine Trübung entstehen (Magnesiumsalze).

Borax. — Borax.

$$Na_2B_4O_7 \cdot 10\ H_2O, \text{ Mol.-Gew. } 382,2.$$

Gehalt 52,5 bis 54,5 % wasserfreies Natriumtetraborat ($Na_2B_4O_7$, Mol.-Gew. 202,0).

Harte, weiße Kristalle oder kristallinische Stücke, die beim Erhitzen im Kristallwasser schmelzen, nach und nach unter Aufblähen das Kristallwasser verlieren und bei stärkerem Erhitzen in eine glasige Masse übergehen. Borax löst sich in ungefähr 25 Teilen Wasser von 15°, in 0,5 Teilen siedendem Wasser, reichlich in Glycerin; in Weingeist ist er fast unlöslich.

Die wässerige Lösung des Borax bläut Lackmuspapier und färbt, mit Salzsäure angesäuert, Kurkumapapier braun. Diese Färbung tritt besonders beim Trocknen hervor und geht beim Befeuchten mit wenig Ammoniakflüssigkeit in Grünschwarz über. Borax färbt beim Erhitzen am Platindrahte die Flamme andauernd gelb.

Die wässerige Lösung des Borax färbt nach Zusatz von Salzsäure Kurkumapapier erst beim Eintrocknen braunrot, was bei Borsäure auch ausdrücklich erwähnt ist.

Die wässerige Lösung (1 + 49) darf weder durch Schwefelwasserstoffwasser (Schwermetallsalze), noch durch Ammoniumoxalatlösung (Calciumsalze) verändert werden. Nach dem Ansäuern mit Salpetersäure, wobei eine Gasentwicklung nicht stattfinden darf (Kohlensäure), darf die wässerige Lösung (1 + 49) weder durch Baryumnitratlösung (Schwefelsäure), noch durch Silbernitratlösung (Salzsäure) mehr als opalisierend getrübt werden. 50 ccm einer unter Zusatz von einigen Tropfen Salzsäure bereiteten wässerigen Lösung (1 + 49) dürfen durch 0,5 ccm Kaliumferrocyanidlösung nicht sofort gebläut werden (Eisensalze).

Bei der Prüfung auf Eisensalze muß die alkalische Lösung des Borax wirklich sauer gemacht werden. Also sind hier nicht einige Tropfen, sondern ca. 1 g Salzsäure hinzuzusetzen (Frerichs, Ap. Z. 1917, S. 154).

Gehaltsbestimmung. Zum Neutralisieren einer Lösung von 2 g Borax in 50 ccm Wasser dürfen nicht weniger als 10,4 und nicht mehr als 10,8 ccm Normal-Salzsäure verbraucht werden, was einem Gehalte von 52,5 bis 54,5 % wasserfreiem Natriumtetraborat entspricht (1 ccm Normal-Salzsäure = 0,1010 g wasserfreies Natriumtetraborat, Dimethylaminoazobenzol als Indikator).

Der Vorgang bei der Titration ist folgender:

$$Na_2B_4O_7 + 10\ H_2O + 2\ HCl = 2\ NaCl + 4\ H_3BO_3 + 5\ H_2O.$$

Demnach ergibt sich:

2 Grammäquivalente HCl = 2000 ccm N/1-HCl = 1 Grammolekül wasserfreiem
Borax = 202 g Borax.
1 ccm N/1-HCl = 0,101 „ wasserfreiem Borax.
a) 10,4 „   N/1-HCl = 1,0504 „   „   „
b) 10,8 „   N/1-HCl = 1,0908 „   „   „

Da 2 g Borax zur Titration verwendet wurden, entspricht das Resultat, auf 100 Teile berechnet:

a) $1,0504 \times 50 =$ rund 52,5 % wasserfreiem Borax,
b) $1,0908 \times 50 =$ „   54,5 %   „   „

Bromoformium. — Bromoform.

$CHBr_3$, Mol.-Gew. 252,77.

Gehalt annähernd 96 % reines Bromoform und annähernd 4 % absoluter Alkohol.

Farblose, chloroformähnlich riechende Flüssigkeit. Bromoform schmeckt süßlich und ist sehr wenig in Wasser, leicht in Äther und Weingeist löslich.

Genau zu achten ist zunächst auf die Farblosigkeit des Präparates. Denn im Handel werden vielfach zersetzte, schwach rötlichgelbe Präparate geliefert. Diese sind sehr schwer zu reinigen, daher zurückzugeben.

Spezifisches Gewicht 2,829 bis 2,833.
Erstarrungspunkt 5 ° bis 6 °.
Bei 148 ° bis 150 ° müssen 90 Volumprozente des Bromoforms überdestillieren.

Die angegebenen Konstanten: Spezifisches Gewicht, Erstarrungs- sowie Siedepunkt sollen sich auf ein Präparat beziehen, das 4 % Alkohol als Konservierungsmittel besitzt. Feist und Garnier (A. Ph. 1911, S. 458) haben nun unter größten Vorsichtsmaßregeln ein Bromoform gereinigt, dann zu 96 Teilen desselben genau 4 Teile Alkohol gegeben und die Konstanten des Gemisches bestimmt. Diese lagen nicht unwesentlich unter den Konstanten des D. A. 5. Die Verfasser fanden: Spezifisches Gewicht 2,6354. — Erstarrungspunkt bei 4 °. — Siedepunkt bei 146,25 ° unter 747,5 mm Luftdruck. — Diese Abweichungen sind sehr bemerkenswert. — Die Autoren weisen noch darauf hin, wie sehr der Siedepunkt vom Luftdruck abhängig ist, und wünschen im Arzneibuch eine Tabelle, aus welcher der richtige Siedepunkt bei abweichendem Luftdruck zu ersehen ist. Siehe darüber im Allgemeinen Teil S. 12. — Über die Bestimmung des spezifischen Gewichtes bei Bromoform siehe S. 23!

Schüttelt man 1 ccm Bromoform einige Sekunden lang mit 5 ccm Wasser und hebt von dem Wasser sofort 2,5 ccm ab, so darf dieses weder Lackmuspapier sogleich röten, noch durch Zusatz von Silbernitratlösung getrübt werden (Bromwasserstoffsäure). Beim Schütteln von 2 ccm Bromoform und 2 ccm Wasser mit 0,5 ccm Jodzinkstärkelösung darf weder die Jodzinkstärkelösung sofort gebläut, noch das Bromoform sofort gefärbt werden (Brom).

Das vorgeschriebene schnelle Arbeiten ist durchaus einzuhalten, weil das ungemein leicht zersetzliche Präparat sonst durch die bei der Prüfung entstehenden Zersetzungsprodukte Verunreinigungen vortäuscht.

Bromoform darf nicht erstickend riechen (Bromkohlenoxyd, Bromwasserstoffsäure).

Beim Schütteln gleicher Mengen Bromoform und Schwefelsäure in einem mit Schwefelsäure gespülten 3 cm weiten Glasstöpselglase darf die Schwefelsäure innerhalb 10 Minuten nicht gefärbt werden (fremde Halogenverbindungen).

Diese Prüfung ist mit besonderer Sorgfalt auszuführen, weil sie von sehr vielen Handelspräparaten nicht gehalten wird. Ein ganz sauberes, mit Schwefelsäure noch vorher gut gespültes Glas ist zur Anstellung der Probe unerläßlich; sodann muß das Glas sofort nach dem Zusammengeben und Umschütteln der Flüssigkeiten an einen dunklen Ort (z. B. in einen Schrank) gestellt werden.

Bromoform ist in kleinen, gut verschlossenen Flaschen vor Licht geschützt aufzubewahren.

Bromum. — Brom.

Br, Atom-Gew. 79,92.

Dunkelrotbraune, vollkommen flüchtige, bei ungefähr 63° siedende Flüssigkeit, die bei Zimmertemperatur gelbrote, erstickend riechende Dämpfe bildet. Brom löst sich in 30 Teilen Wasser; in Weingeist, Äther, Schwefelkohlenstoff und Chloroform ist es mit rotbrauner Farbe leicht löslich.

Spezifisches Gewicht etwa 3,1.

Brom muß mit Natronlauge eine dauernd klar bleibende Flüssigkeit geben (organische Bromverbindungen). Die gesättigte wässerige Lösung muß, mit überschüssigem Eisenpulver geschüttelt, ein Filtrat geben, das nach Zusatz von Eisenchloridlösung durch Stärkelösung nicht gebläut wird (Jod).

Das zugesetzte überschüssige Eisenpulver bildet mit Brom Eisenbromür und mit eventuell vorhandenem Jod Eisenjodür. Durch den Zusatz von Eisenchlorid müßte sich daher bei Gegenwart von gebildetem Eisenjodür nach der Formel

$$FeJ_2 + 2\,FeCl_3 = 3\,FeCl_2 + J_2$$

freies Jod bilden, das Stärke bläut.

Calcaria chlorata. — Chlorkalk.

Der Chlorkalk wird als eine Verbindung von Calciumhypochlorit $(Ca(OCl)_2)$ und Calciumchlorid $(CaCl_2)$, gemengt mit größeren oder geringeren Mengen von Calciumhydroxyd $(Ca(OH)_2)$ und Wasser angesehen. Ob eine wirkliche Verbindung $\left[Ca{<}^{OCl}_{\ Cl}\right]$ vorliegt, ist strittig.

Gehalt mindestens 25 % wirksames Chlor (Cl, Atom-Gew. 35,46).

Weißes oder weißliches Pulver von eigenartigem Geruche. Chlorkalk ist in Wasser nur teilweise löslich. Die wässerige Lösung bläut zunächst Lackmuspapier und bleicht es dann.

Das Bläuen des Lackmuspapieres erfolgt zunächst durch die Einwirkung des im Chlorkalk stets vorhandenen Ätzkalks, während die folgende bleichende Wirkung durch das freiwerdende Chlor herbeigeführt wird.

Bei längerem Liegen an der Luft wird Chlorkalk feucht und verliert allmählich das wirksame Chlor. Durch Wärme und Licht wird seine Zersetzung begünstigt.

Das Feuchtwerden erfolgt hauptsächlich durch das vorhandene $CaCl_2$, das Freiwerden des Chlors durch Einwirkung der atmosphärischen Kohlensäure.

Chlorkalk gibt mit (verdünnter!) Essigsäure unter reichlicher Chlorentwickelung eine Lösung, in der nach dem Verdünnen mit Wasser und Filtrieren Ammoniumoxalatlösung einen weißen Niederschlag erzeugt.

Gehaltsbestimmung. 5 g Chlorkalk werden in einer Reibschale mit Wasser zu einem feinen Brei verrieben und mit Wasser in einen Meßkolben von 500 ccm Inhalt gespült. 50 ccm der auf 500 ccm verdünnten und gut durchgeschüttelten trüben Flüssigkeit (= 0,5 g Chlorkalk) werden mit einer Lösung von 1 g Kaliumjodid in 20 ccm Wasser gemischt und mit 20 Tropfen Salzsäure angesäuert. Zur Bindung des ausgeschiedenen Jodes müssen mindestens 35,2 ccm N/10-Natriumthiosulfatlösung erforderlich sein, was einem Mindestgehalte von $25\,\%$ wirksamem Chlor entspricht (1 ccm N/10-Natriumthiosulfatlösung $= 0{,}003546$ g wirksames Chlor, Stärkelösung als Indikator).

Bei der Gehaltsbestimmung sind 5 g Chlorkalk in Arbeit zu nehmen (später nur 0,5 g zu verwenden), damit die Bestimmung möglichst aus einer Durchschnittsprobe erfolgt. Es wird hierbei nicht die Bestimmung des wirksamen Bestandteiles, des Calciumhypochlorits, vorgenommen, sondern die Bestimmung des Chlors, das durch die Behandlung mit Salzsäure frei wird. Dieses Chlor macht aus dem überschüssig zugesetzten Jodkalium eine äquivalente Menge Jod frei, welch letzteres wieder durch Natriumthiosulfatlösung bestimmt wird. Die Formel des Calciumhypochlorits kommt also überhaupt nicht in Betracht, sondern nur die Tatsache, daß 1 Chlor $=$ 1 Jod und daß ein Grammäquivalent Jod gebunden wird durch 10000 ccm $N/10$-$Na_2S_2O_3$.

Demnach:

1000 ccm $N/10$-$Na_2S_2O_3 = {}^1/_{10}$-Grammäquivalent Chlor $= 3{,}546$ g Chlor
 1 „ $N/10$-$Na_2S_2O_3 = 0{,}003546$ g Chlor
35,2 „ $N/10$-$Na_2S_2O_3 = 0{,}1248192$ g Chlor.

Da 0,5 g Chlorkalk zur Titration verwendet wurden, entspricht das Resultat, auf 100 Teile berechnet:

$$200 \times 0{,}1248192 = \text{rund } 25\,\% \text{ wirksamem Chlor.}$$

Wässerige Lösungen von Chlorkalk sind jedesmal frisch zu bereiten und filtriert abzugeben.

Chlorkalk ist kühl und trocken aufzubewahren.

Calcaria usta. — Gebrannter Kalk.

Ätzkalk.

CaO, Mol.-Gew. 56,09.

Dichte, weißliche Massen, die durch Brennen von weißem Marmor oder von reinem Kalkstein erhalten werden. Mit der Hälfte seines Gewichts Wasser befeuchtet, muß sich der gebrannte Kalk stark erhitzen und zu pulverförmigem, gelöschtem Kalk zerfallen. Mit 3 bis 4 Teilen Wasser gibt der gelöschte Kalk einen dicken, gleichmäßigen Brei, den Kalkbrei, und mit 10 oder mehr Teilen Wasser eine milchige, weiße Flüssigkeit, die Kalkmilch. Kalkbrei und Kalkmilch bläuen Lackmuspapier stark.

Der gelöschte Kalk muß sich in verdünnter Salzsäure fast ohne Aufbrausen (Calciumcarbonat) bis auf einen geringen Rückstand (Silicate) lösen. Diese Lösung gibt nach dem Verdünnen mit Wasser und nach Zusatz von Natriumacetatlösung mit Ammoniumoxalatlösung einen weißen Niederschlag.

In gut verschlossenen Gefäßen trocken aufzubewahren.

Calcium carbonicum praecipitatum.— Gefälltes Calciumcarbonat.

CaCO$_3$, Mol.-Gew. 100,09.

Nach Zimmermann (Ap. Z. 1919, S. 13) werden zweckmäßig 2 Vorproben ausgeführt, die tatsächlich wichtig sind: 1. Die Löslichkeit in Essigsäure soll festgestellt werden, da Präparate im Handel sind, die hierbei nicht unwesentliche Rückstände hinterlassen. Man prüft zweckmäßig so: 1 g gefälltes Calciumcarbonat soll, mit 5 ccm verdünnter Essigsäure und 45 g Wasser erhitzt, eine höchstens opalisierende Lösung geben. 2. Das mikroskopische Bild soll festgestellt werden, da jetzt Präparate im Handel sind, die nicht gefällt, sondern einfach durch Pulverisieren von Kreide (auch Marmor) hergestellt werden. Hierzu schüttelt man eine Probe mit Wasser an und vergleicht das mikroskopische Bild mit dem eines Präparates, das man auf gleiche Weise aus einwandfreiem Calciumsalz gewonnen hat. Präparate, die durch Pulverisieren hergestellt sind, zeigen dann weit größere, unregelmäßigere Teilchen als gefälltes Calciumcarbonat.

Weißes, mikrokristallinisches, in Wasser unlösliches Pulver. Gefälltes Calciumcarbonat braust beim Übergießen mit Säuren auf; seine Lösung in verdünnter Essigsäure gibt mit Ammoniumoxalatlösung einen weißen Niederschlag.

Werden 3 g gefälltes Calciumcarbonat mit 50 ccm ausgekochtem Wasser geschüttelt, so darf das Filtrat Lackmuspapier nicht bläuen (Alkalicarbonate, Calciumhydroxyd) und beim Verdunsten höchstens 0,01 g Rückstand (wasserlösliche Salze) hinterlassen.

Das Wasser soll hier frisch ausgekocht werden, damit es nicht Kohlensäure enthält, die entsprechend Calciumbicarbonat bilden würde. Letzteres ist in Wasser wesentlich löslich und müßte das Gewicht des Rückstandes vergrößern.

Die mit Hilfe von verdünnter Essigsäure in der Siedehitze hergestellte wässerige Lösung (1 + 49) darf durch Baryumnitratlösung nicht sofort verändert (Schwefelsäure), durch Silbernitratlösung innerhalb 5 Minuten höchstens opalisierend getrübt werden (Salzsäure) und darf weder nach dem Übersättigen mit Ammoniakflüssigkeit (Aluminiumsalze, Calciumphosphat), noch mit Kalkwasser (Magnesiumsalze) eine Ausscheidung geben.

Zur letzten Prüfung auf Magnesiumsalze muß natürlich Kalkwasser im Überschuß zugegeben werden. Hierzu sind, wenn man zur Herstellung der Lösung zuviel Essigsäure genommen hat, auch entsprechend große Mengen Kalkwasser notwendig. Deshalb spart man hier möglichst mit Essigsäure und wird zweckmäßig für die gesamten letzten Prüfungen die Lösung verwenden, die man gemäß dem ersten Vorschlag dieses Artikels hergestellt hat aus: 1 g Calciumcarbonat, 5 ccm verdünnter Essigsäure, 45 ccm Wasser. Dann braucht man auf 10 ccm dieser Lösung zum Überschuß etwa 20 ccm Kalkwasser. — Bei der Prüfung auf Chloride ist Salpetersäure zuzufügen, damit nicht Silberacetat ausfällt.

Die mit Hilfe von Salzsäure aus 1 g gefälltem Calciumcarbonat hergestellte wässerige Lösung (1 + 49) darf durch 0,5 ccm Kaliumferrocyanidlösung nicht sofort gebläut werden (Eisensalze).

Calcium hypophosphorosum. — Calciumhypophosphit.

$$Ca(H_2PO_2)_2, \text{ Mol.-Gew. } 170{,}1.$$

Es liegt hier das Salz der unterphosphorigen Säure vor, von deren 3 Wasserstoffatomen 1 durch Metall ersetzt ist[1]):

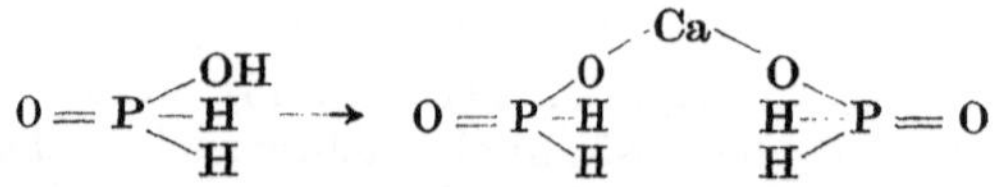

$$O=P\genfrac{}{}{0pt}{}{OH}{H}_{H} \longrightarrow O=P\genfrac{}{}{0pt}{}{O}{H}_{H}\cdots Ca \cdots \genfrac{}{}{0pt}{}{O}{H}_{H}P=O$$

Farblose, glänzende Kristalle oder ein weißes, kristallinisches Pulver.

Calciumhypophosphit ist luftbeständig, geruchlos und schmeckt schwach laugenartig. Es löst sich in ungefähr 8 Teilen Wasser.

---

[1]) Über eine Gehaltsbestimmung von Calcium hypophosphoros. siehe Rupp und Kroll, A. Ph. 1911, S. 493.

Beim Erhitzen im Probierrohre verknistert Calciumhypophosphit und zersetzt sich bei höherer Temperatur unter Entwickelung eines selbstentzündlichen Gases, das mit helleuchtender Flamme verbrennt. Gleichzeitig schlägt sich im kälteren Teile des Probierrohres gelber und roter Phosphor nieder. Der weißliche Glührückstand wird beim Erkalten rötlich braun.

Dieser Vorgang ist so zu erklären: Die Salze der unterphosphorigen Säure zersetzen sich durch Erhitzen unter Entwickelung von Wasserstoff und Phosphorwasserstoff. Letzterer entzündet sich an der Luft, verbrennt zu Wasser und Phosphor, von denen sich letzterer am oberen Teil des Reagenzglases als gelber oder roter Phosphor absetzt. Der weißliche, nach dem Erkalten hell-rötlichbraune Glührückstand ist ein weiteres Zersetzungsprodukt, ein Gemenge aus Calciumphosphat bzw. -pyrophosphat und -metaphosphat, gemischt mit etwas rotem Phosphor.

Die wässerige Lösung (1 + 19) verändert Lackmuspapier nicht und gibt beim Erwärmen mit Silbernitratlösung eine schwarze Ausscheidung; mit Ammoniumoxalatlösung gibt sie einen weißen, in Essigsäure fast unlöslichen, in verdünnter Salzsäure leicht löslichen Niederschlag.

Die Reduktion des Silbernitrats kommt der unterphosphorigen Säure zu.

Die wässerige Lösung (1 + 19) darf höchstens schwach getrübt sein (Phosphorsäure, Kohlensäure, Schwefelsäure).

Die nötigenfalls filtrierte, klare wässerige Lösung (1 + 19) darf durch Calciumsulfatlösung nicht (Baryumsalze), durch Baryumnitratlösung nach dem Ansäuern mit verdünnter Salzsäure höchstens opalisierend getrübt werden (Schwefelsäure). Ferner darf sie durch Bleiacetatlösung nach dem Ansäuern mit Essigsäure nicht sofort getrübt (Phosphorsäure und phosphorige Säure) und durch Schwefelwasserstoffwasser weder gefärbt noch gefällt werden (Schwermetallsalze). 10 ccm der Lösung dürfen durch 0,5 ccm Kaliumferrocyanidlösung nicht sofort gebläut werden (Eisensalze).

Eine Mischung von 1 g Calciumhypophosphit mit 3 ccm Zinnchlorürlösung darf innerhalb einer Stunde keine dunklere Färbung annehmen (Arsenverbindungen).

Da unterphosphorige Säure ebenso leicht wie Zinnchlorür Arsenverbindungen zu Arsen reduziert, lautet besser die Vorschrift: „Wird 1 g Calciumhypophosphit mit 2 ccm Salzsäure einige Minuten lang im Wasserbade erwärmt, so muß die Lösung klar und farblos bleiben" (Frerichs, Ap. Z. 1917, S. 155).

Calcium phosphoricum. — Calciumphosphat.

Im wesentlichen sekundäres Calciumphosphat ($CaHPO_4 . 2 H_2O$, Mol.-Gew. 172,1).

Leichtes, weißes, kristallinisches, in Wasser sehr wenig lösliches Pulver, das sich in verdünnter Essigsäure schwer, in Salzsäure oder in Salpetersäure ohne Aufbrausen leicht löst.

Kocht man Calciumphosphat mit verdünnter Essigsäure und filtriert von dem Ungelösten ab, so gibt das Filtrat mit Ammoniumoxalatlösung einen weißen Niederschlag. Beim Befeuchten mit Silbernitratlösung wird Calciumphosphat gelb gefärbt.

(Durch Entstehen von orthophosphorsaurem Silber.)

Eine Mischung von 1 g Calciumphosphat und 3 ccm Zinnchlorürlösung darf innerhalb einer Stunde keine dunklere Färbung annehmen (Arsenverbindungen).

Es kommen im Handel arsenhaltige Präparate vor (siehe z. B. Mitteilung von Kroeber, Ap. Z. 1911, S. 1058). Deshalb Vorsicht!

Die mit Hilfe von Salpetersäure hergestellte wässerige Lösung (1 + 19) darf weder durch Silbernitratlösung (Salzsäure), noch durch Baryumnitratlösung (Schwefelsäure) innerhalb 2 Minuten mehr als opalisierend getrübt werden und muß mit überschüssiger Ammoniakflüssigkeit einen rein weißen Niederschlag von tertiärem Calciumphosphat geben, der durch Schwefelwasserstoffwasser nicht dunkel gefärbt werden darf (Eisensalze).

Calciumphosphat muß beim Glühen 25 bis 26,2 % an Gewicht verlieren. Der Rückstand darf beim Durchfeuchten mit Silbernitratlösung höchstens schwach gelb gefärbt werden (Tricalciumphosphat).

Beim Glühen geht das offizinelle sekundäre Calciumphosphat unter Verlust seines Kristallwassers in Calciumpyrophosphat über:

$$2\,(CaHPO_4 + 2\,H_2O) = 5\,H_2O + Ca_2P_2O_7$$
$$344,2 \qquad\qquad\quad 90$$

Da also 344,2 Teile Phosphat 90 Teile Wasser verlieren, so verlieren 100 Teile nach der Gleichung

$$3,442 : 90 = 100 : x. \quad x = 26,15$$

26,15 Teile Wasser, die das Arzneibuch auf 25 bis 26,2 % abgerundet hat.

Der Rückstand müßte bei Anwendung von reinem sekundären Calciumphosphat aus Calciumpyrophosphat bestehen, das mit Silbernitrat eine rein weiße Färbung von Silberpyrophosphat gibt. Da aber die Präparate meist eine geringe Menge Tricalciumphosphat $Ca_3(PO_4)_2$ enthalten, das sich beim Glühen nicht zersetzt und mit Silbernitrat gelbes Silberphosphat bildet, gestattet das Arzneibuch eine höchstens schwach-gelbe Färbung.

Calcium sulfuricum ustum. — Gebrannter Gips.

Zusammensetzung annähernd $CaSO_4 . \frac{1}{2}\,H_2O$.

Weißes Pulver, das erhalten wird, indem man natürlich vorkommenden Gips $(CaSO_4 . 2\,H_2O)$ durch Erhitzen teilweise entwässert.

2 Teile gebrannter Gips müssen nach dem Mischen mit 1 Teil Wasser innerhalb 10 Minuten erhärten.

In gut verschlossenen Gefäßen aufzubewahren.

Camphora. — Kampfer.

$C_{10}H_{16}O$, Mol.-Gew. 152,13.

Die durch Sublimation gereinigte Ausscheidung des Holzes von Cinnamomum camphora Linné (Nees und Ebermaier).

Aus dieser Angabe der Herkunft geht schon die Forderung des Arzneibuches nach natürlichem (nicht synthetischem) Kampfer hervor.

Farblose oder weiße, kristallinische, mürbe Stücke oder ein weißes, kristallinisches Pulver.

Kampfer riecht eigenartig durchdringend und schmeckt brennend scharf, etwas bitter, hinterher kühlend. Erwärmt man Kampfer in offener Schale, so verflüchtigt er sich in kurzer Zeit vollständig; angezündet, verbrennt er mit rußender Flamme. In Wasser ist er nur sehr wenig, in Äther, Chloroform, Weingeist und in Ölen reichlich löslich.

Schmelzpunkt 175° bis 179°.

Kampfer dreht den polarisierten Lichtstrahl nach rechts. Für eine 20%ige Lösung in absolutem Alkohol ist $[\alpha]_{D20^0} = +44,22^0$.

Über die Bestimmung der optischen Drehung, speziell des Kampfers, ist ausführlich im Allgemeinen Teil, S. 25 berichtet. Hier sei noch folgendes gesagt: Die Bestimmung der spezifischen Drehung $([\alpha]_{D20^0})$

ist ungemein wichtig zur Prüfung des Kampfers auf Reinheit und wird außerdem vielfach als absolut maßgebend für die Unterscheidung von natürlichem und synthetischem Kampfer angesehen. Es ist nämlich in der Literatur häufig angegeben, daß im Gegensatz zu der optischen Aktivität des natürlichen Kampfers das synthetische Produkt (weil racemisch) optisch inaktiv wäre. Das ist aber keineswegs der Fall. Vielmehr zeigt der synthetische Kampfer meist eine geringe spezifische Drehung, die für eine 20 %ige Lösung in absolutem Alkohol zwischen -2^0 und $+7^0$ zu schwanken pflegt. Aber im Handel ist auch synthetischer Kampfer von erheblich stärkerer Drehung vorhanden[1]). So stellt eine Hamburger Firma nach eigenem Verfahren in größeren Mengen einen synthetischen Kampfer her, dessen spezifische Drehung oft $+30^0$ und mehr beträgt, je nach der Natur des Ausgangsmaterials. Ja, es macht sogar durchaus keine Schwierigkeiten, in kleinen Mengen einen künstlichen Kampfer mit der optischen Drehung des natürlichen Kampfers zu erhalten. Doch ist solche Ware im Handel zurzeit nicht zu haben. Aus diesen Tatsachen folgt: Wohl zeigt der synthetische Kampfer allgemein eine gewisse optische Aktivität, bisweilen sogar eine beträchtliche, erreicht aber in den Handelsprodukten nicht die spezifische Drehung des natürlichen Kampfers. Deshalb ist augenblicklich in der Praxis die Bestimmung der spezifischen Drehung nebst der des Schmelzpunktes maßgebend für Reinheit und natürliche Herkunft des Kampfers. (Im übrigen müßte ja auch ein Kunstkampfer, der den Schmelzpunkt und die spezifische Drehung des Naturkampfers zeigt, mit diesem als identisch angesehen werden.)

In gewissen Fällen wird aber noch eine Farbreaktion nach Bohrisch (Ph. Ztrh. 1916, S. 702) gute Dienste leisten können. B. fand nämlich, daß der Naturkampfer eine Verunreinigung (herrührend aus dem Kampferöl) enthält, die dem synthetischen Produkt fehlt. Diese Verunreinigung, deren genauere Natur noch nicht bekannt ist, gibt mit Vanillin-Salzsäure eine Farbreaktion, die bei dem synthetischen Kampfer ausbleibt und somit nach den bisherigen Erfahrungen eine gute Unterscheidung gestattet. Die Vorschrift lautet: 1. Versetzt man in einem Reagenzglas 0,1 g Kampfer mit etwa 1 ccm Vanillin-Salzsäure (1 Teil Vanillin, 99 Teile Salzsäure) und erwärmt vorsichtig im Wasserbade, so entsteht bei natürlichem Kampfer zunächst eine rosa Färbung; diese geht bei etwa 60^0 in eine blaugrüne Färbung über und letztere schlägt bei 75^0 bis

---

[1]) Das verschiedene optische Drehungsvermögen der einzelnen Handelssorten von synthetischem Kampfer beruht auf folgendem: Es gibt im wesentlichen 2 Darstellungsweisen für dieses Produkt: Die eine führt vom Pinen über das Camphen und das Isoborneol, die andere vom Pinen über das Borneol, bzw. dessen Acetat. Bei dem Übergang von Camphen in Isoborneol findet Inaktivierung statt, während sich die zweite Umwandlung, die ja unmittelbar vor sich geht, ohne Veränderung der optischen Drehung vollzieht. — Aus einem hochdrehenden Terpentinöl entsteht also bei dem zweiten Verfahren ein stark optisch aktives Bornylacetat, daraus ein hochdrehendes, dem natürlichen gleichwertiges Borneol. Aus letzterem einen ebenso reinen Kampfer zu gewinnen, macht technisch keine unüberwindlichen Schwierigkeiten, geschieht aber in der Großfabrikation vorläufig nicht.

90⁰ in ein schönes Blau oder Grün um. 2. Bringt man 0,1 g gepulverten natürlichen Kampfer auf ein Uhrglas, setzt 10 Tropfen eines erkalteten Gemisches gleicher Teile Vanillin-Salzsäure und Schwefelsäure hinzu, deckt ein anderes Uhrglas darüber (um ein Entweichen von HCl-Dämpfen zu verhüten) und beobachtet auf weißer Unterlage, so sieht man nach etwa einer halben Stunde eine Rosafärbung, die nach ca. 2 Stunden in Grün, nach etwa 5 Stunden in Indigoblau umschlägt. Noch nach 24 Stunden ist dieses Indigoblau erhalten. Synthetischer Kampfer färbt sich bei gleicher Behandlung erst gelb; nach einiger Zeit tritt völlige Entfärbung des Gemisches unter gleichzeitiger Trübung ein. — Zweierlei wäre gegen diese Farbreaktion einzuwenden: Einerseits könnte man durch besondere langwierige Reinigung dem natürlichen Kampfer die fragliche Verunreinigung entziehen (das geschieht z. B. durch sorgfältigstes Umkristallisieren) und somit den Nichteintritt der Farbreaktion bewirken; umgekehrt braucht man nur synthetischen Kampfer unter Zusatz einer Spur Kampferöl zu sublimieren, um im Sublimat die Farbreaktion mit Vanillin-Salzsäure zu erhalten. Da aber diese beiden Mittel für Handelsprodukte vorläufig nicht angewendet werden, behält die Probe nach Bohrisch noch durchaus ihren Wert.

Zum Schluß seien noch die Anforderungen mitgeteilt, die eine jetzt aufgehobene Bundesrats-Verordnung (s. Ph. Z. 1917, S. 112) an die Eigenschaften des synthetischen Kampfers stellte: Er darf nicht unter 175⁰ schmelzen und den polarisierten Lichtstrahl nicht oder nur wenig nach links oder nach rechts drehen. Für eine 20⁰/₀ige Lösung in absolutem Alkohol darf $[\alpha]_{D\,20^o}$ zwischen —2⁰ und + 5⁰ schwanken. Die weingeistige Lösung (1 + 9) darf durch Silbernitratlösung nicht verändert werden (Chlorverbindungen).

Cantharides. — Spanische Fliegen.

Gehalt mindestens 0,8 ⁰/₀ Kantharidin.

Der bei einer 40⁰ nicht übersteigenden Wärme getrocknete, möglichst wenig beschädigte Käfer Lytta vesicatoria Fabricius.

Spanische Fliegen sind schön glänzend grün und besonders in der Wärme blau schillernd, 1,5 bis gegen 3 cm lang, 5 bis 8 mm breit und riechen stark und eigenartig. Sie dürfen nicht nach Ammoniak riechen.

Das graubraune Pulver ist mit glänzend grünen Teilchen durchsetzt. Es darf beim Verbrennen höchstens 8⁰/₀ Rückstand hinterlassen.

Zur Gehaltsbestimmung des Arzneibuches ist zu bemerken, daß zwei Punkte einer Kritik bedürfen: Zunächst ist ein Trocknen des isolierten Kantharidins bei der hohen Temperatur von 100⁰ nicht zu empfehlen, da sich hierbei ein, wenn auch geringer, Teil des Stoffes verflüchtigt. Zweitens hat schon Gaze (Ap. Z. 1911, S. 332) darauf aufmerksam gemacht, daß die Methode auch bei wiederholter Reinigung durch Aceton je nach der Güte der Kanthariden das Kantharidin in ganz verschiedener Reinheit liefert. Von manchen Handelssorten resultieren farblose, gut ausgebildete Kristalle, von anderen Sorten wieder gelbe, bräunliche, braune, auch grünlichbraun gefärbte Kriställchen. Es ist deshalb die Methode nach Baudin, abgeändert von Fromme, zu empfehlen (siehe C. & L., 1912, S. 112).

Bestimmung des Gehaltes an freiem und gebundenem Kantharidin:

15 g Kantharidenpulver (mittelfein) werden in einem 200 ccm-Erlenmeyerkolben mit 150 g Chloroform und 2 g Salzsäure (25 %) entweder bei 24 stündiger Maceration öfters durchgeschüttelt oder nach Feststellung des Bruttogewichtes eine Stunde lang am Rückflußkühler im Wasserbade in sehr gelindem Sieden erhalten, nach dem Erkalten das etwa verdunstete Chloroform ersetzt und — im einen wie im anderen Falle — alsdann von dem Chloroform durch ein glattes gutbedecktes Filter von 15 cm Durchmesser 102 g (= 10 g Kanthariden) in einen zuvor genau tarierten 200 ccm-Erlenmeyerkolben abfiltriert, das Chloroform bei sehr gelinder Temperatur abdestilliert oder abgedampft, der Rückstand mit 10 ccm einer gesättigten Kantharidinlösung in Alkohol-Petroläther (Herstellung und Zusammensetzung siehe unten) übergossen und einige Stunden der Ruhe überlassen. Hiernach wird die Flüssigkeit durch ein glattes, zuvor im Exsikkator getrocknetes Filter von ca. 6 cm Durchmesser filtriert und Kolben und Filter so oft mit je 2 ccm oben erwähnter Kantharidinlösung (im ganzen etwa 20 ccm) nachgespült, bis keine fettige Substanz mehr vorhanden ist, Kolben und Filter erst an der Luft, dann im Exsikkator getrocknet, schließlich gewogen. Durch Multiplikation des erhaltenen Gewichtes mit 10 ergibt sich der Prozentgehalt.

Gesättigte Kantharidinlösung in Alkohol-Petroläther.

In einem graduierten Glaszylinder mischt man 30 Vol. absoluten Alkohol und 70 Vol. Petroläther, setzt dem Gemisch 0,3 g Kantharidin, das zuvor mit einigen Tropfen absoluten Alkohols sehr fein verrieben war, zu und schüttelt öfters kräftig durch. Nach mehrstündigem Stehen kann man durch ein gut bedecktes Filter abfiltrieren. Besser aber ist es, die Lösung nach blankem Absetzen abzugießen. Die Lösung hält sich, wenn sie luftdicht und vor Licht geschützt aufbewahrt wird.

Schließlich ist beim Einkauf der Feuchtigkeitsgehalt der Kanthariden sehr wichtig, der wieder nach Fromme in folgender Weise bestimmt wird:

Bestimmung des Feuchtigkeitsgehaltes:

Etwa 1 g Kantharidenpulver wird auf einem Uhrglase genau gewogen, im Trockenschrank bei einer 50° nicht überschreitenden Temperatur einige Stunden hindurch getrocknet und nach halbstündigem Stehen im Exsikkator durch abermaliges Wägen der Gewichtsverlust festgestellt und auf den Prozentgehalt berechnet. Das Trocknen des Pulvers kann auch durch eintägiges Stehenlassen im Exsikkator bewirkt werden.

Spanische Fliegen sind gut getrocknet in gut verschlossenen Gefäßen aufzubewahren.

Cera alba. — Weißes Wachs.

Das an der Sonne gebleichte, weiße oder gelblichweiße Bienenwachs.

Spezifisches Gewicht 0,968 bis 0,973.

Schmelzpunkt 64° bis 65°.

Säurezahl 18,7 bis 22,4. Esterzahl 74,8 bis 76,7. Das Verhältnis von Säurezahl zu Esterzahl muß 1 : 3,6 bis 3,8 sein.

Hier wird also verlangt, daß das Verhältnis von Säurezahl zu Esterzahl innerhalb gewisser, enger Grenzen schwanken solle. Man glaubte nämlich beobachtet zu haben, daß bei echten Wachsen relativ niedrige Säurezahlen auch verbunden sind mit niedrigen Esterzahlen, und umgekehrt hohe Säurezahlen mit hohen Esterzahlen. Dann würde allgemein das verlangte Verhältnis ungefähr resultieren, während bei hoher Säurezahl und niedriger Esterzahl die Verhältniszahl zu klein würde, bei niedriger Säurezahl und hoher Esterzahl aber zu groß. Die früheren Beobachtungen beruhten jedoch auf zu schmaler Grundlage. Es gibt zweifellos echte Wachse in nicht geringer Zahl, deren Verhältniszahl nicht unwesentlich von der verlangten abweicht. Deshalb ist diese Forderung ganz fallen zu lassen.

Zur Bestimmung des spezifischen Gewichts mischt man 2 Teile Weingeist mit 7 Teilen Wasser, läßt die Flüssigkeit so lange stehen, bis alle Luftbläschen daraus verschwunden sind, und bringt Kügelchen von weißem Wachs hinein. Die Kügelchen müssen in der Flüssigkeit schweben oder zum Schweben gelangen, wenn durch Zusatz von Wasser das spezifische Gewicht der Flüssigkeit auf 0,968 bis 0,973 gebracht wird. Die Wachskügelchen werden so hergestellt, daß man das weiße Wachs bei möglichst niedriger Temperatur schmilzt und mit Hilfe eines Glasstabes in ein Becherglas mit Weingeist dicht über dessen Oberfläche vorsichtig eintropfen läßt. Bevor die so erhaltenen, allseitig abgerundeten Körper zur Bestimmung des spezifischen Gewichts benutzt werden, müssen sie 24 Stunden lang an der Luft gelegen haben.

Zur Bestimmung des spezifischen Gewichtes sind kleine Wachskugeln notwendig, deren Herstellung gewisse Schwierigkeiten verursacht. Hierzu gibt E. Richter (Ap. Z. 1911, S. 187) folgendes, sehr praktische Verfahren an: Ein Reagenzglas füllt man bis etwa 1,5 cm unter den Rand mit Weingeist an und erhitzt den Inhalt vorsichtig im Wasserbade auf etwa 50°. Nunmehr läßt man aus einer Schale Tropfen von geschmolzenem Wachs ohne Glasstab in den erwähnten Weingeist fallen. Die Tropfen kühlen sich dann beim Herunterfallen soweit ab, daß sie sich am Boden des Reagenzglases, wenn nicht als kugelrunde, so doch als brauchbare, linsenförmige Gebilde ausscheiden.

Wir empfehlen, bei Anfertigung dieser Kügelchen den Weingeist auf etwa 55° zu erwärmen, darauf das Reagenzglas vorsichtig in ein Becherglas, in dem sich etwa 3 cm hoch kaltes Wasser befindet, zu stellen. Dadurch kühlt sich der Alkohol am Boden ab; infolgedessen wird das Aneinanderkleben der Kügelchen vermieden.

Bezüglich der Bestimmung des spezifischen Gewichts bemerkt Lissner (Ap. Z. 1910, S. 489) mit Recht, daß der Moment, in dem Wachs oder ähnliche Körper gerade „schweben“, schwer zu fassen ist. Der Verfasser schlägt deshalb vor, zuerst den Punkt festzustellen, in dem durch Alkoholzusatz gerade die Kugeln zu Boden fallen, dann den Punkt, in dem durch Wasserzusatz die Kugeln wieder an die Oberfläche steigen, und hierauf das arithmetische Mittel aus den spezifischen Gewichten der beiden Flüssigkeiten zu nehmen.

Bohrisch & R. Richter (Ph. Ztrh. 1906, S. 208) führen aus, daß die Bestimmung des spezifischen Gewichtes nach dem Arzneibuch ziemlich umständlich ist, gewisse Übung und peinliches Beobachten der angegebenen Vorschriften erfordert. Sie haben deshalb vorgeschlagen, das spezifische Gewicht des Wachses mittels der Mohrschen Wage auf direktem Wege zu bestimmen, und zwar mittels absolutem Alkohol als Eintauchsflüssigkeit. Beträgt das absolute Gewicht des Wachses vor dem Eintauchen in Alkohol = a Gramm und nach dem Eintauchen = b Gramm und ist das spezifische Gewicht des Alkohols = c, so ist das spezifische Gewicht des Wachses $\dfrac{a \cdot c}{a - b}$.

Werden 5 g weißes Wachs in einem Kölbchen mit 85 g Weingeist und 15 g Wasser übergossen, und wird das Gemisch, nachdem das Gewicht des Kölbchens mit Inhalt festgestellt ist, 5 Minuten lang auf dem Wasserbad im Sieden erhalten, die Mischung darauf durch Einstellen in kaltes Wasser auf Zimmertemperatur abgekühlt und der verdampfte Weingeist durch Zusatz eines Gemisches von 85 Teilen Weingeist und 15 Teilen Wasser ersetzt, so dürfen 50 ccm des mit Hilfe eines trockenen Filters erhaltenen Filtrats nach Zusatz von 1 ccm Phenolphthaleinlösung bis zur bleibenden Rötung höchstens 2,3 ccm N/10-Kalilauge verbrauchen (Stearinsäure, Harze).

Diese Bestimmung ist nicht zu verwechseln mit derjenigen der Säurezahl. Es geht hier beim Sieden der weingeistigen Mischung wohl die Cerotinsäure in Lösung, scheidet sich aber beim Erkalten zum größten Teil ab und geht nur in geringer Menge in das Filtrat über. In dieses gelangen aber die eventuell vorhandenen Beimengungen wie Stearinsäure, Harze, die sich beim Sieden gelöst haben, beim Abkühlen nicht ausscheiden, und sich daher durch Alkali titrieren lassen. Die Prüfung ist sehr wichtig und zuverlässig!

Zur Bestimmung der Säurezahl werden 3 g weißes Wachs mit 50 ccm Weingeist in einem mit Rückflußkühler versehenen Kölbchen auf dem Wasserbade zum Sieden erhitzt und nach Zusatz von 1 ccm Phenolphthaleinlösung siedend heiß mit weingeistiger N/2-Kalilauge bis zur Rötung versetzt, wozu nicht weniger als 2 ccm und nicht mehr als 2,4 ccm verbraucht werden dürfen.

Zur Bestimmung der Esterzahl fügt man der Mischung weitere 20 ccm weingeistige N/2-Kalilauge hinzu, erhitzt die Mischung 1 Stunde lang auf dem Wasserbad und titriert siedend heiß mit N/2-Salzsäure bis zur Entfärbung, wozu nicht weniger als 11,8 ccm und nicht mehr als 12 ccm verbraucht werden dürfen.

Die Titration zur Säurezahl muß in der siedend heißen Flüssigkeit vorgenommen werden, da bei einer Abkühlung die gelöste Cerotinsäure sich abscheiden und somit nicht zur Absättigung gelangen würde (siehe oben).

Von vielen Autoren ist die schwere Verseifbarkeit des Wachses hervorgehoben worden. Andere Fachleute behaupten wieder, daß bei sehr langem Kochen nicht nur die Ester, sondern auch unnötigerweise gewisse Anhydride gespalten werden, daß daher die im Arzneibuch angegebene Methode zur Bestimmung der Esterzahl genüge und es vor allem darauf ankäme, vergleichende Zahlen unter genau festgesetzten Bedingungen zu erhalten. Eine Entscheidung zwischen diesen abweichenden Meinungen ist endgültig noch nicht getroffen. Doch neigt man jetzt allgemein der Ansicht zu, daß die Verseifung des Wachses nach der Methode des D. A. 5 ungenügend ist. Deshalb wird vielfach folgendes Verfahren von Berg-Bohrisch-Kürschner (Ph. Ztrh. 1910, S. 555, 589 und Ph. Z. 1911, S. 115) vorgezogen, bei dem statt Weingeist ein Gemisch von Alkohol und Xylol als Lösungsmittel zur Verwendung kommt, so daß durch den höheren Siedepunkt des Xylols eine vollständige Verseifung erzielt wird. Bei dem Verfahren ist die Bestimmung der Säure- und Esterzahl kombiniert: 4 g Wachs werden mit 20 ccm Xylol und 20 ccm absolutem Alkohol am Rückflußkühler, der auch durch ein 1,5 m langes Rohr ersetzt werden kann, auf dem Asbestdrahtnetz 5 bis 10 Minuten im Sieden erhalten. Hierauf titriert man die heiße Flüssigkeit sofort mit alkoholischer N/2-Kalilauge, deren Titer man vorher gegen Salzsäure eingestellt hat. Diese Titration ist möglichst schnell auszuführen (um ein Erstarren der Flüssigkeit zu vermeiden), zweckmäßig so, daß man die erfahrungsgemäß gebrauchte Menge Kalilauge gleich annähernd zusetzt und dann zu Ende titriert. Indikator Phenolphthalein. Jetzt fügt man 30 ccm alkoholische N/2-Kalilauge hinzu, erhitzt eine Stunde zu lebhaftem Sieden, gibt sodann 50 bis 75 ccm 96 %igen Alkohol hinzu, erhitzt noch 5 Minuten und titriert dann möglichst schnell mit N/2-Salzsäure zurück. Zum Schluß kocht man dann nochmals 5 Minuten (wobei die Flüssigkeit gewöhnlich durch am Glase haftendes Alkali wieder rot wird) und titriert eventuell endgültig bis zur Entfärbung. — Dieses Verfahren mittels Xylol weist sehr viele Vorteile gegenüber dem des Arzneibuches auf, vor allem durch die Gleichmäßigkeit der Resultate.

Das Arzneibuch läßt zur Bestimmung der Säure- und Esterzahl 3 g Wachs anwenden und gibt dementsprechend auch den Verbrauch an N/2-Kalilauge an. Da nach der Methode von Berg-Bohrisch aber 4 g Wachs angewendet wurden, stellt sich die Berechnung (proportional den Angaben des Deutschen Arzneibuches) folgendermaßen:

Säurezahl: 1000 ccm N/2-KOH = $^1/_2$ Grammäquivalent KOH = 28,055 g KOH

$$\text{a) } 2,67 \text{ ccm N/2-KOH} = 0,0749 \text{ g KOH}$$
$$\text{b) } 3,2 \quad \text{,,} \quad \text{N/2-KOH} = 0,0897 \text{ g KOH.}$$

Diese Menge KOH soll durch die freien Säuren von 4 g Wachs abgesättigt werden. Da aber die Säurezahl die Anzahl von Milligrammen KOH ist, die durch die freien Säuren von 1 g Wachs gebunden werden, so ist der vierte Teil des verbrauchten KOH, in Milligrammen ausgedrückt, die Säurezahl:

$$\text{a) } \frac{0,0749}{4} = 0,0187 \text{ g KOH} = \text{Säurezahl } 18,7$$

$$\text{b) } \frac{0,0897}{4} = 0,0224 \text{ g KOH} = \text{Säurezahl } 22,4$$

Esterzahl: Von den vorgelegten 30 ccm N/2-KOH müssen 19,07 bis 19,33 ccm unverbraucht, d. h. 10,93 bis 10,67 ccm zur Sättigung der Estersäuren verbraucht sein:

$$1000 \text{ ccm N/2-KOH} = 28,055 \text{ g KOH}$$
$$\text{a) } 10,93 \quad \text{,,} \quad \text{N/2-KOH} = 0,30664 \text{ g KOH}$$
$$\text{b) } 10,67 \quad \text{,,} \quad \text{N/2-KOH} = 0,29935 \text{ g KOH.}$$

Da sich die Esterzahl auf die Estersäuren von 1 g Wachs bezieht, so ergibt sich

$$\text{a) } \frac{0,30664}{4} = 0,07666 \text{ g KOH} = \text{Esterzahl } 76,7$$

$$\text{b) } \frac{0,29935}{4} = 0,07484 \text{ g KOH} = \text{Esterzahl } 74,8.$$

Weißes Wachs darf nicht ranzig riechen.

Cera flava. — Gelbes Wachs.

Gelbes Wachs wird durch sorgfältiges Ausschmelzen der entleerten, von Honigbienen hergestellten Waben gewonnen. Aus Ceresin bestehende Kunstwaben dürfen nicht verwendet werden.

Gelbe bis graugelbe, körnig brechende, in geschmolzenem Zustand schwach nach Honig riechende Stücke.

Spezifisches Gewicht 0,960 bis 0,970.

Siehe entsprechende Anmerkungen bei Cera alba über die Bestimmung des spezifischen Gewichtes.

Schmelzpunkt 63,5° bis 64,5°.

Säurezahl 18,7 bis 24,3. Esterzahl 72,9 bis 76,7. Das Verhältnis von Säurezahl zu Esterzahl muß 1 : 3,6 bis 3,8 sein.

Siehe zunächst wieder Anmerkung bei Cera alba, besonders über das verlangte Verhältnis von Säurezahl zu Esterzahl, eine Forderung, die auch hier fortfallen müßte. Speziell wäre hier noch zu bemerken: Bohrisch und Kürschner (Ph. Z. 1911, S. 115) behaupten auf Grund eines besonders umfangreichen Materials, daß die vom Arzneibuch angegebenen Säurezahlen einen zu großen Spielraum zeigen. Die Verfasser schlagen eine niedrigere Höchstgrenze vor und raten, sobald die Säurezahl höher als 22 ist, um so genauer auf Harze und Stearinsäure zu untersuchen, bevor die Ware als unverfälscht erklärt wird.

Zur Bestimmung des spezifischen Gewichts mischt man 2 Teile Weingeist mit 7 Teilen Wasser, läßt die Flüssigkeit so lange stehen, bis alle Luftbläschen daraus verschwunden sind, und bringt Kügelchen von gelbem Wachs hinein. Die Kügelchen müssen in der Flüssigkeit schweben oder zum Schweben gelangen, wenn durch Zusatz von Wasser das spezifische Gewicht der Flüssigkeit auf 0,960 bis 0,970 gebracht wird. Die Wachskügelchen werden so hergestellt, daß man das gelbe Wachs bei möglichst niedriger Temperatur schmilzt und mit Hilfe eines Glasstabes in ein Becherglas mit Weingeist dicht über dessen Oberfläche vorsichtig eintropfen läßt. Bevor die so erhaltenen, allseitig abgerundeten Körper zur Bestimmung des spezifischen Gewichts benutzt werden, müssen sie 24 Stunden lang an der Luft gelegen haben.

Werden 5 g gelbes Wachs in einem Kölbchen mit 85 g Weingeist und 15 g Wasser übergossen, und wird das Gemisch, nachdem das Gewicht des Kölbchens mit Inhalt festgestellt ist, 5 Minuten lang auf dem Wasserbad im Sieden erhalten, die Mischung darauf durch Einstellen in kaltes Wasser auf Zimmertemperatur abgekühlt und der verdampfte Weingeist durch Zusatz eines Gemisches von 85 Teilen Weingeist und 15 Teilen Wasser ersetzt, so dürfen 50 ccm des mit Hilfe eines trockenen Filters erhaltenen Filtrats nach Zusatz von 1 ccm Phenolphthaleinlösung bis zur bleibenden Rötung höchstens 2,3 ccm N/10-Kalilauge verbrauchen (Stearinsäure, Harze).

Zur Bestimmung der Säurezahl werden 3 g gelbes Wachs mit 50 ccm Weingeist in einem mit Rückflußkühler versehenen Kölbchen auf dem Wasserbade zum Sieden erhitzt und nach Zusatz von 1 ccm Phenolphthaleinlösung siedend heiß mit weingeistiger N/2-Kalilauge bis zur Rötung versetzt, wozu nicht weniger als 2 ccm und nicht mehr als 2,6 ccm verbraucht werden dürfen.

Zur Bestimmung der Esterzahl fügt man der Mischung weitere 20 ccm weingeistige N/2-Kalilauge hinzu, erhitzt die Mischung 1 Stunde lang auf dem Wasserbad und titriert siedend heiß mit N/2-Salzsäure bis zur Entfärbung, wozu nicht weniger als 11,8 ccm und nicht mehr als 12,2 ccm verbraucht werden dürfen.

Auf diesen ganzen Artikel finden die im Abschnitt „Cera alba" gegebenen Erläuterungen entsprechende Anwendung. Auch die Ausrechnung der Säure- und Esterzahl geschieht genau wie dort. Siehe deshalb vorigen Artikel.

Cerussa. — Bleiweiß.

Basisches Bleicarbonat.

Zusammensetzung annähernd $(PbCO_3)_2 . Pb(OH)_2$.
Gehalt mindestens 78,90 % Blei.
Schweres Pulver oder leicht zerreibliche Stücke von weißer Farbe.

Bleiweiß ist in Wasser unlöslich; in verdünnter Salpetersäure und in Essigsäure löst es sich unter Kohlensäureentwickelung zu einer Flüssigkeit, in der durch Schwefelwasserstoffwasser ein schwarzer, durch verdünnte Schwefelsäure ein weißer Niederschlag hervorgerufen wird.

Die Lösung von 1 g Bleiweiß in (verdünnter!) Essigsäure muß nach dem Ausfällen des Bleies mit Schwefelwasserstoffwasser ein Filtrat liefern, das beim Verdampfen höchstens 0,005 g Rückstand hinterläßt (Alkali- und Erdalkalisalze).

Es handelt sich hier hauptsächlich um Natrium-Calcium-Baryum-Carbonat. Es muß hierzu aber darauf hingewiesen werden, daß zum Ausfällen von 1 g Bleiweiß nicht weniger als 380 ccm gesättigtes Schwefelwasserstoffwasser nötig sind, die allein schon einen nicht ganz unbedeutenden Rückstand hinterlassen. Dazu noch die Umständlichkeit des langwierigen Eindampfens. Hier kann nur mit Schwefelwasserstoff-Gas gearbeitet werden (s. Frerichs, Ap. Z. 1917, S. 155).

Wird 1 g Bleiweiß mit einem Gemische von 2 ccm Salpetersäure und 4 ccm Wasser behandelt, so darf höchstens 0,01 g ungelöst bleiben (fremde Beimengungen).

Stellt man bei dieser Bestimmung die Gegenwart eines unlöslichen Restes fest, so sammle man diesen sogleich zur quantitativen Bestimmung auf einem gewogenen Filter. Es wird sich meist um Sulfate (Bleisulfat, Baryumsulfat usw.) handeln.

Der in dieser Lösung durch Natronlauge entstehende Niederschlag muß sich im Überschusse des Fällungsmittels lösen (Erdalkalisalze).

Durch den allmählichen Zusatz von NaOH zur Lösung von salpetersaurem Blei wird Bleihydroxyd $Pb(OH)_2$ gebildet, das sich in einem Überschuß von Lauge zu einem „Plumbit" auflöst. Ungelöst zurückbleiben würden wieder die Verbindungen der alkalischen Erden.

Wird zu dieser alkalischen Lösung 1 Tropfen verdünnte Schwefelsäure hinzugefügt, so muß die an der Einfallstelle entstehende weiße Trübung beim Umschütteln verschwinden (Baryumsalze).

An der Einfallstelle muß in jedem Falle Bleisulfat gebildet werden, das sich beim Umschütteln in der überschüssigen Natronlauge wieder löst, während etwa vorhandenes Barytsalz hierbei Baryumsulfat bilden würde, das sich beim Umschütteln nicht wieder löst.

Wird die alkalische Lösung mit Schwefelsäure im Überschusse versetzt und filtriert, so darf das Filtrat durch Kaliumferrocyanidlösung nicht sofort verändert werden (Zink-, Kupfer-, Eisensalze).

Gehaltsbestimmung. Bleiweiß muß beim Glühen mindestens 85 % Bleioxyd hinterlassen, was einem Mindestgehalte von 78,90 % Blei entspricht.

Nach der oben angegebenen Formel des basischen Bleicarbonats berechnet sich ein Gehalt an Bleioxyd von rund 86 %. Da hier nur 85 % PbO verlangt sind, ist auf einen Feuchtigkeitsgehalt und geringe Abweichungen in der Zusammensetzung Rücksicht genommen. Das Glühen nicht im Platintiegel, sondern im Porzellantiegel vornehmen! (Siehe S. 16.)

Cetaceum. — Walrat.

Der gereinigte, feste Anteil des Inhalts besonderer Höhlen im Körper der Potwale, hauptsächlich des Physeter macrocephalus Lacepède.

Über Walrat liegen zwei ausführliche Arbeiten vor: 1. Die Mitteilung von G. Frerichs (Ap. Z. 1916, S. 209); 2. die Arbeit von Bohrisch und Kürschner (Ph. Ztrh. 1920, S. 703, zusammengefaßt S. 734). Diesen Artikeln, welche die Untersuchung des Walrats zum Teil von neuen Gesichtspunkten beleuchten, sind die folgenden Anmerkungen entnommen.

Walrat bildet weiße, glänzende, im Bruche großblätterig-kristallinische fettig anzufühlende Stücke; er schmeckt mild und fade und schmilzt zu einer farblosen, klaren Flüssigkeit, die schwach, aber nicht ranzig riecht. Walrat ist in Äther, Chloroform, Schwefelkohlenstoff und siedendem Weingeist löslich.
Spezifisches Gewicht 0,940 bis 0,945.

Die Angaben über das spezifische Gewicht echten Walrats lauten in der Literatur ungemein verschieden. Das nächste Arzneibuch gibt zweckmäßig diese Konstante überhaupt nicht mehr an, da sie sich infolge des blättrig-kristallinischen Gefüges des Walrats nur annähernd bestimmen läßt. Gewöhnlich entstehen beim Erkalten der Schmelze Höhlungen, die natürlich das Ergebnis beeinflussen.

Schmelzpunkt 45° bis 54°.
Walrat muß in siedendem Weingeist völlig löslich sein (Paraffine). Aus der heißen, weingeistigen Lösung (1 + 49) kristallisiert Walrat beim Erkalten wieder aus; die von den ausgeschiedenen Kristallen nach mehrstündigem Stehen abgegossene Flüssigkeit darf weder Lackmuspapier verändern (Stearinsäure, Alkalien), noch auf Zusatz der gleichen Menge Wasser einen flockigen Niederschlag geben (Stearinsäure).
Kocht man 1 g Walrat mit 1 g getrocknetem Natriumcarbonat und 50 ccm Weingeist und filtriert die Mischung, so darf in dem Filtrate nach dem Ansäuern mit Essigsäure höchstens eine Trübung, aber kein Niederschlag entstehen (Stearinsäure).

Zunächst zur Prüfung auf Paraffine: Die Lösungsprobe des D. A. 5 mit siedendem Weingeist ist bis zur gewissen Grenze brauchbar. Es ist auch einigermaßen zweckmäßig, aus der heißen weingeistigen Lösung (1 + 49) den Walrat wieder auskristallisieren zu lassen und die abgegossene Flüssigkeit auf Säuren und Alkalien mit Lackmuspapier zu prüfen, dann jedoch mit durch Wasser angefeuchtetem Lackmuspapier. Aber scharf ist diese Probe auf Paraffine nicht, läßt unter 10% der Beimengung schwer erkennen. Deshalb ist eventuell folgende schärfere Methode heranzuziehen: Werden 0,25 g Walrat 1 Minute lang mit 5 ccm zehnprozentiger alkoholischer Kalilauge gekocht und zu der heißen Flüssigkeit 3 ccm kaltes Wasser hinzugesetzt, so darf keine sofortige Trübung entstehen. Schon bei Gegenwart von 1% Paraffin entsteht hier sofort eine deutliche Trübung; eine nach einigen Minuten auftretende Trübung ist normal und nicht zu beanstanden.

Es folgen nunmehr im Arzneibuch zwei Proben auf Stearinsäure, die aber beide nicht brauchbar sind. Besser eignet sich dazu noch die modifizierte Hagersche Ammoniakprobe: Erwärmt man 1 g Walrat mit 10 ccm Ammoniakflüssigkeit, bis der Walrat geschmolzen ist, und schüttelt gut durch, so darf das Filtrat nicht milchig getrübt sein, sowie, mit Salzsäure versetzt, keine flockige Ausscheidung geben (Stearinsäure).

Sehr viel zweckmäßiger ist es aber, wenn man vor allem hier die Konstanten bestimmt, deren Feststellung bei Fetten üblich ist, nämlich die Säure- und Verseifungszahl: Walrat besteht bekanntlich aus Estern, hauptsächlich Palmitinsäure-Cetylester. Durch die letztgenannten Konstanten lernt man also am besten die wirkliche Zusammensetzung des Präparates kennen. Stearinsäure muß außerdem die Säurezahl erhöhen, Talg die Verseifungszahl. Kleine Mengen freier Säuren werden freilich im Cetaceum stets vorhanden sein, sich eventuell beim Lagern noch vergrößern. In diesem Sinne ist folgendes Verfahren (mit „kalter" Verseifungsmethode) vorgeschlagen: Zur Bestimmung der Säurezahl werden 3 g Walrat in einem Erlenmeyerkölbchen in 20 ccm Petroleumbenzin gelöst, 5 ccm absoluter Alkohol zugesetzt und mit weingeistiger N/2-Kalilauge unter Zusatz von Phenolphthalein als Indikator bis zur bleibenden Rötung titriert, wozu nicht mehr als 0,22 ccm verbraucht werden dürfen. — Zur Bestimmung der Esterzahl werden weitere 25 ccm weingeistige N/2-Kalilauge zugesetzt, vorsichtig umgeschwenkt und das Kölbchen 24 Stunden lang verschlossen stehen gelassen. Nach dieser Zeit titriert man mit N/2-Salzsäure bis zur Entfärbung. Hierzu dürfen nicht weniger als 10,8 ccm und nicht mehr als 12,6 ccm verbraucht werden. — Das entspricht: Säurezahl bis 2; Verseifungszahl 116 bis 133.

Walrat ist in Blechkästen oder Porzellangefäßen, also vor direktem Licht geschützt aufzubewahren. So hält er sich lange tadellos. Geschmolzen darf er nicht ranzig riechen!

Charta sinapisata. — Senfpapier.

100 qcm liefern mindestens 0,0119 g Allylsenföl (C_3H_5 . NCS, Mol.-Gew. 99,12).
Mit gepulvertem, von fettem Öl befreitem, schwarzem Senf überzogenes Papier. Der Überzug muß dem Papier fest anhaften. Senfpapier darf weder sauer noch ranzig riechen und muß nach dem Eintauchen in Wasser sofort einen starken Geruch nach Senföl entwickeln.
Bestimmung des Senföls. 100 qcm in Streifen geschnittenes Senfpapier werden in einem Kolben mit 50 ccm Wasser von 20^0 bis 25^0 übergossen. Man läßt den verschlossenen Kolben unter wiederholtem Umschwenken 2 Stunden lang stehen, setzt alsdann 10 ccm Weingeist und 2 ccm Olivenöl hinzu und destilliert unter sorgfältiger Kühlung. Die zuerst übergehenden 30 ccm werden in einem Meßkolben von 100 ccm Inhalt, der 10 ccm Ammoniakflüssigkeit enthält, aufgefangen und mit 10 ccm N/10-Silbernitratlösung versetzt. Der Kolben wird darauf durch einen kleinen Trichter verschlossen und die Mischung 1 Stunde lang im Wasserbad erhitzt. Nach dem Abkühlen und Auffüllen mit Wasser bis zur Marke dürfen für 50 ccm des klaren Filtrats nach Zusatz von 6 ccm Salpetersäure und 1 ccm Ferri-Ammoniumsulfatlösung höchstens 3,8ccm N/10-Ammoniumrhodanidlösung bis zum Eintritt der Rotfärbung erforderlich sein, was einem Mindestgehalte von 0,0119 g Allylsenföl in 100 qcm entspricht (1 ccm N/10-Silbernitratlösung = 0,004956 g Allylsenföl, Ferri-Ammoniumsulfat als Indikator).

Läßt man zu dieser Gehaltsbestimmung das Senfmehl, das sich auf dem Papier befindet, mit Wasser bei 20^0 bis 25^0 stehen, so wirkt das Ferment des Senfsamens, das Myrosin, zerlegend auf das vorhandene Glykosid Sinigrin (myronsaures Kalium) in folgender Weise ein:

$$\underset{\text{Sinigrin}}{C_{10}H_{16}KNS_2O_9} + H_2O = \underset{\text{Allylsenföl}}{C_3H_5 . NCS} + \underset{\text{Glykose}}{C_6H_{12}O_6} + KHSO_4 .$$

So ist also Allylsenföl entstanden. Es wird mit Hilfe von fettem Öl und Weingeist (welche die Destillation erleichtern) in Ammoniakflüssigkeit übergetrieben, zur Bildung von Thiosinamin usw. usw. Mit dem Entstehen des Senföles verläuft nunmehr die Gehaltsbestimmung genau so weiter, wie sie in Prinzip und Ausführung im Artikel Senföl-Bestimmungen S. 71 geschildert ist.

Bei der Berechnung geht man von der Tatsache aus, daß 1 Molekül Senföl (1 Atom S) mit 2 Molekülen $AgNO_3$ Schwefelsilber $= Ag_2S$ bildet. Folglich:

2 Grammäquivalente $AgNO_3 = 20000$ ccm $N/10$-$AgNO_3 = 1$ Grammolekül Allylsenföl $= 99,12$ g Senföl.
1 ccm $N/10$-$AgNO_3 = 0,004956$ g Allylsenföl.

Zu dem aus 100 qcm Senfpapier destillierten Öl, das zunächst mit NH_3 behandelt ist, sind 10 ccm $N/10$-$AgNO_3$ hinzugesetzt, worauf nach Erhitzen usw. das Ganze auf 100 ccm aufgefüllt wurde. In den zur Titration verwendeten 50 ccm kommen deshalb zur Berechnung: 5 ccm $N/10$-$AgNO_3$ und das Senföl aus 50 qcm Senfpapier. Sind nunmehr 3,8 ccm $N/10$-Ammoniumrhodanidlösung zum Zurücktitrieren nötig, so sind $5 - 3,8 = 1,2$ ccm $N/10$-$AgNO_3$ verbraucht worden.

1   ccm $N/10$-$AgNO_3 = 0,004956$ g Allylsenföl
1,2 ,, $N/10$-$AgNO_3 = 0,0059472$ g Allylsenföl.

Diese 0,0059472 g Allylsenföl sind enthalten auf der Fläche von 50 qcm Senfpapier. Das ergibt auf 100 qcm Senfpapier den doppelten Gehalt, also rund 0,0119 g Allylsenföl.

Chininum ferro-citricum. — Eisenchinincitrat.

Gehalt 9 bis 10 % Chinin und 21 % Eisen.
Glänzende, durchscheinende, dunkelrotbraune Blättchen.

Nach Riedels Berichten (1912) ist ein nach Vorschrift des D. A. 5 hergestelltes Präparat, das in der Hauptsache Ferrosalz enthält, grünlichbraunschwarz gefärbt, während die „Ph. G. IV Ware" infolge des Ferrigehaltes eine dunkelrotbraune Farbe besitzt.

Eisenchinincitrat schmeckt eisenartig und bitter. In Wasser ist Eisenchinincitrat langsam in jedem Verhältnisse löslich, wenig löslich dagegen in Weingeist. Die mit Salzsäure angesäuerte wässerige Lösung gibt sowohl mit Kaliumferrocyanid-, als auch mit Kaliumferricyanidlösung eine blaue, mit Jodlösung eine braune Fällung.

Gehaltsbestimmung. Wird eine Lösung von 1 g des bei 100° getrockneten Eisenchinincitrats in 5 ccm Wasser mit Natronlauge bis zur stark alkalischen Reaktion versetzt und viermal mit je 10 ccm Äther unter Vermeidung starken Schüttelns ausgezogen, so müssen die abgehobenen klaren Ätherschichten nach dem Verdunsten des Äthers und Trocknen des Rückstandes bei 100° mindestens 0,09 g Chinin liefern.

Diese Gehaltsbestimmung ist infolge der Emulsionsbildung usw. sehr umständlich, ergibt außerdem durch nicht vollständige Extraktion des Alkaloids meist zu niedrige Werte. Mannheim (Ap. Z. 1912, S. 25) hat dafür das folgende, sehr empfehlenswerte Verfahren ausgearbeitet, das bei sorgfältiger Arbeit aus Ersparnisgründen auf die Hälfte der Gewichtsmengen reduziert werden kann: 1,2 g Chinin. ferro-citric. löst man in einem 150 g-Arzneiglas in 5 g Wasser. (Die Lösung muß eine vollständige sein; man warte, bis die Blättchen völlig aufgelöst!) Dann gibt man 60 g Äther und 10 g Liq. Ammonii caustici hinzu und schüttelt 15 Minuten lang gut durch. Man läßt dann die Flüssigkeit einige Minuten lang absetzen und zieht die untere wässerige Lösung mittels einer Pipette ab. Von der ätherischen Chininlösung filtriert man darauf 50 g (= 1 g Chin. ferro-citric.) durch ein trockenes Filter in ein gewogenes Kölbchen, verdunstet den Äther bei gelinder Wärme und trocknet den Rückstand 1 Stunde lang bei 100^0. Das Gewicht des so erhaltenen Chinins muß mindestens 0,081 g (entsprechend $8,1\,^0/_0$ Chinin) betragen. — Diese Forderung von 0,081 g Chinin in 1 g Chinin. ferro-citric. bezieht sich auf das lufttrockene Präparat. Beträgt der Wassergehalt weniger als $10\,^0/_0$, so muß der Chiningehalt entsprechend höher sein, um der Arzneibuchforderung (9 bis $10\,^0/_0$ Chinin im bei 100^0 getrockneten Präparat) zu genügen. Mannheim schlägt aber vor, das Trocknen des Präparates vor der Bestimmung als unpraktisch zu unterlassen, weil das Mittel doch wasserhaltig zur Verwendung kommt und deshalb besser ein Mindestgehalt für das **lufttrockene** Präparat festzulegen ist.

1 g Eisenchinincitrat wird in einem Porzellantiegel mit Salpetersäure durchfeuchtet; nachdem diese in gelinder Wärme verdunstet ist, wird der Rückstand geglüht, bis alle Kohle verbrannt ist. Es müssen mindestens 0,3 g Eisenoxyd hinterbleiben, das an heißes Wasser nichts abgeben und angefeuchtetes Lackmuspapier nicht bläuen darf.

Ist das Präparat nach dem Arzneibuch bereitet, d. h. das Chinin mittels NH_3 aus dem schwefelsauren Salz ausgeschieden, so dürfte das als Glührückstand zurückbleibende Eisenoxyd kein Alkalicarbonat enthalten, es dürfte also Lackmuspapier nicht bläuen und an heißes Wasser nichts abgeben. Wir haben aber schon häufig Handelspräparate in Händen gehabt, die eine nicht unbedeutende Menge Alkali im Glührückstand zeigten. Deshalb Vorsicht bei dieser Prüfung! Geringste Mengen Alkali sollte man freilich unbeanstandet lassen.

Eisenchinincitrat darf durch Trocknen bei 100^0 höchstens $10^0/_0$ an Gewicht verlieren.

Wird aus einer größeren Menge Eisenchinincitrat in obiger Weise abgeschiedenes Chinin durch Lösen in Weingeist, genaues Neutralisieren dieser Lösung mit verdünnter Schwefelsäure und darauf folgendes Verdunsten der Flüssigkeit in Chininsulfat übergeführt, so muß dieses den an Chininsulfat gestellten Anforderungen genügen.

Diese Prüfung würde beanspruchen, daß eine sehr große Menge (ca. 20 g) Chinin. ferro-citric. zur Isolierung des Alkaloids verwendet wird. Deshalb ist Selbstherstellung des Präparates aus einwandfreiem Chinin. sulfuric. zu empfehlen, in welchem Falle sich dieser Versuch erübrigt.

Vor Licht geschützt aufzubewahren.

Chininum hydrochloricum. — Chininhydrochlorid.

$$C_{20}H_{24}O_2N_2 . HCl . 2\,H_2O, \text{ Mol.-Gew. } 396{,}71.$$
Gehalt an Chinin $81{,}72\,^0/_0$.

Hier ist der bei Chininsulfat besonders vermerkte Satz vergessen, daß $1\,^0/_0$ Nebenalkaloide gestattet sind.

Weiße, nadelförmige Kristalle. Chininhydrochlorid schmeckt bitter und gibt mit 3 Teilen Weingeist und mit 34 Teilen Wasser farblose, neutral reagierende, nicht fluorescierende Lösungen. 5 ccm der wässerigen Lösung (1 + 199) werden durch Zusatz von 1 ccm Chlorwasser und von Ammoniakflüssigkeit im Überschusse grün gefärbt. In der wässerigen Lösung (1 + 199) ruft verdünnte Schwefelsäure eine starke blaue Fluorescenz hervor. Die wässerige, mit Salpetersäure angesäuerte Lösung des Chininhydrochlorids gibt mit Silbernitratlösung einen weißen Niederschlag.

Die wässerige Lösung (1 + 49) darf durch Baryumnitratlösung nur sehr wenig (Schwefelsäure), durch verdünnte Schwefelsäure gar nicht getrübt werden (Baryumsalze).

0,05 g Chininhydrochlorid dürfen sich in 1 ccm Schwefelsäure mit höchstens blaßgelblicher Farbe lösen.

Beim Lösen des Salzes in Schwefelsäure, wobei sich das Entweichen' der gasförmigen Salzsäure bemerkbar macht, würde eine Braun- bzw. Schwarzfärbung auf Zucker, eine Rotfärbung auf Salicin hinweisen. (Über Ausführung siehe S. 20.)

In 1 ccm Salpetersäure müssen sich 0,05 g Chininhydrochlorid dagegen ohne Färbung lösen.

Etwa vorhandenes Morphin würde eine Rotfärbung, Brucin die bekannte Rotbraunfärbung bewirken.

1 g Chininhydrochlorid muß sich in 7 ccm einer Mischung aus 2 Raumteilen Chloroform und 1 Raumteil absolutem Alkohol vollständig lösen (fremde Alkaloide).

2 g Chininhydrochlorid werden in einem erwärmten Mörser in 20 ccm Wasser von 60° gelöst; die Lösung wird mit 1 g zerriebenem, unverwittertem Natriumsulfat versetzt und die Masse gleichmäßig durchgearbeitet. Nach dem Erkalten läßt man sie unter wiederholtem Umrühren eine halbe Stunde lang bei 15° stehen. Hierauf wird die Masse in einem trockenen Stück Leinwand von etwa 100 qcm Flächeninhalt ausgepreßt und die abgepreßte Flüssigkeit durch ein aus bestem Filtrierpapier gefertigtes Filter von 7 cm Durchmesser filtriert. 5 ccm des Filtrats werden bei 15° in einem trockenen Probierrohr allmählich mit 4 ccm Ammoniakflüssigkeit versetzt; es entsteht ein Niederschlag, der sich beim langsamen Umschwenken wieder klar lösen muß (unzulässige Menge fremder Chinaalkaloide).

Die Prüfung ist erörtert bei Chinin. sulfuric., wo genau dieselbe Bestimmung auszuführen ist. Nur wird hier zunächst das Hydrochlorid mittels Natriumsulfat in das Sulfat übergeführt und dann entsprechend fortgefahren wie bei Chinin. sulfuric. (Siehe dort.)

Chininhydrochlorid darf durch Trocknen bei 100° höchstens 9,1 % an Gewicht verlieren und beim Verbrennen höchstens 0,1 % Rückstand hinterlassen.

Vor Licht geschützt aufzubewahren.

Chininum sulfuricum. — Chininsulfat.

$(C_{20}H_{24}O_2N_2)_2 \cdot H_2SO_4 \cdot 8 H_2O$, Mol.-Gew. 890,64.

Chininsulfat darf bis 1 % Nebenalkaloide enthalten, Gehalt an Chinin mindestens 72,1 %.

Weiße, feine, leicht verwitternde Kristallnadeln. Chininsulfat schmeckt bitter und gibt mit 6 Teilen siedendem Weingeist, 800 Teilen Wasser von 15° und 25 Teilen siedendem Wasser farblose, neutral reagierende, nicht fluorescierende Lösungen. 5 ccm der kalt gesättigten wässerigen Lösung werden durch Zusatz von 1 ccm Chlorwasser und von Ammoniakflüssigkeit im Überschusse grün gefärbt. In der wässerigen Lösung (1 + 999) ruft 1 Tropfen verdünnte Schwefelsäure starke blaue Fluorescenz hervor. Die wässerige, mit Salpetersäure angesäuerte Lösung gibt mit Baryumnitratlösung einen weißen Niederschlag.

Die Lösung 1 + 999 ist so schwach, d. h. sie enthält so wenig SO_4'', daß Baryumnitratlösung keinen weißen Niederschlag gibt, sondern zunächst nur eine schwache Trübung, die erst allmählich stärker wird.

Die wässerige, mit Salpetersäure angesäuerte Lösung darf durch Silbernitratlösung nicht verändert werden (Salzsäure).

0,05 g Chininsulfat dürfen sich in 1 ccm Schwefelsäure mit höchstens blaßgelblicher Farbe lösen; in 1 ccm Salpetersäure müssen sich 0,05 g Chininsulfat dagegen ohne Färbung lösen.

Diese Prüfung mittels Schwefelsäure würde (wie bei Chinin. hydrochloric.) bei Braun- oder Schwarzfärbung auf Zucker hinweisen, bei Rotfärbung auf Salicin. Salpetersäure würde durch Rotfärbung Morphin erkennen lassen, durch braunrote Färbung: Brucin.

1 g Chininsulfat muß sich in 7 ccm einer Mischung aus 2 Raumteilen Chloroform und 1 Raumteil absolutem Alkohol bei kurzem Erwärmen auf 40° bis 50° vollständig lösen; diese Lösung muß auch nach dem Erkalten klar bleiben (Zucker, fremde Alkaloide).

Chininsulfat löst sich nicht so leicht in dem Alkohol-Chloroformgemisch wie das Hydrochlorid. Deshalb ist hier ein kurzes Erwärmen nötig. — Wenn das Chininsulfat verwittert ist, kann es eine etwas größere Menge des Gemisches zur Lösung erfordern (Frerichs, Ap. Z. 1917, S. 156).

2 g bei 40° bis 50° völlig verwittertes Chininsulfat übergießt man in einem Probierrohre mit 20 ccm destilliertem Wasser und stellt das Ganze eine halbe Stunde lang unter häufigem Umschütteln in ein auf 60° bis 65° erwärmtes Wasserbad. Alsdann bringt man das Probierrohr in Wasser von 15° und läßt es unter häufigem Schütteln 2 Stunden lang darin stehen. Hierauf wird die Masse in einem trockenen Stück Leinwand von etwa 100 qcm Flächeninhalt ausgepreßt und die abgepreßte Flüssigkeit durch ein aus bestem Filtrierpapier gefertigtes Filter von 7 cm Durchmesser filtriert. 5 ccm des Filtrats werden bei 15° in einem trockenen Probierrohr allmählich mit 4 ccm Ammoniakflüssigkeit versetzt; es entsteht ein Niederschlag, der sich beim langsamen Umschwenken wieder klar lösen muß (unzulässige Menge fremder Chinaalkaloide).

Es liegt hier die Kerner-Wellersche Probe vor, die im Prinzip darauf beruht, daß zunächst das Chininsulfat viel schwerer in Wasser löslich ist als die Sulfate der Nebenalkaloide Cinchonin, Chinidin usw. Es wird deshalb nur eine kleine Menge Alkaloid in Lösung gehen, wenn fast reines Chininsalz vorliegt; dagegen wird die Lösung eine um so größere Menge Alkaloide enthalten, je mehr Nebenalkaloide vorhanden sind. Setzt man jetzt Ammoniak allmählich hinzu, so fallen anfangs die freien Basen aus der Lösung aus, lösen sich aber wieder in einem Überschuß von NH_3. Es ist jedoch bemerkenswert (und das ist der zweite wichtige Punkt bei dieser Methode), daß die Nebenalkaloide schwerer in Ammoniak löslich sind als Chinin. Es werden sich deshalb die Salze der Nebenalkaloide, sobald sie in unzulässiger Menge vorhanden sind, dadurch bemerkbar machen, daß sie sich erstens reichlicher in Wasser lösen, daß sie zudem, in Freiheit gesetzt, einer größeren Menge von NH_3 zur Auflösung bedürfen und somit nach der Prüfungsangabe des Arzneibuches mit der vorgeschriebenen Menge Ammoniak eine klare Lösung nicht geben.

Daß hier die Anwendung von völlig verwittertem Chininsulfat vorgeschrieben wird, hat in folgendem seinen Grund: Chinin- und Cinchonidinsulfat kristallisieren zusammen. Unter diesen Umständen gehen bei **Anwendung der unverwitterten Kristalle** relativ kleine Mengen in die wässerige Lösung. Durch das Verwittern und den damit erfolgten Zerfall der Kristalle werden dieselben für Wasser leichter ausziehbar. — Ein exaktes Arbeiten und genaues Innehalten der Vorschrift ist nötig, ebenso die genaue Einstellung des Ammoniaks.

Wie übrigens das Arzneibuch noch vorschreibt, soll die gesamte durch Leinwand abgepreßte Flüssigkeit filtriert und von diesem (gut umgeschüttelten) Filtrat 5 ccm mit NH_3 versetzt werden. Das Filtrierpapier absorbiert nämlich geringe Mengen Alkaloid, hauptsächlich zu Beginn des Filtrierens, so daß man zweckmäßig einen Teil des Gesamtfiltrats als Durchschnittsprobe anwendet.

Man achte bei dieser Probe schließlich genau auf die Abkühlungstemperatur von 15°. Eine Erhöhung der Temperatur von 1° kann einen Mehrverbrauch an Ammoniak von 0,2 bis 0,3 ccm bedingen. Bei dem Zusatz der Ammoniakflüssigkeit am Schluß des Verfahrens wird man zweckmäßig sogleich 3 ccm zufügen, dann nur einzelne Tropfen unter gutem Durchschwenken.

Chininsulfat darf durch Trocknen bei 100° höchstens 16,2 % an Gewicht verlieren und beim Verbrennen höchstens 0,1 % Rückstand hinterlassen.

Über das Trocknen bei 100° siehe S. 19.

Vor Licht geschützt aufzubewahren.

Chininum tannicum. — Chinnintannat.

Gehalt 30 bis 32 % Chinin.

Chininsulfat	2 Teile
Gerbsäure	5 Teile
Ammoniakflüssigkeit	1 Teil
Wasser	131 Teile
Verdünnte Schwefelsäure	nach Bedarf.

Das Chininsulfat wird in 60 Teilen Wasser und möglichst wenig verdünnter Schwefelsäure gelöst. Zu dieser Lösung wird zunächst eine Lösung von 4 Teilen Gerbsäure in 25 Teilen Wasser in kleinen Anteilen, dann eine Lösung von 1 Teil Gerbsäure in 16 Teilen Wasser und 1 Teil Ammoniakflüssigkeit unter Umrühren hinzugefügt. Der entstandene Niederschlag wird nach zwölfstündigem Stehen gesammelt, mit 20 Teilen Wasser ausgewaschen, ausgepreßt und mit 10 Teilen Wasser so lange erwärmt, bis eine durchscheinende, gelbbraune, harzige Masse entstanden ist. Diese wird nach dem Abgießen der Flüssigkeit zunächst bei 30° bis 40°, dann bei 100° unter Lichtabschluß getrocknet und zu einem feinen Pulver zerrieben.

Hierzu teilt Mannheim (Ap. Z. 1912, S. 476 und 486) mit, daß die Vorschriften zur Darstellung und zur Prüfung des Chinin. tannic. nicht miteinander in Einklang zu bringen sind. Während nämlich die Handelspräparate den geforderten Gehalt an Chinin und die verlangte Abwesenheit von Sulfaten aufweisen, zeigt das nach der Vorschrift des Arzneibuches regelrecht dargestellte Präparat drei Abweichungen:

1. Es enthält zu wenig Chinin.
2. Es enthält nicht unbeträchtliche Mengen von Sulfaten.
3. Da es nach der Vorschrift bei 100° getrocknet ist, weist es nie, auch annähernd nicht, die zugelassenen 10 % Feuchtigkeit auf.

Der Verfasser bespricht sodann ausführlich die Vorschrift des D. A. 5. und kommt zu folgendem Schluß: Die Handelspräparate scheinen ein wirkliches Tannat darzustellen, das Arzneibuchpräparat ist aber nicht als einheitliche Substanz, vielmehr als ein Chininsulfattannat anzusehen. Trotzdem sei es zweckmäßig, die Darstellung nicht zu ändern (nur die Menge der zum Lösen des Chininsulfats nötigen H_2SO_4 müßte hinzugefügt werden), weil sie so einfach sei, daß jeder Apotheker leicht danach arbeiten könne, da das Produkt ferner seinen Zweck in der Praxis erfülle. Nur sei dann die Prüfungsvorschrift in folgenden Punkten zu ändern:

1. Die Bestimmung des Chiningehaltes müsse vereinfacht und der verlangte Mindestgehalt von 30 $^0/_0$ auf 27 $^0/_0$ herabgesetzt werden.
2. Statt 10 $^0/_0$ Wasser seien höchstens 1 bis 2 $^0/_0$ zuzulassen.
3. Die Forderung der Abwesenheit von Schwefelsäure müsse gestrichen und dafür die Anwesenheit von Schwefelsäure gefordert werden.

Es verdient hervorgehoben zu werden, daß diesen Forderungen entsprechende Präparate bald nach Erscheinen der Arbeit im Handel erschienen sind.

Gelblichweißes, amorphes, geruchloses Pulver. Chinintannat schmeckt sehr schwach bitter und kaum zusammenziehend. In Wasser ist es nur wenig, etwas mehr in Weingeist löslich. Die Lösungen werden durch Eisenchloridlösung blauschwarz gefärbt.

Wird 1 g Chinintannat mit 50 ccm Wasser und 1 ccm Salpetersäure geschüttelt und die Mischung filtriert, so darf das Filtrat durch Schwefelwasserstoffwasser (Schwermetallsalze) nicht verändert, durch Silbernitratlösung (Salzsäure) und durch Baryumnitratlösung (Schwefelsäure) nicht sofort getrübt werden.

Gehaltsbestimmung. Wird 1 g des bei 100 ^{0} getrockneten Chinintannats mit 5 ccm Wasser gemischt, das Gemisch mit Natronlauge bis zur stark alkalischen Reaktion versetzt und viermal mit je 10 ccm Äther ausgeschüttelt, so müssen nach dem Verdunsten der abgehobenen klaren Ätherschichten und Trocknen des Rückstandes bei 100 ^{0} mindestens 0,3 g Chinin zurückbleiben.

Die Vorschrift zur Gehaltsbestimmung lautet nach Mannheim (siehe oben) ähnlich derjenigen, die er bei Chinin. ferro-citric. gegeben: 1,2 g Chinintannat schüttelt man in einem 150 g-Arzneiglas mit 5 g Wasser an, gibt 60 g Äther und 5 g Natronlauge hinzu und schüttelt 15 Minuten lang gut durch. Nach dem Absetzen zieht man die klare, braune, wässerige Schicht mit einer Pipette ab, verdunstet von dem durch ein Faltenfilter filtrierten Äther 50 g (= 1 g Chinin. tannic.) und trocknet den Rückstand bei 100 ^{0} bis zum konstanten Gewicht. — Bei der Forderung eines Gehaltes von 27 $^0/_0$ Chinin müßte hier ein Rückstand von 0,27 g Chinin bleiben. Über das Trocknen des Präparates siehe bei Chinin. ferro-citric. — Bei sorgfältigem Arbeiten können hier aus Sparsamkeitsgründen die angegebenen Mengen auf die Hälfte gekürzt werden.

Wird das aus einer größeren Menge Chinintannat in gleicher Weise abgeschiedene Chinin durch Lösen in Weingeist, genaues Neutralisieren dieser Lösung mit verdünnter Schwefelsäure und darauffolgendes Verdunsten der Flüssigkeit in Chininsulfat übergeführt, so muß dieses den an Chininsulfat gestellten Anforderungen genügen.

Hierzu bemerkt Mannheim (l. c.): „Durch die Selbstdarstellung erübrigt sich auch die Prüfung des Chinins auf Nebenbasen, die, wie schon bei Chinin. ferro-citric. erwähnt ist, nicht nur mühsam und zeitraubend, sondern für den in der Praxis stehenden Apotheker auch so gut wie undurchführbar ist."

Chinintannat darf durch Trocknen bei 100° höchstens 10% an Gewicht verlieren und beim Verbrennen höchstens 0,2% Rückstand hinterlassen (siehe oben).

Vor Licht geschützt aufzubewahren.

Chloralum formamidatum. — Chloralformamid.

$$CCl_3.CH(OH).NH.CHO, \text{ Mol.-Gew. } 192{,}42.$$

$$CCl_3.C{\overset{H}{\underset{O}{\diagdown}}} \quad + \quad H.CO.NH_2 \quad = \quad CCl_3.C{\overset{H}{\underset{NH.CHO}{\diagup\!\!-OH}}}$$

Aus Chloral und Formamid entsteht Chloralformamid.

Das Präparat steht nach seiner Zusammensetzung dem Chloralhydrat nahe und zeigt entsprechende Reaktionen.

Weiße, glänzende, geruchlose, schwach bitter schmeckende Kristalle. Chloralformamid löst sich in 30 Teilen Wasser und in 2,5 Teilen Weingeist.

Schmelzpunkt 114° bis 115°.

Beim Erwärmen mit Natronlauge gibt Chloralformamid eine trübe, unter Abscheidung von Chloroform sich klärende Lösung. Die Dämpfe der Flüssigkeit bläuen Lackmuspapier.

Die Lösung von 1 g Chloralformamid in 10 ccm Weingeist darf Lackmuspapier nicht röten und durch Silbernitratlösung nicht sofort verändert werden (Salzsäure, Zersetzungsprodukte).

Salzsäure und Zersetzungsprodukte würden sofort eine Reaktion bewirken. Eine allmähliche, nach einiger Zeit bemerkbare Reduktion des $AgNO_3$ darf nicht zu einer Beanstandung führen, da sie naturgemäß eintreten muß.

Chloralformamid darf beim vorsichtigen Erhitzen in offener Schale keine leicht entzündbaren Dämpfe entwickeln (Chloralalkoholat) und muß sich bei stärkerem Erhitzen verflüchtigen, ohne mehr als 0,1% Rückstand zu hinterlassen.

Da Chloralum formamidatum bei einigermaßen starkem Erhitzen bereits an sich entzündbare Dämpfe gibt, auch wenn Chloralalkoholat nicht zugegen ist, kann die hier angegebene Prüfung auf Chloralalkoholat leicht zu Täuschungen führen. Es ist deshalb seltsam, daß die Methode hier beibehalten, bei Chloralhydrat aber (eben wegen dieser Unzuverlässigkeit) verworfen und durch eine andere ersetzt ist. Am einfachsten und sichersten wird hier wie bei Chloralhydrat die Prüfung auf Chloralalkoholat vermittels der „Jodoformprobe" ausgeführt, die am Schluß des Artikels „Chloralhydrat" beschrieben ist. Siehe dort.

Chloralum hydratum. — Chloralhydrat.

$$CCl_3.CH(OH)_2, \text{ Mol.-Gew. } 165{,}40.$$

Der Trichloraldehyd, das Chloral $\left(CCl_3.C{\overset{H}{\underset{O}{\diagdown}}}\right)$ addiert leicht Wasser und

geht dann in das Chloralhydrat über: $CCl_3.C{\overset{H}{\underset{OH}{\diagup\!\!-OH}}}$ Ebenso addiert Trichlor-

aldehyd Alkohol und bildet dann das Chloralalkoholat: $CCl_3.C{\overset{H}{\underset{OC_2H_5}{\diagup\!\!-OH}}}$.

Das letztgenannte Alkoholat ist von der Darstellung her nach ungenügender Reinigung zuweilen im Chloralhydrat vorhanden. Daher nachfolgende Prüfung auf Chloralalkoholat.

Farblose, durchsichtige, trockene, nicht zusammenklebende Kristalle. Chloralhydrat riecht stechend und schmeckt schwach bitter; es ist luftbeständig und löst sich leicht in Wasser, Weingeist und Äther, weniger leicht in Chloroform, Schwefelkohlenstoff und fetten Ölen.

Chloralhydrat soll farblose Kristalle bilden. Es kommt aber vor, daß anfangs tadellose Präparate bei längerer Aufbewahrung gelblich werden und einzelne stärker gefärbte Kristalle aufweisen. Auf unsere Anfrage erklärte eine erste, für dieses Präparat maßgebende Fabrik, daß sie über den Grund der Verfärbung bzw. Zersetzung nichts sagen könne, sie habe aber schon leider öfters die Erfahrung gemacht, daß die besten Arzneibuchpräparate nach einiger Zeit ohne erkennbaren Grund diese Erscheinung zeigen. Demnach bleibt in solchen Fällen nur ein Umtausch übrig. Siehe dazu auch eine entsprechende Mitteilung von W. Zimmermann (Ap. Z. 1919, S. 13).

Beim Erwärmen mit Natronlauge gibt Chloralhydrat eine trübe, unter Abscheidung von Chloroform sich klärende Lösung.

Die Reaktion geht unter Bildung von Chloroform und Natriumformiat in folgender Weise vor sich:

$$CCl_3 \cdot CH(OH)_2 + NaOH = CHCl_3 + HCOONa + H_2O.$$

Chloralhydrat sintert bei 49° und ist bei 53° völlig geschmolzen.

Will man vor der Schmelzpunktsbestimmung das Chloralhydrat trocknen, so muß das mit den ganzen Kristallen geschehen, nicht nach dem Verreiben zu Pulver. Denn das Pulver ist stark hygroskopisch. Wirklich trocknes, frisch zerriebenes Chloralhydrat zeigt übrigens einen höheren Schmelzpunkt als den des D. A. 5, etwa 56° bis 58°.

Die Lösung von 1 g Chloralhydrat in 10 ccm Weingeist darf Lackmuspapier erst beim Trocknen schwach röten und durch Silbernitratlösung nicht sofort verändert werden (Salzsäure, Zersetzungsprodukte). Eine Lösung von 1 g Chloralhydrat in 5 ccm Wasser darf beim Erwärmen nicht nach Benzol riechen. Schüttelt man 0,5 g Chloralhydrat mit 5 ccm Schwefelsäure in einem 3 cm weiten, mit Schwefelsäure gespülten Glasstöpselglase häufig, so darf sich die Schwefelsäure innerhalb 1 Stunde nicht färben (organische Verunreinigungen). Wird 1 g Chloralhydrat in einer Porzellanschale mit 1 ccm roher Salpetersäure übergossen, so darf bei Zimmertemperatur oder bei 3 bis 4 Minuten langem Erwärmen auf dem Wasserbade keine gelbe Färbung auftreten, bei 10 Minuten langem Erwärmen unter sorgfältigem Abschluß vor Staub dürfen sich auch keine gelblichen Dämpfe bilden (Chloralalkoholat).

Diese Prüfung mittels roher Salpetersäure ist eingeführt worden an Stelle der verworfenen früheren Probe mittels Erhitzens, bei der etwa vorhandenes Chloralalkoholat brennbare Dämpfe bilden sollte. Aber auch die jetzige Prüfung mittels Salpetersäure ist nicht unbedingt zu empfehlen. Die gelbe Farbe der rohen Säure stört an sich nicht, sie verschwindet bei reinem Chloralhydrat, wird stärker bei Gegenwart von Chloralalkoholat. Schützt man aber die Flüssigkeit so vor Staub, daß man direkt einen Trichter auf die Schale setzt, so steigen nach Hellriegel (Ap. Z. 1912, S. 362) gelbliche Dämpfe auch dann auf, wenn

kein Chloralalkoholat zugegen ist. Es sind also gewisse Vorsichtsmaßregeln bei dieser Probe zu beobachten. Deshalb wird die übliche Prüfung
auf Alkohol, die Jodoformprobe, am besten auch hier und zwar in folgender Weise ausgeführt: Man fügt zu einer Lösung von 1 g Chloralhydrat in 3 ccm Wasser 3 ccm Kalilauge, erwärmt, filtriert und vermischt
mit Jodlösung (nicht alkoholischer!) bis zur stark gelben Färbung. Nach
einstündigem Stehen dürfen sich keine gelben Kristalle von Jodoform
abscheiden, die auf Anwesenheit von Chloralalkoholat hinweisen würden.

Chloralhydrat darf beim Verbrennen höchstens 0,1 % Rückstand hinterlassen.

Chloroformium. — Chloroform.

$CHCl_3$, Mol.-Gew. 119,39.

Methan   Trichlormethan = Chloroform

Gehalt 99 bis 99,4 % reines Chloroform und 1 bis 0,6 % absoluter Alkohol.

Klare, farblose, flüchtige Flüssigkeit. Chloroform riecht eigenartig, schmeckt
süßlich, ist in Wasser sehr wenig löslich und in jedem Verhältnis löslich in Weingeist, Äther, fetten und ätherischen Ölen.

Chloroform löst sich nicht in jedem Verhältnis in Weingeist, sondern
erst bei Anwendung von 95 %igem und stärkerem Alkohol ist das der Fall.

Spezifisches Gewicht 1,485 bis 1,489.

Siedepunkt 60° bis 62°.

Bei der Wichtigkeit dieses Arzneimittels sind die Prüfungen mit ganz
besonderer Vorsicht auszuführen. Bei der Siedepunktsbestimmung
gehen die ersten, ganz geringen Anteile scheinbar unterhalb 60° über, da
die Apparatur, vor allem das Thermometer, hinreichend durchwärmt
werden muß. Dann aber muß die gesamte Menge innerhalb der vorgeschriebenen Grade übergehen. Über die Apparatur s. S. 12.

Schüttelt man 20 ccm Chloroform mit 10 ccm Wasser und hebt sofort 5 ccm
Wasser ab, so darf dieses Lackmuspapier nicht röten und, wenn es vorsichtig über
eine mit gleichviel Wasser verdünnte Silbernitratlösung geschichtet wird, keine
Trübung hervorrufen (Salzsäure).

Beim Schütteln von Chloroform mit Jodzinkstärkelösung darf weder die Jodzinkstärkelösung gebläut, noch das Chloroform gefärbt werden (Chlor).

Chloroform darf nicht erstickend riechen (Phosgen).

Hier soll also auf Salzsäure, Chlor, Phosgen aus folgenden Gründen
geprüft werden: Reines Chloroform ist nur wenig haltbar, Luft und Licht
erzeugen bald Zersetzungsprodukte. Bei Überschuß von Sauerstoff scheint
die Reaktion so zu verlaufen: $2 CHCl_3 + 5 O = 2 CO_2 + H_2O + 6 Cl$, bei
Mangel an Sauerstoff aber so: $CHCl_3 + O = COCl_2 + HCl$. — Um diese
Zersetzung möglichst zu verhindern, soll erstens das Chloroform vor
Licht geschützt aufbewahrt werden, zweitens einen Zusatz von rund
1 % Alkohol erhalten. Das sind auch sehr wirksame Mittel. Da aber
trotzdem eine Zersetzung eintreten kann, sind diese drei Prüfungen sorgfältigst auszuführen und geben bei entsprechender Aufmerksamkeit ein
zuverlässiges Bild von der Beschaffenheit des Präparates. Denn die Prüfungen auf HCl und Cl sind äußerst empfindlich. Zwar nicht so eindeutig

ist der „erstickende" Geruch nach Phosgen, aber dieses Produkt ergibt beim Schütteln mit Wasser wieder die leicht feststellbare Salzsäure

$$(C \begin{array}{c} \diagup Cl \\ = O \\ \diagdown Cl \end{array} + H_2O = 2\,HCl + CO_2).$$ — Trotzdem also die Prüfungen des D. A. 5 hier ausreichen, sei doch noch für besonders wichtige Fälle die sehr empfindliche Benzidinprobe nach Budde (Ph. Z. 1913, S. 532) mitgeteilt: Fügt man zu etwa 10 ccm Chloroform eine kleine Messerspitze reinen Benzidins hinzu, so sollen sich die Kristalle nach leichtem Bewegen zu einer klaren Flüssigkeit auflösen. Reinstes Chloroform bleibt nach dem Benzidinzusatz (im Dunkeln und vor Luftzutritt geschützt aufbewahrt) noch nach 24 Stunden unverändert. Zersetztes Chloroform verändert sich dagegen sofort, und zwar zeigt Benzidin Phosgen und Salzsäure durch Trübung, Chlor durch Blaufärbung an. — Dazu sagt noch Utz (Ph. Ztrh. 1917, S. 4): Allerdings ist im Handel Benzidin, das sich in reinstem Chloroform mit einer schwach gelblichen Farbe löst. Doch ist diese geringe Färbung nicht zu verwechseln mit der citronengelben Farbe, die durch teilweise zersetztes Chloroform verursacht wird.

Mit Chloroform getränktes bestes Filtrierpapier darf nach dem Verdunsten des Chloroforms nicht riechen. Schüttelt man 20 ccm Chloroform und 15 ccm Schwefelsäure in einem 3 cm weiten, mit Schwefelsäure gespülten Glasstöpselglase häufig, so darf sich die Schwefelsäure innerhalb 1 Stunde nicht färben (organische Verunreinigungen).

Ist bei dieser Prüfungsart auf organische Verunreinigungen mittels Schwefelsäure schon immer darauf hingewiesen worden, daß peinlichste Sauberkeit der Gefäße dabei nötig ist, damit nicht etwaige Verunreinigungen der Gläser eine Unbrauchbarkeit des Präparates vortäuschen, so ist der Hinweis hier ganz besonders geboten. Am Schluß des Versuches beobachte man genau gegen einen weißen Untergrund, ob eine Verfärbung eingetreten. Ist man sich über den Ausfall der Prüfung nicht ganz klar, so muß man zugleich einen blinden Versuch anstellen. Man benutzt also zwei reine Gläschen. In dem einen befindet sich nur die Schwefelsäure, in dem anderen Schwefelsäure + Chloroform. Nach 1 Stunde vergleiche man die Schwefelsäureschichten. — Ganz besonders muß man sich hier davor hüten, daß nicht ein Partikelchen Kork oder sonst organische Substanz in die Flüssigkeit gerät und Färbung herbeiführt!

5 ccm Chloroform dürfen beim Verdunsten auf dem Wasserbade keinen Rückstand hinterlassen.

Narkose-Chloroform (Chloroformium pro narcosi) muß den an Chloroform gestellten Anforderungen genügen, jedoch darf sich beim Schütteln mit Narkose-Chloroform die Schwefelsäure innerhalb 48 Stunden nicht färben.

Schüttelt man 20 ccm Narkose-Chloroform, 15 ccm Schwefelsäure und 4 Tropfen Formaldehydlösung in einem 3 cm weiten, mit Schwefelsäure gespülten Glasstöpselglase häufig, so darf sich die Schwefelsäure innerhalb einer halben Stunde nicht färben (organische Verunreinigungen).

Bei diesem Präparat hat man es oft unliebsam empfunden, daß sich seine Reinheit erst 48 Stunden nach Anfang der Prüfung herausstellen kann, da das Narkose-Chloroform nach obiger Angabe so lange unter Umschütteln mit Schwefelsäure stehen soll. Da zudem die folgende Prüfung mittels Schwefelsäure + Formaldehyd eine äußerst empfindliche ist, so wurde die Meinung ausgesprochen, daß die zweite Prüfung die erste ganz ersetzt, daß man daher mittels Schwefelsäure + Formaldehyd bereits nach $^1/_2$ Stunde zum Resultat kommen kann. Man neigt jetzt mehr und mehr der Ansicht zu, daß die in der Praxis sehr unbequeme Schwefelsäureprobe neben der mit Formalinschwefelsäure fortfallen könne (s. Linke, B. D. Ph. Ges. 1911, S. 188).

Narkose-Chloroform ist sofort nach der Prüfung in braune, fast ganz gefüllte und gut verschlossene Flaschen von höchstens 60 ccm Inhalt abzufüllen und darin aufzubewahren.

Die Forderung, daß das Narkose-Chloroform in fast ganz gefüllten Flaschen von höchstens 60 ccm Inhalt abgefüllt werden muß, ist für die Haltbarkeit des Präparates sehr wichtig (siehe Ap. Z. 1910, S. 247). — Durch besondere Verfügung hat das Kriegsministerium vorgeschrieben, daß Chloroform zu Betäubungszwecken nur in ganz gefüllten 30 ccm-Flaschen mit Glasstopfenverschluß zur Abgabe kommen darf, und daß die Flaschenköpfe mit einem Gelatineleim zu überziehen sind, der, wie folgt, zusammengesetzt ist: Gelatin. alb. 30,0, Glycerin. 20,0, Zinc. oxyd. crud. 10,0, Aq. destill. 100,0. Der Zinkoxydzusatz läßt dabei Undichtigkeiten erkennen, das Glycerin verhindert zu starkes Eintrocknen. — In absehbarer Zeit soll bei solcher Aufbewahrung eine Zersetzung des Chloroforms nicht eintreten.

Chloroform und Narkose-Chloroform sind vor Licht geschützt aufzubewahren.

Chrysarobinum. — Chrysarobin.

Die durch Umkristallisieren aus Benzol gereinigten Ausscheidungen aus den Höhlungen der Stämme von Andira araroba Aguiar.

Chrysarobin ist ein gelbes, leichtes, kristallinisches Pulver, das sich in etwa 300 Teilen siedendem Weingeist und in etwa 45 Teilen Chloroform von 40° bis auf einen geringen Rückstand löst. Streut man Chrysarobin auf Schwefelsäure, so entsteht eine rötlichgelbe Lösung.

Chrysarobin schmilzt beim Erhitzen, stößt gelbe Dämpfe aus und verkohlt wenig.

Wird 0,01 g Chrysarobin mit 20 ccm Wasser gekocht, so bleibt ein geringer, unlöslicher Rückstand. Das Filtrat verändert Lackmuspapier nicht und zeigt eine schwach braunrötliche Färbung, die durch Eisenchloridlösung nicht verändert wird. Wird Ammoniakflüssigkeit mit Chrysarobin geschüttelt, so nimmt die Mischung im Laufe eines Tages eine karminrote Farbe an. Streut man etwa 0,001 g Chrysarobin auf 1 Tropfen rauchende Salpetersäure und breitet die rote Lösung in dünner Schicht aus, so wird sie beim Betupfen mit Ammoniakflüssigkeit violett.

Chrysarobin darf beim Verbrennen höchstens 0,25 % Rückstand hinterlassen.

Von Wichtigkeit für die Prüfung sind besonders die hinreichende Löslichkeit in Chloroform sowie der Aschengehalt. Betreffs der Löslichkeit in Wasser berichtet aber Lefeldt (B. D. Ph. Ges. 1917, S. 164), er habe wiederholt solche Lösungsversuche mit 0,2 g Chrysarobin und 400 g Wasser ausgeführt, aber dabei einen durchschnittlichen Rückstand von nicht weniger als 90 % erhalten!

An den Apotheker tritt oft die Frage heran, wie die lästigen Chrysarobinflecke aus Wäsche usw. zu entfernen sind. Das geschieht (nach Ph. Z. 1910, S. 313) am besten durch Benzol, auch Chloroform oder absoluten Alkohol. Erwärmung des Lösungsmittels steigert die Wirkung.

Cocaïnum hydrochloricum. — Kokainhydrochlorid.

Cocainum hydrochloricum P. I.

$$HCl \cdot N(CH_3)C_7H_{10} \begin{cases} O \cdot CO \cdot C_6H_5 \\ CO \cdot OCH_3 \end{cases} \qquad \text{Mol.-Gew. 339,65.}$$

Das Kokain ist Benzoylmethylecgonin. Daher beim Behandeln mit Schwefelsäure der Geruch nach Benzoesäuremethylester und die anderen unten erwähnten Eigenschaften.

Ansehnliche, farblose, durchscheinende, geruchlose Kristalle, die in Wasser und Weingeist leicht löslich sind. Die Lösungen verändern Lackmuspapier nicht, schmecken bitter und rufen auf der Zunge eine vorübergehende Unempfindlichkeit hervor.

Schmelzpunkt 183°.

Das Verhalten des Salzes beim Schmelzen ist nicht so eindeutig, wie es nach dieser kurzen Angabe erscheint. Erhitzt man nämlich zum Schluß der Bestimmung langsam, wie es das Arzneibuch allgemein vorschreibt, so schmilzt auch ein völlig vorschriftsmäßiges Präparat niedriger als angegeben, bei etwa 180°. Erhitzt man aber schnell, d. h. mit voller Flamme bis zum Schluß, so schmilzt ebendasselbe Produkt erst bei etwa 190°, ja selbst oberhalb 200°. Und zwar erfolgt das Schmelzen unter starker Gasentwicklung und Aufwallen der Schmelze bis zur Höhe der Kapillare. Es liegt hier offenbar ein Zersetzungspunkt (nicht Schmelzpunkt) vor. Bei dieser Zweideutigkeit ist es sehr zweckmäßig, daneben zur Bestimmung der Identität und Reinheit den Schmelzpunkt der isolierten Base nach unten beschriebenem Verfahren zu bestimmen.

In der wässerigen, mit Salzsäure angesäuerten Lösung (1 + 99) ruft Quecksilberchloridlösung einen weißen, Jodlösung einen braunen, Kalilauge einen weißen, in Weingeist und in Äther leicht löslichen Niederschlag hervor. Silbernitratlösung erzeugt in der wässerigen, mit Salpetersäure angesäuerten Lösung einen weißen Niederschlag. — Wird 0,1 g Kokainhydrochlorid mit 1 ccm Schwefelsäure 5 Minuten lang auf etwa 100° erwärmt, so macht sich nach vorsichtigem Zusatz von 2 ccm Wasser der Geruch des Benzoesäuremethylesters bemerkbar, und beim Erkalten findet eine reichliche Ausscheidung von Kristallen statt, die beim Hinzufügen von 2 ccm Weingeist wieder verschwinden. — Ein aus gleichen Teilen Kokainhydrochlorid und Quecksilberchlorür bereitetes Gemisch schwärzt sich beim Befeuchten mit verdünntem Weingeist. — Wird die Lösung von 0,05 g Kokainhydrochlorid in 5 ccm Wasser mit 5 Tropfen Chromsäurelösung versetzt, so entsteht durch jeden Tropfen ein gelber Niederschlag, der sich jedoch beim Umschwenken der Mischung wieder löst; auf Zusatz von 1 ccm Salzsäure findet eine dauernde Ausscheidung des gelben Niederschlags statt. — Wird die Lösung von 0,05 g Kokainhydrochlorid in 2,5 ccm Wasser mit 2 Tropfen Kaliumpermanganatlösung (1 + 99) versetzt, so findet eine Ausscheidung von violett gefärbten Kriställchen statt.

Hier liegt eine besonders große Anzahl von Identitätsprüfungen vor, die wohl nur zum geringsten Teil ausgeführt werden, zumal zweckmäßig noch die erwähnte, unten beschriebene Schmelzpunktsbestimmung der freien Base stattfindet. Am meisten kennzeichnend von obigen Identitätsreaktionen und daher vor allen auszuführen ist die Probe, bei der durch Erwärmen mit Schwefelsäure der charakteristisch riechende Benzoesäuremethylester abgespalten wird. — Die Erklärungen für die Vorgänge bei den Identitätsproben sind folgende: Durch $HgCl_2$ bildet sich eine Quecksilberchlorid-Doppelverbindung, durch Jodlösung ein Perjodid der Base, durch Kalilauge die freie Base, durch $AgNO_3$ wird die

Salzsäure identifiziert. — Beim Erhitzen mit Schwefelsäure werden zunächst Methylalkohol und Benzoesäure abgespalten, worauf sich dann ein Teil der beiden Spaltstücke zu Benzoesäuremethylester verbindet. Die Kristalle, die sich dabei ausscheiden und sich in Weingeist wieder lösen, bestehen aus Benzoesäure. — Nach dem Mischen mit Kalomel und Befeuchten mit verdünntem Weingeist tritt die Reaktion ein: $Hg_2Cl_2 \rightarrow HgCl_2 + Hg$. — Mit Chromsäure bildet sich Kokainchromat, mit Kaliumpermanganat entsprechend Kokainpermanganat. Zu letzterer Reaktion ist aber zu sagen, daß man die Kaliumpermanganatlösung stärker wählen muß (2 + 98) und daß die Kriställchen sich da am besten bilden, wo ohne Umschütteln die Tropfen Kaliumpermanganatlösung in das geneigte Reagenzglas zur Kokainlösung fließen.

Je 0,1 g Kokainhydrochlorid muß sich in 1 ccm Schwefelsäure und 1 ccm Salpetersäure ohne Färbung lösen.

0,1 g Kokainhydrochlorid muß, in 5 ccm Wasser und 3 Tropfen verdünnter Schwefelsäure gelöst, eine Flüssigkeit liefern, die durch 5 Tropfen Kaliumpermanganatlösung violett gefärbt wird. Bei Ausschluß von Staub darf diese Färbung im Laufe einer halben Stunde kaum eine Abnahme zeigen (Cinnamylecgonin).

Das angewandte Glas ist vor der Prüfung besonders zu reinigen. Zur Beurteilung, ob eine Abnahme der Färbung eingetreten, ist am besten ein blinder Versuch (d. h. eine Kaliumpermanganatlösung ohne Kokain) anzusetzen. Der Versuch ist sehr wichtig. (Die Kaliumpermanganatlösung ist hier sehr verdünnt, ergibt deshalb keine kristallinische Ausscheidung.)

Wird die Lösung von 0,1 g Kokainhydrochlorid in 80 ccm Wasser mit 2 ccm eines Gemisches von 1 Teil Ammoniakflüssigkeit und 9 Teilen Wasser ohne Schütteln vorsichtig gemischt, so darf bei ruhigem Stehen innerhalb einer Stunde keine Trübung entstehen. Werden alsdann die Wandungen des Glases mit einem Glasstab unter zeitweiligem kräftigem Umschütteln gerieben, so muß sich das Kokain flockig-kristallinisch ausscheiden, während die Flüssigkeit selbst vollkommen klar bleiben muß (fremde Kokabasen).

Diese Probe nach Mac Lagan bezweckt vor allem den eventuellen Nachweis des Isatropylkokains, das sich im Gegensatz zu den schönen Kristallen des Kokains unter milchiger Trübung ausscheidet. Aber nach der Vorschrift des D. A. 5 gelingt die Prüfung selbst bei bestem Präparat nur nach großer Mühe und auch so nicht einmal regelmäßig. Denn die freie Kokainbase besitzt weitgehend die Eigenschaft, übersättigte Lösungen zu bilden, so daß sie sich sehr häufig nicht ausscheidet, trotz kräftigen Umschüttelns und Reibens mit einem Glasstabe. Man kommt aber ganz einfach zum Ziel, wenn man nur die Reihenfolge der Zusätze ändert: Man wiegt in ein besonders mit Schwefelsäure gereinigtes Kölbchen (am besten mit Glasstopfen; 100 g „Jodkölbchen") 80 g Wasser, setzt dann 5 Tropfen Ammoniakflüssigkeit hinzu und nach Umschwenken die 0,1 g Kokainhydrochlorid in Substanz. Schüttelt man nunmehr 1 bis 2 Minuten lang kräftig, so wird man bei gutem Präparat mit Gewißheit die Ausscheidung der schönen Kristalle, der freien Base, aus völlig klarer Lösung konstatieren können. (Die Reaktion gelingt auf diese Weise wahrscheinlich so leicht, weil das Kokainhydrochlorid in Spuren freie Base enthält, die hier „impfend" wirkt; vielleicht ist die Ursache auch darin zu suchen, daß auf diese Weise die Base in einzelnen Tröpfchen, also größeren Partikelchen ausfällt.)

Da man auf diese Weise bereits die freie Base isoliert hat, bereitet es ungemein wenig Mühe, die Kristalle abzufiltrieren, ein wenig auszuwaschen und bei niederer Temperatur (etwa 50°) zu trocknen, um den Schmelzpunkt bestimmen zu können, der charakteristisch zwischen 97,5° und 98° liegen muß. So hat man wieder einen ungemein wichtigen Hinweis auf Identität und Reinheit.

Kokainhydrochlorid darf durch Trocknen bei 100° kaum an Gewicht verlieren und beim Verbrennen höchstens 0,1% Rückstand hinterlassen.

Codeïnum phosphoricum. — Kodeinphosphat.

$$C_{17}H_{17}NO(OH)(OCH_3).H_3PO_4.2\,H_2O, \quad \text{Mol.-Gew. } 433,2.$$

Wie das Dionin ein Äthylmorphin, so ist das Kodein ein Methylmorphin, d. h. die Phenolgruppe des Morphins ist beim Kodein methyliert. Ausführlicheres siehe bei Morphin.

Feine, weiße Nadeln oder ansehnliche Kristalle. Kodeinphosphat schmeckt bitter und löst sich in annähernd 3,2 Teilen Wasser, schwerer in Weingeist. Die wässerige Lösung rötet Lackmuspapier schwach.

0,01 g Kodeinphosphat gibt mit 10 ccm Schwefelsäure eine farblose oder vorübergehend blaßrötliche Lösung.

Diese Prüfung ist neben Identitäts- zugleich Reinheitsprobe. Denn eine beständige rötliche Färbung würde Anwesenheit von Narcein, Narkotin oder anderen fremden Opiumbasen anzeigen. Hierzu ist aber noch zu bemerken, daß die angewendete Schwefelsäure völlig frei von Selenverbindungen sein muß, da Kodeinsalz als empfindlichstes Reagens auf solche Verunreinigungen mit selenhaltiger Schwefelsäure eine Grünfärbung ergibt, die allmählich in Blau übergeht. Siehe näheres bei Acidum sulfuricum. Beobachtet man hier also derartige Färbungen, suche man zunächst die Schuld bei der Säure!

Setzt man 1 Tropfen Eisenchloridlösung hinzu, so färbt sich die Lösung beim Erwärmen blau. Die blaue Farbe der erkalteten Lösung geht durch Zusatz von 1 Tropfen Salpetersäure in eine tiefrote über.

Die zuletzt erwähnte tiefrote Farbe erklärt sich dadurch, daß Schwefelsäure das Kodein zum Teil in Apomorphin überführt, welch letzteres diese tiefrote Färbung mit Salpetersäure ergibt.

In der wässerigen Lösung $(1 + 19)$ ruft Silbernitratlösung einen gelben Niederschlag hervor, der in Salpetersäure löslich ist.

Der in Salpetersäure lösliche gelbe Niederschlag ist Silberphosphat. Mit dieser Identitätsprobe erledigt sich übrigens die spätere Prüfung auf Salzsäure.

Werden 5 ccm der wässerigen Lösung $(1 + 19)$ mit 1 ccm Kalilauge versetzt, so tritt zunächst nur eine weißliche, durch kleine ölartige Tröpfchen bewirkte Trübung ein; nach längerem Stehen erfolgt eine reichliche Ausscheidung von farblosen, prismatischen Kristallen.

Die Kristalle bestehen aus der freien Base Kodein, die sich, da ihre Phenolgruppe methyliert ist, im Gegensatz zu Morphin (siehe dort) in überschüssigem KOH nicht löst. Kodein besitzt aber auch die Eigenschaft (wie Kokain), übersättigte Lösungen zu bilden, so daß die Ausscheidung der schönen Kristalle erst nach Stunden eintritt. Man kann den Vorgang etwas beschleunigen durch starkes Kühlen und zeitweises Schütteln.

Die mit 1 Tropfen Eisenchloridlösung versetzte Lösung eines Körnchens Kaliumferricyanid in 10 ccm Wasser darf durch 1 ccm der wässerigen Lösung 1 + 99) nicht sofort blau gefärbt werden (Morphinsalze).

Morphin reduziert stark und bewirkt so bei Gegenwart von Kaliumferricyanid und Eisenchlorid eine Blaufärbung. Kodein reduziert viel schwächer (siehe bei Morphin).

Die wässerige, mit Salpetersäure angesäuerte Lösung (1 + 19) darf durch Silbernitratlösung nicht verändert (Salzsäure), durch Baryumnitratlösung nicht sofort getrübt werden (Schwefelsäure).

Kodeinphosphat darf durch Trocknen bei 100° nicht mehr als 8,5 und nicht weniger als 8,2 °/₀ an Gewicht verlieren.

Nach obiger Formel müßte das Kodeinphosphat theoretisch 8,31 °/₀ Kristallwasser enthalten. Doch ist bemerkenswert, daß die Handelspräparate nicht unbedeutend weniger Wasser besitzen. Früher kam das Präparat mit dem vorgeschriebenen Wassergehalt in den Verkehr. Doch war es dann feucht, auf der Verpackung bildeten sich Schimmelpilze, die bald die ganze Ware unansehnlich machten und ihr einen unangenehmen, dumpfigen Geruch erteilten. Deshalb schrieb uns ein maßgebender Fabrikant: „Es zeigte sich, daß höchstens bis 7 °/₀ Wasser zulässig sind, wenn das Präparat in lagerfähiger Beschaffenheit zur Ablieferung kommen soll. Ich habe mehrfach Proben mit Konkurrenzwaren gemacht und gefunden, daß solche ebenfalls nur 6 bis 7 °/₀ Feuchtigkeitsgehalt aufzuweisen hatten." Nach unseren Erfahrungen können wir diese Behauptung bestätigen.

Coffeïnum. — Koffein.

$$CH_3.N.CO$$
$$OC \quad C.N.CH_3 \quad .H_2O$$
$$\qquad \qquad >CH$$
$$CH_3.N.C.N$$

Mol.-Gew. 212,14.

Weiße, glänzende, biegsame Nadeln. Koffein löst sich in 80 Teilen Wasser, in 50 Teilen Weingeist und in 9 Teilen Chloroform; in Äther ist es wenig löslich. Die wässerige Lösung ist farblos, reagiert neutral und schmeckt schwach bitter. Die Lösung von 1 Teil Koffein in 2 Teilen siedendem Wasser erstarrt beim Erkalten zu einem Kristallbrei. An der Luft verliert Koffein einen Teil seines Kristallwassers; bei 100° wird es wasserfrei. Bei wenig über 100° beginnt es sich in geringer Menge zu verflüchtigen und sublimiert bei 180°. Schmelzpunkt 234° bis 235°.

Gerbsäurelösung ruft in der wässerigen Lösung einen starken Niederschlag hervor, der sich jedoch in einem Überschusse des Fällungsmittels wieder löst. Wird eine Lösung von 1 Teil Koffein in 10 Teilen Chlorwasser auf dem Wasserbad eingedampft, so hinterbleibt ein gelbroter Rückstand, der sich bei sofortiger Einwirkung von wenig Ammoniakflüssigkeit schön purpurrot färbt.

Bei der Ausführung der zuletzt genannten wichtigen Identitätsprüfung, der sogenannten Murexidreaktion, macht sich die Tatsache störend bemerkbar, daß nur starkes, frisches Chlorwasser, das nicht immer vorhanden, glatt die gewünschte Reaktion gibt. Deshalb arbeitet man nach Emil Fischer viel besser, indem man sich aus $KClO_3$ und

HCl frisch das nötige Chlor zur Reaktion bereitet. E. Richter (Ap. Z. 1913, S. 19) läßt die Probe in folgender sehr praktischer Weise ausführen: ca. 0,05 g Koffein dampft man mit 0,1 g Kaliumchlorat und 2 Tropfen Salzsäure auf einem Uhrglase zur Trockne ein und läßt dann 1 Tropfen Liq. Ammonii caust. zufließen, worauf die schöne Purpurfarbe sofort eintritt.

Die kalt gesättigte wässerige Lösung darf durch Chlorwasser oder Jodlösung nicht getrübt, durch Ammoniakflüssigkeit nicht gefärbt werden; in 1 ccm Schwefelsäure und in 1 ccm Salpetersäure muß sich je 0,1 g Koffein ohne Färbung lösen (Alkaloide).

Diese Prüfungen zielen wieder auf Morphin, Brucin, Salicin usw. hin. Eine Färbung der Schwefelsäure könnte auch durch ,,organische Substanzen'' hervorgerufen sein, doch ist dabei wieder sorgsam auf Reinheit der Gefäße zu achten. (Siehe S. 20.)

Koffein muß sich beim Erhitzen ohne Verkohlung verflüchtigen und darf höchstens 0,1 % Rückstand hinterlassen.

Coffeïnum-Natrium salicylicum. — Koffein-Natriumsalicylat.

Der Name ist aus Coffeïno-Natrium salicylicum in Coffeïnum-Natrium salicylicum verwandelt worden, weil damit angedeutet werden soll, daß es sich nicht um eine Doppelverbindung, sondern um ein Gemisch handelt. Für letztere Tatsache spricht der Umstand, daß sich das Koffein leicht und glatt durch Lösungsmittel wie Chloroform herauslösen läßt. Manche Autoren nehmen hier freilich eine ,,komplexe Verbindung'' an (s. Ap. Z. 1919, S. 317).

Gehalt 43,8 % Koffein.

Weißes, amorphes Pulver oder eine weiße, körnige Masse. Koffein-Natriumsalicylat ist geruchlos, schmeckt süßlich bitter und löst sich in 2 Teilen Wasser und in 50 Teilen Weingeist. Die Lösungen reagieren neutral oder doch nur schwach sauer.

Beim Erhitzen in einem engen Probierrohr entwickelt Koffein-Natriumsalicylat weiße, nach Karbolsäure riechende Dämpfe und gibt einen kohlehaltigen, mit Säuren aufbrausenden Rückstand, der die Flamme gelb färbt.

Diese Identitätsprobe beruht darauf, daß sich das salicylsaure Natrium unter Bildung von Phenol zersetzt, dann kohlensaures Natron ergibt, das mit Säuren aufbraust.

Die wässerige Lösung (1 + 9) scheidet auf Zusatz von Salzsäure weiße, in Äther lösliche Kristalle ab; durch Eisenchloridlösung wird die wässerige Lösung, selbst bei starker Verdünnung (1 + 999), blauviolett gefärbt.

(Identifizierung der Salicylsäure.)

Wird Koffein-Natriumsalicylat mit Chloroform erwärmt, so hinterläßt die filtrierte Flüssigkeit beim Verdunsten einen kristallinischen Rückstand, der das Verhalten des Koffeins zeigt.

Die wässerige Lösung (1 + 4) muß farblos sein; nach einigem Stehen darf sie sich höchstens schwach rötlich färben.

Die zugelassene schwach rötliche Färbung wird eventuell durch Anwesenheit geringster Spuren von Eisen verursacht. Hierzu bemerkt noch Bohrisch (Ph. Ztrh. 1923, S. 364): Bei dieser Prüfung hat man sich besonders zu vergewissern, ob die konzentrierte wässerige Lösung alkalisch reagiert. Ein alkalisch reagierendes Präparat ist unbedingt zu verwerfen, da sich die Lösung in diesem Falle nach einiger Zeit infolge von Zersetzungsvorgängen dunkel färbt und dann nicht mehr zu verwenden ist. Eine schwache Gelbfärbung der konzentrierten Lösung besagt an und für sich nichts. Hauptsache ist, daß solche Lösung infolge alkalischer Reaktion nicht (eventuell erst nach Tagen) nachdunkelt.

0,1 g Koffein-Natriumsalicylat muß sich in 1 ccm Schwefelsäure ohne Aufbrausen und ohne Färbung lösen (Natriumcarbonat, Zucker). Die wässerige Lösung (1 + 19) darf durch Schwefelwasserstoffwasser (Schwermetallsalze) und durch Baryumnitratlösung (Schwefelsäure) nicht verändert werden. 2 ccm der Lösung (1 + 19) dürfen, mit 3 ccm Weingeist versetzt und mit Salpetersäure angesäuert, durch Silbernitratlösung (Salzsäure) nicht verändert werden.

Diese Prüfung auf HCl wird wie bei Natrium salicylicum mit Hilfe von Weingeist angestellt, damit dieser die freiwerdende Salicylsäure in Lösung hält.

Gehaltsbestimmung. Wird die Lösung von 1 g Koffein-Natriumsalicylat in 5 ccm Wasser viermal mit je 5 ccm Chloroform ausgeschüttelt, so müssen nach dem Verdunsten des Chloroforms und Trocknen des Rückstandes bei 100° mindestens 0,4 g Koffein hinterbleiben.

Diese Gehaltsbestimmung ist nicht empfehlenswert, sie liefert zu niedrige Werte. Nach Lehmann und Müller (Ap. Z. 1911, S. 647) verfährt man in bequemer und zugleich exakter Weise folgendermaßen: In einer 50 g-Flasche löst man 1 g des Präparates in 5 ccm Wasser, gibt zu der Lösung 40 g Chloroform, sodann 5 g offizineller Natronlauge und schüttelt 5 Minuten lang kräftig durch. Darauf setzt man 1,0 g Traganth hinzu, läßt nach weiteren 20 Schüttelstößen 5 Minuten lang stehen und gießt 35 g Chloroformlösung in einen gewogenen Kolben ab. (Erhält man durch den großen Traganthzusatz nicht 35 g Chloroformlösung, sondern weniger, so nimmt man diese geringere, genau gewogene Menge in Arbeit und geht davon bei der späteren Berechnung aus.) Alsdann verdunstet man das Chloroform auf dem Wasserbade, trocknet den Rückstand eine halbe Stunde lang im Trockenschrank, läßt im Exsikkator erkalten und wägt. — (Bei sorgfältiger Arbeit kann man die Gewichtsmengen bei dieser Bestimmung auf die Hälfte reduzieren.)

Berechnungsbeispiel: Angenommen, der Rückstand betrage 0,368 g; dann waren in 35 g angewandter Chloroformlösung enthalten 0,368 g Koffein und 35 − 0,368 = 34,632 g Chloroform. Demnach auf 40 g Chloroform berechnet:

$$0,368 : 34,632 = x : 40. \qquad x = 0,425.$$

In 1 g Präparat waren also enthalten 0,425 g Koffein, entsprechend 42,5 % Koffein.

Koffein-Natriumsalicylat darf durch Trocknen bei 100° höchstens 5 % an Gewicht verlieren.

Collodium. — Kollodium.

Kollodium ist eine farblose oder nur schwach gelblich gefärbte, neutral reagierende, sirupdicke Flüssigkeit, die in dünner Schicht nach dem Verdunsten des Ätherweingeistes ein farbloses, fest zusammenhängendes Häutchen hinterläßt.

Gehaltsbestimmung. Erwärmt man 10 g Kollodium auf dem Wasserbad und setzt tropfenweise unter beständigem Rühren 10 ccm Wasser hinzu, so scheiden sich gallertige Flocken ab. Dampft man diese Mischung auf dem Wasserbad ein und trocknet den Rückstand bei 100^0, so muß sein Gewicht mindestens 0,4 g betragen.

Es empfiehlt sich, das Wasser zu dem auf dem Wasserbade befindlichen Kollodium warm zuzugeben.

Colophonium. — Kolophonium.

Das vom Terpentinöl befreite Harz verschiedener Pinusarten. Glasartige, durchsichtige, oberflächlich bestäubte, großmuschelig brechende, in scharfkantige Stücke zerspringende, gelbliche oder hellbräunliche Stücke, die im Wasserbade zu einer zähen, klaren Flüssigkeit schmelzen und bei stärkerem Erhitzen schwere, weiße, aromatisch riechende Dämpfe ausstoßen.

Säurezahl 151,5 bis 179,6.

Kolophonium löst sich langsam in 1 Teil Weingeist und in 1 Teil Essigsäure. In Natronlauge, Äther, Chloroform, Schwefelkohlenstoff und Benzol ist Kolophonium völlig, in Petroleumbenzin nur zum Teil löslich. Die weingeistige Lösung rötet Lackmuspapier.

Zur Bestimmung der Säurezahl löst man 1 g gepulvertes Kolophonium bei Zimmertemperatur in 25 ccm weingeistiger N/2-Kalilauge und versetzt die Lösung nach Zusatz von 1 ccm Phenolphthaleïnlösung sofort mit N/2-Salzsäure bis zur Entfärbung, wozu 18,6 bis 19,6 ccm verbraucht werden müssen.

Über die Löslichkeitsverhältnisse des Kolophoniums berichtet Frerichs (Ap. Z. 1917, S. 202): Je nach der Herkunft des Produktes mögen Unterschiede stattfinden. Aber der Autor fand bei seinem Material, daß 1 g Kolophonium sich in 5 ccm Chloroform klar löst, in 5 ccm Äther fast klar, in 5 bis 10 ccm Schwefelkohlenstoff oder Benzol nicht völlig. In der starken offizinellen Natronlauge löst es sich überhaupt nicht, dagegen 1 g Harz völlig in einer Mischung von 1 ccm Natronlauge und 4 ccm Wasser beim Erhitzen. Eine Trübung dieser Lösung zeigt unverseifbare Bestandteile an, wenn diese in größerer Menge vorhanden.

Cortex Chinae. — Chinarinde.

Gehalt mindestens $6,5\%$ Alkaloide von der Zusammensetzung $C_{20}H_{24}O_2N_2$ (Chinin) und $C_{19}H_{22}ON_2$ (Cinchonin), durchschnittliches Mol.-Gew. 309.

Die quantitative Alkaloidbestimmung nach dem Arzneibuch ist hier fortgelassen, weil sie für die Praxis ungeeignet erscheint. Dafür tritt die abgekürzte Methode ein, deren Prinzip ausführlich im Allgemeinen Teil, S. 61 geschildert wurde. Siehe zunächst dort und über den angewendeten Indikator Methylrot auf S. 43. Die Vorschrift, aufgebaut auf dem bewährten Verfahren nach Fromme, lautet:

2,5 g feines oder grobes lufttrockenes Pulver, 2 g Salzsäure (25%), 20 ccm destilliertes Wasser werden in einer Arzneiflasche oder in einem Erlenmeyerkolben von 150 g Inhalt 10 Minuten lang auf dem Dampfbade erhitzt. Nach dem Erkalten fügt man 30 g Äther und 15 g Chloroform hinzu, schüttelt einmal kräftig durch, übersättigt mit 5 g Natronlauge (15%) und schüttelt nunmehr das Gemisch 10 Minuten lang anhaltend und kräftig.

Hierauf werden 3 g Traganthpulver zugesetzt, worauf noch einmal so lange kräftig geschüttelt wird, bis sich die ätherische Schicht völlig

geklärt hat. Von dem Äther-Chloroformgemisch werden nunmehr 36 g
(entsprechend 2 g Rinde) in einen Erlenmeyerkolben klar abgegossen.
Nach Abdestillieren des Äther-Chloroformgemisches bis auf einen geringen Rest versetzt man den Rückstand mit 5 g Weingeist und dampft
zur Trockne ab, indem man den Kolben in das siedende Wasser des Wasserbades hängt. Dann löst man den Rückstand nochmals in 5 g Weingeist,
fügt 10 ccm N/10-Salzsäure, 100 ccm Wasser und 4 Tropfen Methylrotlösung hinzu und läßt N/10-Kalilauge bis zum Eintritt des Farbenumschlages in Gelb hinzufließen. Hierzu dürfen höchstens 5,8 ccm N/10-
Kalilauge erforderlich sein, so daß wenigstens 4,2 ccm N/10-Salzsäure
zur Sättigung der in 2 g Chinarinde vorhandenen Chinabasen verbraucht
werden, was einem Mindestgehalt von 6,5 $^0/_0$ Alkaloiden entspricht (1 ccm
N/10-Salzsäure = 0,0309 g Chinaalkaloide).

Ausrechnung: 1 ccm N/10 - HCl = 0,0309 g Chinaalkaloide.

Die von 2 g Cort. Chinae verbrauchten 4,2 ccm N/10 HCl = 0,12978 g
Chinaalkaloide. Folglich enthalten 100 g Cort. Chinae das Fünfzigfache
= rund 6,5 g Chinaalkaloide.

Zwecks Ersparnis an den kostspieligen Materialien können die in vorstehender Vorschrift angegebenen Gewichtsmengen bei sorgfältiger Arbeit auf die Hälfte gekürzt werden. Über die dann zu beobachtenden besonderen Vorsichtsmaßregeln s. S. 86.

Cortex Granati. — Granatrinde.

Gehalt mindestens 0,4 $^0/_0$ Granatrindenalkaloide, durchschnittliches Mol.-Gew.
148.

Wird 1 Teil zerkleinerte Granatrinde eine Stunde lang mit 100 Teilen schwach
angesäuertem Wasser bei Zimmertemperatur ausgezogen, so liefert sie einen gelben
Auszug, der sich mit wenigen Tropfen Eisenchloridlösung schwarzblau färbt;
wird der Auszug mit der fünffachen Menge Kalkwasser versetzt, so färbt er sich
gelbrot und trübt sich, wird aber später unter Abscheidung orangeroter Flocken
farblos.

Die empfehlenswerte Alkaloidbestimmung nach Keller-Fromme
lautet (unter Anwendung des Indikators Methylrot) folgendermaßen:

3,5 g lufttrockenes Rindenpulver (mittelfein) und 35 g Äther werden
in einer Arzneiflasche von 75 g Inhalt nach kräftigem Umschütteln mit
4 g Natronlauge (15 $^0/_0$) versetzt und eine halbe Stunde lang unter häufigem kräftigem Umschütteln stehen gelassen. Dann wird von dem
Äther soviel als möglich durch ein Bäuschchen fettfreier Watte rasch
in eine Arzneiflasche gegossen, die noch trübe Flüssigkeit mit ca. 5 Tropfen Wasser kräftig durchgeschüttelt und der Ruhe überlassen. Nach
völliger Klärung werden 25 g (= 2,5 g Rinde) in einen zuvor mit Salzsäure und dann mit Wasser sorgfältig gereinigten Schütteltrichter klar
abgegossen und mit 3 ccm N/10-Salzsäure und 30 ccm Wasser kräftig
durchgeschüttelt. Die wässerige Lösung läßt man nach völliger Klärung
ab und schüttelt die ätherische Lösung im Scheidetrichter noch zweimal
mit je 60 ccm Wasser aus. Die vereinigten sauren wässerigen Flüssigkeiten versetzt man dann mit 4 Tropfen Methylrotlösung und läßt vorsichtig N/10-Kalilauge bis zum Umschlag in Gelb hinzufließen. Hierzu

dürfen höchstens 2,3 ccm N/10-Kalilauge verbraucht werden, so daß wenigstens 0,7 ccm N/10-Salzsäure zur Sättigung der in 2,5 g Rinde vorhandenen Alkaloide verbraucht werden, was einem Mindestgehalt von rund $0,4\,^0/_0$ Alkaloiden entspricht (durchschnittliches Mol.-Gew. der Granatrindenalkaloide Pelletierin, Methylpelletierin, Pseudopelletierin, Isopelletierin 148; folglich 1 ccm N/10 - HCl = 0,0148 g dieser Alkaloide).

Berechnung: Vorgelegt waren 3 ccm N/10-HCl, zur Rücktitration verbraucht 2,3 ccm N/10-KOH, also gebunden 0,7 ccm N/10-HCl, entsprechend $0,7 \times 0,0148 = 0,01036$ g Alkaloide in 2,5 g Rinde. Daraus folgt ein Alkaloidgehalt von $40 \times 0,01036 =$ rund $0,4\,^0/_0$.

Cresolum crudum. — Rohes Kresol.

Das Rohkresol besteht im wesentlichen aus den 3 Isomeren

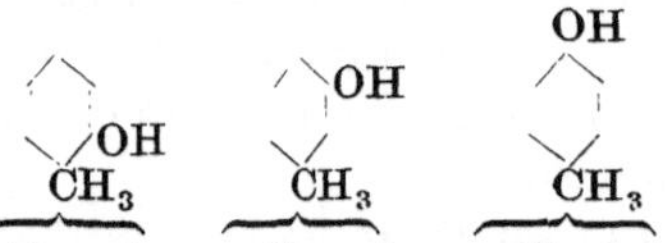

o-Kresol   m-Kresol   p-Kresol

Gehalt mindestens $50\,^0/_0$ m-Kresol ($C_6H_4(CH_3)OH$[1,3], Mol.-Gew. 108,06).

Klare, gelbliche oder gelblichbraune, bei der Aufbewahrung dunkler werdende, brenzlich riechende, neutral reagierende Flüssigkeit, die in viel Wasser bis auf wenige Flocken, in Weingeist und Äther völlig löslich ist.

Unterwirft man 50 g rohes Kresol aus einem Destillierkölbchen von ungefähr 70 ccm Inhalt der Destillation, so müssen mindestens 46 g zwischen 199° und 204° übergehen.

Während sonst bei Siedepunktsbestimmungen nur bestimmte Grenzzahlen angegeben sind, es z. B. bei Aether aceticus heißt „Siedepunkt 74° bis 77°" oder bei Aether bromatus „Siedepunkt 38° bis 40°", ist hier vorgeschrieben, daß zwischen 199° und 204° von 50 g Rohkresol mindestens 46 g übergehen sollen. Es müssen also in den Fraktionierkolben 50 g Rohkresol gewogen, dann nach Erhitzen die vor 199° übergehenden Anteile verworfen und die zwischen 199° und 204° übergehenden Kresole in einem tarierten Becherglas aufgefangen und gewogen werden. Ihre Menge soll mindestens 46 g betragen. Die Bedeutung dieser Forderung liegt in folgendem: Das Rohkresol besteht, wie oben erwähnt, im wesentlichen aus den drei Isomeren, dem o-, m- und dem p-Kresol, von denen das o-Kresol als das wenigst wirksame, das m-Kresol als das wirksamste angesehen wird. Deshalb soll das Cresolum crudum möglichst wenig o-Kresol und möglichst viel, mindestens $50\,^0/_0$ m-Kresol enthalten. Diese Forderung ist deshalb nicht allzuschwer zu erfüllen, weil das reine o-Kresol bei 190,8° siedet, das reine p-Kresol erst bei 201,8°, das reine m-Kresol bei 202,8°. Wird deshalb das Rohkresol wiederholt fraktioniert, und die ersten Anteile, die hauptsächlich aus o-Kresol bestehen, zu anderer Verwertung (für Desinfektionszwecke usw.) besonders aufgefangen, so bildet die höher siedende Fraktion, hauptsächlich bestehend aus einem Gemisch von m- und p-Kresol, das Rohkresol des Arzneibuches.

Schüttelt man 10 ccm rohes Kresol mit 50 ccm Natronlauge und 50 ccm Wasser in einem Meßzylinder von 200 ccm Inhalt, so dürfen nach halbstündigem Stehen

nur wenige Flocken ungelöst bleiben (Naphthalin). Setzt man dann 30 ccm Salzsäure und 10 g Natriumchlorid hinzu, schüttelt und läßt darauf ruhig stehen, so
sammelt sich die ölartige Kresolschicht oben an; sie muß mindestens 9 ccm betragen.

Wird das Kresol mit der verdünnten Natronlauge geschüttelt, so
lösen sich die Kresole als Kresolate auf, während Naphthalin und andere
Kohlenwasserstoffe, selbst wenn sie sich zunächst bei der auftretenden
Reaktionswärme lösen, nach halbstündigem Stehen und damit eintretender Abkühlung wieder zur Ausscheidung kommen. Es stellt sich aber
in der Praxis als nicht eindeutig genug heraus, daß es hier heißt, es sollen
„nur wenige Flocken ungelöst bleiben". Sollen diese wenigen Flocken
aus Naphthalin bestehen, so sind damit ganz geringe Spuren dieses
Stoffes gestattet. Diese ungenaue Angabe hat schon oft zu Meinungsverschiedenheiten Anlaß gegeben, da von einer Seite die geringsten
Spuren Naphthalin (auch nur durch den Geruch erkennbar) beanstandet,
von der anderen Seite zugelassen wurden. Da in der letzten Zeit im Handel öfters Präparate angetroffen werden, die, mit Natronlauge behandelt,
nach einer halben Stunde eine fast klare Lösung geben, wird man an ein
gutes Präparat mit Recht die Anforderung stellen können, daß es, in der
vorgeschriebenen Weise behandelt, nach einer halben Stunde eine vollständige, höchstens schwach opalisierende Lösung ergibt.

Setzt man nunmehr zu dieser alkalischen Lösung Salzsäure im Überschuß, so wird das Kresol wieder abgeschieden, das sich, durch Natriumchlorid „ausgesalzen", an der Oberfläche sammelt. Es liegt hier eine hinreichend genaue quantitative Bestimmung der Kresole vor. Denn während trotz des Kochsalzes ein kleiner Teil der Kresole in der Salzlösung
gelöst bleibt, enthält das ausgeschiedene Kresol wiederum eine etwa
gleiche Menge Wasser, so daß sich diese beiden Fehler ungefähr aufheben.
Enthielt das untersuchte Kresol zuviel Wasser, so beträgt die Kresolschicht weniger als 9 ccm. Doch ist zu bedenken, daß bei einem so großen
Wassergehalt das Rohkresol kaum klar sein würde. — Es ist aber hier
zu beachten: Der vom D. A. 5 angegebene Überschuß der zuzusetzenden
Salzsäure ist nur gering. Hat man nicht genau die Mengen Säure oder
Lauge abgemessen, kann es vorkommen, daß nicht genug HCl vorhanden,
daß also ein Rest der Kresole noch an Alkali gebunden. Deshalb ist vor
dem Ablesen zum Schluß zu prüfen, ob die Reaktion auch sauer!

Eine Mischung von 5 ccm der so abgeschiedenen Kresole und 300 ccm Wasser
muß sich mit 0,5 ccm Eisenchloridlösung blauviolett färben.

Eine Identitätsbestimmung der abgeschiedenen Kresole, die natürlich
auch mit weit kleineren Mengen ausführbar ist.

Gehaltsbestimmung. In einem weithalsigen Kolben von etwa 1 Liter Inhalt
erhitzt man 10 g rohes Kresol und 30 g Schwefelsäure eine Stunde lang auf dem
Wasserbade. Das Gemisch kühlt man auf Zimmertemperatur ab, fügt 90 ccm rohe
Salpetersäure hinzu und löst sofort durch behutsames Umschwenken. Nach Beendigung der nach etwa einer Minute eintretenden, heftig verlaufenden Reaktion
läßt man den Kolben noch 15 Minuten lang stehen, gießt dann den Inhalt in eine
Porzellanschale, die 40 ccm Wasser enthält, und spült den Kolben mit ebensoviel
Wasser nach. Nach 2 Stunden zerkleinert man die entstandenen Kristalle mit
einem Pistill, bringt sie auf ein Saugfilter und wäscht in kleinen Anteilen mit
100 ccm Wasser, die man vorher zum Ausspülen des Kolbens und der Schale benutzt hat, nach. Die Kristalle werden mit dem Filter 2 Stunden lang bei 100° ge

trocknet und nach dem Erkalten gewogen, wobei man ein Filter von gleicher Größe als Gegengewicht benutzt. Die Menge des so erhaltenen Trinitro-m-Kresols muß mindestens 8,7 g betragen; sein Schmelzpunkt darf nicht unter 105° liegen.

Schon oben ist erwähnt, daß das m-Kresol als das wirksamste der drei Isomeren angesehen wird. Es ist deshalb die m-Kresolbestimmung nach Raschig eingeführt, die auf folgenden Tatsachen beruht: Wird ein Gemisch der drei Isomeren erst mit Schwefelsäure sorgfältig nach Vorschrift behandelt, somit sulfuriert, und dann mit starker Salpetersäure versetzt, so verbrennen o- und p-Kresol vollständig, während m-Kresol zum großen Teil in Trinitro-m-Kresol übergeführt wird, das schöne gelbe Kristalle bildet. Und zwar erfolgt die Bildung dieser gelben Kristalle bei guten Präparaten, die nicht zuviel Verunreinigungen enthalten, in ganz bestimmtem Verhältnis. Raschig hat bei Hunderten von Analysen festgestellt, daß, wenn er bei Anwendung von 10 g Kresol die so erhaltene Menge Trinitro-m-Kresol durch den Faktor 1,74 dividiert und dann mit 10 multipliziert, direkt der Prozentgehalt an m-Kresol resultiert. Beträgt also nach der Mindestforderung des D. A. 5 das Gewicht des gewonnenen Trinitro-m-Kresols 8,7 g, so bedeutet das einen m-Kresolgehalt von $\frac{8,7 \times 10}{1,74} = 50\,\%$.

Zur Ausführung ist folgendes zu bemerken: Hat man das Rohkresol die vorgeschriebene Zeit mit Schwefelsäure behandelt, so muß das Gemisch völlig abgekühlt und dann auf einen Guß mit der vorgeschriebenen Menge Salpetersäure versetzt werden (gießt man in einzelnen Portionen die Säure hinzu, kann es Explosionen geben!). Nach der Zugabe der Säure schwenke man ziemlich energisch den Kolben eine halbe Minute lang oder wenigstens so lange, bis eine vollständig homogene Mischung entstanden. Sonst erhält man ungenaue Resultate (siehe Raschig, Ph. Z. 1910, S. 1056). Dann aber beobachte man äußerste Vorsicht! Nach etwa einer Minute beginnt unter Erwärmen und Sieden der Flüssigkeit eine äußerst stürmische Reaktion, bei der große Mengen von Stickoxyden entweichen. Die Reaktion ist also nicht anders als in einem gut schließenden und ableitenden Abzug vorzunehmen! — Endlich berücksichtige man beim Trocknen des abfiltrierten Trinitro-m-Kresols, daß dieses in nassem Zustande einen sehr niedrigen Schmelzpunkt zeigt (wohl auch deshalb, weil noch Säurereste darin vorhanden). Deshalb beginne man das Trocknen bei sehr niederer Temperatur, wenn nicht das Schmelzen schon sehr unerwünscht im Trockenschrank stattfinden soll.

Cuprum sulfuricum. — Kupfersulfat.

$CuSO_4 \cdot 5\,H_2O$, Mol.-Gew. 249,72.

Blaue, durchscheinende, wenig verwitternde Kristalle.

Kupfersulfat löst sich in 3,5 Teilen Wasser von 15°, sowie in 1 Teil siedendem Wasser. In Weingeist ist es fast unlöslich.

Die wässerige Lösung rötet Lackmuspapier, gibt mit Baryumnitratlösung einen weißen, in verdünnten Säuren unlöslichen Niederschlag und mit Ammoniakflüssigkeit im Überschuß eine klare, tiefblaue Flüssigkeit.

Die tiefblaue Farbe deutet darauf hin, daß das $Cu\cdot\cdot$ Ion in das Cupriammoniumion $Cu(NH_3)_4\cdot\cdot$ übergegangen ist.

Leitet man in die mit 2 ccm verdünnter Schwefelsäure angesäuerte Lösung von 0,5 g Kupfersulfat in 25 ccm Wasser Schwefelwasserstoff ein, bis alles Kupfer ausgefällt ist, so darf die abfiltrierte farblose Flüssigkeit durch Zusatz von überschüssiger Ammoniakflüssigkeit nicht gefärbt und nicht getrübt werden (Eisensalze, Zinksalze) und beim Verdampfen und Glühen höchstens 0,005 g Rückstand hinterlassen (Eisen-, Alkali- und Erdalkalisalze).

Vor dem Übersättigen mit Ammoniak versichere man sich, daß das Kupfer vollständig mit Schwefelwasserstoff ausgefällt ist. — Selbstverständlich ist es sehr viel besser, wenn man Schwefelwasserstoffgas anwenden kann. Schließlich ist zu bemerken, daß auch die ersten Fabriken ein Kupfersulfat, das völlig frei von Eisensulfat ist, nicht liefern können. Ein geringer Eisengehalt ist also zuzulassen!

Cuprum sulfuricum crudum. — Rohes Kupfersulfat.

Blaue, durchscheinende, wenig verwitternde Kristalle oder kristallinische Krusten.

Die wässerige Lösung rötet Lackmuspapier, gibt mit Baryumnitratlösung einen weißen, in verdünnten Säuren unlöslichen Niederschlag und mit Ammoniakflüssigkeit im Überschuß eine klare oder fast klare, tiefblaue Flüssigkeit.

Diacetylmorphinum hydrochloricum.

Diacetylmorphinhydrochlorid.   Heroinhydrochlorid.

$$C_{17}H_{17}ON(O.CO.CH_3)_2.HCl,\quad Mol.-Gew.\ 405{,}66.$$

Das Heroin ist ein Derivat des Morphins (siehe dort), dessen beide Hydroxylgruppen (die alkoholische und die Phenolhydroxylgruppe) acetyliert sind.

Weißes, kristallinisches, geruchloses Pulver, das bitter schmeckt und leicht löslich in Wasser, schwerer löslich in Weingeist, unlöslich in Äther ist. Die wässerige Lösung rötet Lackmuspapier.

Schmelzpunkt etwa 230⁰.

Meist ist der Schmelzpunkt etwas höher; in der Pharmac. Helvetica IV ist er zu 231⁰ bis 233⁰ angegeben. Es findet dabei eine Dunkelfärbung statt.

Diacetylmorphinhydrochlorid löst sich in Salpetersäure mit gelber Farbe.

Durch das Lösen in Salpetersäure mit gelber Farbe unterscheidet sich das Heroin von den verwandten Verbindungen Morphin, Kodein und Dionin.

Beim Erhitzen einer Lösung von 0,1 g Diacetylmorphinhydrochlorid in 2 ccm Weingeist mit 1 ccm Schwefelsäure tritt der Geruch des Essigäthers auf.

Beim Behandeln mit Schwefelsäure tritt eine Abspaltung von Essigsäure (herrührend von den Acetylresten) ein. Diese Essigsäure bildet dann zum Teil mit dem Alkohol vermittels der Schwefelsäure den Essigäther.

In der wässerigen, mit Salpetersäure angesäuerten Lösung ruft Silbernitratlösung einen weißen Niederschlag hervor.

(Bildung von Chlorsilber.)

Bringt man 0,1 g Diacetylmorphinhydrochlorid zu 2 ccm einer Lösung von Hexamethylentetramin in Schwefelsäure (1 + 19), so entsteht eine rosa Färbung, die rasch über Rotviolett in ein sattes Blau übergeht.

Hier liegt eine Modifikation der Marquisschen Reaktion vor (siehe Morphin. hydrochl.).

Wird 0,1 g Diacetylmorphinhydrochlorid mit 1 ccm Schwefelsäure auf dem Wasserbad erwärmt und die Lösung nach dem Abkühlen mit 6 ccm Wasser verdünnt, so ruft ein Zusatz von 1 Tropfen Kaliumferricyanidlösung und 3 Tropfen verdünnte Eisenchloridlösung (1 + 9) zunächst Blaufärbung und dann Abscheidung eines blauen Niederschlags hervor.

Durch die Schwefelsäure werden wieder die beiden Acetylreste abgespalten, somit Morphin zurückgebildet, das die bekannte reduzierende Wirkung besitzt und die Bildung von Berliner Blau verursacht (siehe Morphin).

Die wässerige Lösung (1 + 99) darf durch Baryumnitratlösung (Schwefelsäure) oder verdünnte Schwefelsäure (Baryumsalze) nicht verändert und durch Eisenchloridlösung nicht blau gefärbt werden (Morphin).

Diacetylmorphinhydrochlorid darf beim Verbrennen höchstens 0,1 % Rückstand hinterlassen.

Emplastrum Hydrargyri. — Quecksilberpflaster.

Gehalt annähernd 20 % Quecksilber (Hg, Atom-Gew. 200,0).

Quecksilberpflaster ist grau und darf mit unbewaffnetem Auge keine Quecksilberkügelchen erkennen lassen.

Gehaltsbestimmung. 3 g Quecksilberpflaster erhitzt man mit 20 ccm roher Salpetersäure etwa 10 Minuten lang auf dem Wasserbad in einem weithalsigen Kölbchen mit Rückflußkühler. Sobald in dem sandigen Bodensatze von Bleinitrat keine Quecksilberkügelchen mehr erkennbar sind, fügt man, den Rückflußkühler abspülend, 25 ccm Wasser hinzu und erhitzt von neuem, bis sich die Fettschicht klar abgeschieden hat. Nach dem Erkalten gießt man die Lösung durch ein Flöckchen Watte in einen Meßkolben von 100 ccm Inhalt, zerkleinert die Fettscheibe, spült sie und das Kölbchen 4 bis 5 mal mit je etwa 5 ccm Wasser nach, versetzt die vereinigten, wässerigen Flüssigkeiten mit soviel Kaliumpermanganatlösung, daß sie beständig rot gefärbt sind oder sich braune Flocken abscheiden, und entfärbt oder klärt das Gemisch durch Zusatz von Ferrosulfatlösung. Man füllt darauf die Lösung bis zur Marke auf. 25 ccm der filtrierten Lösung werden mit 2 ccm Ferriammoniumsulfatlösung und soviel N/10-Ammoniumrhodanidlösung versetzt, daß eine braunrote Färbung eintritt. Hierzu müssen 14 bis 15 ccm N/10-Ammoniumrhodanidlösung verbraucht werden, was einem Gehalte von 18.7 bis 20 % Quecksilber entspricht (1 ccm N/10-Ammoniumrhodanidlösung = 0,01 g Quecksilber, Ferriammoniumsulfat als Indikator).

Zu dieser Gehaltsbestimmung bemerkt Frerichs (Ap. Z. 1917, S. 202), daß man bei der Behandlung des Pflasters mit der Salpetersäure nicht einen Rückflußkühler auf dem Kolben anzubringen brauche, daß vielmehr ein kleiner aufgesetzter Trichter genüge. Bei der nachher nötig werdenden Oxydation müsse man ferner statt der offizinellen Kaliumpermanganatlösung (1:1000) eine weit konzentriertere, etwa 1:20, anwenden. Sonst wird die Flüssigkeitsmenge zu groß! — Die Methode selbst ist in Prinzip und sonstiger Ausführung im Artikel ,,Quecksilber-Bestimmungen" (S. 69) ausführlich besprochen. Siehe dort. Hier sei nur wiederholt, daß bei dieser Bestimmung Chlorionen störend wirken, daß man daher eine salzsäurefreie rohe Salpetersäure anwenden muß. Diese ist eventuell zu ersetzen durch ein Gemisch aus 15 ccm Acid. nitric. pur. und 5 ccm (salzsäurefreiem) Acid. nitricum fumans (s. Rupp, Ap. Z. 1911, S. 357).

Emulsio Olei Jecoris Aselli. — Lebertranemulsion.

Gehalt 50 % Lebertran.
Lebertranemulsion ist gelblichweiß.

K. Feist berichtet im „Zentralblatt für Pharmazie" 1912, S. 302, daß er zur Bestimmung von Lebertran in Emulsionen das Roese-Gottlieb-Farnsteinersche Verfahren zur Bestimmung des Milchfettes angewendet habe, das von E. Rupp und A. Müller noch vereinfacht worden ist: In eine 100 ccm fassende Arzneiflasche wägt man 10 g einer 1:10 verdünnten Emulsion und gibt nacheinander 2 ccm Ammoniak (10 %), 10 ccm absoluten Alkohol, je 20 ccm Äther und Petroläther hinzu, schüttelt nach Zusatz eines jeden Lösungsmittels kräftig durch und läßt $^1/_4$ Stunde lang stehen. Hierauf dreht man die Flasche um und läßt, durch Erwärmen mit der Hand einen Überdruck in der Flüssigkeit herstellend, die wässerige Flüssigkeit bis auf etwa $1^1/_2$ ccm ablaufen. Dann fügt man 0,6 g Traganthpulver hinzu, schüttelt durch, gießt die ätherische Flüssigkeit in ein nicht zu kleines, tariertes Becherglas und wäscht dreimal mit je 5 ccm Petroläther aus. Die Lösungsmittel verdunstet man, trocknet den Rückstand bei 100 °, läßt erkalten und wägt. Die erhaltene Gewichtsmenge, mit 100 multipliziert, ergibt den Prozentgehalt an Lebertran.

Das Verfahren ist nicht für alle Fälle gleich gut geeignet. Es spielt auch das Alter der Emulsion und der Gehalt an Bindemitteln eine Rolle (siehe z. B. Ap. Z. 1914, S. 695 und Südd. Ap. Z. 1914, S. 364, 398). Aber im allgemeinen gibt die Methode für die Praxis durchaus brauchbare Resultate und ist dabei sehr leicht und schnell ausführbar. Zu beachten ist nur noch, daß das Trocknen des isolierten Lebertrans nicht länger als nötig stattfindet, etwa $^1/_2$ Stunde lang. Denn bei längerer Erwärmung tritt durch Oxydation des Trans Gewichtszunahme ein. Der Rückstand ist also nicht bis zur Gewichtskonstanz zu trocknen, maßgebend ist vielmehr das niedrigste gefundene Gewicht.

Eucain B. — Eucain B.

Trimethylbenzoxypiperidinum hydrochloricum.

Trimethylbenzoxypiperidinhydrochlorid.

$(CH_3)_3 . C_5H_7N . (O . CO . C_6H_5) . HCl$, Mol.-Gew. 283,65.

Zur Erläuterung der Bezeichnung Trimethylbenzoxypiperidin für das Eucain B sei die Formel abgeleitet:

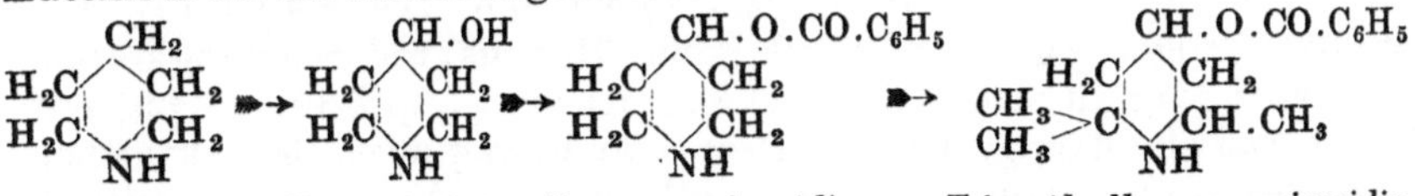

CH$_2$	CH.OH	CH.O.CO.C$_6$H$_5$	CH.O.CO.C$_6$H$_5$
H$_2$C⟨ ⟩CH$_2$	H$_2$C⟨ ⟩CH$_2$	H$_2$C⟨ ⟩CH$_2$	H$_2$C⟨ ⟩CH$_2$
H$_2$C⟨ ⟩CH$_2$	H$_2$C⟨ ⟩CH$_2$	H$_2$C⟨ ⟩CH$_2$	$^{CH_3}_{CH_3}$>C⟨ ⟩CH.CH$_3$
NH	NH	NH	NH
Piperidin	Oxypiperidin	Benzoxypiperidin	Trimethylbenzoxypiperidin = **Eucain B.**

Dagegen ist das Eucain A ein Derivat der Piperidincarbonsäure:

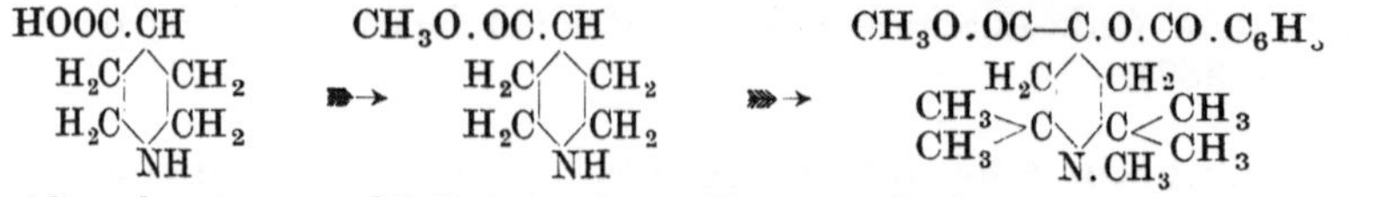

$$\text{HOOC.CH} \quad\quad\quad \text{CH}_3\text{O.OC.CH} \quad\quad\quad \text{CH}_3\text{O.OC--C.O.CO.C}_6\text{H}_5$$

$$
\begin{array}{ccc}
\begin{array}{c}
\text{H}_2\text{C}\diagup\diagdown\text{CH}_2 \\
\text{H}_2\text{C}\diagdown\diagup\text{CH}_2 \\
\text{NH}
\end{array}
&
\begin{array}{c}
\text{H}_2\text{C}\diagup\diagdown\text{CH}_2 \\
\text{H}_2\text{C}\diagdown\diagup\text{CH}_2 \\
\text{NH}
\end{array}
&
\begin{array}{c}
\text{H}_2\text{C}\diagup\diagdown\text{CH}_2 \\
\tfrac{\text{CH}_3}{\text{CH}_3}{>}\text{C}\diagdown\diagup\text{C}{<}\tfrac{\text{CH}_3}{\text{CH}_3} \\
\text{N.CH}_3
\end{array}
\end{array}
$$

Piperidincarbonsäure — Methylester der Piperidincarbonsäure — Pentamethylbenzoxypiperidincarbonsäuremethylester = **Eucain A.**

Weißes, kristallinisches Pulver von schwach bitterem Geschmacke, leicht löslich in Weingeist und Chloroform, unlöslich in Äther. Eucain B löst sich in 30 Teilen Wasser; diese Lösung verändert Lackmuspapier nicht.

In der wässerigen, mit Salpetersäure angesäuerten Lösung (1 + 29) ruft Silbernitratlösung einen weißen Niederschlag hervor.

Nach diesen wenigen und nicht charakteristischen Identitätsreaktionen, deren letzte nur das Vorhandensein eines salzsauren Salzes durch Bildung von Chlorsilber feststellt, sei noch als Charakteristikum hinzugefügt, daß das Präparat bei 268° unter Zersetzung schmilzt.

0,1 g Eucain B muß sich in 1 ccm Schwefelsäure farblos lösen (organische Verunreinigungen). Wird diese Lösung 5 Minuten lang auf etwa 100° erwärmt, so macht sich nach vorsichtigem Zusatz von 2 ccm Wasser der Geruch des Benzoesäuremethylesters bemerkbar; beim Erkalten scheiden sich reichlich Kristalle ab, die sich auf Zusatz von 2 ccm Weingeist wieder lösen.

Hierzu bemerkt Düsterbehn (Ap. Z. 1911, S. 22), daß nach der Konstitution des Eucain B sich bei der Spaltung mittels Schwefelsäure überhaupt nicht Benzoesäuremethylester bilden könne, daß die Bildung dieses Esters vielmehr bei der Behandlung des Eucain A mit Schwefelsäure erfolgen müsse. Entsprechend dieser Überlegung stellte der Verfasser tatsächlich fest, daß bei vorstehender Reaktion wohl Eucain A, nicht aber Eucain B den Geruch nach Benzoesäuremethylester ergibt. Letzteres spaltet dabei lediglich Benzoesäure ab, die sich beim Erkalten reichlich in Kristallen abscheidet.

Wird 1 Tropfen der wässerigen Lösung (1 + 99) mit 1 Tropfen Quecksilberchloridlösung versetzt, so darf kein Niederschlag entstehen (Kokainhydrochlorid).

Eucain B darf beim Verbrennen höchstens 0,1 % Rückstand hinterlassen.

Extracta. — Extrakte.

Extrakte sind eingedickte Auszüge aus Pflanzenstoffen oder eingedickte Pflanzensäfte.

Die Extrakte werden hinsichtlich der Extraktdicke in 3 Abstufungen bereitet:
1. dünne, die ihrem Flüssigkeitsgrade nach dem frischen Honig gleichen,
2. dicke, die erkaltet sich nicht ausgießen lassen,
3. trockene, die sich zerreiben lassen.

Wird der beim Verbrennen von 2 g eines Extrakts hinterbleibende Rückstand mit 5 ccm verdünnter Salzsäure erwärmt, so darf die filtrierte Flüssigkeit auf Zusatz von Schwefelwasserstoffwasser nicht verändert werden (Schwermetallsalze).

Letzte Prüfung ist sehr wichtig, da häufig Anteile von Kupfer, Zinn usw. aus der Apparatur in die Präparate gelangen. Die Probe des D. A. 5 ist aber sehr rigoros gefaßt; die Technik hat überaus große Schwierigkeiten, diese Forderung zu erfüllen. So sagt Steinhorst (Ap. Z. 1914, S. 39) mit Recht, daß die strenge Fassung mehr von Erwägungen als praktischen Erfahrungen ausgegangen ist. Denn wolle man eine Verunreinigung durch Metalle (wie Kupfer, Zinn) ganz vermeiden, müsse man Steingut oder

Porzellangefäße anwenden, was nicht gut möglich sei. (Aluminiumgeräte sind für solche Zwecke wohl noch nicht genügend ausgeprobt.) Steinhorst schlägt deshalb folgende Fassung vor: „Schwefelwasserstoff darf beim Einleiten nur eine Färbung hervorrufen, aus der sich nach Stunden ein Niederschlag abscheidet, während eine Fällung sofort nicht eintreten darf." — Selbst bei der Prüfung der Citronensäure, Weinsäure auf „Blei-Kupfersalze" sind Spuren dieser Verunreinigungen zugelassen. Das sollte auch hier geschehen.

Extracta fluida. — Fluidextrakte.

Fluidextrakte sind flüssige Auszüge aus Pflanzenteilen, die so hergestellt sind, daß die Menge des Fluidextrakts gleich der Menge der verwendeten lufttrockenen Pflanzenteile ist.

Wird der beim Verbrennen von 2 g eines Fluidextrakts hinterbleibende Rückstand mit 5 ccm verdünnter Salzsäure erwärmt, so darf die filtrierte Flüssigkeit auf Zusatz von Schwefelwasserstoffwasser nicht verändert werden (Schwermetallsalze).

Bei nicht selbst hergestellten Fluidextrakten erwächst die Pflicht, durch Prüfungsmethoden möglichst die Güte dieser Präparate zu erweisen. In den Fällen, in denen Alkaloidbestimmungen oder ähnliche exakte Feststellungen möglich sind, kann dieser Weg mit gutem Erfolg beschritten werden. Wo aber, wie etwa bei Extractum Secalis corn. fluidum usw., dieses Mittel versagt, muß wenigstens ein einigermaßen orientierendes Verfahren stattfinden. Hierzu ist vor allem die Bestimmung des Trockenrückstandes und des spezifischen Gewichtes zu rechnen. Genügen hier die Resultate, so braucht trotzdem das Präparat noch nicht gut zu sein; denn die beiden Werte lassen sich auch bei schlechten Präparaten leicht künstlich zutreffend „herstellen". Genügen aber die Resultate nicht (und dieser Fall tritt bei käuflichen Präparaten bisweilen ein), ist das Extrakt zu verwerfen.

Auf letzterer Tatsache beruht der große Wert der beiden Verfahren, der Bestimmung von Trockenrückstand und spezifischem Gewicht. Wir werden deshalb bei den offizinellen Fluidextrakten die einschlägigen Konstanten angeben, wie sie bei vollwertigen Präparaten zu verlangen sind. Die Bestimmung des Trockenrückstandes geschieht nach den Angaben des Allgemeinen Teiles, S. 19. Außerdem wird es häufig zweckmäßig sein, eine Alkoholbestimmung vorzunehmen; siehe S. 81.

Extractum Belladonnae. — Tollkirschenextrakt.

Gehalt 1,5% Hyoscyamin ($C_{17}H_{23}O_3N$, Mol.-Gew. 289,19).

Durch Zusatz von gereinigtem Süßholzsaft wird erforderlichenfalls das Extrakt auf einen Hyoscyamingehalt von 1,5% gebracht.

Tollkirschenextrakt ist dunkelbraun und in Wasser fast klar löslich.

Die quantitative Alkaloidbestimmung des Arzneibuches ist hier fortgelassen, da sie für die Praxis ungeeignet erscheint. Dafür tritt die abgekürzte Methode ein, deren Prinzip ausführlich im Allgemeinen Teil, S. 61, geschildert wurde. Siehe zunächst dort und über den angewendeten Indikator Methylrot auf S. 43. Die Methode hat hier noch den großen Vorteil, daß sie nach unten mitgeteilter Modifikation mit voller Sicherheit auch bei Extr. Belladonn. siccum angewendet werden kann:

Extr. Belladonnae.

4 g Tollkirschenextrakt werden unter gelindem Erwärmen in einer Arzneiflasche oder in einem Erlenmeyerkolben von 150 g Inhalt in 10 g Wasser gelöst. Zu der völlig erkalteten Flüssigkeit fügt man 60 g Äther und 4 ccm Ammoniakflüssigkeit hinzu und schüttelt das gut verschlossene Gefäß 8 Minuten lang kräftig. Nach völligem Absetzen gießt man 45 g der klaren Ätherlösung (= 3 g Extrakt) vorsichtig in einen Erlenmeyerkolben über, destilliert den Äther ab und verdunstet den Rückstand zweimal mit je 3 g Äther zur Trockne. Den so behandelten Rückstand löst man in 2 g Weingeist, fügt nach vollständigem Erkalten 5 ccm N/10-Salzsäure, 150 g Wasser, 4 Tropfen Methylrotlösung hinzu und läßt N/10-Kalilauge bis zum Eintritt des Farbenumschlages in Gelb hinzufließen. Hierzu müssen 3,5 ccm N/10-Kalilauge erforderlich sein, so daß 1,5 ccm N/10-Salzsäure zur Sättigung der in 3 g Tollkirschenextrakt vorhandenen Basen verbraucht werden, was einem Gehalt von rund 1,5 $^0/_0$ Hyoscyamin entspricht (1 ccm N/10-Salzsäure = 0,0289 g Hyoscyamin).

Ausrechnung: 1 ccm N/10-HCl = 0,0289 g Hyoscyamin.

Die von 3 g Extrakt verbrauchten 1,5 ccm N/10-NCl = 0,04335 g Hyoscyamin. Also in 100 g Extrakt = rund 1,5 g Hyoscyamin.

Zwecks Ersparnis an den kostspieligen Materialien können die in vorstehender Vorschrift angegebenen Gewichtsmengen bei sorgfältiger Arbeit auf die Hälfte gekürzt werden. Über die dann zu beobachtenden besonderen Vorsichtsmaßregeln s. S. 86. Nur die Menge der zuzusetzenden 5 ccm N/10-Salzsäure halbiere man besser nicht, da sich 2,5 ccm nicht so sicher abmessen lassen.

Extr. Belladonn. siccum.

8 g trockenes Tollkirschenextrakt (1 + 1) werden in einer Arzneiflasche von 150 g Inhalt unter gelindem Erwärmen in 20 g Wasser soweit als möglich zur Lösung gebracht. Nach völligem Erkalten fügt man 60 g Äther und 4 ccm Ammoniakflüssigkeit hinzu und schüttelt die Mischung 8 Minuten lang kräftig durch. Hierauf setzt man 3 g gepulverten Traganth hinzu, schüttelt nochmals kräftig bis zur Verquellung und gießt vorsichtig nach völligem Klären 45 g der Ätherlösung (= 6 g Extrakt) in einen Erlenmeyerkolben über. Dann destilliert man den Äther ab und verdunstet den Rückstand zweimal mit je 3 g Äther zur Trockne. Den so behandelten Rückstand löst man in 5 g Chloroform, fügt 5 ccm N/10-Salzsäure und 45 ccm Wasser hinzu und erhitzt so lange auf dem Wasserbade, bis der Geruch nach Chloroform verschwunden (was unter bisweiligem kräftigem Umschwenken ziemlich schnell erreicht ist). Nach dem Erkalten setzt man weitere 100 ccm Wasser und 4 Tropfen Methylrotlösung hinzu und läßt (ohne auf die entstandenen Ausscheidungen Rücksicht zu nehmen) N/10-Kalilauge bis zum Eintritt des Farbenumschlages

in Gelb hinzufließen. Hierzu müssen 3,5 ccm N/10-Kalilauge erforderlich sein, so daß 1,5 ccm N/10-Salzsäure zur Sättigung der in 6 g Trockenextrakt vorhandenen Basen verbraucht werden, was einem Gehalt von rund 0,75 % Hyoscyamin entspricht (1 ccm N/10-HCl = 0,0289 g Hyoscyamin). — Berechnung wie oben.

Bei sorgfältiger Arbeit kann man auch diese Gehaltsbestimmung, wie oben die des Extract. Belladonn., mit der Hälfte der angegebenen Gewichtsmengen durchführen.

Extractum Cascarae sagradae fluidum. — Sagradafluidextrakt.

Sagradafluidextrakt ist dunkelrotbraun und schmeckt stark bitter.

1 ccm Sagradafluidextrakt wird mit 1 ccm Wasser verdünnt und die Flüssigkeit mit 10 ccm Äther durchgeschüttelt. Wird hierauf die klar abgehobene, citronengelbe Ätherschicht mit 5 ccm Wasser und einigen Tropfen Ammoniakflüssigkeit geschüttelt, so muß die wässerige Schicht nach dem Absetzen eine kirschrote Farbe zeigen.

Es liegt hier die Bornträgersche Reaktion vor. Siehe unter Extr. Frangul. fluid. — Das spezifische Gewicht vorschriftsmäßiger Präparate beträgt 1,05 bis 1,07, der Trockenrückstand ca. 25 %, in keinem Falle aber unter 20 %.

Extractum Chinae aquosum. — Wässeriges Chinaextrakt.

Gehalt mindestens 6,18 % Alkaloide, berechnet auf $C_{20}H_{24}O_2N_2$ (Chinin) und $C_{19}H_{22}ON_2$ (Cinchonin), durchschnittliches Mol.-Gew. 309.

Wässeriges Chinaextrakt ist rotbraun, in Wasser trübe löslich und schmeckt herbe und bitter.

Die quantitative Alkaloidbestimmung nach dem Arzneibuch ist hier fortgelassen, da sie für die Praxis ungeeignet erscheint. Dafür tritt die abgekürzte Methode ein, deren Prinzip ausführlich im Allgemeinen Teil, S. 61 geschildert wurde. Siehe zunächst dort und über den angewendeten Indikator Methylrot auf S. 43. Die Vorschrift, aufgebaut auf dem bewährten Verfahren von Fromme, lautet:

3 g wässeriges Chinaextrakt (zur genauen Bestimmung ist die Menge auf der Rezepturwage abzuwägen, auf der analytischen nachzuwägen und bei der Berechnung von dieser genau festgestellten Menge auszugehen) werden in einem Erlenmeyerkölbchen oder in einem Arzneiglase mit dem neunfachen Gewicht eines Gemisches aus 29,5 g Wasser und 0,5 g Salzsäure übergossen und geschüttelt, bis — nötigenfalls unter Einstellen in heißes Wasser — eine gleichmäßige Mischung entstanden ist. Von dem kalten und (wenn es trübe ist) filtrierten Gemisch werden 25 g (= 2,5 g Extrakt) in eine 150 g-Flasche gegeben, mit 30 g Äther und 15 g Chloroform und nach einmaligem kräftigem Schütteln mit 3 g Natronlauge versetzt, worauf kräftig und anhaltend noch 8 Minuten lang geschüttelt wird. Alsdann setzt man 3 g Traganthpulver hinzu und schüttelt nochmals kräftig bis zur Verquellung. Von der Chloroform-Ätherlösung werden jetzt 36 g (= 2 g Extrakt) klar in einen Erlenmeyerkolben abgegossen, worauf das Lösungsmittel bis auf einen kleinen Rest von etwa 0,5 ccm abdestilliert wird. Den Rückstand versetzt man mit 5 g

Weingeist und verdampft zur Trockne, indem man den Kolben in das siedende Wasser des Wasserbades hängt. Nunmehr löst man den Rückstand (eventuell unter Erwärmen) wieder in 5 g Weingeist, fügt 10 ccm N/10-Salzsäure, 100 ccm Wasser und 4 Tropfen Methylrotlösung hinzu und läßt dann N/10-Kalilauge bis zum Eintritt des Farbenumschlages in Gelb hinzufließen. Hierzu dürfen höchstens 6 ccm N/10-Kalilauge erforderlich sein, so daß wenigstens 4 ccm N/10-Salzsäure zur Sättigung der in 2 g Extrakt vorhandenen Basen verbraucht werden, was einem Mindestgehalt von 6,18 $\%$ Alkaloiden entspricht (1 ccm N/10-HCl = 0,0309 g Chinin und Cinchonin).

Berechnung: 1 ccm N/10-HCl = 0,0309 g Alkaloide.

Die von 2 g Extrakt verbrauchten 4 ccm N/10-HCl = 0,1236 g Alkaloide. Also in 100 g Extrakt das Fünfzigfache = 6,18 $\%$ Alkaloide.

Zwecks Ersparnis an den kostspieligen Materialien können die in vorstehender Vorschrift angegebenen Gewichtsmengen bei sorgfältiger Arbeit auf die Hälfte gekürzt werden. Über die dann zu beobachtenden besonderen Vorsichtsmaßregeln s. S. 86.

Extractum Chinae fluidum. — Chinafluidextrakt.

Gehalt mindestens 3,5 $\%$ Alkaloide, berechnet auf $C_{20}H_{24}O_2N_2$ (Chinin) und $C_{19}H_{22}ON_2$ (Cinchonin), durchschnittliches Mol.-Gew. 309.

Chinafluidextrakt ist klar, rotbraun, riecht und schmeckt kräftig nach Chinarinde und ist in Wasser und Weingeist fast klar löslich.

Die quantitative Alkaloidbestimmung nach dem Arzneibuch ist hier fortgelassen, da sie für die Praxis ungeeignet erscheint. Dafür tritt die abgekürzte Methode ein, deren Prinzip im Allgemeinen Teil, S. 61 geschildert wurde. Siehe zunächst dort und über den angewendeten Indikator Methylrot auf S. 43. Die Vorschrift, aufgebaut auf dem bewährten Verfahren von Fromme, lautet:

In ein Erlenmeyerkölbchen oder eine Arzneiflasche werden 3 g Chinafluidextrakt hineingewogen, mit 27 g Wasser gemischt und nach kräftigem Durchschütteln davon 25 g (= 2,5 g Extrakt) in eine Flasche von 150 g Inhalt gegeben (ist die Mischung trübe, muß sie durch ein kleines Filter filtriert werden). Der klaren Mischung, bzw. dem Filtrat werden 30 g Äther und 15 g Chloroform zugefügt. Nach einmaligem kräftigem Umschütteln fügt man 3 g Natronlauge hinzu und schüttelt 8 Minuten lang kräftig. Dann werden 3 g Traganthpulver zugesetzt und nach abermaligem Schütteln, vollständiger Verquellung und Klärung 36 g Chloroform-Ätherlösung (= 2 g Extrakt) in einen Erlenmeyerkolben vorsichtig abgegossen. Die Lösung wird bis auf einen Rest von etwa 0,5 ccm abdestilliert, 3 g Weingeist hinzugefügt und zur Trockne abgedampft, indem man den Kolben in das siedende Wasser des Wasserbades hängt. Den so gewonnenen Rückstand löst man unter Erwärmen in 5 g Weingeist, fügt 10 ccm N/10-Salzsäure, 100 ccm Wasser und 4 Tropfen Methylrotlösung hinzu und läßt dann N/10-Kalilauge bis zum Eintritt des Farbenumschlages in Gelb zufließen. Hierzu dürfen höchstens 7,7 ccm

N/10-Kalilauge erforderlich sein, so daß wenigstens 2,3 ccm N/10-Salzsäure zur Sättigung der in 2 g Extrakt vorhandenen Basen verbraucht werden, was einem Mindestgehalt von 3,5 % Alkaloiden entspricht (1 ccm N/10-Salzsäure = 0,0309 g Chinin und Chinchonin). — Berechnung wie bei Extr. Chinae aquosum.

Zwecks Ersparnis an den kostspieligen Materialien können die in vorstehender Vorschrift angegebenen Gewichtsmengen bei sorgfältiger Arbeit auf die Hälfte gekürzt werden. Über die dann zu beobachtenden besonderen Vorsichtsmaßregeln s. S. 86.

Extractum Chinae spirituosum. — Weingeistiges Chinaextrakt.

Gehalt mindestens 12% Alkaloide, berechnet auf $C_{20}H_{24}O_2N_2$ (Chinin) und $C_{19}H_{22}ON_2$ (Cinchonin), durchschnittliches Mol.-Gew. 309.

Weingeistiges Chinaextrakt ist rotbraun, in Wasser trübe löslich und schmeckt bitter.

Die quantitative Alkaloidbestimmung nach dem Arzneibuch ist hier fortgelassen, da sie für die Praxis ungeeignet erscheint. Dafür tritt die abgekürzte Methode ein, deren Prinzip ausführlich im Allgemeinen Teil, S. 61 geschildert wurde. Siehe zunächst dort und über den angewendeten Indikator Methylrot auf Seite 43. Die Vorschrift, aufgebaut auf der bewährten Methode nach Fromme, lautet:

2 g sehr fein zerriebenes, auf einer analytischen Wage bis in die zweite Dezimale genau abgewogenes weingeistiges Chinaextrakt werden in einer zuvor mit Pistill tarierten Porzellanschale mit 2 g Wasser ohne Anwendung von Druck vorsichtig gemischt und 10 Minuten lang der Ruhe überlassen. Dann wird das Gemisch innig verrieben und Wasser zugesetzt, bis das Gewicht 29,5 g beträgt; schließlich werden noch 0,5 g Salzsäure zugemischt und nach 10 Minuten 25,5 g Extraktlösung (= 1,7 g Extrakt) durch ein kleines Filter in eine 150 g-Flasche abfiltriert. Dem Filtrate werden nun 25 g Chloroform und 43 g Äther zugefügt und nach einmaligem kräftigem Umschütteln 3 g Natronlauge zugefügt. Nachdem man nunmehr das Gemisch 8 Minuten lang kräftig geschüttelt, fügt man 3 g Traganthpulver hinzu und gießt nach abermaligem Umschütteln, vollständiger Verquellung und Klärung 60 g der Chloroform-Ätherlösung (= 1,5 g Extrakt) in einen Erlenmeyerkolben ab. Die Lösung wird bis auf einen Rest von etwa 0,5 ccm abdestilliert, 5 g Weingeist hinzugefügt und zur Trockne abgedampft, indem man den Kolben in das siedende Wasser des Wasserbades hängt. Den so gewonnenen Rückstand löst man unter Erwärmen in 5 g Weingeist, fügt 10 ccm N/10-Salzsäure, 100 ccm Wasser und 4 Tropfen Methylrotlösung hinzu und läßt dann N/10-Kalilauge bis zum Eintritt des Farbenumschlages in Gelb hinzufließen. Hierzu dürfen höchstens 4,2 ccm N/10-Kalilauge erforderlich sein, so daß wenigstens 5,8 ccm N/10 Salzsäure zur Sättigung der in 1,5 g Extrakt vorhandenen Basen verbraucht werden, was einem Mindestgehalt von 12 % Alkaloiden entspricht (1 ccm N/10-Salzsäure = 0,0309 g Chinin und Cinchonin). — Berechnung wie bei Extr. Chinae aquosum.

Zwecks Ersparnis an den kostspieligen Materialien können die in vorstehender Vorschrift angegebenen Gewichtsmengen bei sorgfältiger Arbeit auf die Hälfte gekürzt werden. Über die dann zu beobachtenden besonderen Vorsichtsmaßregeln s. S. 86.

Extractum Condurango fluidum. — Kondurangofluidextrakt.

Kondurangofluidextrakt ist braun und riecht und schmeckt kräftig nach Kondurangorinde.

Wird das Filtrat eines Gemisches von 1 ccm Kondurangofluidextrakt und 4 ccm Wasser zum Sieden erhitzt, so muß es sich stark trüben, nach dem Erkalten jedoch wieder fast klar werden.

Hierzu bemerkt Bohrisch (Ph. Ztrh. 1919, S. 2 u. 17): Nicht selten bleiben gute, gehaltreiche Extrakte auch nach dem Erkalten trübe, so daß diese Trübung nicht immer als Kennzeichen eines schlechten, minderwertigen Kondurangofluidextraktes anzusehen ist, die Angabe des Arzneibuches also mit Vorsicht aufgefaßt werden muß.

2 ccm der erkalteten, mit 8 ccm Wasser verdünnten Flüssigkeit müssen auf Zusatz von Gerbsäurelösung einen reichlichen, flockigen Niederschlag ausscheiden.

Wie in dem Artikel „Extracta fluida" bereits gesagt ist, ist bei einem gekauften Extrakt die Bestimmung des Trockenextraktes und spezifischen Gewichtes empfehlenswert. Nach den allgemeinen Angaben sind die Konstanten: Spezifisches Gewicht 1,035 bis 1,06; Trockenrückstand 16 % bis 20 %. Auch nach unserer Erfahrung sind diese Konstanten bei guten Extrakten die üblichen.

Extractum Ferri pomati. — Eisenhaltiges Apfelextrakt.

Gehalt an Eisen mindestens 5 %.

Eisenhaltiges Apfelextrakt ist grünschwarz, in Wasser klar löslich und schmeckt süß, eisenartig, aber nicht scharf.

Gehaltsbestimmung. 1 g eisenhaltiges Apfelextrakt wird in einem Porzellantiegel eingeäschert, die Asche wiederholt mit einigen Tropfen Salpetersäure befeuchtet, der Verdunstungsrückstand geglüht und in 5 ccm heißer Salzsäure gelöst. Diese Lösung verdünnt man mit 20 ccm Wasser, versetzt sie nach dem Erkalten mit 2 g Kaliumjodid und läßt sie 1 Stunde lang in einem verschlossenen Glase stehen. Zur Bindung des ausgeschiedenen Jodes müssen mindestens 9 ccm N/10-Natriumthiosulfatlösung erforderlich sein, was einem Mindestgehalte von 5 % Eisen entspricht (1 ccm N/10-Natriumthiosulfatlösung = 0,005585 g Eisen, Stärkelösung als Indikator).

Für das etwas umständliche Verfahren schlägt Kropat (A. Ph. 1913, S. 93) eine Modifikation vor, nach der das Extrakt mit Kaliumpermanganat, der Rückstand dann ähnlich behandelt wird, wie es das Arzneibuch verlangt.

Die Vorschrift lautet: Auf den Grund eines genau tarierten Glasstopfen-Erlenmeyerkolbens von 250 ccm Inhalt (Jodzahlkolben) bringt man mit Hilfe eines Glasstabes 1 g Extrakt, gibt 28 g Wasser hinzu und löst unter Erwärmen. Zu der erkalteten Lösung fügt man vorsichtig 6 g Schwefelsäure. Nachdem die Mischung wieder auf Zimmertemperatur abgekühlt ist, versetzt man, möglichst ohne Berührung der Kolbenwandung, messerspitzenweise mit 1 g allerfeinst gepulvertem Kaliumpermanganat und schwenkt 1 bis 2 Minuten gelinde um. Nun erwärmt man so lange auf dem Wasserbade unter öfterem Umschwenken, bis eine helle gelbe Ferrisalzlösung vorliegt, in der keinerlei braune Mangansuperoxydreste mehr erkennbar sind. Ein etwa notwendiges Abspülen der inneren Kolbenwände bewerkstellige man mit 5 bis höchstens 10 ccm Wasser. Zur erkalteten Lösung fügt man 2 g KJ, läßt wohlverschlossen 1 Stunde lang stehen und titriert mit Thiosulfatlösung und Stärkelösung, nachdem man unmittelbar zuvor noch mit ca. 100 ccm Wasser verdünnt hatte. Sollverbrauch mindestens 9 ccm $N/10\text{-}Na_2S_2O_3 = 5\,^0/_0$ Fe. — Da sich 1 g Extr. ferri pomati nicht genau abwägen läßt, bestimme man das Gewicht exakt auf der analytischen Wage und gehe bei der Berechnung von dieser Gewichtsmenge aus.

Die maßanalytische Bestimmung des Eisens ist in Prinzip und Ausführung genau geschildert auf S. 74.

Extractum Filicis. — Farnextrakt.

Farnextrakt ist grün bis braungrün, in Wasser unlöslich und schmeckt widerlich und kratzend.

Das durchgeschüttelte und mit Glycerin verdünnte Farnextrakt darf unter dem Mikroskope keine Stärkekörnchen zeigen.

Vor der Abgabe ist Farnextrakt umzuschütteln.

Die Prüfungsvorschriften dieses wichtigen Extraktes nach dem Arzneibuch sind wenig umfangreich und zugleich nicht ganz exakt gefaßt. Zunächst läßt sich das Extrakt zur Gewinnung eines mikroskopischen Bildes gar nicht mit Glycerin „verdünnen", da es sich nicht darin löst. Ferner ist die Forderung, daß sich in dem mikroskopischen Bilde überhaupt keine Stärkekörner zeigen sollen, zu rigoros, da dieselben fast immer, auch in guten Extrakten, vereinzelt vorhanden sind. Diese Forderung läßt sich nur erfüllen, wenn man von einem lange gelagerten Extrakt vorsichtig abgießt. Schließlich und vor allem hätte wohl die „Filicinbestimmung" verlangt werden sollen, die wenigstens bis zu einem gewissen Grade ein gutes Extrakt verbürgt. Das „Filicin", der wirksame Träger des Mittels, ist kein einheitlicher Stoff, sondern ein Gemenge verschiedener Stoffe, das vorwiegend Filixsäure enthält. Dieser Komplex, das „Rohfilicin", zeichnet sich dadurch aus, daß es sich infolge der sauren Eigenschaften seiner Komponenten in wässerigem Alkali löst und sich damit der ätherischen Lösung (die Fett, ätherisches Öl usw. zurückbehält) entziehen läßt. Säuert man die abgetrennte wässerig-alkalische Lösung wieder mit Salzsäure an, so kann man das ausgeschiedene Rohfilicin mit Äther extrahieren und nach Abdestillieren des Äthers wägen. — Da bei dieser Bestimmung die Beschaffenheit des „Filicins" unbekannt bleibt, ist das Verfahren leider kein entscheidendes zu nennen. Es gibt sogar viele schlechte Extrakte mit „hohem" Filicingehalt. Der Einkauf dieses Extraktes muß also in jedem Falle aus einer bewährten Quelle geschehen und bleibt Vertrauenssache. Die Bestimmung ist auszuführen, um entweder bei Selbstherstellung die eigene Arbeit zu kontrollieren oder bei gekauftem Präparat die Arbeit anderer. Genügt das Resultat, so ist ein gutes Präparat noch nicht verbürgt. Bleibt aber das Resultat unter den üblichen Werten, so ist das Fabrikat sicher zu verwerfen.

Die Filicinbestimmung nach Fromme lautet:

Bestimmung des Gehaltes an Rohfilicin: 5 g Filixextrakt werden in 30 g Äther in einer Arzneiflasche von 200 g Inhalt gelöst, der Lösung 100 g Ätzbarytlösung (3 %ig, hergestellt durch Anreiben oder Erhitzen von Baryta caustica mit Wasser und Filtrieren oder Absetzenlassen) zugesetzt, das Gemisch einige Minuten kräftig durchgeschüttelt, in einen Schütteltrichter gebracht und gleich nach dem blanken Absetzen der wässerigen Flüssigkeit von dieser 86 g (entsprechend 4 g Extrakt) in eine Arzneiflasche von 200 ccm Inhalt abgelassen, 3 g Salzsäure (25 %) zugefügt und nacheinander mit 25—15—10 ccm Äther in der Weise ausgeschüttelt, daß nach jedesmaligem Ausschütteln und Absetzen die wässerige Flüssigkeit in die zuletzt verwendete Arzneiflasche abgelassen und die ätherische Flüssigkeit durch ein doppeltes glattes Filter in einen zuvor genau tarierten Erlenmeyerkolben von 200 ccm Inhalt filtriert wird. Von den vereinigten ätherischen Auszügen wird der Äther abdestilliert (oder, falls man ihn nicht auffangen will, abgedunstet), der Rückstand bei 100° C bis zur Gewichtskonstanz getrocknet und nach halbstündigem Stehenlassen im Exsikkator gewogen. Die erhaltene Menge mit 25 multipliziert, gibt den Prozentgehalt an Rohfilicin an.

Forderung der Pharm. Helv. IV: 26 bis 28 %.

Zu bemerken ist zu dieser Bestimmung, daß bei guten Extrakten der Filicingehalt bis zu 30 % hinauf und auf ca. 24 %, ja noch etwas tiefer herabgehen kann. Bohrisch (B. D. Ph. Ges. 1920, S. 201) will Extrakte unter 20 % Rohfilicingehalt beanstandet wissen. — Ferner muß die das Filicin enthaltende Ätzbarytlösung sofort nach dem Trennen vom Äther weiter verarbeitet werden, da sie sonst bald Veränderungen durch Eintritt einer Trübung zeigt. — Schließlich darf nicht versäumt werden, das Filter, durch das die Filicinlösung filtriert wurde, wiederholt mit Äther nachzuwaschen. (Bei sorgfältiger Arbeit genügt auch die Hälfte der angegebenen Gewichtsmengen zur Bestimmung.)

Extractum Frangulae fluidum. — Faulbaumfluidextrakt.

Faulbaumfluidextrakt ist dunkelbraun und schmeckt bitter. 1 ccm Faulbaumfluidextrakt wird mit 1 ccm Wasser verdünnt und die Flüssigkeit mit 10 ccm Äther durchgeschüttelt. Wird hierauf die klar abgehobene, citronengelbe Ätherschicht mit 5 ccm Wasser und einigen Tropfen Ammoniakflüssigkeit geschüttelt, so muß die wässerige Schicht nach dem Absetzen eine kirschrote Farbe zeigen.

Es liegt hier die Bornträgersche Reaktion vor, deren Eintritt durch Anwesenheit von Emodin bedingt ist. Frangula-Emodin ist die Bezeichnung für eine Anzahl isomerer Substanzen, deren Zusammensetzung dem Trioxymethylanthrachinon entspricht.

Ein gutes Extrakt zeigt folgende Eigenschaften: Spezifisches Gewicht 1,03 bis 1,05. Trockenrückstand 18 bis 24 %. — E. Richter (Ap. Z. 1917, S. 63) schlägt folgende quantitative Emodin-Bestimmung vor: 5 ccm Fluidextrakt werden mit 5 ccm Wasser verdünnt und die Flüssigkeit mit 50 ccm Äther 1 Minute lang geschüttelt. Nach dem Absetzen mißt man 20 ccm der ätherischen Schicht in eine tarierte Schale ab und verdunstet dieselben durch Einstellen in warmes Wasser von 38° bis zur Trockne. Der Rückstand muß mehr als 0,02 g wiegen und sich in 5 ccm Ammoniakflüssigkeit mit kirschroter Farbe lösen.

Extractum Granati fluidum. — Granatrindenfluidextrakt.

Gehalt mindestens 0,2% Granatrindenalkaloide, durchschnittliches Mol.-Gew. 148.

Granatrindenfluidextrakt ist braunrot, schmeckt herbe und löst sich trübe in Weingeist und in Wasser.

Die quantitative Alkaloidbestimmung des Arzneibuches ist hier fortgelassen, da sie für die Praxis ungeeignet erscheint. Dafür tritt die abgekürzte Methode ein, deren Prinzip ausführlich im Allgemeinen Teil, S. 61 geschildert wurde. Siehe zunächst dort und über den angewendeten Indikator Methylrot auf S. 43. Die Vorschrift, aufgebaut auf der Methode nach Fromme, lautet:

7 g Extrakt dampft man in einer Porzellanschale auf dem Wasserbade bis auf etwa 3,5 g ein, bringt den Rückstand noch warm in eine Arzneiflasche und spült sorgfältig zweimal mit je 2 ccm warmen Wassers nach. Dann gibt man 35 g Äther hinzu und schüttelt einige Male kräftig durch. Darauf versetzt man mit 4 g Natronlauge und schüttelt nunmehr kräftig und anhaltend 8 Minuten lang. Nach völligem Absetzen gießt man 25 g Ätherlösung (= 5 g Fluidextrakt) durch ein Bäuschchen fettfreier Watte in einen zuerst sehr sorgfältig mit Salzsäure, dann mit Wasser gereinigten Scheidetrichter, gibt 5 ccm N/10-Salzsäure und 30 ccm Wasser hinzu und schüttelt kräftig durch. Die saure wässerige Lösung läßt man in einen Erlenmeyerkolben abfließen und schüttelt die ätherische Lösung nochmals zweimal mit je 50 ccm Wasser aus. Die vereinigten wässerigen Lösungen versetzt man mit 4 Tropfen Methylrotlösung und läßt vorsichtig N/10-Kalilauge bis zum Eintritt des Farbenumschlages in Gelb hinzufließen. Hierzu sollen nicht mehr als 4,3 ccm N/10-Kalilauge erforderlich sein, so daß mindestens 0,7 ccm N/10-Salzsäure zur Sättigung der in 5 g Fluidextrakt vorhandenen Alkaloide verbraucht werden, was einem Mindestgehalt von rund 0,2% Alkaloiden entspricht (1 ccm N/10-Salzsäure = 0,0148 g Granatrindenalkaloide). — Ausrechnung wie bei Cortex Granati.

Extractum Hydrastis fluidum. — Hydrastisfluidextrakt.

Gehalt mindestens 2,2% Hydrastin ($C_{21}H_{21}O_6N$, Mol.-Gew. 383,18).

Hydrastisfluidextrakt ist dunkelbraun; 1 Tropfen erteilt 200 ccm Wasser eine deutlich gelbe Färbung.

Wird 1 Raumteil Hydrastisfluidextrakt mit 2 Raumteilen verdünnter Schwefelsäure kräftig geschüttelt, so scheiden sich nach kurzer Zeit reichliche Mengen von gelben Kristallen aus.

Wird 1 g Hydrastisfluidextrakt eingedampft und der Rückstand bei 100° vollständig getrocknet, so muß dessen Gewicht nach dem Erkalten im Exsikkator mindestens 0,2 g betragen.

Diese Forderung eines Trockenrückstandes von 20% erscheint sehr hoch. Derlin (Ph. Z. 1910, S. 244) berichtet, daß eine große Reihe von sorgfältig aus alkaloidreicher Droge bereiteten Extrakten bedeutend im Extraktgehalt schwankte, sogar bis 16% herab. Ebenso fand Kunze (Ap. Z. 1912, S. 106) in einem sonst sehr guten Extrakte nur 19,5% Trockenextrakt. Auch wir konnten in unserem Betriebe feststellen, daß Extrakte aus zuverlässiger Quelle stets die spätere Forderung des Hydrastingehaltes erfüllten, nicht aber immer die Forderung des hohen Extraktgehaltes. Es kommt dazu, daß gerade vorschriftsmäßig bereitete Präparate stark absetzen und dabei kaum an Hydrastin verlieren, wohl aber an Extraktivstoffen. Wir können uns daher der Forderung Derlins, der einen Mindestgehalt an Trockenrückstand von nur 18% fordert, durchaus anschließen.

Gehaltsbestimmung. 10 g Hydrastisfluidextrakt dampft man nach Zusatz von 20 g Wasser in einem gewogenen Schälchen auf dem Wasserbad auf etwa 8 g ein, fügt 1,5 ccm verdünnte Salzsäure hinzu und bringt das Gemisch in ein gewogenes Kölbchen. Hierauf spült man das Schälchen sorgfältig so oft mit je 1,5 ccm Wasser nach, bis das Gewicht der vereinigten Flüssigkeiten 20 g beträgt, fügt 1 g Talk hinzu, schüttelt kräftig um und filtriert durch ein trockenes Filter von 8 cm Durchmesser in ein trockenes Gefäß. 10 g dieses Filtrates (= 5 g Hydrastisfluidextrakt) bringt man in ein Arzneiglas von 100 ccm Inhalt, fügt 4 ccm Ammoniakflüssigkeit und 30 ccm Äther hinzu, schüttelt das Gemisch einige Minuten lang kräftig, setzt dann 30 ccm Petroleumbenzin hinzu und schüttelt von neuem einige Minuten lang. Nach Zusatz von 1,5 g Traganthpulver schüttelt man hierauf kräftig noch so lange, bis sich die ätherische Schicht vollständig geklärt hat, filtriert diese durch ein gut bedecktes trockenes Filter in eine trockene Flasche und bringt sofort 40 ccm des Filtrates (= 3,33 g Hydrastisfluidextrakt) in ein gewogenes Kölbchen. Nach freiwilligem Verdunsten des Äthers bei 25^0 bis 30^0 trocknet man den Rückstand vollständig bei 100^0 und wägt nach dem Erkalten im Exsikkator. Das Gewicht des Rückstandes muß mindestens 0,073 g betragen, was einem Mindestgehalte von $2,2\%$ Hydrastin entspricht.

Diese Gehaltsbestimmung des D. A. 5 gibt, sorgfältig ausgeführt, durchaus gute Resultate. Aber es haften ihr doch gewisse Mängel an. Erstens läßt sich die anfangs in Arbeit genommene Menge des teuren Extraktes, die nur zum Teil weitere Verarbeitung findet, nicht unbedeutend verringern. Sodann wird man das Petroleumbenzin (welches Hydrastin nur in geringem Maße löst) besser durch Äther ersetzen. Schließlich braucht man meist nach Verquellen des Traganths die Ätherlösung nicht filtrieren, sondern kann sie klar abgießen, was das Resultat noch exakter gestaltet; und zwar wird man den verwendeten Äther wie die erhaltene Ätherlösung genauer wägen, nicht messen. Aus diesen Erwägungen gestaltet sich die Methode besser so:

5 g Hydrastisfluidextrakt dampft man nach Zusatz von 10 g Wasser in einem gewogenen Schälchen auf dem Wasserbade auf etwa 4 g ein, fügt 0,75 ccm verdünnte Salzsäure hinzu und bringt das Gemisch in ein gewogenes Kölbchen. Hierauf spült man das Schälchen sorgfältig so oft mit je 1 ccm Wasser nach, bis das Gewicht der vereinigten Flüssigkeiten 10 g beträgt, fügt 0,5 g Talk hinzu, schüttelt kräftig um und filtriert durch ein kleines Filter in eine trockene Arzneiflasche von etwa 75 g Inhalt. Zu 6 g des Filtrates (= 3 g Hydrastisfluidextrakt) fügt man 2 ccm Ammoniakflüssigkeit, überzeugt sich, daß die Flüssigkeit alkalisch, setzt dann 42 g Äther hinzu und schüttelt das Gemisch 5 Minuten lang kräftig. Nach Zusatz von 1 g Traganthpulver schüttelt man kräftig noch so lange, bis sich die ätherische Schicht vollkommen geklärt hat und gießt 35 g davon (= 2,5 g Fluidextrakt) in ein gewogenes Kölbchen oder besser noch in eine gewogene Schale. Nach freiwilligem Verdunsten des Äthers trocknet man den Rückstand durch kurzes Erhitzen bei 100^0 und wägt nach dem Erkalten im Exsikkator. Das Gewicht des Rück-

standes muß mindestens 0,055 g betragen, was einem Gehalt von 2,2 %
Hydrastin entspricht.

Löst man den Rückstand unter Zusatz von 1 ccm verdünnter Schwefelsäure
in 10 ccm Wasser, versetzt die Lösung mit 5 ccm Kaliumpermanganatlösung und
schüttelt bis zur Entfärbung, so erhält man, besonders nach Verdünnung mit
50 ccm Wasser, eine blaufluorescierende Flüssigkeit.

Diese Bestimmung bezweckt eine Identifizierung des isolierten Hy-
drastins, das bei der Oxydation das Spaltprodukt Hydrastinin ergibt.
Letzteres kennzeichnet sich durch die Fluorescenz seiner Salze in Lösung.

Extractum Hyoscyami. — Bilsenkrautextrakt.

Gehalt 0,5 % Hyoscyamin ($C_{17}H_{23}O_3N$, Mol.-Gew. 289,19).
Durch Zusatz von gereinigtem Süßholzsaft wird erforderlichenfalls das Extrakt
auf einen Hyoscyamingehalt von 0,5 % gebracht.
Bilsenkrautextrakt ist dunkelbraun und in Wasser nicht klar löslich.

Die quantitative Alkaloidbestimmung des Arzneibuches ist hier fortgelassen, da sie für die Praxis ungeeignet erscheint. Dafür tritt die abgekürzte Methode ein, deren Prinzip ausführlich im Allgemeinen Teil,
S. 61 geschildert wurde. Siehe zunächst dort und über den angewendeten Indikator Methylrot auf S. 43. Die Methode hat hier noch
den großen Vorteil, daß sie entsprechend der bei Extr. Belladonn. sicc.
(S. 208) angegebenen Methode auch für die Alkaloidbestimmung des
Extr. Hyoscyam. sicc. verwendet werden kann.

Extr. Hyoscyami.

8 g Bilsenkrautextrakt werden unter gelindem Erwärmen in einer
Arzneiflasche oder in einem Erlenmeyerkolben von 150 g Inhalt in 10 g
Wasser gelöst. Nach völligem Erkalten fügt man 60 g Äther und 4 g
Ammoniakflüssigkeit hinzu und schüttelt das gut verschlossene Gefäß
8 Minuten lang kräftig. Nach völligem Absetzen gießt man 45 g
der klaren Ätherlösung (= 6 g Extrakt) vorsichtig in einen Erlenmeyerkolben über, destilliert den Äther ab und verdunstet den Rückstand zweimal mit je 3 g Äther zur Trockne. Den so behandelten Rückstand löst man in 2 g Weingeist, fügt nach dem Erkalten 5 ccm N/10-
Salzsäure, 150 ccm Wasser, 4 Tropfen Methylrotlösung hinzu und läßt
N/10-Kalilauge bis zum Eintritt des Farbenumschlages in Gelb hinzufließen. Hierzu müssen 4 ccm N/10-Kalilauge erforderlich sein, so daß
1 ccm N/10-Salzsäure zur Sättigung der in 6 g Extrakt vorhandenen
Basen verbraucht werden, was einem Gehalt von rund 0,5 % Hyoscyamin entspricht (1 ccm N/10-Salzsäure = 0,0289 g Hyoscyamin).

Extr. Hyoscyami siccum.

Diese Gehaltsbestimmung wird genau so ausgeführt wie die von Extr.
Belladonn. sicc. auf S. 208. Wie dort werden 8 g Trockenextrakt in
Arbeit genommen und genau so weiter behandelt. Nur der Befund muß
abweichen: Da Extr. Hyoscyami nur den dritten Teil der Alkaloidmenge
enthält, müssen 0,5 ccm N/10-Salzsäure zur Sättigung der in 6 g Trockenextrakt vorhandenen Basen erforderlich sein, so daß zum Zurücktitrieren
rund 4,5 ccm N/10-Kalilauge erforderlich sind.

Extractum Opii. — Opiumextrakt.

Extractum Opii P. I.

Gehalt 20 % Morphin ($C_{17}H_{19}O_3N$, Mol.-Gew. 285,16).

Durch Zusatz von Milchzucker wird erforderlichenfalls das Extrakt auf einen Morphingehalt von 20 % gebracht.

Opiumextrakt ist graubraun, schmeckt bitter und ist in Wasser trübe löslich.

Gehaltsbestimmung. 3 g Opiumextrakt löst man in 40 g Wasser, versetzt die Lösung unter Vermeidung starken Schüttelns mit 2 ccm einer Mischung von 17 g Ammoniakflüssigkeit und 83 g Wasser und filtriert sofort durch ein trockenes Faltenfilter von 10 cm Durchmesser. 30 g des Filtrats (= 2 g Opiumextrakt) versetzt man in einem Kölbchen unter Umschwenken mit 10 ccm Essigäther und noch 5 ccm der Mischung von 17 g Ammoniakflüssigkeit und 83 g Wasser, schüttelt 10 Minuten lang kräftig, fügt hierauf noch 20 ccm Essigäther hinzu und läßt unter zeitweiligem, leichtem Umschwenken eine Viertelstunde lang stehen. Alsdann bringt man zuerst die Essigätherschicht möglichst vollständig auf ein glattes Filter von 8 cm Durchmesser, gibt zu der im Kölbchen zurückgebliebenen, wässerigen Flüssigkeit nochmals 10 ccm Essigäther, bewegt die Mischung einige Augenblicke lang und bringt zunächst wieder die Essigätherschicht auf das Filter. Nach dem Ablaufen der ätherischen Flüssigkeit gießt man die wässerige Lösung, ohne auf die an den Wänden des Kölbchens haftenden Kristalle Rücksicht zu nehmen, auf das Filter und spült dieses sowie das Kölbchen dreimal mit je 5 ccm mit Äther gesättigtem Wasser nach. Kölbchen und Filter trocknet man bei 100°, löst dann die Kristalle in 25 ccm N/10-Salzsäure, gießt die Lösung in einen Meßkolben von 100 ccm Inhalt, wäscht Filter und Kölbchen sorgfältig mit Wasser nach und verdünnt die Lösung auf 100 ccm. Von dieser Lösung mißt man 50 ccm (= 1 g Opiumextrakt) in eine etwa 200 ccm fassende Flasche aus weißem Glase ab und fügt etwa 50 ccm Wasser und soviel Äther hinzu, daß die Ätherschicht die Höhe von etwa 1 cm erreicht. Nach Zusatz von 10 Tropfen Jodeosinlösung läßt man alsdann so lange N/10-Kalilauge, nach jedem Zusatze die Mischung kräftig durchschüttelnd, zufließen, bis die untere, wässerige Schicht eine blaßrote Färbung angenommen hat. Aus der Anzahl der zur Sättigung des Morphins verbrauchten Kubikzentimeter N/10-Salzsäure ergibt sich durch Multiplikation mit 0,02852 der Morphingehalt in 1 g des Opiumextraktes.

[Die Methode ist in Prinzip und Ausführung genau im Allgemeinen Teil, S. 64 geschildert. — Auf S. 87 ist ausgeführt, daß sich bei sorgfältiger Arbeit die Gewichtsmengen aus Sparsamkeitsgründen auf die Hälfte (ohne Geäfhrdung des Resultates) vermindern lassen. — Hier sei nur zur Berechnung des Arzneibuches ausgeführt: Nach der Abscheidung des Morphins und seiner Auflösung in N/10-Salzsäure befinden sich in dem vorgeschriebenen Meßkolben von 100 ccm das Morphin aus 2 g Opiumextrakt, in 25 ccm N/10-HCl gelöst. Demnach entsprechen die zur Titration verwendeten 50 ccm Lösung dem Morphin aus 1 g Extrakt in 12,5 ccm N/10-HCl. Angenommen, es werden zur Neutralisation dieser Lösung 4,5 ccm N/10-KOH verbraucht; dann sind 12,5 — 4,5 ccm = 8 ccm N/10-HCl zur Bindung des in 1 g Opiumextrakt vorhandenen Morphins verbraucht.

$$1000 \text{ ccm } N/10\text{-HCl} = {}^1/_{10} \text{ Grammolekül Morphin} = 28,52 \text{ g Morphin}$$
$$1 \text{ ccm } N/10\text{-HCl} = 0,02852 \text{ g Morphin}$$
$$8 \text{ ccm } N/10\text{-HCl} = 0,22816 \text{ g Morphin.}$$

Da also 1 g Extrakt 0,22816 g Morphin enthalten würde, während es nur 0,2 g enthalten dürfte, ergibt sich nach der Gleichung

$$1 : 0,2 = x : 0,22816. \qquad x = 1,1408,$$

daß in 1 g Extrakt soviel Morphin vorhanden ist, wie in 1,1408 g enthalten sein müßte. Man mischt deshalb in diesem Fall zu jedem Gramm des Präparates 0,1408 g Milchzucker, um ein vorschriftsmäßiges Extrakt zu erhalten.

Die Gehaltsbestimmung des eingestellten Opiumextrakts erfolgt in der gleichen Weise, wie vorstehend beschrieben. Es müssen 5,5 ccm N/10-Kalilauge erforderlich sein, so daß 7 ccm N/10-Salzsäure zur Sättigung des vorhandenen Morphins verbraucht werden, was einem Gehalte von 20 % Morphin entspricht (1 ccm N/10-Salzsäure = 0,02852 g Morphin, Jodeosin als Indikator).

Da, wie vorher ausgeführt,

1 ccm N/10-HCl 0,02852 g Morphin entspricht,

7 ccm N/10-HCl 0,19964 g Morphin,

so würden in 1 g Extrakt enthalten sein 0,19964 g Morphin, also rund 20 % Morphin.

Extractum Secalis cornuti fluidum. — Mutterkornfluidextrakt.

Extractum fluidum Secalis cornuti P. I.

Mutterkornfluidextrakt ist rotbraun und klar, riecht eigenartig und rötet Lackmuspapier. In Wasser ist es klar löslich, auf Zusatz eines gleichen Raumteils Weingeist wird es stark getrübt.

Es sind jetzt Mutterkornfluidextrakte im Handel, welche die letzte Forderung nicht erfüllen, d. h. auf Zusatz eines gleichen Raumteiles Weingeist keine oder keine starke Trübung geben. Deshalb Vorsicht!

Das spezifische Gewicht vorschriftsmäßig hergestellter Extrakte beträgt ca. 1,035 bis 1,095, der Trockenrückstand 15 bis ca. 20 %.

Extractum Simarubae fluidum. — Simarubafluidextrakt.

Simarubafluidextrakt ist rotbraun, schmeckt bitter und ist in Weingeist trübe, in Wasser fast klar löslich.

Ergänzend seien noch zur Beurteilung die Konstanten (für gute Extrakte) angeführt, die dem Kommentar von Anselmino-Gilg entnommen sind: Spezifisches Gewicht 0,97 bis 0,985. Trockenrückstand 8 bis 8,5 %.

Extractum Strychni. — Brechnußextrakt.

Extractum Strychni P. I.

Gehalt 16 % Alkaloide, berechnet auf Strychnin ($C_{21}H_{22}O_2N_2$) und Brucin ($C_{23}H_{26}O_4N_2$), durchschnittliches Mol.-Gew. 364.

Brechnußextrakt, das einen höheren Gehalt an Alkaloiden aufweist, ist mit Milchzucker auf den vorgeschriebenen Gehalt einzustellen.

Brechnußextrakt ist braun, in Wasser trübe löslich und schmeckt sehr bitter.

Beim Verdampfen einer Mischung aus 10 Tropfen verdünnter Schwefelsäure und 5 Tropfen einer Lösung von 1 Teil Brechnußextrakt in 50 Teilen verdünntem Weingeist auf dem Wasserbad entsteht eine violette Färbung, die auf Zusatz einiger Tropfen Wasser verschwindet, jedoch bei erneutem Verdampfen wieder erscheint.

Die quantitative Bestimmung der Alkaloide nach dem Arzneibuch ist hier fortgelassen, da sie für die Praxis ungeeignet erscheint. Dafür tritt die abgekürzte Methode ein, deren Prinzip ausführlich im Allgemeinen Teil, S. 61 geschildert wurde. Siehe zunächst dort und über den angewendeten Indikator Methylrot auf S. 43. Die Vorschrift lautet:

1,25 g Brechnußextrakt werden in einem Erlenmeyerkolben oder in einer Arzneiflasche von 100 g Inhalt unter gelindem Erwärmen in 10 g Wasser gelöst und nach dem Erkalten 15 g Chloroform, 30 g Äther und nach Umschütteln 3 g Ammoniakflüssigkeit hinzugesetzt. Nach weiterem 8 Minuten langem kräftigen Umschütteln lasse man absetzen und gieße dann 36 g (= 1 g Extrakt) der vollständig klaren Äther-Chloroformlösung in einen Erlenmeyerkolben. Dann destilliere man das Lösungsmittel ab und verdunste den Rückstand zweimal mit je 5 ccm Äther zur Trockne. Den so behandelten Rückstand löse man in 3 ccm Chloroform, füge 10 ccm N/10-Salzsäure und 20 ccm Wasser hinzu, erhitze auf dem Wasserbade, bis der Geruch nach Chloroform verschwunden ist (was man durch öfteres kräftiges Umschwenken ziemlich schnell erreicht), gebe nochmals 80 ccm Wasser und 4 Tropfen Methylrotlösung hinzu und lasse N/10-Kalilauge bis zum Eintritt des Farbenumschlages in Gelb hinzufließen. Hierzu müssen 5,6 ccm N/10 Kalilauge verbraucht werden, so daß 4,4 ccm N/10-Salzsäure zur Sättigung der in 1 g Extrakt vorhandenen Alkaloide verbraucht werden, was einem Gehalt von 16 % Alkaloiden entspricht (1 ccm N/10-Salzsäure = 0,0364 g Strychnin und Brucin). — Brechnußextrakt, das einen höheren Gehalt an Alkaloiden aufweist, ist mit Milchzucker auf den vorgeschriebenen Gehalt einzustellen!

Ferrum carbonicum saccharatum. — Zuckerhaltiges Ferrocarbonat.

Gehalt an Eisen 9,5 bis 10 %.

Grünlichgraues, mittelfeines Pulver, das süß und schwach nach Eisen schmeckt. In Salzsäure löst sich zuckerhaltiges Ferrocarbonat unter reichlicher Kohlensäureentwicklung zu einer grünlichgelben Flüssigkeit, die, mit Wasser verdünnt, sowohl mit Kaliumferrocyanid- als auch mit Kaliumferricyanidlösung einen blauen Niederschlag gibt.

(Ein Beweis also, daß das Präparat Eisenoxydul- und Eisenoxydsalz enthält.)

Die mit Hilfe einer möglichst geringen Menge Salzsäure hergestellte Lösung von zuckerhaltigem Ferrocarbonat in Wasser (1 + 49) darf durch Baryumnitratlösung höchstens schwach getrübt werden (Schwefelsäure).

Gehaltsbestimmung. 1 g zuckerhaltiges Ferrocarbonat wird in 10 ccm verdünnter Schwefelsäure ohne Anwendung von Wärme gelöst, die Lösung mit $^1/_2$ %iger Kaliumpermanganatlösung bis zur schwachen, kurze Zeit bestehen bleibenden Rötung und nach der Entfärbung mit 2 g Kaliumjodid versetzt. Die Mischung läßt man 1 Stunde lang in einem verschlossenen Glase stehen. Zur Bindung des ausgeschiedenen Jodes müssen 17,0 bis 17,8 ccm N/10-Natriumthiosulfatlösung erforderlich sein, was einem Gehalte von 9,5 bis 10 % Eisen entspricht (1 ccm N/10-Natriumthiosulfatlösung = 0,005585 g Eisen, Stärkelösung als Indikator).

Die Bestimmung des Eisengehaltes ist auf S. 74 in Prinzip und Ausführung genau beschrieben. Hier sei nur die einschlägige Berechnung hinzugefügt:

$$1 \text{ Grammolekül } Fe_2(SO_4)_3 \left(\frac{= 2\,Fe}{2 \times 55,85}\right) = \frac{2 \text{ Grammäquivalent Jod}}{2000 \text{ ccm N/1-}Na_2S_2O_3}$$

folglich

$$1 \quad \text{ccm N/10-}Na_2S_2O_3 = 0,005585 \text{ g Fe.}$$
$$\text{a) } 17 \quad ,, \quad \text{N/10-}Na_2S_2O_3 = 0,094945 \text{ g Fe}$$
$$\text{b) } 17,8 \quad ,, \quad \text{N/10-}Na_2S_2O_3 = 0,099413 \text{ g Fe.}$$

Da dieser Gehalt von 0,094945 bis 0,099413 g Fe in 1 g zuckerhaltigem Ferrocarbonat vorhanden sein soll, bedeutet das Resultat einen Eisengehalt von rund 9,5 bis 10 %.

In gut verschlossenen Gefäßen aufzubewahren.

Ferrum lacticum. — Ferrolaktat.

$(C_3H_5O_3)_2 Fe . 3 H_2O$, Mol.-Gew. 287,98.

Gehalt an wasserhaltigem Ferrolaktat mindestens $97,3\%$, entsprechend $18,9\%$ Eisen.

Grünlichweiße, aus kleinen, nadelförmigen Kristallen bestehende Krusten oder ein kristallinisches Pulver von eigenartigem Geruche. Ferrolaktat löst sich bei fortgesetztem Schütteln in einer verschlossenen Flasche langsam in etwa 40 Teilen ausgekochtem Wasser von 15^0 und in 12 Teilen siedendem Wasser. In Weingeist ist es sehr schwer löslich.

Nur das Ferrolaktat in Kristallkrusten ist so haltbar, daß es auch nach längerer Aufbewahrung in Wasser klar löslich ist. Das erheblich billigere Pulver oxydiert sich sehr bald und gibt dann trübe Lösungen (Frerichs, Ap. Z. 1917, S. 203). — Das Wasser muß ausgekocht, d. h. von Luft befreit sein, damit es nicht durch seinen Sauerstoffgehalt oxydierend wirkt.

In der grünlichgelben, wässerigen Lösung, die Lackmuspapier rötet, wird durch Kaliumferricyanidlösung ein dunkelblauer, durch Kaliumferrocyanidlösung ein hellblauer Niederschlag hervorgerufen. Ferrolaktat verkohlt beim Erhitzen unter Entwickelung eines karamelartigen Geruches.

Der tief blaue Niederschlag durch Kaliumferricyanid stellt die Anwesenheit von Ferrosalz fest, der hellblaue Niederschlag durch Kaliumferrocyanid soll erweisen, daß nur geringe Mengen Eisenoxydsalz vorhanden sind. Doch ist bei dieser Prüfung die Anwendung von frisch abgekochtem Wasser notwendig, weil die in länger aufbewahrtem Wasser stets vorhandene Luft und Kohlensäure bei der Lösung schädlich wirken. Auch ist der hellblaue Niederschlag nur sofort nach der Bildung zu beurteilen, weil er naturgemäß bald durch die Oxydation an der Luft eine stärker blaue Farbe annehmen muß.

Die wässerige Lösung $(1 + 49)$ darf durch Bleiacetatlösung höchstens opalisierend getrübt werden (Weinsäure, Citronensäure, Äpfelsäure); die mit Salzsäure angesäuerte wässerige Lösung darf durch Schwefelwasserstoffwasser nicht dunkler gefärbt (fremde Schwermetallsalze) und höchstens opalisierend getrübt werden (Ferrisalze). Die mit Salpetersäure angesäuerte wässerige Lösung darf weder durch Baryumnitratlösung (Schwefelsäure), noch durch Silbernitratlösung (Salzsäure) mehr als opalisierend getrübt werden.

Eine Dunkelfärbung durch Schwefelwasserstoffwasser in salzsaurer Lösung würde Schwermetalle anzeigen, eine weißliche Trübung die Anwesenheit unerlaubter Mengen Ferrisalz durch entsprechende Abscheidung von Schwefel.

Werden 30 ccm der wässerigen Lösung $(1 + 49)$ nach Zusatz von 3 ccm verdünnter Schwefelsäure einige Minuten lang gekocht und mit überschüssiger Natronlauge versetzt, so darf die vom Niederschlag abfiltrierte Flüssigkeit beim Erhitzen mit alkalischer Kupfertartratlösung keinen roten Niederschlag abscheiden (Zucker).

Das Kochen mit verdünnter Schwefelsäure soll nicht unmittelbar reduzierende Zucker erst hydrolysieren (z. B. Rohrzucker invertieren).

Beim Zerreiben von Ferrolaktat mit Schwefelsäure darf sich weder eine Gasentwickelung, noch bei halbstündigem Stehen der Mischung eine Braunfärbung bemerkbar machen (Zucker, Gummi, Weinsäure).

Beim Verreiben mit konzentrierter Schwefelsäure tritt eine schwache Gasentwicklung auch bei reinstem Ferrolaktat auf, weil die Milch säure unter Entwickelung von CO allmählich zersetzt wird (Frerichs, l. c.).

Gehaltsbestimmung. 1 g Ferrolaktat wird in einem Porzellantiegel mit Salpetersäure durchfeuchtet, diese in gelinder Wärme verdunstet und der Rückstand geglüht, bis alle Kohle verbrannt ist. Es müssen mindestens 0,27 g Eisenoxyd hinterbleiben, was einem Mindestgehalte von 18,9 % Eisen, entsprechend 97,3 % Ferrolaktat entspricht. Das hinterbliebene Eisenoxyd darf an Wasser nichts abgeben und angefeuchtetes Lackmuspapier nicht bläuen (Alkalicarbonate).

Die Berechnung ergibt sich aus folgender Gleichung:

$$\frac{Fe_2O_3}{159,7} : \frac{Fe_2}{111,7} = 0{,}27 : x. \qquad x = 0{,}189.$$

Da also in 1 g Ferrolaktat 0,189 g Eisen enthalten sein sollen, so ergibt sich daraus ein Eisengehalt von 18,9 %. Nach der Wägung muß aber vor allem geprüft werden, ob der Rückstand an Wasser nichts abgibt: Hierzu erwärmt man den Rückstand mit etwa 5 ccm Wasser, filtriert und dampft das Filtrat auf einem Uhrglas ab (Frerichs, l. c.).

Rupp und Lehmann (Ap. Z. 1911, S. 125) oxydieren mit H_2O_2 und führen dann die Bestimmung titrimetrisch aus.

Vor Licht geschützt aufzubewahren.

Ferrum oxydatum saccharatum. — Eisenzucker.

Gehalt an Eisen 2,8 bis 3,0 %.

Rotbraunes, süßes Pulver von schwachem Eisengeschmack. Eisenzucker muß mit 20 Teilen heißem Wasser eine völlig klare, rotbraune, kaum alkalisch reagierende Lösung geben, die durch Kaliumferrocyanidlösung allein nicht verändert, auf Zusatz von Salzsäure aber zuerst schmutzig grün, dann rein blau gefärbt wird.

Geringe alkalische Reaktion wird immer vorhanden sein, weil hierdurch die Löslichkeit des Präparates bedingt ist. Doch darf der Alkaliüberschuß bei guten Präparaten nur gering sein[1]. — Durch Zusatz von Kaliumferrocyanid tritt zunächst schon wegen der alkalischen Reaktion eine Blaufärbung nicht ein, nach Zusatz von Salzsäure aber erfolgt die allmähliche Bildung von Eisenchlorid, so daß sich dann das Entstehen von Berliner Blau zuerst durch eine schmutzig grüne, dann rein blaue Farbe (bzw. blauen Niederschlag) bemerkbar macht.

Die mit überschüssiger, verdünnter Salpetersäure erhitzte, dann wieder erkaltete wässerige Lösung (1 + 19) darf durch Silbernitratlösung höchstens opalisierend getrübt werden (Salzsäure).

Gehaltsbestimmung. 1 g Eisenzucker wird in 10 ccm verdünnter Schwefelsäure unter Erwärmen auf dem Wasserbade gelöst, die Lösung nach dem vollständigen Verschwinden der rotbraunen Farbe und nach dem Erkalten mit halbprozentiger Kaliumpermanganatlösung bis zur schwachen, kurze Zeit bestehen bleibenden Rötung und nach der Entfärbung mit 2 g Kaliumjodid versetzt. Die Mischung läßt man 1 Stunde lang in einem verschlossenen Glase stehen. Zur Bindung des ausgeschiedenen Jodes müssen 5,0 bis 5,3 ccm N/10-Natriumthiosulfatlösung erforderlich sein, was einem Gehalte von 2,8 bis 3 % Eisen entspricht (1 ccm N/10-Natriumthiosulfatlösung = 0,005585 g Eisen, Stärkelösung als Indikator).

---

[1] Es befinden sich übrigens Präparate im Handel, die sich ebenfalls sehr gut in Wasser lösen, aber mit Hilfe von weinsauren Salzen hergestellt sind und in diesem Falle keine alkalische Reaktion zeigen.

Die Bestimmung des Gehaltes an Eisen ist auf S. 74 in Prinzip und Ausführung genau geschildert. Hier sei nur die Berechnung hinzugefügt:

$$1 \quad \text{ccm} \ N/10\text{-}Na_2S_2O_3 = 0,005585 \ \text{g Fe}$$
$$a) \ 5 \quad \text{ccm} \ N/10\text{-}Na_2S_2O_3 = 0,027925 \ \text{g Fe}$$
$$b) \ 5,3 \ \text{ccm} \ N/10\text{-}Na_2S_2O_3 = 0,0296005 \ \text{g Fe.}$$

Da 1 g Eisenzucker zur Bestimmung verwendet wird, entspricht das Resultat einem Eisengehalt von rund 2,8 bis 3 %.

Ferrum pulveratum. — Gepulvertes Eisen.

Fe, Atom-Gew. 55,85.

Gehalt an Eisen mindestens 97,8 %.

Feines, schweres, etwas metallisch glänzendes, graues Pulver, das vom Magneten angezogen wird und sich in verdünnter Schwefelsäure oder Salzsäure unter Entwickelung von Wasserstoff löst. Diese Lösung gibt auch in großer Verdünnung mit Kaliumferricyanidlösung einen tiefblauen Niederschlag.

Gepulvertes Eisen darf beim Lösen in verdünnter Salzsäure höchstens 1 % Rückstand (Graphit, Kohle, Kieselsäure) hinterlassen; das entweichende Gas darf einen mit Bleiacetatlösung benetzten Papierstreifen sofort nicht mehr als bräunlich färben (Schwefeleisen).

Es ist zu beachten, daß die Färbung des Bleiacetatpapieres nicht „sofort" stärker als bräunlich sein soll. Nach längerer Zeit wird stets eine Schwärzung eintreten.

Oxydiert man in der salzsauren Lösung das Ferrosalz durch Erwärmen mit Salpetersäure und versetzt die Lösung dann mit überschüssiger Ammoniakflüssigkeit, so darf die vom Niederschlag abfiltrierte Flüssigkeit nicht blau gefärbt sein (Kupfer) und durch Schwefelwasserstoffwasser kaum verändert werden (fremde Schwermetalle).

0,4 g gepulvertes Eisen und 0,4 g Kaliumchlorat werden in einem geräumigen Probierrohr mit 4 ccm Salzsäure übergossen. Nachdem die Einwirkung beendet ist, wird die Mischung bis zur Entfernung des freien Chlores erwärmt und dann filtriert. Eine Mischung von 1 ccm des Filtrates und 3 ccm Zinnchlorürlösung darf innerhalb 1 Stunde keine dunklere Färbung annehmen (Arsen).

Hierzu ist zunächst zu bemerken, daß bei dem Zugeben von Salzsäure zum Eisen und Kaliumchlorat eine ziemlich heftige Reaktion einsetzt. Deshalb ist auch das geräumige Probierrohr vorgeschrieben und in jedem Falle das Reagenzglas vorsichtig, d. h. mit der Öffnung vom Gesicht abgewendet, zu halten. Frerichs (Ap. Z. 1917, S. 203) schlägt vor, das Probierrohr mit 0,4 g Eisenpulver und 0,4 g Kaliumchlorat in ein Becherglas mit kaltem Wasser zu stellen und die 4 ccm Salzsäure tropfenweise zuzugeben. Dann könne man auch bei der gelinder einsetzenden Reaktion ein Reagenzglas von normaler Größe verwenden. Setzt man jetzt die Zinnchlorürlösung hinzu, so wird die tief braune Flüssigkeit zunächst hellgrünlich, weil das Eisenoxydsalz zu Oxydulsalz reduziert wird. Die weitere Forderung, daß die Mischung innerhalb 1 Stunde „keine dunklere Färbung" annehmen soll, wurde bis vor kurzer Zeit auch von den besten Handelssorten nicht gehalten. Neuerdings ist es gelungen, bessere Präparate herzustellen, die mit Zinnchlorürlösung höchstens eine ganz geringfügige Reaktion ergeben.

Gehaltsbestimmung. 1 g gepulvertes Eisen wird in etwa 50 ccm verdünnter Schwefelsäure gelöst und die Lösung auf 100 ccm verdünnt. 10 ccm dieser Lösung werden mit halbprozentiger Kaliumpermanganatlösung bis zur schwachen Rötung versetzt. Nachdem die Flüssigkeit durch Zusatz von Weinsäurelösung wieder entfärbt worden ist, gibt man 2 g Kaliumjodid hinzu und läßt die Mischung 1 Stunde lang in einem verschlossenen Glase stehen. Zur Bindung des ausgeschiedenen Jodes müssen mindestens 17,5 ccm N/10-Natriumthiosulfatlösung verbraucht werden, was einem Mindestgehalte von 97,8 % Eisen entspricht (1 ccm N/10-Natriumthiosulfatlösung = 0,005585 g Eisen, Stärkelösung als Indikator).

Die Bestimmung des Eisengehaltes ist in Prinzip und Ausführung auf S. 74 ausführlich geschildert worden. Hier sei nur folgendes gesagt: Das Auflösen des Eisens in der verdünnten Schwefelsäure muß durch Erwärmen beschleunigt werden. Das Resultat der Titration fällt richtiger aus, wenn man auf 0,1 g Eisen 3 g Kaliumjodid verwendet (statt der vorgeschriebenen 2 g) und außerdem noch weitere 10 ccm verdünnte Schwefelsäure zusetzt. Weil aber das Kaliumjodid so ungemein kostspielig, ist auf S. 86 ganz allgemein vorgeschlagen, die für sämtliche maßanalytische Eisenbestimmungen angewendeten Mengen derart zu kürzen, daß bei jeder Bestimmung nur etwa ein Verbrauch von 4 ccm N/10-Natriumthiosulfatlösung stattfindet. Diese Menge muß bei sorgfältigem Arbeiten durchaus genügen. Man wird deshalb in diesem Falle rund 0,5 g gepulvertes Eisen erst auf der Handwage abwägen, dann in den auf der analytischen Wage tarierten 100 ccm-Kolben schütten, die Eisenmenge nunmehr analytisch genau nachwägen und bei der Berechnung von dieser genau festgestellten Menge ausgehen. Das Eisenpulver löst man dann unter Erwärmen auf dem Wasserbade in etwa 40 ccm verdünnter Schwefelsäure, verdünnt nach dem Erkalten mit Wasser auf 100 ccm, nimmt 5 ccm der Lösung in Arbeit, oxydiert usw., setzt dann noch 5 ccm verdünnter Schwefelsäure und 1 g Kaliumjodid hinzu und hat zum Schluß nur etwa den vierten Teil des Verbrauches an N/10-Natriumthiosulfatlösung zu erwarten. — Die Berechnung stellt sich gemäß der vom D. A. 5 vorgeschriebenen Eisenmenge:

$$1 \quad \text{ccm} \quad \text{N/10-Na}_2\text{S}_2\text{O}_3 = 0,005585 \text{ g Fe}$$
$$17,5 \quad \text{,,} \quad \text{N/10-Na}_2\text{S}_2\text{O}_3 = 0,097737 \text{ g Fe.}$$

Da diese Menge von 0,097737 g Fe mindestens in 0,1 g Eisenpulver vorhanden sein soll, ergibt sich ein Mindestgehalt von rund 97,8 % Eisen.

Ferrum reductum. — Reduziertes Eisen.

Fe, Atom-Gew. 55,85.

Gehalt an metallischem Eisen mindestens 90 %, Gesamtgehalt an Eisen mindestens 96,6 %.

Feines, schweres, glanzloses, grauschwarzes Pulver, das vom Magneten angezogen wird und beim Erhitzen an der Luft unter Verglimmen in schwarzes Eisenoxyduloxyd übergeht. Reduziertes Eisen löst sich in verdünnter Schwefelsäure oder Salzsäure unter Entwickelung von Wasserstoff. Diese Lösung gibt auch in großer Verdünnung mit Kaliumferricyanidlösung einen tiefblauen Niederschlag.

1 g reduziertes Eisen muß sich in 12 ccm (besser in 15 ccm) verdünnter Salzsäure bis auf etwa 1 % lösen; das entweichende Gas darf einen mit Bleiacetatlösung benetzten Papierstreifen sofort nicht mehr als bräunlich färben (Schwefeleisen).

(Siehe die entsprechende Bemerkung bei Ferrum pulv.)

Kocht man 2 g reduziertes Eisen mit 10 ccm Wasser und filtriert, so darf das Filtrat Lackmuspapier nicht bläuen (Alkalicarbonate) und beim Verdunsten höchstens 0,003 g Rückstand (wasserlösliche Salze) hinterlassen.

0,4 g reduziertes Eisen und 0,4 g Kaliumchlorat werden in einem geräumigen Probierrohre mit 4 ccm Salzsäure übergossen. Nachdem die Einwirkung beendet ist, wird die Mischung bis zur Entfernung des freien Chlores erwärmt und dann filtriert. Eine Mischung von 1 ccm des Filtrates und 3 ccm Zinnchlorürlösung darf innerhalb 1 Stunde keine dunklere Färbung annehmen (Arsen).

Diese Prüfung ist bei Ferrum pulv. erläutert (siehe dort). Es kommen neuerdings „arsenfreie" Präparate in den Handel, die bei der Prüfung mittels Zinnchlorürlösung tatsächlich keine Reaktion geben.

Gehaltsbestimmung. 1 g reduziertes Eisen wird in etwa 50 ccm verdünnter Schwefelsäure gelöst und die Lösung auf 100 ccm verdünnt. 10 ccm dieser Lösung werden mit halbprozentiger Kaliumpermanganatlösung bis zur schwachen Rötung versetzt. Nachdem die Flüssigkeit durch Zusatz von Weinsäurelösung wieder entfärbt worden ist, gibt man 2 g Kaliumjodid hinzu und läßt die Mischung 1 Stunde lang in einem verschlossenen Glase stehen. Zur Bindung des ausgeschiedenen Jodes müssen mindestens 17,3 ccm N/10-Natriumthiosulfatlösung verbraucht werden, was einem Mindestgehalte von 96,6 $\%$ Eisen entspricht (1 ccm N/10-Natriumthiosulfatlösung = 0,005585 g Eisen, Stärkelösung als Indikator).

Hier liegt eine Bestimmung des Gesamteisens vor, die analog derjenigen von Ferrum pulv. ist. Siehe dort näheres, auch über die zwecks Ersparung an Kaliumjodid vorgeschlagene Reduktion der Gewichtsmengen (es soll nur ein Viertel des Eisens und daher auch entsprechend weniger KJ in Arbeit genommen werden). Es muß aber bemerkt werden, daß der Eisengehalt des Ferrum reduct. nicht nur aus metallischem Eisen besteht, sondern zum kleinen Teil aus Eisenoxyduloxyd, das bei der Reduktion unangegriffen geblieben ist. Das wird auch zum Ausdruck gebracht durch die Bemerkung am Anfang des Artikels „Gehalt an metallischem Eisen mindestens 90 $\%$, Gesamtgehalt an Eisen mindestens 96,6 $\%$". Wenn trotzdem eine besondere Bestimmung des metallischen Eisens fortgeblieben ist, so erklärt sich das wohl dadurch, daß man bei sonst einwandfreien Präparaten aus der Menge des Gesamteisens einen ungefähr zutreffenden Schluß auf den Gehalt an metallischem Eisen ziehen kann. Das Ferrum reduct. enthält nämlich (wie aus der Bemerkung hervorgeht, daß es sich bis auf etwa 1 $\%$ in verdünnter Säure lösen soll) bis 1 $\%$ fremde Verunreinigungen. Von den übrigen 99 $\%$ sollen 96,6 $\%$ aus Eisen bestehen, so daß 2,4 $\%$ für den Sauerstoff des Eisenoxyduloxyds übrig bleiben. Da aber das Eisenoxyduloxyd (Fe_3O_4) zusammengesetzt ist aus 167,52 Gewichtsteilen Eisen (Fe_3) und 64 Gewichtsteilen Sauerstoff (O_4), so ergibt sich aus der Gleichung:

$$64 : 167,52 = 2,4 : x. \qquad x = 6,28,$$

daß die im Ferrum reduct. vorhandenen 2,4 $\%$ Sauerstoff mit 6,28 $\%$ Eisen zu Eisenoxyduloxyd verbunden sind. Zieht man endlich diese an Sauerstoff gebundenen 6,28 $\%$ Eisen von den geforderten 96,6 $\%$ Gesamteisen ab, so bleiben 96,6 — 6,28 = rund 90 $\%$ Fe übrig, die als metallisches Eisen im Ferrum reduct. vorhanden sein sollen. — Für die Fachgenossen, die trotzdem noch eine besondere Bestimmung des metallischen Eisens ausführen wollen, sei bemerkt, daß hierzu die Vorschrift des D. A. 4 wenig geeignet erscheint, daß man aber nach der Methode des D. A. 3 mittels Quecksilberchlorid ganz brauchbare Resultate erhält.

Ferrum sulfuricum. — Ferrosulfat.

Fe $SO_4 \cdot 7\,H_2O$, Mol.-Gew. 278,03.

Kristallinisches, an trockner Luft verwitterndes, hellgrünes Pulver, das sich in 1,8 Teilen Wasser mit bläulichgrüner Farbe löst. Selbst eine sehr verdünnte Lösung von Ferrosulfat gibt mit Kaliumferricyanidlösung einen tiefblauen und mit Baryumnitratlösung einen weißen, in verdünnten Säuren unlöslichen Niederschlag.

Die mit ausgekochtem und abgekühltem Wasser frisch bereitete Lösung (1 + 19) muß klar sein (basisches Ferrisulfat) und darf Lackmuspapier nur schwach röten.

Reines Ferrosulfat gibt mit frisch ausgekochtem und dann wieder abgekühltem Wasser eine klare Lösung von schwach saurer Reaktion. Hat das Salz aber eine geringe Oxydation erlitten

$$[2\,(FeSO_4 + 7\,H_2O) + O = Fe_2SO_4(OH)_4 + H_2SO_4 + 11\,H_2O],$$

so wird sich durch Bildung von basischem Ferrisulfat in wässeriger Lösung eine Trübung und durch Entstehen der Schwefelsäure stark saure Reaktion zeigen. — Ist das Wasser nicht frisch abgekocht, so kann schon durch dessen Gehalt an Sauerstoff eine geringe Oxydation des Salzes eintreten.

Werden 2 g Ferrosulfat in wässeriger Lösung durch Erwärmen mit Salpetersäure oxydiert und die Lösung mit einem Überschusse von Ammoniakflüssigkeit versetzt, so darf die vom Niederschlag abfiltrierte farblose Flüssigkeit durch Schwefelwasserstoffwasser nicht verändert werden (Kupfer-, Mangan-, Zinksalze) und beim Abdampfen und Glühen höchstens 0,002 g Rückstand hinterlassen (Alkali-, Erdalkalisalze).

Ferrum sulfuricum crudum. — Eisenvitriol.

Grüne Kristalle oder kristallinische Bruchstücke, die meist etwas feucht, bisweilen an der Oberfläche weißlich bestäubt sind. Eisenvitriol gibt mit 2 Teilen Wasser eine etwas trübe, Lackmuspapier rötende Flüssigkeit von zusammenziehendem, tintenartigem Geschmacke.

Die wässerige Lösung (1 + 4) darf keinen erheblichen ockerartigen Bodensatz (basisches Ferrisulfat) absetzen und muß nach dem Filtrieren eine blaugrüne Farbe zeigen. Nach dem Ansäuern mit Salzsäure darf sie durch Schwefelwasserstoffwasser höchstens schwach gebräunt werden (Kupfersalze).

Ferrum sulfuricum siccum. — Getrocknetes Ferrosulfat.

Gehalt an Eisen mindestens 30,2%.

Ferrosulfat wird in einer Porzellanschale im Wasserbad allmählich erwärmt, bis es 35 bis 36% an Gewicht verloren hat.

Getrocknetes Ferrosulfat ist ein weißliches Pulver, das sich in Wasser langsam zu einer meist opalisierend getrübten Flüssigkeit löst. Im übrigen muß es hinsichtlich seiner Reinheit den an Ferrosulfat gestellten Anforderungen genügen.

Gehaltsbestimmung. 0,2 g getrocknetes Ferrosulfat werden in 10 ccm verdünnter Schwefelsäure gelöst, die Lösung mit halbprozentiger Kaliumpermanganatlösung bis zur schwachen Rötung versetzt. Nachdem die Flüssigkeit durch Zusatz von Weinsäurelösung wieder entfärbt worden ist, gibt man 2 g Kaliumjodid hinzu und läßt die Mischung 1 Stunde lang in einem verschlossenen Glase stehen. Zur Bindung des ausgeschiedenen Jodes müssen mindestens 10,8 ccm N/10-Natriumthiosulfatlösung erforderlich sein, was einem Mindestgehalte von 30,2% Eisen entspricht (1 ccm N/10-Natriumthiosulfatlösung = 0,005585 g Eisen, Stärkelösung als Indikator).

Die Bestimmung ist ganz analog derjenigen von Ferrum pulveratum. Entsprechend der dortigen Angabe nimmt man hier nur 0,1 g getrocknetes Ferrosulfat, löst in 5 ccm verdünnter Schwefelsäure, verwendet nach der Oxydation 1 g KJ und hat jetzt nur den halben Ver-

brauch an $Na_2S_2O_3$ zu erwarten. Die Berechnung nach dem Arzneibuch
ist folgende:

$$1 \quad ccm \ N/10\text{-}Na_2S_2O_3 = 0{,}005585 \ g \ Fe$$
$$10{,}8 \quad ,, \quad N/10\text{-}Na_2S_2O_3 = 0{,}060318 \ g \ Fe.$$

Da diese Menge von 0,060318 g Eisen in 0,2 g entwässertem Eisensulfat vorhanden sein soll, ergibt sich ein Prozentgehalt von $500 \times 0{,}060318$
= rund 30,2 $^0/_0$ Eisen.

Flores Cinae. — Zitwerblüten.

Die getrockneten, noch geschlossenen Blütenköpfchen von Artemisia cina Berg.
Zitwerblütenpulver darf beim Verbrennen höchstens 10 $^0/_0$ Rückstand hinterlassen.

G. Fromme teilt in den Berichten von C. u. L. 1912, S. 40, folgendes
mit: ,,Die Bestimmung des Santonins in den Blüten der Artemisia cina
hat allgemeine Beachtung bisher noch nicht gefunden, obgleich gerade
bei dieser Droge solche am Platze wäre. Es sind mir Proben derselben
in die Hand gekommen von kräftigem Geruch, tadelloser Färbung und
sonst normalem Aussehen, die überhaupt kein Santonin oder nur Spuren
davon enthielten, während der normale Gehalt daran etwa 2 $^0/_0$ beträgt.''
Dieser Darstellung müssen wir aus eigener Erfahrung hinzufügen, daß
wir seit Beendigung des Krieges mit Ausnahme eines Falles die ange-
botenen Drogen ohne jeden Santoningehalt gefunden haben! — Es
sei deshalb die Santoninbestimmung angeführt, die von Katz auf Grund
älteren Materials ausgearbeitet, von Fromme modifiziert wurde und
im Prinzip auf folgenden Tatsachen beruht: Die Droge wird zunächst
mit Chloroform behandelt, wobei neben dem Santonin noch Harz, Öl
und Chlorophyll in Lösung gehen. Wird nun dieser Chloroformauszug
mit Ätzbarytlösung geschüttelt, so bindet sich das Santonin als Lacton
unter Aufspaltung an die Barytbase und geht somit in die wässerige
Lösung, während die Hauptmenge der Verunreinigungen im Chloroform
bleibt. Schließlich wird durch Zusatz von Salzsäure das Santonin wieder
aus der Salzlösung in Freiheit gesetzt, gereinigt und gewogen. Die genaue
Vorschrift lautet:

13 g mittelfein gepulverte Zitwerblüten werden in einem Schütteltrichter, dessen Auslauf über dem Abschlußhahn mit einem Wattebausch
verstopft ist, mit 130 g Chloroform übergossen und 1 Stunde bei öfters
wiederholtem, mäßigem Umschütteln mazeriert, dann nach Lüftung des
Stopfens in einen gewogenen 200 ccm-Erlenmeyerkolben 102,5 g (= 10 g
Droge) abgelassen, das Chloroform soweit abdestilliert, daß der Rückstand 7 bis 8 g beträgt und diesem 100 g einer 5 $^0/_0$igen Barythydratlösung
zugesetzt und das Gemisch in heißes Wasser gestellt. Nachdem das
Chloroform soweit daraus verdunstet ist, daß das Harz an die Oberfläche der Barytlösung steigt, wird stärker und solange erhitzt, bis die
Flüssigkeit nicht mehr nach Chloroform riecht. Nun filtriert man durch
ein glattes, angenäßtes Filter von 6 cm Durchmesser in einen 200 ccm-
Erlenmeyerkolben, spült Kolben und Filter mit 2×10 ccm heißem
Wasser nach und erhitzt das Filtrat nach Zusatz von 5 g Salzsäure
(25 $^0/_0$ig) einige Minuten im kochenden Wasserbade. Nachdem die Flüssig-

keit durch Einstellen in kaltes Wasser lauwarm geworden ist, wird sie in einen Schütteltrichter gegossen, der Kolben mit 20 ccm Chloroform ausgespült, dieses in den Schütteltrichter gebracht und das Gemisch 2 Minuten lang kräftig geschüttelt. Nachdem das Chloroform sich klar abgesetzt hat, wird es durch ein doppeltes, glattes Filter in einen 100 ccm-Erlenmeyerkolben abfiltriert, die sauerwässerige Flüssigkeit noch zweimal mit je 15 ccm Chloroform ausgeschüttelt und jedesmal nach dem Absetzen dem ersten Chloroformauszuge durch Filtration zugefügt. Hierauf wird das Chloroform abdestilliert, der Rückstand durch Einstellen des Kolbens in heißes Wasser und Ausblasen mit einem kleinen Gebläse vollständig vom Chloroform befreit und unter Erwärmen in genau 7,5 g absolutem Alkohol gelöst. Der Lösung wird 42,5 g heißes destilliertes Wasser zugefügt und die milchige Flüssigkeit sofort in einen auf der chemischen Wage zuvor gewogenen 100 ccm-Erlenmeyerkolben filtriert und Kolben mit Filter mit 2 × 10 g eines Gemisches aus 3 g absoluten Alkohols und 17 g destillierten Wassers nachgewaschen und das Filtrat hierauf 24 Stunden (nicht länger!) beiseite gestellt, danach durch ein auf der chemischen Wage tariertes glattes Filter von 6 cm Durchmesser filtriert, Kolben und Filter mit 2 × 10 g eines gleichstarken Gemisches wie oben aus absolutem Alkohol und destilliertem Wasser nachgewaschen, endlich Filter mit Kolben bei 100° bis zur Gewichtskonstanz getrocknet und nach halbstündigem Stehenlassen im Exsikkator gewogen. Dem gefundenen Santonin werden für das in dem verdünnten Weingeist in Lösung verbliebene Santonin 0,04 g hinzugezählt. Das Gewicht des Santonins mit 10 multipliziert, ergibt den Prozentgehalt.

Folia Belladonnae. — Tollkirschenblätter.

Folium Belladonnae P. I.

Gehalt mindestens 0,3 % Hyoscyamin ($C_{17}H_{23}O_3N$, Mol.-Gew. 289,19).

Die getrockneten, zur Blütezeit gesammelten Laubblätter wildwachsender Pflanzen von Atropa belladonna Linné.

Die sonst in diesem Buch angeführten, weitgehend abgekürzten Alkaloidbestimmungen lassen sich hier nicht mit Erfolg verwenden. Am besten erscheint für diesen Zweck noch das Verfahren der Pharmacop. Helvetic. IV, wenn leider auch diese Methode noch an dem Fehler eines sehr großen Materialverbrauches leidet. Wir schlagen vorläufig die Methode des Schweizer Arzneibuches in folgender Form vor:

15 g Tollkirschenblätter werden in einer Arzneiflasche von 150 ccm Inhalt mit 95 g verdünntem Weingeist übergossen und während einer Stunde häufig und kräftig geschüttelt. Man bringt alsdann die ganze Masse auf ein Faltenfilter von 15 cm Durchmesser, bedeckt mit einer Glasplatte, und filtriert 50 g (= rund 7,6 g Droge) in eine Porzellanschale ab. Die Flüssigkeit dampft man auf dem Wasserbade auf 12 g ein und fügt 10 Tropfen verdünnte Salzsäure und nach dem Erkalten soviel Wasser hinzu, daß das Gewicht 15,2 g beträgt. Hierauf filtriert man durch ein Faltenfilter von 7 cm Durchmesser 12 g (= rund 6 g Droge) in ein Glas von 200 ccm Inhalt, gibt 90 g Äther hinzu, darauf nach dem Um-

schütteln 3 ccm Ammoniak (10%) und schüttelt häufig während einer Viertelstunde um. Hierauf läßt man die Mischung eine Viertelstunde ruhig stehen, gießt 75 g der ätherischen Lösung (= rund 5 g Droge) durch einen Bausch fettfreier Watte in einen Kolben von 200 ccm Inhalt, destilliert den Äther ab, bringt noch dreimal je 3 g Äther in den Kolben und verdampft auch diesen jedesmal vollständig. Dann löst man den Rückstand in 2 g Weingeist, fügt 5 ccm N/10-Salzsäure, 150 ccm Wasser und 4 Tropfen Methylrotlösung als Indikator hinzu und titriert mit N/10-Kalilauge bis zum Farbenumschlag in Gelb. Hierzu dürfen höchstens 4,5 ccm N/10-Kalilauge erforderlich sein, so daß wenigstens 0,5 ccm N/10-Salzsäure zur Sättigung des in 5 g Tollkirschenblätter vorhandenen Alkaloids verbraucht werden, was einem Mindestgehalt von rund 0,3% Hyoscyamin entspricht (1 ccm N/10-Salzsäure = 0,0289 g Hyoscyamin).

Folia Hyoscyami. — Bilsenkrautblätter.

Folium Hyoscyami P. I.

Gehalt mindestens 0,07% Hyoscyamin ($C_{17}H_{23}O_3N$, Mol.-Gew. 289,19).

Die getrockneten, zur Blütezeit gesammelten Laubblätter von Hyoscyamus niger Linné.

Die sonst in diesem Buch angeführten, weitgehend abgekürzten Alkaloidbestimmungen lassen sich hier nicht mit Erfolg verwenden. Am besten erscheint für diesen Zweck noch das Verfahren der Pharmacop. Helvetic. IV, wenn leider auch diese Methode noch an dem Fehler eines sehr großen Materialverbrauches leidet. Wir schlagen vorläufig die Methode des Schweizer Arzneibuches in folgender Form vor:

30 g Bilsenkrautblätter werden in einer Arzneiflasche von 300 ccm Inhalt mit 190 g verdünntem Weingeist übergossen und während einer Stunde häufig und kräftig geschüttelt. Man bringt dann die ganze Masse auf ein Filter von 20 cm Durchmesser, bedeckt mit einer Glasplatte und filtriert 100 g (= rund 15,2 g Droge) in eine Porzellanschale ab. Die Flüssigkeit dampft man auf dem Dampfbade auf 20 g ein, fügt 10 Tropfen verdünnte Salzsäure und nach dem Erkalten soviel Wasser hinzu, daß das Gewicht 30,4 g beträgt. Hierauf filtriert man durch ein Faltenfilter von 10 cm Durchmesser in ein Glas von 200 g Inhalt 24 g (= rund 12 g Droge) ab, gibt 120 g Äther hinzu, darauf nach dem Umschütteln 3 ccm Ammoniak (10%) und schüttelt häufig und kräftig während einer Viertelstunde um. Hierauf läßt man die Mischung $^1/_4$ Stunde ruhig stehen, gießt 100 g (= rund 10 g Droge) der ätherischen Lösung durch einen Bausch fettfreier Watte in einen Kolben von 300 ccm Inhalt, verdampft den Äther völlig, bringt noch dreimal je 3 g Äther in den Kolben und verdampft auch diesen jedesmal vollständig. Dann löst man den Rückstand in 2 g Weingeist, fügt 5 ccm N/10-HCl, 150 g Wasser und 4 Tropfen Methylrotlösung als Indikator hinzu und titriert mit N/10-Kalilauge bis zum Farbumschlag in Gelb. Hierzu dürfen höchstens 4,75 ccm N/10-Kalilauge erforderlich sein, so daß wenigstens 0,25 ccm N/10-Salzsäure zur Sättigung des vorhandenen Alkaloids verbraucht werden, was einem Mindestgehalt von rund 0,07% Hyoscyamin entspricht (1 ccm N/10-Salzsäure = 0,0289 g Hyoscyamin).

Folia Stramonii. — Stechapfelblätter.

Die getrockneten, zur Blütezeit gesammelten Laubblätter von Datura stramonium Linné.

Das Pulver der Stechapfelblätter darf beim Verbrennen höchstens 20 $\%$ Rückstand hinterlassen.

Man erhält einen guten Anhaltspunkt für die vorhandene Alkaloidmenge, wenn man die Bestimmung wie bei Fol. Belladonnae vornimmt und den Gehalt auf Hyoscyamin umrechnet, wobei 1 ccm gebundene N/10-Salzsäure = 0,0289 g Alkaloid entspricht. Das Amerikanische Arzneibuch verlangt mindestens 0,25 $\%$ Alkaloid.

Formaldehyd solutus. — Formaldehydlösung.

Der Formaldehyd $HC{<}^H_O$ zeigt die charakteristischen Eigenschaften der Aldehyde, besitzt also die Fähigkeit, sich zu polymerisieren, zu reduzieren und Natriumbisulfitverbindungen zu bilden.

Gehalt 35 $\%$ Formaldehyd (HCHO, Mol.-Gew. 30,02).

Klare, farblose, stechend riechende, wässerige, wechselnde Mengen Methylalkohol enthaltende Flüssigkeit, die Lackmuspapier nicht verändert oder höchstens schwach rötet. Formaldehydlösung mischt sich mit Wasser und Weingeist in jedem Verhältnis, nicht mit Äther.

Spezifisches Gewicht 1,079 bis 1,081.

Nach obiger Forderung darf das Präparat Lackmuspapier höchstens schwach röten. Besitzt aber die Formaldehydlösung wirklich den unten ausdrücklich zugegebenen Gehalt an Ameisensäure, so rötet sie kräftig Lackmuspapier, was dann ebenfalls zuzulassen ist (Frerichs, Ap. Z. 1917, S. 218). — Das spezifische Gewicht hängt hier nicht allein vom Gehalt an Aldehyd ab, sondern auch weitgehend von den wechselnden Mengen des noch vorhandenen, nicht zur Oxydation gelangten Methylalkohols. In den letzten Jahren kommen Fabrikate in den Handel, die besonders arm an Methylalkohol sind, wohl deshalb, weil bei der zurzeit herrschenden Knappheit an Material dieser Alkohol vollständiger in Formaldehyd übergeführt wird als früher. Der Gehalt an Methylalkohol ist hier aber durchaus nicht unwichtig. Ist er sehr gering, so ist die Formaldehydlösung nicht haltbar, sondern trübt sich verhältnismäßig bald unter Ausscheidung eines polymeren Produktes (Di- oder Trioxymethylen). Diese Polymerisation tritt stets ein, wenn die Temperatur unter 0⁰ sinkt. Solche Trübung ist an sich für die meisten Verwendungszwecke (z. B. Desinfektion) gleichgültig, zumal die Abscheidung geringer ist, als es den Anschein hat. Außerdem ist die Trübung meist leicht zu beseitigen, indem man das Gefäß in einen warmen Raum bringt oder vorsichtig in warmes Wasser stellt und zuweilen umschüttelt. Doch muß man sich hüten, den Formaldehyd längere Zeit, etwa 14 Tage der Kälte auszusetzen, weil die Ausscheidung dann schwer löslich wird. — Für die Prüfung des Präparates folgt daraus: In den jetzigen wirtschaftlich schwierigen Zeiten sollte man, wenn der Gehalt an HCHO richtig, ein Präparat nicht beanstanden, weil das spezifische Gewicht wegen Mangel an Methylalkohol zu hoch ist. Doch sollte, sobald es angängig, wieder für den früheren Methylalkoholgehalt (etwa 13 $\%$) gesorgt

werden (s. Maue, Ph. Z. 1918, S. 197; Gradenwitz, Ph. Z. 1918, S. 241;
Bauroth, Ap. Z. 1918, S. 187).

Formaldehydlösung hinterläßt beim Eindampfen auf dem Wasserbade eine
weiße, amorphe, in Wasser unlösliche Masse.

Diese Identitätsprüfung beruht darauf, daß beim Eindampfen auf
dem Wasserbade ein Polyformaldehyd zurückbleibt, der Paraformaldehyd: $(H.CHO)^n$.

Wird Formaldehydlösung mit Ammoniakflüssigkeit stark alkalisch gemacht
und hierauf auf dem Wasserbade eingedampft, so verbleibt ein weißer, kristallinischer, in Wasser sehr leicht löslicher Rückstand.

Dieser Rückstand besteht aus Hexamethylentetramin = Urotropin,
das nach folgender Gleichung entsteht:

$$6 H.CHO + 4 NH_3 = 6 H_2O + (CH_2)_6N_4$$
$$\text{Hexamethylentetramin.}$$

Aus ammoniakalischer Silbernitratlösung scheidet Formaldehydlösung allmählich metallisches Silber ab. Alkalische Kupfertartratlösung wird beim Erhitzen
mit Formaldehydlösung unter Abscheidung eines roten Niederschlages entfärbt.

Es sind dieses die Identitätsreaktionen durch Reduktionserschei-
nungen, die den Aldehyden eigen sind.

Die wässerige Lösung (1 + 4) darf weder durch Silbernitratlösung (Salzsäure),
noch durch Baryumnitratlösung (Schwefelsäure), noch durch Schwefelwasserstoffwasser (Schwermetallsalze) verändert werden. 1 ccm Formaldehydlösung darf
nach Zusatz von 1 Tropfen Normal-Kalilauge Lackmuspapier nicht röten.

Die letzte Prüfung soll zur Feststellung dienen, ob nicht zuviel
Ameisensäure durch Oxydation entstanden ist: Es soll in 1 ccm Lösung
nicht mehr vorhanden sein, als durch 1 Tropfen Normal-Kalilauge gesättigt wird. (Sehr bequem führt man die Reaktion mittels Lackmustinktur in der Lösung aus.) Siehe über Ausführung untenstehende Gehaltsbestimmung nach Janisch.

Die beim Eindampfen der Formaldehydlösung hinterbleibende weiße Masse
darf beim Verbrennen nicht mehr Rückstand hinterlassen, als $0,01\,^0/_0$ der angewandten Menge Formaldehydlösung entspricht.

Gehaltsbestimmung. Zur völligen Entfärbung eines Gemisches von 3 ccm
Formaldehydlösung, 50 ccm einer frisch bereiteten Natriumsulfitlösung, die in
100 ccm 25 g kristallisiertes Natriumsulfit enthält, und 1 Tropfen Phenolphthaleinlösung, müssen nach Abzug der Säuremenge, die eine Mischung von 12 ccm der
Natriumsulfitlösung, 80 ccm Wasser und 1 Tropfen Phenolphthaleinlösung für
sich zur Entfärbung verbraucht, mindestens 37,8 ccm Normal-Salzsäure erforderlich sein, was einem Gehalte von $35\,^0/_0$ Formaldehyd entspricht (1 ccm Normal-
Salzsäure = 0,03002 g Formaldehyd, Phenolphthalein als Indikator).

Die Gehaltsbestimmung beruht auf folgenden Vorgängen: Zunächst
erleidet das Natriumsulfit in wässeriger Lösung eine hydrolytische Spaltung, indem es zu einem kleinen Teile in Natriumbisulfit und NaOH
zerfällt:

$$Na_2SO_3 + H_2O = NaOH + NaHSO_3.$$

Das entstandene Natriumbisulfit bildet sodann mit Formaldehyd
nach folgender Gleichung die Natriumbisulfitverbindung, das form-
aldehydschwefligsaure Natrium (Oxymethylsulfonsaures Natrium):

$$H.CHO + NaHSO_3 = H.C{\overset{\displaystyle H}{\underset{\displaystyle SO_3Na}{\big<}}}OH.$$

In demselben Maße, wie das entstandene Bisulfit in Reaktion mit Formaldehyd tritt, entsteht immer ein neuer Teil Bisulfit, so daß der Vorgang schließlich in folgende Formel zu bringen ist:

$$H.CHO + Na_2SO_3 + H_2O = H_2C.(OH)SO_3Na + NaOH$$
oxymethylsulfonsaures Natrium.

[Indem nunmehr das freigewordene Natriumhydroxyd mit N/1-HCl titriert wird, ist die Formaldehydbestimmung auf eine alkalimetrische Methode zurückgeführt. Übrigens wird von anderer Seite angegeben, daß die Bildung der Natriumbisulfitverbindung erst nach Zusatz der Säure erfolgt (Ap. Z. 1911, S. 186). Das bleibt indessen praktisch ohne Belang für die Tatsache, daß bei dieser Bestimmung 1 H.CHO zum Neutralisieren des Reaktionsgemisches 1 HCl erfordert. Nur eine kleine Korrektur ist notwendig. Es heißt nämlich im Text, es soll „der Abzug der Säuremenge erfolgen, die eine Mischung von 12 ccm der Natriumsulfitlösung, 80 ccm Wasser und 1 Tropfen Phenolphthaleinlösung für sich zur Entfärbung erfordert". Das beruht darauf, daß von den zugesetzten 50 ccm Natriumsulfitlösung ca. 38 ccm verbraucht, also ca. 12 ccm unzersetzt im Reaktionsgemisch bleiben. Die Natriumsulfitlösung zeigt infolge oben erwähnter hydrolytischer Spaltung selbst eine alkalische Reaktion. Es verbrauchen deshalb die unzersetzten 12 ccm Natriumsulfitlösung ihrerseits zur Sättigung eine kleine Menge (ca. 0,1 ccm) N/1-HCl. Und diese kleine Menge muß bei genauer Berechnung von der Gesamtmenge der verbrauchten ccm N/1-HCl abgezogen werden, damit wirklich nur die Säuremenge übrigbleibt, deren Verbrauch durch den Formaldehyd verursacht ist. In diesem Sinne stellt sich die Rechnung folgendermaßen:

Angenommen, es sind zur Haupttitration 37,9 ccm N/1-HCl verbraucht worden, zur Absättigung der 12 ccm Natriumsulfitlösung 0,1 ccm N/1-HCl; dann verursacht der Formaldehyd einen Verbrauch von 37,8 ccm N/1-HCl. 1000 ccm N/1-HCl = 1 Grammolekül H.CHO = 30,02 g Formaldehyd.

1 ccm N/1-HCl = 0,03002 g Formaldehyd.
37,8 „ N/1-HCl = 1,134756 g Formaldehyd.

Diese Formaldehydmenge ist enthalten in 3 ccm Formaldehydlösung vom spezifischen Gewicht 1,079, also in 3,237 g Formaldehydlösung. Folglich ergibt sich nach der Gleichung:

3,237 : 1,1347 = 100 : x.   x = rund 35

für die Lösung ein Gehalt von rund 35 % Formaldehyd. Zur Ausführung der Titration wende man nur 1 Tropfen Phenolphthaleinlösung an: sonst wird der an sich nicht ganz eindeutige Umschlag noch undeutlicher!

Diese Gestaltsbestimmung des D. A. 5 ist aber außerordentlich umständlich, der Umschlag am Schluß noch zudem — wie gesagt — recht unscharf. Unvergleichlich einfacher und für die Praxis in jeder Beziehung brauchbar ist die Methode von Blank und Finkenbeiner, modifiziert von Janisch (Ap. Z. 1922, S. 134). Das Verfahren beruht darauf, daß der Formaldehyd in alkalischer Lösung mit H_2O_2 oxydiert, und das zur Neutralisation der entstandenen Ameisensäure verbrauchte Alkali acidimetrisch bestimmt wird (Indikator Methylrot, siehe S. 43).

Die Vorschrift lautet: 5 g Formaldehydlösung werden mit Wasser auf 50 ccm verdünnt, und 10 ccm davon in einem geräumigen Erlenmeyerkolben mit 25 ccm N/1-Kalilauge und 10 ccm Wasserstoffsuperoxydlösung versetzt. Dieses Gemisch wird ohne weitere Verdünnung über kleiner Flamme unter gelindem Schwenken auf 60 bis 70° gebracht und dann beiseite gestellt. Nach dem Erkalten verdünnt man mit etwa 50 ccm Wasser, fügt 3 Tropfen Methylrotlösung hinzu und titriert unter Umschwenken mit N/1-Salzsäure bis zum Farbenumschlag in Rot. Es sollen hierzu höchstens 13,3 ccm verbraucht werden, was einem Mindestgehalt von 35 % Formaldehyd entspricht (1 ccm N/1-Kalilauge = 0,03002 g Formaldehyd).

Berücksichtigt aber muß hier noch der vorher erwähnte natürliche Ameisensäuregehalt des Formaldehyds werden: Man versetzt 10 ccm obiger Verdünnung (1 = 10) mit 1 Tropfen Methylrotlösung. Auf Zusatz von 2 Tropfen N/1-Kalilauge muß die Röte in Gelb umgeschlagen sein. Ein (unzulässiger) Mehrverbrauch ist bei Berechnung des Formaldehydgehaltes von den zur Titration angewendeten 25 ccm Lauge abzuziehen.

Die Berechnung bei der Gehaltsbestimmung verläuft nach der einfachen Überlegung:

$$\underbrace{1\ \text{HCHO}}_{\text{Mol.-Gew. }30,02} = 1\ \text{H.COOH} = 1\ \text{KOH} = 1000\ \text{ccm}\ \text{N/1-KOH}.$$

$$\text{Folglich 1 ccm N/1-KOH} = 0,03002\ \text{g HCHO}.$$

Nach obiger Gehaltsbestimmung sollen nach Behandlung von 1 g Formaldehydlösung verbraucht werden $25 - 13,3 = 11,7$ ccm N/1-KOH, entsprechend einem Formaldehydgehalt von $11,7 \times 0,03002 = 0,351$ g Formaldehyd = rund 35 % Formaldehyd[1]).

Außerordentlich genaue Werte ergibt noch die jodometrische Gehaltsbestimmung nach Romijn (Südd. Ap. Z. 1914, S. 314). Aber sie ist kostspieliger. Deshalb sei bezüglich dieser Methode nur auf die Literatur hingewiesen.

Gelatina alba. — Weißer Leim.

Farblose oder nahezu farblose, durchsichtige, geruch- und geschmacklose dünne Tafeln von glasartigem Glanze.

Die Farblosigkeit und die sogenannte Geschmacklosigkeit der Gelatine (welch letztere aber nur so verstanden werden kann, daß ein nicht fremdartiger, doch eigentümlich fader Geschmack vorliegt) sind wichtige Kennzeichen für eine gute Gelatine.

Weißer Leim quillt in kaltem Wasser stark auf, ohne sich zu lösen. In heißem Wasser löst er sich leicht zu einer klebrigen, klaren oder opalisierenden Flüssigkeit, die beim Erkalten noch in der Verdünnung 1 + 99 gallertartig erstarrt. In Weingeist und Äther ist weißer Leim unlöslich.

Die Probe der Gallertbildung ist eine sehr wichtige, da nur eine wirklich gute, glutinreiche Gelatine die Fähigkeit besitzt, noch in einer Lösung 1 : 100 beim Erkalten eine Gallerte zu bilden. Aber die Lösung darf nur möglichst kurze Zeit erhitzt werden, da längeres Erwärmen das

---

[1]) Berücksichtigt ist hierbei nicht der Säuregehalt der Wasserstoffsuperoxydlösung. Eine solche Korrektur muß erfolgen, wenn die H_2O_2-Lösung stärker sauer ist, als das D. A. 5 zuläßt.

Glutin zersetzt, somit die Möglichkeit zur Gallertbildung fortfällt. Nach
Kühl (Ch. Ztg. 1917, S. 481) wird die Probe am besten so vorgenommen,
daß man zum Lösen der Gelatine destilliertes Wasser von etwa 60° verwendet und die erhaltene Lösung möglichst rasch, also an einem kühlen
Ort, im bedeckten Becherglas abkühlen läßt.

Auf Zusatz von Gerbsäurelösung entsteht selbst in sehr verdünnten wässerigen
Lösungen des weißen Leims ein weißer, flockiger Niederschlag.

Man läßt 5 g Gelatine in einem weithalsigen Kölbchen von etwa 150 ccm Inhalt mit 30 ccm Wasser quellen, löst dann bei gelinder Wärme auf dem Wasserbade, fügt 5 g Phosphorsäure hinzu, verschließt das Kölbchen lose mit einem
Korken, an dessen Unterseite ein am unteren Ende angefeuchteter Streifen Kaliumjodatstärkepapier befestigt ist, und erwärmt unter öfterem, vorsichtigem Umschwenken auf dem Wasserbade. Innerhalb einer Viertelstunde darf keine vorübergehende oder bleibende Blaufärbung des Papierstreifens auftreten (schweflige Säure).

Schon Jungclaußen (Ap. Z. 1912, S. 642) hat darauf hingewiesen,
daß die Prüfung auf schweflige Säure erst in erforderlichem Maße scharf
wird, wenn das Kaliumjodatstärkepapier den zehnfachen Gehalt an
KJO_3 besitzt. Darauf teilte Frerichs mit (Ap. Z. 1916, S. 223), daß
tatsächlich der Nachweis der schwefligen Säure besser mit dem stärkeren
Kaliumjodatstärkepapier gelingt, daß aber der entscheidende Punkt
die Art des Anfeuchtens des Papieres sei (nach den Angaben des Arzneibuches nur am unteren Ende des Streifens). Taucht man nämlich den
Papierstreifen mit dem Ende in Wasser ein, so drängt das aufsteigende
Wasser das in Lösung gehende Kaliumjodat vor sich her, die eventuelle
Blaufärbung tritt nur an der Grenze des angefeuchteten Teiles auf,
unter Umständen in dem im Kork steckenden Teil des Papieres. — Am
besten gelingt der Nachweis nach Frerichs, wenn man das Papier nur
mit Stärkelösung 1:100 getränkt und getrocknet vorrätig hält und es erst
beim Gebrauch mit einer frisch bereiteten Lösung von Kaliumjodat (0,01 g
in 10 bis 12 Tropfen Wasser) anfeuchtet. Dann kann das Papier auch
ganz befeuchtet werden. Wenn aber sehr viel schweflige Säure vorhanden,
dann kann bei längerer Einwirkung das Jod zu Jodwasserstoff reduziert
werden, also das Blau der Jodstärke wieder verschwinden. Man ruft es
dann abermals hervor, wenn man weiteres KJO_3 auf das Papier bringt.
Da endlich die Blaufärbung auch bei stärkerem Erhitzen verschwindet
oder nicht auftritt, erhitzt man nach Anbringung des Papierstreifens
den Kolben nur so lange, bis die Flüssigkeit heiß geworden und nimmt
das Gefäß dann vom Wasserbade herunter.

Weißer Leim darf beim Verbrennen höchstens 2% Rückstand hinterlassen.
Löst man den durch Verbrennen von 10 g weißem Leim erhaltenen Rückstand in
3 ccm verdünnter Salzsäure und übersättigt die Lösung mit Ammoniakflüssigkeit,
so darf keine Blaufärbung auftreten (Kupfersalze).

Plötter (Ch. Ztg. 1917, S. 800) teilt hierzu mit, daß Kupfer außerordentlich häufig in Gelatine vorkommt, aber übersehen wird. Es wäre
nämlich von der Herstellung her fast immer $CaSO_4$ im Präparat vorhanden, das durch die glühende Kohle zu CaS reduziert würde. Und dieses
CaS setze sich sogleich, bzw. nach dem Auflösen in Säure, mit dem
Kupfer zu CuS um, wodurch das Cu naturgemäß dem Nachweis entzogen würde. Der Autor raucht daher die Asche vor der Weiterarbeit
mit Salpetersäure ab.

Glycerinum. — Glycerin.

$CH_2(OH).CH(OH).CH_2(OH)$, Mol.-Gew. 92,06.

Klare, farblose, süße, sirupartige Flüssigkeit, die bei großen Mengen einen schwach wahrnehmbaren, eigenartigen Geruch besitzt und in jedem Verhältnis in Wasser, Weingeist und Ätherweingeist, nicht aber in Äther, Chloroform und fetten Ölen löslich ist und Lackmuspapier nicht verändert.

Aussehen und Geruch des Glycerins sind vor der eigentlichen Untersuchung aufmerksam zu prüfen. Zunächst füllt man zweckmäßig eine größere weiße Flasche mit der zu untersuchenden Ware, stellt die Flasche auf eine weiße Unterlage und prüft genau, ob sich nicht ein düsterer Schein oder eine schwach blaurötliche Farbe bemerkbar macht. Als Vergleichsobjekt stellt man am besten die Vorratsflasche mit einwandfreiem Glycerin daneben. Es ist nämlich im Handel üblich, gelbliche Ware zu „schönen“, d. h. mit einem blauen Farbstoff, meist Methylenblau, zu versetzen. Dann erscheint zwar die Flüssigkeit in dünner Schicht farblos, zeigt aber in größerer Schicht den erwähnten „düsteren“ Schein, der bei guter Ware nicht vorkommen darf. — Ein entschiedener Widerspruch ist es ferner, daß im ersten Abschnitt von einem (bei großen Mengen) schwach wahrnehmbaren, eigenartigen Geruch gesprochen, später aber gefordert wird, daß man keinen Geruch wahrnehmen soll, wenn man einige Gramm zwischen den Händen zerreibt, also in strenger Weise die Geruchsprobe anstellt. Richtig ist hier nur die erste Angabe. Ein eigentümlicher Geruch ist bei Glycerin immer vorhanden, doch ist er bei guter Ware äußerst schwach. Diese Tatsache ist auch bei der Prüfung „zwischen den Händen“ zu berücksichtigen und Vorsicht bei Beurteilung der Ware anzuwenden.

Spezifisches Gewicht 1,225 bis 1,235.
Verreibt man einige Gramm Glycerin zwischen den Händen, so darf kein Geruch wahrnehmbar sein.
Eine Mischung von 1 ccm Glycerin und 3 ccm Zinnchlorürlösung darf innerhalb 1 Stunde keine dunklere Färbung annehmen (Arsenverbindungen).

Bei dieser Prüfung ist große Sorgfalt notwendig. Schon Goldschmiedt (siehe Ph. Z. 1907, S. 565) hat darauf hingewiesen, daß gerade bei Glycerin erst größere Spuren von Arsen durch Zinnchlorürlösung bemerkbar werden, was sich dadurch erklären lasse, daß hier die Bildung eines Esters der arsenigen Säure mit dem Alkohol Glycerin eintrete, so daß sich die arsenige Säure zum Teil in gebundener Form dem Nachweis entzieht. — Folgende sehr empfehlenswerte Prüfungsart, die bei ins Gewicht fallendem Arsengehalt sofort ein Urteil gestattet, hat Zimmermann (Ap. Z. 1918, S. 507) angegeben: Einige ccm Glycerin werden mit 1 bis 2 Tropfen verdünnter Salzsäure angesäuert und mit starkem Schwefelwasserstoffwasser überschichtet. Bei arsenhaltigem Glycerin tritt an der Berührungsfläche eine oft schwache, aber deutliche gelbe Zone von Arsentrisulfid auf. Will man den Beweis noch weiter führen, mischt man die Flüssigkeiten und gibt Ammoniakflüssigkeit im Überschuß hinzu, wodurch die gelbe Farbe unter Bildung von Ammoniumsulfarsenit verschwindet, nach Ansäuern aber unter nochmaliger Ausscheidung von As_2S_3 wieder auftritt.

Die wässerige Lösung (1 + 5) darf weder durch Schwefelwasserstoffwasser (Schwermetalle) noch durch Baryumnitratlösung (Schwefelsäure), Silbernitratlösung (Salzsäure), Ammoniumoxalatlösung (Calciumsalze) oder Calciumchloridlösung (Oxalsäure) verändert werden. Die wässerige Lösung (1 + 5) darf nach Zusatz einiger Tropfen Salzsäure durch Kaliumferrocyanidlösung nicht sofort gebläut werden (Eisensalze).

5 ccm Glycerin müssen, in offener Schale bis zum Sieden erhitzt und angezündet, bis auf einen dunklen Anflug verbrennen (fremde Beimengungen, Rohrzucker); bei weiterem Erhitzen darf kein oder nur ein unwägbarer Rückstand hinterbleiben. Wird eine Mischung von 1 ccm Glycerin und 1 ccm Ammoniakflüssigkeit im Wasserbad auf 60^0 erwärmt, so darf sie sich nicht gelb färben (Akrolein); wird sie nach dem Entfernen vom Wasserbade sofort mit 3 Tropfen Silbernitratlösung versetzt, so darf innerhalb 5 Minuten weder eine Färbung noch eine braunschwarze Ausscheidung eintreten (reduzierende Stoffe).

Zur Prüfung auf Akrolein bringe man das Thermometer in das Reagenzglas, in dem sich die Mischung von Glycerin und Ammoniak befindet, damit die Temperatur von 60^0 nicht überschritten werde. Das Glas ist vor dem Versuch mit heißer Schwefelsäure auf das sorgfältigste zu reinigen!

Die Mischung von 1 ccm Glycerin und 1 ccm Natronlauge darf beim Erwärmen im Wasserbade sich weder färben (Traubenzucker) noch Ammoniak (Ammoniumverbindungen) oder einen Geruch nach leimartigen Stoffen entwickeln.

Wird eine Mischung von 50 ccm Glycerin, 50 ccm Wasser und 10 ccm N/10-Kalilauge eine Viertelstunde lang im Wasserbad erwärmt, so müssen zum Neutralisieren der abgekühlten Flüssigkeit mindestens 4 ccm N/10-Salzsäure erforderlich sein, Phenolphthalein als Indikator (Fettsäureester).

Die im Glycerin vorhandenen Fettsäureester werden bei dem Erwärmen mit Kalilauge verseift, so daß die freigewordenen Fettsäuren einen entsprechenden Teil der zugesetzten Kalilauge absättigen. Da zum Zurücktitrieren mindestens 4 ccm Salzsäure nötig sein sollen, dürfen nicht mehr Fettsäuren (in Form von Estern) vorliegen, als 6 ccm N/10-KOH zu sättigen vermögen. — Diese Forderung hat der Industrie anfangs sehr große Schwierigkeiten bereitet. Aber jetzt kommen immer mehr Handelswaren auf den Markt, die diese Probe vortrefflich halten, oft nur ca. 2 bis 3 ccm N/10-KOH bei obiger Behandlung erfordern. Trotzdem wird man am besten diese Probe zuerst anstellen, damit, wenn diese Prüfung nicht gehalten wird, die anderen Untersuchungen nicht unnütz ausgeführt werden.

5 ccm Glycerin dürfen sich beim Kochen mit 5 ccm verdünnter Schwefelsäure nicht gelb färben (Schönungsmittel).

Gossypium depuratum. — Gereinigte Baumwolle.

Die weißen, entfetteten, bis 4 cm langen, einzelligen, bandartig abgeflachten, bis über 40 μ breiten und häufig um ihre Achse gedrehten Haare der Samen von Gossypiumarten.

Gereinigte Baumwolle muß frei sein von harten Flocken und braunen Samenteilen.

Vor allem ist bei der Prüfung des Aussehens, der Feststellung von Knötchen usw. darauf zu achten: Verbandwatten sind zuweilen nicht gut gemischt, sondern mit einer besonders guten, täuschenden Deckschicht versehen; deshalb sehe man genau die verschiedenen Lagen durch!

Ferner bemerkt Lohmann dazu (Ph. Z. 1914, S. 628 und 1917,
S. 684), daß sich Watte mit 4 cm langen Fasern für allgemeine Zwecke
nicht gut beschaffen läßt, bestenfalls für Augenwatte; sonst muß man
mit wesentlich kürzerer Faser rechnen und nicht überall mit der Abwesenheit von harten Flocken und braunen Samenteilchen. Der Autor
schlägt vor, die Verbandwatten nach ihrem Zweck zu spezifizieren und
zu bezeichnen, damit in den einzelnen Fällen nur die gerade nötige Qualität verwendet, eine Verschwendung also vermieden wird. Es ist das ein
Vorschlag, der in unseren wirtschaftlich schweren Zeiten besondere
Beachtung verdient. Lohmann will unterschieden wissen: 1. Augenwatte, aus mindestens 2 bis $2^1/_2$ cm langen, völlig knotenfreien Fasern;
2. Wundwatte, zum unmittelbaren Auflegen auf Wunden, aus reinen,
durchschnittlich 2 cm langen Kämmlingen[1]); 3. Verbandwatte, zum
Bedecken von Verbänden, in bezug auf Saugfähigkeit und chemische
Reinheit den beiden erstgenannten Sorten mindestens gleichwertig, aber
mit Beimengung bis zu $50^0/_0$ von Linters[2]) oder ähnlichem Material;
4. Entbindungswatte, stark aufsaugefähig, aber bis zu $85^0/_0$ Linters
oder ähnliches Material enthaltend; 5. Veterinär- und Wischwatte,
gänzlich aus Linters oder ähnlichem Material, nach Bedarf bis zu $10^0/_0$
mit gutem Material (event. Kämmlingen) aufgebessert, gut gebleicht,
stark saugend, möglichst gleichmäßig verarbeitet.

Mit Wasser durchfeuchtet darf sie Lackmuspapier nicht verändern (Säuren,
Alkalien). Der mit siedendem Wasser bereitete Auszug (1 + 10) darf durch Silbernitratlösung (Salzsäure), Baryumnitratlösung (Schwefelsäure) und Ammoniumoxalatlösung (Calciumsalze) höchstens opalisierend getrübt werden. Die in 10 ccm
des Auszuges nach Zusatz von einigen Tropfen verdünnter Schwefelsäure und
3 Tropfen Kaliumpermanganatlösung entstehende Rotfärbung darf innerhalb
5 Minuten nicht verschwinden (reduzierende Stoffe).
Wird gereinigte Baumwolle auf Wasser geworfen, so muß sie sich sofort voll
Wasser saugen und untersinken (ungenügende Entfettung).

Diese Prüfung bezweckt die überaus wichtige Feststellung genügender Aufsaugefähigkeit, verläuft aber zuweilen nicht so eindeutig, wie
es nach dem Wortlaut der Vorschrift erscheint. Man muß es nämlich
vermeiden, hier Wasser zu verwenden, das vor dem Versuch Gelegenheit hatte, eine etwas höhere Temperatur anzunehmen. Der Sauerstoff
kann dann übersättigt gelöst sein, sich beim Hereinwerfen der Watte
plötzlich auf dieser ausscheiden und ihr Niedersinken verzögern oder
gar verhindern; aus demselben Grunde steigen sogar bereits unter-
gesunkene Wattebäuschchen nach einiger Zeit wieder in die Höhe. Man
nimmt deshalb am besten hier frisch abgekochtes, vollständig unter Luft-
abschluß abgekühltes Wasser (s. Lisegang, Ph. Z. 1915, S. 320).

Gereinigte Baumwolle darf beim Verbrennen höchstens $0,3^0/_0$ Rückstand
hinterlassen.

---

[1]) Unter Kämmlingen versteht man die von den frisch gesponnenen Fäden
abgekämmten, überschüssigen Baumwollfasern. Diese Kämmlinge sind zum Spin-
nen nicht mehr lang genug, liefern aber sehr gute Watte.
[2]) Unter „Linters" versteht man die letzten Reste der Baumwollhaare, die den
abgezupften Samenkapseln noch anhaften und durch besondere Maschinen von
den Schalen der Kapsel abgeschlagen werden.

Guajacolum carbonicum. — Guajacolcarbonat. Duotal.

$$CH_3.O.C_6H_4O \quad [1,2]$$
$$\diagdown CO \qquad \text{Mol.-Gew. } 274,11.$$
$$CH_3.O.C_6H_4O \diagup \quad [1,2]$$

Durch geeignete Behandlung des Guajacols (bzw. seiner Natriumverbindung) mit Phosgen, der Dichlorverbindung der Kohlensäure, entsteht das Guajacolum carbonicum:

$$CH_3O \qquad\qquad OCH_3.$$
$$O\ \overline{H}\quad O\quad H\ O$$
$$Cl \qquad Cl$$
$$C$$

Gemäß dieser Zusammensetzung muß das Präparat beim Verseifen wieder in seine Komponenten zerfallen, in Guajacol und Kohlensäure.

Weißes, kristallinisches, fast geruchloses Pulver. Guajacolcarbonat ist leicht löslich in Chloroform und heißem Weingeist, schwer löslich in kaltem ·Weingeist und Äther, unlöslich in Wasser.

Schmelzpunkt 86⁰ bis 88⁰.

Löst man 0,2 g Guajacolcarbonat unter Erwärmen in einer Mischung von je 5 ccm Weingeist und Kalilauge, verdampft den Weingeist auf dem Wasserbad und schüttelt den Rückstand nach Übersättigung mit verdünnter Schwefelsäure mit Äther aus, so hinterläßt die Ätherschicht beim Verdunsten des Äthers einen nach Guajacol riechenden Rückstand, dessen weingeistige Lösung durch 1 Tropfen Eisenchloridlösung eine grüne Farbe annimmt.

Kocht man 0,2 g Guajacolcarbonat mit 10 ccm einer klaren Lösung von 0,5 g Kaliumhydroxyd in 10 ccm absolutem Alkohol 2 bis 3 Minuten lang, so scheidet sich ein weißer, kristallinischer Niederschlag ab, der nach dem Waschen mit absolutem Alkohol und nachherigem Trocknen beim Übergießen mit Salzsäure reichlich Kohlensäure entwickelt.

Es liegt hier in zwei Abschnitten eine Identitätsbestimmung vor. Nach dem ersten Abschnitt soll man das Guajacolcarbonat, den Ester der Kohlensäure mit Guajacol, durch Kalilauge verseifen, den Rückstand mit Schwefelsäure übersättigen und das mit Äther extrahierte Guajacol identifizieren. Nach dem zweiten Abschnitt soll man wieder verseifen und den anderen Komponenten, die Kohlensäure, in Form des Kaliumcarbonats identifizieren. Über eine andere Identitätsbestimmung siehe Maue (Ph. Z. 1918, S. 255).

Die Lösung von 0,5 g Guajacolcarbonat in 10 ccm heißem Weingeist darf Lackmuspapier nicht verändern; nach Zusatz von 1 Tropfen Eisenchloridlösung darf keine Blau- oder Grünfärbung eintreten (Guajacol). Schüttelt man 1 g Guajacolcarbonat mit 10 ccm Wasser und filtriert, so darf das Filtrat nach dem Ansäuern mit Salpetersäure durch Silbernitratlösung nicht verändert werden (Salzsäure). 0,1 g Guajacolcarbonat muß sich in 1 ccm Schwefelsäure ohne Färbung lösen (organische Verunreinigungen).

Guajacolcarbonat darf beim Verbrennen höchstens 0,1 % Rückstand hinterlassen.

Hexamethylentetraminum. — Hexamethylentetramin. Urotropin.

$$(CH_2)_6N_4, \text{ Mol.-Gew. } 140,14.$$

Das Hexamethylentetramin, entstanden durch Einwirkung von Ammoniak auf Formaldehyd

$$6\ HCHO + 4\ NH_3 = (CH_2)_6N_4 + 6\ H_2O,$$

zerfällt unter gewissen Bedingungen in seine Komponenten. Siehe die späteren Prüfungen.

Farbloses, kristallinisches Pulver, das sich beim Erhitzen verflüchtigt ohne zu schmelzen. Hexamethylentetramin löst sich in 1,5 Teilen Wasser und in 10 Teilen Weingeist. Die Lösungen bläuen Lackmuspapier.

Die weingeistige Lösung bläut Lackmuspapier überhaupt nicht, die wässerige Lösung nur äußerst schwach (Frerichs, Ap. Z. 1917, S. 218).

Beim Erhitzen der wässerigen Lösung (1 + 19) mit verdünnter Schwefelsäure tritt der Geruch des Formaldehyds auf. Fügt man hierauf Natronlauge im Überschusse hinzu und erwärmt von neuem, so entweicht Ammoniak. Versetzt man die wässerige Lösung (1 + 19) mit Silbernitratlösung, so entsteht ein weißer Niederschlag, der sich im Überschusse von Hexamethylentetraminlösung wieder löst.

Der in der wässerigen Lösung des Urotropins durch Silbernitrat entstehende Niederschlag ist eine molekulare Verbindung, wahrscheinlich von der Formel

$$2\,C_6H_{12}N_4 . 3\,AgNO_3.$$

Die Reaktion wird am besten so ausgeführt: Fügt man zu 5 ccm der Lösung (1+19) wenige Tropfen Silbernitratlösung, so entsteht ein weißer Niederschlag, der sich beim Umschütteln wieder löst. Nach Zugabe von einigen weiteren Tropfen Silbernitratlösung bildet sich ein dauernder Niederschlag, der sich im Überschuß von Hexamethylentetraminlösung wiederum löst. — Beim Erhitzen des in Wasser gelösten Urotropins mit verdünnter Schwefelsäure zersetzt sich das Präparat in seine Komponenten Ammoniak und Formaldehyd. Letzterer macht sich sofort durch seinen stechenden Geruch kenntlich, ersteres nach Übersättigen mit Natronlauge ebenfalls durch den Geruch.

Die wässerige Lösung (1 + 19) darf weder durch Schwefelwasserstoffwasser (Schwermetallsalze), noch durch Baryumnitratlösung (Schwefelsäure) verändert werden. Die wässerige Lösung (1 + 99) darf nach Zusatz von 5 ccm Salpetersäure durch Silbernitratlösung höchstens schwach opalisierend getrübt werden (Salzsäure).

Wird die wässerige Lösung (1 + 19) mit Neßlers Reagens zum Sieden erhitzt, so darf sie sich weder färben noch trüben (Ammoniumsalze, Paraformaldehyd).

Urotropin ist eine (schon durch längeres Kochen mit Wasser) leicht Ammoniak abspaltende Verbindung. Dazu kommt, daß Neßlers Reagens in größerer Menge die Zersetzung durch seinen Alkaligehalt fördert. Nimmt man daher ca. 10 Tropfen Neßlers Reagens und kocht einige Zeit, so muß sich auch aus reinem Präparat Ammoniak abspalten. Man gibt deshalb zur Prüfung auf freies Ammoniak nur etwa 5 Tropfen Neßlers Reagens hinzu und kocht kurz auf. Geringste Spuren von freiem Ammoniak müßten sich dabei deutlich bemerkbar machen (siehe Lefeldt, Ph. Z. 1912, S. 372). Ammoniumsalze führen bei dieser Reaktion eine Färbung oder Fällung herbei, Paraformaldehyd eine Trübung.

Hexamethylentetramin darf beim Verbrennen höchstens 0,1% Rückstand hinterlassen.

Homatropinum hydrobromicum. — Homatropinhydrobromid.

$$C_{16}H_{21}O_3N . HBr, \text{ Mol.-Gew. } 356,11.$$

Weißes, geruchloses, kristallinisches, leicht in Wasser, schwerer in Weingeist lösliches Pulver.

Schmelzpunkt annähernd 214°.

In der wässerigen Lösung (1 + 19) bewirken Quecksilberchloridlösung sowie ein sehr geringer Überschuß von Kalilauge eine weiße, Silbernitratlösung eine gelbliche, Jodlösung eine braune Fällung.

(Es liegen hier die allgemeinen Alkaloidreaktionen vor.)

Die durch Kalilauge hervorgerufene Ausscheidung wird durch einen größeren Überschuß des Fällungsmittels wieder gelöst.

Wird 0,01 g Homatropinhydrobromid mit 5 Tropfen rauchender Salpetersäure in einem Porzellanschälchen auf dem Wasserbad eingedampft, so hinterbleibt ein kaum gelblich gefärbter Rückstand, der nach dem Erkalten beim Übergießen mit weingeistiger Kalilauge keine violette (Atropin), sondern eine rotgelbe Färbung annimmt.

Es liegt hier die sogenannte Vitalische Probe vor, die bekanntlich zur Identifizierung von Atropin und Veratrin angewendet wird.

Die wässerige Lösung (1 + 19) darf Lackmuspapier nicht verändern; sie darf durch Gerbsäurelösung und nach Zusatz von Salzsäure auch durch Platinchloridlösung nicht gefällt werden (fremde Alkaloide). Bei der Aufbewahrung über Schwefelsäure darf Homatropinhydrobromid nicht an Gewicht verlieren. Beim Verbrennen darf es höchstens 0,1 % Rückstand hinterlassen.

Hydrargyrum. — Quecksilber.

Hg, Atom-Gew. 200,0.

Flüssiges, silberweißes Metall, das bei ungefähr — 39⁰ erstarrt und bei ungefähr 357⁰ siedet.

Spezifisches Gewicht 13,56.

Quecksilber muß eine glänzende Oberfläche haben, die auch beim Schütteln mit Luft nicht verändert wird. Es muß sich beim Erhitzen vollständig verflüchtigen (fremde Metalle) und sich in Salpetersäure ohne Rückstand lösen (Zinn, Antimon).

Die Bestimmungen des Siede- und Erstarrungspunktes von metallischem Quecksilber sind zwar sehr wichtig, aber kaum im Apothekenlaboratorium auszuführen. Man überzeuge sich deshalb zunächst von der völligen Flüchtigkeit des Metalles. Da aber Quecksilberdämpfe außerordentlich giftig sind, ist das Erhitzen einer Probe nur (in einem Porzellantiegel) im Freien vorzunehmen. Verbietet sich auch diese Maßnahme, so führe man den Lösungsversuch in Salpetersäure aus und schüttele außerdem längere Zeit hindurch das Metall mit Luft. Es werden sich dabei die eventuell vorhandenen fremden Metalle in Oxyde verwandeln, die für sich oder mit Quecksilber fein verteilt eine matte Schicht bilden, so daß die glänzende Oberfläche dadurch verändert wird. — Am sichersten freilich ist es, wenn man das Metall auf seinen Quecksilbergehalt nach dem Verfahren mittels Rhodanammonium prüft, das auf S. 69 ausführlich geschildert ist. Zu diesem Zweck bringt man aus einer zu feiner Kapillare ausgezogenen Glasröhre in einen Erlenmeyerkolben einige wenige Tröpfchen Quecksilber (etwa 0,3 g) und wägt auf der analytischen Wage das Gewicht genau nach, damit man bei der Berechnung von dieser genau festgestellten Menge ausgehen kann. Dann gibt man etwa 10 ccm roher, salzsäurefreier Salpetersäure hinzu, erhitzt bis zur Lösung etwa 10 Minuten auf dem Wasserbade am Kühlrohr, läßt abkühlen, verdünnt mit 20 ccm Wasser, gibt jetzt (nunmehr alles genau wie bei Unguent. Hydrarg. ciner.) Kaliumpermanganat bis zur Rötung hinzu, dann Ferrosulfat bis zur Entfärbung, versetzt mit der vorrätigen Ferriammoniumsulfatlösung als Indikator und titriert schließlich mit N/10-Ammoniumrhodanidlösung bis zum Umschlag in Rostgelb. 1 ccm N/10-Ammoniumrhodanidlösung = 0,01 g Quecksilber.

Hydrargyrum bichloratum. — Quecksilberchlorid.

Sublimat.

$HgCl_2$, Mol.-Gew. 270,9.

Schwere, weiße, durchscheinende, rhombische Kristalle oder strahlig kristallinische Stücke.

Quecksilberchlorid löst sich in 16 Teilen Wasser von 15°, in 3 Teilen siedendem Wasser sowie in 3 Teilen Weingeist, in etwa 17 Teilen Äther, leichter in wasser- oder alkoholhaltigem Äther. Beim Erhitzen im Probierrohre schmilzt es und verflüchtigt sich vollständig.

Diese Angaben über Löslichkeit sind sehr wichtig, weil diese Identitätsproben zugleich Reinheitsproben sind. Denn durch Löslichkeit in siedendem Wasser, Weingeist, Äther soll auch die Abwesenheit von Kalomel und Arsen bzw. Mercuriarseniat erwiesen werden. (Ganz geringe Spuren von Kalomel zeigen übrigens fast die sämtlichen Handelssorten des Sublimats.) — Zu der Angabe, daß sich Sublimat in etwa 17 Teilen Äther lösen soll, bemerkt Düsterbehn (Ap. Z. 1911, S. 193), daß hier anscheinend nicht der offizinelle, sondern der völlig wasser- und alkoholfreie Äther verstanden sei. Denn es heißt darauf weiter ,,leichter löslich in wasser- oder alkoholhaltigem Äther''. Und tatsächlich ist nach E. Schmidt Sublimat in offizinellem Äther bereits ca. 1 : 9 löslich. — Riedel (Ber. 1912) teilt mit, daß sich die Handelsware beim Erhitzen nie restlos verflüchtigt, daß aber der Glührückstand höchstens 0,1 % betragen soll.

Die wässerige Lösung (1 + 19) rötet Lackmuspapier; nach genügendem Zusatz von Natriumchlorid tritt jedoch keine Rötung mehr ein.

Die wässerige Lösung des Sublimats reagiert sauer, weil das Salz eine hydrolytische Spaltung erleidet. Durch genügenden Zusatz von Alkalichlorid tritt die saure Reaktion zurück, weil sich Komplexsalze bilden. die sich chemisch und auch physiologisch (durch geringere Giftigkeit) vom Sublimat unterscheiden.

In der wässerigen Lösung von Quecksilberchlorid wird durch Silbernitratlösung ein weißer, durch Schwefelwasserstoffwasser im Überschuß ein schwarzer Niederschlag hervorgerufen.

Scheringa (Ap. Z. 1911, S. 108) weist darauf hin, daß Sublimatlösungen wegen des Einflusses des Lichtes besser in braunen Flaschen aufbewahrt und abgegeben werden.

Hydrargyrum bijodatum. — Quecksilberjodid.

HgJ_2, Mol.-Gew. 453,8.

Scharlachrotes Pulver, das beim Erhitzen im Probierrohre zuerst gelb wird. dann schmilzt und bei fortgesetztem Erhitzen sich vollständig verflüchtigt und ein gelbes Sublimat bildet.

Nach den Angaben von J. D. Riedel (Ber. 1912) bleiben beim Glühen des Quecksilberjodids stets Spuren von Eisenoxyd zurück, was wir nach unseren Erfahrungen bestätigen können. Der Glührückstand soll aber in keinem Falle 0,1 % übersteigen.

Die gelbe Farbe dieses Sublimats ist nur bei höherer Temperatur beständig, beim Abkühlen geht sie in Scharlachrot über. Quecksilberjodid löst sich in etwa

250 Teilen Weingeist von 15° und in etwa 40 Teilen siedendem Weingeist; in Wasser ist es fast unlöslich, dagegen löst es sich leicht in Kaliumjodidlösung.

Diese Löslichkeitsproben sind wie beim Sublimat zugleich Reinheitsprüfungen. Denn es können dabei in Weingeist unlösliche Verbindungen wie Quecksilberjodür, Quecksilberoxyd, Quecksilberarseniat nachgewiesen werden.

Die erkaltete weingeistige Lösung muß farblos sein und darf Lackmuspapier beim Verdunsten des Alkohols nicht röten (Quecksilberchlorid).

Mit Quecksilberjodid geschütteltes Wasser darf nach dem Abfiltrieren durch Schwefelwasserstoffwasser nur schwach dunkel gefärbt und durch Silbernitratlösung nur schwach opalisierend getrübt werden (Quecksilberchlorid).

Die schwachen Reaktionen rühren daher, daß Quecksilberjodid, wie schon oben gesagt, in Wasser spurenweise löslich ist.

Vor Licht geschützt aufzubewahren.

Hydrargyrum chloratum. — Quecksilberchlorür.

Kalomel.

Hg_2Cl_2, Mol.-Gew. 470,9.

Aus sublimiertem Quecksilberchlorür hergestelltes, feinst geschlämmtes, bei hundertfacher Vergrößerung deutlich kristallinisches, gelblichweißes Pulver, das sich am Lichte zersetzt und beim Erhitzen im Probierrohr, ohne vorher zu schmelzen, flüchtig ist.

Das Arzneibuch verlangt hier, daß die Farbe des Präparates gelblich-weiß sein soll, die des nachstehenden Hydrarg. chlorat. vapore parat. dagegen weiß. Diese Unterscheidung in der Farbe wird von manchen Autoren als besonders charakteristisch hingestellt. Da wir aber bisweilen dieses erste Präparat (Hydrarg. chloratum) von auffallend heller, fast weißer Farbe erhielten, fragten wir einen maßgebenden Fabrikanten an, der folgende Antwort gab:

Kommt Kalomel aus den Sublimationsgefäßen, so ist es zunächst weiß. Wird es dann von den enthaltenen Verunreinigungen an Sublimat durch Waschen und Schlämmen befreit, so nimmt das Präparat nach jeder Waschung eine stärkere gelbliche Farbe an, so daß die Häufigkeit, in der dieser Waschprozeß nötig wird, die Farbe des fertigen Präparates schließlich bedingt. — Hiernach bleibt nur noch als Unterscheidungsmittel der beiden Arten von Kalomel das unten besprochene mikroskopische Bild bestehen.

Übergießt man Quecksilberchlorür mit Ammoniakflüssigkeit, so zersetzt es sich unter Schwärzung. In dem Filtrate bringt nach Übersättigen mit Salpetersäure Silbernitrat einen weißen Niederschlag hervor. Quecksilberchlorür ist in Wasser und Weingeist unlöslich.

Von diesen Identitätsproben ist die erste neu aufgenommen und sehr charakteristisch. Während durch Einwirkung von Natron- oder Kalilauge auf Kalomel bekanntlich das schwärzliche Quecksilberoxydul gebildet wird, entsteht hier das viel intensiver gefärbte „schwarze Präcipitat", eine stickstoffhaltige Verbindung, nach folgender Gleichung:

$$Hg_2Cl_2 + 2\,NH_4OH = NH_2Hg_2Cl + NH_4Cl + 2\,H_2O.$$

Beim Erwärmen von 1 g Quecksilberchlorür mit Natronlauge darf kein Ammoniakgeruch auftreten (Quecksilberstickstoffverbindungen).

Wird 1 g Quecksilberchlorür mit 10 ccm verdünntem Weingeist geschüttelt und die Flüssigkeit durch ein doppeltes, angefeuchtetes Filter filtriert, so darf das Filtrat durch Silbernitratlösung höchstens schwach opalisierend getrübt (Salzsäure) und durch Schwefelwasserstoffwasser nicht verändert werden (Schwermetallsalze).

Die beiden letzten Prüfungen beziehen sich auf einen Gehalt an Sublimat. Und zwar läßt das D. A. 5 hier einerseits die schärfste Probe anwenden, indem es den Kalomel nicht mit Wasser, sondern mit verdünntem Weingeist schütteln und so die geringsten Spuren von Sublimat herauslösen läßt; andererseits nimmt das Arzneibuch wieder Rücksicht auf die Tatsache, daß ein von Sublimat wirklich freier Kalomel nicht existiert, indem es gestattet, daß die mit verdünntem Weingeist erhaltene Lösung durch Silbernitrat schwach opalisierend getrübt werden darf. Auf diese Weise ist eine nicht eindeutige Prüfung entstanden. Auch beim Behandeln der besten Handelspräparate mit verdünntem Weingeist erhält man nämlich ein Filtrat, das mit Silbernitrat fast sofort eine leichte Trübung ergibt, die zur allmählichen Bildung von kleinen gelatinösen Flocken führt. Das Bild ist so zweideutig, daß bisweilen auch der Geübtere im Zweifel ist, ob ein Präparat diesbezüglich zu beanstanden ist oder nicht. Es wird deshalb mit Recht vielfach die Methode des 3. Arzneibuches vorgezogen: Hiernach schüttelt man 1 g Kalomel mit 10 ccm Wasser. Nachdem man die Mischung eine halbe Stunde lang zum Absetzen beiseite gestellt und dann ohne Aufrühren des Bodensatzes auf ein doppeltes, zuvor genäßtes, dichtes Filtrierpapier gegossen hat, prüft man das „blanke“ Filtrat (sonst nochmals filtrieren) mit Silbernitrat und Schwefelwasserstoff, wie im Text angegeben. — Diese Methode ist genügend scharf und zugleich eindeutig. Wohl entsteht auch hier in der mit Wasser bereiteten Ausschüttelung durch Silbernitratlösung eine Trübung, aber sie ist weit schwächer, führt kaum zu Zweifeln.

Über das mikroskopische Bild s. Näheres am Schluß des Artikels „Hydrarg. chlorat. vapore parat.“.

Vor Licht geschützt aufzubewahren.

Hydrargyrum chloratum vapore paratum.
Durch Dampf bereitetes Quecksilberchlorür.

Hg_2Cl_2, Mol.-Gew. 470,9.

Durch schnelles Abkühlen des Quecksilberchlorürdampfes hergestelltes, weißes, bei starkem Reiben gelblich werdendes Pulver, das bei hundertfacher Vergrößerung nur vereinzelte Kriställchen zeigt. Es zersetzt sich am Lichte und ist beim Erhitzen im Probierrohr, ohne vorher zu schmelzen, flüchtig.

Übergießt man durch Dampf bereitetes Quecksilberchlorür mit Ammoniakflüssigkeit, so zersetzt es sich unter Schwärzung. In dem Filtrate bringt nach Übersättigen mit Salpetersäure Silbernitrat einen weißen Niederschlag hervor. Durch Dampf bereitetes Quecksilberchlorür ist in Wasser und Weingeist unlöslich.

Beim Erwärmen von 1 g durch Dampf bereitetem Quecksilberchlorür mit Natronlauge darf kein Ammoniakgeruch auftreten (Quecksilberstickstoffverbindungen).

Wird 1 g durch Dampf bereitetes Quecksilberchlorür mit 10 ccm verdünntem Weingeist geschüttelt und die Flüssigkeit durch ein doppeltes, angefeuchtetes Filter filtriert, so darf das Filtrat durch Silbernitratlösung höchstens schwach opalisierend getrübt (Salzsäure) und durch Schwefelwasserstoffwasser nicht verändert werden (Schwermetallsalze).

Vor Licht geschützt aufzubewahren.

Dieses Quecksilberchlorür ist ein Produkt von feinerer Verteilung, das unter dem Mikroskop nur vereinzelte Kristalle zeigt, während das durch Sublimation gewonnene Hydrargyrum chloratum ein deutlich kristallinisches Pulver ist. Das vorliegende Präparat ist daher nach seiner äußeren Form unter dem Mikroskop als vapore paratum zu identifizieren und muß sonst den an Kalomel gestellten Anforderungen genügen.

Hydrargyrum cyanatum. — Quecksilbercyanid.

$Hg(CN)_2$, Mol.-Gew. 252,0.

Farblose, durchscheinende, säulenförmige Kristalle. Beim schwachen Erhitzen eines Gemisches von 1 Teil Quecksilbercyanid und 1 Teil Jod im Probierrohr entsteht zuerst ein gelbes, später rot werdendes und darüber ein weißes, aus nadelförmigen Kristallen bestehendes Sublimat.

Beim Erhitzen des Gemisches von Quecksilbercyanid und Jod bildet sich ein Sublimat, das in seinem unteren Teile aus dem gelben, später rotwerdenden Quecksilberjodid besteht, in dem oberen Teile aus den farblosen, feinen Kristallen des Jodcyans.

Quecksilbercyanid löst sich in etwa 13 Teilen Wasser von 15^0, in 3 Teilen siedendem Wasser und in 12 Teilen Weingeist von 15^0; in Äther ist es schwer löslich.

Die wässerige Lösung $(1 + 19)$ darf Lackmuspapier nicht röten (Quecksilberchlorid) und nach Zusatz von Salpetersäure mit Silbernitratlösung keinen Niederschlag geben (Salzsäure).

Nach Frerichs (Ap. Z. 1917, S. 219) darf hier die Menge der Salpetersäure und der Silbernitratlösung nicht zu groß genommen werden, weil sonst ein kristallinischer Niederschlag entsteht von $Hg(CN)_2 . AgNO_3 . 2H_2O$. Auf 10 ccm der Lösung $(1 + 19)$ sind 3 Tropfen Salpetersäure und 3 Tropfen Silbernitratlösung zu nehmen. Opalisierende Trübung ist gestattet. — E. Rupp (Südd. Ap. Z. 1914, S. 314) hat noch eine sehr zuverlässige Gehaltsbestimmung ausgearbeitet, deren Ausführung sich freilich bei gut kristallisierten Präparaten erübrigt.

0,1 g Quecksilbercyanid muß sich beim Erhitzen im Probierrohre vollständig verflüchtigen.

Hydrargyrum oxydatum. — Quecksilberoxyd.

Rotes Quecksilberoxyd.

HgO, Mol.-Gew. 216,0.

Gelblichrotes, feinst geschlämmtes, kristallinisches Pulver, das sich beim Erhitzen im Probierrohr unter Abscheidung von Quecksilber verflüchtigt.

Quecksilberoxyd ist in Wasser fast unlöslich. In verdünnter Salpetersäure löst es sich leicht zu einer klaren, in verdünnter Salzsäure zu einer höchstens schwach getrübten Flüssigkeit.

Daß sich Quecksilberoxyd in verdünnter Salzsäure zu einer „höchstens schwach getrübten" Flüssigkeit lösen soll, bedeutet die Zulassung geringer Verunreinigungen durch Mercurooxyd, das mit Salzsäure Kalomel bildet. Es liegt hier also zugleich eine Reinheitsprüfung vor, die um so wichtiger ist, als sich häufig Präparate im Handel befinden, die nicht unwesentliche Mengen an Oxydul, auch an metallischem Quecksilber enthalten. Deshalb sollte der Satz besser lauten: ,,Die Lösung von 0,5 g Quecksilberoxyd in 5 ccm verdünnter Salzsäure darf höchstens schwach getrübt sein (Quecksilber, Quecksilberoxydul)". Siehe darüber Frerichs, Ap. Z. 1917, S. 219.

Wird 1 g Quecksilberoxyd mit 10 ccm Oxalsäurelösung 1 Stunde lang unter häufigem Umschütteln bei Zimmertemperatur stehen gelassen, so darf es keine wesentliche Farbenveränderung erleiden (gelbes Quecksilberoxyd).

Das rote Quecksilberoxyd soll mit Oxalsäurelösung in der vorgeschriebenen Konzentration und Zeit ,,keine wesentliche Farbenveränderung" erleiden, während das nachstehende gelbe Quecksilberoxyd bei derselben Behandlung ,,allmählich in ein weißes kristallinisches Pulver übergehen soll". Diese Forderungen beruhen darauf, daß beide Präparate schließlich in das kristallinische Quecksilberoxalat übergehen, daß diese Umsetzung aber verhältnismäßig schnell eintreten soll bei dem besonders fein verteilten gelben Oxyd, sehr viel langsamer bei dem sehr viel weniger fein verteilten roten Oxyd. Es muß aber betont werden, daß die Reaktionen nicht so scharf unterschiedlich bei den beiden Präparaten verlaufen, wie der Text des Arzneibuches es besagt. Auch bei dem roten Oxyd ist die Farbenveränderung, die Umwandlung in das Oxalat, nicht so ,,unwesentlich". Umgekehrt dauert die volle Umsetzung des gelben Quecksilberoxyds (mit Oxalsäurelösung genau so angeschüttelt wie das rote Oxyd) eine geraume Zeit. Es kommt dazu, daß das rote Oxyd in verschiedener Feinheit in den Handel kommt, oft recht hell und dann von schnellerer Umsetzbarkeit. Hier ist also kein derart prinzipieller Unterschied vorhanden, es finden Ähnlichkeiten, Übergänge statt.

Wird eine Mischung von 1 g Quecksilberoxyd, 2 ccm Wasser und 2 ccm Schwefelsäure nach dem Erkalten mit 1 ccm Ferrosulfatlösung überschichtet, so darf sich zwischen den beiden Flüssigkeiten keine gefärbte Zone bilden (Salpetersäure). Die mit Hilfe von Salpetersäure hergestellte wässerige Lösung (1 + 49) darf durch Silbernitratlösung höchstens opalisierend getrübt werden (Salzsäure).

Weil sich mit größeren Mengen $AgNO_3$ der kristallinische Niederschlag eines Doppelsalzes bildet, sollte es besser heißen: Die Lösung von 0,2 g Quecksilberoxyd in etwa 20 Tropfen Salpetersäure und 10 ccm Wasser darf durch 3 Tropfen Silbernitratlösung höchstens opalisierend getrübt werden.

Quecksilberoxyd darf beim Erhitzen höchstens 0,1 % Rückstand hinterlassen. Vor Licht geschützt aufzubewahren.

Hydrargyrum oxydatum via humida paratum.
Gelbes Quecksilberoxyd.

HgO, Mol.-Gew. 216,0.

Gelbes, amorphes Pulver, das sich beim Erhitzen im Probierrohr unter Abscheidung von Quecksilber verflüchtigt. Gelbes Quecksilberoxyd ist in Wasser fast unlöslich, dagegen in verdünnter Salzsäure oder Salpetersäure leicht löslich. Gelbes Quecksilberoxyd muß sich beim Schütteln mit Oxalsäurelösung allmählich in ein weißes, kristallinisches Pulver umwandeln (rotes Quecksilberoxyd).

Diese Reaktion ist oben beim roten Quecksilberoxyd ausführlich besprochen.

Die mit Hilfe von verdünnter Salpetersäure hergestellte wässerige Lösung
(1 + 49) darf durch Silbernitratlösung höchstens opalisierend getrübt werden
(Salzsäure).

Siehe entsprechende Reaktion beim roten Quecksilberoxyd.

Gelbes Quecksilberoxyd darf beim Erhitzen höchstens 0,1% Rückstand
hinterlassen.

Vor Licht geschützt aufzubewahren.

Hydrargyrum praecipitatum album.
Weißer Quecksilberpräcipitat.

Weiße Stücke oder weißes, amorphes Pulver, das in Wasser fast unlöslich
ist und sich in Salpetersäure beim Erwärmen löst. Wird weißer Quecksilberpräcipitat mit Natronlauge erwärmt, so scheidet sich unter Entwickelung von
Ammoniak gelbes Quecksilberoxyd ab.

Der letztbeschriebene Vorgang geschieht nach folgender Gleichung:

$$NH_2HgCl + NaOH = HgO + NH_3 + NaCl.$$

Übergießt man 0,2 g fein gepulverten weißen Quecksilberpräcipitat mit 10 ccm
verdünnter Essigsäure, läßt unter öfterem Umschütteln ungefähr 10 Minuten
lang stehen und erwärmt hierauf langsam auf annähernd 30°, so muß eine klare
Lösung entstehen (Quecksilberchlorür).

Diese Prüfung läßt sich leicht nach der Modifikation ausführen, die
in Riedels Berichten (1910, S. XXVIII) aufgeführt ist: „Man erhitzt
10 ccm verdünnter Essigsäure auf 70°, setzt 0,2 g des feinst geriebenen
Präcipitates zu und schüttelt nun, ohne weiter zu erhitzen. In kurzer
Zeit geht der Präcipitat vollkommen in Lösung; nach Verlauf von etwa
15 Minuten aber beginnt die Lösung sich zu trüben und Kalomel als
weißen Niederschlag abzuscheiden. Das ist normal." — Es fragt sich
hier nur, ob die Abscheidung von Kalomel nach 15 Minuten wirklich
normal ist. Die früher allgemein aus Holzessig hergestellte Essigsäure
enthielt Spuren von Ameisensäure, die durch das Arzneibuchverfahren
nicht nachweisbar waren, aber ihrerseits die Reduktion zu Kalomel bewirken konnten. Die jetzt vielfach aus Acetylen hergestellte Essigsäure
enthält die Ameisensäure nicht. Es ist jedenfalls Tatsache, daß bei
unseren letztjährigen Prüfungen des weißen Präcipitates nach dem
Riedelschen Verfahren mittels solcher Essigsäure auch nach etwa
15 Minuten die Abscheidung von Kalomel nicht eintrat.

Beim Erhitzen im Probierrohre muß sich weißer Quecksilberpräcipitat, ohne
zu schmelzen, unter Zersetzung vollständig verflüchtigen (schmelzbarer Präcipitat).

Der „schmelzbare" Präcipitat besitzt eine ähnliche Zusammensetzung $[(NH_3)_2 . HgCl_2]$ wie der weiße Präcipitat, wird auch auf ähnliche
Weise dargestellt, soll aber nicht mit dem offizinellen Präparat verwechselt werden.

Vor Licht geschützt aufzubewahren.

Hydrargyrum salicylicum. — Mercurisalicylsäure.

$$C_6H_3 \begin{smallmatrix} OH \\ -CO.O \\ Hg \end{smallmatrix} [2,\ 3,\ 1],\ \text{Mol.-Gew. } 336,0.$$

Gehalt annähernd 92% Mercurisalicylsäure, entsprechend 54,7% Quecksilber.

Eine genaue Formeldarstellung der Mercurisalicylsäure erscheint um so notwendiger, als das vom Arzneibuch oben angegebene Formelbild trotz der beigefügten Zeichen (2, 3, 1) leicht zu Irrtümern Veranlassung geben kann: Man hielt früher das Hydrargyrum salicylicum für ein **Quecksilbersalz** der Salicylsäure, als das „sekundäre" Mercurisalicylat

Durch die Arbeiten von **Dimroth** aber ist festgestellt, daß hier das Quecksilber **kernständig** gebunden, die Verbindung als das Anhydrid der o-Oxymercurisalicylsäure aufzufassen ist:

Oxymercurisalicylsäure   Anhydrid der Oxymercurisalicylsäure

Dieses Anhydrid der Oxymercurisalicylsäure wird vom Arzneibuch der Kürze halber Mercurisalicylsäure genannt, ein Name, der zwar erkennen läßt, daß hier nicht ein Salz der Salicylsäure vorliegt, der aber der oben gekennzeichneten Konstitution keineswegs so gut entspricht, wie der zutreffendere Name Anhydro-Oxymercurisalicylsäure. Jedenfalls ist hier das Quecksilber kernständig gebunden, ein Punkt, der von großer Bedeutung ist, da somit das Metall nicht ionisiert vorliegt, vielmehr erst im Körper eine langsame Ionisation erfährt, wodurch eine besonders milde Wirkung verbürgt wird.

Weißes, geruch- und geschmackloses Pulver, das in Wasser und in Weingeist fast unlöslich ist. Es löst sich jedoch klar in Natronlauge und in Natriumcarbonatlösung bei 15° und in gesättigter Natriumchloridlösung beim Erwärmen. Wird 0,1 g Mercurisalicylsäure mit 1 Tropfen verdünnter Eisenchloridlösung (1 + 9) in Berührung gebracht, so entsteht eine grünliche Färbung, die bei Zugabe von Wasser tief violett wird.

Das Arzneibuch verlangt ein „weißes" Pulver. Es ist aber eine geringe Rosafärbung (von Eisen herrührend) fast unvermeidlich und sollte daher zugelassen werden. — Daß sich die Mercurisalicylsäure in Natronlauge und (unter schwacher Kohlensäureentwicklung) in Natriumcarbonatlösung löst, beruht darauf, daß sich dabei das Natriumsalz der Oxymercurisalicylsäure bildet. Wäre das Hg nicht im Benzolkern (also an C) gebunden, sondern läge das früher angenommene Quecksilbersalz der Salicylsäure vor, so müßte sich bei der Behandlung mit Natronlauge Quecksilberoxyd ausscheiden. — Die Löslichkeit in gesättigter Kochsalzlösung beim Erwärmen besteht nach **Dimroth** in einer Anlagerung von NaCl: $C_6H_3 . Hg . COO . OH + NaCl = C_6H_3 . HgCl . COONa . OH$. — Die Farbenreaktion mit Eisenchloridlösung gelingt auf folgende Weise: Versetzt man 0,1 g Substanz mit 2 bis 3 Tropfen unverdünnter Eisenchloridlösung, so entsteht eine schmutzig-grüne Färbung, die auf Zusatz von etwa 5 ccm Wasser violett wird (**Frerichs**, Ap. Z. 1917, S. 219).

Erhitzt man etwa 0,1 g Mercurisalicylsäure in einem sehr engen Probierrohr unter Beifügung eines Körnchens Jod, so bildet sich ein Sublimat von Quecksilberjodid. Je 0,1 g Mercurisalicylsäure müssen in 1 ccm Natronlauge vollständig, in 10 ccm N/10-Jodlösung bis auf wenige Flocken löslich sein.

Die Bildung von Quecksilberjodid beim Erhitzen mit einem Körnchen Jod charakterisiert das Präparat als Quecksilberverbindung. — Die leichte Löslichkeit in Natronlauge beweist nach der vorigen Anmerkung die Abwesenheit von Mercurisalicylat. Dieselbe Probe also, die oben als Identitätsprüfung stattfand, tritt hier als wichtige Reinheitsprüfung auf. Ferner ist wichtig die Löslichkeit in N/10-Jodlösung. Da nämlich die N/10-Jodlösung auch Kaliumjodid enthält, so bildet sich bei diesem Lösungsvorgange nach der Formel:

$$C_6H_3 {<}^{COO}_{OH}{}_{Hg} + J_2 + 3\,KJ = C_6H_3 {<}^{COOK}_{OH}{}_{J} + K_2HgJ_4$$

Orthojodsalicylsäure und Quecksilberjodid, welch letzteres durch das anwesende Jodkalium gelöst bleibt. Die „wenigen Flocken“, die ungelöst bleiben dürfen, sind als Salicylsäure anzusehen.

Gehaltsbestimmung. 0,3 g Mercurisalicylsäure werden in verdünnter Natronlauge gelöst, die Lösung wird mit Essigsäure angesäuert und hierauf mit 25 ccm N/10-Jodlösung versetzt. Das Gemisch wird in einem verschlossenen Glase unter zeitweiligem Umschwenken 3 Stunden lang bei Zimmertemperatur stehen gelassen. Zur Bindung des freien Jodes dürfen alsdann höchstens 8,6 ccm N/10-Natriumthiosulfatlösung verbraucht werden, was einem Mindestgehalte von 54,7% Quecksilber entspricht (1 ccm N/10-Jodlösung = 0,0100 g Quecksilber, Stärkelösung als Indikator).

Das Prinzip der Gehaltsbestimmung ist das folgende: Damit die Mercurisalicylsäure fein verteilt und damit reaktionsfähiger werde, wird sie zunächst mittels Natronlauge gelöst und dann durch Essigsäure wieder frisch gefällt. Wirkt jetzt die zugesetzte N/10-Jodlösung darauf ein, so bildet sich nach der in der vorigen Anmerkung gegebenen Formel o-Jodsalicylsäure + HgJ_2. Dadurch wird eine entsprechende Menge Jod gebunden. Titriert man jetzt mit Natriumthiosulfat zurück, so erkennt man, wieviel Jod gebunden, wieviel Mercurisalicylsäure demnach vorhanden gewesen. Nach obiger Formel ergibt sich: 2000 ccm N/1-Jodlösung = 1 Grammolekül Mercurisalicylsäure = 200 g Hg; folglich 1 ccm N/10-Jodlösung = 0,01 g Hg.

Da 25 ccm N/10-Jodlösung vorgelegt sind und höchstens 8,6 ccm Natriumthiosulfatlösung zur Titration verbraucht werden sollen, müssen mindestens 25 — 8,6 = 16,4 ccm N/10-Jodlösung verbraucht werden. Diese 16,4 ccm N/10-Jodlösung entsprechen 16,4 × 0,01 = 0,164 g Hg. Sind aber in den zur Gehaltsbestimmung verwendeten 0,3 g Mercurisalicylsäure enthalten 0,164 g Hg, so ergibt sich nach der Gleichung:

$$0,3 : 0,164 = 100 : x. \qquad x = 54,66$$

ein Gehalt von rund 54,7 % Hg = 91,84 % Mercurisalicylsäure.

Diese Gehaltsbestimmung des D. A. 5 gibt aber nicht maßgebende Werte. Erstens wechseln die Resultate je nach den Mengen Essigsäure und Natronlauge, die zugesetzt werden. Dann weichen auch die Ergebnisse von denen ab, die nach der Zerstörung der organischen Substanz durch eine Gesamtquecksilberbestimmung gewonnen werden. Das beruht offenbar darauf, daß die Mercurisalicylsäure je nach der Darstellung verschieden zusammengesetzt ist (s. Brieger, A. Ph. 1912, S. 67; E. Rupp und Kropat, Ap. Z. 1912, S. 377; J. Gadamer, A. Ph. 1918, S. 283). Sie kann nahezu reine o-Mercurisalicylsäure oder ein Gemisch von o- und p-Mercurisalicylsäure oder endlich ein Gemisch von dieser mit o-p-Dimercurisalicylsäure-Salicylat sein. Da aber in allen diesen Verbindungen das Quecksilber nicht ionisiert, die beabsichtigte Wirkung also erreicht ist, könnte (falls nicht eine genaue Darstellungsvorschrift gegeben wird) die Prüfung die bisherige bleiben, vor allem durch klare Löslichkeit in Lauge die Abwesenheit von ionisiertem Quecksilber erwiesen werden; außerdem müßte eine andere quantitative Bestimmung des Hg stattfinden, am besten nach folgendem Verfahren von E. Rupp und Kropat (Ap. Z. 1912, S. 378): 0,3 g des Präparates löst man in einem (weithalsigen) Erlenmeyerkolben mit Hilfe von 1 g kristallisiertem Natriumcarbonat und 9 g Wasser, gibt 1,5 g sehr fein gepulvertes Kaliumpermanganat hinzu und mischt mit einem Glasstabe recht gleichmäßig durch. Nach 5 Minuten fügt man aus einer Pipette vorsichtig 5 ccm konzentrierter Schwefelsäure unter Drehen und Neigen des Kolbens hinzu, verdünnt nach weiteren 5 Minuten mit ca. 40 ccm Wasser und bringt dann den Braunsteinniederschlag durch allmählichen Zusatz von 4 bis 8 ccm reinen $3\,^0/_0$igen Wasserstoffsuperoxyds[1] (chlorfrei, eventuell aus Perhydrol zu bereiten!) ganz oder nahezu vollständig zum Verschwinden. Zur farblosen Lösung fügt man sodann tropfenweise bis zur ganz schwachen Rosafärbung Chamäleonlösung (1:1000), nimmt die Rosafarbe durch eine Spur Ferrosulfat wieder weg und titriert nach Zugabe von ca. 5 ccm Eisenalaunlösung mit N/10-Ammoniumrhodanidlösung bis zum bleibenden Umschlag in Rostgelb. — Der Rhodanverbrauch betrage mindestens 16,4 ccm N/10-Lösung, entsprechend einem Gehalte von etwa $92\,^0/_0$ Mercurisalicylsäure = $54,7\,^0/_0$ Quecksilber (1 ccm N/10 - Ammoniumrhodanidlösung = 0,01003 g Hg = 0,01683 g Mercurisalicylsäure). — Der Verbrauch guter Handelssorten an N/10-Ammoniumrhodanidlösung beträgt gewöhnlich 16,8 bis 17 ccm.

Hydrargyrum sulfuratum rubrum. — Rotes Quecksilbersulfid.

Zinnober.

HgS, Mol.-Gew. 232,1.

Ein lebhaft rotes Pulver, das sich beim Erhitzen an der Luft zersetzt, indem der Schwefel mit kaum sichtbarer, blauer Flamme verbrennt und das Quecksilber sich verflüchtigt. Rotes Quecksilbersulfid ist in Wasser, Weingeist, Salzsäure, Salpetersäure und verdünnter Kalilauge unlöslich, in Königswasser dagegen löslich.

Beim Schütteln mit Salpetersäure darf rotes Quecksilbersulfid seine Farbe nicht verändern (Mennige). Wird ein Gemisch von 0,5 g rotem Quecksilbersulfid, 10 ccm Salpetersäure und 10 ccm Wasser unter gelindem Erwärmen geschüttelt und die Flüssigkeit abfiltriert, so darf das Filtrat nach dem Hinzufügen von Ammoniakflüssigkeit durch Schwefelwasserstoffwasser nicht verändert werden (Schwermetallsalze).

Riedel teilt in seinen Berichten 1912 mit, daß sich beim Erwärmen des HgS mit verdünnter Salpetersäure immer eine kleine Menge Substanz

---

[1] Um den Braunstein unschädlich zu machen, d. h. zu Mangansulfat zu reduzieren, verwendet Rupp in anderen Fällen Ferrosulfat. Das ist hier untunlich, weil die dazu erforderliche große Vitriolmenge eine partielle Reduktion des Mercurisulfates bewirken würde. — Der (geringe!) Überschuß des H_2O_2 ist später zu entfernen, weil er den Indikatorumschlag ungünstig beeinflussen würde.

löst, so daß sich das Filtrat durch Ammoniak und Schwefelwasserstoff dunkel färben muß.

Wird ein Gemisch von 0,5 g rotem Quecksilbersulfid, 10 ccm Kalilauge und 10 ccm Wasser erwärmt, geschüttelt und die Flüssigkeit abfiltriert, so darf das Filtrat auf Zusatz von überschüssiger Salzsäure weder getrübt noch gefärbt werden (Arsen-, Antimonverbindungen) und keinen Schwefelwasserstoff entwickeln (Schwefel).

Zu dieser Prüfung bemerkt wieder Riedel, daß beim Behandeln mit warmer Kalilauge meist etwas Schwefel in Lösung geht, der nach dem Ansäuern wieder ausfällt. Außerdem empfiehlt der Verfasser eine Bestimmung des Glührückstandes, bei der nur Spuren zurückbleiben sollen.

Vor Licht geschützt aufzubewahren.

Hydrastininum hydrochloricum. — Hydrastininhydrochlorid.

$$C_{11}H_{11}O_2N.HCl, \text{ Mol.-Gew. } 225,57.$$

Schwach gelbliche, nadelförmige Kristalle oder ein gelblichweißes, kristallinisches, geruchloses Pulver von bitterem Geschmacke, leicht löslich in Wasser und in Weingeist, schwer löslich in Äther und in Chloroform.

Schmelzpunkt nach mehrtägigem Trocknen über Schwefelsäure annähernd 210 °.

Auf die Forderung des mehrtägigen Trocknens vor der Schmelzpunktsbestimmung sei besonders hingewiesen.

Die wässerige Lösung (1+19) ist schwach gelb gefärbt und zeigt blaue Fluorescenz, die besonders bei starker Verdünnung mit Wasser hervortritt.

Die Fluorescenz ist den Salzlösungen des Hydrastinins eigen. So wird auch das aus Hydrastisextrakt isolierte Hydrastin identifiziert, indem man es in schwefelsaurer Lösung oxydiert und das hierdurch entstandene Hydrastinin durch die schön blau fluorescierende Lösung kenntlich macht.

Kaliumdichromat- und Platinchloridlösung rufen in je 5 ccm der wässerigen Lösung (1+19) gelbe, kristallinische Niederschläge hervor; der durch Kaliumdichromatlösung hervorgerufene Niederschlag verschwindet beim Erwärmen wieder, der durch Platinchloridlösung erzeugte geht erst nach Zusatz von 15 ccm Wasser beim Erhitzen wieder in Lösung. Beim Erkalten scheiden sich aus beiden Lösungen gelbrote, nadelförmige Kristalle aus.

Die wässerige Lösung (1+19) darf Lackmuspapier nicht verändern und durch Ammoniakflüssigkeit nicht getrübt werden (Hydrastin und andere Alkaloide). Der durch Bromwasser in der wässerigen Lösung (1+19) erzeugte gelbe Niederschlag muß sich in Ammoniakflüssigkeit vollständig zu einer fast farblosen Flüssigkeit lösen (Hydrastin).

Fügt man zu der Lösung von 0,1 g Hydrastininhydrochlorid in 3 ccm Wasser 5 Tropfen Natronlauge hinzu, so muß eine weiße Trübung auftreten, die beim Umschütteln wieder vollständig verschwindet. Bei längerem Schütteln dieser Lösung oder beim Umrühren mit einem Glasstabe scheiden sich rein weiße Kristalle aus; die überstehende Flüssigkeit muß vollkommen klar und darf nur schwach gelblich gefärbt sein (fremde Alkaloide).

Hydrastininhydrochlorid darf beim Verbrennen höchstens 0,1 % Rückstand hinterlassen.

Hydrogenium peroxydatum solutum.
Wasserstoffsuperoxydlösung.

Gehalt mindestens 3 Gewichtsprozent Wasserstoffsuperoxyd (H_2O_2, Mol.-Gew. 34,016).

Eine ältere Bezeichnung als die nach Gewichtsprozenten ist eine solche nach Volumprozenten, die vereinzelt noch heute gebraucht wird. Letztere Gehaltsangabe bezieht sich auf das Volumen Sauerstoff, das von einem bestimmten Volumen Wasserstoffsuperoxydlösung abgegeben wird. Man ging dabei von der (nur annähernd zutreffenden) Voraussetzung aus, daß 1 Liter Wasserstoffsuperoxydlösung von 30 Gewichtsprozenten 100 Liter Sauerstoff abgeben kann. Ein solches Präparat wurde in diesem Sinne als „100 prozentig" bezeichnet; ein Präparat von 3 Gewichtsprozenten ist demnach ein solches von 10 Volumprozenten. — Die alte Bezeichnung nach Volumprozenten ist nur irreführend und sollte gänzlich beseitigt werden.

Klare, farb- und geruchlose, schwach bitter schmeckende Flüssigkeit, die Lackmuspapier schwach rötet und sich bei Zimmertemperatur sehr langsam, beim Kochen oder bei Berührung mit gewissen Stoffen, wie Braunstein, sehr rasch unter Entwickelung von Sauerstoff zersetzt.

Über die Geruchlosigkeit der Wasserstoffsuperoxydlösung ist schon viel berichtet worden, da vielfach Produkte in den Handel kommen, die allmählich einen deutlich an Chlor erinnernden Geruch annehmen. So berichtete Schmatolla (Ph. Z. 1905, S. 641), daß sich bei Wasserstoffsuperoxydpräparaten die Gegenwart von Salzsäure schon in Mengen von 0,05 bis 0,1 % sehr unliebsam bemerkbar mache, weil diese Säure zum Teil zu Chlor oxydiert werde, das sich deutlich durch den Geruch bemerkbar macht. Sodann will Langensiepen (Ap. Z. 1910, S. 201) das Chlor mittels Jodzinkstärkelösung nachgewiesen haben. Demgegenüber berichtet Firbas (siehe ebenda, S. 872), daß man Chlor neben Wasserstoffsuperoxyd nicht durch Jodzinkstärke nachweisen könne, daß er deshalb den Nachweis versuchte, indem er zunächst das vermeintliche Chlor vom Wasserstoffsuperoxyd zu trennen suchte. Hierzu leitete er durch die nach Chlor riechende Flüssigkeit einen lebhaften Kohlensäurestrom und führte das entweichende Gas in Jodkaliumstärkelösung ein, die keine Bläuung erfuhr. Deshalb hält Firbas das riechende Gas nicht für Chlor, wohl aber für Ozon, weil es metallisches Silber sofort wie Ozon bräunt, was bei ganz reinem Wasserstoffsuperoxyd erst nach einigen Minuten und ganz schwach geschieht. Diese Ansicht von Firbas, daß das im Wasserstoffsuperoxyd auftretende, nach Chlor riechende Gas Ozon sei, ist augenblicklich vielfach angenommen. Es muß aber erwähnt werden, daß Lefeldt (Ph. Z. 1912, S. 372) wieder Chlor im Wasserstoffsuperoxyd nachgewiesen haben will, indem er die Präparate mit metallischem Quecksilber schüttelte, wobei nach seinem Bericht eine mehr oder minder starke Trübung durch Bildung von Quecksilberchlorür auftrat. — Daß sich Wasserstoffsuperoxyd als labile Verbindung leicht unter Abgabe von Sauerstoff zersetzt, ist eine bekannte Erscheinung. Der vom Arzneibuch erwähnte Braunstein begünstigt sehr den Vorgang als „Katalysator".

Versetzt man Wasserstoffsuperoxydlösung mit einigen Tropfen verdünnter Schwefelsäure und einigen Kubikzentimetern Kaliumpermanganatlösung, so braust die Mischung auf, und die Farbe der Permanganatlösung verschwindet. Schüttelt man 1 ccm der mit einigen Tropfen verdünnter Schwefelsäure angesäuerten Wasserstoffsuperoxydlösung mit etwa 2 ccm Äther und setzt dann zu der Mischung einige Tropfen Kaliumchromatlösung hinzu, so färbt sich bei erneutem Schütteln die ätherische Schicht tiefblau. Versetzt man Jodzinkstärkelösung mit einigen

Tropfen verdünnter Salzsäure und 1 Tropfen Wasserstoffsuperoxydlösung, so färbt sich die Mischung blau bis violett.

Wasserstoffsuperoxyd vermag bekanntlich oxydierend und reduzierend zu wirken. Beide Eigenschaften werden vom Arzneibuch zur Identifizierung herangezogen: Das Kaliumpermanganat wird zu Manganosulfat unter Aufbrausen, d. h. Entweichen des Sauerstoffs, reduziert; Chromsäure wird zu Überchromsäure oxydiert, die sich in Äther mit blauer Farbe löst; Salzsäure wird zu Chlor oxydiert, das eine Bläuung der Jodzinkstärke durch freiwerdendes Jod herbeiführt.

5 ccm Wasserstoffsuperoxydlösung dürfen sich nach Zusatz von verdünnter Schwefelsäure innerhalb 10 Minuten nicht verändern (Baryumsalze). Wasserstoffsuperoxydlösung darf nach Zusatz einiger Tropfen Natriumacetatlösung durch Calciumchloridlösung nicht verändert werden (Oxalsäure). 50 ccm Wasserstoffsuperoxydlösung dürfen zur Neutralisation höchstens 2,5 ccm N/10-Kalilauge verbrauchen, Phenolphthalein als Indikator (freie Säure). 20 ccm Wasserstoffsuperoxydlösung dürfen beim Verdampfen auf dem Wasserbade höchstens 0,02 g Rückstand hinterlassen.

Diese Prüfungen beziehen sich auf Stoffe, die entweder von der Darstellung her noch als Verunreinigungen vorhanden sein können oder absichtlich zur Konservierung dem leicht zersetzlichen Präparat zugesetzt sind. Zu den ersteren Stoffen gehören Baryumsalze, da zur Darstellung meistenteils Baryumsuperoxyd verwendet wird. Ferner werden zur Erhöhung der Haltbarkeit Stoffe wie Phosphorsäure zugesetzt, während Oxalsäure nicht zugegen sein darf. Bei der vom Arzneibuch vorgeschriebenen Prüfung auf letztere Säure treten vielfach Irrtümer ein. Werden nämlich nicht wie vorgeschrieben „einige“ Tropfen Natriumacetatlösung zugesetzt, sondern wird mehr genommen und dazu eine reichliche Menge Calciumchlorid, so fällt häufig, auch bei völliger Abwesenheit von Oxalsäure, ein Niederschlag aus, der dann aber nicht aus oxalsaurem, sondern aus phosphorsaurem Kalk besteht. Bei näherer Prüfung klärt sich dieser Irrtum auf, da oxalsaurer Kalk kristallisiert ist, phosphorsaurer aber amorph; außerdem bildet sich das erste Produkt gewöhnlich schneller als das zweite. Will man aber jeden Zweifel vermeiden, so arbeite man nach bestimmten Mengenverhältnissen, die auch Derlin (Ap. Z. 1912, S. 806) nach den Mitteilungen eines maßgebenden Fabrikanten angibt: 10 ccm Wasserstoffsuperoxydlösung, $1/_2$ ccm Natriumacetatlösung, $1/_2$ ccm Calciumchloridlösung und dann mit 1 ccm Essigsäure schwach ansäuern. Bei dieser Prüfungsweise kann phosphorsaurer Kalk nicht ausfallen. — Sodann schreibt das Arzneibuch eine quantitative Bestimmung der freien Säuren vor, weil viele Handelspräparate einen zu großen Überschuß davon enthalten, teils von der Darstellung her, teils von einem Zusatz zur Erhöhung der Haltbarkeit des Präparates herrührend. Zu bemerken ist aber, daß Wasserstoffsuperoxyd selbst als schwache Säure auf Phenolphthalein einwirkt, so daß der Umschlag leicht undeutlich wird. Bei der Titration der 3 $^0/_0$ Wasserstoffsuperoxydlösung des Arzneibuches kann man noch Phenolphthalein anwenden, bei stärkeren Präparaten wird man das Wasserstoffsuperoxyd zerstören oder einen anderen Weg der Titration einschlagen müssen (siehe darüber Wöhler und Frey, Ap. Z. 1910, S. 1054). Aber auch zur deutlichen Erkennung des Farbenumschlages in der $3\,\%$igen Wasserstoffsuperoxydlösung ist es notwendig, daß ca. 20 Tropfen Phenolphthaleinlösung zugesetzt werden. — Sodann läßt das Arzneibuch den Verdampfungsrückstand bestimmen, eine Prüfung, die wiederum sehr wichtig ist, weil die Fabrikanten, immer in dem Bestreben, die Haltbarkeit zu erhöhen, vielfach unerlaubt große Zusätze machen. Phosphorsäure ist üblich und erlaubt, wenn sie in zulässiger Menge vorhanden. Daneben werden angewendet: Harnsäure, Barbitursäure, Acetanilid, Phenacetin usw. Man führt diese Prüfung am besten im Schälchen mit eingeschliffenem Deckel aus, da der Rückstand oft hygroskopisch ist. Da 20 ccm nach der sehr strengen Forderung des Arzneibuches nur 0,02 g Rückstand hinterlassen sollen, so sei man betreffs dieser Anforderung nicht zu rigoros, sondern lasse auch einen ganz geringen Überschuß zu. Denn der Apotheker, der das Präparat nicht selbst darstellen kann, hat ein großes Interesse daran, daß es sich etwa zwei Monate (eventuell länger) hält. Sind die Zusätze zu gering, so sinkt schon innerhalb dieser Zeit der Gehalt des Präparates unter den zulässigen Wert.

Gehaltsbestimmung. 10 g Wasserstoffsuperoxydlösung werden mit Wasser auf 100 ccm verdünnt; 10 ccm dieser Lösung werden mit 5 ccm verdünnter Schwefelsäure und 10 ccm Kaliumjodidlösung $(1+9)$ versetzt und die Mischung in einem verschlossenen Glase eine halbe Stunde lang stehen gelassen. Zur Bindung des ausgeschiedenen Jodes müssen mindestens 17,7 ccm N/10-Natriumthiosulfatlösung erforderlich sein, was einem Mindestgehalte von 3% Wasserstoffsuperoxyd entspricht (1 ccm N/10-Natriumthiosulfatlösung = 0,0017 g Wasserstoffsuperoxyd, Stärkelösung als Indikator).

Die Gehaltsbestimmung beruht auf folgendem Vorgang:

$$2\,KJ + H_2O_2 + H_2SO_4 = K_2SO_4 + 2\,H_2O + J_2.$$

Das Wasserstoffsuperoxyd oxydiert also eine äquivalente Menge Jodwasserstoffsäure zu Jod, welch letzteres mit Natriumthiosulfat titriert wird. Es entsprechen also:

$$1000 \text{ ccm } N/1\text{-}Na_2S_2O_3 = 1 \text{ Grammäquivalent Jod} = {}^1/_2 \text{ Grammo-}$$
$$\text{lekül } H_2O_2 = 17{,}008 \text{ g } H_2O_2$$
$$1 \quad \text{„} \quad N/10\text{-}Na_2S_2O_3 = 0{,}0017 \text{ g } H_2O_2$$
$$17{,}7 \quad \text{„} \quad N/10\text{-}Na_2S_2O_3 = 0{,}0301 \text{ g } H_2O_2$$

Da diese 0,0301 g H_2O_2 in einem Gramm Wasserstoffsuperoxydlösung vorhanden sein sollen, entspricht das Resultat einem Gehalt von rund $3\,\%\ H_2O_2$.

Diese Gehaltsbestimmung ist sicherlich zuverlässig, aber augenblicklich durch den Verbrauch an KJ recht kostspielig. Man kann sehr viel billiger und ebenso genau diese Gehaltsbestimmung durch Titration mit N/10-Kaliumpermanganatlösung ersetzen, die nach längerem Stehen einen festen Titer annimmt. Für die Praxis des Apothekers aber vollkommen genügend genau und rasch ausführbar ist nach Frerichs (Ap. Z. 1916, S. 620) folgende abgekürzte Modifikation, die erkennen läßt, ob das Präparat mindestens $3\,\%$ und nicht mehr als $3{,}5\,\%\ H_2O_2$ besitzt. Man fertigt eine Kaliumpermanganatlösung $(1+99)$ an. Es genügt, das Permanganat, das als D. A. 5-Ware genügend rein ist, auf der Handwage abzuwägen. Wenn dann bei der Bestimmung genügend Schwefelsäure vorhanden ist, kann sich keine manganige Säure bilden, die einen Teil des H_2O_2 katalytisch zerlegt. In diesem Sinne lautet die Vorschrift: Ein Gemisch von 10 g Wasserstoffsuperoxydlösung und 30 g verdünnter Schwefelsäure muß 55 g Kaliumpermanganatlösung (1 + 99) entfärben. Durch weiteren Zusatz von 10 g der Kaliumpermanganatlösung muß die Flüssigkeit rot gefärbt werden (1 g Kaliumpermanganatlösung (1 + 99) = 0,00538 g H_2O_2). — Sollten die zuerst verwendeten 55 g Kaliumpermanganatlösung nicht völlig entfärbt werden, kann man eventuell den Versuch, um die Größe des Mindergehaltes genauer zu erkennen, mit 50 g'der Kaliumpermanganatlösung wiederholen. — So stellt man zugleich (durch einen entsprechenden Mehrverbrauch) fest, ob eventuell versehentlich ein 10- oder 30%iges Präparat geliefert ist.

Kühl und vor Licht geschützt aufzubewahren.

Jodoformium. — Jodoform.

CHJ_3, Mol.-Gew. 393,77.

Kleine, glänzende, hexagonale, fettig anzufühlende Blättchen oder Tafeln, oder ein kristallinisches Pulver von citronengelber Farbe.

Jodoform riecht durchdringend, etwas safranartig; es ist mit den Dämpfen des siedenden Wassers flüchtig. Jodoform ist unlöslich in Wasser; es löst sich in 70 Teilen Weingeist von 15°, in ungefähr 10 Teilen siedendem Weingeist, in 10 Teilen Äther, es ist ferner löslich in Chloroform, Kollodium, schwer in fetten Ölen, kaum in Glycerin. Beim Erhitzen von Jodoform entwickeln sich violette Dämpfe.

Schmelzpunkt annähernd 120°.

1 Teil Jodoform muß, mit 10 Teilen Wasser 1 Minute lang geschüttelt, ein farbloses Filtrat geben (Pikrinsäure), das durch Silbernitratlösung sofort nur opalisierend getrübt (Jodwasserstoffsäure, Salzsäure) und durch Baryumnitratlösung nicht verändert werden darf (Schwefelsäure).

1 g Jodoform darf bei 24stündigem Trocknen über Schwefelsäure höchstens 0,01 g an Gewicht verlieren.

Jodoform darf beim Verbrennen höchstens 0,1% Rückstand hinterlassen.

Jodoform wird jetzt im allgemeinen in ausgezeichneter Reinheit geliefert. Nur Anwesenheit von Sulfaten wurde von uns zuweilen bemerkt und manchmal auch ein erhöhter Glührückstand. Um letzteren genau zu bestimmen, verbrenne man 1 g und bleibe bei der Verbrennung (im Abzug!) zugegen, um die Flamme so zu regulieren, daß das Aufflammen, die Jodentwickelung nicht zu stark werde. Ohne diese Vorsicht können kleine Aschenteilchen aus dem Tiegel oder der Schale fortgerissen werden. Für diese Verbrennung ist die Anwendung einer Quarzschale sehr empfehlenswert.

Vor Licht geschützt aufzubewahren.

Jodum. — Jod.

J, Atom-Gew. 126,92.

Gehalt mindestens 99% Jod.

Schwarzgraue, metallisch glänzende, trockene, rhombische Tafeln oder Blättchen von eigenartigem Geruche, die beim Erhitzen violette Dämpfe bilden. Jod löst sich bei Zimmertemperatur in ungefähr 4500 Teilen Wasser, in 9 Teilen Weingeist und in etwa 200 Teilen Glycerin mit brauner Farbe. Es löst sich reichlich in Äther und in wässeriger Kaliumjodidlösung mit brauner, in Chloroform und in Schwefelkohlenstoff mit violetter Farbe. Wässerige Jodlösung färbt Stärkelösung blau; die blaue Farbe verschwindet beim Erhitzen und tritt beim Erkalten wieder auf.

Die Angabe, daß das Jod schwarzgraue, metallisch glänzende Blättchen bilden soll, ist insofern wichtig, als man an dem Aussehen, der Ausbildung der großen flachen Kristallblättchen schon bis zum gewissen Grade die Reinheit erkennt.

Jod muß sich in der Wärme vollständig verflüchtigen. Schüttelt man 0,5 g zerriebenes Jod mit 20 ccm Wasser, filtriert und versetzt dann die Hälfte des Filtrats mit schwefliger Säure bis zur Entfärbung, dann mit 1 Körnchen Ferrosulfat, 1 Tropfen Eisenchloridlösung und etwas Natronlauge und erwärmt gelinde, so darf sich die Flüssigkeit auf Zusatz von überschüssiger Salzsäure nicht blau färben (Cyan). Die andere Hälfte des Filtrats muß, mit überschüssiger Ammoniakflüssigkeit und überschüssiger Silbernitratlösung versetzt, ein Filtrat liefern, das beim Übersättigen mit Salpetersäure höchstens eine Opalescenz, aber keinen Niederschlag gibt (Chlor).

Die völlige Flüchtigkeit des Jods soll anorganische Verunreinigungen ausschließen. — In der Anschüttelung des Jods mit Wasser soll die eventuelle Anwesenheit von Cyan oder Chlor nachgewiesen werden. Die erste Hälfte des Filtrats wird mit schwefliger Säure behandelt, wodurch das Jod und das eventuell vorhandene Cyan zu HJ, bzw. HCN reduziert werden. Nach dem Verschwinden der Farbe des Jods kann nunmehr vorhandenes HCN mittels Ferrosulfat und Ferrichlorid durch die bekannte Bildung des Berliner Blau nachgewiesen werden. Wird jetzt zu der anderen Hälfte des Filtrats erst Ammoniak, dann Silbernitrat hinzugefügt, so würde etwa gebildetes Chlorsilber in Ammoniak gelöst bleiben, das Jodsilber aber fast vollständig ausfallen. Filtriert man jetzt vom Jodsilber ab (am besten nach längerem Stehen), so darf das Filtrat nach Übersättigen mit Salpetersäure höchstens eine Opalescenz zeigen, die von Spuren Chlor, bzw. Jodtrichlorid herrühren kann, eventuell auch von den geringen Spuren Jodsilber, die im Ammoniak gelöst bleiben. Größere Mengen von Chlor, bzw. Jodtrichlorid, die einen Niederschlag von AgCl bilden würden, sind nicht gestattet.

Gehaltsbestimmung. Eine Lösung von 0,2 g Jod und 1 g Kaliumjodid in 20 ccm Wasser muß zur Bindung des gelösten Jodes mindestens 15,6 ccm N/10-Natriumthiosulfatlösung verbrauchen, was einem Gehalte von 99% Jod entspricht (1 ccm N/10-Natriumthiosulfatlösung = 0,01269 g Jod, Stärkelösung als Indikator).

Eine genaue Gehaltsbestimmung erfordert mehr Vorsicht, als nach den Angaben des Arzneibuches geboten erscheint. Zunächst ist man nach dem Wortlaut geneigt, die 0,2 g Jod auf der Handwage zu wägen. Man bedenke aber, daß der kleinste Fehler im Abwägen sehr schwerwiegend wird, weil das Resultat zur Ausrechnung des Prozentgehaltes bei Anwendung von 0,2 g Jod mit 500 multipliziert werden muß. Man wäge deshalb die 0,2 g Jod auf der Handwage ab, schütte sie in den auf der analytischen Wage tarierten Kolben, stelle die Gewichtsmenge nunmehr genau fest und gehe davon bei der Berechnung aus.

Ferner löst sich das Jod schwer in der verdünnten Kaliumjodidlösung. Man setzt deshalb zu dem Jod zweckmäßig erst das Jodkalium, dann ca. 5 ccm Wasser und erst nach dem Auflösen den Rest Wasser hinzu.

$$1000 \text{ ccm N/10-Na}_2\text{S}_2\text{O}_3 = {}^1/_{10} \text{ Grammäquivalent Jod} = 12,692 \text{ g Jod}$$
$$1 \quad \text{„} \quad \text{N/10-Na}_2\text{S}_2\text{O}_3 = 0,01269 \text{ g Jod}.$$

Die mindestens verlangten 15,6 ccm N/10-Na$_2$S$_2$O$_3$ = 0,1979 g Jod.

Da diese 0,1979 g reines Jod in 0,2 g Handelsjod vorhanden sein sollen, ergibt sich nach der Gleichung

$$0,2 : 0,1979 = 100 : x. \qquad x = \text{rund } 99$$

für das Handelsjod die Mindestforderung von rund 99% Jod.

Kali causticum fusum. — Kaliumhydroxyd.

Ätzkali.

KOH, Mol.-Gew. 56,11.

Gehalt mindestens 85% Kaliumhydroxyd.

Weiße, trockene, harte Stücke oder Stäbchen von kristallinischem Bruch, die aus der Luft Kohlensäure aufnehmen und in feuchter Luft zerfließen. Kaliumhydroxyd löst sich in 1 Teil Wasser und leicht in Weingeist. Die wässerige Lösung $(1 + 9)$ bläut Lackmuspapier und scheidet beim Übersättigen mit Weinsäurelösung allmählich einen weißen, kristallinischen Niederschlag aus.

Das „Kali causticum fusum" löst sich nur soweit in Weingeist auf, als es wirklich aus KOH besteht. Ein Teil der Substanz, hauptsächlich an der Oberfläche, wird durch die Kohlensäure der Luft in Kaliumcarbonat übergeführt sein, welch letzteres in Weingeist unlöslich ist. — Der mit überschüssiger Weinsäure entstehende kristallinische Niederschlag besteht aus saurem weinsaurem Kalium, dem Tartarus depuratus. Über Ausführung der Probe siehe S. 31.

Eine Lösung von 1 g Kaliumhydroxyd in 2 ccm Wasser darf nach dem Vermischen mit 10 ccm Weingeist innerhalb einer Stunde nur einen sehr geringen Bodensatz geben (fremde Salze, Kieselsäure, Tonerde).

Kocht man eine Lösung von 1 g Kaliumhydroxyd in 10 ccm Wasser mit 15 ccm Kalkwasser und filtriert, so darf das Filtrat beim Eingießen in überschüssige Salpetersäure keine Gasblasen entwickeln (Kohlensäure).

Aus dieser Prüfung geht hervor, daß ein kleiner Teil Kaliumcarbonat vorhanden sein darf, aber in 1 g Präparat nicht mehr, als von dem in 15 ccm Kalkwasser vorhandenen Calciumhydroxyd als kohlensaurer Kalk gebunden wird. Filtriert man von dem so entstandenen Calciumcarbonat ab, so darf das Filtrat mit Salpetersäure keine Kohlensäure entwickeln, d. h. nicht mehr Kaliumcarbonat enthalten. Da 15 ccm Kalkwasser (siehe dort) ca. 0,0225 $Ca(OH)_2$ enthalten und die Umsetzung in folgendem Sinne zu berechnen ist

$$\frac{Ca(OH)_2}{74,11} : \frac{K_2CO_3}{138,2} = 0,0225 : x. \qquad x = \frac{138,2 \cdot 0,0225}{74,11} = 0,042,$$

so ergibt sich für 1 g KOH ein zugelassener Gehalt von 0,042 g K_2CO_3, d. h. ca. $4,2\%$ K_2CO_3.

Werden 2 ccm der mit verdünnter Schwefelsäure hergestellten Lösung $(1 + 19)$ mit 2 ccm Schwefelsäure gemischt und nach dem Erkalten mit 1 ccm Ferrosulfatlösung überschichtet, so darf sich zwischen den beiden Flüssigkeiten keine gefärbte Zone bilden (Salpetersäure). Die mit Salpetersäure übersättigte Lösung $(1 + 49)$ darf weder durch Baryumnitratlösung sofort verändert (Schwefelsäure), noch durch Silbernitratlösung mehr als opalisierend getrübt werden (Salzsäure).

Werden 3 ccm der wässerigen Lösung $(1 + 49)$ mit verdünnter Schwefelsäure übersättigt und mit 3 Tropfen Kaliumjodidlösung und einigen Tropfen Stärkelösung versetzt, so darf nicht sofort Blaufärbung auftreten (salpetrige Säure).

Bei der Darstellung des KOH kann Salpeter vorhanden gewesen sein, der durch anwesende organische Substanz in Kaliumnitrit übergeführt ist. Letzteres würde mit Schwefelsäure salpetrige Säure ergeben, die ihrerseits aus Jodkalium Jod in Freiheit setzt, so daß mit Stärke Blaufärbung eintreten müßte.

Gehaltsbestimmung. Löst man 5,6 g Kaliumhydroxyd in soviel Wasser, daß die Lösung 100 ccm beträgt, so müssen zum Neutralisieren von 20 ccm dieser Lösung mindestens 17 ccm N/1-Salzsäure erforderlich sein, was einem Mindestgehalte von 85% Kaliumhydroxyd entspricht (1 ccm N/1-Salzsäure = 0,05611 g Kaliumhydroxyd, Dimethylaminoazobenzol als Indikator).

Nach der Gleichung

$$\frac{KOH}{56,11} + HCl = KCl + H_2O$$

ergibt sich:

$$1000 \text{ ccm } N/1\text{-HCl} = 56,11 \quad g \text{ KOH}$$
$$17 \text{ „ } N/1\text{-HCl} = 0,95387 \text{ g KOH.}$$

Da diese 0,95387 g KOH in dem fünften Teil von 5,6 g Handelspräparat, also in 1,12 g vorhanden sein sollen, entspricht das Resultat nach der Gleichung

$$1,12 : 0,95387 = 100 : x. \quad x = 85,16$$

einem Gehalt des Kali causticum fusum von rund 85% KOH[1]). Das zur Titration verwendete KOH muß am besten in einem mit Glasstöpsel verschlossenen Gefäße abgewogen werden, weil es an der Luft begierig Feuchtigkeit und Kohlensäure anzieht. Und zwar wägt man zuerst ca. 5,6 g ab, wägt genau auf der analytischen Wage nach und berechnet nach dieser genau festgestellten Menge. — Die Gehaltsforderung ist durch das D. A. 5 von 89% auf 85% herabgesetzt. Mit diesem herabgesetzten Gehalt kann die Ware geliefert werden, was früher bei der rigorosen Forderung nicht immer möglich war.

Kalium bicarbonicum. — Kaliumbicarbonat.

$KHCO_3$, Mol.-Gew. 100,11.

Farblose, durchscheinende, trockene Kristalle. Kaliumbicarbonat löst sich langsam in 4 Teilen Wasser; in absolutem Alkohol ist es unlöslich, mit Säuren braust es auf. Die wässerige Lösung (1 + 9) bläut Lackmuspapier; beim Übersättigen mit Weinsäurelösung scheidet sie allmählich einen weißen, kristallinischen Niederschlag aus.

Mit der Forderung, daß die Kristalle „trocken" sein sollen, ist schon eine Verunreinigung mit wesentlichen Mengen des leicht feucht werdenden Kaliumcarbonats ausgeschlossen. — Über den Kaliumnachweis siehe S. 31.

Die mit Essigsäure übersättigte wässerige Lösung (1 + 19) darf weder durch Baryumnitratlösung (Schwefelsäure), noch durch Schwefelwasserstoffwasser (Schwermetallsalze) verändert werden. Nach Zusatz von Salpetersäure darf sie durch Silbernitratlösung höchstens opalisierend getrübt werden (Salzsäure). 20 ccm der mit Salzsäure übersättigten wässerigen Lösung (1 + 19) dürfen durch 0,5 ccm Kaliumferrocyanidlösung nicht sofort gebläut werden (Eisensalze).

Gehaltsbestimmung. Zum Neutralisieren einer Lösung von 2 g des über Schwefelsäure getrockneten Kaliumbicarbonats in 50 ccm Wasser müssen 20 ccm N/1-Salzsäure erforderlich sein (Dimethylaminoazobenzol als Indikator).

---

[1]) In Wirklichkeit ist hier nicht nur der Gehalt an KOH bestimmt, sondern an $KOH + K_2CO_3$, siehe S. 42.

Kaliumbicarbonat darf sich beim Glühen auch nicht vorübergehend schwärzen und muß dabei 69% Rückstand hinterlassen.

Die Neutralisation des Kaliumbicarbonats durch HCl verläuft nach folgender Gleichung:

$$HCl + \frac{KHCO_3}{100,11} = KCl + CO_2 + H_2O.$$

Folglich 1 Grammäquivalent HCl = 1000 ccm N/1-HCl = 100,11 g $KHCO_3$
        20   ,,   N/1-HCl = 2,0022 g $KHCO_3$.

Hierin scheint zunächst ein Widerspruch zu liegen, da 2 g des Präparates nicht 2,0022 g Kaliumbicarbonat enthalten können. Aber erstens ist der Unterschied so gering, daß die Zahlen eventuell als abgerundet gelten können; zweitens hat das Arzneibuch durch diese Forderung wohl einen ganz geringen Gehalt an Kaliumcarbonat, das mehr Salzsäure erfordert, zugelassen. — Eine zweite Gehaltsbestimmung ist durch die Forderung eines bestimmten Glührückstandes gegeben. Es findet beim Glühen folgender Vorgang statt:

$$\frac{KHCO_3}{\underset{200,22}{KHCO_3}} = \frac{K_2CO_3}{138,2} + CO_2 + H_2O.$$

Da also 200,22 g Kaliumbicarbonat nach dem Glühen 138,2 g Kaliumcarbonat hinterlassen, muß ein vorschriftsmäßiges Präparat nach der Gleichung

$$200,22 : 138,2 = 100 : x. \quad x = 69,02$$

einen Glührückstand von rund 69% hinterlassen. — Eine vorübergehende Schwärzung beim Glühen würde auf das Vorhandensein organischer Substanz hinweisen.

Kalium bromatum. — Kaliumbromid.

KBr, Mol.-Gew. 119,02.

Gehalt mindestens 98,7% Kaliumbromid, entsprechend 66,3% Brom.

Farblose, würfelförmige, glänzende, luftbeständige Kristalle oder ein weißes, kristallinisches Pulver. Kaliumbromid löst sich in 1,7 Teilen Wasser und in etwa 200 Teilen Weingeist.

Setzt man zur wässerigen Lösung einige Tropfen Chlorwasser und schüttelt dann mit Chloroform, so färbt sich dieses rotbraun; mit Weinsäurelösung versetzt liefert die wässerige Lösung (1 + 19) allmählich eine weiße, kristallinische Ausscheidung.

Über den Kaliumnachweis siehe S. 31.

Beim Erhitzen am Platindrahte muß Kaliumbromid die Flamme von Anfang an violett färben (Natriumsalze). Zerriebenes Kaliumbromid darf angefeuchtetes Lackmuspapier nicht sofort bläuen (Alkalicarbonate).

Die letzte Probe stellt man am besten so an, daß man ein mit destilliertem Wasser benetztes Stück rotes Lackmuspapier auf ein Uhrglas legt und etwa eine Messerspitze zerriebenes Kaliumbromid auf eine Stelle schüttet, so daß noch etwas Salz ungelöst bleibt, die Lösung also gesättigt ist. Eine Blaufärbung, die bei den Handelspräparaten bisweilen auftritt, erkennt man am besten auf der Unterseite des Lackmuspapiers. In zweifelhaften Fällen wendet man folgendes sehr empfehlenswerte Verfahren an: Die wässerige Lösung (1 + 19) wird mit 1 Tropfen

Phenolphthaleinlösung versetzt. Bei unerlaubtem Gehalt an Alkali tritt dann Rötung ein.

Die wässerige Lösung (1 + 9) darf auf Zusatz von verdünnter Schwefelsäure keine Färbung annehmen, ebensowenig darf sich Chloroform, das mit dieser Mischung geschüttelt wird, gelb färben (Bromsäure).

Ist Bromsäure vorhanden, so bildet sich bei Gegenwart von Schwefelsäure und Bromkalium freies Brom nach folgender Gleichung:

$$5\,KBr + KBrO_3 + 6\,H_2SO_4 = 6\,Br + 6\,KHSO_4 + 3\,H_2O.$$

10 ccm der wässerigen Lösung (1 + 19) dürfen nach Zusatz von 3 Tropfen Eisenchloridlösung und etwas Stärkelösung innerhalb 10 Minuten keine Blaufärbung zeigen (Jodwasserstoffsäure).

Etwa vorhandene Jodide ergeben mit Eisenchlorid nach der Gleichung

$$FeCl_3 + KJ = FeCl_2 + KCl + J$$

freies Jod, das mit Stärke die bekannte Blaufärbung gibt.

Die wässerige Lösung (1 + 19) darf weder durch Schwefelwasserstoffwasser (Schwermetallsalze), noch durch Baryumnitratlösung (Schwefelsäure), noch durch verdünnte Schwefelsäure (Baryumsalze) verändert werden.

20 ccm der mit einigen Tropfen Salzsäure angesäuerten wässerigen Lösung (1 + 19) dürfen durch 0,5 ccm Kaliumferrocyanidlösung nicht sofort gebläut werden (Eisensalze).

Gehaltsbestimmung. Löst man 3 g des bei 100° getrockneten Salzes in soviel Wasser, daß die Lösung 500 ccm beträgt, so dürfen 50 ccm dieser Lösung nach Zusatz einiger Tropfen Kaliumchromatlösung nicht weniger als 25,1 und nicht mehr als 25,4 ccm N/10-Silbernitratlösung bis zur bleibenden roten Färbung verbrauchen, was einem Mindestgehalte von 98,7% Kaliumbromid entspricht (1 ccm N/10-Silbernitratlösung = 0,0119 g Kaliumbromid oder = 0,00746 g Kaliumchlorid, Kaliumchromat als Indikator).

Die Gehaltsbestimmung ist ausführlich in Prinzip und Ausführung auf S. 72 geschildert.

Kalium carbonicum. — Kaliumcarbonat.

$$K_2CO_3, \text{ Mol.-Gew. } 138,20.$$

Gehalt annähernd 95% Kaliumcarbonat.

Weißes, körniges, trockenes, an der Luft feucht werdendes Pulver. Die wässerige Lösung (1 + 9) bläut Lackmuspapier; beim Übersättigen mit Weinsäurelösung braust sie auf und scheidet allmählich einen weißen, kristallinischen Niederschlag aus.

Über den Kaliumnachweis siehe S. 31.

Kaliumcarbonat löst sich in 1 Teil Wasser; in absolutem Alkohol ist es unlöslich.

Beim Erhitzen am Platindrahte muß es die Flamme violett färben; eine Gelbfärbung darf höchstens vorübergehend eintreten (Natriumsalze).

Die wässerige Lösung (1 + 19) darf durch Schwefelwasserstoffwasser nicht verändert werden (Schwermetallsalze). 1 ccm der wässerigen Lösung (1 + 19) muß, in 10 ccm N/10-Silbernitratlösung gegossen, einen gelblich-weißen Niederschlag geben, der beim gelinden Erwärmen nicht dunkler gefärbt wird (Ameisensäure); mit wenig Ferrosulfat und Eisenchloridlösung gemischt und gelinde erwärmt darf sich die Lösung beim Übersättigen mit Salzsäure nicht blau färben (Cyanwasserstoffsäure). Werden 2 ccm einer mit verdünnter Schwefelsäure hergestellten Lösung (1 + 19) mit 2 ccm Schwefelsäure gemischt und nach dem Erkalten mit 1 ccm Ferrosulfatlösung überschichtet, so darf sich zwischen den beiden Flüssigkeiten keine gefärbte Zone bilden (Salpetersäure).

Die erwähnte Ameisensäure kann bei Präparaten vorhanden sein, die durch Glühen von Weinstein hergestellt sind, wobei sich zuerst in geringen Mengen Cyankalium, dann ameisensaures Salz bilden kann. Zur genauen Prüfung auf HCN ist es notwendig, von $FeSO_4$ und $FeCl_2$ nur sehr geringe Mengen zu nehmen.

Die mit Essigsäure übersättigte wässerige Lösung (1 + 19) darf weder durch Schwefelwasserstoffwasser (Schwermetallsalze), noch durch Baryumnitratlösung (Schwefelsäure) verändert werden; die mit Salpetersäure übersättigte wässerige Lösung (1 + 19) darf durch Silbernitratlösung innerhalb 2 Minuten höchstens opalisierend getrübt werden (Salzsäure).

Die Reaktion auf Cl′ tritt bei manchen Präparaten nach dem Glühen stärker ein als bei dem ungeglühten Salz. Das liegt dann an einem Gehalt an Chlorat, herrührend von elektrolytischer Gewinnung des Präparates und nachweisbar durch Jodkaliumstärkekleister nach Ansäuern mit HCl (Kohen, Ch. Ztg. 1914, S. 898).

20 ccm einer wässerigen, mit Salzsäure übersättigten Lösung (1 + 19) dürfen durch 0,5 ccm Kaliumferrocyanidlösung nicht sofort gebläut werden (Eisensalze).

Gehaltsbestimmung. Zum Neutralisieren einer Lösung von 1 g Kaliumcarbonat in 50 ccm Wasser müssen mindestens 13,7 ccm N/1-Salzsäure erforderlich sein, was einem Mindestgehalte von 94,7% Kaliumcarbonat entspricht (1 ccm N/1-Salzsäure = 0,0691 g Kaliumcarbonat, Dimethylaminoazobenzol als Indikator).

Da die Neutralisation des Kaliumcarbonats nach folgender Gleichung vor sich geht

$$\frac{K_2CO_3}{138,2} + 2\,HCl = 2\,KCl + CO_2 + H_2O,$$

so ergibt sich:

$$2000 \text{ ccm N/1-HCl} = 138,2 \quad g\ K_2CO_3$$
$$1 \ \ ,, \ \ \text{N/1-HCl} = 0,0691 \quad g\ K_2CO_3$$
$$13,7 \ \ ,, \ \ \text{N/1-HCl} = 0,94667 \quad g\ K_2CO_3.$$

Da diese 0,94667 g K_2CO_3 in 1 g käuflichem Präparat vorhanden sein sollen, entspricht das Resultat einem Gehalt von rund 95 $^0/_0$ K_2CO_3. Das Salz ist genau auf der analytischen Wage im Wägegläschen (mit Glasstopfen) abzuwägen.

Diese Gehaltsforderung des Arzneibuches wird von frischen Präparaten meist gehalten. Sehr schnell aber zieht das Salz Feuchtigkeit an und sinkt dann im Gehalt leicht unter die zulässige Grenze. Es ist daher Aufbewahrung in gut verschlossenen Gefäßen notwendig. Vorratsflaschen werden zweckmäßig am Stopfen mit Paraffin überzogen. Feucht gewordene Präparate trocknet man durch kurzes Glühen auf freier Flamme in blanken eisernen Schalen.

Kalium carbonicum crudum. — Pottasche.

Gehalt annähernd 90% Kaliumcarbonat.

Weißes, körniges, trockenes, an der Luft feucht werdendes Pulver. Pottasche ist in 1 Teil Wasser fast völlig löslich.

Die wässerige Lösung (1 + 9) bläut Lackmuspapier; beim Übersättigen mit Weinsäurelösung braust sie auf und scheidet allmählich einen weißen, kristallinischen Niederschlag aus.

Über den Kaliumnachweis siehe S. 31.

Gehaltsbestimmung. Zum Neutralisieren von 1 g Pottasche müssen mindestens 13 ccm N/1-Salzsäure erforderlich sein, was einem Mindestgehalte von
89,8% Kaliumcarbonat entspricht (1 ccm N/1-Salzsäure = 0,0691 g Kaliumcarbonat, Dimethylaminoazobenzol als Indikator).

Siehe letzte Anmerkung bei Kalium carbonicum.

Kalium chloricum. — Kaliumchlorat.

$$KClO_3, \ \text{Mol.-Gew. } 122,56.$$

Farblose, glänzende, blätterige oder tafelförmige, luftbeständige Kristalle
oder ein Kristallmehl. Kaliumchlorat ist in 17 Teilen Wasser von 15° und in zwei
Teilen siedendem Wasser sowie in 130 Teilen Weingeist klar löslich.

Die wässerige Lösung (1 + 19) färbt sich beim Erwärmen mit Salzsäure
grüngelb und entwickelt Chlor; auf Zusatz von Weinsäurelösung scheidet sie allmählich einen weißen, kristallinischen Niederschlag aus.

Die wässerige Lösung des Kaliumchlorats entwickelt mit Salzsäure
freies Chlor nach folgender Gleichung:

$$KClO_3 + 6 \ HCl = 3 \ Cl_2 + KCl + 3 \ H_2O.$$

Über den Kaliumnachweis siehe S. 31.

Die wässerige Lösung (1 + 19) darf weder durch Schwefelwasserstoffwasser
(Schwermetallsalze), noch durch Ammoniumoxalat- (Calciumsalze), Baryum-
nitrat- (Schwefelsäure) oder Silbernitratlösung (Salzsäure) verändert werden.

Zu der Prüfung mittels H_2S teilte C. Richter (Ph. Z. 1912, S. 47)
mit, daß eine Lösung von Kaliumchlorat hierbei immer eine Opalescenz
bei längerem Stehen zeigt, hervorgerufen durch ausgeschiedenen fein verteilten Schwefel. Da nämlich im Schwefelwasserstoffwasser etwas
Schwefelsäure zugegen wäre, setze diese entsprechend Chlorsäure in
Freiheit, die ihrerseits das H_2S oxydiert. — Darauf erwidert Pieszczek
(Ph. Z. 1912, S. 105), er habe früher schon mitgeteilt, daß in vielen
Handelssorten kleine Mengen $KBrO_3$ gefunden werden, die, mit $KClO_3$
isomorph, sich nicht durch Kristallisation trennen lassen. Dieses $KBrO_3$
scheidet nach Zugabe von H_2S Schwefel ab, indem bromsaures Salz zu
Bromid reduziert wird.

20 ccm der wässerigen Lösung (1 + 19) dürfen durch 0,5 ccm Kaliumferrocyanidlösung nicht sofort gebläut werden (Eisensalze).

Wird 1 g Kaliumchlorat mit 5 ccm Natronlauge und je 0,5 g Zinkfeile und
Eisenpulver erwärmt, so darf sich kein Ammoniak entwickeln (Salpetersäure).

Da Kaliumchlorat nicht mittels Ferrosulfat und Schwefelsäure auf
Salpetersäure geprüft werden kann, geschieht die Prüfung hier, indem
in alkalischer Lösung Wasserstoff bereitet wird, der in statu naseendi
etwa vorhandene Salpetersäure zu Ammoniak reduziert.

Kalium dichromicum. — Kaliumdichromat.

$$K_2Cr_2O_7, \ \text{Mol.-Gew. } 294,2.$$

Ansehnliche, dunkelgelbrote, beim Erhitzen zu einer braunroten Flüssigkeit schmelzende Kristalle. Kaliumdichromat löst sich in 10 Teilen Wasser. Die
wässerige Lösung (1 + 19) rötet Lackmuspapier.

Werden 5 ccm der wässerigen Lösung (1 + 19) mit 5 ccm Salzsäure unter allmählichem Zusatz von 1 ccm Weingeist erhitzt, so entsteht eine grüne Flüssigkeit.

Es liegt hier die bekannte Identifizierung der chromsauren Verbindungen vor, die, in saurer Lösung mit Weingeist behandelt, diesen zu Acetaldehyd oxydieren, während sie selbst zu Chromoxydverbindungen (in diesem Falle zu Chromichlorid) reduziert werden:

$$K_2Cr_2O_7 + 8\ HCl + 3\ (CH_3.CH_2OH) = 2\ CrCl_3 + 3\ CH_3.CHO + 2\ KCl + 7\ H_2O.$$

Die mit Salpetersäure stark angesäuerte, zuvor erwärmte, wässerige Lösung (1 + 99) darf weder durch Baryumnitratlösung (Schwefelsäure), noch durch Silbernitratlösung (Salzsäure) verändert werden; die mit Ammoniakflüssigkeit versetzte wässerige Lösung (1 + 99) darf sich auf Zusatz von Ammoniumoxalatlösung nicht trüben (Calciumsalze).

Kalium jodatum. — Kaliumjodid.
KJ, Mol.-Gew. 166,02.

Farblose, würfelförmige, an der Luft nicht feucht werdende Kristalle von scharf salzigem und schwach bitterem Geschmacke.

Kaliumjodid löst sich in 0,75 Teilen Wasser und in 12 Teilen Weingeist.

Setzt man zur wässerigen Lösung einige Tropfen Chlorwasser und schüttelt dann mit Chloroform, so färbt sich dieses violett; auf Zusatz von Weinsäurelösung scheidet die wässerige Lösung (1 + 19) allmählich einen weißen, kristallinischen Niederschlag aus.

Über den Kaliumnachweis siehe S. 31.

Beim Erhitzen am Platindrahte muß Kaliumjodid die Flamme von Anfang an violett färben (Natriumsalze). Zerriebenes Kaliumjodid darf befeuchtetes Lackmuspapier nicht sofort violettblau färben (Alkalicarbonate).

Die Ausführung der letzten Prüfung auf Alkalicarbonate ist an der entsprechenden Stelle bei Kaliumbromid geschildert. Hier sei noch bemerkt, daß ein geringer Gehalt an Alkali bei Kaliumjodid nicht unwichtig ist. Es hat sich nämlich in der Praxis herausgestellt, daß manche Handelssorten KJ in wässeriger konzentrierter Lösung sehr lichtempfindlich sind, h. d. eine gelbe Farbe annehmen, die sich bei der Abgabe naturgemäß sehr störend bemerkbar macht. Ferner stellte sich heraus, daß das gerade die Sorten waren, die sich bei der Prüfung auf Alkali am reinsten zeigten, d. h. befeuchtetes Lackmuspapier auch nach längerer Zeit der Einwirkung nicht bläuten. Man sollte deshalb zur Verhinderung solcher Lichtempfindlichkeit einen kleinen Alkaligehalt absichtlich dulden, d. h. nur die Ware beanstanden, die nach dem Wortlaut des D. A. 5 sofort die alkalische Reaktion zeigt.

Die wässerige Lösung (1 + 19) darf weder durch Schwefelwasserstoffwasser (Schwermetallsalze), noch durch Baryumnitratlösung (Schwefelsäure) verändert werden, noch, mit 1 Körnchen Ferrosulfat und 1 Tropfen Eisenchloridlösung nach Zusatz von Natronlauge gelinde erwärmt, beim Übersättigen mit Salzsäure blau gefärbt werden (Cyanwasserstoffsäure).

Es liegt hier die bekannte Berlinerblaureaktion vor. HCN kann in das Präparat aus seinen Ausgangsmaterialien (Kaliumcarbonat und Jod) gelangen.

Die mit ausgekochtem und wieder erkaltetem Wasser frischbereitete Lösung (1 + 19) darf sich bei Zusatz von je einigen Tropfen Stärkelösung und verdünnter Schwefelsäure nicht sofort blau färben (Jodsäure).

Diese Reaktion verläuft entsprechend der analogen Prüfung von Bromkalium auf bromsaures Kalium nach folgender Gleichung:

$$5\ KJ + KJO_3 + 6\ H_2SO_4 = 6\ J + 6\ KHSO_4 + 3\ H_2O.$$

20 ccm der mit einigen Tropfen Salzsäure angesäuerten wässerigen Lösung (1 + 19) dürfen durch 0,5 ccm Kaliumferrocyanidlösung nicht sofort gebläut werden (Eisensalze).

Wird 1 g Kaliumjodid mit 5 ccm Natronlauge und je 0,5 g Zinkfeile und Eisenpulver erwärmt, so darf sich kein Ammoniak entwickeln (Salpetersäure).

Diese Prüfung auf Salpetersäure wird ausgeführt wie bei der entsprechenden Probe des Kalium chloricum (siehe dort).

Werden 0,2 g Kaliumjodid in 2 ccm Ammoniakflüssigkeit gelöst und wird die Lösung mit 13 ccm N/10-Silbernitratlösung unter Umschütteln gemischt und filtriert, so darf das Filtrat nach dem Übersättigen mit Salpetersäure innerhalb 10 Minuten weder bis zur Undurchsichtigkeit getrübt (Salzsäure, Bromwasserstoffsäure), noch dunkel gefärbt werden (Thioschwefelsäure).

Diese Prüfung beruht auf folgendem: Versetzt man die ammoniakalische Lösung des KJ mit Silbernitrat in geringem Überschuß, so fällt das Jodsilber fast vollständig aus, während eventuell gebildetes Chlorsilber, Bromsilber, Silberthiosulfat in Lösung bleiben sollen. Übersättigt man jetzt das Filtrat mit Salpetersäure, so darf nur eine geringe weißliche Trübung entstehen, nämlich durch geringe Mengen von AgCl, AgBr bzw. durch Spuren von AgJ, das in NH_3 nicht völlig unlöslich ist. Eine Trübung bis zur Undurchsichtigkeit würde auf unzulässigen Gehalt von Chloriden bzw. Bromiden schließen lassen, eine Dunkelfärbung auf Anwesenheit von Thiosulfat, da das in Ammoniak gelöste Silberthiosulfat nach dem Ansäuern unter Abscheidung von Schwefelsäure sich in schwarzes Silbersulfid umwandeln müßte: $Ag_2S_2O_3 + H_2O = Ag_2S + H_2SO_4$. — Diese Prüfungsart blieb Jahrzehnte lang als richtig anerkannt; ein schwerer Mangel wurde nicht entdeckt. Das war wohl nur deshalb möglich, weil gewisse raffinierte Fälschungen, früher nicht üblich, jetzt unter dem Druck der wirtschaftlichen Verhältnisse versucht werden. Die Firma Großmann (Ap. Z. 1922, S. 319) brachte nämlich die überraschende Mitteilung, daß sich im Handel Kaliumjodid mit 20 bis 30 % Kaliumbromid vorfände, das selbst bei diesem hohen Gehalt an Bromiden sich nach dem Arzneibuchverfahren als einwandsfrei erweise, d. h. gemäß obiger Prüfung nach dem Übersättigen mit Säure kaum eine Trübung gäbe. — Diesen Befund hat E. Rupp (Ap. Z. 1922, S. 452) bestätigt und darauf hingewiesen, daß die vom Arzneibuch angewendete Menge der Ammoniakflüssigkeit nicht zur genügenden Auflösung des AgBr hinreiche. Rupp schlägt vor, einfach 8 ccm Ammoniakflüssigkeit anzuwenden, statt der vom D. A. 5 vorgeschriebenen 2 ccm, und dann kräftig zu schütteln, damit das zuerst ausgefällte AgBr wieder in der ammoniakalischen Flüssigkeit in Lösung kommt. Durch diese einfache Abänderung wird ein Zusatz von 5 % Bromiden bereits durch das Entstehen einer undurchsichtigen Trübung einwandsfrei kenntlich. — Man arbeite deshalb sonst nach dem Arzneibuch, löse nur das KJ in 8 ccm Ammoniakflüssigkeit auf, setze unter kräftigem Umschwenken allmählich die Silbernitratlösung hinzu (damit sich das AgJ flockig, nicht kolloidal ausscheidet), schüttelt noch einmal kräftig und läßt ca. 5 Minuten lang stehen, ehe man abfiltriert und nach dem D. A. 5 fortfährt. — Fällt die Probe verdächtig aus, kann man das Resultat noch durch eine maßanalytische Bestimmung sicherer gestalten: Da Chlor und Brom ein kleineres Atomgewicht besitzen als das Jod, muß nach denselben Erwägungen, die bei der Prüfung der Bromide auf Chloride (S. 72) geschildert sind, eine bestimmte Menge KCl oder KBr mehr Silbernitrat zur Umsetzung in Halogensilber erfordern als dieselbe Gewichtsmenge KJ. Deshalb kann man zu einer bestimmten Menge des zu prüfenden KJ im Überschuß N/10-Silbernitratlösung zusetzen und den Überschuß mit N/10-Ammoniumrhodanidlösung zurücktitrieren. Zeigt sich dabei zuviel Silber gebunden, so rührt das von Chloriden oder Bromiden her; wird dagegen zu wenig Silber gebunden, so müssen andere Beimengungen vorhanden sein. So ist die Prüfung auf eine Silberbestimmung zurückgeführt, die am besten in der auf S. 68 geschilderten Weise vorgenommen wird. Die Vorschrift lautet: Man versetzt die Lösung von genau 0,3 g KJ in 3,0 g Wasser in einer Glasstöpselflasche von etwa 150 ccm Inhalt mit 20 ccm N/10-Silbernitratlösung und schüttelt kräftig, bis der Niederschlag sich zusammenballt und die überschüssige Flüssigkeit klar erscheint. Dann setzt man ca. 5 ccm der vorrätigen Ferriammoniumsulfatlösung hinzu, soviel Salpetersäure, daß die gelbliche Farbe fast verschwindet und läßt unter Umschwenken N/10-Ammoniumrhodanidlösung bis zum Umschlag in Rostgelb hinzufließen. Es sollen hierzu nicht weniger als 1,8 und nicht mehr als 1,95 ccm verbraucht werden. — Rechnungsmäßig beanspruchen 0,3 g KJ: 18,17 ccm N/10-Silbernitratlösung. Jedes Zehntel-Kubikzentimeter darüber hinaus entspricht 1,4 % KBr, wenn nicht noch Chloride oder andere Verunreinigungen zugegen. — Eine direkte Bestimmung der Jodions kann stattfinden nach der Methode von E. Rupp (A. Ph. 1906, S. 405).

Kalium nitricum. — Kaliumnitrat.

Kalisalpeter.

[KNO$_3$, Mol.-Gew. 101,11.

Farblose, durchsichtige, luftbeständige, prismatische Kristalle oder ein kristallinisches Pulver. Kaliumnitrat schmeckt kühlend salzig und etwas bitter; es löst sich in 4 Teilen Wasser von 15° und in 0,4 Teilen siedendem Wasser; in Weingeist ist es fast unlöslich.

Die wässerige Lösung (1 + 9) scheidet auf Zusatz von Weinsäurelösung allmählich einen weißen, kristallinischen Niederschlag aus; beim Vermischen mit Schwefelsäure und überschüssiger Ferrosulfatlösung färbt sie sich braunschwarz.

Über den Kaliumnachweis siehe S. 31.

Beim Erhitzen am Platindrahte muß Kaliumnitrat die Flamme violett färben; eine Gelbfärbung darf höchstens vorübergehend eintreten (Natriumsalze). Die wässerige Lösung (1 + 19) darf Lackmuspapier nicht verändern und weder durch Schwefelwasserstoffwasser (Schwermetallsalze), noch nach Zusatz von Ammoniakflüssigkeit durch Ammoniumoxalatlösung (Calciumsalze) oder Natriumphosphatlösung (Magnesiumsalze), noch durch Baryumnitrat- (Schwefelsäure) oder Silbernitratlösung (Salzsäure) verändert werden.

20 ccm der wässerigen Lösung (1 + 19) dürfen durch 0,5 ccm Kaliumferrocyanidlösung nicht sofort gebläut werden (Eisensalze). 1 ccm Schwefelsäure darf in einem mit Schwefelsäure gespülten Probierrohre durch 0,1 g aufgestreutes Kaliumnitrat nicht gefärbt werden (Chlorsäure).

Bei der letzten Prüfung ist das Reagenzglas sorgfältig mit Schwefelsäure vor dem Versuch zu reinigen, damit nicht etwa vorhandene organische Substanzen eine Färbung herbeiführen (siehe S. 20). — Etwa vorhandenes chlorsaures Salz würde sich durch die grüngelbe Farbe des entstehenden Chlordioxyds bemerkbar machen.

Wird 1 g Kaliumnitrat schwach geglüht und darauf in 10 ccm Wasser gelöst, so darf die mit Salpetersäure versetzte Lösung durch Silbernitratlösung nicht verändert werden (Perchlorsäure).

Perchlorate, die im Rohmaterial stets vorhanden sind, zerfallen beim Glühen in Sauerstoff und Chloride, welch letztere dann mit Silbernitrat reagieren. Riedel bemerkt hierzu (Ber. 1912): Auf Chloride wird in Lösung (1+19) geprüft, während bei dieser Probe auf Perchlorat eine Lösung (1+10) angewendet werden soll. Da aber bei letzterer Prüfung etwa noch zulässige Mengen von Chloriden ebenfalls in Reaktion treten, liegt wohl in der Angabe eine unbeabsichtigte Verschärfung vor. Es wäre wohl der Glührückstand besser nicht so konzentriert, etwa 1:20 aufzulösen. — Die Forderung des Arzneibuches, daß Kalium nitricum vollständig frei von Perchloraten sein soll, ist übrigens sehr rigoros. Auch die besten Handelssorten enthalten diese Verunreinigung in Spuren. Eine Opalescenz nach dem Hinzufügen von Silbernitrat sollte bei dieser Prüfung um so mehr gestattet sein, als die letzten Spuren von Perchloraten äußerst schwer aus dem Präparat zu entfernen sind.

Kalium permanganicum. — Kaliumpermanganat.

Übermangansaures Kali.

$KMnO_4$, Mol.-Gew. 158,03.

Dunkelviolette, fast schwarze, stahlblau glänzende, trockene Prismen. Kaliumpermanganat löst sich in 16 Teilen Wasser von 15^0 und in 3 Teilen siedendem Wasser mit blauroter Farbe.

Wie von verschiedenen Seiten hervorgehoben wurde (siehe Ch.Ztg.1923, S. 615) sind die Angaben des Arzneibuches, daß Kaliumpermanganat fast schwarze Prismen von stahlblauem Glanze bildet, durchaus nicht für alle Präparate zutreffend. Denn erstens kommt die Verbindung auch in oktaederähnlichen Kristallen vor. Vor allem ist das vom D. A. 5 verlangte Stahlblau erst eine ,,Anlauffarbe''. Frisch kristallisiertes Kaliumpermanganat zeigt nämlich ein Braun mit metallischem Oberflächenglanz, eine ,,Bronzefarbe'', und löst sich dann auch völlig in Wasser. Erst durch den Einfluß der Luft, d. h. durch Kohlensäure, Staub usw., geht das Braun über Violett in Stahlblau über. Dann zeigt sich auch beim Lösungsversuch der Kristalle in Wasser ein geringer Rückstand.

Die wässerige Lösung (1 + 999) verändert Lackmuspapier nicht; sie wird durch schweflige Säure sofort entfärbt, die mit verdünnter Schwefelsäure versetzte Lösung wird durch Ferrosulfatlösung sofort, durch Oxalsäurelösung allmählich entfärbt. Durch Weingeist und andere reduzierende Stoffe wird die Lösung unter Abscheidung eines braunen Niederschlags entfärbt. Viele brennbare Stoffe entzünden sich beim Zusammenreiben mit trockenem Kaliumpermanganat unter Explosion.

Zunächst ist die Forderung nicht ganz korrekt, daß die wässerige Lösung (1+999) Lackmuspapier nicht verändern soll. Tatsächlich tritt durch Papier und Farbstoff eine gewisse Reduktion des Permanganats ein, wobei nach der später angegebenen Formel neben Mangansuperoxyd, hydrat sich Alkali bildet. Auf rotem Lackmuspapier wird daher nach kürzerer oder längerer Zeit ein brauner Fleck, von einem blauen Hof umgeben, sich bilden (Ph. Z. 1922, S. 1085). — Die weiteren Identitätsreaktionen beruhen auf der oxydierenden Eigenschaft des Permanganats, das einerseits in saurer, anderseits in alkalischer Lösung eine verschieden starke Wirksamkeit zeigt. In saurer Lösung führt die Sauerstoffabgabe zur Manganoverbindung, z. B. in schwefelsaurer Lösung zu Manganosulfat, das gelöst bleibt:

$$2\,KMnO_4 + 3\,H_2SO_4 = K_2SO_4 + 2\,MnSO_4 + 3\,H_2O + 5\,O.$$

In neutraler Lösung dagegen entsteht Mangansuperoxydhydrat, das sich in braunen Flocken bzw. als brauner Schlamm abscheidet:

$$2\,KMnO_4 + 3\,H_2O = 2\,KOH + 2\,MnO_2.H_2O + 3\,O.$$

In diesem Sinne wird bei den 3 ersten Beispielen des D. A. 5, bei der Reduktion durch schweflige Säure, Ferrosulfat, Oxalsäure eine vollkommene Lösung entstehen, da Schwefelsäure zugegen. Im letzten Falle dagegen, bei der Reduktion durch Weingeist, soll nach dem Wortlaut des D. A. 5, da die Lösung neutral, der braune Niederschlag von Mangansuperoxydhydrat ausfallen. Das ist aber gerade bei diesem Beispiel nicht der Fall. Zwar verschwindet auch hier die rote Farbe (wenn auch bei Zimmertemperatur, d. h. ohne Erhitzen, sehr langsam), aber es entsteht eine dunkelbraune Flüssigkeit, trübe im auffallenden Licht, vollkommen klar im durchfallenden; offenbar liegt hier eine kolloidale Lösung der Manganverbindung vor (Frerichs, Ap. Z. 1917, S. 256). Bisweilen erst nach Tagen scheidet sich das Mangansuperoxydhydrat in braunen Flocken aus.

Da Kaliumpermanganat stark oxydierend auf brennbare Stoffe wirkt, ist es vorsichtig zu behandeln und nur in Gefäßen mit Glasstopfen aufzubewahren. Vor allem sei man beim Zerreiben der Kristalle behutsam, zumal bei Gegenwart organischer Substanz. Man zerreibe daher das Kaliumpermanganat zuerst für sich und mische dann erst die organische Substanz mit einem Kartenblatt hinzu!

Wird die Lösung von 0,5 g Kaliumpermanganat in 25 ccm Wasser mit 2 ccm Weingeist zum Sieden erhitzt und darauf filtriert, so muß das Filtrat farblos sein und darf nach dem Ansäuern mit Salpetersäure weder durch Baryumnitratlösung (Schwefelsäure), noch durch Silbernitratlösung (Salzsäure) mehr als opalisierend getrübt werden.

Es ist zweckmäßig, diese Lösung auch zum Nachweis des Kaliumions zu verwenden, was um so notwendiger, als auch andere Permanganate vorliegen können. Siehe S. 31.

Wird eine Mischung von 2 ccm des klaren Filtrats und 2 ccm Schwefelsäure nach dem Erkalten mit 1 ccm Ferrosulfatlösung überschichtet, so darf sich zwischen den beiden Flüssigkeiten keine gefärbte Zone bilden (Salpetersäure).

Vor Licht geschützt aufzubewahren.

Kalium sulfuratum. — Schwefelleber.

Leberbraune, später gelbgrüne Stücke, die schwach nach Schwefelwasserstoff riechen. Schwefelleber löst sich in 2 Teilen Wasser zu einer fast klaren, gelbgrünen, nach Schwefelwasserstoff riechenden, Lackmuspapier bläuenden Flüssigkeit.

Die Forderung, daß Schwefelleber sich in zwei Teilen Wasser fast klar lösen soll, ist wichtig. Der gute Ausfall dieser Prüfung neben richtigem

Aussehen und Geruch verbürgen schon weitgehend ein brauchbares Präparat.

Die wässerige Lösung (1 + 19) muß beim Erhitzen mit überschüssiger Essigsäure unter Abscheidung von Schwefel reichlich Schwefelwasserstoff entwickeln; die von dem Schwefel abfiltrierte Flüssigkeit scheidet nach dem Erkalten auf Zusatz von Weinsäurelösung allmählich einen weißen, kristallinischen Niederschlag aus.

Über den Kaliumnachweis siehe S. 31.

In gut verschlossenen Gefäßen aufzubewahren.

Für sorgfältige Aufbewahrung ist Sorge zu tragen, weil durch Einwirkung des Sauerstoffs der Luft leicht unterschwefeligsaures und schwefelsaures Kalium, durch die Kohlensäure der Luft kohlensaures Kalium unter Abscheidung von Schwefel gebildet wird.

Kalium sulfuricum. — Kaliumsulfat.

K_2SO_4, Mol.-Gew. 174,27.

Weiße, harte, luftbeständige Kristalle oder Kristallkrusten.

Kaliumsulfat löst sich in 10 Teilen Wasser von 15° und in 4 Teilen siedendem Wasser; in Weingeist ist es unlöslich. Die wässerige Lösung (1 + 19) scheidet auf Zusatz von Weinsäurelösung allmählich einen weißen, kristallinischen Niederschlag aus; mit Baryumnitratlösung gibt sie einen weißen, in verdünnten Säuren unlöslichen Niederschlag.

Über den Kaliumnachweis siehe S. 31.

Beim Erhitzen am Platindrahte muß Kaliumsulfat die Flamme violett färben; eine Gelbfärbung darf höchstens vorübergehend eintreten (Natriumsalze). Die wässerige Lösung (1 + 19) darf Lackmuspapier nicht verändern. Durch Silbernitratlösung darf sie höchstens opalisierend getrübt (Salzsäure) und weder durch Schwefelwasserstoffwasser (Schwermetallsalze), noch nach Zusatz von Ammoniakflüssigkeit durch Ammoniumoxalatlösung (Calciumsalze) oder Natriumphosphatlösung (Magnesiumsalze) verändert werden.

20 ccm der wässerigen Lösung (1 + 19) dürfen durch 0,5 ccm Kaliumferrocyanidlösung nicht sofort gebläut werden (Eisensalze).

Kalium tartaricum. — Kaliumtartrat.

$$\begin{matrix} CH(OH).COOK \\ | \\ CH(OH).COOK \end{matrix} \cdot {}^1/_2\,H_2O, \text{ Mol.-Gew. } 235,24.$$

Hier liegt das neutrale Kaliumsalz der Weinsäure vor: In beiden Karboxylgruppen (COOH) ist H durch K ersetzt.

Farblose, durchscheinende, luftbeständige Kristalle oder ein kristallinisches Pulver. Kaliumtartrat verkohlt beim Erhitzen unter Entwickelung von Karamelgeruch und Hinterlassung eines Rückstandes, der befeuchtetes Lackmuspapier bläut und beim Erhitzen am Platindrahte die Flamme violett färbt.

Kaliumtartrat löst sich in 0,7 Teilen Wasser; in Weingeist ist es nur wenig löslich.

Wird 1 g Kaliumtartrat in 10 ccm Wasser gelöst und die Lösung mit 5 ccm verdünnter Essigsäure geschüttelt, so scheidet sich ein weißer, kristallinischer Niederschlag aus; die durch Abgießen vom Niederschlage getrennte und mit 1 Teil Wasser verdünnte Flüssigkeit darf durch 8 Tropfen Ammoniumoxalatlösung innerhalb einer Minute nicht verändert werden (Calciumsalze).

Hier wird das Kaliumtartrat als Weinstein ausgefällt, bevor auf Calciumsalze geprüft wird, weil die Gegenwart weinsaurer Salze das Ausfallen von oxalsaurem Kalk erschwert. Das Ausfallen des Kaliumbitartrats befördert man zweckmäßig durch Reiben der Glaswand mit einem runden Glasstab. Schließlich soll nach dem Text des Arzneibuches die Flüssigkeit vom Niederschlag abgegossen, nicht abfiltriert werden, damit nicht etwa durch die essigsaure Lösung aus dem Filtrierpapier die dort fast immer vorhandenen Calciumsalze herausgelöst werden und damit eine Verunreinigung vortäuschen.

Die wässerige Lösung (1 + 19) darf Lackmuspapier nicht blau färben und durch Schwefelwasserstoffwasser nicht verändert werden (Schwermetallsalze); nach Zusatz von Salpetersäure und Entfernung des ausgeschiedenen Kristallmehls darf sie durch Baryumnitratlösung nicht verändert (Schwefelsäure), durch Silbernitratlösung höchstens opalisierend getrübt werden (Salzsäure).

Bezüglich der Einwirkung auf Lackmuspapier sei gesagt: Die üblichen Handelssorten zeigen fast durchgängig alkalische Reaktion, weil die Kristalle sich aus alkalischer Lösung besser ausscheiden als aus neutraler. Ein schwaches Bläuen des roten Lackmuspapieres wäre wohl zuzulassen.

20 ccm der wässerigen Lösung (1 + 19) dürfen durch 0,5 ccm Kaliumferrocyanidlösung nicht sofort gebläut werden (Eisensalze).

Hier fehlt die Angabe, daß vor dem Zusatz von K_4FeCn_6 einige Tropfen Salzsäure zugesetzt werden müssen. Unterbleibt das, so kann die Lösung durch Eisengehalt gelb gefärbt sein, ohne daß Bläuung erfolgt (Frerichs, l. c.).

Beim Erwärmen mit Natronlauge darf Kaliumtartrat kein Ammoniak entwickeln (Ammoniumsalze).

Kreosotum. — Kreosot.

Das durch Destillation aus Buchenholzteer gewonnene, hauptsächlich aus Guajacol und Kreosol bestehende Gemisch verschiedener Phenole und Phenoläther.

Kreosot ist eine klare, schwach gelbliche, im Sonnenlichte sich nicht bräunende, stark lichtbrechende, ölartige Flüssigkeit, die durchdringend rauchartig riecht und brennend schmeckt.

Spezifisches Gewicht nicht unter 1,080.

Die Bestimmung des spezifischen Gewichtes ist sehr wichtig, da Präparate unter der Dichte 1,080 außer den wichtigsten Bestandteilen Guajacol und Kreosol minderwertige Phenole, z. B. Xylenole usw., enthalten können. (Nach den neuesten Untersuchungen der Elberfelder Farbenfabriken Bayer soll Kreosot nicht hauptsächlich aus Guajacol und Kreosol bestehen; den Hauptbestandteil sollen vielmehr Kresole bilden! Siehe Münch. med. Wochenschr. 1923, S. 846. Es muß übrigens darauf aufmerksam gemacht werden, daß unter dem Namen Kreosot. pur. album aus Steinkohlenteer schon seit langem ein Präparat bekannt ist, das im wesentlichen aus Phenolen und Kresolen besteht.)

Kreosot siedet größtenteils zwischen 200° und 220° und erstarrt auch bei — 20° noch nicht.

Auch durch Bestimmung des Siedepunktes sollen fremde Phenole möglichst erkannt werden. Vor allem darf unter 200° höchstens eine sehr geringe Menge Flüssigkeit übergehen. (Phenol siedet z. B. bereits bei 181°.)

Kreosot löst sich in Äther, Weingeist und Schwefelkohlenstoff; mit etwa 120 Teilen heißem Wasser gibt es eine klare Lösung, die sich beim Erkalten trübt und allmählich unter Abscheidung von ölartigen Tropfen wieder klar wird.

Die Prüfung dieser Löslichkeitsverhältnisse stellt nicht nur eine Identitätsprüfung, sondern auch Reinheitsprüfung vor: Die mit 120 Teilen heißen Wassers bereitete Lösung soll sich beim Abkühlen wieder trüben, weil bei Gegenwart von Steinkohlenteer-Phenolen die Löslichkeit des Kreosots in Wasser erhöht ist.

Bromwasser erzeugt in der von den ölartigen Tropfen befreiten Lösung einen rotbraunen Niederschlag; 10 ccm der Lösung werden durch 1 Tropfen Eisenchloridlösung unter gleichzeitiger Trübung graugrün oder schnell vorübergehend blau gefärbt; die Mischung wird schließlich schmutzig braun unter Abscheidung von ebenso gefärbten Flocken. Die weingeistige Lösung färbt sich mit einer geringen Menge Eisenchloridlösung tiefblau, auf weiteren Zusatz dunkelgrün.

Diese Proben sind Identitätsbestimmungen des Kreosots.

Ein Tröpfchen Kreosot darf angefeuchtetes Lackmuspapier nicht röten.

Hierzu bemerkt Riedel (Ber. 1912), daß bei Kreosot stets schwach saure Reaktion angetroffen und von ausländischen Arzneibüchern auch angegeben wird.

1 ccm Kreosot und 2,5 ccm Natronlauge müssen beim Schütteln eine klare, hellgelbe Lösung geben, die sich auch beim Verdünnen mit 50 ccm Wasser nicht trübt (Teeröle, Naphthalin).

Bei dieser Prüfung müssen sich Phenole zu Phenolaten lösen, während Kohlenwasserstoffe sich ungelöst abscheiden würden. Die Prüfung erfolgt entsprechend der Untersuchung des Kresols auf Naphthalin.

1 ccm Kreosot muß, mit 10 ccm einer Lösung von Kaliumhydroxyd in absolutem Alkohol (1 + 4) gemischt, nach einiger Zeit zu einer festen, kristallinischen Masse erstarren (genügender Gehalt an Guajacol und Kreosol).

Alle vorhandenen Phenole bilden hier wieder Phenolate. Während aber Guajacol- und Kreosolkalium in absolutem Alkohol fast unlöslich sind und in diesem zu einer kristallinischen Masse erstarren, würden unerlaubte Mengen anderer Phenole, z. B. Karbolsäure, gelöst bleiben und daher die Masse teilweise verflüssigen.

Werden 2 ccm Kreosot in einem trockenen Glase mit 2 ccm Kollodium geschüttelt, so darf keine Gallertbildung eintreten (Steinkohlenkreosot). In 3 Raumteilen einer Mischung aus 1 Teil Wasser und 3 Teilen Glycerin muß Kreosot fast unlöslich sein (Steinkohlenkreosot).

Bei der letzten Prüfung ist sorgfältige Beobachtung notwendig: Bei Gegenwart von Phenol bzw. Kresol würde die Löslichkeit in der Glycerinmischung entsprechend zunehmen. Die Prüfung ist zweckmäßig im graduierten Reagenzglas vorzunehmen, das Glas zur Trennung der Schichten am besten über Nacht beiseite zu stellen. — Die Prüfung auf Steinkohlenkreosot mittels Kollodium scheint übrigens nicht maßgebend zu sein. Wir erhielten wenigstens auch mit vorschriftsmäßigem Kollodium eine Gelatinierung bei Handelspräparaten, die nach der Aussage der Fabrikanten lediglich aus Buchenholzteer hergestellt waren.

Wird 1 ccm Kreosot mit 2 ccm Petroleumbenzin und 2 ccm Barytwasser geschüttelt, so darf die Benzinschicht keine blaue oder schmutzige, die wässerige Flüssigkeit keine rote Färbung annehmen (Cörulignon und hochsiedende Bestandteile des Holzteers).

Lactylphenetidinum. — p-Lactylphenetidin. Lactophenin.

$$C_6H_4 \diagup \begin{array}{l} NH.CO.CH(OH).CH_3 \\ OC_2H_5 \end{array} \qquad [1,4] \quad \text{Mol.-Gew. } 209{,}13.$$

Die Zusammensetzung des Lactophenins sei durch folgende Formeln erläutert:

$$
\begin{array}{ccccc}
& NH_2 & NH_2 & & NHH.\overline{HO}OC.CH(OH).CH_3 \\
\bullet\!\!\to & & \bullet\!\!\to & & \bullet\!\!\to \\
OH & OH & OC_2H_5 & & OC_2H_5
\end{array}
$$

Phenol — p-Aminophenol — Äthyläther des p-Aminophenols = p-Phenetidin — Lactyl-p-Phenetidin = Lactophenin

Die Zusammensetzung entspricht also der des Phenacetins, nur daß dort Essigsäure, hier Milchsäure in das Molekül des p-Phenetidins eingetreten ist.

Farblose, durchscheinende Kristallnädelchen. p-Lactylphenetidin ist geruchlos und schmeckt schwach bitter; es löst sich in 500 Teilen Wasser von 15^0, in 45 Teilen siedendem Wasser und in 10 Teilen Weingeist. Die Lösungen verändern Lackmuspapier nicht. In einer zur Lösung unzureichenden Menge siedendem Wasser schmilzt p-Lactylphenetidin zu einer ölartigen Flüssigkeit.

Schmelzpunkt 117^0 bis 118^0.

Beim Schütteln mit Salpetersäure wird p-Lactylphenetidin gelb gefärbt. Wird die Lösung von 0,2 g p-Lactylphenetidin in 2 ccm Salzsäure eine Minute lang gekocht, hierauf mit 20 ccm Wasser verdünnt und nötigenfalls filtriert, so nimmt die Flüssigkeit auf Zusatz von 6 Tropfen Chromsäurelösung eine zunächst violette, danach rubinrote Färbung an.

Es liegen hier zwei Identitätsreaktionen vor, die auch für das ähnlich zusammengesetzte Phenacetin gelten: Beim Schütteln mit Salpetersäure entsteht eine Gelbfärbung durch Bildung von Mononitrolactophenin. Ganz analog gibt Phenacetin bei derselben Behandlung eine Gelbfärbung durch Bildung eines Nitrokörpers, während Acetanilid, mit Salpetersäure behandelt, farblos bleibt. — Auch die Chromsäurereaktion ist dieselbe wie bei Phenacetin.

Die Lösung von 0,1 g Lactylphenetidin in 10 ccm heißem Wasser muß nach öfterem, kräftigem Umschütteln und vollständigem Erkalten ein Filtrat liefern, das sich, mit Bromwasser bis zur Gelbfärbung versetzt, nicht trübt (Acetanilid). Läßt man diese Mischung einige Zeit lang stehen, so verschwindet zunächst die Gelbfärbung unter Ausscheidung eines weißen, kristallinischen Niederschlags; schließlich nimmt die Flüssigkeit eine rotbraune Färbung an.

Auch diese Probe ist von der Prüfung des Phenacetins übernommen, die dort in folgender Absicht ausgeführt wurde: Phenacetin ist in kaltem Wasser kaum löslich, nur etwa 1:1400. Läßt man also die vorgeschriebene heiße Phenacetinlösung erkalten, so bleiben von dieser Substanz nur geringste Spuren gelöst, so daß durch Zusatz von Bromwasser keine Trübung entstehen kann. Ist aber Acetanilid anwesend, das in 230 Teilen kalten Wassers bereits löslich ist, so scheidet sich unter Trübung p-Bromacetanilid aus. Daß diese Prüfung auf die Untersuchung des Lactophenins ausgedehnt werde, hält Thoms (B. D. Ph. Ges. 4, S. 161) deshalb nicht für richtig, weil Lactophenin viel leichter in kaltem Wasser löslich ist als Phenacetin, nämlich 1:500, und weil daher durch Zusatz von Brom zu der kalten Lösung leicht eine Trübung durch Bildung von Bromlactophenin entsteht. Diese Prüfung wird nach Frerichs (Ap. Z. 1917, S. 257) weit eindeutiger und einfacher, wenn man das Kochen ganz vermeidet, da Acetanilid sich auch genügend in kaltem Wasser löst. Die Vorschrift lautet: Schüttelt man 1 g zerriebenes Lactyl-p-Phenetidin mit 10 ccm Wasser etwa 1 Minute lang und filtriert, so darf das Filtrat durch 2 bis 3 ccm Bromwasser nicht sofort getrübt werden. — Bei reinem Lactylphenetidin tritt nach etwa $^1/_2$ Minute eine leichte Opalescenz ein, die nach 2 Minuten kaum zugenommen hat. Bei Gegenwart aber von nur 1 $^0/_0$ Acetanilid entsteht sofort eine deutliche Opalescenz, die sich nach 2 Minuten zu einer Trübung verstärkt.

0,1 g p-Lactylphenetidin muß sich in 1 ccm Schwefelsäure ohne Färbung lösen (fremde organische Verbindungen).

Wieder sorgfältig vor der Prüfung das Reagenzglas mit Schwefelsäure reinigen! (Siehe S. 20.)

p-Lactylphenetidin darf beim Verbrennen höchstens 0,1% Rückstand hinterlassen.

Liquor Aluminii acetici. — Aluminiumacetatlösung.

Gehalt 7,3 bis 8,3% basisches Aluminiumacetat (von der Zusammensetzung $Al(C_2H_3O_2)_2OH$, Mol.-Gew. 162,2).

Spezifisches Gewicht 1,044 bis 1,048.

Aluminiumacetatlösung ist eine klare, farblose Flüssigkeit, die Lackmuspapier rötet, schwach nach Essigsäure riecht und süßlich zusammenziehend schmeckt. Sie gerinnt nach Zusatz von 0,02 Teilen Kaliumsulfat beim Erhitzen im Wasserbad und wird nach dem Erkalten in kurzer Zeit wieder flüssig und klar.

Die Ausführung der letztgenannten Reaktion mit Kaliumsulfat ist bei gekauften Präparaten unbedingt notwendig, da vielfach gefälschte Präparate, die in keiner Weise der geforderten Zusammensetzung entsprechen und auf diese Weise sofort feststellbar sind, im Handel vorkommen. Es liegt hier eine reversible Reaktion vor, bei der im allgemeinen angenommen wird, daß bei Gegenwart von Kaliumsulfat unter Erwärmen eine Ausfällung von basischem Aluminiumacetat stattfindet, welch letzteres beim Erkalten wieder in alter Form in Lösung geht. Dieser Einfluß des Elektrolyten K_2SO_4 soll auf der kolloidalen Natur der Aluminiumacetatlösung beruhen. (Wolffenstein, B. D. Ph. Ges. 1917, S. 481, behauptet dagegen auf Grund von Versuchen, daß beim Erwärmen durch gesteigerte hydrolytische Spaltung sich basisch schwefelsaure Tonerde ausscheidet, während bei der Umkehrung [also Abkühlung] die vorher frei gewordene Essigsäure sich wieder mit der Tonerde verbindet.)

Ausführung: Das Arzneibuch läßt 0,02 „Teile Kaliumsulfat" verwenden, also auf 1 Teil Liquor 0,02 Teile Kaliumsulfat, folglich auf die anzuwendenden 10 g Liquor 0,2 g Kaliumsulfat. Da sich aber das Salz nur schlecht direkt in der essigsauren Tonerdelösung löst, so führt man die Probe mit der wässerigen Lösung des Kaliumsulfates am besten so aus: In einem Reagenzglase werden 10 ccm Liq. Alum. acet. mit 10 ccm einer Kaliumsulfatlösung 0,2:10 versetzt und etwa 5 Minuten im siedenden Wasser des Wasserbades erwärmt, bis die Flüssigkeit vollkommen gelatiniert ist; dann stellt man das Glas zum Erkalten beiseite. — Schließlich sei noch bemerkt, daß viele gute Präparate des Handels, die zur Verbesserung der Haltbarkeit etwas saurer gehalten sind, wohl beim Abkühlen wieder flüssig werden, aber nicht klar. Diese Präparate sind sonst von tadelloser Beschaffenheit. Deshalb schlägt Lefeldt (B. D. Ph. Ges. 1917, S. 172) mit Recht vor, daß man sich mit dem „Flüssigwerden" begnügen solle. Siehe auch Schmatolla, Ph. Z. 1921, S. 314.

Eine Mischung von 1 ccm Aluminiumacetatlösung und 3 ccm Zinnchlorürlösung darf innerhalb einer Stunde keine dunklere Färbung annehmen (Arsenverbindungen).

Eine Mischung von 6 ccm Aluminiumacetatlösung und 14 ccm Wasser darf durch Zusatz von 0,5 ccm Kaliumferrocyanidlösung nicht sofort gebläut werden (Eisensalze).

Die letzte Forderung ist viel zu rigoros! Präparate, die hierbei nicht bald einen blauen Schein zeigen, sind nur unter schweren Kosten (auch nicht immer) zu haben. Da geringe Mengen Eisen wohl nicht schaden, sollte hier eine Milderung stattfinden, eine schwache Bläuung zugelassen werden.

Aluminiumacetatlösung darf nach dem Ansäuern mit Salzsäure durch Schwefelwasserstoffwasser nicht verändert (Blei-, Kupfersalze) und beim Vermischen mit 2 Teilen Weingeist sofort höchstens opalisierend getrübt werden, aber keinen Niederschlag geben (Aluminiumsulfat, Calciumsulfat, Magnesiumsulfat).

[Schmatolla (Ph. Z. 1921, S. 314) verlangt hier mit Recht, daß nach dem Vermischen mit Weingeist auch eine etwas stärkere Trübung zugelassen werde, wenn nur im Verlaufe einer Stunde keine „Ausscheidungen" stattfinden.

Gehaltsbestimmung. Werden 10 g Aluminiumacetatlösung mit 100 ccm Wasser verdünnt, zum Sieden erhitzt und mit 5 ccm Ammoniakflüssigkeit versetzt, so entsteht ein Niederschlag von Aluminiumhydroxyd, der beim Glühen 0,23 bis 0,26 g Aluminiumoxyd liefern muß, was einem Gehalte von annähernd 7,3 bis 8,3% basischem Aluminiumacetat entspricht.

Diese Gehaltsbestimmung läßt sich nach den Angaben des Arzneibuches schwierig ausführen. Der Kommentar von Schneider-Süß zur vierten Ausgabe des Arzneibuches gibt folgende praktische Vorschrift: Zur Bestimmung des Aluminiumoxyds verdünnt man 10 g Aluminiumacetatlösung mit 50 g Wasser, gibt 1 g Ammoniumchlorid hinzu, erhitzt die Flüssigkeit zum Sieden und fällt durch Ammoniakflüssigkeit in geringem Überschuß, läßt absetzen, filtriert die klare Flüssigkeit ab, übergießt den zurückbleibenden Niederschlag mit heißem Wasser, filtriert nach dem Absetzen wiederum und wiederholt dieses Verfahren noch einige Male, bevor man den Niederschlag selbst, der bei seiner gallertartigen Beschaffenheit leicht die Poren des Filters verstopft, auf das Filter bringt. Man trocknet den Niederschlag dann auf dem Filter so weit, bis er sich gut davon ablöst (oder verbrennt das Filter, dessen Aschengehalt bekannt sein muß, mit), trocknet ihn sodann scharf aus und glüht ihn schließlich stark im Platintiegel bis zum konstanten Gewicht. — Hierzu sei bemerkt, daß auch in vorschriftsmäßig hergestellten Präparaten stets Kalkverbindungen sind, die den Rückstand von Al_2O_3 vergrößern. Ein Präparat vom richtigen spezifischen Gewicht, vorschriftsmäßig hergestellt, darf nie unter 2,6 % Rückstand hinterlassen (Schmatolla, l. c.).

Die Berechnung ist folgende: Das Präparat enthält ein basisches Aluminiumacetat von oben angegebener Formel, das beim Glühen in Aluminiumoxyd verwandelt wird.

$$2 \left(\begin{matrix} CH_3COO \\ CH_3COO \\ OH \end{matrix} \Big\rangle Al \right) \longrightarrow \frac{Al_2O_3}{102,2} \; .$$

$$\overline{\qquad 324,4 \qquad}$$

Da 10 g Liquor Alumin. acetic. bei dieser Bestimmung 0,23 bis 0,26 g Aluminiumoxyd hinterlassen sollen, entspricht das Resultat nach den Gleichungen:

1. $102,2 : 324,4 = 0,23 : x$ 2. $102,2 : 324,4 = 0,26 : x$
$x = 0,73$ $x = 0,825$

einem Gehalt des Präparates von 7,3 bis rund 8,3 % basischem Aluminiumacetat.

Durch Zusatz von Borsäure kann man nicht nur das Präparat haltbarer machen, sondern auch bereits trüben oder teilweise gelatinierten Liquor in nicht zu weit fortgeschrittenen Fällen wiederherstellen. Zu letzterem Zweck sind nach Dietrich (Ph. Z. 1905, S. 350) 0,5 % Borsäure nötig!

Liquor Aluminii acetico-tartarici. — Aluminiumacetotartratlösung.

Gehalt annähernd 45 % Aluminiumacetotartrat.

Aluminiumacetotartratlösung ist eine klare, farblose oder schwach gelblich gefärbte Flüssigkeit von sirupartiger Beschaffenheit, die Lackmuspapier rötet; sie riecht nach Essigsäure und schmeckt süßlich zusammenziehend.

Spezifisches Gewicht 1,260 bis 1,263.

Werden 6 ccm Aluminiumacetotartratlösung mit 3 ccm Kaliumpermanganatlösung im Wasserbad erwärmt, so wird die Mischung farblos und klar. Mit 4 Teilen Wasser verdünnte Aluminiumacetotartratlösung gibt auf Zusatz von Ammoniakflüssigkeit einen weißen, gallertartigen, in Natronlauge leicht löslichen Niederschlag. Wird eine Mischung von 2 ccm Aluminiumacetotartratlösung, 8 ccm Wasser und 1 ccm einer gesättigten weingeistigen Zinkacetatlösung im Wasserbade bis nahe zum Sieden erhitzt, so bildet sich ein dichter, weißer Niederschlag, der sich beim Erkalten allmählich wieder löst.

Es liegen hier drei Identitätsbestimmungen vor: a) Die zugesetzte Kaliumpermanganatlösung entfärbt sich, weil sie die Weinsäure zu Kohlensäure oxydiert. b) Die Bildung eines Niederschlages durch Ammoniak, der sich in Natronlauge leicht löst, weist auf Gegenwart einer Aluminiumverbindung hin. c) Der durch Zinkacetat entstehende Niederschlag ist in seiner Zusammensetzung noch nicht endgültig geklärt. — — Bemerkenswert ist übrigens, daß Düsterbehn (Ap. Z. 1911, S. 214) mitteilt, die Firma Athenstädt & Redeker habe ihm angegeben, daß ihr Alsol, das eigentliche Originalpräparat, die letzte Reaktion nicht gäbe, daß daher diese Prüfung zur Unterscheidung der beiden Warensorten dienen könne.

Mit 4 Teilen Wasser verdünnte Aluminiumacetotartratlösung darf durch Schwefelwasserstoffwasser nicht verändert werden (Schwermetallsalze).

Gehaltsbestimmung. 5 g Aluminiumacetotartratlösung werden im Wasserbad eingedampft; der Rückstand wird bei 100° getrocknet. Das Gewicht des Rückstandes muß mindestens 2,24 g betragen, was einem Mindestgehalte von annähernd 45 % Aluminiumacetotartrat entspricht.

Liquor Ammonii caustici. — Ammoniakflüssigkeit.

Gehalt 9,94 bis 10% Ammoniak (NH_3, Mol.-Gew. 17,03).

Klare, farblose, flüchtige Flüssigkeit. Ammoniakflüssigkeit riecht durchdringend stechend, bläut Lackmuspapier stark und bildet bei Annäherung von Salzsäure dichte, weiße Nebel.

Spezifisches Gewicht 0,959 bis 0,960.

Eine Mischung von 5 ccm Ammoniakflüssigkeit und 20 ccm Kalkwasser. darf sich bei einstündigem Stehen in einer verschlossenen Flasche höchstens schwach trüben (Kohlensäure, Ammoniumcarbaminat). Mit 2 Teilen Wasser verdünnt darf Ammoniakflüssigkeit weder für sich, noch nach dem Ansäuern mit Salzsäure durch Schwefelwasserstoffwasser (Schwermetallsalze, Arsenverbindungen), noch durch Ammoniumoxalatlösung (Calciumsalze) verändert werden.

Hier macht Düsterbehn (Ap. Z. 1911, S. 214) darauf aufmerksam, daß nach dem Wortlaut des Arzneibuches das Ansäuern mit Salzsäure sich auch auf die Prüfung mittels Ammoniumoxalats bezieht. Das wäre aber falsch, da sich bekanntlich oxalsaurer Kalk in Salzsäure löst. Diese Probe muß natürlich direkt in der $1+2$ verdünnten Lösung des Liquors ausgeführt werden.

Wird Ammoniakflüssigkeit mit Salpetersäure schwach übersättigt, so muß die Flüssigkeit farb- und geruchlos sein (Teerbestandteile); sie darf weder durch Baryumnitratlösung verändert (Schwefelsäure), noch durch Silbernitratlösung mehr als schwach opalisierend getrübt werden (Salzsäure); zur Trockne verdampft muß sie eine weiße Salzmasse liefern, die bei stärkerem Erhitzen ohne Rückstand flüchtig ist.

1. Teerbestandteile: Als solche kommen die aus dem Gaswaschwasser stammenden Verunreinigungen in Frage, also erstens Anilin, das beim Übersättigen mit Salpetersäure oder nach dem Abdampfen im Rückstand eine Färbung geben würde, und zweitens das häufig vorkommende und sehr störende Pyridin, bzw. ähnliche Basen. Den Geruch nach solchen Basen nimmt man am besten bei möglichst völliger Neutralität wahr, also zweckmäßig, wenn man bei der späteren Gehaltsbestimmung gegen Ende der Rücktitration oder bei schwacher Übersättigung mit Lauge den Geruch prüft (Goerlich, Ph. Z. 1914, S. 473). Am deutlichsten freilich stellt man den Pyridingeruch fest, wenn man 5 ccm Ammoniakflüssigkeit mit 3 g gepulverter Weinsäure in einem Reagenzglas möglichst schnell übersättigt. Dann läßt das Fehlen stechender Nebengerüche den Pyridingeruch besonders charakteristisch hervortreten (Kunz-Krause, Ap. Z. 1910, S. 87). — 2. Prüfung auf Schwefelsäure: Zum Übersättigen der Ammoniakflüssigkeit ist soviel Salpetersäure notwendig, daß schon diese nach dem Wortlaut des D. A. 5 hinreichende Mengen SO_4'' enthalten kann, um hier eine deutliche Reaktion zu geben. Tritt also eine solche Reaktion auf, wird man vor einer Beanstandung die Salpetersäure prüfen oder mit weniger Salpetersäure arbeiten müssen. Hierzu dampft man nach Frerichs (Ap. Z. 1917, S. 258) 10 ccm Ammoniakflüssigkeit im Porzellanschälchen auf dem Drahtnetz auf etwa 5 ccm ein und verdünnt mit 20 ccm Wasser. Eine Probe dieser Flüssigkeit, nur mit wenigen Tropfen Salpetersäure übersättigt, kann dann zur Prüfung auf SO_4'' dienen, der Rest zur Prüfung auf Cl', Metalle, Arsen. — 3. Bleibt bei stärkerem Erhitzen ein Rückstand, so sind anorganische Verbindungen vorhanden.

Gehaltsbestimmung. 5 ccm Ammoniakflüssigkeit müssen nach Zusatz von 30 ccm N/1-Salzsäure zur Neutralisation des Säureüberschusses 1,8 bis 2 ccm N/1-Kalilauge erfordern, was einem Gehalte von 9,94 bis 10% Ammoniak entspricht (1 ccm N/1-Salzsäure = 0,01703 g Ammoniak, Dimethylaminoazobenzol als Indikator).

Soll hier das Resultat zuverlässig sein, d. h. sollen nicht geringe Mengen NH_3 während der Bestimmung entweichen, muß man sehr vorsichtig sein. Zweckmäßig prüft man so, daß man in ein Glasstöpselgefäß (Jodkolben) erst die 30 ccm N/1-Salzsäure gibt, dann Inhalt und Gefäß auf der analytischen Wage wägt, hierauf auf der Rezepturwage 4 g der Ammoniakflüssigkeit hinzugibt und schließlich auf der analytischen Wage diese Menge genau bestimmt, um bei der Berechnung davon auszugehen. In jedem Falle muß man, auch wenn man mit der Pipette arbeitet (was aus verschiedenen Gründen nicht so genau ist), die Ammoniakflüssigkeit in die N/1-Salzsäure geben, nicht umgekehrt.

Zur Berechnung: 5 ccm Liq. Ammonii caustici sollen 30 ccm N/1-HCl weniger 1,8 bis 2 ccm, also 28 bis 28,2 ccm N/1-HCl absättigen. Zunächst wiegen 100 ccm Ammoniakflüssigkeit 96 g, also die zur Titration verwendeten 5 ccm = 4,8 g. Ferner ergibt sich:

$$1000 \text{ ccm N/1-HCl} = 1 \text{ Grammäquivalent } NH_3 = 17,03 \text{ g } NH_3.$$

$$\text{a) } 28 \quad \text{ccm} \quad \text{N/1-HCl} = 0,47684 \text{ g } NH_3$$
$$\text{b) } 28,2 \quad \text{„} \quad \text{N/1-HCl} = 0,4802 \text{ g } NH_3.$$

Daraus resultiert bei Anwendung der 4,8 g Liquor Ammon. caust. nach den Gleichungen:

$$\text{a) } 4,8 : 0,47684 = 100 : x \qquad \text{b) } 4,8 : 0,4802 = 100 : x$$
$$x = \text{rund } 9,94 \qquad\qquad x = \text{rund } 10$$

ein Gehalt des Liquor Ammon. caust. an Ammoniak von rund 9,94 bis 10%.

Liquor Cresoli saponatus. — Kresolseifenlösung.

Gehalt annähernd 50% rohes Kresol.
Spezifisches Gewicht 1,038 bis 1,041.

Raschig (Ph. Z. 1911, S. 180) hat bei den nach dem Arzneibuch hergestellten Präparaten nie ein solches unter dem spezifischen Gewicht von 1,043 feststellen können. Umgekehrt fanden Herzog und Kleinmichel (Ap. Z. 1914, S. 403) wiederholt, daß bei vorschriftsmäßiger Herstellung aus einwandfreiem Material Präparate von niedrigerem spezifischen Gewicht resultieren, als das Arzneibuch vorschreibt. Gewisse Schwankungen sind auch erklärlich, da das D. A. 5 für Cresol. crudum überhaupt kein spezifisches Gewicht vorschreibt. Deshalb ist hier diese Forderung ebenfalls fortzulassen, oder es sind die Grenzen für die Konstante zu erweitern.

Klare, rotbraune, ölartige Flüssigkeit, die Lackmuspapier bläut, nach Kresol riecht und in Wasser, Glycerin, Weingeist und in Petroleumbenzin klar löslich ist.

Über die Löslichkeit der Kresolseifenlösung in Wasser siehe nachstehend bei den Vorprüfungen. — Die Löslichkeit in Petroleumbenzin soll nach der Ansicht einiger Autoren beweisen, daß das Präparat arm an Wasser und überschüssigem Alkali ist. Schmatolla (Ph. Z. 1903, 1905, 1912) erklärt, daß der Benzinlöslichkeit gar kein Wert beizumessen ist oder nur bei frischen Präparaten. Denn alte Präparate, die anfänglich keine klare Lösung mit Benzin ergeben (wie z. B. der Liquor des D. A. 4), zeigen nach längerer Aufbewahrung volle Löslichkeit (s. auch S e y d, Ap. Z. 1903, S. 345).

Gibt man 3 Tropfen Kresolseifenlösung zu 6 ccm einer Natriumchloridlösung (1 + 99), so darf diese höchstens leicht opalisierend getrübt werden (höher siedende Kohlenwasserstoffe, Harzseife).

Hierzu bemerkt R a s c h i g (Ph. Z. 1911, S. 180), daß auf Zusatz von Natriumchloridlösung alle Kresolseifen eine Trübung ergeben, die einen erhöhten m-Kresol-Gehalt haben, demnach auch die Seife des Arznei-buches. Es müßte daher umgekehrt heißen, daß bei dieser Behandlung mit NaCl die Mischung „bis zur Undurchsichtigkeit getrübt werde!" Ändert man dagegen nach B o h r i s c h (Ph. Ztrh. 1921, S. 270) die Arznei-buchprobe derartig ab, daß man 3 ccm einer 2 %igen Natriumchlorid-lösung nimmt, sie mit 2 ccm Wasser verdünnt und dazu eine Lösung von 3 Tropfen Kresolseifenlösung in 1 ccm Wasser setzt, so bleiben die vor-schriftsmäßig hergestellten Präparate klar.

Sodann ist es vor weiteren Prüfungen und der Gehaltsbestimmung sehr zweckmäßig, eine Reihe von Vorproben auszuführen, die S c h m a t o l l a (Ph. Z. 1919, S. 670) angegeben hat. Diese Vorproben lassen nämlich mit leichter Mühe die wirklich schlechten Präparate als solche erkennen, so daß sofort deren Verwerfung eintreten kann. Umgekehrt geben diese Proben bei gutem Ausfall zwar keinen endgültigen Beweis für die Vor-schriftsmäßigkeit des Präparates, wohl aber einen sehr wertvollen Anhalt:

1. L ö s l i c h k e i t i n W a s s e r : 2 ccm Kresolseifenlösung werden langsam und unter Schwenken mit destilliertem Wasser gemischt. Die ersten geringen Zusätze des Wassers müssen eine Trübung hervorrufen, die Flüssigkeit verdickt sich fast gallertig, bis schließlich nach Zusatz von im ganzen 6 bis höchstens 8 ccm Wasser eine klare Lösung ent-stehen soll, die auch auf weiteren Wasserzusatz klar bleibt.

2. A n n ä h e r n d e B e s t i m m u n g d e r G e s a m t m e n g e v o n R o h-k r e s o l u n d F e t t s ä u r e n : Man schichtet in einem schmalen graduier-ten Zylinder, am besten von 25 ccm, zuerst 4 ccm konzentrierte Koch-salzlösung, dann 6 ccm verdünnte Salzsäure, mischt diese, gibt dar-über genau 5 ccm Benzol, Benzin oder Äther und läßt darauf 10 ccm des Präparates langsam zufließen, so daß also die Marke 25 ccm erreicht wird. Man verschließt und schüttelt einige Male schnell und kräftig durch. Es scheiden sich bald zwei Schichten ab, die untere wässe-rige saure Salzlösung und eine obere, meist etwas trübe Kresol-Fettsäure-Benzolschicht. Zur Beschleunigung der vollständigen Trennung faßt man den Zylinder in senkrechter Stellung zwischen den Handflächen wie einen Quirlstiel und bewegt ihn einige Male ruckweise wie diesen. Hiernach darf die untere wässerige Lösung auf höchstens 13 ccm ge-stiegen sein, die obere, ölige Schicht beträgt dann mindestens 12 ccm, nie weniger; sie enthält außer dem Benzol die Fettsäuren und das Kresol.

3. A n n ä h e r n d e B e s t i m m u n g d e s S e i f e n g e h a l t e s : Um zu prüfen, ob ungefähr die vorgeschriebene Seifenmenge vorhanden ist, läßt S c h m a t o l l a die Seife mit Magnesiumsulfat aussalzen. B o h r i s c h

(Ph. Ztrh. 1921, S. 285) faßt die Prüfung so: Man gibt zu 200 g destillierten Wassers 1 Tropfen Kresolseifenlösung; es entsteht eine geringe Opalescenz. Nach Zugabe von 2 ccm einer Lösung von 10 g Magnesiumsulfat in 20 ccm Wasser und nach Umschütteln soll eine deutliche Trübung erfolgen.

Bei günstigem Ausfall dieser Vorproben folgen nunmehr die exakten Prüfungen:

Gehaltsbestimmung. 20 g Kresolseifenlösung werden in einem Kolben mit 60 g Wasser verdünnt, mit Dimethylaminoazobenzollösung versetzt und mit Schwefelsäure bis zur Rotfärbung angesäuert. Hierauf wird mit Wasserdampf destilliert. Sobald das anfangs milchig-trübe Destillat klar übergeht, wird die Kühlung abgestellt und weiter destilliert, bis Dampf aus dem Kühlrohr auszutreten beginnt. Alsdann wird die Kühlung wieder angestellt und die Destillation noch weitere 5 Minuten lang fortgesetzt. Das Destillat wird mit 20 g Natriumchlorid versetzt und mit 80 g Äther kräftig ausgeschüttelt. Von der abgehobenen Ätherschicht wird der Äther abdestilliert; das zurückbleibende Kresol wird im aufrecht stehenden Kolben 40 Minuten lang bei 100° getrocknet und dann gewogen. Das Gewicht muß mindestens 9,5 g betragen.

Das aus der Kresolseifenlösung abgeschiedene Kresol muß den an rohes Kresol gestellten Anforderungen genügen.

(Über Ausführung der Wasserdampfdestillation siehe „Allgemeiner Teil", S. 13.)

Bei dieser Gehaltsbestimmung wird zunächst zur Kresolseife Schwefelsäure bis zur Rötung des Dimethylaminoazobenzols, also im Überschuß, zugesetzt. Die Seife wird auf diese Weise zersetzt, worauf bei der folgenden Wasserdampfdestillation die freien Kresole (mit einer geringen Menge flüchtiger Fettsäuren) übergehen, dann aus dem Wasser unter Aussalzen mit Äther extrahiert und nach Verdampfen des Äthers gewogen bzw. auf ihre Reinheit geprüft werden. Bei der Wasserdampfdestillation muß, sobald das Destillat klar überzugehen beginnt, nach der Vorschrift des Arzneibuches die Kühlung abgestellt werden. Es setzen sich nämlich im Kühlrohr einzelne Tröpfchen Kresol usw. ab. die durch den Dampf gelockert und nach abermaligem Anstellen der Kühlung völlig in das Destillat gebracht werden sollen. Bei den angegebenen Mengenverhältnissen ist aber ein Widerspruch vorhanden: Es sollen 20 g Kresolseife verwendet, also höchstens ca. 10 g Kresol isoliert werden. Diese 10 g Kresol sind aber nicht hinreichend zur Prüfung, die durch die folgenden Worte gefordert wird, daß das abgeschiedene Kresol den an Cresol. crud. gestellten Anforderungen genügen soll. Denn nach den dortigen Bestimmungen sollen 10 ccm Kresol zur Prüfung auf Naphthalin verwendet werden, 50 g zur Bestimmung des Siedepunktes, 10 g zur m-Kresolbestimmung. Alle diese Bestimmungen lassen sich kaum ausführen. Es müßten denn ca. 150 g Kresolseifenlösung in Arbeit genommen werden. Vor allem liefert diese Arzneibuchbestimmung ungenaue Ergebnisse, was auch Bohrisch (Ph. Ztrh. 1921, S. 270) ausführlich dargelegt hat. Man wählt deshalb zweckmäßig die Gehaltsbestimmung, die neuerdings vom Reichsgesundheitsamt (s. Ph. Z. 1923, S. 269) herausgegeben ist. Infolge nämlich der mangelhaften Beschaffenheit vieler im Handel befindlichen Kresolpräparate sah sich das Amt veranlaßt, eine Anweisung zur Untersuchung der für Desinfektionszwecke dienenden

Kresolpräparate auszuarbeiten. In dieser Anweisung lautet die Vorschrift zur Kresolbestimmung:

Zur genauen Bestimmung des Kresolgehalts werden 20 ccm des Präparats (Pipette gut auslaufen lassen!) in einem Kolben mit 60 ccm Wasser verdünnt. Bei seifenhaltigen Präparaten wird mit Dimethylaminoazobenzollösung versetzt und mit Schwefelsäure bis zur Rotfärbung angesäuert. Hierauf wird mit Wasserdampf destilliert. Sobald das anfangs milchig trübe Destillat klar übergeht, wird die Kühlung abgestellt und weiter destilliert, bis Dampf aus dem Kühlrohr auszutreten beginnt. Alsdann wird die Kühlung wieder angestellt und die Destillation noch weitere 5 Minuten lang fortgesetzt. Das Destillat wird mit 20 g Natriumchlorid auf je 100 ccm versetzt und mit 100 ccm Petroläther (Siedepunkt 30 bis 50 ^{0} C) kräftig durchgeschüttelt. Die Durchschüttelung des Destillates wird noch zweimal mit je 50 ccm Petroläther wiederholt. Von den abgehobenen und vereinigten Petrolätherschichten wird der Petroläther gut abdestilliert. Das zurückbleibende Kresol wird im aufrechtstehenden Kolben 40 Minuten lang bei 100^0 C getrocknet und dann gewogen.

Das so erhaltene Kresol muß folgenden Ansprüchen genügen: a) Werden 5 ccm davon mit 25 ccm 15%iger Natronlauge und 25 ccm Wasser in einem Meßzylinder von 100 ccm Inhalt geschüttelt, so müssen sie sich bis auf geringe Spuren lösen. b) Werden zu dieser Lösung 10 ccm Salzsäure vom spezif. Gewicht 1,19 und 5 g Natriumchlorid zugegeben und geschüttelt, so muß die sich bei ruhigem Stehen oben ansammelnde Kresolschicht mindestens 4,5 ccm betragen.

Der Vollständigkeit wegen müssen noch folgende 2 Prüfungen mitgeteilt werden, welche die vorstehend erwähnte Anweisung des Reichsgesundheitsamtes enthält: 1. Bestimmung des freien Alkali. 2. Bestimmung der Fettsäuren.

1. „Bestimmung des freien Alkali. Durch diese Titration soll die Menge des freien, den Kresolpräparaten als solches oder in Form hydrolytisch leicht spaltbarer Verbindungen zugesetzten Alkali festgestellt werden, welches bei Anwendung von Phenolphthalein als Indikator in verdünnten Lösungen nachzuweisen ist. Die Titration des freien Alkali ist bei seifenhaltigen Präparaten in alkoholischer, bei nicht seifenhaltigen Präparaten in wäßriger Verdünnung vorzunehmen. Die Verdünnungen für die Titration werden in der Weise hergestellt, daß bei seifenhaltigen Präparaten 1 ccm (genau abzumessen!) in 24 ccm 96%igen Alkohols gelöst wird.

Die Titration wird in der Weise durchgeführt, daß zu 25 ccm der Verdünnung nach Zugabe von 2 Tropfen 1%iger alkoholischer Phenolphthaleinlösung so lange tropfenweise N/1-Salzsäure unter Schütteln zugesetzt wird, bis die die alkalische Reaktion anzeigende Färbung verschwindet. Wenn bei der hergestellten 4%igen Verdünnung die Eigenfarbe des Präparats die Beobachtung des Farbumschlags erschwert, so sind jeweils 25 ccm von dieser Verdünnung auf das Doppelte bis Vierfache weiter zu verdünnen und die Gesamtmenge der so erhaltenen Verdünnungen für die Titration zu benutzen. Zur Erleichterung der Feststellung des Farbumschlags empfiehlt es sich, die bei der Titration entstehende Farbe mit derjenigen der gleichen Menge Verdünnung ohne Phenolphthalein-Zusatz zu vergleichen. Bei sehr stark gefärbten Präparaten ist auch die Tüpfelanalyse mit Phenolphthalein-Papier anwendbar.

Als freies Alkali im Sinne der Verordnung ist die Menge Natriumhydroxyd auf 100 Raumteile des Präparats anzugeben, die dem Verbrauch an N/1-Salzsäure entspricht (1 ccm N/1-Salzsäure ist gleich 0,04 g Natriumhydroxyd). Beträgt bei der Titration der Verbrauch an N/1-Salzsäure weniger als 0,1 ccm, so ist der Alkaligehalt des betreffenden Präparats so unerheblich, daß eine besondere Angabe nicht erforderlich ist."

2. „Bestimmung der Fettsäuren. Bei Vorhandensein von Seife werden zur Bestimmung der Fettsäuren 20 ccm des Präparats (Pipette gut auslaufen lassen!) in einer Porzellanschale zweimal mit je 500 ccm Wasser auf dem Wasserbade fast bis zur Trockenheit eingedampft. Der noch heiße Rückstand wird wiederholt mit insgesamt 50—60 ccm heißen Wassers aufgenommen und in einen graduierten Glasstopfenzylinder von 100 ccm Inhalt gespült. Hierauf wird die erkaltete Lösung im Zylinder mit 5 g Natriumchlorid und 10 ccm Salzsäure vom spezif. Gewicht 1,19 versetzt, geschüttelt und nach Zugabe von genau 20 ccm Petroläther nochmals kräftig geschüttelt. Die sich beim Stehen binnen kurzem abscheidende obere Schicht ist eine Lösung von Fettsäuren in Petroläther. Das Volumen dieser Schicht wird genau abgelesen. Von einem genau abgemessenen Teil davon wird in einer gewogenen Schale auf dem Wasserbad der Petroläther verjagt. Aus dem Gewicht des Rückstandes wird die Menge der in 20 ccm des Präparates enthaltenen Fettsäuren und daraus der Prozentgehalt des Präparats an Fettsäure berechnet."

Die Kresolseifenlösungen des D. A. 5 sollen nach der Berechnung etwa 27,5 % Fettsäuren enthalten.

Liquor Ferri albuminati. — Eisenalbuminatlösung.

Gehalt an Eisen 0,4 %.

Eisenalbuminatlösung ist eine rotbraune, klare, im auffallenden Lichte wenig trübe Flüssigkeit von ganz schwach alkalischer Reaktion.

Spezifisches Gewicht 0,986 bis 0,990.

Die Eisenalbuminatlösung hält man für eine mittels Natronlauge hergestellte kolloidale Lösung von „Eisenalbuminat", ohne bestimmte Kenntnis, wie diese Verbindung zusammengesetzt ist und ob NaOH in das Molekül eingetreten ist.

Da die nach der Vorschrift des Arzneibuches hergestellte Eisenalbuminatlösung nur eine beschränkte Haltbarkeit besitzt, sind vielfach Präparate im Handel, die zur Erhöhung der Haltbarkeit einen Zuckerzusatz erhalten haben. Solche Flüssigkeiten besitzen ein höheres spezifisches Gewicht als das vorgeschriebene.

Eisenalbuminatlösung riecht und schmeckt schwach nach Zimt, hat aber kaum einen Eisengeschmack. Auf Zusatz von Salzsäure gibt sie eine starke, rotbraune Trübung; beim Erwärmen sondert sich die Mischung in eine klare, gelbe Flüssigkeit und weißliche Flocken. Schwefelwasserstoffwasser färbt die Eisenalbuminatlösung nach Zusatz von Ammoniakflüssigkeit sofort schwarz und fällt danach einen schwarzen Niederschlag.

Wichtig ist der Geschmack, der bei guten Präparaten kaum den „Eisengeschmack“ zeigen darf. — Durch Zusatz von Salzsäure wird die Natronlauge abgesättigt, so daß das Eisenalbuminat aus der kolloidalen Lösung ausfallen muß, eine rotbraune Trübung bildend; erhitzt man jetzt, so geht das Eisen in salzsaures Eisen über, während sich das Eiweiß in weißlichen Flocken ausscheidet. — Durch Schwefelammonium fällt schwarzes Eisensulfid.

Eisenalbuminatlösung darf sich weder beim Aufkochen noch beim Vermischen mit Weingeist trüben (Eiweiß). Eine Mischung von 40 ccm Eisenalbuminatlösung und 0,5 ccm N/1-Salzsäure muß ein farbloses Filtrat geben (fremde Eisensalze, überschüssiges Natriumhydroxyd). Wird eine Mischung von 2 ccm Eisenalbuminatlösung, 4 ccm Wasser und 1 ccm Salpetersäure erwärmt und filtriert, so darf das Filtrat durch Silbernitratlösung nur sehr schwach opalisierend getrübt werden (Salzsäure).

Beim Aufkochen würde überschüssiges, nicht ausgewaschenes Eiweiß koaguliert werden und eine Trübung bilden. Dieselbe Erscheinung findet auch bei Gegenwart von überschüssigem Eiweiß nach Zusatz von wenig Weingeist statt, während größere Zusätze von Weingeist auch in einwandfreien Präparaten eine Trübung durch Fällung von Eisenalbuminat hervorrufen müssen. — Sehr wichtig ist die folgende Prüfung, nach der 40 ccm Eisenalbuminatlösung nach Zusatz von 0,5 ccm N/1-HCl ein farbloses Filtrat geben müssen; ist zu viel Alkali im Präparat vorhanden, so genügen die 0,5 ccm nicht, um das gesamte Eisenalbuminat abzuscheiden: Es wird dann das Filtrat gefärbt sein. Dasselbe muß der Fall sein, wenn fremde Eisensalze (z. B. Eisenchlorid) vorhanden sind, die durch Salzsäure überhaupt nicht gefällt werden und ihre Anwesenheit durch die Färbung des Filtrates zeigen.

Gehaltsbestimmung. Eine Mischung von 20 g Eisenalbuminatlösung und 30 g verdünnter Schwefelsäure wird im Wasserbad erwärmt, bis der anfangs rotbraune Niederschlag eine weißliche Färbung zeigt. Nach dem Erkalten wird die Mischung mit Wasser auf 100 ccm verdünnt und filtriert. 50 ccm des Filtrats werden mit halbprozentiger Kaliumpermanganatlösung zur schwachen, kurze Zeit bestehen bleibenden Rötung und nach Entfärbung mit 1 g Kaliumjodid versetzt. Die Mischung läßt man eine Stunde lang in einem verschlossenen Glase stehen. Zur Bindung des ausgeschiedenen Jodes müssen 7,0 bis 7,2 ccm N/10-Natriumthiosulfatlösung erforderlich sein, was einem Gehalte von 0,39 bis 0,40 % Eisen entspricht (1 ccm N/10-Natriumthiosulfatlösung = 0,005585 g Eisen, Stärkelösung als Indikator).

Durch Zusatz von verdünnter Schwefelsäure wird zunächst Eisenalbuminat ausgeschieden (siehe oben), das sich beim Erwärmen zu schwefelsaurem Eisen umsetzt, während das Eiweiß ausfällt und später abfiltriert wird. Das vorhandene Eisenoxydulsalz wird sodann durch Kaliumpermanganat in die Eisenoxydverbindung übergeführt, wonach der Eisengehalt nach dem jodometrischen Verfahren (ausführlich geschildert auf S. 74) festgestellt wird. Die Berechnung erfolgt in der dort näher erläuterten Weise:

$$2 \text{ Fe (Atomgewicht } 55{,}85) = 2\,\text{J} = 2\,Na_2S_2O_3.$$

$$\text{Daher } 1000 \text{ ccm N/1-}Na_2S_2O_3 = 55{,}85 \text{ g Fe}$$
$$1 \quad \text{ccm N/10-}Na_2S_2O_3 = 0{,}005585 \text{ g Fe}$$
$$1)\quad 7 \quad \text{,,} \quad \text{N/10-}Na_2S_2O_3 = 0{,}039 \text{ g Fe}$$
$$2)\quad 7{,}2 \quad \text{,,} \quad \text{N/10-}Na_2S_2O_3 = 0{,}04 \text{ g Fe}$$

Diesen Gehalt von 0,039 bis 0,04 g Fe sollen 10 g Eisenalbuminatlösung besitzen, entsprechend einem Gehalt von 0,39 bis 0,4 % Eisen.

Betreffs der Ausführung sind aber noch 2 wichtige Punkte zu erwähnen: Durch das Erhitzen fällt wohl die Hauptmenge des Eiweißes aus, im Filtrat verbleiben aber noch geringe Anteile. Diese werden zuweilen durch das Kaliumpermanganat zerstört. Es entsteht dann durch den Zusatz von Jodkalium bzw. das entstehende Jodjodkalium keine Trübung. Entsteht aber eine Trübung, so rührt diese von noch gelöstem Eiweiß her, das durch Jodjodkalium gefällt wird. Diese Erscheinung beeinträchtigt jedoch das Resultat kaum, da aus den entstandenen Jodeiweißverbindungen der größte Teil des Jods bei gewöhnlicher Temperatur wieder abgespalten wird. — Sodann ist schon wiederholt erwähnt, daß bei diesen Eisenbestimmungen ein recht erheblicher Überschuß an KJ vorhanden sein muß. Es sollen hier mindestens 2 g Kaliumjodid zur Erzielung eines wirklich genauen Resultates angewendet werden statt des vorgeschriebenen 1 g. Anderseits ist ebenso betont, daß man aus Ersparnisgründen, ohne das Resultat zu gefährden, bei sorgfältiger Arbeit die zur Bestimmung verwendete Flüssigkeitsmenge so weit reduzieren kann, daß man mit rund 4 ccm N/10-Natriumthiosulfat ausreicht. Deshalb schlagen wir vor, hier 25 ccm des Filtrates und 1 g KJ anzuwenden. Naturgemäß hat man dann nur den halben Verbrauch an $Na_2S_2O_3$ zu erwarten.

Ausführliche Artikel über Eisenalbuminat sind erschienen von Lillig (Ap. Z. 1911, S. 589) und von Grüning (Ph. Ztrh. 1912). Hier sei nur noch folgendes über Aufbewahrung und Haltbarkeit des Präparates hinzugefügt: In der Ph. Z. 1912, S. 788, wird auf eine frühere Arbeit von Alpers hingewiesen, in der ausgeführt ist, daß sich das Eisenalbuminat infolge der Gegenwart geringer Mengen Natronlauge in Lösung befindet. Da es durch kohlensaure Alkalien wieder abgeschieden wird, so beruht das Gelatinieren bei Resten von Liquor Ferri albuminati wohl auf der Aufnahme von CO_2 oder Säuredämpfen. Man soll daher das Eindringen von Luft, direktes Sonnenlicht sowie Temperaturschwankungen bei Aufbewahrung des Liquors möglichst vermeiden. — An derselben Stelle werden auch Vorschläge für etwaige Wiederherstellung eines bereits gelatinierten Präparates gemacht. Es wird aber mit Recht hinzugefügt, es wäre bei solchen Wiederherstellungsversuchen festzustellen, ob ein so behandeltes Produkt noch den Vorschriften des Arzneibuches entspricht, vornehmlich in bezug auf Alkali- und Eisengehalt.

Liquor Ferri jodati. — Eisenjodürlösung.

Gehalt 50 % Eisenjodür (FeJ_2, Mol.-Gew. 309,69).
Eisenjodürlösung ist bei Bedarf frisch zu bereiten.
Eisenjodür ist bei Bedarf durch schnelles Eindampfen von Eisenjodürlösung in einer blanken eisernen Schale zu bereiten.

Arbeitet man nach der Vorschrift des Arzneibuches, so besteht am Ende der Reaktion noch ein Überschuß von Eisen. Denn nach der Gleichung:

$$\frac{Fe}{56} + \frac{J_2}{254} = FeJ_2$$

brauchen 254 Teile Jod 56 Teile Eisen, folglich nach dem Ansatz:

$$254 : 56 = 41 : x. \qquad x = \text{rund } 9$$

die verwendeten 41 Teile Jod nur rund 9 Teile Eisen, so daß 3 Teile Eisen nicht in Reaktion treten. Es entsteht somit eine 50%ige Lösung von FeJ_2. Wulff (Ap. Z. 1912, S. 215) macht darauf aufmerksam, daß man allgemein unter Eisenjodür das kristallwasserhaltige Salz $FeJ_2 + 4H_2O$ versteht, während im Arzneibuch bei der Angabe „Gehalt 50 $\%$ Eisenjodür" ein wasserfreies FeJ_2 gemeint ist.

Liquor Ferri oxychlorati dialysati.
Dialysierte Eisenoxychloridlösung.

Gehalt an Eisen 3,3 bis 3,6 $\%$.
Spezifisches Gewicht 1,043 bis 1,047.
Klare, tiefbraunrote Flüssigkeit. Sie rötet Lackmuspapier schwach, schmeckt herbe, aber kaum eisenartig und bildet, mit 1 Tropfen verdünnter Schwefelsäure versetzt, sofort eine gelb- bis braunrote Gallerte.

Der Liquor ist eine kolloidale Lösung von Ferrihydroxyd. Deshalb muß durch Säurezusatz ein Ausfallen der Eisenverbindung eintreten.

Wird dialysierte Eisenoxychloridlösung mit Kaliumferrocyanidlösung versetzt, so darf nur eine schwarzbraune, gallertige Ausscheidung, jedoch kein blauer Niederschlag entstehen (Eisenchlorid).

Bei der Darstellung des Liquors soll durch allmählichen Zusatz von Ammoniak zum Eisenchlorid zunächst Ferrihydroxyd gefällt werden, das durch Umrühren wieder kolloidal in Lösung geht. Darauf wird das überschüssige Eisenchlorid und das gebildete Ammoniumchlorid durch Dialyse möglichst entfernt; eine vollständige Entfernung der Chloride ist freilich unmöglich. Ist die Dialyse nicht sorgfältig ausgeführt, sind also größere Mengen von Eisenchlorid noch vorhanden, oder ist der Liquor nach dem D. A. 4 durch Auflösen von Eisenhydroxyd in Eisenchloridlösung ohne Anwendung der Dialyse hergestellt, so wird sich bei der Prüfung mittels Kaliumferrocyanid ein blauer Niederschlag durch ionisiertes Fe··· bilden. Sind aber nur Spuren von Fe··· vorhanden, so wird die schwach eintretende Reaktion, das heißt Blaufärbung, durch die schwarzbraune Ausscheidung verdeckt.

Werden 20 ccm dialysierte Eisenoxychloridlösung mit Natronlauge zum Kochen erhitzt, so darf durch die Dämpfe angefeuchtetes Lackmuspapier nicht gebläut werden (Ammoniumchlorid).

Siehe vorige Anmerkung.

Werden 20 ccm dialysierte Eisenoxychloridlösung mit überschüssiger Ammoniakflüssigkeit versetzt, so muß das Filtrat farblos sein (Kupfersalze) und beim Eindampfen einen Rückstand hinterlassen, der sich beim Glühen vollständig verflüchtigt (Kalium-, Natrium-, Calcium-, Magnesiumsalze).

Das kolloidale Eisenhydroxyd wird durch Ammoniak vollständig ausgefällt; deshalb darf bei reinen Präparaten im Filtrat nur Ammoniumchlorid vorhanden sein, das sich beim Glühen vollständig verflüchtigt.

Werden 5 ccm dialysierte Eisenoxychloridlösung mit 15 ccm Salpetersäure bis zur Klärung gekocht, so muß die Mischung nach Zusatz von 4,5 ccm N/10-

Silbernitratlösung ein klares Filtrat geben, das durch weiteren Zusatz von Silbernitratlösung nicht verändert wird (unzulässig hoher Chlorgehalt).

Setzt man die Salpetersäure hinzu, so entsteht zunächst eine Trübung durch Ausfallen des Kolloids, während bei dem darauffolgenden Kochen das Eisen in Ferrinitrat unter Aufhellen der Lösung übergeht. Setzt man jetzt 4,5 ccm N/10-Silbernitrat hinzu, so soll das vom Chlorsilber Abfiltrierte keine Reaktion auf Chloride mehr ergeben, d. h. es sollen nicht mehr Chloride vorhanden sein, als 4,5 ccm N/10-Silberlösung entspricht:

$$1 \text{ Grammäquivalent } AgNO_3 = 1000 \text{ ccm } N/1\text{-}AgNO_3 = 1 \text{ Grammäquivalent}$$
$$Chlor = 35,5 \text{ g Chlor}$$
$$1 \text{ ccm } N/10\text{-}AgNO_3 = 0,00355 \text{ g Chlor}$$
$$4,5 \text{ „ } N/10\text{-}AgNO_3 = 0,01597 \text{ g Chlor}$$

Da demnach in 5 ccm weniger als 0,01597 g Chlor vorhanden sein müssen, ist damit (unter Vernachlässigung des spezifischen Gewichts) ein Höchstgehalt von rund 0,32 % Chlor gestattet.

Gehaltsbestimmung. 10 ccm dialysierte Eisenoxychloridlösung werden in einem 100 ccm fassenden Meßkolben mit 10 ccm Salzsäure erwärmt, bis eine klare, hellgelbe Lösung entstanden ist. Nach dem Erkalten wird die Lösung mit 2 g Kaliumjodid versetzt und in dem verschlossenen Meßkolben eine Stunde lang stehen gelassen. Hierauf wird mit Wasser bis zur Marke aufgefüllt. 20 ccm dieser Lösung müssen zur Bindung des ausgeschiedenen Jodes 12,5 bis 13,5 ccm N/10-Natriumthiosulfatlösung erfordern, was einem Gehalte von 3,3 bis 3,6 % Eisen entspricht (1 ccm N/10-Natriumthiosulfatlösung = 0,005585 g Eisen, Stärkelösung als Indkiator).

Zunächst ist hierzu zu bemerken, daß bei dem Erhitzen der dialysierten Eisenoxychloridlösung mit Salzsäure nie eine hellgelbe Farbe entsteht, diese vielmehr erst beim Erkalten eintritt. Man erhitzt also bis zum Entstehen einer klaren, rotgelben Lösung (Lefeldt, B. D. Ph. Ges. 1917, S. 174).

Jedenfalls wird durch das Kochen mit Salzsäure die Eisenverbindung in Eisenchlorid übergeführt, das in der auf Seite 74 ausführlich geschilderten Weise auf Jodkalium einwirkt.

Es entspricht also 1 Jod = 1 Fe. Deshalb ergibt sich folgende Berechnung:

$$1000 \text{ ccm } N/1\text{-}Na_2S_2O_3 = 55,85 \text{ g Fe}$$
$$1 \text{ „ } N/10\text{-}Na_2S_2O_3 = 0,005585 \text{ g Fe}$$
$$a) \; 12,5 \text{ „ } N/10\text{-}Na_2S_2O_3 = 0,069812 \text{ g Fe}$$
$$b) \; 13,5 \text{ „ } N/10\text{-}Na_2S_2O_3 = 0,075397 \text{ g Fe}$$

Somit sollen die zur Titration verwendeten 2 ccm Liquor Ferri oxychlorati 0,069812 bis 0,075397 g Fe enthalten, oder 100 ccm sollen enthalten 3,4906 bis 3,76985 g Fe. Nimmt man das durchschnittliche spezifische Gewicht von 1,045 an, so bedeutet das Resultat einen Gehalt des Liquor Ferri oxychlorati von $\left(\dfrac{3,4906}{1,045} \text{ bis } \dfrac{3,76985}{1,045}\right)$ rund 3,3 bis 3,6 % Fe.

Auch hier ist es zur Erzielung eines genauen Resultates einerseits nötig, einen erhöhten Zusatz von KJ und Säure vor der Titration anzuwenden. Anderseits wird man zur Ersparnis an den teuren Materialien die zur Bestimmung verwendete Flüssigkeitsmenge möglichst reduzieren. Deshalb gibt man 5 ccm des Präparates in einen 50 ccm fassenden

Meßkolben, erwärmt mit etwa 8 ccm Salzsäure, fügt nach dem Erkalten 1,2 g KJ hinzu, läßt 1 Stunde lang stehen und füllt zur Marke auf, worauf man nach den Angaben des D. A. 5 fortfährt.

Vor Licht geschützt aufzubewahren.

Für Liquor Ferri oxychlorati ist dialysierte Eisenoxychloridlösung abzugeben.

Liquor Ferri sesquichlorati. — Eisenchloridlösung.

Gehalt an Eisen 10 %

Eisenchloridlösung ist eine klare, gelbbraune Flüssigkeit, die stark zusammenziehend schmeckt. In verdünnter Eisenchloridlösung (1 + 9) wird durch Silbernitratlösung ein weißer, durch Kaliumferrocyanidlösung ein dunkelblauer Niederschlag hervorgerufen.

Spezifisches Gewicht 1,280 bis 1,282.

Feist (A. Ph. 1915, S. 456) teilt mit, daß er bei 3 Präparaten, die sich als völlig vorschriftsmäßig erwiesen, ein etwas höheres spezifisches Gewicht fand, nämlich 1,285 bis 1,286. Auch nach unserer Erfahrung bewegt sich diese Konstante auf der oberen Höhe der Arzneibuchangabe oder geht etwas darüber hinaus. Sollte diese Erfahrung allgemein sein, müßte die Grenze nach oben verschoben werden.

Wird der Eisenchloridlösung ein mit Ammoniakflüssigkeit benetzter Glasstab genähert, so dürfen sich keine Nebel bilden (freie Salzsäure), und ein mit Jodzinkstärkelösung getränkter Papierstreifen darf sich bei Annäherung an die Eisenchloridlösung nicht bläuen (freies Chlor).

Werden 3 Tropfen Eisenchloridlösung mit 10 ccm N/10-Natriumthiosulfatlösung langsam zum Sieden erhitzt, so müssen sich beim Erkalten einige Flöckchen Eisenhydroxyd abscheiden (Eisenoxychlorid, überschüssige freie Säure).

Diese Prüfung ist in folgendem Sinne vorgeschrieben: Gemäß nachstehender Formel I entsteht beim Erhitzen von Eisenchloridlösung mit Natriumthiosulfatlösung zunächst violett gefärbtes Ferrithiosulfat, das dann nach Formel II in farbloses Ferrothiosulfat und farbloses Ferrotetrathionat übergeht:

$$\text{I. } 2\,FeCl_3 + 3\,Na_2S_2O_3 = 6\,NaCl + Fe_2\,(S_2O_3)_3$$
$$\text{II. } Fe_2\,(S_2O_3)_3 = FeS_2O_3 + FeS_4O_6.$$

So sollte die Reaktion verlaufen, wenn die Eisenchloridlösung völlig neutral, während vorhandenes Eisenoxychlorid (das als eine Lösung von Eisenhydroxyd in Ferrichlorid zu betrachten ist) eine Abscheidung von Eisenhydroxyd hervorrufen müßte, vorhandene freie Säure aber dieses Eisenhydroxyd lösen oder das Natriumthiosulfat unter Abscheidung von Schwefel zersetzen würde ($2\,HCl + Na_2S_2O_3 = 2\,NaCl + H_2SO_3 + S$). — Nun wird aber auch völlig neutrales Eisenchlorid in wässeriger Lösung im Sinne folgender Gleichung bis zu einer gewissen Grenze hydrolytisch gespalten:

$$FeCl_3 + 3\,H_2O \rightleftarrows Fe\,(OH)_3 + 3\,HCl,$$

so daß im Liquor stets sowohl etwas freie Säure wie Eisenhydroxyd vorliegt (dafür spricht schon einerseits die saure Reaktion des Präparates, anderseits die rotbraune Hydroxydfarbe). Das Arzneibuch will also nur durch diese Prüfung ausschließen, daß zuviel freie Säure oder Ferrihydroxyd (Eisenoxychlorid) vorhanden ist. Geht man nun bei der Prüfung des D. A. 5 von einem Präparat aus, das gerade die richtige

Menge an Chlorionen besitzt, so treten tatsächlich die vom Arzneibuch verlangten Erscheinungen ein: Es scheiden sich einerseits nur „einige" Flöckchen Eisenhydroxyd aus; die vorhandene freie Säure ist anderseits nicht imstande, Schwefel auszuscheiden (s. Feist, A. Ph. 1915, S. 451).

Eine Mischung von 1 ccm Eisenchloridlösung und 3 ccm Zinnchlorürlösung darf innerhalb einer Stunde keine dunklere Färbung annehmen (Arsenverbindungen).

Sobald man das Zinnchlorür zur Eisenchloridlösung gibt, tritt eine Aufhellung durch Bildung von Eisenchlorür ein, so daß man eine Dunkelfärbung, die von Arsen herrührt, gut beobachten kann.

In einer Mischung von 1 ccm Eisenchloridlösung, 10 ccm Wasser und 5 Tropfen Salzsäure darf Kaliumferricyanidlösung keine blaue Färbung hervorrufen (Ferrochlorid).

Bekanntlich bildet Kaliumferricyanidlösung eine blaue Färbung nur mit Ferrosalzen, die hier nicht vorhanden sein sollen. Zur Ausführung sei folgendes bemerkt: 1. Man vergesse nicht, die Kristalle von $K_3Fe(CN)_6$ vor der Auflösung mit Wasser abzuspülen. 2. Es kommt hier auf die Menge des hinzugefügten Reagens an, da bei Zugabe von 1 bis 2 Tropfen oft eine grünliche Farbe entsteht, die nach Zusatz von weiterem Reagens in die bekannte braune Farbe übergeht. Man wende deshalb regelmäßig ca. 10 Tropfen an. 3. Tritt hiernach eine grüne Färbung auf (statt der verbotenen blauen), sollte diese schon verboten sein, da sie als Mischfarbe von Blau und Gelb immerhin eine unerlaubte Menge des Ferrosalzes anzeigt (Lefeldt, Ph. Z. 1914, S. 43 und B. D. Ph. Ges. 1917, S. 174).

Eine Mischung von 5 ccm Eisenchloridlösung, 20 ccm Wasser und Ammoniakflüssigkeit im Überschusse muß ein farbloses Filtrat geben (Kupfersalze), das nach dem Ansäuern mit Essigsäure weder durch Baryumnitratlösung (Schwefelsäure), noch durch Kaliumferrocyanidlösung (Zink-, Kupfersalze) verändert wird. Werden 2 ccm dieses Filtrats mit 2 ccm Schwefelsäure gemischt und die Mischung nach dem Erkalten mit 1 ccm Ferrosulfatlösung überschichtet, so darf sich zwischen den beiden Flüssigkeiten keine gefärbte Zone bilden (Salpetersäure, salpetrige Säure). 5 ccm des Filtrats dürfen beim Verdampfen und Glühen keinen Rückstand hinterlassen (Alkali-, Erdalkalisalze).

Gehaltsbestimmung. 5 g Eisenchloridlösung werden mit Wasser auf 100 ccm verdünnt. 20 ccm dieser Mischung werden mit 2 ccm Salzsäure und 2 g Kaliumjodid versetzt und in einem verschlossenen Glase eine Stunde lang stehen gelassen. Zur Bindung des ausgeschiedenen Jodes müssen 18 ccm N/10-Natriumthiosulfatlösung erforderlich sein, was einem Gehalte von 10 % Eisen entspricht (1 ccm N/10-Natriumthiosulfatlösung = 0,005585 g Eisen, Stärkelösung als Indikator).

Der Vorgang bei der Gehaltsbestimmung ist auf S. 74 ausführlich geschildert. Wie dort ergibt sich:

$$1 \text{ ccm} \quad N/10\text{-}Na_2S_2O_3 = 0,005585 \text{ g} \quad Fe$$
$$18 \quad „ \quad N/10\text{-}Na_2S_2O_3 = 0,10053 \text{ g} \quad Fe.$$

Da zur Titration 1 g des Präparates verwendet wurde, bedeutet das Resultat einen Gehalt von rund 10 % Fe im Liquor Ferri sesquichlorati.

Zur Gehaltsbestimmung ist zu bemerken: Zunächst lassen sich 5 g Eisenchloridlösung nicht mit der hier erforderlichen Genauigkeit auf der Rezepturwage abwägen. Man tariert deshalb den Meßkolben auf der analytischen Wage, füllt auf der Rezepturwage ca. 5 g Liquor hinein, wägt auf der analytischen Wage nach und geht von dieser genau bestimmten Gewichtsmenge bei der Berechnung aus. — Sodann ist es auch hier zur Erzielung eines genauen Resultates einerseits nötig, einen erhöhten

Zusatz von KJ und Säure vor der Titration anzuwenden. Anderseits wird man zur Ersparnis an dem teuren Kaliumjodid die zur Titration verwendete Flüssigkeitsmenge möglichst reduzieren. Man pipettiert deshalb von der auf 100 ccm aufgefüllten Flüssigkeit nur 5 ccm ab, setzt 0,75 g KJ, außerdem noch 2 ccm verdünnte Salzsäure hinzu und wird nunmehr auch nur den Verbrauch des vierten Teiles an N/10-Natriumthiosulfat zu erwarten haben.

Liquor Kali caustici. — Kalilauge.

Gehalt annähernd 15% Kaliumhydroxyd (KOH, Mol.-Gew. 56,11).

Kalilauge ist klar, farblos und bläut Lackmuspapier stark. Eine Mischung von gleichen Teilen Kalilauge und Wasser gibt nach dem Übersättigen mit Weinsäurelösung einen weißen, kristallinischen Niederschlag.

Über den Kaliumnachweis siehe S. 31. Die Kalilauge soll nach der Forderung des Arzneibuches farblos sein. Gelbliche Lösungen könnten demnach beanstandet werden.

Spezifisches Gewicht 1,138 bis 1,140.

Kalilauge muß nach dem Kochen mit 4 Teilen Kalkwasser ein Filtrat geben, das beim Eingießen in überschüssige Salpetersäure keine Gasblasen entwickelt (Kohlensäure).

Es ist hier ein gewisser Gehalt an Carbonat gestattet, das heißt höchstens soviel, als von dem in der angegebenen Menge Kalkwasser vorhandenen Calciumhydroxyd gebunden wird. Es sind dieses ca. 1,1 g Kaliumcarbonat in 100 g Kalilauge.

Mit 5 Teilen Wasser verdünnte Kalilauge darf nach dem Übersättigen mit Salpetersäure durch Schwefelwasserstoffwasser nicht verändert (Schwermetallsalze) und weder durch Baryumnitratlösung sofort verändert (Schwefelsäure), noch durch Silbernitratlösung mehr als opalisierend getrübt werden (Salzsäure).

Wird eine Mischung von 2 ccm der mit verdünnter Schwefelsäure übersättigten Kalilauge und 2 ccm Schwefelsäure nach dem Erkalten mit 1 ccm Ferrosulfatlösung überschichtet, so darf sich zwischen den beiden Flüssigkeiten keine gefärbte Zone bilden (Salpetersäure).

Die Ferrosulfatlösung darf erst auf die Schwefelsäuremischung geschichtet werden, wenn diese erkaltet ist.

Kalilauge darf nach dem Übersättigen mit Salzsäure durch überschüssige Ammoniakflüssigkeit innerhalb 2 Stunden höchstens opalisierend getrübt werden (Tonerde, Kieselsäure).

Man verwendet auf 10 ccm Kalilauge zweckmäßig 5 ccm Salzsäure und 5 bis 6 ccm Ammoniakflüssigkeit.

Gehaltsbestimmung. Zum Neutralisieren eines Gemisches von 5 ccm Kalilauge und 20 ccm Wasser müssen 15,1 bis 15,3 ccm N/1-Salzsäure erforderlich sein, was einem Gehalte von 14,8 bis 15% Kaliumhydroxyd entspricht (1 ccm N/1-Salzsäure = 0,05611 g Kaliumhydroxyd, Dimethylaminoazobenzol als Indikator).

Bei der Gehaltsbestimmung ist zunächst zu berücksichtigen, daß die 5 ccm Kalilauge (das durchschnittliche spezifische Gewicht von 1,139 angenommen) 5,695 g Liquor Kali caustici entsprechen:

1 Grammäquivalent HCl = 1000 ccm N/1-HCl = 1 Grammäquivalent KOH
= 56,11 g KOH.

Daher: 1 ccm N/1-HCl = 0,05611 g KOH;
   a) 15,1 „   N/1-HCl = 0,847261 g KOH
   b) 15,3 „   N/1-HCl = 0,858483 g KOH.

Da zur Bestimmung 5 ccm=5,695 g Kalilauge angewendet wurden, entspricht das Resultat nach der weiteren Berechnung:

a) $5,695 : 0,847 = 100 : x$ b) $5,695 : 0,858 = 100 : x$
$x =$ rund 14,8 $x =$ rund 15

einem Gehalt von 14,8 bis $15\,\%$ KOH im Liquor Kali caustici. — Doch ist hierzu zu bemerken, daß bei zutreffendem Ergebnis nicht der volle, dieser Berechnung entsprechende Gehalt von KOH vorliegt, sondern auch der Gehalt von Kaliumcarbonat mittitriert wird, da Dimethylaminoazobenzol, das gegen Kohlensäure in dieser Konzentration unempfindlich, als Indikator vorgeschrieben ist. (Siehe Indikatoren S. 42.)

Liquor Kalii acetici. — Kaliumacetatlösung.

Gehalt $33,3\,\%$ Kaliumacetat ($CH_3.COOK$, Mol.-Gew. 98,12).

Kaliumacetatlösung ist klar, farblos und reagiert neutral oder kaum sauer. Sie gibt auf Zusatz von Weinsäurelösung einen weißen, kristallinischen Niederschlag; auf Zusatz von Eisenchloridlösung färbt sie sich tiefrot.

Über den Kaliumnachweis siehe S. 31. — Die Flüssigkeit soll neutral oder schwach sauer sein, eine Forderung, die pharmazeutisch ziemlich wichtig ist, weil ein alkalisches Präparat die eventuell mit Himbeersaft versetzten Mixturen mißfarbig macht. Es ist aber nicht angegeben, wie man die Reaktion hier feststellt, obgleich sie mit dem sonst üblichen Lackmuspapier weder in konzentrierten noch verdünnten Kaliumacetatlösungen eindeutig kenntlich wird. Nach Frerichs (Ap. Z. 1917, S. 283) erkennt man einen Gehalt von K_2CO_3 bzw. die zugelassene Säuremenge am besten mittels Phenolphthalein: Werden 10 ccm Kaliumacetatlösung mit etwa 50 ccm Wasser verdünnt, so darf die Mischung von Phenolphthaleinlösung nicht gerötet werden (Kaliumcarbonat); bis zur Rötung des Gemisches dürfen höchstens 0,5 ccm N/1-Kalilauge verbraucht werden = höchstens rund $0,3\,\%$ freie Essigsäure.

Spezifisches Gewicht 1,176 bis 1,180.

Kaliumacetatlösung darf nicht brenzlich riechen (Teerbestandteile) und darf, mit 4 Teilen Wasser verdünnt, durch Silbernitratlösung höchstens opalisierend getrübt (Salzsäure) und weder durch Schwefelwasserstoffwasser (Schwermetallsalze), noch nach dem Ansäuern mit Salpetersäure durch Baryumnitratlösung verändert werden (Schwefelsäure).

Düsterbehn und Dichgans (Ap. Z. 1911, S. 215 und 379) haben darauf hingewiesen, daß hier eine Unstimmigkeit des Arzneibuches vorliegt. Bei der Prüfung auf Chloride mittels Silbernitrat ist ein vorheriges Ansäuern mit Salpetersäure nicht vorgeschrieben, während doch ohne diesen Zusatz die Bildung von schwer löslichem essigsaurem Silber stattfindet. Dagegen ist bei der Prüfung auf Sulfate mittels Baryumnitrat ganz unnötigerweise das Ansäuern mit Salpetersäure vorgeschrieben. Die Vorschrift muß umgekehrt lauten.

Liquor Kalii arsenicosi. — Fowlersche Lösung.

Liquor arsenicalis Fowleri P. I.

Gehalt $1\,\%$ arsenige Säure (As_2O_3, Mol.-Gew. 197,92).

Man ist sich noch durchaus nicht einig darüber, in welcher Form das Arsen im Liq. Kalii arsenicosi vorliegt. Im allgemeinen wird das Kaliumsalz der metarsenigen Säure angenommen: $As{<}^O_{OK}$. Andere Autoren

glauben Kaliumorthoarsenit $\left(As{<}^{OK}_{\ \ OK}_{OK}\right)$ festgestellt zu haben; auch das Vor-

liegen eines sauren Metarsenits $(KH(AsO_2)_2)$ wird diskutiert (s. S j ö s t r ö m, Ph. Z. 1917, S. 120). Das Arzneibuch geht nicht auf diese Frage ein, sondern läßt bei der Gehaltsbestimmung auf As_2O_3 umrechnen.

Fowlersche Lösung ist klar, farblos, bläut Lackmuspapier und gibt nach Zusatz von Salzsäure mit Schwefelwasserstoffwasser eine gelbe Fällung.

Durch Schwefelwasserstoff fällt gelbes Schwefelarsen.

Fowlersche Lösung darf durch Zusatz von Salzsäure nicht verändert werden (Arsentrisulfid) und muß nach dem Neutralisieren mit Salpetersäure mit Silbernitratlösung einen blaßgelben, aber keinen rotbraunen Niederschlag geben (Arsensäure).

Bekanntlich gibt die arsenige Säure mit Silbernitrat das blaßgelbe arsenigsaure Silber, die Arsensäure aber das rotbraune arsensaure Silber; und zwar fallen diese beiden Stoffe nur in neutraler Lösung aus. Deshalb ist bei dieser Prüfung zunächst die Neutralisation vorzunehmen. — Die Prüfung auf Arsensäure, die hier durch Oxydation entstehen kann, ist um so wichtiger, als diese Säure sich der untenstehenden Arsenbestimmung entzieht. Sjöström (l. c.) macht aber darauf aufmerksam, daß vorhandene Arsensäure sich nach dem Arzneibuchverfahren nur erkennen lasse, wenn sie in größeren Mengen vorliege, sonst überdecke das Gelb des Ag_3AsO_3 das Rotbraun des Ag_3AsO_4. Man könne aber noch mit Sicherheit einen Gehalt von ca. $0{,}03\,\%$ Arsensäure feststellen, wenn man nach Neutralisation und Zusatz von $AgNO_3$ vorsichtig tropfenweise unter Umschütteln $6\,\%$ige Salpetersäure (ca. $N/1$-HNO_3) zugäbe. Dann wird der gelbe Niederschlag gelöst unter eventueller Zurücklassung eines rotbraunen Rückstandes, der sich dann in weiterer Salpetersäure (einigen Tropfen) ebenfalls auflöst. — Übrigens bestätigt der Autor die auch von anderen gegebene Mitteilung, daß die Fowlersche Lösung des D. A. 5 sich gut hält (nach 8 Monaten war noch keine nennenswerte Oxydation eingetreten).

Gehaltsbestimmung. Werden 5 g Fowlersche Lösung mit einer Lösung von 1 g Natriumbicarbonat in 20 g Wasser und einigen Tropfen Stärkelösung gemischt, so muß die Mischung 10 ccm $N/10$-Jodlösung entfärben und bei weiterem Zusatz von höchstens 0,1 ccm $N/10$-Jodlösung sich dauernd blau färben, was einem Gehalte von nicht weniger als 0,99 und nicht mehr als $1\,\%$ arseniger Säure entspricht (1 ccm $N/10$-Jodlösung $= 0{,}004948$ g Arsentrioxyd, Stärkelösung als Indikator).

Diese Bestimmung ist ausführlich geschildert auf S. 75. Aus der Formel

$$As_2O_3 + 2H_2O + 4J = As_2O_5 + 4HJ$$

ergibt sich folgende Berechnung:

$$1 \text{ Grammolekül } As_2O_3 = 197{,}92 \text{ g } As_2O_3 = 4 \text{ Grammäquivalente Jod}$$
$$= 4000 \text{ ccm } N/1\text{-Jodlösung}.$$

Folglich: 1000 ccm $N/10$-Jodlösung $= \dfrac{19{,}792}{4} = 4{,}948$ g As_2O_3

a)   10   „ $N/10$-Jodlösung $= 0{,}04948$ g As_2O_3
b)   10,1 „ $N/10$-Jodlösung $= 0{,}0499748$ g As_2O_3.

Da 5 g Liq. Kalii arsenic. 10 ccm N/10-Jodlösung bei Gegenwart von Stärkelösung entfärben sollen, so müssen sie wenigstens 0,04948 g As_2O_3 enthalten oder nach der Gleichung

$$5 : 0,04948 = 100 : x. \qquad x = \text{rund } 0,99$$

mindestens einen Gehalt von 0,99 % As_2O_3 enthalten. Da ferner der weitere Zusatz von 0,1 ccm N/10-Jodlösung dauernde Blaufärbung bewirken soll, dürfen 10,1 ccm N/10-Jodlösung nicht ganz gebunden werden, also 0,0499748 g As_2O_3 nicht ganz vorhanden sein. Nach der Gleichung:

$$5 : 0,0499748 = 100 : x. \qquad x = \text{rund } 1$$

beträgt demnach der Höchstgehalt rund 1 %.

Soll die Bestimmung genau ausgeführt werden, so genügt die Wägung der 5 g Fowlerscher Lösung auf der Rezepturwage nicht! Man wägt vielmehr die Menge auf der analytischen Wage nach und geht bei der Berechnung von diesem genau festgestellten Gewicht aus.

Liquor Kalii carbonici. — Kaliumcarbonatlösung.

Gehalt annähernd 33,3 % Kaliumcarbonat (K_2CO_3, Mol.-Gew. 138,20).

Kaliumcarbonatlösung ist klar, farblos, bläut Lackmuspapier stark und scheidet auf Zusatz von überschüssiger Weinsäurelösung unter Aufbrausen einen weißen, kristallinischen Niederschlag aus.

Über den Kaliumnachweis siehe S. 31.

Spezifisches Gewicht 1,334 bis 1,338.

Gehaltsbestimmung. Zum Neutralisieren eines Gemisches von 5 ccm Kaliumcarbonatlösung und 20 ccm Wasser müssen 32 bis 32,2 ccm N/1-Salzsäure erforderlich sein, was einem Gehalte von 33,1 bis 33,3 % Kaliumcarbonat entspricht (1 ccm N/1-Salzsäure = 0,0691 g Kaliumcarbonat, Dimethylaminoazobenzol als Indikator).

Die Neutralisation des Liquor Kalii carbonici erfolgt nach folgender Gleichung:

$$K_2CO_3 + 2\,HCl = 2\,KCl + CO_2 + H_2O\,.$$

Deshalb ergibt sich:

2 Grammäquivalente HCl = 2000 ccm N/1-HCl = 1 Grammolekül K_2CO_3
$$= 138,2 \text{ g } K_2CO_3.$$

a) 32 ccm N/1-HCl = 2,2112 g K_2CO_3
b) 32,2 „ N/1-HCl = 2,22502 g K_2CO_3.

Diese Grenzwerte gelten für 5 ccm Kaliumcarbonatlösung. Es soll deshalb in 100 ccm das 20fache, d. h. 44,224 bis 44,5004 g Kaliumcarbonat vorhanden sein. Unter Berücksichtigung des durchschnittlichen spezifischen Gewichtes von 1,336 ergibt sich für den Liquor Kalii carbonici ein Gehalt von $\frac{44,224}{1,336}$ bis $\frac{44,5004}{1,336}$, d. h. ein Gehalt von 33,1 bis 33,3 % Kaliumcarbonat.

Liquor Natri caustici. — Natronlauge.

Gehalt annähernd 15 % Natriumhydroxyd (NaOH, Mol.-Gew. 40,01).

Natronlauge ist klar, farblos, bläut Lackmuspapier stark und färbt beim Verdampfen am Platindrahte die Flamme gelb.

Auch Natronlauge soll wie Kalilauge farblos sein!

Spezifisches Gewicht 1,168 bis 1,172.

Natronlauge muß nach dem Kochen mit 4 Teilen Kalkwasser ein Filtrat geben, das beim Eingießen in überschüssige Salpetersäure keine Gasblasen entwickelt (Kohlensäure).

Damit ist wieder ein geringer Gehalt an Carbonat gestattet, und zwar soviel, wie von dem in der vorgeschriebenen Menge Kalkwasser vorhandenen Calciumhydroxyd gebunden wird. (Siehe unter Liq. Kali caust.)

Mit 5 Teilen Wasser verdünnte Natronlauge darf nach dem Übersättigen mit Salpetersäure durch Schwefelwasserstoffwasser nicht verändert (Schwermetallsalze) und weder durch Baryumnitratlösung sofort verändert (Schwefelsäure), noch durch Silbernitratlösung mehr als opalisierend getrübt werden (Salzsäure).

Wird eine Mischung von 2 ccm der mit verdünnter Schwefelsäure übersättigten Natronlauge und 2 ccm Schwefelsäure nach dem Erkalten mit 1 ccm Ferrosulfatlösung überschichtet, so darf sich zwischen den beiden Flüssigkeiten keine gefärbte Zone bilden (Salpetersäure).

Natronlauge darf nach dem Übersättigen mit Salzsäure durch überschüssige Ammoniakflüssigkeit innerhalb 2 Stunden höchstens opalisierend getrübt werden (Tonerde, Kieselsäure).

Gehaltsbestimmung. Zum Neutralisieren eines Gemisches von 5 ccm Natronlauge und 20 ccm Wasser müssen 21,6 bis 22,0 ccm N/1-Salzsäure erforderlich sein, was einem Gehalte von 14,8 bis 15,0 % Natriumhydroxyd entspricht (1 ccm N/1-Salzsäure = 0,04001 g Natriumhydroxyd, Dimethylaminoazobenzol als Indikator).

Die Berechnung erfolgt analog wie bei Kalilauge.

Liquor Natrii silicici. — Natronwasserglaslösung.

Die Umwälzungen des Krieges haben auf dem Gebiet der Wasserglasfabrikation eine wichtige Neuerung geschaffen. Früher wurde das Präparat meist durch Zusammenschmelzen von kohlensaurem Natron und Kieselsäure gewonnen, jetzt wird aus Ersparnisgründen vielfach Glaubersalz statt des Na_2CO_3 verwendet. Das ist deshalb möglich, weil nur die Na-Base im fertigen Produkte zurückbleibt, dagegen die Schwefelsäure (ebenso wie früher die Kohlensäure) in den Schmelzgasen entweicht; und zwar die Schwefelsäure in Form der schwefligen Säure durch Zusatz von Reduktionskohle. Solche Wasserglaslösung hat aber den Nachteil, daß sie Natriumsulfid enthalten kann. Da das Präparat vielfach zum Konservieren von Eiern benutzt wird, ist es häufig vorgekommen, daß solche Eier durch das aus dem Na_2S entwickelte H_2S völlig verdarben. Deshalb ist jetzt folgende Prüfung auf Na_2S nötig: Mit der gleichen Menge Wasser verdünnte Wasserglaslösung darf durch Nitroprussidnatriumlösung nicht violett gefärbt werden (s. Frerichs, Ap. Z. 1917, S. 314 und Maetz, Ch. Ztg. 1918, S. 569).

Eine wässerige, etwa 35 %ige Lösung von wechselnden Mengen Natriumtrisilicat und Natriumtetrasilicat.

Klare, farblose oder schwach gelblich gefärbte, sirupartige, klebrige Flüssigkeit, die Lackmuspapier bläut, auf Zusatz von Säuren einen gallertartigen Niederschlag abscheidet und, mit Salzsäure übersättigt und zur Trockne verdampft, einen Rückstand hinterläßt, der am Platindrahte die Flamme stark gelb färbt.

Spezifisches Gewicht 1,300 bis 1,400.

Eine Mischung von 1 ccm Natronwasserglaslösung und 20 ccm Wasser darf beim Ansäuern mit Salzsäure nicht aufbrausen (Natriumcarbonat) und durch Zusatz von Schwefelwasserstoffwasser nicht verändert werden (Schwermetallsalze).

Beim Verreiben von je 25 ccm Natronwasserglaslösung und Weingeist in einer Schale muß sich ein körniges, nicht aber ein breiiges oder schmieriges Salz in reichlicher Menge ausscheiden (Mono - oder Disilicat). 10 ccm der von dieser Mischung abfiltrierten, mit einigen Tropfen Phenolphthaleinlösung versetzten Flüssigkeit müssen nach Zusatz von 1 Tropfen N/1-Salzsäure farblos sein (Natriumhydroxyd).

Die beiden letzten Prüfungen sind sehr wichtig. Denn erstens sind viele Präparate im Handel, die, mit Weingeist verrieben, ein schmieriges, nicht körniges Salz ausscheiden. Ferner enthalten viele Handelssorten einen zu großen Gehalt an Natriumhydroxyd. Dieser Fehler kann zu unangenehmsten Ätzungen der Haut führen, falls ein solch unvorschriftsmäßiges Präparat zu Wasserglasverbänden benutzt wird. — Über eine genaue Bestimmung des Kieselsäure - und Alkaligehaltes siehe Ph. Z. 1917, S. 509.

Liquor Plumbi subacetici. — Bleiessig.

Bleiessig ist eine klare, farblose Flüssigkeit, die süß und zusammenziehend schmeckt, Lackmuspapier bläut, Phenolphthaleinlösung aber nicht rötet.
Spezifisches Gewicht 1,235 bis 1,240.
Wird Bleiessig mit Eisenchloridlösung im Überschusse versetzt, so entsteht eine rötliche Mischung, die sich beim Stehen in einen weißen Niederschlag und eine dunkelrote Flüssigkeit trennt. Durch Zusatz der ausreichenden Menge von heißem Wasser wird der Niederschlag wieder gelöst.

Durch Zusatz von Eisenchlorid scheidet sich Bleichlorid als weißer Niederschlag ab, während das Eisenacetat die darüberstehende Lösung dunkelrot färbt. Der Niederschlag von $PbCl_2$ muß sich in einer hinreichenden Menge heißen Wassers auflösen.

Nach Zusatz von Essigsäure muß durch Kaliumferrocyanidlösung in Bleiessig ein rein weißer Niederschlag hervorgerufen werden (Eisen- und Kupfersalze).

Lithargyrum. — Bleiglätte.

Bleioxyd.
PbO, Mol.-Gew. 223,10.
Gelbes oder rotgelbes, in Wasser fast unlösliches Pulver. Bleiglätte löst sich in verdünnter Salpetersäure zu einer farblosen Flüssigkeit, die mit Schwefelwasserstoffwasser einen schwarzen und mit verdünnter Schwefelsäure einen weißen, in überschüssiger Natronlauge löslichen Niederschlag gibt.

Die salpetersaure Lösung ergibt mit Schwefelsäure einen Niederschlag von schwefelsaurem Blei, das sich in überschüssiger Natronlauge löst. Frerichs (Ap. Z. 1917, S. 314) weist aber darauf hin, daß rotgelbe Bleiglätte sich nicht immer in verdünnter Salpetersäure löst, weil sie zuweilen Mennige enthält und dann bei solcher Behandlung braunes Bleisuperoxyd abscheidet.

Die Lösung von Bleiglätte in verdünnter Salpetersäure muß nach dem Versetzen mit Schwefelsäure im Überschuß ein Filtrat geben, das beim Übersättigen mit Ammoniakflüssigkeit höchstens bläulich gefärbt wird (Kupfersalze) und höchstens Spuren eines rotgelben Niederschlags liefert (Eisensalze).
Bleiglätte darf beim Glühen höchstens 1% an Gewicht verlieren (Feuchtigkeit, basische Bleicarbonate).

Die Bleiglätte zieht an der Luft leicht Kohlensäure an und bildet dann in kleinen Mengen basische Bleicarbonate. Fällt diese Prüfung ungünstig aus, sind also unerlaubte Mengen Bleicarbonat vorhanden, so muß der Vorrat ausgeglüht werden.

Werden 5 g Bleiglätte mit 5 ccm Wasser geschüttelt, und wird die Mischung alsdann mit 20 ccm verdünnter Essigsäure einige Minuten lang gekocht und nach dem Erkalten filtriert, so darf das Gewicht des Rückstandes nach dem Auswaschen und Trocknen höchstens 0,05 g betragen (metallisches Blei, unlösliche Verunreinigungen).

Es gibt noch eine zweite Sorte Bleiglätte im Handel, die mit Schwerspat versetzt ist. Diese Verunreinigung erkennt man leicht an ihrer Unlöslichkeit in Essigsäure.

Lithium carbonicum. — Lithiumcarbonat.

$$Li_2CO_3, \text{Mol.-Gew. } 74,00.$$

Gehalt des bei 100° getrockneten Salzes mindestens 99,2% Lithiumcarbonat.

Leichtes, weißes, luftbeständiges Pulver, das sich in ungefähr 80 Teilen Wasser löst; in siedendem Wasser ist es schwerer löslich, die Löslichkeit ist aber wegen der eintretenden Zersetzung und des Entweichens von Kohlensäure nicht immer die gleiche. In Weingeist ist es sehr schwer löslich. Die wässerige Lösung wird durch Phenolphthaleinlösung stark gerötet. Lithiumcarbonat löst sich in Salpetersäure unter Aufbrausen zu einer Flüssigkeit, die beim Erhitzen am Platindrahte die Flamme karminrot färbt.

Die mit Hilfe von überschüssiger Salpetersäure hergestellte wässerige Lösung (1 + 49) darf durch Silbernitratlösung höchstens opalisierend getrübt (Salzsäure) und weder durch Baryumnitratlösung (Schwefelsäure), noch nach dem Übersättigen mit Ammoniakflüssigkeit durch Schwefelwasserstoffwasser (Schwermetallsalze) oder durch Ammoniumoxalatlösung (Calciumsalze) verändert werden.

Löst man 1 g Lithiumcarbonat in verdünnter Salzsäure und neutralisiert die Lösung mit Ammoniakflüssigkeit, so darf durch Natriumphosphatlösung kein Niederschlag entstehen (Magnesiumsalze).

Diese Prüfungsart auf Magnesiumsalze ist durchaus irreführend, weil dabei häufig Lithiumphosphat sich ausscheidet und die Anwesenheit von Magnesiumverbindungen vortäuscht. Frerichs (Ap. Z. 1916, S. 453) weist auch nach, daß die bisher vorgeschlagenen Modifikationen des Verfahrens solche Täuschung nicht ausschließen. Er empfiehlt deshalb folgende sichere Prüfungsweise: Die Lösung von 1 g Lithiumcarbonat in 10 ccm verdünnter Salzsäure, durch Erhitzen von Kohlendioxyd befreit, wieder abgekühlt, darf durch 5 ccm Natronlauge nicht verändert werden. — Enthält das Lithiumcarbonat auch nur 1% Magnesiumcarbonat, so entsteht sofort eine Trübung und nach kurzer Zeit eine flockige Ausscheidung von $Mg(OH)_2$. Magnesiumfreies Salz gibt dabei eine völlig klare Mischung. Die Austreibung des Kohlendioxyds scheint nicht einmal nötig zu sein, geschieht nur zur Sicherheit.

Eine Lösung von 0,2 g Lithiumcarbonat in 1 ccm Salzsäure muß, zur Trockne verdampft, einen in 3 ccm Weingeist klar löslichen Rückstand geben (Kalium-, Natriumsalze).

Gehaltsbestimmung. Zum Neutralisieren von 0,5 g des bei 100° getrockneten Lithiumcarbonats müssen mindestens 13,4 ccm N/1-Salzsäure erforderlich sein, was einem Mindestgehalte von 99,2% Lithiumcarbonat entspricht (1 ccm N/1-Salzsäure = 0,037 g Lithiumcarbonat, Dimethylaminoazobenzol als Indikator).

Die Gehaltsbestimmung erfolgt nach folgender Gleichung:

$$Li_2CO_3 + 2\,HCl = 2\,LiCl + CO_2 + H_2O.$$

Deshalb ergibt sich:

$$2 \text{ Grammäquivalente HCl} = 2000 \text{ ccm N/1-HCl} = 1 \text{ Grammolekül Li}_2\text{CO}_3$$
$$= 74 \text{ g Li}_2\text{CO}_3,$$

folglich: $\quad$ 1 $\quad$ ccm $\quad$ N/1-HCl $= 0{,}037 \quad$ g $\quad$ Li$_2$CO$_3$
$\qquad\quad$ 13,4 $\quad$,, $\quad$ N/1-HCl $= 0{,}4958 \quad$ g $\quad$ Li$_2$CO$_3$.

Da diese Menge in 0,5 g Salz enthalten sein soll, entspricht das Resultat nach der Gleichung

$$0{,}5 : 0{,}4958 = 100 : x. \qquad x = \text{rund } 99{,}2$$

einem Gehalt des Präparates von **99,2 %** Lithiumcarbonat.

Magnesia usta. — Gebrannte Magnesia.

Magnesiumoxyd.

MgO, Mol.-Gew. 40,32.

Weißes, leichtes, feines, in Wasser fast unlösliches Pulver. Gebrannte Magnesia löst sich in verdünnter Schwefelsäure zu einer Flüssigkeit, die nach Zusatz von Ammoniumchloridlösung und Ammoniakflüssigkeit im Überschusse mit Natriumphosphatlösung einen weißen, kristallinischen Niederschlag gibt.

Der weiße Niederschlag besteht aus Ammoniummagnesiumphosphat MgNH_4PO_4. Der vorherige Zusatz von Ammoniumchlorid erfolgt, damit nicht durch Ammoniak Magnesiumhydroxyd gefällt wird.

Erhitzt man 0,8 g gebrannte Magnesia mit 50 ccm heißem, frisch abgekochtem Wasser zum Sieden, so darf die noch heiß abfiltrierte Flüssigkeit Lackmuspapier nur schwach bläuen (Alkalicarbonate) und beim Verdampfen höchstens 0,01 g Rückstand hinterlassen (Salze fremder Metalle). Beim Lösen der auf dem Filter zurückgebliebenen Magnesia in 5 ccm verdünnter Essigsäure dürfen sich nur wenige Gasbläschen zeigen (Kohlensäure).

Riedel (Ber. 1912) bemerkt hierzu, daß 5 ccm verdünnte Essigsäure zum Lösen der Magnesia nicht genügen, daß vielmehr nach der Berechnung 8 ccm dieser Säure erforderlich wären. Die Entwickelung des CO_2 ist ferner auf die angegebene Weise schlecht zu sehen. Man verfährt deshalb zur Prüfung auf Carbonate besser so: Wird 1 g gebrannte Magnesia mit 10 ccm Wasser geschüttelt und das Gemisch mit etwa 12 ccm verdünnter Essigsäure versetzt, so darf nur eine sehr schwache Gasentwickelung auftreten. — Diese Lösung, mit 27 g Wasser verdünnt, kann dann zugleich zur nachstehenden Prüfung auf Metalle, Sulfate, Chloride dienen (Frerichs, Ap. Z. 1917, S. 315).

Die mit Hilfe von verdünnter Essigsäure hergestellte wässerige Lösung (1 + 49) darf durch Schwefelwasserstoffwasser nicht verändert (Schwermetallsalze) und weder durch Baryumnitratlösung (Schwefelsäure), noch nach Zusatz von Salpetersäure durch Silbernitratlösung innerhalb 5 Minuten mehr als opalisierend getrübt werden (Salzsäure).

10 ccm der mit Hilfe von verdünnter Salzsäure hergestellten Lösung (1 + 49) dürfen durch 0,5 ccm Kaliumferrocyanidlösung nicht sofort gebläut werden (Eisensalze). Werden 0,2 g gebrannte Magnesia mit 20 ccm Wasser geschüttelt, so darf das Filtrat durch Ammoniumoxalatlösung innerhalb 5 Minuten höchstens opalisierend getrübt werden (Calciumsalze).

Zur Prüfung auf Eisensalze bereitet man die Lösung am einfachsten aus 0,2 g Magnesia usta, 3 ccm verdünnter Salzsäure, 7 ccm Wasser.

Magnesium carbonicum. — Basisches Magnesiumcarbonat.

Basisches Magnesiumcarbonat von je nach der Darstellungsweise verschiedener Zusammensetzung, z. B. $(MgCO_3)_3 . Mg(OH)_2 . 3 H_2O$ oder $(MgCO_3)_4 . Mg(OH)_2 . 4 H_2O$.

Gehalt mindestens 24 % Magnesium.

Weiße, leichte, lose zusammenhängende, leicht zerreibliche Massen oder ein weißes, lockeres Pulver.

Basisches Magnesiumcarbonat ist in kohlensäurefreiem Wasser nur sehr wenig löslich. Diese Lösung bläut Lackmuspapier schwach. In kohlensäurehaltigem Wasser und in wässerigen Ammoniumsalzlösungen ist es leichter löslich.

In verdünnter Schwefelsäure löst sich basisches Magnesiumcarbonat unter reichlicher Kohlensäureentwickelung zu einer Flüssigkeit, die nach Zusatz von Ammoniumchloridlösung und Ammoniakflüssigkeit im Überschusse mit Natriumphosphatlösung einen weißen, kristallinischen Niederschlag gibt.

Erhitzt man 2 g basisches Magnesiumcarbonat mit 50 ccm heißem, frisch abgekochtem Wasser zum Sieden, so darf die noch heiß abfiltrierte Flüssigkeit Lackmuspapier nur schwach bläuen (Alkalicarbonate) und beim Verdampfen höchstens 0,01 g Rückstand hinterlassen (fremde Salze).

Die mit Hilfe von verdünnter Essigsäure hergestellte wässerige Lösung (1 + 19) darf durch Schwefelwasserstoffwasser nicht verändert (Schwermetallsalze) und weder durch Baryumnitratlösung (Schwefelsäure), noch nach Zusatz von Salpetersäure durch Silbernitratlösung innerhalb 5 Minuten mehr als opalisierend getrübt werden (Salzsäure).

20 ccm der mit Hilfe von verdünnter Salzsäure hergestellten wässerigen Lösung (1 + 19) dürfen durch 0,5 ccm Kaliumferrocyanidlösung nicht sofort gebläut werden (Eisensalze).

Gehaltsbestimmung. 0,5 g basisches Magnesiumcarbonat müssen beim Glühen mindestens 0,2 g Rückstand hinterlassen, was einem Mindestgehalte von 24 % Magnesium entspricht.

Der Gehalt ist hier auf „Magnesium" berechnet, weil, wie oben gesagt, Präparate verschiedener Zusammensetzung vorliegen können. Da die mindestens verlangten 0,2 g Rückstand aus Magnesiumoxyd bestehen, so entsprechen sie nach der Gleichung

$$\underbrace{MgO}_{40,32} : \underbrace{Mg}_{24,32} = 0,2 : x. \qquad x = 0,12$$

0,12 g Magnesium. Diese 0,12 g Magnesium sollen in 0,5 g Magnesiumcarbonat vorhanden sein, so daß nach der Gleichung

$$0,5 : 0,12 = 100 : x. \qquad x = 24$$

aus dieser Forderung ein Gehalt von 24 % Magnesium resultiert. Für die Praxis empfiehlt es sich, statt 0,5 nur 0,2 g bei dieser Probe zu verwenden, da das Glühen von 0,5 g bis zur Gewichtskonstanz sehr lange Zeit erfordert.

Dieser Rückstand muß nach dem Schütteln mit 20 ccm Wasser ein Filtrat liefern, das durch Ammoniumoxalatlösung innerhalb 5 Minuten höchstens opalisierend getrübt wird (Calciumsalze).

Geht man von weniger Substanz aus, schüttelt man mit entsprechend weniger Wasser an.

Magnesium sulfuricum. — Magnesiumsulfat.

Bittersalz.

$MgSO_4 . 7 H_2O$, Mol.-Gew. 246,50.

Farblose, an trockner Luft kaum verwitternde und an feuchter Luft unverändert bleibende, prismatische Kristalle, die bitter und salzig schmecken und in 1 Teil Wasser von 15° und in etwa 0,3 Teilen siedendem Wasser löslich sind.

Die wässerige Lösung gibt mit Baryumnitratlösung einen weißen, in verdünnten Säuren unlöslichen Niederschlag und nach Zusatz von Ammoniumchloridlösung und Ammoniakflüssigkeit im Überschusse mit Natriumphosphatlösung einen weißen, kristallinischen Niederschlag.

2 g Magnesiumsulfat und 2 g Calciumhydroxyd werden fein zerrieben, mit 10 ccm Weingeist und 10 ccm Wasser gemischt und unter wiederholtem Umschütteln 2 Stunden lang stehen gelassen. Setzt man alsdann 40 ccm absoluten Alkohol hinzu und filtriert, so dürfen 20 ccm des Filtrats durch Zusatz von 2 ccm Kurkumatinktur nicht rot gefärbt werden (größere Verunreinigung mit Natriumsulfat).

Bringt man reines Magnesiumsulfat in vorgeschriebener Weise mit Calciumhydroxyd zusammen, so bildet sich das schwer lösliche Calciumsulfat und Magnesiumhydroxyd. Ist Natriumsulfat zugegen, so bildet sich entsprechend Calciumsulfat und Natriumhydroxyd. Von diesen Reaktionsprodukten löst sich nur das Natriumhydroxyd (eventuell auch KOH) in dem Weingeist und kann durch seine Reaktion gegenüber Kurkumatinktur nachgewiesen werden. — Zur Ersparnis von Material und Zeit (durch Erwärmen erreicht man dasselbe wie durch zweistündiges Stehenlassen) schlägt Frerichs, Ap. Z. 1917, S. 315, folgende Fassung dieser Prüfung vor: 0,5 g Magnesiumsulfat, aus einer zerriebenen Durchschnittsprobe von etwa 10 g entnommen, werden mit 0,5 g Calciumoxyd fein zerrieben. Das Gemisch wird mit 3 ccm Wasser und 2 bis 3 ccm Weingeist kurze Zeit erwärmt. Nach Zusatz von 10 ccm absolutem Alkohol wird filtriert. Das Filtrat darf durch einige Tropfen Kurkumatinktur nicht rot gefärbt werden. — Auch Lackmuspapier gibt bei $2\,^0/_0$ Na_2SO_4-Beimengung bei dieser Reaktion deutliche Blaufärbung, reines Magnesiumsulfat nicht.

Eine Mischung von 1 g zerriebenem Magnesiumsulfat und 3 ccm Zinnchlorürlösung darf innerhalb einer Stunde keine dunklere Färbung annehmen (Arsenverbindungen).

Die wässerige Lösung (1 + 19) darf Lackmuspapier nicht verändern (Schwefelsäure, Zinksulfat).

Zinksulfat kann wegen seines Aussehens leicht mit Magnesiumsulfat verwechselt werden, unterscheidet sich aber von diesem schon durch saure Reaktion.

Die wässerige Lösung (1 + 19) darf weder durch Schwefelwasserstoffwasser verändert (Schwermetallsalze), noch durch Silbernitratlösung innerhalb 5 Minuten mehr als opalisierend getrübt werden (Salzsäure).

20 ccm der wässerigen Lösung (1 + 19) dürfen durch 0,5 ccm Kaliumferrocyanidlösung nicht sofort gebläut werden (Eisensalze).

Magnesium sulfuricum siccum. — Getrocknetes Magnesiumsulfat.

Gehalt mindestens $70\,^0/_0$ wasserfreies Magnesiumsulfat.

Weißes, mittelfeines, lockeres Pulver.

Hinsichtlich seiner Reinheit muß es den an Magnesiumsulfat gestellten Anforderungen genügen; für die Prüfungen sind Lösungen von 1 Teil getrocknetem Magnesiumsulfat in 29 Teilen Wasser zu verwenden.

Gehaltsbestimmung. Beim schwachen Glühen darf getrocknetes Magnesiumsulfat höchstens $30\,^0/_0$ an Gewicht verlieren.

In gut verschlossenen Gefäßen aufzubewahren.

Das Magnesiumsulfat $MgSO_4 + 7 H_2O$ soll bei dem Trocknen zu Magnesium sulfuricum siccum 35 bis $37\,^0/_0$ an Gewicht verlieren, d. h. das Grammolekül $MgSO_4 + 7H_2O = 246{,}5$ g soll ca. 90 g Wasser $=$ ca. $5 H_2O$ beim Erhitzen abgeben und somit in ein Salz von der ungefähren Zusammensetzung $MgSO_4 + 2H_2O$ übergehen. Wird dieses getrocknete Salz zur Gehaltsbestimmung geglüht (und zwar schwach geglüht, damit sich nicht Schwefelsäure abspaltet), so dürfte es nach der Gleichung

$$\underbrace{\frac{MgSO_4 + 2 H_2O}{156{,}4}} : \underbrace{\frac{2 H_2O}{36{,}03}} = 100 : x. \qquad x = \text{rund } 23$$

höchstens $23\,^0/_0$ Wasser abgeben. Wenn trotzdem das Arzneibuch einen Glühverlust von $30\,^0/_0$ gestattet, so ist damit gesagt, daß das getrocknete Salz wieder bis $7\,^0/_0$ Feuchtigkeit aufgenommen haben kann. Wegen dieser Begierde, Wasser aufzunehmen, muß das Präparat in gut verschlossenen Flaschen aufbewahrt werden.

Mel. — Honig.

Der von Honigbienen erzeugte und in den Waben abgelagerte süße Stoff.

Honig bildet in frischem Zustand eine dickflüssige, durchscheinende Masse, die allmählich mehr oder weniger fest und kristallinisch wird. Honig ist meist weißgelb bis braungelb; er riecht eigenartig und schmeckt süß.

In Wasser löst sich Honig zu einer nicht völlig klaren Flüssigkeit auf, die Lackmuspapier schwach rötet und auf Zusatz einiger Tropfen Gerbsäurelösung sofort deutlich getrübt wird.

Nach der Arzneibuchbeschreibung ist Honig „meist weißgelb bis braungelb". Nach Bujard und Baier ist die Farbe eine sehr verschiedenartige, bis dunkelbraun, und kann nicht als Maßstab für die Echtheit gelten.

Die wässerige Lösung $(1 + 2)$ muß ein spezifisches Gewicht von mindestens 1,11 besitzen. Die filtrierte wässerige Lösung darf durch Silbernitratlösung (Salzsäure) und durch Baryumnitratlösung (Schwefelsäure) nur schwach getrübt und beim Vermischen mit 1 Teil Ammoniakflüssigkeit in der Farbe nicht sofort verändert werden (fremde Farbstoffe). 5 ccm dieser Honiglösung dürfen durch einige Tropfen rauchende Salzsäure nicht sofort rosa oder rot gefärbt werden (Azofarbstoffe).

Werden 15 ccm der wässerigen Lösung $(1 + 2)$ auf dem Wasserbad erwärmt, mit 0,5 ccm Gerbsäurelösung versetzt und nach der Klärung filtriert, so darf 1 ccm des erkalteten, klaren Filtrates nach Zusatz von 2 Tropfen rauchender Salzsäure durch 10 ccm absoluten Alkohol nicht milchig getrübt werden (Stärkesirup, Dextrin).

Bei dieser Prüfung bezweckt zunächst der Zusatz von Gerbsäure die Ausfällung der störenden Eiweißstoffe. Im klaren Filtrat werden Honigdextrine bei Gegenwart von HCl durch Alkohol nicht gefällt, während sich Stärkedextrine durch entstehende Trübung bemerkbar machen. — Nach Zusatz der Gerbsäurelösung läßt man zweckmäßig vor dem Filtrieren einige Stunden lang stehen, damit man in jedem Falle ein klares Filtrat erhält.

Zum Neutralisieren von 10 g Honig dürfen nach dem Verdünnen mit der fünffachen Menge Wasser höchstens 0,5 ccm N/1-Kalilauge erforderlich sein, Phenolphthalein als Indikator (verdorbener, saurer Honig).

Die im Honig natürlich vorkommende Säure wird häufig als Ameisensäure angesprochen. Viele Autoren bestreiten deren Anwesenheit. Auch nach Juckenack (siehe unten) besteht die Säure vorwiegend aus Äpfelsäure, während Ameisensäure nicht oder nur in sehr geringen Mengen im Honig vorkommt.

Honig darf beim Verbrennen nicht weniger als 0,1 und nicht mehr als 0,8 % Rückstand hinterlassen (Invertzucker, Stärkesirup).

Hierzu ist zu bemerken, daß auch vielfach geringere Aschenreste vorkommen. So hat man in holsteinischen Klee-, Raps- und Lindenhonigen 0,05 bis 0,09 % Asche gefunden. Deshalb muß ein Aschenbefund unter 0,1 % wohl zur Vorsicht mahnen, berechtigt aber allein nicht zur Beanstandung. Siehe dazu Schlußbemerkung des Artikels.

Im Jahre 1912 führte Juckenack in einem Vortrage aus (siehe Ap. Z. 1912, S. 981), daß Honigverfälschungen eine große Rolle spielen, und daß die Arzneibuchprüfungen keineswegs einen weitgehenden Schutz dagegen gewähren. — Es würde auch weit über den Rahmen des vorliegenden Buches gehen, eine auch nur einigermaßen erschöpfende Anweisung über solche Untersuchung zu geben. In dieser Beziehung muß auf Hilfsbücher für Nahrungsmittelchemiker verwiesen werden. Nur die vielgebrauchte Fiehesche Reaktion zum Nachweis von künstlichem Invertzucker bzw. Kunsthonig sei, da sie fast allgemein anerkannt ist, wiedergegeben: Bei der Inversion von Saccharose mit Säuren bildet sich β-Oxy-δ-methylfurfurol, welches auf Zersetzung des Invertzuckers, besonders der Fructose, zurückzuführen ist. Die auf den Nachweis dieses Zersetzungsproduktes begründete Reaktion wird nach den Festsetzungen folgendermaßen angestellt: 5 g Honig werden mit reinem, über Natrium aufbewahrtem Äther im Mörser verrieben, der ätherische Auszug wird in ein Porzellanschälchen abgegossen. Nach dem Verdunsten des Äthers bei gewöhnlicher Temperatur wird der Rückstand mit einigen Tropfen einer frisch bereiteten oder unter Lichtabschluß aufbewahrten Lösung von 1 g Resorcin in 100 g Salzsäure (spez. Gew. = 1,19) befeuchtet. Eine dabei auftretende starke, mindestens 1 Stunde beständige, kirschrote Färbung läßt auf die Gegenwart von künstlichem Invertzucker schließen, während schwache, rasch verschwindende Orange- bis Rosafärbungen von einer Erhitzung des Honigs herrühren können.

Wie schwierig hier das Endurteil ist, geht aus den Sätzen hervor, die Bujard-Baiers Hilfsbuch für Nahrungsmittelchemiker (Verlag J. Springer, Berlin, 1920) an den Schluß der Schilderung aller einschlägigen Methoden stellte: „. . . Der Nachweis von Invertzucker (bzw. Kunsthonig im allgemeinen), mit dem die meisten Verfälschungen und Nachahmungen ausgeführt werden, beruht zurzeit auf der Feststellung verschiedener Nebenerscheinungen und Bestimmung verschiedener nichtzuckerartiger Stoffe, wie Eiweißstoffe (Fermente), Asche usw. Die darauf begründeten Methoden entbehren noch teilweise allgemeiner Anerkennung als in allen Fällen untrüglich zuverlässiger Hilfsmittel. . . Laufen jedoch mehrere oder alle Ermittelungen auf unnormale Beschaffenheit hinaus, so ist dieser Umstand ein genügender Grund für eine Beanstandung.“

Mel depuratum. — Gereinigter Honig.

Gereinigter Honig ist klar, gelb bis braun und riecht und schmeckt nach Honig. Spezifisches Gewicht 1,34.

Die wässerige Lösung (1 + 2) darf durch Silbernitratlösung (Salzsäure) nur schwach getrübt werden.

Zum Neutralisieren von 10 g gereinigtem Honig dürfen nach dem Verdünnen mit der fünffachen Menge Wasser höchstens 0,4 ccm N/1-Kalilauge erforderlich sein (verdorbener, saurer Honig).

Die Unverfälschtheit dieses Präparates ist am sichersten durch Selbstdarstellung aus Naturhonig gewährleistet. Anderenfalls ist die Ware nur aus vertrauenswürdiger Quelle zu beziehen. Denn die Prüfungsmethoden sind hier noch unsicherer wie bei dem nicht gereinigten Honig. Selbst die vorher erwähnte Fiehesche Probe auf Kunsthonig verliert hier durch die längere Zeit hindurch erfolgte Erhitzung des Produktes nach Ansicht einiger Autoren an Wert.

Mentholum. — Menthol.

$C_{10}H_{19}(OH)$, Mol.-Gew. 156,16.

Spitze, spröde, farblose Kristalle. Menthol riecht und schmeckt pfefferminzähnlich; es löst sich kaum in Wasser, sehr leicht in Äther, Chloroform und Weingeist.

Schmelzpunkt 44⁰.

Nach Schim. B., 1913, II, S. 82 ist diese Forderung zu rigoros, der Schmelzpunkt sollte verlangt werden zu (rund) 43⁰ bis 44⁰.

Menthol muß sich vollkommen trocken anfühlen und darf beim Pressen zwischen Filtrierpapier auf diesem keine feuchten Stellen zurücklassen.

Das D. A. 5 schreibt für diese Prüfung Filtrierpapier vor. Nach Schim. B. (l. c.) ist Schreibpapier vorzuziehen, da sich auf diesem eventuelle Ölflecke besser abheben. Die Ausführung geschieht am besten so, daß man das mit etwas Menthol beschickte Papier unter ein Buch legt und mit der Hand kräftig daraufdrückt, dann das Papier gegen das Licht hält.

Menthol darf beim Verdampfen auf dem Wasserbade höchstens 0,1 % Rückstand hinterlassen.

Methylsulfonalum. — Methylsulfonal. Trional.

$$\begin{matrix} CH_3 \\ C_2H_5 \end{matrix} \Big\rangle C(SO_2.C_2H_5)_2, \quad \text{Mol.-Gew. 242,28.}$$

Farblose, glänzende, geruchlose Kristalltafeln. Methylsulfonal ist in Äther und Weingeist leicht löslich; in 320 Teilen Wasser löst es sich zu einer bitter schmeckenden Flüssigkeit, die Lackmuspapier nicht verändert.

Schmelzpunkt 76⁰.

Nach R. Richter (Ph. Ztrh. 1912, S. 803) trifft man zuweilen Methylsulfonal an, das nach Vanillin riecht. Durch einen solchen Zusatz von Vanillin soll bei nicht ganz reinen Präparaten ein Merkaptolgeruch verdeckt werden!

Erhitzt man 0,1 g Methylsulfonal mit 0,1 g gepulverter Holzkohle, so tritt der Geruch des Merkaptans auf.

Kräftige Reduktionsmittel wie Kohle führen das Methylsulfonal in Merkaptan C_2H_5SH über; siehe hierüber wie über eine sehr charakteristische Identitätsprobe nach Zimmermann bei Sulfonal.

Wird 1 g Methylsulfonal in 50 ccm siedendem Wasser gelöst, so darf sich kein Geruch entwickeln (Merkaptol); die erkaltete und filtrierte Lösung darf weder durch Baryumnitratlösung (Schwefelsäure), noch durch Silbernitratlösung (Salzsäure) verändert werden; 10 ccm der Lösung dürfen 1 Tropfen Kaliumpermanganatlösung nicht sofort entfärben (Merkaptol).

Methyl-Merkaptol, das Zwischenprodukt bei der Darstellung, eine widerwärtig riechende Flüssigkeit von der Zusammensetzung

$$CH_3—CH_2\diagdown \quad \diagup S.C_2H_5$$
$$\qquad\qquad C$$
$$CH_3\diagup \quad \diagdown S.C_2H_5$$

entfärbt Kaliumpermanganat, indem es sich zu Methylsulfonal oxydiert (siehe bei Sulfonal).

Methylsulfonal darf beim Verbrennen höchstens $0,1\,^0/_0$ Rückstand hinterlassen.

Minium. — Mennige.

Zusammensetzung annähernd Pb_3O_4, Mol.-Gew. 685,30.

Rotes, in Wasser unlösliches Pulver. Beim Übergießen mit Salzsäure geht Mennige unter Entwickelung von Chlor in weißes, kristallinisches Bleichlorid über.

Die Reaktion erfolgt in folgendem Sinne:

$$Pb_3O_4 + 8\ HCl = 3\ PbCl_2 + 4\ H_2O + Cl_2.$$

2,5 g Mennige werden in eine Mischung von 10 ccm Salpetersäure und 10 ccm Wasser eingetragen. Der dabei entstehende braune Niederschlag muß sich beim Hinzufügen von 10 ccm Wasserstoffsuperoxydlösung bis auf höchstens 0,035 g Rückstand lösen (fremde Beimengungen).

Beim Behandeln mit Salpetersäure zerfällt Mennige in Bleioxyd, das sich zu salpetersaurem Blei auflöst, und braunes Bleisuperoxyd PbO_2. Läßt man auf letzteres reduzierende Stoffe wie Zucker, Oxalsäure usw. einwirken, so wird es zu PbO reduziert, das sich nunmehr auch in Salpetersäure löst. Statt Zucker oder Oxalsäure läßt das Arzneibuch Wasserstoffsuperoxyd anwenden, das bekanntlich reduzierend und oxydierend wirkt. — Zu dieser Probe ist freilich folgendes zu bemerken: Das Arzneibuch läßt die offizinelle Wasserstoffsuperoxydlösung zur Reduktion anwenden, ohne Rücksicht darauf, daß diese sehr häufig zur Konservierung einen Zusatz von Phosphaten erhalten hat. In diesem Falle bildet sich bei der Reduktion Bleiphosphat, das ausfällt und fremde Verunreinigungen vortäuscht bzw. solche nicht erkennen läßt. Es ist hier also eine H_2O_2-Lösung anzuwenden, die nicht an sich mit einem Bleisalz unlösliche Verbindungen bildet.

Morphinum hydrochloricum. — Morphinhydrochlorid.

$C_{17}H_{19}O_3N.HCl.3\ H_2O$, Mol.-Gew. 375,68.

Die freie Base, das Morphin, Derivat des Kohlenwasserstoffes Phenanthren, entspricht nach der Anschauung von Knorr folgender Formel:

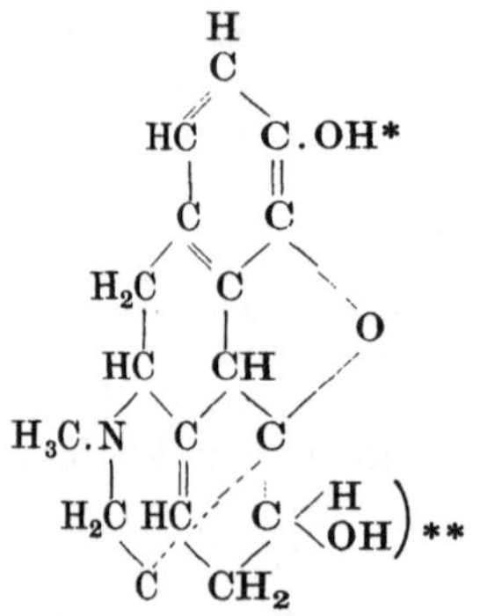

$$
\begin{array}{c}
H \\
C \\
HC \quad\quad C.OH* \\
C \quad\quad C \\
H_2C \quad C \quad\quad\quad O \\
HC \quad CH \\
H_3C.N \quad C \quad C \\
H_2C \; HC \quad C \big\langle{}^{H}_{OH}\big) ** \\
C \quad CH_2
\end{array}
$$

Für vorliegende Zwecke ist an dieser Formel vor allem bemerkenswert, daß das Morphin 2 Hydroxylgruppen besitzt, und zwar eine Phenol-Hydroxylgruppe (das im Formelbild oben rechts mit 1 Stern bezeichnete OH) und eine alkoholische Hydroxylgruppe (das unten rechts mit 2 Sternen bezeichnete OH). Das Morphin besitzt demnach neben den Eigenschaften eines Alkohols noch die eines Phenols und zeigt folgende entsprechende Reaktionen: I. Es gibt mit Eisenchloridlösung die bekannte Blaufärbung. II. Es oxydiert sich leicht wie alle Phenole schon an der Luft, besonders aber in alkalischer Lösung. III. In einem Überschuß von Alkali (NaOH, KOH) geht es unter Bildung eines Phenolates in Lösung.

Charakteristisch abweichend verhalten sich die Derivate des Morphins, das Kodein (Methylmorphin) und das Dionin (Äthylmorphin). In ersterem ist die Phenol-Hydroxylgruppe des Morphins methyliert, in letzterem ist dieselbe Gruppe äthyliert. Diese beiden Derivate besitzen also keine freie Phenolgruppe. Infolgedessen sind sie nicht so leicht oxydierbar, vor allem lösen sie sich nicht in Kali- oder Natronlauge, werden vielmehr aus ihren Salzlösungen durch diese Basen in Freiheit gesetzt. — Erwähnt muß noch das Diacetylmorphin (Heroin) werden, ein Morphinderivat, dessen beide Hydroxylgruppen acetyliert sind, und das Apomorphin, das durch Abspaltung eines H_2O aus Morphin entstanden ist.

Weiße, seidenglänzende, oft büschelförmig vereinigte Kristallnadeln oder weiße, würfelförmige Stücke von mikrokristallinischer Beschaffenheit.

Morphinhydrochlorid löst sich in 25 Teilen Wasser und in 50 Teilen Weingeist.

Die Lösungen sind farblos, verändern Lackmuspapier nicht und schmecken bitter.

Es heißt hier: ,,die Lösungen sind farblos'', ohne daß eindeutig gesagt ist, wie stark diese Lösungen sein sollen. Wahrscheinlich ist bei der wässerigen Lösung die im vorhergehenden Abschnitt 1+25 bezeichnete gemeint. Es liegt aber hier eine Forderung vor, die vielfach zu Meinungsverschiedenheiten führt. Das weitestgehend gereinigte, schneeweiße Morphin. hydrochl. hält sich nämlich nicht in dieser Farbe auf die Dauer. So schreibt z. B. die Firma Boehringer Sohn, Nieder-Ingelheim, in der Ph. Z. 1913, S. 791: ,,Alle Morphinsalze haben die Eigenschaft, bei längerem Lagern etwas gelblich zu werden; besonders im Sommer tritt dies auch bei den reinsten Präparaten schon nach einigen Monaten ein. Solche Gelbfärbung beeinträchtigt die Wirkung nicht.'' Dieses durch den Einfluß der Luft ganz schwach gelblich gefärbte Alkaloidsalz[1]) sollte man, soweit angängig, unbeanstandet lassen, da die Wirkung des Medikamentes dadurch tatsächlich nicht beeinflußt sein soll, und die Lieferung ganz weißer Ware, zumal im heißen Sommer, sich nicht immer verbürgen läßt. — Ferner zeigt sich bisweilen in älteren Lösungen die Bildung feiner, glitzernder Kristalle, die aus reinem Morphin bestehen. Die Erscheinung tritt dann ein, wenn die Lösung in viel Alkali abgebenden Gläsern aufbewahrt wird. Das Alkali bindet die Salzsäure und macht Morphin frei. In diesem Falle hilft ganz vorsichtiger Zusatz von HCl bis zur Lösung, während Salzsäure im Überschuß, ähnlich wie bei Apomorphin, das Salz ausscheidet.

Salzsäure scheidet aus der kalt gesättigten wässerigen Lösung einen Teil des Morphinhydrochlorids in Kristallen wieder aus. Silbernitratlösung ruft in der wässerigen Lösung eine weiße, käsige Fällung hervor. 1 Tropfen Eisenchloridlösung färbt 5 ccm der wässerigen Lösung (1 + 49) blau.

Diese Blaufärbung durch $FeCl_3$ beruht auf der Anwesenheit der freien Phenol-Hydroxylgruppe im Morphin (siehe oben).

Wird ein Körnchen Morphinhydrochlorid in einem trockenen Probierrohr in 5 Tropfen Schwefelsäure gelöst, und diese Lösung 15 Minuten lang im Wasserbad erwärmt, so nimmt sie nach dem Erkalten auf Zusatz einer Spur Salpetersäure eine blutrote Färbung an.

Diese Färbung beruht auf der teilweisen Überführung des Morphins in Apomorphin, das sich mit Salpetersäure blutrot färbt.

Trägt man ein Gemisch von 1 Teil Morphinhydrochlorid und 4 Teilen Zucker in Schwefelsäure ein, so färbt sich das Gemisch rot; durch Zusatz von 1 Tropfen Bromwasser wird die Rotfärbung noch verstärkt. Wird ein Körnchen Morphinhydrochlorid mit Schwefelsäure, von der 1 ccm mit 1 Tropfen Formaldehydlösung vermischt ist, verrieben, so tritt eine rote, bald in Violett und Blauviolett übergehende Färbung ein.

Die letzte sogenannte Marquissche Reaktion ist außerordentlich empfindlich und läßt noch ein Millionstel Gramm Morphin erkennen. Sie wird deshalb zweckmäßig überall als Vorprobe angewendet, wo es sich um den schnellen Nachweis von Morphin handelt. Ein endgültiges Resultat liefert sie nicht, da auch verwandte Stoffe ein ähnliches Bild dabei ergeben. So färbt sich Kodein, entsprechend behandelt, nahezu gleich. Doch unterscheidet ein geübteres Auge zwischen dem fast reinen Blau, das Kodein liefert, und dem Blauviolett, das Morphin ergibt.

0,05 g Morphinhydrochlorid müssen von 1 ccm Schwefelsäure ohne Färbung oder doch nur mit sehr schwach rötlicher Färbung gelöst werden (Narkotin).

Fast alle Handelspräparate ergeben bei dieser Prüfung in einem gut mit Schwefelsäure gereinigten Reagenzglas eine (wenn auch sehr schwache) rötliche Farbe. Es muß aber hier wie bei Kodeinphosphat darauf hingewiesen werden, daß die Schwefelsäure völlig frei von Selenverbindungen sein muß (was auch bei Arzneibuchware nicht immer der Fall ist!). Denn das Morphinsalz bildet als äußerst empfindliches Reagens mit Selenverbindungen eine intensive Grünfärbung. Siehe Näheres bei Acidum sulfuricum. Beobachtet man hier also derartige ungewohnte Färbungen, suche man zunächst die Schuld bei der Schwefelsäure.

---

[1]) Diese Färbung geht naturgemäß auch in die wässerige Lösung über.

In 5 ccm der wässerigen Lösung (1 + 29) muß auf Zusatz von 1 Tropfen Ammoniakflüssigkeit alsbald ein rein weißer, kristallinischer Niederschlag entstehen, der sich in Natronlauge leicht und farblos oder höchstens blaßgelblich, schwieriger in überschüssiger Ammoniakflüssigkeit und in Kalkwasser löst. Wird die durch Natronlauge bewirkte Lösung mit der gleichen Raummenge Äther geschüttelt, so darf die abgehobene, klare Ätherschicht beim Verdunsten keinen wägbaren Rückstand hinterlassen (Narkotin).

Mit wenig Ammoniak scheidet sich Morphin aus, das sich infolge seiner Natur als Phenol leicht in Natronlauge löst. Das entstandene Phenolat geht als solches nicht in den Äther über, während Narkotin keine Verbindung mit NaOH bildet, als freies Alkaloid im Äther gelöst wird und nach dem Verdunsten des letzteren gewogen werden kann. Diese Prüfung ist sehr wichtig, zumal dann, wenn die Untersuchung auf Narkotin mit Schwefelsäure zweifelhaft ausgefallen ist, d. h. eine verdächtig rotgelbe Farbe ergeben hat. Das Resultat ist aber nur maßgebend, wenn man die ätherische Lösung, die event. das Narkotin enthält, trocknet. Zu diesem Zweck nimmt man die Ausschüttelung mit Äther im Scheidetrichter vor, läßt die wässerige Lösung ab, gibt zu der Äther-Lösung etwas geglühtes Natriumsulfat und läßt möglichst bis zum nächsten Tage stehen, bevor man dann abfiltriert, das Salz mit Äther nachspült, den Äther verdunstet.

5 ccm der wässerigen Lösung (1 + 29) geben auf Zusatz von 1 Tropfen Kaliumcarbonatlösung sofort oder nach wenigen Sekunden eine rein weiße, kristallinische Ausscheidung, die auch bei Berührung mit der Luft keine Färbung erleiden und Chloroform, das damit geschüttelt wird, nicht rötlich färben darf (Apomorphin).

Durch das Kaliumcarbonat scheidet sich freies Morphin und event. Apomorphin ab. Letzteres färbt sich bald grün und das damit geschüttelte Chloroform rötlich. Kraut (Ap. Z. 1921, S. 124) weist aber darauf hin, daß man ein schwaches Grün nur schwer oder überhaupt nicht auf dem kräftigen Weiß der Ausscheidung sehen könne. Es käme auch tatsächlich Morphin. hydrochl. in den Handel (wir können es bestätigen), das nach der Arzneibuchprobe frei von Apomorphin zu sein scheint, dessen Lösung sich aber nach einigen Stunden schwach grünlich färbt und somit sehr unliebsam die Anwesenheit der fraglichen Verunreinigung erkennen läßt. Die Prüfung muß also verstärkt werden, nach Kraut wie folgt: Versetzt man 5 ccm der wässerigen Lösung (1 + 29) mit 1 Tropfen Kaliumcarbonatlösung und erhitzt die Mischung bis zum Kochen, so darf die über der Ausscheidung befindliche Flüssigkeit keine Grünfärbung annehmen. —

Morphinhydrochlorid darf durch Trocknen bei 100^0 höchstens $14,4\%$ an Gewicht verlieren; das getrocknete Salz muß rein weiß oder darf nur schwach gelblich sein.

Morphinhydrochlorid darf beim Verbrennen höchstens $0,1\%$ Rückstand hinterlassen.

Naphthalinum. — Naphthalin.

$C_{10}H_8$, Mol.-Gew. 128,06.

Glänzende, farblose Kristallblätter. Naphthalin riecht durchdringend und schmeckt brennend würzig; es ist löslich in Äther, Weingeist, Chloroform, Schwefelkohlenstoff und flüssigem Paraffin, unlöslich in Wasser. Naphthalin verdampft schon bei Zimmertemperatur langsam; es verbrennt mit leuchtender und rußender Flamme.

Schmelzpunkt 80^0.

Wird 1 g Naphthalin mit 10 g Wasser gekocht, so darf das Wasser Lackmuspapier nicht röten.

Die saure Reaktion könnte von anhaftender Schwefelsäure herrühren, die zur Reinigung des Naphthalins verwendet wurde.

Schüttelt man Naphthalin mit Schwefelsäure, so darf sich diese, auch beim Erwärmen der Mischung auf dem Wasserbade, nicht oder höchstens blaßrötlich färben (fremde Teerbestandteile).

Hier müßten quantitative Angaben erfolgen. Frerichs (Ap. Z. 1917, S. 323) schlägt vor, 0,5 g Naphthalin auf 5 ccm Schwefelsäure zu nehmen.

Naphthalin darf beim Erhitzen höchstens 0,1 % Rückstand hinterlassen.

Naphtholum. — β-Naphthol.

$C_{10}H_7(OH)$, Mol.-Gew. 144,06.

Farblose, glänzende Kristallblättchen oder ein weißes, kristallinisches Pulver. β-Naphthol riecht schwach phenolartig und schmeckt brennend scharf, jedoch hält dieser Geschmack nicht lange an. β-Naphthol ist leicht löslich in Weingeist, Äther, Chloroform, Kali- und Natronlauge, sowie beim gelinden Erwärmen in fetten Ölen. Es löst sich in etwa 1000 Teilen Wasser von 15° und in 75 Teilen siedendem Wasser; die wässerige Lösung verändert Lackmuspapier nicht.

Die Kristalle bleiben nur farblos, wenn sie vor Licht geschützt aufbewahrt werden; sonst nehmen sie, wie Phenole im allgemeinen, leicht eine charakteristische Farbe an.

Schmelzpunkt 122°.

Eine wässerige Lösung des β-Naphthols zeigt auf Zusatz von Ammoniakflüssigkeit violette Fluorescenz. Versetzt man eine wässerige Lösung von β-Naphthol mit Chlorwasser, so entsteht eine weiße Trübung, die auf Zusatz von überschüssiger Ammoniakflüssigkeit verschwindet; diese Lösung nimmt eine grüne, später braune Färbung an. Eisenchloridlösung färbt die wässerige Lösung des β-Naphthols grünlich; nach einiger Zeit erfolgt eine Abscheidung von weißen Flocken.

Die mit Chlorwasser entstehende weiße Trübung und die durch Zusatz von Eisenchlorid auftretende Abscheidung von weißen Flocken ist auf das Entstehen eines Oxydationsproduktes des β-Naphthols, nämlich des β-Dinaphthols, zurückzuführen.

β-Naphthol muß sich in 50 Teilen Ammoniakflüssigkeit ohne Rückstand zu einer nur blaßgelb gefärbten, blauviolett fluorescierenden Flüssigkeit lösen (Naphthalin). Eisenchloridlösung darf die heißgesättigte, Chlorkalklösung die kaltgesättigte wässerige Lösung nicht violett färben (α-Naphthol).

Um das β-Naphthol in der Ammoniakflüssigkeit schnell zur Lösung zu bringen, reibt man die Kristallblättchen sofort mit einem Glasstab gegen die Glaswandung oder man verwendet das zerriebene Präparat; sonst wird die Substanz nicht benetzt und bräunt sich allmählich. — Übrigens fluoresciert die Lösung nicht, nimmt nur einen ganz schwachen violetten Schimmer an, der erst bei starkem Verdünnen mit Wasser in Fluorescenz übergeht (Frerichs, Ap. Z. 1917, S. 315).

α und β-Naphthol unterscheiden sich bekanntlich durch die Verschiedenheit in der Stellung der Phenolgruppe:

OH

OH

α-Naphthol β-Naphthol

Übrigens wäre die Anwesenheit des α-Naphthols schon durch den Schmelzpunkt erkennbar. Denn α-Naphthol schmilzt bereits bei 97°.

β-Naphthol darf beim Verbrennen höchstens 0,1 % Rückstand hinterlassen. Vor Licht geschützt aufzubewahren.

Natrium aceticum. — Natriumacetat.

$CH_3.COONa.3 H_2O$,   Mol.-Gew. 136,07.

Farblose, durchsichtige, in warmer Luft verwitternde Kristalle.

Natriumacetat löst sich in ungefähr 1 Teil Wasser von 15° und in 29 Teilen Weingeist von 15°, sowie in 1 Teil siedendem Weingeist. Die gesättigte wässerige Lösung bläut Lackmuspapier und wird durch Phenolphthaleinlösung schwach gerötet.

Wie bei allen Salzen aus starker Base und schwacher Säure tritt bei Natrium acet. in wässeriger Lösung eine hydrolytische Spaltung ein, so daß die Lösung gegen Lackmuspapier und Phenolphthalein alkalisch reagiert.

Beim Erwärmen auf etwa 58° schmilzt Natriumacetat in seinem Kristallwasser und verwandelt sich beim andauernden Erhitzen in das wasserfreie Salz, das erst bei ungefähr 315° schmilzt. Bei noch stärkerem Erhitzen zersetzt es sich unter Entwickelung von Acetongeruch und Hinterlassung eines die Flamme gelb färbenden und befeuchtetes Lackmuspapier stark bläuenden Rückstandes. Die wässerige Lösung des Natriumacetats wird durch Eisenchloridlösung dunkelrot gefärbt.

Bei stärkerem Erhitzen zerfällt Natriumacetat hauptsächlich in Aceton und Natriumcarbonat.

$$\left. \begin{array}{l} CH_3.CO\,ONa \\ CH_3.\,COONa \end{array} \right\} = {CH_3 \atop CH_3}{>}CO + Na_2CO_3$$

Die wässerige Lösung (1 + 19) darf weder durch Schwefelwasserstoffwasser (Schwermetallsalze), noch durch Baryumnitratlösung (Schwefelsäure), noch durch Ammoniumoxalatlösung (Calciumsalze), noch nach Zusatz von 1 Teil Wasser und Ansäuern mit Salpetersäure durch Silbernitratlösung (Salzsäure) verändert werden. 20 ccm der wässerigen Lösung (1 + 19) dürfen durch 0,5 ccm Kaliumferrocyanidlösung nicht sofort gebläut werden (Eisensalze).

Natrium acetylarsanilicum.

Acetyl-p-aminophenylarsinsaures Natrium.   Arsacetin.

$$C_6H_4{<}{NH.CO.CH_3 \atop AsO_3HNa} \quad [1,4].4\,H_2O, \quad Mol.-Gew. 353,11.$$

Gehalt 21,2 bis 21,7 % Arsen (As, Atom-Gew. 74,96).

Weißes, kristallinisches Pulver, in 10 Teilen Wasser von 15° und etwa 3 Teilen Wasser von 50° löslich. Die wässerige Lösung rötet Lackmuspapier schwach.

In der wässerigen Lösung (1 + 10) erzeugt Silbernitratlösung einen weißen Niederschlag. Erhitzt man ein Gemisch von 0,1 g acetyl-p-aminophenylarsinsaurem Natrium und je 0,5 g getrocknetem Natriumcarbonat und Natriumnitrat in einem Porzellantiegel zum Schmelzen, löst die erkaltete Masse in 10 ccm Wasser, neutralisiert die Lösung mit Salpetersäure, übersättigt einen Teil der Flüssigkeit mit Ammoniakflüssigkeit, fügt Ammoniumchloridlösung und Magnesiumsulfatlösung hinzu, so scheidet sich ein weißer, kristallinischer Niederschlag aus. Fügt man zu dem anderen Teile der neutralisierten Flüssigkeit Silbernitratlösung, so entsteht ein rotbrauner Niederschlag, der in Ammoniakflüssigkeit und in Salpetersäure löslich ist. Beim Erwärmen eines Gemisches von 5 ccm Weingeist und 5 ccm Schwefelsäure mit 0,2 g acetyl-p-aminophenylarsinsaurem Natrium tritt der Geruch nach Essigäther auf.

Es liegen hier die verschiedenen Identitätsproben vor: Silbernitrat erzeugt einen weißen Niederschlag von Acetyl-p-aminophenylarsinsaurem Silber. Durch das Schmelzen mit Natriumcarbonat und Natriumnitrat wird die organische Substanz zerstört, wonach in der gelösten und neutralisierten Schmelze die Arsensäure zunächst als kristallinischer Niederschlag von Ammoniummagnesiumarseniat nachgewiesen wird, sodann mittels Silbernitrat als arsensaures Silber, das in Ammoniak und Salpetersäure löslich ist. Beim Erwärmen mit Schwefelsäure wird der Acetylrest abgespalten, und die so freigewordene Essigsäure mittels Weingeist als Essigäther nachgewiesen.

Die wässerige Lösung (1 + 10) muß nach Zusatz von 5 ccm Salpetersäure ein Filtrat geben, das durch Silbernitratlösung höchstens schwach opalisierend getrübt werden darf (Salzsäure).

Durch Salpetersäure wird die Acetyl-p-aminophenylarsinsäure abgeschieden, worauf erst im Filtrat auf Salzsäure geprüft wird.

Das Filtrat, das nach Zusatz von 5 ccm Salzsäure zu der wässerigen Lösung (1 + 10) erhalten wird, darf durch Schwefelwasserstoffwasser nicht verändert werden (arsenige Säure, Schwermetallsalze).

Wieder wird durch Salzsäure die organische Arsenverbindung abgeschieden, bevor auf As_4O_6 usw. geprüft wird.

Die wässerige Lösung (1 + 19) darf, mit Magnesiumsulfatlösung, Ammoniumchloridlösung und Ammoniakflüssigkeit im Überschusse versetzt, innerhalb 2 Stunden keine Trübung oder Ausscheidung zeigen (Arsensäure).

Gehaltsbestimmung. Acetyl-p-aminophenylarsinsaures Natrium darf durch Trocknen bei 105° nicht weniger als 18,7 und nicht mehr als 20,5 % an Gewicht verlieren.

Nach der angegebenen Formel muß das Salz gemäß der Gleichung

$$C_6H_4\begin{cases} NH.CO.CH_3 \\ AsO_3HNa \end{cases} . 4\,H_2O : \frac{4\,H_2O}{72,06} = 100 : x.$$

$$\underbrace{}_{353,11} \qquad x = \text{rund } 20,4$$

eigentlich 20,4 % Wasser beim Trocknen abgeben. Da ein Wasserverlust von 18,7 bis 20,5 % zugelassen ist, so ist damit gesagt, daß einerseits das Präparat bis 1,7 % H_2O verlieren, andererseits ein geringes Mehr an Wasser besitzen darf.

0,2 g acetyl-p-aminophenylarsinsaures Natrium werden in einem langhalsigen Kolben aus Jenaer Glas von etwa 100 ccm Inhalt mit 10 ccm Schwefelsäure und 1 ccm rauchender Salpetersäure übergossen; die Mischung wird zum Sieden erhitzt und eine Stunde lang im Sieden erhalten. Nach dem Erkalten werden vorsichtig zweimal je 50 ccm Wasser hinzugefügt und jedesmal durch Kochen wieder verdampft. Die mit 10 ccm Wasser verdünnte erkaltete Flüssigkeit wird mit einer Lösung von 2 g Kaliumjodid in 5 ccm Wasser versetzt; darauf wird so viel Wasser hinzugefügt, daß der entstandene Niederschlag sich löst. Die Lösung wird nach halbstündigem Stehen mit N/10-Natriumthiosulfatlösung ohne Zusatz eines Indikators titriert, bis die Flüssigkeit farblos ist. Zur Bindung des ausgeschiedenen Jodes müssen 11,3 bis 11,6 ccm N/10-Natriumthiosulfatlösung erforderlich sein, was einem Gehalte von 21,2 bis 21,7 % Arsen entspricht (1 ccm N/10-Natriumthiosulfatlösung = 0,003748 g Arsen).

Auf S. 75 ist ausführlich geschildert worden, daß man Arsensäure durch Jodwasserstoff in stark saurer Lösung zu arseniger Säure reduzieren kann, wobei naturgemäß HJ entsprechend zu J oxydiert wird. Durch Titration mittels N/10-Natriumthiosulfat erfährt man dann, wieviel Jod frei geworden, wieviel Arsensäure bzw. Arsen also vorhanden gewesen. Der chemische Vorgang ist demnach folgender:

$$2\,As_2O_5 + 8\,HJ \rightarrow As_4O_6 + 4\,H_2O + 8\,J.$$

Auf diesem Prinzip beruht die Arsenbestimmung bei Atoxyl und Arsacetin. Zuerst wird durch Erhitzen mit Salpetersäure und Schwefelsäure die organische Substanz zerstört und das Arsen in Arsensäure übergeführt. Nachdem sodann die überschüssige Salpetersäure unschädlich gemacht ist, wird Jodkalium im Überschuß zugesetzt und das ausgeschiedene Jod mit Natriumthiosulfat zurücktitriert.

Das Ergebnis der Bestimmung ist unter Innehaltung folgender Vorsichtsmaßregeln ein zuverlässiges: Als langhalsigen Kolben aus Jenaer Glas benutzt man am besten einen Kjeldahl-Kolben. Um ferner die verwendete Menge Arsacetin genau zu bestimmen, wäge man nicht 0,2 g auf der Handwage ab. Man schüttet vielmehr in ein kleines, auf einer Seite zugeschmolzenes Glasröhrchen ungefähr 0,2 g Arsacetin. Dann wägt man Glasröhrchen mit Inhalt genau auf der analytischen Wage, schüttet den Inhalt in den trockenen Kjeldahl-Kolben und wägt das Glasröhrchen auf der analytischen Wage zurück, um aus der Differenz die genaue Menge des verwendeten Arsacetins kennen zu lernen. Von dieser Gewichtsmenge gehe man bei der späteren Berechnung aus. Jetzt spült man mit der vorgeschriebenen Schwefel- und Salpetersäure die im Halse haftenden Pulverstäubchen herab, setzt den Kjeldahl-Kolben auf ein Drahtnetz und erhitzt im Abzug zum Sieden. Damit bei dem Kochen nicht Flüssigkeit herausgeschleudert wird, setze man den Kolben schief, am besten mit dem Halse in einen eisernen Ring. Auch kann man durch Zugeben von Kapillaren das Stoßen möglichst vermeiden. Nach einstündigem Kochen ist die Salpetersäure fast vollständig herausdestilliert, die Schwefelsäure aber konzentriert vorhanden. Setzt man dann die 50 ccm Wasser hinzu, so muß das vorsichtig durch langsames Gießen in den (möglichst geneigten) Kolbenhals geschehen, damit die Erwärmung nicht zu stark wird. Ist jetzt das Wasser zweimal (zur vollständigen Entfernung der Salpetersäure) verdampft, so setze man die Jodkaliumlösung unter guter Kühlung zu, damit nicht ein Teil des freiwerdenden Jods flüchtig, und die ganze Bestimmung wertlos werde. Auch nehme man zur Wiederauflösung des hierbei entstandenen Niederschlages möglichst wenig Wasser. Denn es war schon oben gesagt, daß die Reaktion quantitativ nur in stark saurer Lösung verläuft, in schwach saurer Lösung dagegen zu einem analytisch unbrauchbaren Gleichgewichtszustand führt. Nunmehr lasse man keineswegs, wie das Arzneibuch es vorschreibt, eine halbe Stunde stehen, sondern nur 10 Minuten (s. Rosenthaler, Südd. Ap. Z. 1922, S. 378). Schließlich titriere man mit Natriumthiosulfat, wobei zu bemerken ist, daß bei guten Präparaten der Umschlag ohne Indikator aus dem schwachen Gelb in das Farblose äußerst scharf und durch einen Tropfen $N/10$-$Na_2S_2O_3$ erfolgt.

Die Berechnung stellt sich folgendermaßen: Nach obiger Formel setzen $2\,As_2O_5$ 8 Jod in Freiheit. Folglich

$$1\,As\ (\text{Atomgewicht } 74{,}96) = 2\,Jod = 2\,Na_2S_2O_3$$

demnach

$$1000 \text{ ccm} \quad N/10\text{-}Na_2S_2O_3 = 3{,}748 \text{ g As}$$
$$a) \ 11{,}3 \ \text{,,} \quad N/10\text{-}Na_2S_2O_3 = 0{,}0423524 \text{ g As}$$
$$b) \ 11{,}6 \ \text{,,} \quad N/10\text{-}Na_2S_2O_3 = 0{,}0434768 \text{ g As}$$

Da diese Menge Arsen in 0,2 g Arsacetin vorhanden sein soll, so entspricht das Resultat nach den Gleichungen

$$a) \ 0{,}2 : 0{,}0423524 = 100 : x \qquad b) \ 0{,}2 : 0{,}0434768 = 100 : x$$
$$x = \text{rund } 21{,}2 \qquad\qquad x = \text{rund } 21{,}7$$

einem Gehalte von 21,2 $\%$ bis 21,7 $\%$ Arsen im Arsacetin. Ein gewisser Spielraum mußte hier im Arsengehalt gelassen werden. Denn ein Präparat mit dem genauen Gehalt von 4 H_2O würde 21,2 $\%$ As enthalten. Da etwas weniger Kristallwasser zulässig ist, mußte auch entsprechend mehr As gestattet sein.

Diese Bestimmung nach Rosenthaler ist, wenn man nicht zu viel Zeit zwischen der Zugabe von KJ und der Titration vergehen läßt (siehe obige Bemerkung von Rosenthaler) elegant und zuverlässig. Aber das Abdampfen der Salpetersäure, das unter lästigem Stoßen vor sich geht, ist doch recht langwierig. Sehr viel schneller führt die Modifikation zum Ziele, nach der E. Rupp (A. Ph. 1918, S. 195) die organische Substanz (wie bei Argentum proteïnicum usw.) durch Kaliumpermanganat und Schwefelsäure zerstören läßt. Die Vorschrift lautet: 0,2 g Präparat wird in einem Jodzahlkolben mit 10 ccm konzentrierter Schwefelsäure (Meßglas) übergossen und durch häufigeres Umschwenken oder durch kurzes Erwärmen über einer Flamme gelöst. Hierauf fügt man unter Umschwenken binnen $^1/_2$ bis 1 Minute 1 g gepulvertes Kaliumpermanganat hinzu. Ist die Gasentwickelung vorüber, so verdünnt man, den Kolbenhals bespülend, mit 30 ccm Wasser (Meßglas) und fügt alsbald 1 g kristallisierte Oxalsäure hinzu, worauf die Lösung wasserklar wird. Nachdem man sich überzeugt hat, daß jede Spur superoxydischer Manganpartikel verschwunden ist oder nötigenfalls durch kurzes Erwärmen entfernt wurde, läßt man erkalten, verdünnt nochmals mit 30 ccm Wasser und versetzt mit 2 g Kaliumjodid.

Nach frühestens 10, spätestens 15 Minuten wird das ausgeschiedene Jod ohne Indikatorzusatz mit $N/10$-Natriumthiosulfat titriert. — Der Verbrauch hieran betrage dem Arzneibuch entsprechend 11,3 bis 11,6 ccm für Arsacetin und 12,9 bis 13,1 ccm für Atoxyl.

Natrium arsanilicum.

p-Aminophenylarsinsaures Natrium. Atoxyl.

$$C_6H_4 \begin{cases} NH_2 \\ AsO_3HNa \end{cases} \qquad [1{,}4]. \ 4\,H_2O, \ \text{Mol.-Gew. } 311{,}09.$$

Gehalt 24,1 bis 24,6 $\%$ Arsen (As, Atom-Gew. 74,96).

Weißes, kristallinisches, geruchloses Pulver.

Beim vorsichtigen Erhitzen in einem Probierrohre verkohlt p-Aminophenylarsinsaures Natrium, und unter Verbreitung eines knoblauchartigen Geruchs entsteht an dem kalten Teile des Probierrohrs ein dunkler, glänzender Beschlag von Arsen.

Die durch Verbrennen der organischen Substanz entstehende Kohle reduziert die Arsenverbindung zu metallischem Arsen, das sich an dem kalten Teile des Probierrohres niederschlägt.

Zur Unterscheidung dieses Atoxyls von dem vorstehenden Arsacetin kann nach **Frerichs** (Ap. Z. 1917, S. 323) zweckmäßig die Diazoreaktion herangezogen werden: Die Lösung von 0,02 g Atoxyl in 2 ccm Wasser und 4 bis 5 Tropfen Salzsäure wird mit etwa 0,05 g Natriumnitrit versetzt. Nach Zusatz von 3 bis 4 ccm Natronlauge gibt das Gemisch mit einer Lösung von etwa 0,02 g β-Naphthol in 3 bis 4 Tropfen Natronlauge und 2 bis 3 ccm Wasser eine Rotfärbung. — Arsacetin gibt bei gleicher Behandlung Gelbfärbung.

p-Aminophenylarsinsaures Natrium löst sich in 6 Teilen Wasser.

Kupfersulfatlösung ruft in der wässerigen Lösung (1 + 19) einen hellgrünen, Quecksilberchlorid- und Silbernitratlösung je einen weißen, in Salpetersäure löslichen Niederschlag hervor. In der wässerigen Lösung (1 + 19) erzeugt Bromwasser einen weißen Niederschlag, der beim Schütteln mit Äther verschwindet.

Die mit den Metallsalzlösungen entstehenden Niederschläge bestehen aus den entsprechenden Salzen der Arsanilsäure, also aus arsanilsaurem Kupfer usw. Bromwasser scheidet bei obiger Behandlung Tribromanilin ab, das sich in Äther auflöst, also „verschwindet".

Die wässerige, mit Salpetersäure versetzte Lösung (1 + 19) darf weder durch Baryumnitratlösung (Schwefelsäure), noch durch Silbernitratlösung (Salzsäure) verändert werden.

Gehaltsbestimmung. p-Aminophenylarsinsaures Natrium darf durch Trocknen bei 105° nicht weniger als 21,6 und nicht mehr als 23,2 % an Gewicht verlieren.

Der Kristallwassergehalt kann je nach den Bedingungen zwischen 2 und 6 Molekülen H_2O schwanken. Das Arzneibuch hat das Präparat mit 4 Molekülen H_2O gewählt, ein Produkt, das noch sehr leicht Wasser abgibt und deshalb sorgfältigst in gut verschlossenen Flaschen aufbewahrt werden muß. Denn mit Abgabe des leicht flüchtigen Wassers muß der Gehalt an Arsen entsprechend steigen. Nach der Gleichung

$$\underbrace{C_6H_4 \underset{\diagdown AsO_3HNa}{\overset{\diagup NH_2}{}} . 4\,H_2O}_{311,09} : \underbrace{4\,H_2O}_{72,06} = 100 : x$$

$$x = \text{rund } 23,2$$

berechnet sich der Wassergehalt auf 23,2 %, die auch als zulässig höchste Grenze angegeben sind. Wenn das Arzneibuch als Mindestgrenze 21,6 % fordert, gibt es zu, daß 1,6 % Wasser verdunstet sein können.

0,2 g p-Aminophenylarsinsaures Natrium werden in einem langhalsigen Kolben aus Jenaer Glas von etwa 100 ccm Inhalt mit 10 ccm Schwefelsäure und 1 ccm rauchender Salpetersäure übergossen; die Mischung wird zum Sieden erhitzt und eine Stunde lang im Sieden erhalten. Nach dem Erkalten werden vorsichtig zweimal je 50 ccm Wasser hinzugefügt und jedesmal durch Kochen wieder verdampft. Die mit 10 ccm Wasser verdünnte erkaltete Flüssigkeit wird mit einer Lösung von 2 g Kaliumjodid in 5 ccm Wasser versetzt; darauf wird so viel Wasser hinzugefügt, daß der entstandene Niederschlag sich löst. Die Lösung wird nach halbstündigem Stehen mit N/10-Natriumthiosulfatlösung ohne Zusatz eines Indikators titriert, bis die Flüssigkeit farblos ist. Zur Bindung des ausgeschiedenen Jodes müssen 12,9 bis 13,1 ccm N/10-Natriumthiosulfatlösung erforderlich sein, was einem Gehalte von 24,1 bis 24,6 % Arsen entspricht (1 ccm N/10-Natriumthiosulfatlösung = 0,003748 g Arsen).

Hierzu siehe alles Einschlägige bei vorstehender Gehaltsbestimmung des Arsacetins.

Natrium bicarbonicum. — Natriumbicarbonat.

$NaHCO_3$, Mol.-Gew. 84,01.

Gehalt des über Schwefelsäure getrockneten Salzes mindestens 98 % Natriumbicarbonat.

Weiße, luftbeständige Kristallkrusten oder ein weißes, kristallinisches Pulver von salzigem und schwach laugenhaftem Geschmacke. Beim Erhitzen gibt Natriumbicarbonat Kohlensäure und Wasser ab und hinterläßt einen Rückstand, dessen wässerige Lösung durch Phenolphthaleinlösung stark gerötet wird. Natriumbicarbonat löst sich in etwa 12 Teilen Wasser; in Weingeist ist es sehr schwer löslich.

Beim Erhitzen des Natriumbicarbonats tritt folgende Reaktion ein: $2\ NaHCO_3 = Na_2CO_3 + CO_2 + H_2O$. Das zurückbleibende Carbonat wird daher in wässeriger Lösung durch Phenolphthalein stark gerötet werden.

Durch ein Kobaltglas betrachtet darf die durch Natriumbicarbonat gelb gefärbte Flamme höchstens vorübergehend rot gefärbt erscheinen (Kaliumsalze).

Beim Erhitzen von 1 g Natriumbicarbonat im Probierrohre darf kein Geruch nach Ammoniak auftreten (Ammoniumsalze). Die wässerige, mit Essigsäure übersättigte Lösung von Natriumbicarbonat (1 + 49) darf durch Schwefelwasserstoffwasser nicht verändert (Schwermetallsalze) und durch Baryumnitratlösung innerhalb 2 Minuten höchstens schwach opalisierend getrübt werden (Schwefelsäure).

Ammoniumsalze können vorhanden sein, wenn das Bicarbonat nach dem Ammoniak-Soda-Prozeß gewonnen ist.

Die wässerige, mit Salpetersäure übersättigte Lösung (1 + 49) muß klar sein (Thioschwefelsäure) und darf nach Zusatz von Silbernitratlösung innerhalb 10 Minuten höchstens eine weißliche Opalescenz zeigen (Salzsäure). Durch Eisenchloridlösung darf sie nicht rot gefärbt werden (Rhodanverbindungen).

Eine bei Gegenwart von Thioschwefelsäure durch Salpetersäure entstehende Trübung wird durch ausfallenden Schwefel bewirkt:

$$Na_2S_2O_3 + 2\ HNO_3 = 2\ NaNO_3 + SO_2 + H_2O + S.$$

Eventuell vorhandene Rhodanverbindungen können wieder aus einem auf dem Wege des Ammoniak-Soda-Prozesses hergestellten Natriumcarbonat stammen.

Die bei einer 15° nicht übersteigenden Temperatur und unter Vermeidung von starkem Schütteln hergestellte Lösung von 1 g Natriumbicarbonat in 20 ccm Wasser darf auf Zusatz von 3 Tropfen Phenolphthaleinlösung höchstens schwach gerötet werden.

Die Einführung dieser Prüfung geschah zunächst auf Grund der Anschauung, daß Phenolphthalein die Lösungen von Carbonat rötet, nicht aber die von reinem Bicarbonat. Deshalb schrieb auch das frühere Arzneibuch vor, daß die entstehende schwache Rötung durch 0,2 ccm N/1-HCl wieder zum Verschwinden gebracht werden soll. Bei aufmerksamer Beobachtung der Tatsachen ist aber festgestellt, daß auch bei reinen Bicarbonatlösungen durch hydrolytische Spaltung eine geringe OH′-Konzentration vorhanden ist, die eine ganz schwache Rötung bei Gegenwart von Phenolphthalein herbeiführt. Siehe darüber den sehr interessanten Aufsatz von R. Richter (Ph. Z. 1912, S. 998). Die vom Arzneibuch zugelassene schwache Rötung beweist also nicht die Anwesenheit von Monocarbonat. Deshalb halten viele Autoren diese ganze Prüfung für unnütz. Das ist aber keineswegs der Fall, hier liegt im Gegenteil die für die Praxis wichtigste Prüfung vor. Es existieren nämlich im Handel erstens die wirklichen Arzneibuchpräparate, die hier nur einen roten Schein geben, zweitens die vielen Handelssorten, die wohl den Vorzug wesentlich billigerer Preise haben, aber bei diesem Versuch eine mehr oder weniger kräftige Rotfärbung durch Gehalt von Monocarbonat erleiden. So ist man gerade durch diese Prüfung und durch schnellen Vergleich in den Stand gesetzt, in wenigen Minuten weitgehend die Qualität (von der auch der Geschmack abhängt!) zu erkennen. Achten muß man nur darauf, daß nicht die Temperatur von 15^0 überstiegen und nicht stark geschüttelt werde, da schon hierdurch das sehr labile Bicarbonat zu einem kleinen Teil in Carbonat übergeht. Das häufig wiederholte Schütteln ist (nach Linke, B. D. Ph. Ges. 1911, S. 192) um so überflüssiger, als Carbonat sich viel leichter löst als Bicarbonat, so daß man nicht zu warten braucht, bis sich das Salz vollständig gelöst hat.

Gehaltsbestimmung. Über Schwefelsäure getrocknetes Natriumbicarbonat darf beim Glühen höchstens 63,8 % Rückstand hinterlassen, was einem Mindestgehalte von 98 % Natriumbicarbonat in dem getrockneten Salze entspricht.

Diese Gehaltsbestimmung beruht auf folgender Tatsache: Beim Glühen reinen Bicarbonats

$$\frac{2\,NaHCO_3}{168,02} = \frac{Na_2CO_3}{106} + CO_2 + H_2O$$

geben nach der Gleichung

$$168,02 : 106 = 100 : x. \qquad x = 63,09$$

100 Teile Bicarbonat rund 63,1 Teile Carbonat. Je mehr Carbonat als Verunreinigung vorhanden ist, desto größer wird der Rückstand werden:

100 Teile Na_2CO_3 hinterlassen bei entsprechendem Glühen 100 Teile Rückstand
100 „ $NaHCO_3$ „ „ „ „ 63,1 „ „

Ein 100 % Na_2CO_3 enthaltendes Präparat muß daher beim Glühen ein Mehr hinterlassen, das dieser Differenz = 36,9 entspricht. Da aber die Anwesenheit von nur 2 % Carbonat zugelassen ist, so ergibt sich nach dem Ansatz

$$100 : 36,9 = 2 : x. \qquad x = \text{rund } 0,73$$

bei einem Natriumbicarbonat mit einem Gehalt von 2 % Natriumcarbonat ein Glührückstand von 63,1 + 0,73 = rund 63,83 %.

Von verschiedenen Seiten wird behauptet, daß diese Gehaltsbestimmung unzuverlässig ist, weil schon beim Trocknen des Salzes über Schwefelsäure Kohlensäureverluste unvermeidlich sind. Demgegenüber verteidigt Richter (l. c.) die Methode. Der Verfasser hat zunächst das sorgfältig rein hergestellte Bicarbonat geglüht und dabei fast genau entsprechend der Theorie einen Glührückstand von 63,06 % (Theorie 63,09 %) erhalten. Darauf hat Richter dieses Präparat mit 2 % Monocarbonat vermischt und fand wieder fast genau entsprechend der Theorie einen Rückstand von 63,8 % (Theorie 63,83 %). — Richter empfiehlt deshalb zur Prüfung des Natriumbicarbonats auf Monocarbonat warm diese Glühprobe.

Natrium bromatum. — Natriumbromid.

NaBr, Mol.-Gew. 102,92.

Gehalt mindestens 94,3 % Natriumbromid, entsprechend 73,2 % Brom.

Der Gehalt soll mindestens 94,3 % NaBr betragen, weil ein Wassergehalt bis 5 % und ein Gehalt an NaCl von höchstens 0,68 % zugelassen sind.

Weißes, kristallinisches Pulver, das, am Platindraht erhitzt, die Flamme gelb färbt. Natriumbromid löst sich in 1,2 Teilen Wasser und in 12 Teilen Weingeist. Setzt man zur wässerigen Lösung einige Tropfen Chlorwasser und schüttelt dann mit Chloroform, so färbt sich dieses rotbraun.

Die üblichen Identitätsproben auf Brom- resp. Natriumverbindungen.

Durch ein Kobaltglas betrachtet darf die durch Natriumbromid gelb gefärbte Flamme höchstens vorübergehend rot gefärbt erscheinen (Kaliumsalze). Zerriebenes Natriumbromid darf befeuchtetes Lackmuspapier nicht sofort bläuen (Alkalicarbonate). Die wässerige Lösung (1 + 9) darf auf Zusatz von verdünnter Schwefelsäure keine Färbung annehmen, ebensowenig darf sich Chloroform, das mit dieser Mischung geschüttelt wird, gelb färben (Bromsäure).

Betreffs der Prüfung auf Alkalicarbonate siehe die entsprechende Notiz bei Kalium bromatum. — Bei Gegenwart von $NaBrO_3$ in NaBr muß durch Schwefelsäure nach folgender Gleichung Brom frei werden:

$$5\,NaBr + NaBrO_3 + 6\,H_2SO_4 = 6\,Br + 6\,NaHSO_4 + 3\,H_2O.$$

Das Schütteln mit Chloroform soll nur stattfinden, um die an sich eventuell nur schwache Färbung der Lösung durch Ausschütteln mit Chloroform deutlich sichtbar zu machen.

10 ccm der wässerigen Lösung (1 + 19) dürfen nach Zusatz von 3 Tropfen Eisenchloridlösung und etwas Stärkelösung innerhalb 10 Minuten keine Blaufärbung zeigen (Jodwasserstoffsäure).

Durch diese Prüfung wird bei Gegenwart von Jodiden nach folgender Gleichung Jod frei:

$$FeCl_3 + NaJ = FeCl_2 + NaCl + J.$$

Die wässerige Lösung (1 + 19) darf weder durch Schwefelwasserstoffwasser (Schwermetallsalze), noch durch Baryumnitratlösung (Schwefelsäure), noch durch verdünnte Schwefelsäure (Baryumsalze), noch nach Zusatz von Ammoniakflüssigkeit durch Natriumphosphatlösung (Magnesiumsalze) verändert werden.

20 ccm der mit einigen Tropfen Salzsäure angesäuerten wässerigen Lösung (1 + 19) dürfen durch 0,5 ccm Kaliumferrocyanidlösung nicht sofort gebläut werden (Eisensalze).

Gehaltsbestimmung. Natriumbromid darf durch Trocknen bei 100^0 höchstens $5^0/_0$ an Gewicht verlieren. Löst man 3 g des bei 100^0 getrockneten Salzes in so viel Wasser, daß die Lösung 500 ccm beträgt, so dürfen 50 ccm dieser Lösung nach Zusatz einiger Tropfen Kaliumchromatlösung nicht weniger als 29,0 und nicht mehr als 29,3 ccm N/10-Silbernitratlösung bis zur bleibenden roten Färbung verbrauchen, was einem Mindestgehalte von $99,3^0/_0$ Natriumbromid in dem getrockneten Salze entspricht (1 ccm N/10-Silbernitratlösung $= 0,01029$ g Natriumbromid oder $= 0,005846$ g Natriumchlorid, Kaliumchromat als Indikator).

Da das Salz sehr leicht Feuchtigkeit anzieht, muß es vor der Titration gut getrocknet werden. — Auf S. 72 ist ausführlich das Prinzip und die Ausführung dieser Gehaltsbestimmung geschildert und zugleich gesagt worden, daß hier nicht nur eine Gehaltsbestimmung vorliegt, sondern zugleich eine Prüfung auf Chloride (weil Chloride einen größeren Verbrauch von $AgNO_3$ herbeiführen als Bromide). Siehe das Nötige also dort. Hier sei nur zur Berechnung hinzugefügt:

$$1\ \text{Grammäquivalent } AgNO_3 = 1000\ \text{ccm N/1-}AgNO_3 = 1\ \text{Grammäquivalent}$$
$$NaBr = 102{,}92\ \text{g NaBr.}$$
$$1\ \text{ccm N/10-}AgNO_3 = 0{,}01029\ \text{g NaBr.}$$
$$29\ \text{,, \ \ N/10-}AgNO_3 = 0{,}29841\ \text{g NaBr.}$$

Bei diesem Verbrauch von 29 ccm N/10 $AgNO_3$ würden also die zur Titration verbrauchten 0,3 g Salz einen Gehalt von rund $100^0/_0$ NaBr.

aufweisen. Wenn das Arzneibuch den Verbrauch von 29,3 ccm N/10-AgNO$_3$ gestattet, also einen Mehrverbrauch von 0,3 ccm, so bedeutet das die Zulassung von NaCl bis zu 0,68 % (analog auszurechnen nach den auf S. 73 gegebenen Erklärungen).

In gut verschlossenen Gefäßen aufzubewahren.

Natrium carbonicum. — Natriumcarbonat.

$$Na_2CO_3 \cdot 10\,H_2O, \quad Mol.\text{-}Gew.\ 286,16.$$

Gehalt mindestens 37,1 % wasserfreies Natriumcarbonat.

Farblose, durchscheinende, an der Luft verwitternde Kristalle von laugenhaftem Geschmacke.

Natriumcarbonat braust mit Säuren auf und färbt beim Erhitzen am Platindrahte die Flamme gelb.

Natriumcarbonat löst sich langsam in ungefähr 1,6 Teilen Wasser von 15°, in 0,2 Teilen siedendem Wasser; in Weingeist ist es sehr schwer löslich. Die wässerige Lösung bläut Lackmuspapier stark.

Die wässerige Lösung (1 + 19) darf durch Schwefelwasserstoffwasser nicht verändert werden (Schwermetallsalze); mit Essigsäure übersättigt darf sie weder durch Schwefelwasserstoffwasser (Schwermetallsalze), noch durch Baryumnitratlösung (Schwefelsäure) verändert werden. Durch Silbernitratlösung darf sie nach Zusatz von überschüssiger Salpetersäure innerhalb 10 Minuten höchstens opalisierend getrübt werden (Salzsäure).

Beim Erwärmen mit Natronlauge darf Natriumcarbonat kein Ammoniak entwickeln (Ammoniumsalze).

Gehaltsbestimmung. Zum Neutralisieren einer Lösung von 2 g Natriumcarbonat in 50 ccm Wasser müssen mindestens 14 ccm N/1-Salzsäure erforderlich sein, was einem Mindestgehalte von 37,1 % Natriumcarbonat entspricht (1 ccm N/1-Salzsäure = 0,053 g wasserfreies Natriumcarbonat, Dimethylaminoazobenzol als Indikator).

Nach der Gleichung:

$$Na_2CO_3 + 2\,HCl = 2\,NaCl + CO_2 + H_2O$$

ergibt sich:

$$2 \text{ Grammäquivalente } HCl = 2000 \text{ ccm } N/1\text{-}HCl$$
$$= 1 \text{ Grammolekül } Na_2CO_3 = 106 \text{ g } Na_2CO_3$$
$$1 \text{ ccm } N/1\text{-}HCl = 0,053 \text{ g } Na_2CO_3$$
$$14 \quad ,, \quad N/1\text{-}HCl = 0,742 \text{ g } Na_2CO_3$$

Da diese 0,742 g Na_2CO_3 in 2 g Natriumcarbonat enthalten sein sollen, entspricht das Resultat einem Gehalt von $50 \times 0,742 = 37,1$ % Na_2CO_3.

Natrium carbonicum crudum. — Soda.

Gehalt mindestens 35,8 % wasserfreies Natriumcarbonat.

Farblose Kristalle oder kristallinische, an der Luft verwitternde Massen. Soda braust mit Säuren auf und färbt beim Erhitzen am Platindrahte die Flamme gelb; sie löst sich in 2 Teilen Wasser zu einer Lackmuspapier stark bläuenden Flüssigkeit.

Gehaltsbestimmung. Zum Neutralisieren einer Lösung von 2 g Soda in 50 ccm Wasser müssen mindestens 13,5 ccm N/1-Salzsäure erforderlich sein, was einem Mindestgehalte von 35,8 % wasserfreiem Natriumcarbonat entspricht (1 ccm N/1-Salzsäure = 0,053 g wasserfreies Natriumcarbonat, Dimethylaminoazobenzol als Indikator).

Der Ansatz ist derselbe wie bei Natrium carbonicum.

$$2 \text{ g Salz} = 13,5 \text{ ccm } N/1\text{-}HCl = 0,716 \text{ g } Na_2CO_3.$$

Das entspricht einem Gehalt von $50 \times 0,716 = 35,8$ % Na_2CO_3.

Natrium carbonicum siccum. — Getrocknetes Natriumcarbonat.

Gehalt mindestens 74,2 % wasserfreies Natriumcarbonat.

Weißes, mittelfeines, lockeres Pulver, das beim Drücken nicht zusammenballt.

Hinsichtlich seiner Reinheit muß es den an Natriumcarbonat gestellten Anforderungen genügen; für die Prüfungen sind Lösungen von 1 Teil getrocknetem Natriumcarbonat in 39 Teilen Wasser zu verwenden.

Gehaltsbestimmung. Zum Neutralisieren einer Lösung von 1 g getrocknetem Natriumcarbonat in 25 ccm Wasser müssen mindestens 14 ccm N/1-Salzsäure erforderlich sein, was einem Mindestgehalte von 74,2 % wasserfreiem Natriumcarbonat entspricht (1 ccm N/1-Salzsäure = 0,053 g wasserfreies Natriumcarbonat, Dimethylaminoazobenzol als Indikator).

Der Ansatz zur Berechnung ist derselbe wie bei Natrium carbonicum:

$$1 \text{ g Salz} = 14 \text{ ccm N/1-HCl} = 0,742 \text{ g } Na_2CO_3.$$

Das entspricht einem Mindestgehalt von $100 \times 0,742 = 74,2 \%$ Na_2CO_3.

Hierzu ist noch zu bemerken: Das Arzneibuch gibt eine Vorschrift zur Trocknung des Natriumcarbonates, bei der durch Wasserabgabe etwa die Hälfte des Gewichtes verloren geht und ein Salz zurückbleibt, dem vielfach die Formel $Na_2CO_3 + 2 H_2O$ beigelegt wird. Das D. A. 5 verlangt von diesem getrockneten Salz einen Mindestgehalt von 74,2 % an Na_2CO_3, eine Forderung, die ganz allgemein von den Handelspräparaten erfüllt wird. Diese Handelspräparate enthalten jedoch meist viel mehr Na_2CO_3, sind völlig oder nahezu wasserfrei, weil offenbar die Fabrikanten das langwierige Trocknungsverfahren des D. A. 5 scheuen und ohne Rücksicht auf den Substanzverlust das Wasser völlig vertreiben. Gegen diese trocknen Präparate kann man zwar nach dem Wortlaut des D. A. 5 insofern nichts einwenden, als hier nur ein Mindest-, kein Höchstgehalt vorgeschrieben ist. Es existieren aber auf diese Weise im Handel nebeneinander 75 %ige und 100 %ige Präparate, was mit Rücksicht auf gleichmäßige Dosierung sicher nicht zu begrüßen ist. Es wäre wohl das zweckmäßigste, wenn künftighin das völlig getrocknete Präparat der Großtechnik verlangt, und die Gehaltsbestimmung danach bemessen würde (siehe Bohrisch, Ph. Ztrh., 1913, S. 1175 und Frerichs, Ap. Z. 1917, S. 324).

Natrium chloratum. — Natriumchlorid.

NaCl, Mol.-Gew. 58,46.

Weiße, würfelförmige Kristalle oder weißes, kristallinisches Pulver.

Natriumchlorid färbt beim Erhitzen am Platindrahte die Flamme gelb; es löst sich in 2,9 Teilen Wasser. Die wässerige Lösung gibt mit Silbernitratlösung einen weißen, käsigen, in Ammoniakflüssigkeit leicht löslichen, in Salpetersäure unlöslichen Niederschlag.

Die gesättigte wässerige Lösung ist farblos und darf Lackmuspapier nicht verändern (Natriumcarbonat, freie Säure).

Durch ein Kobaltglas betrachtet darf die durch Natriumchlorid gelb gefärbte Flamme höchstens vorübergehend rot gefärbt erscheinen (Kaliumsalze).

Über die Prüfung auf Kaliumsalze siehe S. 31.

Die wässerige Lösung (1 + 19) darf weder durch Schwefelwasserstoffwasser (Schwermetallsalze), noch durch Baryumnitratlösung (Schwefelsäure, Kohlensäure), noch durch verdünnte Schwefelsäure (Baryumsalze), noch nach Zusatz von Ammoniakflüssigkeit durch Ammoniumoxalatlösung (Calciumsalze) oder Natriumphosphatlösung (Magnesiumsalze) verändert werden.

20 ccm der wässerigen Lösung (1 + 19) dürfen durch 0,5 ccm Kaliumferrocyanidlösung nicht sofort gebläut werden (Eisensalze).

Natrium jodatum. — Natriumjodid.

NaJ, Mol.-Gew. 149,92.

Gehalt mindestens 95% Natriumjodid, entsprechend 80% Jod.

Der Gehalt ist auf mindestens 95% NaJ festgesetzt, weil bis 5% Feuchtigkeit erlaubt sind.

Weißes, kristallinisches, an der Luft feucht werdendes Pulver, das, am Platindraht erhitzt, die Flamme gelb färbt. Setzt man zur wässerigen Lösung einige Tropfen Chlorwasser und schüttelt dann mit Chloroform, so färbt sich dieses violett. Natriumjodid löst sich in 0,6 Teilen Wasser und in 3 Teilen Weingeist.

Durch ein Kobaltglas betrachtet darf die durch Natriumjodid gelb gefärbte Flamme höchstens vorübergehend rot gefärbt erscheinen (Kaliumsalze). Zerriebenes Natriumjodid darf befeuchtetes Lackmuspapier nicht sofort blau färben (Alkalicarbonate). Die wässerige Lösung (1 + 19) darf weder durch Schwefelwasserstoffwasser (Schwermetallsalze), noch durch Baryumnitratlösung (Schwefelsäure) verändert werden, noch, mit einem Körnchen Ferrosulfat und 1 Tropfen Eisenchloridlösung nach Zusatz von Natronlauge gelinde erwärmt, beim Übersättigen mit Salzsäure blau gefärbt werden (Cyanwasserstoffsäure).

Die mit ausgekochtem und wieder erkaltetem Wasser frisch bereitete Lösung (1 + 19) darf sich bei Zusatz von je einigen Tropfen Stärkelösung und verdünnter Schwefelsäure nicht sofort blau färben (Jodsäure).

20 ccm der mit einigen Tropfen Salzsäure angesäuerten wässerigen Lösung (1 + 19) dürfen durch 0,5 ccm Kaliumferrocyanidlösung nicht sofort gebläut werden (Eisensalze). Wird 1 g Natriumjodid mit 5 ccm Natronlauge und je 0,5 g Zinkfeile und Eisenpulver erwärmt, so darf sich kein Ammoniak entwickeln (Salpetersäure).

Werden 0,2 g Natriumjodid in 2 ccm Ammoniakflüssigkeit gelöst und wird die Lösung mit 14 ccm N/10-Silbernitratlösung unter Umschütteln gemischt und filtriert, so darf das Filtrat nach dem Übersättigen mit Salpetersäure innerhalb 10 Minuten weder bis zur Undurchsichtigkeit getrübt (Salzsäure, Bromwasserstoffsäure), noch dunkel gefärbt werden (Thioschwefelsäure).

Im Artikel Kalium jodatum ist bei der entsprechenden Prüfung ausgeführt, daß 2 ccm Ammoniakflüssigkeit zur Lösung des eventuell gefällten AgBr nicht hinreichen, daß man daher zur exakten Prüfung auf Bromide 8 ccm Ammoniakflüssigkeit nehmen müsse. Das ist auch hier nötig. Siehe deshalb S. 263 über diese und die anderen Prüfungen des Natriumjodids.

Natriumjodid darf durch Trocknen bei 100° höchstens 5% an Gewicht verlieren.

In gut verschlossenen Gefäßen aufzubewahren.

Natrium nitricum. — Natriumnitrat.

Natronsalpeter.

NaNO$_3$, Mol.-Gew. 85,01.

Farblose, durchscheinende, an trockener Luft unveränderliche Kristalle, die kühlend salzig und etwas bitter schmecken.

Natriumnitrat löst sich in 1,2 Teilen Wasser und in 50 Teilen Weingeist.

Beim Erhitzen am Platindrahte färbt Natriumnitrat die Flamme gelb. Die wässerige Lösung (1 + 19) färbt sich beim Vermischen mit Schwefelsäure und überschüssiger Ferrosulfatlösung braunschwarz.

Durch ein Kobaltglas betrachtet darf die durch Natriumnitrat gelb gefärbte Flamme höchstens vorübergehend rot gefärbt erscheinen (Kaliumsalze).

Die wässerige Lösung (1 + 19) darf Lackmuspapier nicht verändern und weder durch Schwefelwasserstoffwasser (Schwermetallsalze) oder Baryumnitratlösung (Schwefelsäure) oder Silbernitratlösung (Salzsäure), noch nach Zusatz von

Ammoniakflüssigkeit durch Ammoniumoxalatlösung (Calciumsalze) oder durch Natriumphosphatlösung (Magnesiumsalze) verändert werden.

5 ccm der wässerigen Lösung (1 + 19) dürfen nach dem Zusatz von verdünnter Schwefelsäure und Jodzinkstärkelösung nicht sofort gebläut werden (Jodsäure, salpetrige Säure), auch darf die wässerige Lösung, mit wenig Chlorwasser versetzt und mit Chloroform geschüttelt, dieses nicht violett färben (Jodwasserstoffsäure).

Sämtliche Prüfungen des Natriumnitrats verlaufen in der bei Kalium nitricum erläuterten Weise. (Siehe dort speziell über Prüfung auf HCl bzw. Perchlorsäure.) Hier tritt noch die Prüfung auf salpetrige Säure, Jodsäure bzw. Jodwasserstoffsäure hinzu, von denen die Halogenverbindungen aus dem Chilisalpeter stammen können. Bei der Prüfung auf Jodwasserstoffsäure achte man darauf, daß man nur wenig Chlor anwende, damit nicht ein Überschuß von Chlor das etwa vorhandene Jod in farblose Jodsäure verwandle.

20 ccm der wässerigen Lösung (1 + 19) dürfen durch 0,5 ccm Kaliumferrocyanidlösung nicht sofort gebläut werden (Eisensalze).

1 ccm Schwefelsäure darf in einem mit Schwefelsäure gespülten Probierrohre durch 0,1 g aufgestreutes Natriumnitrat nicht gefärbt werden (Chlorsäure). Wird 1 g Natriumnitrat schwach geglüht und darauf in 10 ccm Wasser gelöst, so darf die mit Salpetersäure angesäuerte Lösung durch Silbernitratlösung nicht verändert werden (Perchlorsäure).

Bei der Prüfung auf Perchlorsäure sollte eine Opalescenz zugelassen werden, da sich eventuelle Spuren von Cl′, entstanden aus Perchlorsäure, hinzuaddieren zu den schon vorhandenen Chlorionen. Siehe Näheres bei Kal. nitric.

Natrium nitrosum. — Natriumnitrit.
$NaNO_2$, Mol.-Gew. 69,01.

Weiße oder schwach gelblich gefärbte, an der Luft feucht werdende Kristallmassen oder Stäbchen, die beim Erhitzen am Platindrahte die Flamme gelb färben und beim Übergießen mit verdünnter Schwefelsäure gelbbraune Dämpfe entwickeln.

Die gelbbraunen Dämpfe bestehen aus Stickoxyden.

Natriumnitrit löst sich in etwa 1,5 Teilen Wasser; in Weingeist ist es schwer löslich.

Die wässerige Lösung (1 + 9) bläut Lackmuspapier schwach. Sie darf weder durch Baryumnitratlösung (Schwefelsäure), noch nach vorherigem Aufkochen mit überschüssiger Salpetersäure durch Silbernitratlösung mehr als opalisierend getrübt werden (Salzsäure).

Zur Vermeidung von Irrtümern ist es notwendig, daß man die gesamte wässerige Lösung (1+9) zunächst mit Salpetersäure aufkocht, also auch den zur Prüfung auf SO_4'' angewendeten Teil. Denn das käufliche Natriumnitrit enthält häufig von der Darstellung her Carbonat, das ohne solche Behandlung mit Säure aus der Baryumnitratlösung Baryumcarbonat fällen und damit SO_4'' vortäuschen kann. — Bei der Prüfung auf Chloride muß die salpetrige Säure wegen ihrer Reduktionswirkung auf das $AgNO_3$ entfernt werden. Das Aufkochen hat übrigens wegen der entstehenden sehr schädlichen Dämpfe nur im Abzug zu geschehen.

Werden 1 g Natriumnitrit und 1 g Ammoniumchlorid in einer Porzellanschale mit 5 ccm Wasser übergossen und nach dem Lösen auf dem Wasserbade zur Trockne verdampft, so darf die Lösung des Rückstandes in 10 ccm Wasser durch Schwefelwasserstoffwasser nicht verändert werden (Arsen- und Antimonverbindungen, Schwermetallsalze).

Auch hier wird zunächst die salpetrige Säure entfernt, was in diesem Falle nach folgendem Vorgang unter Entweichen von Stickstoff geschieht:

$$NaNO_2 + NH_4Cl = N_2 + NaCl + 2 H_2O.$$

In gut verschlossenen Gefäßen aufzubewahren.

Diese sorgfältige Aufbewahrung ist nötig, weil das Salz sehr hygroskopisch ist. — Da der Gehalt der Handelspräparate ungemein schwankt, z. B.—wie oben erwähnt—Carbonat vorhanden sein kann, man auch nach den Angaben von Frerichs (Ap. Z. 1917, S. 335) gleiche Teile Natriumnitrat zumischen kann, ohne das Präparat nach den Prüfungen des D. A. 5 untauglich zu machen, so ist noch entschieden eine Gehaltsbestimmung notwendig, die F. (l. c.) hinreichend genau für die Praxis so ausführen läßt: Die Lösung von 1 g Natriumnitrit in 50 ccm Wasser wird in einem Kolben von 200 bis 300 ccm nach und nach mit einer kalten Lösung von 1 g Kaliumpermanganat in 49 g Wasser und 50 g verdünnter Schwefelsäure versetzt. Es müssen mindestens 88 g der Permanganatlösung entfärbt werden, was einem Mindestgehalt von rund 96% $NaNO_2$ entspricht (1 g der Permanganatlösung = 0,0109 g $NaNO_2$). — **Die Bestimmung kann auch mit der Hälfte der angegebenen Gewichtsmengen gut ausgeführt werden.**

Natrium phosphoricum. — Natriumphosphat.
Dinatriumorthophosphat.
$Na_2HPO_4 . 12 H_2O$,   Mol.-Gew. 358,2.

Farblose, durchscheinende, an trockener Luft verwitternde Kristalle von schwach salzigem Geschmacke. Natriumphosphat schmilzt bei etwa 40° in seinem Kristallwasser und färbt beim Erhitzen am Platindrahte die Flamme gelb. Natriumphosphat löst sich in etwa 6 Teilen Wasser. Die wässerige Lösung bläut Lackmuspapier und wird durch Phenolphthaleinlösung gerötet. Sie gibt mit Silbernitratlösung einen gelben Niederschlag, der sich in Salpetersäure und Ammoniakflüssigkeit löst.

Durch ein Kobaltglas betrachtet darf die durch Natriumphosphat gelb gefärbte Flamme nicht oder höchstens vorübergehend rot gefärbt erscheinen (Kaliumsalze).

Der durch Silbernitratlösung in der wässerigen Lösung von Natriumphosphat erzeugte gelbe Niederschlag darf sich beim Erwärmen nicht bräunen (Natriumphosphit).

Natriumphosphit würde reduzierend wirken.

Eine Mischung von 1 g bei 100° entwässertem und zerriebenem Natriumphosphat und 3 ccm Zinnchlorürlösung darf innerhalb einer Stunde keine dunklere Färbung annehmen (Arsenverbindungen).

Die wässerige Lösung (1 + 19) darf durch Schwefelwasserstoffwasser nicht verändert werden (Schwermetallsalze). Beim Ansäuern mit Salpetersäure darf sie nicht aufbrausen (Kohlensäure) und diese Lösung darf durch Silbernitratlösung innerhalb 3 Minuten höchstens opalisierend getrübt werden (Salzsäure).

10 ccm der wässerigen Lösung (1 + 19) dürfen nach Zusatz von 3 ccm Salpetersäure durch 1 ccm Baryumnitratlösung innerhalb 3 Minuten nicht getrübt werden (Schwefelsäure).

Bei der letzten Prüfung auf SO_4'' ist nur eine „Trübung" verboten, also eine Opalescenz zulässig. Wäre auch diese ausgeschlossen, würde nach der Schreibweise des Arzneibuches gesagt sein, es solle keine „Veränderung" eintreten. — (Der vorgeschriebene Überschuß von Salpetersäure muß genommen werden, damit nicht Baryumphosphat ausfällt.)

Natrium salicylicum. — Natriumsalicylat.

$$C_6H_4\underset{\displaystyle COO\,Na}{\overset{\displaystyle OH}{<}} \quad [1.2] \text{ Mol.-Gew. } 160,04.$$

Weiße, geruchlose, kristallinische Schüppchen von süß-salzigem Geschmacke. Natriumsalicylat löst sich in 1 Teil Wasser und in 6 Teilen Weingeist.

Beim Erhitzen in einem Probierrohr entwickelt Natriumsalicylat weiße, nach Phenol riechende Dämpfe und gibt einen kohlehaltigen, mit Säuren aufbrausenden, die Flamme gelb färbenden Rückstand. Die wässerige Lösung $(1 + 9)$ scheidet auf Zusatz von Salzsäure weiße, in Äther leicht lösliche Kristalle ab. Selbst eine stark verdünnte Lösung $(1 + 999)$ wird durch Eisenchloridlösung blauviolett gefärbt.

Die wässerige Lösung $(1 + 4)$ muß farblos sein; nach einigem Stehen darf sie sich höchstens schwach rötlich färben und Lackmuspapier nur schwach röten. 0,1 g Natriumsalicylat muß sich in 1 ccm Schwefelsäure ohne Aufbrausen (Kohlensäure) und ohne Färbung (organische Verunreinigungen) lösen. Die wässerige Lösung $(1 + 19)$ darf durch Schwefelwasserstoffwasser (Schwermetallsalze) und durch Baryumnitratlösung (Schwefelsäure) nicht verändert werden. 2 ccm der wässerigen Lösung $(1 + 19)$ dürfen, mit 3 ccm Weingeist versetzt und mit Salpetersäure angesäuert, durch Silbernitratlösung (Salzsäure) nicht verändert werden.

Bei der Prüfung auf Salzsäure muß der Weingeistzusatz erfolgen, damit die durch die Salpetersäure freiwerdende Salicylsäure nicht ausfällt, sondern gelöst bleibt. Zugleich müssen zum „Ansäuern" etwa 6 Tropfen Salpetersäure genommen werden, damit sich nicht salicylsaures Silber ausscheidet.

Natrium sulfuricum. — Natriumsulfat.

Glaubersalz.

$$Na_2SO_4 \cdot 10\ H_2O, \quad \text{Mol.-Gew. } 322,23.$$

Farblose, verwitternde, beim Erwärmen leicht im Kristallwasser schmelzende Kristalle. Natriumsulfat löst sich in etwa 3 Teilen Wasser von 15^0, in etwa 0,3 Teilen Wasser von 33^0 und in etwa 0,4 Teilen Wasser von 100^0; in Weingeist ist es unlöslich. Beim Erhitzen am Platindrahte färbt es die Flamme gelb. Die wässerige Lösung gibt mit Baryumnitratlösung einen weißen, in verdünnten Säuren unlöslichen Niederschlag.

Eine Mischung von 1 g zuvor getrocknetem und zerriebenem Natriumsulfat und 3 ccm Zinnchlorürlösung darf innerhalb einer Stunde keine dunklere Färbung annehmen (Arsenverbindungen).

Die wässerige Lösung $(1 + 19)$ darf Lackmuspapier nicht röten (saures Natriumsulfat) und weder durch Schwefelwasserstoffwasser, (Schwermetallsalze), noch nach Zusatz von Ammoniakflüssigkeit durch Natriumphosphatlösung (Magnesiumsalze), noch nach Zusatz von Silbernitratlösung innerhalb 5 Minuten (Salzsäure) verändert werden.

20 ccm der wässerigen Lösung $(1 + 19)$ dürfen durch 0,5 ccm Kaliumferrocyanidlösung nicht sofort gebläut werden (Eisensalze).

Es wurde eine Verunreinigung dieses Salzes mit Natriumsulfit beobachtet, die bei innerlichem Gebrauch schädlich wirken kann, auch auf manche Gemische verändernd einwirkt (z. B. Sublimat zu Kalomel reduziert; siehe Ap. Z. 1914, S. 686). Deshalb ist noch folgende Prüfung auf Natriumsulfit angezeigt: Wird die Lösung von 1 g Natriumsulfat in 5 ccm Wasser und 5 ccm verdünnter Schwefelsäure mit 2 Tropfen Kaliumpermanganatlösung versetzt, so darf die Rotfärbung nicht verschwinden (siehe Frerichs, Ap. Z. 1917, S. 335).

Natrium sulfuricum siccum. — Getrocknetes Natriumsulfat.

Gehalt mindestens 88,6 % wasserfreies Natriumsulfat.

Weißes, mittelfeines, lockeres Pulver, das beim Drücken nicht zusammenballt.

Hinsichtlich seiner Reinheit muß es den an Natriumsulfat gestellten Anforderungen genügen; für die Prüfungen sind Lösungen von 1 Teil getrocknetem Natriumsulfat in **39** Teilen Wasser zu verwenden.

Beim schwachen Glühen darf getrocknetes Natriumsulfat höchstens 11,4 % an Gewicht verlieren.

Es liegen hier ähnliche Verhältnisse vor wie bei Natrium carbonic. siccum (siehe.dort). Auch zum Trocknen dieses Salzes gibt das Arzneibuch eine Vorschrift, nach der noch ein Anteil von ca. 1 H_2O auf 1 Molekül Na_2SO_4 zurückbleibt, und verlangt nur einen Höchstgehalt, nicht einen Mindestgehalt an Kristallwasser. Die meisten Handelswaren aber kommen völlig entwässert in die Apotheken, da die Fabrikanten das langwierige Trocknungsverfahren des D. A. 5 scheuen. So sind neben einander verschiedene Produkte im Handel. Es könnte wohl auch hier das wasserfreie Produkt der Technik eingeführt werden.

Das Natrium sulfuric. siccum ist, wie oben das Natrium sulfuric., auf Natriumsulfit zu prüfen, nur unter Anwendung von 0,5 g entwässerten Salzes statt 1 g des kristallwasserhaltigen.

Natrium thiosulfuricum. — Natriumthiosulfat.

$$Na_2S_2O_3 . 5\,H_2O, \quad \text{Mol.-Gew. 248,22.}$$

Farb- und geruchlose, bei etwa 50° im Kristallwasser schmelzende Kristalle.

Beim Erhitzen am Platindrahte färbt Natriumthiosulfat die Flamme gelb. Natriumthiosulfat löst sich in etwa 1 Teile Wasser. Auf Zusatz von Salzsäure bildet sich in der wässerigen Lösung schweflige Säure und nach einiger Zeit tritt eine Trübung der Lösung ein. Fügt man zur wässerigen Lösung tropfenweise Eisenchloridlösung, so entsteht eine dunkelviolette Färbung, die beim Umschütteln allmählich wieder verschwindet.

Bei Zusatz von Salzsäure zur Natriumthiosulfatlösung tritt folgende Reaktion ein: $Na_2S_2O_3 + 2HCl = 2NaCl + H_2O + SO_2 + S$.

Die auf Zusatz von Eisenchlorid eintretende dunkelviolette Färbung beruht auf der Bildung von Ferrithiosulfat, das sich allmählich, indem die Lösung farblos wird, in Ferrothiosulfat und Ferrotetrathionat umsetzt:

$$\underline{Fe_2(S_2O_3)_3} \quad \blacktriangleright\!\!\rightarrow \quad \underline{FeS_2O_3} \quad + \quad \underline{FeS_4O_6}$$
Ferrithiosulfat $\qquad$ Ferrothiosulfat $\qquad$ Ferrotetrathionat

Die wässerige Lösung (1 + 19) darf weder durch Ammoniumoxalatlösung getrübt (Calciumsalze), noch durch einen Tropfen Phenolphthaleinlösung rot gefärbt werden (Alkalicarbonate). In 5 ccm der wässerigen Lösung (1 + 19) darf durch 1 Tropfen Silbernitratlösung keine braune oder schwarze Fällung hervorgerufen werden (Sulfide).

Zur Prüfung auf Sulfide sei bemerkt: Der Tropfen Silbernitratlösung fällt in der Natriumthiosulfatlösung zunächst weißes Silberthiosulfat bzw. das Doppelsalz von diesem mit Natriumthiosulfat. Dieser Niederschlag löst sich dann bei sofortigem Umschütteln in der überschüssigen Natriumthiosulfatlösung. Zögert man aber mit dem Umschütteln, so kann durch den Einfluß von Licht und Wärme der Niederschlag gelb, dann braun und schwarz durch Bildung von Sulfid werden und so auch

bei reinstem Präparat eine Verunreinigung vortäuschen. Deshalb muß —
zumal an heißen Tagen — sofort nach dem Zusatz des $AgNO_3$ geschüttelt
und womöglich vorher gekühlt werden. — Ernst Schmidt läßt nach
seinem Lehrbuch die Prüfung so ausführen: Bleioxydkaliumlösung
(Bleiacetatlösung, mit Kalilauge bis zur Wiederauflösung des zunächst
entstandenen Niederschlages versetzt) verursache keine Gelb- oder Braunfärbung.

10 ccm der wässerigen Lösung (1 + 19) dürfen durch 0,5 ccm Baryumnitratlösung nicht getrübt werden (Schwefelsäure).

Düsterbehn (Ap. Z. 1911, S. 233) weist darauf hin, daß hier nur
die vorgeschriebene Menge Baryumnitrat genommen werde, damit nicht
das schwer lösliche Baryumthiosulfat ausfalle!

Wird Natriumthiosulfatlösung mit Jodlösung bis zur bleibenden, schwach
gelblichen Färbung versetzt, so darf die Flüssigkeit Lackmuspapier nicht röten
(schweflige Säure).

Die Prüfung auf Natriumsulfit beruht darauf, daß dieses durch Jod
zu Natriumsulfat oxydiert wird und zwar unter gleichzeitiger Bildung von
Jodwasserstoffsäure, welch letztere sich durch die saure Reaktion bemerkbar machen würde. Es muß hier Jod bis zur bleibenden Gelbfärbung,
also im Überschuß, genommen werden, weil es bekanntlich auch auf
Natriumthiosulfat (hier aber unter Entfärbung) wirkt.

Novocain. — Novocain.

p-Aminobenzoyldiaethylaminoaethanolum hydrochloricum.

p-Aminobenzoyldiäthylaminoäthanolhydrochlorid.

$$NH_2 . C_6H_4 . CO . OC_2H_4 . N(C_2H_5)_2 . HCl \, [1,4]$$

Mol.-Gew. 272,65.

Zur Erläuterung des dem Novocain gegebenen wissenschaftlichen
Namens sei die Formel abgeleitet:

$$HO.CH_2.CH_3 \quad \blacktriangleright\to \quad HO.CH_2.CH_2.NH_2 \quad \blacktriangleright\to$$

Äthanol = Äthylalkohol   Aminoäthanol

$$HO.CH_2.CH_2.N(C_2H_5)_2.HCl \quad \blacktriangleright\to \quad H_2N\langle\rangle CO.O.CH_2.CH_2.N(C_2H_5)_2.HCl$$

Diäthylaminoäthanolhydrochlorid   p — Aminobenzoyldiäthylaminoäthanol-
hydrochlorid

Farb- und geruchlose Nädelchen von schwach bitterem Geschmacke, die auf
der Zunge eine vorübergehende Unempfindlichkeit hervorrufen. Novocain löst
sich in 1 Teil Wasser und in 30 Teilen Weingeist. Die wässerige Lösung (1 + 9)
verändert Lackmuspapier nicht.

Schmelzpunkt 156 °.

Kalilauge scheidet aus der wässerigen Lösung (1 + 9) ein farbloses, bald
kristallinisch erstarrendes Öl aus. Quecksilberchloridlösung ruft einen weißen,
Jodlösung einen braunen Niederschlag hervor. Silbernitratlösung erzeugt in der
wässerigen, mit Salpetersäure angesäuerten Lösung einen weißen Niederschlag.
Ein Gemisch von gleichen Teilen Novocain und Quecksilberchlorür schwärzt sich
beim Befeuchten mit verdünntem Weingeist.

Es liegen hier Identitätsreaktionen vor: Die Kalilauge scheidet aus
der Lösung des salzsauren Salzes die freie Base als farbloses, später
kristallinisch erstarrendes Öl aus. — Ferner gibt Quecksilberchlorid-

lösung ein weißes Quecksilberdoppelsalz, Jodlösung bildet ein Perjodid, $AgNO_3$ fällt Chlorsilber. — Die Schwärzung mit Weingeist nach dem Mischen mit Hg_2Cl_2 tritt hier ebenso ein, wie beim Kokain, als dessen Ersatzmittel das Novocain empfohlen ist.

Wird eine Lösung von 0,1 g Novocain in 5 ccm Wasser mit 2 Tropfen Salzsäure, darauf mit 2 Tropfen Natriumnitritlösung versetzt und das Gemisch in eine Lösung von 0,2 g β-Naphthol in 1 ccm Natronlauge und 9 ccm Wasser eingetragen, so entsteht ein scharlachroter Niederschlag.

Hier liegt eine Identitätsprüfung vor, indem die Aminogruppe durch Natriumnitrit diazotiert und die dadurch entstandene Diazoniumverbindung mit β-Naphthol zu einem scharlachroten Farbstoff gekuppelt wird. (Siehe S. 20.)

Versetzt man eine Lösung von 0,1 g Novocain in 5 ccm Wasser und 3 Tropfen verdünnter Schwefelsäure mit 5 Tropfen Kaliumpermanganatlösung, so muß die violette Farbe des Permanganats sofort verschwinden (Kokainhydrochlorid). 0,1 g Novocain muß sich in 1 ccm Schwefelsäure sowie in 1 ccm Salpetersäure farblos lösen (fremde organische Stoffe). Die wässerige Lösung (1 + 9) darf durch Schwefelwasserstoffwasser nicht verändert werden (Schwermetallsalze).

Mit vorstehendem Abschnitt beginnen erst die Reinheitsprüfungen: Durch Kaliumpermanganat wird Novocain (im Gegensatz zu Kokain) sofort oxydiert.

Novocain darf beim Verbrennen höchstens 0,1 % Rückstand hinterlassen.

Oleum Amygdalarum. — Mandelöl.

Das fette Öl der bitteren und süßen Mandeln. Mandelöl ist hellgelb, geruchlos, schmeckt milde und scheidet selbst bei — 10° noch keine festen Bestandteile aus.

Die erforderliche tiefe Temperatur von —10° erzielt man zweckmäßig durch ein Gemisch gleicher Gewichtsteile Wasser und Ammoniumnitrat, das bei geeigneter Behandlung einen Temperatursturz bis auf —15° bewirkt. Hierzu bringt man kaltes Wasser mit kleingeschlagenen Eisstücken in ein Becherglas (oder besser metallenes Gefäß) und setzt dann eine dem Gesamtwasser (Wasser und Eis) gleiche Gewichtsmenge NH_4NO_3 hinzu. Nach Umrühren bringt man in dieses Gemisch das Öl in einem Reagenzglas; letzteres ist mit einem Kork verschlossen, durch den ein Thermometer mit der Quecksilberkugel in das Öl geführt ist. So kommt man ohne weiteres auf die Temperatur von —10° herab. Die Gefäße, Becherglas usw., auch das Öl sind (hauptsächlich im Sommer) vorher möglichst stark abzukühlen. — Andere Kältemischungen sind noch angegeben in Ph. Z. 1913, S. 821.

Spezifisches Gewicht 0,915 bis 0,920.
Jodzahl 95 bis 100.

Über Bestimmung der Jodzahl siehe S. 57.

Werden 1 ccm rauchende Salpetersäure, 1 ccm Wasser und 2 ccm Mandelöl bei 10° kräftig durchgeschüttelt, so muß eine weißliche, nicht aber eine rote oder braune Mischung entstehen, die sich nach 2, höchstens 6 Stunden in eine feste, weiße Masse und eine kaum gefärbte Flüssigkeit scheidet (Pfirsichkern-, Erdnuß-, Baumwollsamen-, Mohn-, Sesam-Öl).

Hier liegt die sogenannte Elaidinprobe vor, die in Prinzip und Ausführung auf Seite 56 beschrieben ist. Wenn bei dem Schütteln des Öles mit der verdünnten rauchenden Salpetersäure statt der geforderten weißlichen eine rote oder rotgelbe Flüssigkeit entsteht, so liegt die Gefahr der Anwesenheit fremder Öle, vor allem des Pfirsichkernöles vor. Über solche Zusätze und den Wert der einschlägigen Farbreaktionen sagt der treffliche Kenner der Öle und Fette J. Lewkowitsch[1]) folgendes: Die hauptsächlichsten Verfälschungsmittel des Mandelöles sind Aprikosenkernöl und Pfirsichkernöl. Diese beiden Öle werden so weitgehend zur Verfälschung verwendet, daß sie häufig fast völlig das Mandelöl ersetzen; in der Tat ist das „französische Mandelöl", Oleum Amygdal. gallicum, nichts anderes als Aprikosenkernöl oder ein Gemisch dieses Öles mit Pfirsichkernöl. — Echtes Mandelöl wird vielfach unter dem Namen „englisches Mandelöl" gehandelt. Es unterscheidet sich von Aprikosenkernöl und Pfirsichkernöl durch seine niedrige Jodzahl, so daß ein Mandelöl, das eine höhere Jodzahl als 105 hat, als verdächtig angesehen werden muß. Die Unterscheidung des Mandelöles von den beiden genannten Ölen mittels der zwei folgenden Farbenreaktionen wird nicht in jedem Falle zu entscheidenden Resultaten führen, da sich Mandelöle verschiedenen Ursprungs verschieden verhalten. In zweifelhaften Fällen darf man also die Proben nur als Kontrollproben ansehen:

Salpetersäureprobe. Wird Mandelöl mit Salpetersäure vom spez. Gew. 1,4 geschüttelt, so bleibt es farblos oder färbt sich nur leicht gelb, während Aprikosenkernöl orangegelb und Pfirsichkernöl gelblichbraun wird und bald darauf in ein schmutziges Orange übergeht.

Biebersche Probe. Es werden 5 Vol. des Öles mit 1 Vol. eines Gemisches gleicher Gewichtsteile von konzentrierter Schwefelsäure, rauchender Salpetersäure und Wasser durchgeschüttelt. Reines Mandelöl ändert dabei seine Farbe nicht, während Aprikosenkernöl eine pfirsichblütenrote Farbe und Pfirsichkernöl nach kurzem Stehen eine schwach rote Farbe gibt. — Biebers Reagens ist jedes Mal frisch zu bereiten. — Die Farbenreaktion tritt viel deutlicher auf bei frisch gepreßten Ölen als bei Proben, die $1/_2$ Jahr und länger aufbewahrt sind. — Gemische von gleichen Teilen Mandelöl und Aprikosenkernöl zeigen noch deutlich die Farbenreaktion, Gemische mit 25% Aprikosenkernöl nicht mehr mit Sicherheit.

Läßt man 10 ccm Mandelöl mit 15 ccm Natronlauge und 10 ccm Weingeist bei 35° bis 40° so lange stehen, bis die Mischung sich geklärt hat, und nimmt diese dann mit 100 ccm Wasser auf, so muß eine klare Lösung entstehen (Paraffinöl). Die aus dieser Lösung durch überschüssige Salzsäure abgeschiedene Ölsäure muß, nachdem sie von der salzsauren Flüssigkeit getrennt, mit warmem Wasser gewaschen und durch Erwärmen im Wasserbade vom Wasser befreit worden ist, bei Zimmertemperatur flüssig bleiben (fremde Öle). 1 ccm der Ölsäure muß mit 1 ccm Weingeist eine klare Lösung geben, die bei Zimmertemperatur keine Fettsäuren abscheidet und bei weiterem Zusatz von 1 ccm Weingeist nicht getrübt wird (fremde Öle).

Das Prinzip dieser Prüfung besteht in folgendem: Zunächst soll das Mandelöl mit Natronlauge verseift werden, und die entstehende Seife in der vorgeschriebenen Menge heißen Wassers sich klar löslich zeigen. Ist das nicht der Fall, so sind Paraffine, also nicht verseifbare Stoffe vor-

---

[1]) Chemische Technologie und Analyse der Öle, Fette und Wachse, Verlag Vieweg und Sohn, Braunschweig 1905, Band II, S. 163.

handen, die sich bei dem Wasserzusatz ausscheiden, demnach die Lösung trüben würden. Kleine Mengen **Paraffinöl** lösen sich übrigens in der Seifenlösung auf, bzw. sie bilden damit eine durchsichtige Emulsion und können auf diese Weise nicht nachgewiesen werden. Deshalb wäre auch die Feststellung der Verseifungszahl hier zweckmäßig. — Sodann sollen aus der Seife durch Zusatz von Salzsäure die Ölsäuren abgeschieden, darauf mit Wasser ausgewaschen und sodann getrocknet werden. Die resultierenden wasserfreien Ölsäuren müssen bei Zimmertemperatur flüssig bleiben. Diese Forderung beruht auf der Tatsache, daß die Öl-säuren des Mandelöls bei 15° noch flüssig sind, während die Fettsäuren des Oliven-, Sesam-, Baumwollsamen-, Erdnußöles ungefähr zwischen 24° und 32° (zum Teil noch bei höherer Temperatur) fest werden und sich daher bei Zimmertemperatur, also zwischen 15° und 20° durch Er-starren bzw. eine Trübung der Flüssigkeit bemerkbar machen würden. Ein Zusatz von etwa 20% dieser fremden Öle macht sich bei dieser Prü-fung kenntlich. Es ist noch die folgende Prüfung mittelst Weingeist hinzugesetzt, die kleinere Mengen von fremden Ölen und besonders Pa-raffinen festzustellen gestattet. — Betreffs der Ausführung sei gesagt, daß die Verseifung nach dem Arzneibuch sehr langsam vor sich geht und einige **Stunden** Zeit erfordert. Deshalb schlägt E. Richter (Ap. Z. 1913, S. 20) das folgende abgekürzte, sehr praktische Verfahren vor: Man löst 2,7 g Natr. caustic. in 5,4 g Wasser, setzt 10 ccm Öl und 10 ccm Spiritus hinzu, mischt und erhitzt auf dem Wasserbade (am besten im Kolben, der mit einem Kühlrohr versehen ist). Bei zeitweisem Um-schütteln ist die Verseifung nach ca. 5 Minuten (!) beendet. Man löst dann die Masse in 7 ccm heißen Wassers und verdünnt allmählich mit 100 ccm heißen Wassers. — Gewisse Schwierigkeiten bereitet die Abschei-dung und das Auswaschen der Fettsäuren. Hierzu gibt man zweck-mäßig die warme Seifenlösung in einen Scheidetrichter, doch mit der Vorsicht, daß man die Flüssigkeit durch einen Trichter gießt, um ein Benetzen des Scheidetrichterhalses mit der Seife zu vermeiden. Dann gibt man HCl im Überschuß hinzu, schüttelt um, erwärmt eventuell, bis Scheidung erfolgt, trennt die Salzlösung ab und wäscht in entsprechender Weise mit warmem Wasser. Zum Schluß gibt man die ausgewaschenen Ölsäuren in ein Porzellanschälchen, erwärmt bis zur vollständigen Klä-rung auf dem Wasserbade und filtriert die obenauf schwimmenden Fett-säuren warm durch ein getrocknetes Filter.

Oleum Anisi. — Anisöl.

Das ätherische Öl des Anis.

Bekanntlich hatte das D. A. IV statt des Anisöles den chemisch ein-heitlichen, charakteristischen Bestandteil des natürlichen Öles, das Anethol, eingeführt. Zu der Tatsache, daß man wieder zum „Anisöl" zurückgekehrt ist, bemerken Schim. B. 1911, I, Seite 127: Es wäre richtiger gewesen, Anethol beizubehalten. Die Ursache zu der Änderung ist wohl die gewesen, daß Anethol manchmal in Mixturen Ausscheidungen ergibt. Aber das verursacht auch gutes Anisöl. Es wäre deshalb wohl besser gewesen, die unbrauchbare Vorschrift zu Liquor Ammonii anisatus zu verbessern, statt Anethol durch Anisöl zu ersetzen.

Anisöl ist eine farblose oder blaßgelbe, stark lichtbrechende, optisch aktive ($\alpha_D\,20^0$ bis — 2^0) Flüssigkeit oder eine weiße Kristallmasse, die würzig riecht und süß schmeckt.

Spezifisches Gewicht bei 20^0 0,980 bis 0,990.

Erstarrungspunkt 15^0 bis 19^0.

Ebenso wichtig wie die Feststellung des Drehungswinkels (siehe S. 25) und die des spezifischen Gewichtes (siehe S. 21) ist die Bestimmung des Erstarrungspunktes (siehe S. 6). Speziell sei hier noch bemerkt, daß es gerade beim Anisöl oft notwendig wird, mit einem kleinen Kristall festen Anisöles zu impfen. Ferner bemerkt dazu Gildemeister (Bd. III, S. 367): Wird Anisöl längere Zeit dem Licht oder der Berührung mit Luft (besonders im geschmolzenen Zustand) ausgesetzt, so vermindert sich sein Kristallisationsvermögen und schließlich erstarrt es überhaupt nicht mehr. Diese Erscheinung ist auf die Bildung von Oxydationsprodukten (Anisaldehyd und Anissäure) sowie von Polymeren zurückzuführen. Gleichzeitig tritt eine Erhöhung des spezifischen Gewichtes ein. — Man muß also das Öl bei der Aufbewahrung vor der Einwirkung von Licht und Luft möglichst schützen!

1 ccm Anisöl muß sich in 3 ccm Weingeist lösen.

Oleum Arachidis. — Erdnußöl.

Das aus den geschälten Samen von Arachis hypogaea Linné durch kaltes Auspressen gewonnene fette Öl.

Erdnußöl ist hellgelb, geruchlos und schmeckt milde.

Das Arzneibuch verlangt für Erdnußöl Geruchlosigkeit. Linke (B. D. Ph. Ges. 1911, S. 193) macht aber darauf aufmerksam, daß die von ihm untersuchten Öle sämtlich nußartig rochen. Ein leichter spezifischer Nußgeruch ist dem Öl tatsächlich eigen.

Spezifisches Gewicht 0,916 bis 0,921.

Jodzahl 83 bis 100. Verseifungszahl 188 bis 196,6.

Über Ausführung der Jodzahl siehe S. 57, über Bestimmung der Verseifungszahl siehe S. 52. Zu letzterer Konstante sei noch bemerkt, daß zweifellos unverfälschte Arachisöle mit Verseifungszahlen zwischen 185 und 206 vorkommen, so daß die hier angegebenen Grenzen des Arzneibuches zu enge sind.

Schüttelt man 5 ccm Erdnußöl mit 0,1 ccm weingeistiger Furfurollösung und 10 ccm rauchender Salzsäure mindestens eine halbe Minute lang kräftig, so darf die wässerige Schicht nach der Trennung von der öligen keine stark rote Färbung zeigen (Sesamöl).

Zu dieser (Baudouinschen) Reaktion auf Sesamöl sei bemerkt, daß sie häufig zu Meinungsverschiedenheiten Veranlassung gibt. Das Arzneibuch verbietet nämlich das Auftreten einer stark roten Färbung, so daß man leicht im Zweifel sein kann, ob ein entstehendes Rot in diesem Sinne stark ist oder nicht. Es ist hierbei zu berücksichtigen, daß in den Öl-Schlägereien Sesam- und Arachisöl durch dieselben Pressen ohne deren vorherige Reinigung gehen, so daß kleine Mengen Sesamöl, die schon zur

Rotfärbung genügen, auch häufig in an sich nicht verfälschten Erdnußölen vorhanden sind. Seit etlichen Jahren haben sich übrigens pharmazeutische Fabriken entschlossen, für ihre Abnehmer ein Oleum Arachidis
herzustellen, das der vorliegenden Forderung genügt und erst nach
längerem Stehen mit Furfurol und HCl an der Schichtstelle einen zulässigen, leicht rötlichen Schimmer zeigt. Da aber solche Öle nicht regelmäßig lieferbar sind, sollte man eine schwach rote Färbung hier zulassen.

Erhitzt man in einem mit Rückflußkühler versehenen Kölbchen 5 ccm Erdnußöl mit 5 ccm Amylalkohol und 5 ccm einer einprozentigen Lösung von Schwefel
in Schwefelkohlenstoff 15 Minuten lang im Wasserbade, so darf weder hierbei, noch
nach einem weiteren Zusatz von 5 ccm der Lösung von Schwefel in Schwefelkohlenstoff und darauf folgendem, viertelstündigem Erhitzen eine Rotfärbung des Gemisches eintreten (Baumwollsamenöl).

Diese (Halphensche) Probe ist äußerst charakteristisch und wichtig, weil Baumwollsamenöl als Verfälschungsmittel des Erdnußöles bekannt ist. E. Rupp läßt übrigens wegen der bei obiger Prüfungsart
stattfindenden Geruchsbelästigung 5 g Öl, 5 ccm Amylalkohol und
5 ccm einer 1 %igen Schwefel-Schwefelkohlenstofflösung in einer gut
verschlossenen (tektierten) 100 g-Glasstöpselflasche 30 Minuten lang
im lebhaft siedenden Wasserbad erhitzen. Nach dem Erkalten soll keine
Rotfärbung erkennbar sein.

Oleum Cacao. — Kakaobutter.

Das aus den gerösteten und enthülsten Samen von Theobroma cacao Linné
gepreßte Fett.

Kakaobutter ist fest und bei Zimmertemperatur spröde, blaßgelblich, riecht
kakaoähnlich, nicht ranzig und schmeckt milde.

Betreffs der Farbe ist zu bemerken, daß diese mit dem Alter des Öles
immer heller wird. — An dem Geruch und Geschmack ist schon die
Frische und damit die Güte der Ware bis zur gewissen Grenze festzustellen. (Siehe darüber unter „freie Säure“, letzte Anmerkung.)

Schmelzpunkt 30° bis 34°.

Über die Bestimmung dieses Schmelzpunktes (Füllung der Kapillare
mit dem ungeschmolzenen Fett) siehe S. 5. Die Bestimmung ist
ungemein wichtig, da nur dieses Fett eine solche Härte mit derart
niedrigem Schmelzpunkt verbindet!

Jodzahl 34 bis 38.

Eine Lösung von Kakaobutter in 2 Teilen Äther darf sich innerhalb 24 Stunden
bei Zimmertemperatur nicht trüben (Talg).

(Bohrisch hält die Björklundsche Ätherprobe für viel schärfer.
Siehe B. D. Ph. Ges. 1920, S. 204.)

Löst man 5 g Kakaobutter in einer Mischung von 20 ccm Äther und 20 ccm
Weingeist und fügt 1 ccm Phenolphthaleinlösung hinzu, so dürfen höchstens
0,4 ccm weingeistige N/2-Kalilauge bis zur bleibenden Rotfärbung verbraucht
werden (freie Säure).

Ganz frische und gute Fette enthalten wenig freie Säure und entsprechen durchaus der letzten Forderung des D.A.5. Aber sehr bald tritt
eine schwache Säurebildung ein. Vor allem zeigen bald die äußeren Schichten der Tafeln einen höheren Säuregehalt als die Innenstücke. Man wird

deshalb beim Abwägen der 5 g ein Stückchen der Masse zerschneiden und eine Mischprobe nehmen müssen. Um diese Acidität und Ranzidität möglichst hintanzuhalten, schlägt Bohrisch vor, die Ware in trocknen, gut verschlossenen Gefäßen, womöglich in Staniol- oder Ceresinpapier eingewickelt, an einem kühlen und dunklen Ort aufzubewahren.

Oleum Calami. — Kalmusöl.

Das ätherische Öl des Kalmus.

Kalmusöl ist dickflüssig, gelbbraun und optisch aktiv (a_D 20⁰ + 9⁰ bis + 31⁰). Es riecht würzig, schmeckt bitter und löst sich in nahezu jedem Verhältnis in Weingeist.

Spezifisches Gewicht 0,960 bis 0,970.

Nach Gildemeister (Band II, S. 265) ist die Farbe gelb bis gelbbraun, das spezifische Gewicht 0,959 bis 0,970.

Eine Mischung von 1 g Kalmusöl und 1 g Weingeist wird durch 1 Tropfen Eisenchloridlösung rötlich bis dunkelbraun gefärbt.

Die Prüfungsvorschriften sind nicht sehr erschöpfende. Doch schließen zustimmende Konstanten der optischen Drehung, des spezifischen Gewichtes und der genügenden Löslichkeit neben gutem Geruch die gröbsten Verfälschungen aus.

Oleum Carvi. — Kümmelöl.

Das ätherische Öl des Kümmels.

Gildemeister (Band III, S. 354) zieht das Carvon dem Kümmelöl vor: „Der Vorzug des Carvons vor dem Kümmelöl liegt, abgesehen von der doppelten Ergiebigkeit (Intensität des Geruchs und Geschmacks), in der leichteren Löslichkeit in verdünntem Spiritus‘‘.

Kümmelöl ist eine farblose, mit der Zeit gelb werdende, optisch aktive (a_{D} 20⁰ + 70⁰ bis + 80⁰) Flüssigkeit, die milde würzig riecht und schmeckt.

Spezifisches Gewicht 0,907 bis 0,915.

1 ccm Kümmelöl muß sich in 1 ccm Weingeist lösen.

Oleum Caryophyllorum. — Nelkenöl.

Das ätherische Öl der Gewürznelken.

Nelkenöl ist eine fast farblose oder gelbliche, an der Luft sich bräunende, stark lichtbrechende, optisch aktive (a_D 20⁰ bis — 1,25⁰) Flüssigkeit, die würzig riecht und brennend schmeckt.

Die Grenzen für die optische Drehung sind sehr eng gewählt. (Schimmel & Co. teilen mit (Ber. 1911, I, S. 129), daß sie in selbstgewonnenen Ölen bis —1,6⁰ beobachtet haben. — Wie wichtig übrigens die Bestimmung des Drehungswinkels ist, geht auch aus Schim. Ber. 1912, II, S. 86 hervor. Hiernach wurde ein billiges Öl zur Untersuchung eingeschickt, das eine Rechtsdrehung (a_D 20⁰ = + 0,5⁰) zeigte. Es wurde dann als Verfälschung Ricinusöl darin nachgewiesen!

Spezifisches Gewicht 1,044 bis 1,070.

1 ccm Nelkenöl muß sich in etwa 2 ccm verdünntem Weingeist lösen.

Das Arzneibuch begnügt sich hier wieder mit sehr wenigen, aber dafür um so wichtigeren Prüfungsangaben. Weshalb aber für Zimtöl eine Be-

stimmung des Zimtaldehyds vorgeschrieben ist, für Thymianöl eine Bestimmung des Thymols, hier dagegen nicht eine solche des Eugenols, bleibt
nicht recht verständlich. Eine sehr exakte Eugenol-Bestimmung hat
Thoms angegeben (siehe A. Ph. 1903, S. 592). Für die Praxis hat sich das
zuerst von Gildemeister für Thymianöl angegebene Ausschütteln mit
verdünnter Lauge bewährt, das bei Ol. Caryophyll. in folgender Weise
modifiziert wird: In einen Kolben (am besten das gleiche Gefäß, das zur
Gehaltsbestimmung des Zimtöles verwendet wird, siehe dort) bringt man
5 ccm Nelkenöl, setzt so viel 3 $^0/_0$ige Natronlauge[1]) hinzu, daß das
Kölbchen zu etwa $^4/_5$ gefüllt ist und erwärmt das ganze 10 bis 15 Minuten
auf dem Dampfbade, indem man von Zeit zu Zeit einen Pfropfen fest auf-
setzt und kräftig durchschüttelt (nach dem Durchschütteln lüfte man vorsichtig den Pfropfen). Hierbei geht das Eugenol als Eugenolnatrium in
die wässerige Lösung — das Acetyleugenol wird verseift und bildet ebenfalls Eugenolnatrium — während die Nichtphenole ungelöst bleiben.
Jetzt läßt man abkühlen, füllt vorsichtig Lauge nach, damit die Ölschicht in den graduierten Hals steigt, klopft wiederholt kurz die Flasche
auf die Tischplatte, damit die an der Glaswandung haftenden Öltröpfchen ebenfalls an die Oberfläche steigen, läßt bis zur vollständigen Klärung absetzen (was meist mehrere Stunden dauert) und liest ab. Beträgt
die Ölschicht 1 ccm, so sind 4 ccm = 80 Volumprozent Eugenol in dem
Öl vorhanden. Verlangt werden im allgemeinen 80 bis 85 Volumprozent
Eugenol.

Oleum Cinnamomi. — Zimtöl.

Gehalt 66 bis 76 $^0/_0$ Zimtaldehyd.
Das ätherische Öl des Ceylon-Zimts.

An Stelle des Cassiaöles ist jetzt das Ceylonzimtöl offizinell, das einen
sehr viel feineren Geruch besitzt.

Zimtöl ist eine hellgelbe, optisch aktive (a_D 20° bis — 1°) Flüssigkeit, die würzig
riecht und würzig süß und zugleich brennend schmeckt.
Zimtöl löst sich in 3 Raumteilen verdünntem Weingeist.
Spezifisches Gewicht 1,023 bis 1,040.

Die Bestimmung des spezifischen Gewichts ist hier um so wichtiger, als
das Cassiaöl ein höheres spezifisches Gewicht besitzt, nämlich 1,055 bis 1,07.

Gehaltsbestimmung. 5 ccm Zimtöl werden mit 5 ccm Natriumbisulfitlösung
versetzt und im Wasserbad unter häufigem Umschütteln erwärmt, bis die zunächst
entstehende Ausscheidung wieder gelöst ist. Darauf fügt man allmählich weitere
Mengen von Natriumbisulfitlösung hinzu und verfährt jedesmal in der beschriebenen
Weise, bis die Gesamtmenge der Flüssigkeit 50 ccm beträgt, worauf man noch
so lange erwärmt, bis alle festen Anteile gelöst sind und das obenauf schwimmende
Öl vollkommen klar ist. Die Menge dieses Öles darf nicht mehr als 1,7 ccm und
nicht weniger als 1,2 ccm betragen.

Der Gehalt an Zimtaldehyd soll 66 $^0/_0$ bis 76 $^0/_0$ betragen; sonst ist das
Öl verdächtig. Ist nämlich Cassia-Öl zugesetzt, das im allgemeinen einen
höheren Aldehydgehalt besitzt (bis 90 $^0/_0$, in seltenen Fällen noch dar-

---

[1]) Hier wird eine nur 3 $^0/_0$ige Lauge angewendet, weil starke Laugen im Verein
mit dem Eugenolalkali lösend auch auf Nichtphenole einwirken würden (bei Oleum
Thymi muß dagegen starke Lauge verwendet werden, damit Thymol und Carvacrol
wirklich quantitativ aufgenommen werden) (s. Gildemeister, Band I, S. 611).

über), so wird auch hier der Aldehydgehalt entsprechend, also eventuell über $76\,^0/_0$, erhöht sein. Sind aber fremde oder minderwertige Öle, wie Zimtblätteröl, zugegen, so ist der Aldehydgehalt erniedrigt. Deshalb hat das Arzneibuch bei der Aldehydgehaltsbestimmung eine Grenze nach oben und unten festgesetzt. Das konnte auch um so mehr geschehen, als der Zimtaldehyd beim Ceylon-Zimtöl nicht der den Wert bestimmende Bestandteil, wie beim Cassia-Öl, ist; hier sind gerade die nicht aldehydischen Bestandteile die wertvolleren (s. Gildemeister, Band II, S. 439). — Die Gehaltsbestimmung beruht darauf, daß Zimtaldehyd durch Natriumbisulfitlösung zunächst in die schwer in Wasser lösliche Aldehydbisulfitverbindung übergeführt wird:

$$C_6H_5.CH\!:\!CH\!-\!C\!\!\begin{smallmatrix}\diagup H\\ \diagdown OH\\ \diagdown O.SO_2Na\end{smallmatrix}$$

Diese nimmt unter Einwirkung der überschüssigen heißen Bisulfitlösung ein zweites Molekül Natriumbisulfit auf und geht in die wasserlösliche Doppelverbindung

$$C_6H_5.CH.CH\!-\!C\!\!\begin{smallmatrix}\diagup H\\ \diagdown OH\\ \diagdown O.SO_2Na\end{smallmatrix}$$
$$\;\;\;\;\;\;\;\;|\;\;\;\;\;\;|$$
$$\;\;\;\;\;\;\;\;H\;\;\;O.SO_2Na$$

über, die durch ihre Wasserlöslichkeit dem Öl quantitativ entzogen werden kann, während die nicht aldehydischen Ölanteile ungelöst zurückbleiben. Aus dem absorbierten Anteil ergibt sich der Gehalt an Aldehyd. — Zur Ausführung benutzt man ein besonderes Glaskölbchen (Cassiakölbchen) von etwa 50 ccm Inhalt, das mit einem ziemlich lang ausgezogenen Hals (etwa 13 cm lang, von etwa 8 mm lichter Weite) versehen ist. An diesem Hals sind Marken, wie an einer Bürette, angegeben, die den Inhalt des Halsrohres in $^1/_{10}$ ccm angeben. Der Nullpunkt der Skala befindet sich ein wenig oberhalb der Stelle, wo der Kolben in den Hals übergeht. In dieses Kölbchen bringt man zu den vorgeschriebenen 5 ccm Öl zunächst 5 ccm der Natriumbisulfitlösung, schwenkt kräftig um und erhitzt die Mischung so lange auf dem Wasserbade, bis sich die gebildeten festen Gerinnsel gelöst haben. Darauf fügt man wieder 5 ccm Natriumbisulfitlösung hinzu, schwenkt abermals kräftig um und erhitzt nochmals bis zur Lösung. Das wiederholt man (aber immer erst neue 5 ccm Natriumbisulfitlösung hinzugebend, wenn sich das Gerinnsel gelöst hat), bis endlich die ersten 5 ccm Natriumbisulfitlösung bei kräftigem Schütteln keine Ausscheidung mehr bewirken. Dann wird durch Auffüllen mit Bisulfitlösung das übrig gebliebene Öl in den Kolbenhals emporgetrieben, wobei man durch zeitweises leichtes Beklopfen und Drehen des Kölbchens um seine Längsachse dafür sorgt, daß etwa an der Glaswand noch hängende Öltropfen an die Oberfläche steigen. Nach dem Erkalten und Klären wird die Ölmenge sorgfältig abgelesen.

Oleum Citri. — Citronenöl.

Das aus der Fruchtschale der frischen Citronen gepreßte Öl. Citronenöl ist eine hellgelbe, stark rechtsdrehende ($\alpha_{D\,20^0} + 58^0$ bis $+ 65^0$) Flüssigkeit. Es riecht nach Citronen und schmeckt milde würzig, hinterher etwas bitter.

Das optische Drehungsvermögen dieses gepreßten, nicht destillierten Öles schwankt im allgemeinen zwischen $+ 57^0$ und $+ 61^0$. Einige
Gegenden liefern sogar ein Öl, das nur einen Drehungswinkel bis $+ 56^0$
zeigt. Dieser untere Grenzwert von $+ 56^0$ wäre also festzulegen. — Auf
S. 28 ist bereits gesagt, daß bei dieser Bestimmung des Citronenöles
auch die Temperatur eine nicht unwesentliche Rolle spielt: Wird die
Drehung bei einer unter 20^0 liegenden Temperatur bestimmt, so sind für
jeden Temperaturgrad unter 20^0 von dem gefundenen Wert 9 Minuten
abzuziehen; dagegen sind bei einer über 20^0 liegenden Temperatur für
jeden Temperaturgrad 8,2 Minuten hinzuzuzählen, um den Drehungswinkel für 20^0 zu finden (Gildemeister, Band III, S. 18).

Spezifisches Gewicht 0,857 bis 0,861.

Citronenöl muß sich in 12 Teilen Weingeist klar oder bis auf wenige Schleimflocken lösen (fettes Öl, Paraffin).

Außer den genannten „Schleimflocken" bleiben auch wachsartige Bestandteile in Weingeist ungelöst (Schim. B. 1911, I, S. 128).

Gerade das Citronenöl unterliegt häufig den verschiedensten Fälschungen (durch Mineralöl, Weingeist, Terpentinöl usw.). Die Fachgenossen werden sich im allgemeinen damit begnügen müssen, die Prüfungen des Arzneibuches genau auszuführen. Sodann prüft man — auf
Filtrierpapier! — den Geruch darauf, ob er genügend stark und rein ist,
bzw. ob während des allmählichen Verdunstens fremde Gerüche auftreten. Insbesondere ist eine Prüfung auf Terpentinöl sehr zu empfehlen,
das sich durch sein Drehungsvermögen unterscheidet. Zu diesem Zwecke
destilliert man von etwa 25 ccm Öl vorsichtig, d. h. langsam, die Hälfte
ab: Bei reinen Ölen wird dann die Drehung des Destillates etwas höher
sein als die des ursprünglichen Öles; die Drehung des Destillates ist aber
niedriger, wenn Terpentinöl zugegen ist. — Werden fettes Öl oder Paraffine vermutet, so bestimme man den Abdampfrückstand (auf dem Wasserbade), der nicht mehr als $5^0/_0$ betragen soll. — Auf Weingeist prüfe man
durch Erhitzen des Öles bis zum beginnenden Sieden im Fraktionskölb-
chen. Mit den ersten Tropfen geht der Alkohol über und kann durch die
Jodoformprobe nachgewiesen werden. — Für den Fall aber, daß hier unbe-
friedigende Ergebnisse auftreten, die eingehendere Untersuchung er-
heischen, muß auf Spezialwerke verwiesen werden, z. B. auf das hier oft
zitierte Buch von Gildemeister, der (Band III, S. 31) in dieser Beziehung sagt: „Die Untersuchung des Citronenöles auf Reinheit gehört
zu den schwierigsten Aufgaben des analytischen Chemikers."

Das Citronenöl hat nur eine begrenzte Haltbarkeit, es erhält nach einiger
Zeit einen fremdartigen, unangenehmen Geruch und Geschmack. Um diese
Erscheinung möglichst hintanzuhalten, muß das Öl in ganz trockenen,
sorgfältig verschlossenen, bis an den Hals gefüllten Flaschen dunkel und
kühl aufbewahrt werden. — Nach Schim. B. 1918, S. 23 hält Mc Der-
mott es für zweckmäßig, dem Öl zur möglichst langen Verhinderung des
terpentinartigen Geruches $10^0/_0$ Alkohol absolut. zuzusetzen. Da das
Präparat sich so monatelang unverändert halten soll, will der Autor diese
Maßregel sogar in die Arzneibücher aufgenommen wissen. (Der Vorschlag
sei hier nur mitgeteilt, eigene Erfahrungen liegen nicht vor.)

Oleum Crotonis. — Krotonöl.

Das aus dem geschälten Samen von Croton tiglium Linné gepreßte, dickflüssige fette Öl.

Krotonöl ist braungelb und rötet angefeuchtetes Lackmuspapier. In 2 Raumteilen absolutem Alkohol ist Krotonöl beim Erwärmen löslich.

Spezifisches Gewicht 0,940 bis 0,960.

Ein Gemisch von 1 ccm rauchender Salpetersäure, 1 ccm Wasser und 2 ccm Krotonöl darf innerhalb 1 bis 2 Tagen bei öfterem, kräftigem Schütteln weder ganz noch teilweise erstarren (fremde Öle).

Krotonöl rötet Lackmuspapier, weil es freie Säuren enthält, vor allem die sogenanne Krotonolsäure[1]). — Die Bestimmung des spezifischen Gewichtes ist sehr wichtig, weil das Oleum Crotonis ein hohes spezifisches Gewicht besitzt, das durch Zusatz der meisten anderen Öle (mit Ausnahme des Ricinusöles) nur erniedrigt werden kann. — Ebenso wichtig ist die letzte Prüfung, die Elaidinprobe, da hierbei reines Krotonöl tagelang flüssig bleibt. Es ist aber schon auf Seite 56 mitgeteilt, daß die Ausführung der Elaidinprobe nach dem Arzneibuch nicht zu einwandfreien Resultaten führt, weil die rauchende Salpetersäure des Handels häufig einen Mindergehalt an Stickoxyden besitzt. Es ist deshalb zur Sicherung des Resultates notwendig, daß auch hier, wie auf S. 56 besprochen, die Elaidinprobe mittels Salpetersäure und Kupferschnitzeln ausgeführt werde.

Oleum Foeniculi. — Fenchelöl.

Das ätherische Öl des Fenchels.

Fenchelöl ist eine farblose oder schwach gelbliche, optisch aktive (α D 20° $+ 12°$ bis $+ 24°$) Flüssigkeit. Es riecht stark würzig und schmeckt zuerst süß, hinterher etwas bitter und kampferartig.

Spezifisches Gewicht 0,965 bis 0,975.

Aus Fenchelöl scheiden sich beim Abkühlen unter 0° Kristalle von Anethol aus, die erst beim Erwärmen auf $+ 5°$ bis 6° wieder vollständig geschmolzen sind.

Nach Schim. B. (1911, I, S. 128)[2]) ist zu beachten, daß Fenchelöl eventuell stark abgekühlt werden kann, ohne daß es fest wird; das Erstarren geschieht aber sogleich, wenn man dem abgekühlten Öl eine Spur festes Fenchelöl oder Anethol zusetzt. Die Forderung ferner, daß Fenchelöl zwischen 5° und 6° geschmolzen sein soll, ist ganz unhaltbar, denn sie würde gerade die anetholreichsten und deswegen besten Fenchelöle, die erst oberhalb 6° schmelzen, vom pharmazeutischen Gebrauch ausschließen. Demnach muß es heißen, daß die Kristalle von Anethol beim Erwärmen nicht tiefer als bei 5° bis 6° wieder vollständig geschmolzen sind (das geschieht bei gewissen Ölen erst bei etwa 10°!). — Im übrigen empfiehlt Gildemeister hier als weit zweckmäßiger die Bestimmung des Erstarrungspunktes, der nicht unter $+ 5°$ (wenn man auf $+ 3°$ unterkühlt) liegen soll und bis $+ 10°$ hinaufsteigt. — Bei mangelhafter Aufbewahrung sinkt der Erstarrungspunkt, bis schließlich das Öl überhaupt nicht mehr erstarrt.

---

[1]) Diese Säure wird jetzt als ein Gemisch von Fettsäure mit Harz angesehen.
[2]) Siehe auch B. D. Ph. Ges. 1918, S. 381.

Oleum Jecoris Aselli. — Lebertran.

Das aus den frischen Lebern von Gadus morrhua Linné, Gadus callarias Linné und Gadus aeglefinus Linné bei möglichst gelinder Wärme im Dampfbade gewonnene Öl, das durch Abkühlen bis unter 0 ° von den leicht erstarrenden Anteilen getrennt ist. Lebertran ist blaßgelb und riecht und schmeckt eigenartig, nicht ranzig; der Geruch darf auch beim Erwärmen nicht unrein oder gar widerlich werden.

Spezifisches Gewicht 0,924 bis 0,932.

Jodzahl 155 bis 175. Verseifungszahl 184 bis 196,6.

Nach Bohrisch (B. D. Ph. Ges. 1920, S. 205) soll die Jodzahl zwischen 150 und 175 liegen.

Eine Lösung von 1 Tropfen Lebertran in 20 Tropfen Chloroform färbt sich durch Schütteln mit 1 Tropfen Schwefelsäure zunächst schön violettrot, dann braun.

Das Eintreten dieser Farbreaktion beweist noch nicht das Vorliegen reinen Lebertrans, sondern nur die Anwesenheit von Lipochromen und Cholesterin, die auch in andern fetten Ölen vorhanden sind. Nicht aber sind diese Stoffe vorhanden in Tranen, die nicht aus Lebern gewonnen sind. Die Farbreaktion ist also eingeführt, um die letztgenannten Handelssorten auszuschließen. Bei Gemischen aus echtem Lebertran mit anderen Tranen fällt die Reaktion undeutlich aus. — Nach der Nederl. Pharm. IV (s. Ph. Z. 1920, S. 647) wird die Farbreaktion sehr praktisch so ausgeführt, daß man einige Tropfen Tran auf eine Porzellanplatte bringt, breit auseinander fließen läßt und dann 1 Tropfen Schwefelsäure auf das Öl bringt; an der Berührungsstelle soll sich der Tran violett färben, worauf die Farbe bald in Braun übergeht. Nach dieser Notiz sollen auch echte Trane diese Reaktion nicht geben, sobald sie mit gewissen Mitteln gebleicht sind, welche die Lipochrome aufnehmen.

Eine kräftig durchgeschüttelte Mischung von 1 ccm rauchender Salpetersäure, 1 ccm Wasser und 2 ccm Lebertran darf innerhalb 1 bis 2 Tagen weder ganz noch teilweise erstarren, sondern nur dicklich werden (nicht trocknende Öle).

Hier liegt die Elaidinprobe vor, siehe S. 56.

Eine mit 1 ccm Phenolphthaleinlösung versetzte Lösung von 5 g Lebertran in 10 ccm Äther und 5 ccm Weingeist muß durch 0,5 ccm weingeistige N/2-Kalilauge bleibend gerötet werden (freie Säure). Bei längerem Stehen bei 0 ° dürfen aus Lebertran feste Teile gar nicht oder doch nur in geringer Menge auskristallisieren.

Es ist nach obiger Prüfung nur die Anwesenheit kleiner Mengen von Säuren gestattet, wobei zu bemerken ist, daß frischer Tran fast frei von Säuren ist, daß die Ware aber sehr leicht eine geringe hydrolytische Spaltung erleidet und dann der vorliegenden Anforderung nicht mehr genügt, auch entsprechend minderwertig in Geruch und Geschmack wird. Daher müssen zur Aufbewahrung von Tran die sorgsam gereinigten, nicht zu großen Gefäße möglichst vollständig gefüllt, vor Licht geschützt und kühl aufbewahrt werden.

Der Lebertran soll durch Abkühlen bis unter 0 ° von den erstarrenden Anteilen befreit sein. Es ist deshalb zu prüfen, ob das geschehen ist, indem man ein mit Tran gefülltes Reagenzglas in Wasser stellt, in dem reichlich Eisstückchen vorhanden sind. Die Füllung mit Eisstückchen ist zu erneuern, da (nach Bohrisch, 1. c.) die Abkühlung auf 0 ° mindestens auf 3 bis 4 Stunden auszudehnen ist, bevor man ein endgültiges Urteil fällt. Denn die bei dieser Temperatur erstarrenden Anteile scheiden sich nur langsam aus!

Oleum Juniperi. — Wacholderöl.

Das ätherische Öl der Wacholderbeeren.

Wacholderöl ist eine farblose, blaßgelbliche oder blaßgrünliche Flüssigkeit. Es schmeckt und riecht eigenartig.

Spezifisches Gewicht 0,860 bis 0,880.

Wacholderöl muß sich in 10 Teilen Weingeist klar oder mit schwacher Trübung lösen.

Das Arzneibuch hat bei dem Lösungsversuch in Weingeist eine schwache Trübung zugelassen, weil bei manchen völlig echten Ölen eine klare Lösung überhaupt nicht mit 90%igem Weingeist zu erzielen ist. Frisch destillierte Öle geben meist noch eine klare Lösung, ältere zeigen dabei eine Trübung.

Oleum Lauri. — Lorbeeröl.

Das durch Pressen der Lorbeeren gewonnene, grüne, salbenartige, kristallinische Gemenge von Fett und ätherischem Öl.

Lorbeeröl schmilzt bei etwa 40^0 zu einer dunkelgrünen, würzig riechenden Flüssigkeit und ist in Äther und Benzol klar löslich.

Auch die zweifellos unverfälschten Handelssorten Lorbeeröl zeigen sehr abweichende Schmelzpunkte. Meist tritt schon bei etwa 35^0 das Schmelzen ein, zuweilen erst bei ca. 42^0.

Erwärmt man Lorbeeröl mit 2 Teilen Weingeist und gießt nach dem Erkalten die weingeistige Flüssigkeit ab, so darf diese auf Zusatz von Ammoniakflüssigkeit nicht braun gefärbt werden (fremde Farbstoffe).

Bei den fremden Farbstoffen, die sich mit Ammoniak braun färben, ist wohl in erster Reihe an Kurkuma gedacht, das, gemischt mit Indigo, zur Färbung des Lorbeeröles Verwendung findet.

Oleum Lavandulae. — Lavendelöl.

Gehalt mindestens $29{,}3\%$ Linalylacetat.

$$(C_{10}H_{17}O . C_2H_3O, \quad \text{Mol.-Gew. } 196{,}16.)$$

Das ätherische Öl der Lavendelblüten.

Lavendelöl ist eine farblose oder schwach gelbliche, optisch aktive ($a_D\,{20^0}$ — 3^0 bis — 9^0) Flüssigkeit, riecht eigenartig und schmeckt stark würzig und schwach bitter.

Spezifisches Gewicht 0,882 bis 0,895.

Esterzahl mindestens 84.

Lavendelöl muß sich bei 20^0 in 3 Teilen verdünntem Weingeist zu einer klaren, bisweilen opalisierenden Flüssigkeit lösen.

Die letzte Forderung des Arzneibuches hat schon zu vielen unnötigen Reklamationen geführt, weil sie von vielen, zweifellos unverfälschten, frischen Ölen nicht gehalten wird. Die Aufklärung gibt eine Mitteilung von Schimmel & Co. (Ber. 1911, I, S. 129): „Diese Angabe trifft für einen Weingeist von 70 Volumprozenten zu, vom verdünnten Weingeist des Arzneibuches sind je nach der Alkoholstärke bis zu etwa 4 Teilen zur Lösung notwendig; selbst die gewöhnlichen esterarmen Pharmakopoeöle genügen der obigen Forderung meist nur dann, wenn die Alkoholstärke des verdünnten Weingeistes an der oberen Grenze (69 Volumprozente) liegt. Das ist bei der Prüfung wohl zu beachten!" (s. auch Lefeldt, Ph. Z. 1912, S. 372). — Wegen der Unhaltbarkeit also dieser Forderung ist in den B. D. Ph. Ges. 1918, S. 381 folgender Vorschlag bezüglich dieser

Prüfung gemacht: „Lavendelöl muß sich bei 20⁰ in 3 bis 4 Teilen verdünntem Weingeist zu einer klaren, bisweilen opalisierenden Flüssigkeit lösen.“

Zur Bestimmung der Esterzahl wird 1 g Lavendelöl in einem Kölbchen aus Jenaer Glas mit 10 ccm weingeistiger N/2-Kalilauge am Rückflußkühler 15 Minuten lang unter bisweiligem Umschwenken auf dem Wasserbad erhitzt. Nach dem Erkalten wird nach Zusatz von 1 ccm Phenolphthaleinlösung mit N/2-Salzsäure zurücktitriert. Hierzu dürfen höchstens 7 ccm N/2-Salzsäure erforderlich sein (1 ccm N/2-Kalilauge = 0,028055 g Kaliumhydroxyd, Phenolphthalein als Indikator).

Diese Feststellung der Esterzahl bezweckt die quantitative Bestimmung des vorhandenen Linalylacetats, eines Esters von der Formel $CH_3.CO.OC_{10}H_{17}$, der durch Kalilauge in den Alkohol Linalool ($C_{10}H_{17}OH$) und essigsaures Kalium gespalten wird. Das Linalylacetat ist einer der wichtigsten Stoffe des Lavendelöls und muß bei guten Ölen in hinreichender Menge vorhanden sein. — Zur Ausführung sei zunächst bemerkt, daß nach Schimmel & Co. (Ber. 1911, I, S. 129) die Verseifungsdauer von 15 Minuten häufig nicht genügt, daß man daher zur Sicherung des Resultates 30 Minuten erhitzen muß. — Ferner muß bemerkt werden, daß Öle, die die geforderte Esterzahl nicht besitzen, damit als unbrauchbar erkannt sind, daß aber umgekehrt Öle von zutreffendem Estergehalt deshalb noch nicht als einwandfrei anzusehen sind. Denn selbstverständlich hängt die Höhe des Estergehaltes nicht nur von der Menge des vorhandenen Linalylacetats ab, sondern kann auch durch Zusatz fremder Ester erreicht werden. In dieser Beziehung sind die Fälscher eifrig bei der Arbeit. Schimmel & Co. mußten in ihren Berichten (1912, I, S. 8) ausführen: „Erst neuerdings ist uns ein Fall unter Einsendung der betreffenden Offerte mitgeteilt worden, wo eine deutsche Firma, die darauf Anspruch macht, unter den ersten und bedeutendsten der chemischen Industrie genannt zu werden, Präparate anbietet, die dazu dienen sollen, den Estergehalt ätherischer Öle scheinbar zu erhöhen (!)“. — In diesem Sinne berichtet auch Delphin (Ap. Z. 1912, S. 212), er habe in Lavendelölen Phthalsäureester gefunden, einen Stoff, der sich als unerlaubtes Zusatzmittel zu einem an Linalylacetat armen Lavendelöl leider sehr gut eignet. — Bei genauer Durchführung der analytischen Forderungen sei also berücksichtigt, daß diese Analyse allein noch keine Bürgschaft für das Vorliegen eines reinen Öles gibt, daß die Prüfung der alten Praktiker auf genügend feinen und starken Geruch noch immer ihren großen Wert behält.

Die Ausrechnung des Gehaltes an Linalylacetat geschieht in folgender Weise: 1 g Öl soll in Arbeit genommen werden und mindestens 3 ccm N/2-Kalilauge zur Verseifung des vorhandenen Esters erfordern. 1 Grammmolekül Linalylacetat (= 196,16 g) braucht zur Verseifung 2000 ccm N/2-KOH. Folglich 1 ccm N/2-KOH = 0,09808 g Linalylacetat; 3 ccm N/2-KOH = 0,29424 g Linalylacetat. Das entspricht einem Gehalt von rund 29,3 °/₀ Linalylacetat.

Da sich übrigens 1 g Lavendelöl schwer mit der erforderlichen Genauigkeit abwägen läßt, bringt man auf der Rezepturwage ca. 1 g in das tarierte Kölbchen, wägt auf der analytischen Wage nach und geht bei der Berechnung von dieser genau festgestellten Gewichtsmenge aus.

Oleum Lini. — Leinöl.

Das durch kaltes Auspressen des Leinsamens gewonnene fette Öl.

Leinöl ist ein klares, gelbes, eigenartig riechendes, bei —16° noch flüssiges, in dünner Schicht leicht trocknendes Öl.

In dünner Schicht, d. h. etwa auf eine Glasplatte gestrichen, trocknet das Öl leicht. Denn es gehört zu den durch Sauerstoffaufnahme „trocknenden Ölen".

Spezifisches Gewicht 0,930 bis 0,940.

Jodzahl 168 bis 176. Verseifungszahl 187 bis 195.

Die Konstante der Jodzahl ist bei Leinöl noch sehr umstritten. Einerseits hat Meister (Ap. Z. 1910, S. 886) mitgeteilt, er habe bei zweifellos unverfälschten Ölen Jodzahlen erhalten, die knapp über 160 liegen. Umgekehrt berichten andere Autoren, daß reine Öle mit der Jodzahl bis zu 200 vorkommen. In letzterem Sinne schreibt auch die Pharmacopoea Helvetica IV die Jodzahl 175 bis 200 vor. Ein umfangreiches Material zur Entscheidung dieser Frage bringt H. Wolff (Ch. Ztg. 1923, S. 143), der rund 300 Sorten Leinöl untersucht hat. Seine Ergebnisse sind: Jodzahl nach Hübl-Waller: Grenzwerte 170 bis 192, häufigste Werte 172 bis 177 — (Verseifungszahl: Grenzwerte 187 bis 196, häufigste Werte 188 bis 192).

Werden 10 g Leinöl durch Erwärmen mit 15 g Kalilauge und 3 g Weingeist verseift, so muß die Seife in Wasser und Weingeist klar löslich sein (Mineralöle, Harzöle).

Schüttelt man gleiche Teile Leinöl und Kalkwasser, so muß sofort eine haltbare Emulsion entstehen.

Sowohl die vorletzte wie letzte Prüfung zielen auf Beimengungen von Mineralölen und Harzölen. Die zweite Prüfung ist sehr unscharf; aber auch die erste Forderung schließt nicht einen gewissen Anteil an Mineralölen aus, da diese sich (wie bereits bei Mandelöl gesagt) in der wässerigen Seifenlösung klar verteilen. Die Bestimmung der Verseifungszahl ist daher hier maßgebender.— Die im vorletzten Abschnitt geforderte Seife wird zweckmäßig schon deshalb hergestellt, damit man sieht, wie sich das Leinöl für diesen, seinen wichtigsten Zweck eignet. Zur Ausführung erwärmt man die angegebenen Bestandteile am besten in einem Erlenmeyerkolben, da so der Weingeist am langsamsten verdunstet und daher am besten wirkt. Nur muß man dann bisweilen den Kolben schwenken, damit der Spiritus nicht plötzlich herauswallt. — Die gebildete Seife löst sich, wenn gutes Leinöl vorliegt, wohl klar in Wasser, bestenfalls aber mit einem Schleier in Weingeist. Hier muß immer mit einer gewissen Trübung gerechnet werden.

Oleum Macidis. — Ätherisches Muskatöl.

Das ätherische Öl des Samenmantels oder der Samenkerne von Myristica fragrans Houttuyn.

Ätherisches Muskatöl ist eine farblose oder schwach gelbliche, rechtsdrehende ($\alpha_D\,20° + 7°$ bis $+30°$) Flüssigkeit. Es schmeckt anfangs milde, hinterher scharf würzig.

Spezifisches Gewicht 0,870 bis 0,930.

Ätherisches Muskatöl muß in 3 Teilen Weingeist löslich sein.

Durch die letzte Prüfung soll die eventuelle Anwesenheit von fetten und Mineralölen nachgewiesen werden. — Über die Bezeichnung dieses Öles wird in den „B. D. Ph. Ges." 1918, S. 381, folgendes gesagt: Der Name Oleum Macidis für ätherisches Muskatöl ist nicht ganz treffend, da er lediglich das Öl des Samenmantels bezeichnet, während das Arzneibuch in richtiger Würdigung der Tatsachen[1]) sowohl das ätherische Öl des Samens wie des Samenmantels darunter verstanden wissen will. Das ist bei der Wahl des Namens zu berücksichtigen und an Stelle der obigen Bezeichnung „Oleum Myristicae aethereum" zu setzen.

Oleum Menthae piperitae. — Pfefferminzöl.

Das ätherische Öl der Blätter und blühenden Zweigspitzen der Mentha piperita Linné oder nahe verwandter Mentha-Arten.

Pfefferminzöl ist eine farblose oder blaßgelbliche, linksdrehende ($a_D\,20^0$ — 25^0 bis — 30^0) Flüssigkeit. Es besitzt einen erfrischenden Pfefferminzgeruch und brennenden, kampferartigen, hinterher anhaltend kühlenden, jedoch nicht bitteren Geschmack.

Spezifisches Gewicht 0,900 bis 0,910.

Pfefferminzöl muß in 5 Teilen verdünntem Weingeist klar löslich sein.

Da neben dem Geruch des Öles auch der Geschmack ungemein wichtig ist (schon durch die Anwendung des Öles zu Mundwässern, Zahnpulvern usw.), so ist auf Reinheit des Geruches und Geschmackes vor allem sorgsam zu achten.

Über die vom Arzneibuch angeführten Forderungen sind in den „B. D. Ph. Ges.", 1918, S. 382 folgende sehr bemerkenswerte Abänderungsvorschläge mitgeteilt:

I. Wie schon von verschiedenen Seiten betont wurde, sind die vom D. A. 5 vorgeschriebenen Grenzzahlen für optische Drehung und spezifisches Gewicht weitaus zu eng gewählt. Um allen für den pharmazeutischen Gebrauch geeigneten Handelsmarken gerecht zu werden, wird vorgeschlagen: $a_{D\,20^0}$: — 20^0 bis — 34^0. Spezifisches Gewicht bei 15^0: 0,900 bis 0,920.

II. Zu der geforderten Löslichkeit in verdünntem Weingeist ist zu sagen, daß manche Pfefferminzöle leicht verharzen und dann schon nach kurzer Zeit nur noch opalisierende Lösungen geben (siehe dazu speziell Schim. B. 1911, I, S. 130). Deshalb ist auch das Öl gut geschützt vor Licht, Luft, hoher Temperatur aufzubewahren.

III. Um einen wirklichen Wertmesser für das Öl zu haben, ist entschieden eine Bestimmung des Gesamtmentholgehaltes notwendig. Die Bestimmung erfolgt durch Acetylierung und Verseifen des entstandenen Esters genau so, wie sie im Artikel „Oleum Santali" anläßlich der Bestimmung des Santalol-Gehaltes geschildert ist. (Siehe dort über die notwendigen theoretischen Grundlagen.) Die Vorschrift für Pfefferminzöl lautet: Etwa 5 g Pfefferminzöl (wenn man sorgfältig arbeitet, erhält man auch aus ca. 3 g Öl die unten geforderten 1,5 g des filtrierten acety-

---

[1]) Der Tatsachen nämlich, daß es bisher nicht möglich war, aus den Konstanten oder Eigenschaften eines Muskatöles festzustellen, ob es aus dem Samenmantel oder Samen gewonnen sei (s. Schim. B. 1911 I, S. 129).

lierten Produktes) werden mit 5 g Essigsäureanhydrid unter Zusatz von 1 g wasserfreiem Natriumacetat in einem mit Rückflußkühler verbundenen Kölbchen 1 Stunde lang im Sieden erhalten. Nach dem Erkalten fügt man 20 ccm Wasser hinzu und erwärmt die Mischung unter wiederholtem kräftigen Umschütteln 15 Minuten lang auf dem Wasserbade. Darauf wird in einem Scheidetrichter das Öl von der wässerigen Flüssigkeit getrennt, mit Wasser gewaschen, bis dieses Lackmuspapier nicht mehr rötet, mit getrocknetem Natriumsulfat entwässert und filtriert. — 1,5 g dieses Öles werden mit 3 ccm Weingeist und einigen Tropfen Phenolphthaleinlösung und tropfenweise mit weingeistiger N/2-Kalilauge versetzt, bis eine bleibende Rötung eintritt (siehe dazu einschlägige Bemerkung bei Oleum Santali!). Darauf wird die Mischung mit 20 ccm weingeistiger N/2 Kalilauge am Rückflußkühler (weil sonst Ester entweicht!) eine Stunde lang auf dem Wasserbade erhitzt und nach dem Erkalten unter Zusatz von 1 ccm Phenolphtaleinlösung mit N/2-Salzsäure bis zur Entfärbung titriert. Hierzu dürfen höchstens 11,5 ccm N/2-Salzsäure erforderlich sein, was einem Mindestgehalt von 50 % Gesamt-Menthol entspricht.

Ergänzend sei bemerkt: Die Verseifungsdauer muß hier unbedingt 1 Stunde betragen, da Menthylacetat erst nach dieser Zeit vollständig verseift ist. — Die ersten 5 bzw. 3 g des in Arbeit genommenen Pfefferminzöles braucht man nur ungefähr abzuwägen. Dagegen müssen die 1,5 g des acetylierten Produktes ganz genau gewogen werden, bzw. man muß 1,5 g des Produktes auf der Rezepturwage abwägen, dann genau auf der analytischen Wage nachwägen und bei der Berechnung von dieser genau bestimmten Gewichtsmenge ausgehen. Die Berechnung erleichtert man sich ungemein, wenn man dabei von folgender Formel ausgeht:

$$\frac{a \cdot 7{,}8}{s - (a \cdot 0{,}021)} = \% \text{ Gesamt-Menthol},$$

wobei a die Anzahl der verbrauchten Kubikzentimeter N/2-Kalilauge, s die Menge des zur Verseifung verwendeten acetylierten Öles in Grammen ist. — Die Ableitung der Formel erfolgt genau nach der bei Oleum Santali gegebenen Erklärung. — Das ausgerechnete Resultat ist nicht genau das richtige, weil im Pfefferminzöl ein wechselnder Anteil des Menthols nicht frei, sondern bereits in Esterform vorliegt. Doch genügt das Ergebnis für die Praxis. — Schließlich ist zu erwähnen, daß jetzt der Mentholgehalt in diesen Ölen allgemein abnimmt, weil die Pflanzer infolge Mangels an Kalisalzen die Felder nicht wie früher düngen. Deshalb ist hier eine gewisse Rücksichtnahme um so mehr angebracht, als der Mentholgehalt für die Güte und feinen Geschmack des Öles durchaus nicht allein ausschlaggebend ist (Schim. B. 1920, S. 44).

Oleum Nucistae. — Muskatnußöl.

Das aus der Muskatnuß durch Auspressen gewonnene, rotbraune, stellenweise hellere Gemenge von Fett, ätherischem Öl und Farbstoff.

Muskatnußöl besitzt den aromatischen Geruch und Geschmack der Muskatnuß und schmilzt bei 45 ° bis 51 ° zu einer braunroten, nicht völlig klaren Flüssigkeit.

Aus dieser darf sich kein fester Bodensatz abscheiden (Preßrückstände, Stärke, Mineralstoffe).

Die Bestimmung des Schmelzpunktes ist hier eine sehr wichtige, da sich dadurch eventuell Beimengungen von Vaselin, Fett, Talg nachweisen lassen.

Oleum Olivarum. — Olivenöl.

Das aus den Früchten von Olea europaea Linné ohne Anwendung von Wärme gepreßte Öl.

Olivenöl ist gelb oder grünlichgelb und riecht und schmeckt schwach und eigenartig.

Spezifisches Gewicht 0,915 bis 0,918.

Jodzahl 80 bis 88.

Die Bestimmung der Jodzahl ist sehr wichtig, da die meisten der zur Verfälschung des Olivenöls dienenden Öle eine höhere Jodzahl besitzen. Siehe S. 57.

Bei ungefähr 10^0 beginnt das Öl sich durch kristallinische Ausscheidungen zu trüben, bei 0^0 bildet es eine salbenartige Masse.

Werden 1 ccm rauchende Salpetersäure, 1 ccm Wasser und 2 ccm Olivenöl bei 10^0 kräftig durchgeschüttelt, so muß eine grünlichweiße, nicht aber eine rote oder braune Mischung entstehen, die sich nach 2, höchstens 6 Stunden in eine feste, weiße Masse und eine kaum gefärbte Flüssigkeit scheidet (fremde Öle).

Es liegt hier die sogenannte Elaidinprobe vor, die in Ausführung und Prinzip auf Seite 56 ausführlich geschildert ist. Reines Olivenöl gibt bei dieser Probe zunächst eine grünlichweiße Mischung; nach mehreren Stunden erstarrt es vollständig zu einer weißen oder gelblichweißen, festen krümeligen Masse. Bei Gegenwart fremder Öle färbt sich die Ölschicht unter diesen Bedingungen anfänglich rötlich (Sesamöl) oder bräunlich bzw. grünlich; auch zeigt die schließlich erstarrte Masse eine ähnliche Färbung. Ein besonders charakteristisches Verhalten zeigen wieder die trocknenden Öle wie Leinöl, Hanföl, Nußöl, Mohnöl. Sie bleiben bei der Elaidinprobe flüssig. Es wird daher, wenn dem Olivenöl beträchtliche Mengen dieser trocknenden Öle zugefügt sind, bei dem Behandeln mit salpetriger Säure nur ein teilweises Erstarren der Ölschicht, die salbenartig bleibt, eintreten.

Erhitzt man in einem mit Rückflußkühler versehenen Kölbchen 5 ccm Olivenöl mit 5 ccm Amylalkohol und 5 ccm einer 1%igen Lösung von Schwefel in Schwefelkohlenstoff 15 Minuten lang auf dem Wasserbade, so darf weder hierbei noch nach einem weiteren Zusatz von 5 ccm der Lösung von Schwefel in Schwefelkohlenstoff und darauf folgendem, viertelstündigem Erhitzen eine Rotfärbung des Gemisches eintreten (Baumwollsamenöl).

Es liegt hier die Halphensche Probe vor. Da die Erhitzung am Rückflußkühler sehr geruchsbelästigend, und die Apparatur umständlich ist, schlägt E. Rupp (Ztschr. f. Unters. N. u. G. 13, S. 74) folgende Fassung vor: 5 g Öl werden mit 5 ccm Amylalkohol und 5 ccm einer 1%igen Schwefel-Schwefelkohlenstofflösung in einer gut zugebundenen 100 g-Glasstöpselflasche 30 Minuten lang in lebhaft siedendem Wasserbade erhitzt. Nach dem Erkalten soll keine Rotfärbung erkennbar sein.

Wird eine durch kräftiges Schütteln erhaltene gleichmäßige Mischung von 5 ccm Olivenöl mit 10 ccm Petroläther und 2,5 ccm Zinnchlorürlösung im Probierrohre bis zur Abscheidung der Zinnchlorürlösung in Wasser von 40^0 gehalten und alsdann das Probierrohr in Wasser von 80° getaucht, so daß nur die Zinnchlorür-schicht erwärmt wird, so darf innerhalb 3 Minuten keine deutliche Rotfärbung auftreten (Sesamöl).

Es liegt hier die Soltsiensche Probe vor. Bei Oleum Arachidis wird die sehr viel einfachere Furfurolprobe verwendet, die hier deshalb nicht eingeführt ist, weil gelegentlich italienische Öle beobachtet wurden, die trotz ihrer Echtheit mit Furfurol eine schwache Rotfärbung gaben. Frerichs (Ap. Z. 1917, S. 342) schlägt vor, trotzdem die Furfurolprobe auch hier einzuführen, weil wir jetzt in einzelnen verdächtigen Fällen, in denen schließlich doch reines Öl vorläge, nicht nötig hätten, Rücksicht auf italienische Hersteller zu nehmen. — In jedem Falle erscheint es zweckmäßig, zuerst die in wenigen Sekunden auszuführende Furfurolprobe vorzunehmen und eventuell nur bei positivem Resultat dann die viel umständlichere Soltsiensche Prüfung.

Werden 5 g Olivenöl in 10 ccm Chloroform und 20 ccm Weingeist gelöst, so muß in der Lösung nach Zusatz von 1 ccm Phenolphthaleinlösung auf Zusatz von höchstens 0,8 ccm weingeistiger N/2-Kalilauge eine bleibende Rotfärbung entstehen (freie Säure).

Zunächst sei zur Ausführung bemerkt: Die 5 g Olivenöl geben mit den vorgeschriebenen Mengen Chloroform und Weingeist keine klare Lösung. Trotzdem kann man so die freie Säure genau bestimmen, wenn man nur die trübe Mischung beim Titrieren kräftig im Erlenmeyerkolben umschwenkt. — Frisches Olivenöl wird sich schon durch seinen reinen Geschmack, auf den beim Einkauf sorgfältig zu achten ist, auszeichnen. Derart frische Öle besitzen auch eine äußerst geringe Menge freier Säure. Doch ist bemerkenswert, daß sich der Säuregehalt auch der besten Olivenöle beim Lagern sehr schnell vergrößert (siehe Linke, B. D. Ph. Ges. 1911, S. 194). Man gieße deshalb nie den neuen Vorrat zu dem alten, sondern säubere erst gründlich die Gefäße vor jeder frischen Füllung, beziehe auch nicht eine zu große Menge und bewahre das Öl nur in möglichst gefüllten Flaschen an einem kühlen, vor Licht geschützten Ort auf. — Über Prüfung des Olivenöles auf Arachisöl mittels Feststellung der Arachinsäure siehe Bohrisch, B. D. Ph. Ges. 1920, S. 206.

Oleum Ricini. — Ricinusöl.

Das aus den geschälten Samen von Ricinus communis Linné ohne Anwendung von Wärme gepreßte und mit Wasser ausgekochte fette Öl.

Ricinusöl ist klar, dickflüssig, farblos oder höchstens blaßgelblich und von kaum wahrnehmbarem Geruch und Geschmacke.

Spezifisches Gewicht 0,950 bis 0,970.

Über Bestimmung des spezifischen Gewichtes siehe Allgem. Teil S. 24.

Bei 0° wird Ricinusöl durch Abscheidung kristallinischer Flocken trübe, bei niedrigerer Temperatur butterartig. In Essigsäure und absolutem Alkohol löst sich Ricinusöl in jedem Verhältnis klar, ebenso löst es sich in 3 Teilen Weingeist.

Schüttelt man ein Gemisch von 3 ccm Ricinusöl, 3 ccm Schwefelkohlenstoff und 1 ccm Schwefelsäure einige Minuten lang, so darf es sich nicht schwarzbraun färben (heiß gepreßtes Öl, fremde Öle).

Die letzte Prüfung ist sehr wenig maßgebend! Während des Krieges waren wir vielfach gezwungen, eine Ware „erster Pressung" abzugeben.

Es ist das ein Öl, das trotz der gut klingenden Bezeichnung ein zweitgewonnenes Produkt, d. h. heiß gepreßt und ziemlich intensiv gelbgefärbt ist. Aber trotzdem entsprach das Öl dieser Prüfung mittels Schwefelsäure, ja bis auf die Farbe allen Anforderungen des D. A. 5. — Wichtig ist zunächst, bei der Prüfung des Ricinusöles festzustellen, daß es farblos oder höchstens blaßgelblich, daß es klar löslich in 3 Teilen Weingeist und in jedem Verhältnis ebenso löslich in Essigsäure und absolutem Alkohol ist. Damit ist die Reinheit schon bis zu gewissem Grade gesichert. Vor allem muß das Öl bei der Abgabe blank sein, da in diesem Falle nicht das giftige Ricin anwesend sein kann, das in Öl selbst spurenweise unlöslich ist (siehe Prescher, Ph. Ztrh. 1919, S. 311; die Frage des „giftigen" Ricins ist übrigens noch durchaus nicht endgültig geklärt). — Führt man die Probe des Arzneibuches durch Mischen des Öles mit Schwefelsäure und Schwefelkohlenstoff aus (zweckmäßig in einem graduierten Zylinder mit Glasstopfen), so muß man wegen der stark auftretenden Selbsterwärmung und wegen des damit verbundenen Aufschäumens der Flüssigkeit sehr vorsichtig sein; d. h. man muß erst schwach schütteln und dann den Zylinder, vom Gesicht abgewendet, lüften.

Oleum Rosae. — Rosenöl.

Das ätherische Öl der frischen Kronenblätter verschiedener Rosenarten.

Rosenöl ist eine blaßgelbliche, schwach linksdrehende ($a_D\ 20^0$ — 1^0 bis — 3^0) Flüssigkeit. Es riecht eigenartig und schmeckt scharf.

Hierzu bemerken Schimmel & Co. (Ber. 1911, I, S. 130): „Rosenöl dreht auch manchmal etwas stärker, wir haben bis — $4^0\ 20'$ beobachtet."

Spezifisches Gewicht bei 30^0 0,849 bis 0,863.

Bei 18^0 bis 20^0 scheiden sich aus dem Rosenöl Kriställchen ab, die schließlich die gesamte Flüssigkeit zum Erstarren bringen und bei höherer Temperatur wieder schmelzen.

Bei manchen Ölen scheiden sich die Kriställchen bereits oberhalb 20^0 ab und schmelzen dann auch oberhalb dieser Temperatur. Das Temperaturintervall ist daher auf 18^0 bis 24^0 festzusetzen (B. D. Ph. Ges. 1918, S. 383). — Bei der Besprechung der Prüfung des Rosenöles sagt Gildemeister (Band II, S. 592) sehr kennzeichnend: Ist die Fälschung (mittels Palmarosaöl, Geraniumöl, Geraniol, Citronellol) sehr geschickt gemacht, so versagen nicht nur alle die ausgeklügelten Farbreaktionen mit Jod, Schwefelsäure usw., sondern auch die auf rationelleren Grundlagen ruhenden chemischen und physikalischen Untersuchungsmethoden.

Oleum Rosmarini. — Rosmarinöl.

Das ätherische Öl der Blätter von Rosmarinus officinalis Linné.

Rosmarinöl ist eine farblose oder schwach gelbliche Flüssigkeit, die kampferartig riecht und würzig bitter und kühlend schmeckt.

Spezifisches Gewicht 0,900 bis 0,920.

1 ccm Rosmarinöl muß sich in 0,5 ccm Weingeist klar lösen.

Größere Beimengungen von Terpentinöl setzen das spezifische Gewicht charakteristisch herab. Geringere Beimengungen dieser Art sind schwer zu erkennen.

Neben den wenigen Arzneibuchprüfungen bleibt noch die Geruchsprobe wichtig. Außerdem wäre noch den Angaben hinzuzufügen: Rosmarinöl dreht fast stets nach rechts, $\alpha_{D\,20^0}$ bis $+\,15^0$; links drehende Öle sind meist verfälscht (B. D. Ph. Ges. 1918, S. 383).

Oleum Santali. — Sandelöl.

Gehalt mindestens 90 % Santalol.

$$(C_{15}H_{24}O, \quad \text{Mol.-Gew. } 220,19.)$$

Das aus dem Holze des Stammes und der Wurzeln von Santalum album Linné durch Destillation gewonnene Öl.

Sandelöl ist eine dickliche, farblose oder blaßgelbliche, optisch aktive ($\alpha_{D\,20^0} -16^0$ bis -20^0) Flüssigkeit. Es riecht eigenartig würzig und schmeckt scharf und ein wenig bitter.

Es wird empfohlen, als oberen Grenzwert der Drehung -21^0 zu setzen.

Spezifisches Gewicht 0,973 bis 0,985.

Die Bestimmung des spezifischen Gewichtes ist sehr wichtig, da Cedernholzöl, ein häufig angewandtes Verfälschungsmittel, die Dichte herabsetzt.

Sandelöl löst sich bei 20° klar in 5 bis 7 Teilen verdünntem Weingeist; diese Lösung muß auch bei weiterem Zusatz von verdünntem Weingeist klar bleiben (fremde Öle).

Zur Ausführung dieser Probe ist die Anwendung eines verdünnten Weingeistes zu empfehlen, der auf den höchst zulässigen Alkoholgehalt eingestellt ist. Andernfalls treten leicht ungerechtfertigte Beanstandungen ein. Ergänzend ist noch hinzuzufügen, daß nach Schimmel & Co. (Ber. 1911, I, S. 130) eine nicht völlige Löslichkeit des Öles in dem vorgeschriebenen Weingeist nicht immer ein Beweis für die Verfälschung des Produktes ist. Nicht ganz korrekte Herstellung, auch Alter und Einfluß von Licht und Luft vermindern die Löslichkeit.

Bestimmung des Santalolgehalts. 5 g Sandelöl werden mit 5 g Essigsäureanhydrid unter Zusatz von 2 g wasserfreiem Natriumacetat in einem mit Rückflußkühler verbundenen Kölbchen eine Stunde lang im Sieden erhalten. Nach dem Erkalten werden 20 ccm Wasser hinzugefügt, und die Mischung wird unter wiederholtem, kräftigem Umschütteln 15 Minuten lang auf dem Wasserbad erwärmt. Darauf wird in einem Scheidetrichter das Öl von der wässerigen Flüssigkeit getrennt, mit Wasser gewaschen, bis dieses Lackmuspapier nicht mehr rötet, mit getrocknetem Natriumsulfat entwässert und filtriert.

1,5 g dieses Öles werden mit 3 ccm Weingeist und einigen Tropfen Phenolphthaleinlösung und tropfenweise mit weingeistiger N/2-Kalilauge versetzt, bis eine bleibende Rötung eintritt. Darauf wird die Mischung mit 20 ccm weingeistiger N/2-Kalilauge am Rückflußkühler auf dem Wasserbad erhitzt und nach dem Erkalten unter Zusatz von 1 ccm Phenolphthaleinlösung mit N/2-Salzsäure bis zur Entfärbung titriert. Hierzu dürfen höchstens 9,5 ccm Säure erforderlich sein, was einem Mindestgehalte von 90 % Santalol entspricht.

Der wertvollste Bestandteil des Öles ist das Santalol, das Gemisch zweier isomerer Alkohole, denen das Öl seine medizinische Wirksamkeit verdankt. Der Santalolgehalt wird durch die sogenannte Acetylzahl festgestellt: Zu diesem Zweck behandelt man das Öl zunächst mit Essigsäureanhydrid, wobei nach der Gleichung

$$C_{15}H_{23}O\,H + O{\overset{OC.CH_3}{\underset{OC.CH_3}{}}} = C_{15}H_{23}O.OC.CH_3 + CH_3.COOH$$

neben freier Essigsäure der Essigester des Santalols, das Acetylsantalol, entsteht. (Das wasserfreie Natriumacetat wird nur zur Beschleunigung dieser Acetylierung zugesetzt.) Nunmehr wird die Mischung auf dem Wasserbade mit Wasser erwärmt, damit das überschüssige Essigsäureanhydrid verseift wird und die nicht gebundene Essigsäure durch wiederholte Behandlung mit Wasser (nach Gildemeister besser durch Kochsalzlösung) herausgewaschen werden kann. Das jetzt zurückbleibende, getrocknete und filtrierte Acetylsantalol wird mit Kalilauge wieder in folgender Absicht verseift: Kocht man das Acetylsantalol mit Kalilauge, so wird nach der Gleichung

$$C_{15}H_{23}\,O.OC.CH_3 + K\,OH = CH_3.COOK + C_{15}H_{23}OH$$

das Santalol unter Entstehen von essigsaurem Kalium zurückgebildet. Und zwar wird um so mehr Kalilauge verbraucht, je mehr Acetylsantalol vorhanden gewesen. Hat man also KOH im Überschuß und zwar in einer bestimmten Menge angewendet, so wird um so weniger Salzsäure zum Zurücktitrieren verbraucht werden, je größer der Gehalt an Acetylsantalol und damit an Santalol gewesen. Selbstverständlich muß bei dieser Untersuchung, bei der nur die als Acetylrest gebundene Essigsäure bestimmt werden soll, peinlich darauf geachtet werden, daß nicht noch freie Essigsäure vorhanden ist. Deshalb soll vor dem Verseifen des Acetylsantalols tropfenweise so viel Lauge zugesetzt werden, bis bei Gegenwart von Phenolphthalein eine bleibende Rötung erzielt ist, d. h. bis die etwa noch vorhandene freie Säure abgestumpft ist. — Die Ausrechnung des Santalolgehaltes ist eine etwas komplizierte: Angenommen, es wären bei der Verseifung tatsächlich entsprechend dem Arzneibuch 10,5 ccm N/2-KOH verbraucht worden. Dann ist zu bedenken, daß die 1,5 g des zur Verseifung genommenen acetylierten Öles nicht 1,5 g Sandelöl vorstellen, sondern 1,5 g acetyliertes Öl. Letzteres enthält aber nach obiger Formel nicht das Santalol $C_{15}H_{23}OH$, sondern das Acetylsantalol $C_{15}H_{23}O.OC.CH_3$, d. h. in jedes Molekül Santalol ist der Acetylrest eingetreten oder mit andern Worten: Zu jedem Molekül Santalol ist der Rest CH_2CO hinzugetreten. Um also zu berechnen, wieviel Sandelöl in den zur Verseifung verbrauchten 1,5 g acetyliertem Öl vorhanden ist, muß man diesen Rest CH_2CO abziehen. Die vorhandene Menge des Restes CH_2CO erfährt man aus der Menge der verbrauchten Kalilauge. Denn 1 Grammäquivalent KOH = 1000 ccm N/1-KOH entspricht 1 $CH_2.CO = 42$ g $CH_2.CO$. Folglich entsprechen die vorschriftsmäßig verbrauchten 10,5 ccm N/2-KOH = $10,5 \times 0,021 = 0,2205$ g CH_2CO. Demnach sind in den zur Verseifung verbrauchten 1,5 g acetylierten Öles $1,5 — 0,2205 = 1,2795$ g Sandelöl vorhanden gewesen. Zugleich gibt die Anzahl der verbrauchten ccm N/2-Kalilauge die Menge Santalol an, die in den 1,2795 g Sandelöl enthalten war. Denn 1 Grammäquivalent KOH = 1000ccm N/1-KOH = 1 Grammmolekül Santalol = 220,19 g Santalol, folglich:

$$1 \text{ ccm } N/2\text{-KOH} = 0{,}110095 \text{ g Santalol,}$$
$$10{,}5 \text{ ,, } N/2\text{-KOH} = 1{.}15599 \text{ g Santalol.}$$

Sind aber in den 1,2795 g Sandelöl enthalten 1,15599 g Santalol, so entspricht das Resultat nach der Gleichung

$$1{,}2795 : 1{,}15599 = 100 : x. \qquad x = \text{rund } 90{,}3$$

einem Gehalt des Öles von 90,3 % Santalol.

Zur Ausführung der Bestimmung sei noch bemerkt, daß (siehe B. D. Ph. Ges. 1918, S. 383) die vorgeschriebene Menge Natriumacetat zu groß ist und nur schädlich wirken kann, daß die Hälfte genügt; ferner ist mit Recht angegeben, daß die vorgeschriebene Verseifungsdauer von 15 Minuten nicht zureicht, so daß auf diesen Umstand viele Fehlresultate zurückzuführen sind, daß man daher mindestens 30 Minuten, am besten 1 Stunde lang, erhitzt. Ferner ist darauf aufmerksam zu machen, daß die Bestimmung äußerst exakt auszuführen ist. Arbeitet man nach den Zahlenangaben des Arzneibuches, so ergibt eine Abweichung von 0,1 ccm $N/2$-KOH bereits eine Differenz im Santalolgehalt von 1,01 %! Die Menge des acetylierten Öles ist deshalb unter allen Umständen genau zu wägen. Zu diesem Zwecke tariert man den Kolben aus Jenaer Glas auf der analytischen Wage, wägt auf der Rezepturwage 1,5 g acetyliertes Öl hinein und bestimmt dann diese Menge genau auf der analytischen Wage. Von dieser Gewichtsmenge ist dann bei der Berechnung auszugehen. Zum Schlusse hätte aus der Menge der verbrauchten Kubikzentimeter $N/2$-KOH die Berechnung des Santalolgehalts nach den oben gegebenen Erläuterungen zu geschehen. Zur Erleichterung ist aber zum Schluß dieses Artikels eine Formel angegeben, die, nach denselben Erwägungen zusammengestellt, die schnelle Ausrechnung des Santalolgehaltes für jede Menge in Arbeit genommenen Sandelöles gestattet. Ferner sei erwähnt, daß man das ausgewaschene, acetylierte Sandelöl mit entwässertem (frisch geglühtem) Natriumsulfat am besten über Nacht stehen läßt, damit möglichst die letzten Reste Wasser aus dem Öl entfernt werden. Endlich liegt eine gewisse Schwierigkeit in der genauen Neutralisation des acetylierten Öles. Man soll hierzu 1,5 g des acetylierten Öles in Weingeist lösen und bei Gegenwart von Phenolphthalein so lange tropfenweise $N/2$-KOH zusetzen, bis bleibende Rötung eintritt. Es tritt aber schon bei Zimmertemperatur, zumal im heißen Sommer, durch überschüssiges KOH eine ganz allmähliche Verseifung des Acetylproduktes ein. Man wird deshalb den Zusatz von KOH, zumal an heißen Tagen, nur unter guter Kühlung bewirken und nicht bis zur bleibenden Rötung fortsetzen, sondern bis zur Rötung, die einige Zeit bestehen bleibt.

Nach diesen Erwägungen gestaltet sich die Santalolbestimmung in folgender Weise: Man acetyliert ca. 5 g Sandelöl (bei sorgfältiger Arbeit erhält man auch aus 3 g Sandelöl etwa 1,5 g acetyliertes Produkt) mit Hilfe von 1 g entwässertem Natriumacetat und 5 g Essigsäureanhydrid. Nach dem Erkalten wird Wasser zugesetzt und die Mischung unter öfterem kräftigem Umschütteln erwärmt. Dann hat das Auswaschen sorgfältigst zu erfolgen, worauf das Öl mit Natrium sulfuricum siccum möglichst lange stehen bleibt. Sodann filtriert man ca. 1,5 g des acetylierten Öles in ein entsprechendes Kölbchen, wägt genau die Menge, neu-

tralisiert sorgfältigst nach Zusatz von Weingeist und Phenolphthaleinlösung in angegebener Weise, fügt 20 ccm weingeistiger N/2-Kalilauge
hinzu, erhitzt mindestens $\frac{1}{2}$ Stunde lang zum Sieden, titriert mit
N/2-Salzsäure und berechnet das zum Schluß erhaltene Resultat nach
der folgenden Formel:

$$\frac{a.11}{s-(a.0{,}021)} = {}^0/_0 \text{ Santalol}$$

In dieser Formel bedeutet a die Anzahl der verbrauchten Kubikzentimeter N/2-Kalilauge, s die Menge des zur Verseifung verwendeten acetylierten Öles in Gramm.

Die Bestimmung des Santalolgehaltes allein gibt keine Bürgschaft
für die Güte des Öles, da von Fälschern andere Alkohole zugesetzt sein
können (z. B. Benzylalkohol). Aber in Verbindung mit den richtigen
physikalischen Konstanten wie optische Drehung, spezifisches Gewicht,
Löslichkeit in 70 $^0/_0$igem Weingeist ist doch durch die Santalolbestimmung
immerhin eine weitgehende Gewähr gegeben.

Oleum Sesami. — Sesamöl.

Das aus den Samen von Sesamum indicum Linné durch kaltes Auspressen ge-
wonnene fette Öl.
Sesamöl ist hellgelb, fast geruchlos und schmeckt milde.
Spezifisches Gewicht 0,921 bis 0,924.
Jodzahl 103 bis 112. Verseifungszahl 188 bis 193.

Es sind schon bei zweifellos naturreinen Sesamölen etwas niedrigere
Verseifungszahlen, bis etwa 186 herab, festgestellt worden.

Schüttelt man 5 ccm Sesamöl mit 0,1 ccm weingeistiger Furfurollösung und
10 ccm rauchender Salzsäure mindestens eine halbe Minute lang kräftig, so zeigt
die wässerige Schicht nach der Trennung von der öligen eine stark rote Färbung.

Es liegt hier die sehr charakteristische Baudouinsche Identitätsprobe auf Sesamöl vor, ausführbar schon mit einer ganz geringen Menge
des Öles.

Erhitzt man in einem mit Rückflußkühler versehenen Kölbchen 5 ccm Sesamöl
mit 5 ccm Amylalkohol und 5 ccm einer 1 $^0/_0$igen Lösung von Schwefel in Schwefelkohlenstoff 15 Minuten lang im Wasserbade, so darf weder hierbei, noch nach
einem weiteren Zusatz von 5 ccm der Lösung von Schwefel in Schwefelkohlenstoff
und darauf folgendem, viertelstündigem Erhitzen eine Rotfärbung des Gemisches
eintreten (Baumwollsamenöl).

Dieses ist die sehr wichtige, stets auszuführende Halphensche Reaktion, für die eine vorteilhafte Modifikation bei „Oleum Olivarum" angeführt ist (siehe dort).

Oleum Sinapis. — Senföl.

Synthetisches Allylsenföl.
Gestalt mindestens 97 $^0/_0$ Allylsenföl.
$(CH_2\!:\!CH.CH_2.NCS, \text{ Mol.-Gew. } 99{,}12.)$
Senföl ist eine stark lichtbrechende, optisch inaktive, farblose oder gelbliche,
bei längerem Aufbewahren sich gelb färbende Flüssigkeit. Es besitzt einen scharfen,
zu Tränen reizenden Geruch. In Weingeist ist Senföl in jedem Verhältnis löslich.
Spezifisches Gewicht 1,022 bis 1,025.

Der untere Grenzwert ist zu hoch angegeben. Das spezifische Gewicht schwankt zwischen 1,020 bis 1,025 (B. D. Ph. Ges. 1918, S. 383).

Gehaltsbestimmung. 5 ccm einer Lösung des Senföls in Weingeist (1 + 49) werden in einem Meßkolben von 100 ccm Inhalt mit 10 ccm Ammoniakflüssigkeit und 50 ccm N/10-Silbernitratlösung gemischt. Dem Kolben wird ein kleiner Trichter aufgesetzt und die Mischung eine Stunde lang im Wasserbade erhitzt. Nach dem Abkühlen und Auffüllen mit Wasser auf 100 ccm dürfen für 50 ccm des klaren Filtrats nach Zusatz von 6 ccm Salpetersäure und 1 ccm Ferri-Ammoniumsulfatlösung höchstens 16,8 ccm N/10-Ammoniumrhodanidlösung bis zum Eintritt der Rotfärbung erforderlich sein, was einem Mindestgehalte von 97 % Allylsenföl entspricht (1 ccm N/10-Silbernitratlösung = 0,004956 g Allylsenföl, Ferri-Ammoniumsulfat als Indikator).

Diese Gehaltsbestimmung ist in Prinzip und Ausführung genau geschildert auf S. 71.

Zur Bestimmung wird zunächst ein Senfspiritus (1 + 49) hergestellt, von dem 5 ccm genommen werden, aber nur 2,5 ccm zur Titration gelangen. Da der Senfspiritus nach der späteren Angabe unter Spirit. Sinapis das spezifische Gewicht 0,835 besitzt, stellen die 2,5 ccm ein Gewicht von 2,0875 g Senfspiritus vor. Da ferner der Senfspiritus 2 %ig ist, also den fünfzigsten Teil an Senföl besitzt, sollen die 2,5 ccm Senfspiritus = 2,0875 g Senfspiritus einen Senfölgehalt besitzen von $\frac{2,0875}{50} = 0,04175$ g Senföl. Zur Titration selbst werden für 2,5 ccm Senfspiritus vorgelegt 25 ccm N/10-AgNO$_3$; zum Zurücktitrieren sollen höchstens verbraucht werden 16,8 ccm N/10-Rhodanammoniumlösung; es müssen also verbraucht sein 25—16,8 = 8,2 ccm N/10-AgNO$_3$.

$$1 \text{ ccm } N/10\text{-AgNO}_3 = 0,004956 \text{ g Allylsenföl}$$
$$8,2 \text{ „ } N/10\text{-AgNO}_3 = 0,04064 \text{ g Allylsenföl}$$

Sind aber in den oben angeführten 0,04175 g Senföl enthalten 0,04064 g Allylsenföl, so entspricht das Resultat nach der Gleichung

$$0,04175 : 0,04064 = 100 : x. \qquad x = 97,34$$

einem Gehalt von rund 97 % Allylsenföl im Oleum Sinapis.

Ferner muß erwähnt werden, daß man für diese Bestimmung nicht 1 g Senföl mit der nötigen Genauigkeit abwägen kann. Man kommt deshalb viel einfacher und praktischer auf folgendem Wege zum Ziel: Man wägt zunächst einen Meßkolben von 50 ccm Inhalt auf der analytischen Wage, gießt auf der Rezepturwage 1 g Senföl hinein, bestimmt das Gewicht genau auf der analytischen Wage, füllt mit Weingeist bis zur Marke auf und verwendet dann 5 ccm der Lösung in vorgeschriebener Weise. Angenommen, es seien 1,042 g Senföl zur Wägung gelangt, so enthalten die abgemessenen 5 ccm: $\frac{1,042}{10} = 0,1042$ g Senföl. Hiervon gelangt die Hälfte zur Titration, also 0,0521 g Senföl, die der Berechnung zu Grunde zu legen sind.

Senföl ist in kleinen, voll gefüllten, gut verschlossenen Flaschen, kühl und vor Licht geschützt aufzubewahren. Sonst bildet sich ein orangefarbener bis blutroter Absatz, der aus verschiedenen schwefelhaltigen Verbindungen besteht (Kunz-Krause, A. Ph. 1921, S. 16).

Oleum Terebinthinae. — Terpentinöl.

Das ätherische Öl der Terpentine verschiedener Pinus-Arten.

Terpentinöl ist eine farblose oder schwach gelbliche Flüssigkeit. Es riecht eigenartig und schmeckt scharf kratzend. Je nach der Herkunft ist es rechts- oder linksdrehend (α_D 20° $+ 15°$ bis $- 40°$).

Nach Gildemeister (Band II, S. 16) schwankt hier α_D innerhalb weiter Grenzen, nämlich von $- 33°$ bis $+ 41°$. Wenn auch diese Zahlen für die Beurteilung der Reinheit des Öles gleichgültig sind, so kann man doch dadurch einen Anhalt für die Herkunft des Öles erhalten: Französische und spanische Terpentinöle drehen stark links, griechische und algerische stark rechts, während sich das amerikanische aus Ölen von verschiedenem Drehungsvermögen zusammensetzt, so daß die auf den Markt kommende Ware bald links- und bald rechtsdrehend ist.

Spezifisches Gewicht 0,860 bis 0,877.

Die Hauptmenge des Öles siedet zwischen 155° bis 165°.

Die Dichte schwankt nach Gildemeister (l. c. S. 15) zwischen 0,858 und 0,877, liegt in der Regel zwischen 0,865 und 0,870. Das bezieht sich aber nur auf normale oder frisch destillierte oder auf vor Oxydation bewahrte Öle. Oxydation oder fehlerhafte Destillation, bei welcher der Gehalt an Harzöl und Kolophonium besonders groß geworden, erhöhen das spezifische Gewicht. Dagegen würde eine geringere als die angegebene Dichte auf Verfälschungen, event. Petroleumkohlenwasserstoffe hindeuten.

Der Siedebeginn liegt etwas unterhalb 155°, der weitaus größte Teil, nämlich 75°/₀ bis 80°/₀, siedet zwischen 155° und 162°. Oberhalb 162° steigt das Thermometer schnell, schließlich bleibt im Kolben eine dickflüssige, kolophoniumartig riechende Harzmasse zurück. — Bei alten verharzten Terpentinölen liegt die Siedetemperatur erheblich höher. Ebenso siedet bei Kienölen ein größerer Bruchteil oberhalb 162° (infolge ihres Gehaltes an Dipenten, Sylvestren usw.).

1 ccm Terpentinöl muß sich in 7 ccm Weingeist klar lösen (Petroleum).

Nach Gildemeister (l. c. S. 17) verändert sich die Löslichkeit des Terpentinöles in Alkohol mit der Zeit sehr stark, und zwar so, daß sie sich allmählich vergrößert. Das erklärt sich dadurch, daß eben die entstandenen sauerstoffhaltigen Bestandteile leichter löslich sind. Für die Prüfung auf Reinheit hat also diese Probe nur untergeordneten Wert.

Hauptsächlich kommen bei der Untersuchung dieses Öles 2 Verfälschungen in Betracht: 1. Petroleumkohlenwasserstoffe; 2. Kienöl. Die erste Verfälschung führt eine Verschlechterung der Löslichkeit in Weingeist und eine entsprechende Erniedrigung der Dichte herbei. Dagegen kann man Kienöl — wie schon erwähnt — unter Umständen durch eine Erhöhung des Siedepunktes erkennen. Außerdem ist hierfür noch eine Reihe von Farbreaktionen angegeben, über die freilich Gildemeister (l. c. S. 49) so urteilt: Solches Verfahren führt nicht zum Ziel, wenn die übelriechenden Nebenprodukte durch sorgfältige Behandlung mit Chemikalien entfernt sind. — Da aber immerhin solche Reaktionen einen Anhalt geben können, sei noch das Herzfeldsche Verfahren mittels schwefliger Säure angeführt, das H. Wolff (Ph. Z. 1913, S. 288) so modifiziert hat: Eine Lösung von 0,5 g Natrium sulfurosum in 5 ccm Wasser wird mit 5 ccm Terpentinöl in einem Reagenzglas überschichtet, und 20 Tropfen verdünnte Schwefelsäure zugefügt. Nach kräftigem Schütteln und Trennung der beiden Flüssigkeitsschichten muß die obere Schicht wasserklar oder weißlich getrübt erscheinen. Grünfärbung der oberen Schicht deutet auf eine Verfälschung mit Kienöl hin.

Oleum Terebinthinae rectificatum. — Gereinigtes Terpentinöl.

Gereinigtes Terpentinöl siedet bei 155° bis 162°.
Spezifisches Gewicht 0,860 bis 0,870.
Gereinigtes Terpentinöl muß farblos sein; seine weingeistige Lösung darf angefeuchtetes Lackmuspapier nicht röten (verharztes Öl).

Hier gilt zum Teil das oben für Oleum Terebinthinae Gesagte. — Das gereinigte Terpentinöl muß zur Verhütung der Oxydation (Verharzung) ganz besonders vorsichtig aufbewahrt werden, das heißt in möglichst gefüllten Flaschen und vor Licht geschützt. Die Oxydation bewirkt saure Reaktion und nicht unbedeutende Erhöhung des spezifischen Gewichtes. Frerichs (Ap. Z. 1917, S. 347) schlägt noch vor, die event. vorhandene Säure präziser zu bestimmen, mittels N/100- bzw. N/10-KOH und Phenolphthaleinlösung.

Oleum Thymi. — Thymianöl.

Gehalt mindestens 20 % Thymol und Carvacrol.
Das ätherische Öl des Thymians.
Thymianöl ist eine farblose, gelbliche oder schwach rötliche Flüssigkeit. Es riecht und schmeckt stark würzig.
Spezifisches Gewicht nicht unter 0.900.
1 ccm Thymianöl muß sich in 3 ccm einer Mischung von 100 ccm Weingeist und 14 ccm Wasser klar lösen.
Gehaltsbestimmung. Schüttelt man 5 ccm Thymianöl mit einer Mischung von 10 ccm Natronlauge und 20 ccm Wasser kräftig durch und läßt so lange stehen, bis die Laugenschicht klar geworden ist, so darf die darauf schwimmende Ölschicht höchstens 4 ccm betragen, was einem Mindestgehalte von 20 % Phenolen (Thymol und Carvacrol) entspricht.

Diese Bestimmung soll den Gehalt an Phenolen erweisen, von denen das Thymol das wichtigste ist. In vielen Ölen ist neben dem Thymol auch das isomere Carvacrol enthalten. Ist das Thymianöl mit Terpentinöl verschnitten, so sinkt der Phenolgehalt leicht unter die vorgeschriebene Grenze. Das erkennt man durch das Schütteln mit verdünnter Natronlauge, welche die Phenole als Phenolate fast vollständig herauslöst und die Nichtphenole zurückläßt. Da von 5 ccm Thymianöl höchstens 4 ccm bei dieser Behandlung ungelöst zurückbleiben dürfen, müssen mindestens 20 Volumprozent Phenole (1 ccm) vorhanden und in Lösung gegangen sein. Es ist aber schon bei Nelkenöl darauf hingewiesen, daß die Ablesung im Meßzylinder sehr ungenau ist. Man benutzt besser das Cassiakölbchen, das bei Oleum Cinnamomi beschrieben ist, kann durch Auffüllen mit der gleichen Mischung von Natronlauge und Wasser das ungelöste Öl in den Hals des Kölbchens treiben und dann genauer ablesen. — Die wässerige Flüssigkeit wird erst nach langer Zeit völlig klar.

Das Öl bleibt noch länger trübe. Wenn nicht die zurückbleibende Ölschicht verdächtig groß, genügt das Ablesen nach Trennung der Schichten (auch wenn das Öl noch trübe ist).

Opium. — Opium.

Gehalt des bei 60° getrockneten Opiums mindestens 12% Morphin.
($C_{17}H_{19}O_3N$, Mol.-Gew. 285,16.)

Das D. A. 5 führt zwei Sorten Opium an, ein Opium, das, bei 60° getrocknet, mindestens 12% Morphin enthalten soll, und ein Opium pulveratum mit 10% Morphin. Das erste Präparat ist nötig zur Herstellung der Opiumpräparate, vor allem des Extractum Opii mit 20% Morphin, das Opium pulveratum dagegen ist gemäß den Brüsseler Beschlüssen zur Dispensation vorrätig zu halten. Durch die Einführung dieser beiden Präparate haben sich manche Unstimmigkeiten ergeben. Zunächst ist zu bemerken, daß die gewöhnliche Form des Opiums in Broten ca. 20% Wasser besitzt. Wieviel Wasser aber die Ware auch besitzt, sie ist zulässig, wenn sie nur, bei 60° getrocknet, den vorgeschriebenen Mindestgehalt von 12% Morphin besitzt. Mit dieser Feststellung hat also der Apotheker seine Pflicht als Analytiker erfüllt, nicht aber als Kaufmann. In letzterer Eigenschaft hat vielmehr noch der Apotheker den Wassergehalt und somit die Menge des trockenen Opiums in Betracht zu ziehen, die allein für ihn Wert besitzt. Ein Opium mit besonders hohem Wassergehalt ist daher zurückzuweisen oder entsprechend niedriger zu bezahlen. Beim Opium pulveratum ist dagegen ausdrücklich gesagt ,,Gehalt 10% Morphin``. Hier ist die Forderung ,,bei 60° getrocknet`` fortgelassen und damit dokumentiert, daß die Ware im lufttrockenen Zustand den geforderten Gehalt besitzen soll. Das wäre auch sinngemäß aus der Tatsache zu erklären, daß die Ware bei der Dispensation (also in lufttrockenem Zustande) die 10% Morphin besitzen muß. In der Praxis wird aber meist die Bereitung des Opium pulveratum so erfolgen, daß das trockene, etwa 12%ige Opium bald nach seiner Gehaltsbestimmung (also noch immer trocken) mit Reisstärke auf das 10%ige Opiumpulver eingestellt wird. Zieht jetzt das so hergestellte Pulver bei seiner Aufbewahrung Wasser an, — und es darf nach dem Arzneibuch bis 8% Wasser enthalten — so geht es entsprechend im Morphingehalt zurück. Ein trockenes Opiumpulver mit 10% Morphin geht z. B., wenn es 8% Wasser angezogen hat, auf 9,2% zurück! Deshalb wird sich in der Praxis die Forderung des Arzneibuches, zumal der Feuchtigkeitsgehalt wechselt, nicht genau erfüllen lassen. Aus diesem Grunde wird von verschiedenen Seiten (s. Wiebelitz, Ap. Z. 1912, S. 894, ferner H. Frerichs und Decker, ebenda 1913, S. 684) vorgeschlagen, hier einen Spielraum zu lassen, etwa von 9,5% bis 10% bzw. von 9,8% bis 10,1%. Letztere Autoren wollen das vorschriftsmäßig getrocknete Pulver an der Luft liegen lassen, bis es etwa (nach ca. 24 Stunden) 5% Feuchtigkeit angezogen hat, und es erst dann mit der erforderlichen Menge Verdünnungspulver mischen.—

Einer Erörterung bedarf noch die Art des Verdünnungspulvers: Das Arzneibuch verlangt Reisstärke. Bei der unten beschriebenen Morphinbestimmung wird aber angenommen, daß 60% des Opiums im

wässerigen Medium zur Lösung kommen. Durch die Wahl der wasser-
unlöslichen Reisstärke stört also das Arzneibuch dieses Lösungsverhältnis,
das es selbst annimmt. Deshalb wird (s. Ph. Ztrh. 1914, S. 632) vorgeschlagen, daß hier ein Gemisch von Milchzucker und Stärke (60 Teile
+ 40 Teile) verwendet wird, damit von dem eingestellten Opiumpulver
sich wieder 60% in Wasser lösen.

Der in Kleinasien durch Anschneiden der unreifen Früchte von Papaver
somniferum Linné gewonnene, an der Luft eingetrocknete Milchsaft.

Opium kommt in Form verschieden großer, rundlicher, mehr oder weniger
abgeplatteter, in Mohnblätter gehüllter, meist mit den Früchten einer Rumex-Art
bestreuter Stücke in den Handel. Diese sind innen dunkelbraun, hier und da mit
helleren Körnern durchsetzt, in frischem Zustand weich und zähe; mit der Zeit
werden sie durch Austrocknen hart und spröde und brechen dann uneben. Der
Geruch des Opiums ist eigenartig, betäubend, der Geschmack stark bitter und
etwas scharf.

Vor dem Pulvern sind die Opiumstücke von den Rumex-Früchten und den
derben Blattrippen zu befreien, zu zerschneiden und bei einer 60° nicht übersteigenden Wärme zu trocknen.

Bestimmung des Morphingehalts. Man reibt 7 g mittelfein gepulvertes Opium
mit 7 g Wasser an, spült die Mischung mit Wasser in ein Kölbchen und bringt sie
durch weiteren Wasserzusatz auf das Gewicht von 63 g. Nachdem die Mischung
unter häufigem Umschütteln eine Stunde lang gestanden hat, filtriert man sie durch
ein trockenes Faltenfilter von 10 cm Durchmesser, setzt zu 42 g des Filtrats
(= 4,88 g Opium), unter Vermeidung starken Schüttelns, 2 ccm einer Mischung von
17 g Ammoniakflüssigkeit und 83 g Wasser und filtriert das Gemisch sofort durch
ein trockenes Faltenfilter von 10 cm Durchmesser in ein Kölbchen. 36 g des
Filtrates (= 4 g Opium) versetzt man unter Umschwenken mit 10 ccm Essigäther
und noch 5 ccm der Mischung von 17 g Ammoniakflüssigkeit und 83 g Wasser.
Alsdann verschließt man das Kölbchen, schüttelt den Inhalt 10 Minuten lang, fügt
hierauf noch 20 ccm Essigäther hinzu und läßt unter zeitweiligem, leichtem Umschwenken eine Viertelstunde lang stehen. Alsdann bringt man zuerst die Essigätherschicht möglichst vollständig auf ein glattes Filter von 8 cm Durchmesser,
gibt zu der im Kölbchen zurückgebliebenen wässerigen Flüssigkeit nochmals 10 ccm
Essigäther, bewegt die Mischung einige Augenblicke lang und bringt zunächst
wieder die Essigätherschicht auf das Filter. Nach dem Ablaufen der ätherischen
Flüssigkeit gießt man die wässerige Lösung, ohne auf die an den Wänden des Kölbchens haftenden Kristalle Rücksicht zu nehmen, auf das Filter und spült dieses
sowie das Kölbchen dreimal mit je 5 ccm mit Äther gesättigtem Wasser nach.
Nachdem das Kölbchen gut ausgelaufen und das Filter vollständig abgetropft ist,
trocknet man beide bei 100°, löst dann die Morphinkristalle in 25 ccm N/10-Salz-
säure, gießt die Lösung in einen Meßkolben von 100 ccm Inhalt, wäscht Filter,
Kölbchen und Stöpsel sorgfältig mit Wasser nach und verdünnt die Lösung schließlich auf 100 ccm. Von dieser Lösung mißt man 50 ccm (= 2 g Opium) in eine etwa
200 ccm fassende Flasche aus weißem Glase ab und fügt etwa 50 ccm Wasser und so
viel Äther hinzu, daß die Ätherschicht die Höhe von etwa 1 cm erreicht. Nach
Zusatz von 10 Tropfen Jodeosinlösung läßt man alsdann so lange N/10-Kalilauge,
nach jedem Zusatz die Mischung kräftig durchschüttelnd, zufließen, bis die untere,
wässerige Schicht eine blaßrote Färbung angenommen hat. Hierzu dürfen höchstens
4,1 ccm N/10-Kalilauge erforderlich sein, so daß mindestens 8,4 ccm N/10-Salz-
säure zur Sättigung des vorhandenen Morphins verbraucht werden, was einem
Mindestgehalte von 12% Morphin entspricht (1 ccm N/10-Salzsäure = 0,02852 g
Morphin, Jodeosin als Indikator).

Der zum Titrieren nicht benutzte Teil der wässerigen, salzsauren Lösung muß
die Identitätsreaktionen des Morphinhydrochlorids geben.

Die Morphinbestimmung in Opium und Opiumpräparaten ist, entsprechend der Wichtigkeit des Gegenstandes, auf S. 64 in Prinzip und
Ausführung genau geschildert, alsdann noch einmal die Ausführung kurz

zusammengefaßt auf S. 67. Besonders sei noch hervorgehoben, daß man hier auch mit der Hälfte der vom Arzneibuch vorgeschriebenen Gewichtsmengen bei sorgfältiger Arbeit zu völlig zuverlässigen Resultaten kommt. Sodann sei noch in bezug auf die Berechnung des Morphingehaltes angeführt: Vom Opium gehen im allgemeinen $60\,^0/_0$ in die wässerige Lösung über, von 7 g Opium also 4,2 g. Diese 4,2 g geben mit den verwendeten 56 g Wasser eine Lösung von zusammen 60,2 g. Filtriert man von dieser Lösung 42 g ab, so enthalten diese nach der Gleichung:

$$60,2 : 7 = 42 : x. \qquad x = 4,88$$

das Lösliche aus 4,88 g Opium. Die Gehaltsmengen der weiteren Filtrate ergeben sich sinngemäß aus ihren Gewichtsmengen. Bei der Titration ist zu berücksichtigen, daß die hierzu verwendeten 50 ccm ($= 2$ g Opium) die Hälfte der zugesetzten Salzsäure, also 12,5 ccm N/10-HCl teils frei, teils an Morphin gebunden enthalten. Braucht man jetzt zum Zurücktitrieren 4,1 ccm N/10-KOH, so sind $12,5 - 4,1 = 8,4$ ccm N/10-Salzsäure durch das Morphin gebunden. Da 1 ccm N/10-HCl 0,02852 g Morphin entspricht, sind in 2 g Opium $8,4 \times 0,02852 = 0,23957$ g Morphin vorhanden, demnach in 100 g Opium die fünfzigfache Menge $=$ rund 12 g Morphin. — Führt man die Morphinbestimmung gravimetrisch aus, so muß man aus den 4 g Opium erhalten: 0,48 g Morphin $= 12\,^0/_0$.

Opium pulveratum. — Opiumpulver.
Pulvis Opii P. I.

Gehalt $10\,^0/_0$ Morphin. ($C_{17}H_{19}O_3N$, Mol.-Gew. 285,16.)
Zur Herstellung von Opiumpulver sind die Opiumstücke, unter Beachtung des bei Opium Gesagten, in ein mittelfeines Pulver zu verwandeln. Nachdem der Morphingehalt dieses Pulvers in der bei Opium beschriebenen Weise bestimmt worden ist, wird es durch Mischen mit Reisstärke auf einen Gehalt von $10\,^0/_0$ Morphin eingestellt.

Opiumpulver darf durch Trocknen bei 100^0 höchstens $8\,^0/_0$ an Gewicht verlieren.

In vorstehendem Artikel Opium ist die Einstellung dieses $10\,^0/_0$igen Opiumpulvers und die Frage seines Wassergehaltes besprochen.

Bestimmung des Morphingehalts. Man reibt 7 g Opiumpulver mit 7 g Wasser an, spült die Mischung mit Wasser in ein Kölbchen und bringt sie durch weiteren Wasserzusatz auf das Gewicht von 63 g. Nachdem die Mischung unter häufigem Umschütteln eine Stunde lang gestanden hat, filtriert man sie durch ein trockenes Faltenfilter von 10 cm Durchmesser, setzt zu 42 g des Filtrates ($= 4,88$ g Opiumpulver), unter Vermeidung starken Schüttelns, 2 ccm einer Mischung von 17 g Ammoniakflüssigkeit und 83 g Wasser und filtriert das Gemisch sofort durch ein trockenes Faltenfilter von 10 cm Durchmesser in ein Kölbchen. 36 g des Filtrats ($= 4$ g Opiumpulver) versetzt man unter Umschwenken mit 10 ccm Essigäther und noch 5 ccm der Mischung von 17 g Ammoniakflüssigkeit und 83 g Wasser. Alsdann verschließt man das Kölbchen, schüttelt den Inhalt 10 Minuten lang, fügt hierauf noch 20 ccm Essigäther hinzu und läßt unter zeitweiligem, leichtem Umschwenken eine Viertelstunde lang stehen. Alsdann bringt man zuerst die Essigätherschicht möglichst vollständig auf ein glattes Filter von 8 cm Durchmesser, gibt zu der im Kölbchen zurückgebliebenen wässerigen Flüssigkeit nochmals 10 ccm Essigäther, bewegt die Mischung einige Augenblicke lang und bringt zunächst wieder die Essigätherschicht auf das Filter. Nach dem Ablaufen der ätherischen Flüssigkeit gießt man die wässerige Lösung, ohne auf die an den Wänden des Kölbchens haftenden Kristalle Rücksicht zu nehmen, auf das Filter und spült dieses sowie das Kölbchen dreimal mit je 5 ccm mit Äther gesättigtem Wasser nach. Nachdem das Kölbchen gut ausgelaufen, und das Filter vollständig abgetropft ist, trocknet man beide bei 100°, löst dann die Morphinkristalle in 25 ccm N/10-Salzsäure, gießt die Lösung in einen Meßkolben von 100 ccm Inhalt, wäscht Filter, Kölbchen und Stöpsel sorgfältig mit Wasser nach und verdünnt die Lösung schließlich auf 100 ccm. Von dieser Lösung mißt man 50 ccm (= 2 g Opiumpulver) in eine etwa 200 ccm fassende Flasche aus weißem Glase ab und fügt etwa 50 ccm Wasser und so viel Äther hinzu, daß die Ätherschicht die Höhe von etwa 1 cm erreicht. Nach Zusatz von 10 Tropfen Jodeosinlösung läßt man alsdann so lange N/10-Kalilauge, nach jedem Zusatz die Mischung kräftig durchschüttelnd, zufließen, bis die untere, wässerige Schicht eine blaßrote Färbung angenommen hat. Hierzu müssen 5,5 ccm N/10-Kalilauge erforderlich sein, so daß 7 ccm N/10-Salzsäure zur Sättigung des vorhandenen Morphins verbraucht werden, was einem Gehalte von 10 % Morphin entspricht (1 ccm N/10-Salzsäure = 0,02852 g Morphin, Jodeosin als Indikator).

Die Morphinbestimmung in Opium und Opium-Präparaten ist, entsprechend der Wichtigkeit des Gegenstandes, in Prinzip und Ausführung auf S. 64 genau geschildert, alsdann noch einmal die Ausführung kurz zusammengefaßt auf S. 67. Die Ausrechnung des Morphingehaltes aus dem erhaltenen Befund ist in vorstehendem Artikel Opium dargelegt. Wiederholt sei hier, daß man auch mit der Hälfte der vom Arzneibuch angegebenen Gewichtsmengen bei sorgfältiger Arbeit ein gutes Resultat erhält.

Paraffinum liquidum. — Flüssiges Paraffin.

Schmatolla (Ph. Z. 1915, S. 425) schlägt mit Recht vor, daß dieses „Flüssige Paraffin", weil es ein Petroleumprodukt ist, richtiger genannt werden soll: Oleum minerale = Vaselinöl, weiß.

Aus den Rückständen der Petroleumdestillation gewonnene, klare, farblose, nicht fluorescierende, geruch- und geschmacklose, ölartige Flüssigkeit.

Utz (Ph. Ztrh. 1919, S. 257) bemerkt dazu, daß die Fluorescenz sich aus dem Rohmaterial nur bis zur gewissen Grenze, nicht völlig entfernen lasse.

Spezifisches Gewicht mindestens 0,885.

Eine Ware von dem jetzt verlangten höheren spezifischen Gewicht zeigt schon in der kälteren Jahreszeit Trübung durch feste Ausscheidungen. Es erfolgen wegen dieser Trübung im Winter häufig Beanstandungen, die durch einen entsprechenden Hinweis im Arzneibuch zu vermeiden wären (Riedels Ber. 1912, S. 41).

Siedepunkt nicht unter 360°.

Flüssiges Paraffin ist in Wasser unlöslich, in Weingeist fast unlöslich, in Äther und Chloroform in jedem Verhältnis löslich.

Werden 3 ccm flüssiges Paraffin in einem mit warmer Schwefelsäure gespülten Glase mit 3 ccm Schwefelsäure unter häufigem Durchschütteln 10 Minuten lang im Wasserbade erhitzt, so darf das Paraffin nicht verändert und die Säure nur wenig gebräunt werden (organische Verunreinigungen).

Diese Forderung wird von vielen Handelswaren nicht erfüllt. Deshalb Vorsicht! Das zur Prüfung verwendete Reagenzglas ist vorher sorgfältig mit Schwefelsäure zu reinigen. Eine event. Färbung des flüssigen Paraffins ist erst nach völliger Trennung der beiden Flüssigkeiten festzustellen.

1 Teil Weingeist darf nach dem Kochen mit 1 Teil flüssigem Paraffin Lackmuspapier nicht röten (Säuren).

Paraffinum solidum. — Ceresin.

Schmatolla (Ph. Z. 1915, S. 425) schlägt mit Recht vor, daß dieses Produkt, weil aus Ozokerit hergestellt, richtiger genannt werden soll: Cera mineral. alba = Ozokerit weiß oder Erdwachs weiß. Eine solche Verbesserung der Bezeichnung würde größere Klarheit bezüglich der Herkunft dieser Materialien schaffen. — Auch der deutsche Name des Arzneibuches ,,Ceresin'' ist von bestreitbarem Wert. In Handelskreisen versteht man schon seit Jahren unter Ceresin ein Gemisch aus wechselnden Mengen Ozokerit mit Hartparaffin.

Aus Ozokerit gewonnene, feste, weiße, mikrokristallinische, geruchlose Masse. Schmelzpunkt 68° bis 72°.

Werden 3 g Ceresin in einem mit warmer Schwefelsäure gespülten Glase mit 3 ccm Schwefelsäure unter häufigem Durchschütteln 10 Minuten lang im Wasserbad erhitzt, so darf das Ceresin nicht verändert und die Säure nur wenig gebräunt werden (organische Verunreinigungen).

1 Teil Weingeist darf nach dem Kochen mit 1 Teil Ceresin Lackmuspapier nicht röten (Säuren).

Paraldehyd. — Paraldehyd.

$$(CH_3.COH)_3, \quad Mol.\text{-}Gew. \ 132,10.$$

Klare, farblose, etwa 4% Acetaldehyd enthaltende Flüssigkeit, die Lackmuspapier nicht verändert oder höchstens schwach rötet. Paraldehyd riecht eigenartig ätherisch, jedoch nicht stechend, schmeckt brennend und kühlend und ist in Weingeist und Äther in jedem Verhältnis löslich.

Spezifisches Gewicht 0,998 bis 1,000.

Siedepunkt 123° bis 125°.

Erstarrungspunkt 6° bis 7°.

Die Forderungen, die von dem Arzneibuch an den Paraldehyd gestellt werden, bergen große Widersprüche in sich. Zu Beginn des Artikels wird eine ,,etwa 4% Acetaldehyd enthaltende Flüssigkeit'' zugelassen[1]. Sind aber die 4% Aldehyd vorhanden, so kann erstens das spezifische Gewicht 0,998 bis 1,000[2] nicht vorhanden sein, das reinem Paraldehyd zukommt; das spezifische Gewicht würde vielmehr ca. 0,993 sein. Zweitens dürfte der Siedepunkt nicht 123° bis 125° betragen, da der bei 21° bereits siedende Aldehyd eine Vergrößerung des Vorlaufs veranlassen müßte. Drittens würde die Erfüllung der späteren Forderung unmöglich werden, daß 6 ccm Paraldehyd, mit Kalilauge und Wasser geschüttelt, die wässerige Schicht innerhalb einer Stunde nicht gelb, oder braun färben soll. Denn diese Farbreaktion, die, wie R. Richter angegeben hat, auch von der Temperatur abhängig ist, würde bei Vorhandensein von 4% Acetaldehyd und der durchschnittlichen Temperatur von 18° nach kurzer Zeit deutlich eintreten. Sprechen somit diese drei Forderungen (spezifisches Gewicht, Siedepunkt, Verhalten gegen Kalilauge) für reinen

---

[1] Diese Beimengung von etwa 4% Acetaldehyd ist nicht eigentlich gefordert, sondern aus der Ansicht heraus zugelassen, daß sich aus Paraldehyd durch den Einfluß von Luft, Licht und Säuren leicht ein Anteil von Acetaldehyd bildet, dessen Anwesenheit eben bis 4% im Arzneibuchpräparat gestattet ist. Wie aber aus der unten angeführten Arbeit von Richter hervorgeht, ist reiner Paraldehyd recht lange haltbar.

[2] Nach Riedel (Ber. 1910, S. XXIX) kann ein reiner Paraldehyd ein spezifisches Gewicht bis 1,003 haben.

Paraldehyd, so trifft die Forderung des Erstarrungspunktes von 6° bis 7° für einen Paraldehyd zu, der etwa 4% Acetaldehyd enthält. Denn reiner Paraldehyd erstarrt bei etwa 11°. Auch kommt dazu, daß neben Acetaldehyd immer etwas Metaldehyd vorhanden ist, der den Erstarrungspunkt heraufsetzt. Angesichts dieser Widersprüche ist die Technik dabei stehen geblieben, fast reinen Paraldehyd zu liefern. Ein solches Fabrikat wird also das spezifische Gewicht und den Siedepunkt des Arzneibuches besitzen und beim Schütteln mit verdünnter Kalilauge nicht die gelbe oder braune Farbe der wässerigen Schicht herbeiführen (höchstens eine ganz schwache gelbliche Färbung), dagegen den von der Arzneibuchangabe abweichenden Erstarrungspunkt von 10° bis 11° aufweisen. Wegen dieser Eigenschaft aber, die gerade reinem Paraldehyd zukommt, ist das Präparat nicht zu beanstanden. (Literatur: Düsterbehn, Ap. Z. 1911, S. 234; Frerichs und Mannheim, Ap. Z. 1911, S. 545; R. Richter, Ph. Z. 1911, S. 536 und 1912, S. 125, Ph. Ztrh. 1912, S. 954; Riedels Berichte 1912, S. 41.)

1 Teil Paraldehyd muß sich in 10 Teilen Wasser zu einer klaren Flüssigkeit lösen, die auch beim Stehen keine ölartigen Tröpfchen abscheidet, sich aber beim Erwärmen trübt und nach dem Ansäuern mit Salpetersäure weder durch Baryumnitratlösung (Schwefelsäure), noch durch Silbernitratlösung (Salzsäure) verändert werden darf.

Eine Mischung von 1 ccm Paraldehyd und 1 ccm Weingeist darf nach Zusatz von 1 Tropfen N/1-Kalilauge Lackmuspapier nicht röten (Essigsäure).

Zu dieser wichtigen Prüfung ist in jedem Falle das Lackmuspapier vor dem Versuch mit Wasser anzufeuchten! Viel glücklicher ist aber folgende Fassung der Probe: Die Lösung von 2 g Paraldehyd in etwa 20 ccm Wasser muß nach Zusatz von Phenolphthaleinlösung durch 0,1 ccm N/1-KOH gerötet werden = höchstens 0,3 % Essigsäure (Frerichs, Ap. Z. 1917, S. 348). — Diese Prüfung ist deshalb so wichtig, weil ein saurer Paraldehyd sich bald weiter zersetzt und sehr unangenehme Wirkungen herbeiführen kann. R. Richter (Ph. Z. 1913, S. 482) schreibt darüber: „Reiner säure- und acetaldehydfreier Paraldehyd ist über ein Jahr ($1\frac{1}{3}$ Jahr beobachtet) haltbar; aber bereits geringe Mengen dieser Körper bedingen eine langsam fortschreitende Zersetzlichkeit dieses Präparates. Der Vorschlag Heyls (Ap. Z. 1913, S. 165), den Paraldehyd nicht länger als ein Jahr aufzubewahren, ist daher sehr zweckmäßig.“

Werden 6 ccm Paraldehyd mit einer Mischung von 2 ccm Kalilauge und 4 ccm Wasser geschüttelt, so darf die wässerige Schicht innerhalb 1 Stunde keine gelbe oder braune Farbe annehmen (Acetaldehyd).

Siehe zunächst oben. Ferner ist dazu zu bemerken: Nach einer Mitteilung von G. Heyl (Ap. Z. 1913, S. 306) ist die Kalihydratreaktion des D. A. 5 geradezu als ein vorzüglicher Gradmesser für die Güte des Paraldehyds anzusehen, da sie gestattet, aus dem Zeitraum, in dem die Färbung eintritt, auf den ungefähren Gehalt an Acetaldehyd zu schließen. Bei völlig acetaldehydfreiem Paraldehyd trat nach 24 Stunden bei 18° keine Färbung ein. Aus diesem Paraldehyd wurden Gemische mit Acetaldehyd hergestellt. Dabei trat (immer 18° Temperatur) eine leichte Gelbfärbung ein: Bei 0,2% Acetaldehyd nach 60 Minuten, bei 0,3% Acetaldehyd nach 40 Minuten, bei 0,5% Acetaldehyd nach 20 Minuten, bei

1 $^0/_0$ Acetaldehyd nach 18 Minuten, bei 2 $^0/_0$ Acetaldehyd nach 15 Minuten, bei 3 $^0/_0$ nach 12 Minuten, bei 4 $^0/_0$ nach 10 Minuten.

Werden 5 ccm Paraldehyd im Wasserbad erhitzt, so darf gegen Ende der Verflüchtigung kein fremdartiger Geruch auftreten (Amylverbindungen) und zum Schlusse kein Rückstand hinterbleiben.

Vor Licht geschützt aufzubewahren.

Pastilli Hydrargyri bichlorati. — Sublimatpastillen.

Gehalt annähernd 50 $^0/_0$ Quecksilberchlorid. (HgCl$_2$, Mol.-Gew. 270,9.)

Aus der mit einem Teerfarbstoffe rot gefärbten Mischung von gleichen Teilen fein gepulvertem Quecksilberchlorid und Natriumchlorid werden Zylinder von 1 oder 2 g Gewicht hergestellt, die doppelt so lang wie dick sind.

Harte, walzenförmige, lebhaft rot gefärbte Pastillen, die nach dem Zerkleinern leicht in Wasser, aber nur teilweise in Weingeist und Äther löslich sind. Die wässerige Lösung rötet Lackmuspapier nicht.

Gehaltsbestimmung. 2 Pastillen von je 1 g Gewicht oder 1 Pastille von 2 g Gewicht werden in Wasser gelöst, die Lösung wird auf 100 ccm aufgefüllt. In 20 ccm dieser Lösung löst man 1 g Kaliumjodid, fügt 10 ccm Kalilauge, 3 ccm Formaldehydlösung und 10 ccm Wasser hinzu und säuert nach 1 Minute mit 25 ccm verdünnter Essigsäure an. Das ausgeschiedene Quecksilber wird in 25 ccm N/10-Jodlösung gelöst und der Jodüberschuß durch N/10-Natriumthiosulfatlösung zurücktitriert. Hierzu müssen mindestens 10,4 ccm N/10-Natriumthiosulfatlösung verbraucht werden, was einem Mindestgehalte von 49,45 $^0/_0$ Quecksilberchlorid entspricht (1 ccm N/10-Jodlösung = 0,01355 g Quecksilberchlorid, Stärkelösung als Indikator).

Die quantitativen Quecksilberbestimmungen sind auf S. 69 ausführlich beschrieben. Hier wird, weil Chlor-Ionen anwesend, die zweite, die jodometrische Methode angewendet: Zu dem vorhandenen HgCl$_2$ setzt man zuerst KJ, dann KOH hinzu. Es entsteht eine alkalische Lösung von Quecksilberjodidjodkalium. Auf letzteres wirkt Formaldehyd reduzierend ein, so daß metallisches Quecksilber ausfällt. Setzt man jetzt nach Ansäuern mit Essigsäure eine bestimmte Menge Jod hinzu, so setzt sich das ausgeschiedene Hg in HgJ$_2$ um, so daß man durch Zurücktitrieren mittels Natriumthiosulfat aus der Menge des verbrauchten Jods die Menge des vorhanden gewesenen HgCl$_2$ bestimmen kann. Das Verfahren ist äußerst genau und zugleich leicht ausführbar, wenn folgende Punkte berücksichtigt werden: Der Formaldehyd muß vor dem Zusatz mit den 10 ccm Wasser verdünnt werden. Denn wenn zuerst die konzentrierte Formaldehydlösung, dann das Wasser zugesetzt wird, fällt das Hg in so wenig fein verteiltem Zustande aus, daß es sich sehr schwer oder nur unvollkommen löst. Sodann muß nach E. Rupp (Ap. Z. 1911, S. 357) während des folgenden Reduktionsprozesses 1 bis 2 Minuten lang sehr häufig oder besser andauernd geschüttelt werden, da andernfalls zunächst ausfallendes und rasch absetzendes Quecksilberoxydul in den unterliegenden Schichten außer Kontakt mit dem Formol geraten kann und dann nicht vollständig reduziert wird. Ferner ist nach Linke (B. D. Ph. Ges. 1911, S. 195) sorgsam vor dem Beginn der Titration darauf zu achten, daß das gesamte Hg „gelöst", d. h. in HgJ$_2$ (bzw. Quecksilberjodidjodkalium) umgesetzt ist. Denn es bleiben leicht Reste des Quecksilbers (in Form einer Spur grauen Pulvers) auf dem Boden des Kolbens zurück, die häufig übersehen werden und das

Resultat gefährden. Schließlich ist zu berücksichtigen, daß sich im Arzneibuch bei der Angabe der zur Rücktitration erforderlichen Kubikzentimeter $N/10\text{-}Na_2S_2O_3$ ein sinnentstellender Fehler eingeschlichen hat: Da es sich hier um Angabe des Mindestgehaltes an $HgCl_2$ handelt, muß es heißen „es dürfen höchstens 10,4 ccm $N/10\text{-}Na_2S_2O_3$ verbraucht werden" statt „es müssen mindestens" usw. Die Berechnung stellt sich folgendermaßen: Zur Bildung von HgJ_2 erfordert 1 Hg bzw. 1 $HgCl_2$: 2 Jod. Daher 2 Grammäquivalente Jod = 2000 ccm N/1-Jodlösung = 1 Grammolekül $HgCl_2$ = 270,9 g $HgCl_2$. 1 ccm N/10-Jodlösung = 0,01355 g $HgCl_2$. Da bei dieser Bestimmung nach Zusatz von 25 ccm N/10-Jodlösung höchstens 10,4 ccm N/10-Natriumthiosulfat zur Bindung des überschüssigen Jods nötig, d. h. mindestens $25 - 10,4 = 14,6$ ccm N/10-Jodlösung zur Bindung des Quecksilbers erforderlich sein sollen, entspricht das Resultat einem Gehalt von $14,6 \times 0,01355$ g $=$ rund 0,2 g $HgCl_2$. Diese 0,2 g Quecksilberchlorid sollen in 0,4 g Pastillenmasse vorhanden sein, entsprechend 50 % $HgCl_2$.

Pastilli Santonini. — Santoninpastillen.

Gehalt einer Pastille annähernd 0,025 g Santonin.

Gehaltsbestimmung. Werden 4 Santoninpastillen fein gepulvert und mit warmem Chloroform ausgezogen, so darf das Gewicht des beim Verdunsten des Chloroforms verbleibenden Rückstandes nicht weniger als 0,09 g und nicht mehr als 0,1 g betragen. Hinsichtlich seiner Reinheit muß er den an Santonin gestellten Anforderungen genügen.

Sind die Santoninpastillen mit Schokoladenmasse hergestellt, so ist der Verdunstungsrückstand des Chloroforms vor dem Wägen mit kaltem Petroläther vom Fett zu befreien.

Vorstehende Gehaltsbestimmung führt man im Soxhlet-Apparat aus. Schneller kommt man, wenigstens wenn mit Zucker hergestellte Zeltchen vorliegen, zum Ziele nach der Methode von Kropat (Ap. Z. 1912, S. 452).

Pepsinum. — Pepsin.

Das aus der Schleimhaut des Magens der Schweine, Schafe und Kälber gewonnene und gewöhnlich mit Zucker oder Milchzucker gemischte Enzym.

Feines, fast weißes, nur wenig hygroskopisches Pulver. Pepsin schmeckt brotartig, anfangs süßlich, hinterher etwas bitter.

1 Teil Pepsin gibt mit 100 Teilen Wasser eine Lackmuspapier nur wenig rötende, schwach trübe Lösung.

Von einem Hühnerei, das 10 Minuten lang in kochendem Wasser gelegen hat, wird nach dem Erkalten das Eiweiß durch ein zur Bereitung von grobem Pulver bestimmtes Sieb gerieben. 10 g dieses zerkleinerten Eiweißes werden in 100 ccm Wasser von 50° und 0,5 ccm Salzsäure gleichmäßig zerteilt; der Mischung wird 0,1 g Pepsin hinzugefügt. Läßt man diese Mischung unter wiederholtem Umschütteln 3 Stunden lang bei 45° stehen, so muß das Eiweiß bis auf wenige weißgelbliche Häutchen gelöst sein.

Die letzte, sehr wichtige Verdauungsprobe beruht darauf, daß das Ferment Pepsin in saurer, am besten in salzsaurer Lösung das koagulierte Eiweiß zu Albumosen, Peptonen abbaut und damit löst. (In neutraler Lösung wirkt Pepsin nicht, in alkalischer wird das Ferment schnell zerstört.) Diese Probe soll also die Fähigkeit des Pepsins erweisen, auf der seine Anwendung als Medikament beruht. Die Methode ist aber nicht durchaus exakt, d. h. sie zeigt Unregelmäßigkeiten, die wohl zu beachten sind: Zunächst ist das Alter des Eies von Wichtigkeit. Das Britische Arzneibuch verlangt frisches Ei, das Amerikanische Arzneibuch sogar ein solches, das nicht weniger als 5 Tage und nicht mehr als 12 Tage alt und kühl aufbewahrt ist (eine Forderung, die bei gekauften Eiern schwer erfüllbar, da sich deren Alter nicht so genau kontrollieren läßt). In jedem Falle muß für ein frisches Ei gesorgt werden, da altes Eiweiß weit schwerer abgebaut wird. Die Kochzeit ist genau einzuhalten, zum Schluß derselben das Ei sofort abzukühlen. Vor allem muß das Eiweiß durch das genau bezeichnete Sieb gerieben werden, da die Größe (Oberfläche) der Partikelchen von wesentlichem Einfluß auf die Schnelligkeit des Lösungsvorganges ist. Wert ist ferner zu legen auf die gleichmäßige Verteilung des Eiweißes; man schüttelt es am besten erst kräftig mit einem kleinen Teil des sauren Wassers zum Brei an, dem man dann allmählich unter kräftigem Schütteln die weitere Flüssigkeit zufügt. Hat man jetzt das Pepsin dazugegeben, so achte man sorgfältig auf die vorgeschriebene Temperatur, da eine wesentliche Erhöhung das Ferment schädigt, eine Abkühlung die Verdauung verlangsamt. Nunmehr darf man das Schütteln nicht zu oft vornehmen, damit nicht währenddessen das Gemisch zu oft abgekühlt wird. Am besten nimmt man deshalb das Gefäß alle 15 Minuten kurz aus dem Brutschrank und schüttelt es kräftig mehrmals durch. — Zum Schluß können endlich Zweifel entstehen, was man als „wenige weißgelbliche Häutchen" im ungelösten Rückstand ansehen kann: Bei guten Präparaten ist dieser Rückstand, bestehend aus festeren häutigen Partikelchen, tatsächlich nur unwesentlich.

Das Pepsin des Arzneibuches kann man 1:100 nennen, da 1 Teil 100 Teile Eiweiß löst. Es gibt aber auch konzentriertere Präparate im Handel mit einem Wirkungswert von 1:3000 und 1:4000, von denen 1 Teil 3000 bzw. 4000 Teile koaguliertes Eiweiß unter bestimmten Bedingungen zur Lösung bringt.

Obige Verdauungsprobe ist nach dem Gesagten vor allem deshalb nicht exakt, weil das Hühnereiweiß ungleichmäßig in Zusammensetzung und Verdaulichkeit ist. Man greift deshalb vielfach zu einheitlichen Eiweißkörpern, dem Edestin (Eiweißstoff des Hanfsamens) oder reinem Kasein. Über ersteres Verfahren siehe Ap. Z. 1916, S. 176, über letzteres Ph. Ztrh. 1920, S. 479. — Wir müssen, da die mit Edestin oder Kasein erhaltenen Resultate nicht völlig mit denen des Arzneibuches vergleichbar sind, nach letzterem arbeiten. — Pepsin verliert beim Lagern (hauptsächlich in weingeistigen Lösungen wie Pepsinwein) an Wirksamkeit.

Phenacetinum. — Phenacetin.

$$C_6H_4\!\!\begin{array}{l} \diagup NH.CO.CH_3 \\ \diagdown OC_2H_5 \end{array} \qquad [1\,,4] \text{ Mol.-Gew. } 177,10$$

Zur Erläuterung des Namens Paraacetphenetidin sei die Formel abgeleitet:

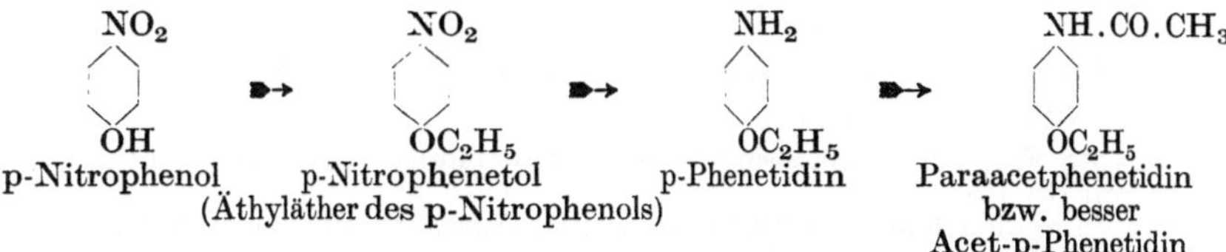

<table>
<tr><td>NO_2</td><td></td><td>NO_2</td><td></td><td>NH_2</td><td></td><td>$NH.CO.CH_3$</td></tr>
<tr><td>OH</td><td></td><td>OC_2H_5</td><td></td><td>OC_2H_5</td><td></td><td>OC_2H_5</td></tr>
<tr><td>p-Nitrophenol</td><td></td><td>p-Nitrophenetol</td><td></td><td>p-Phenetidin</td><td></td><td>Paraacetphenetidin</td></tr>
<tr><td></td><td></td><td>(Äthyläther des p-Nitrophenols)</td><td></td><td></td><td></td><td>bzw. besser
Acet-p-Phenetidin</td></tr>
</table>

Farblose, glänzende Kristallblättchen, die sich in 1400 Teilen Wasser von 15°, in 80 Teilen siedendem Wasser und in etwa 16 Teilen Weingeist von 15° lösen. Die Lösungen verändern Lackmuspapier nicht.

Schmelzpunkt 134° bis 135°.

Phenacetin wird beim Schütteln mit Salpetersäure gelb gefärbt.

Die Gelbfärbung rührt von der Bildung von Nitrophenacetin her. Durch diese Reaktion unterscheidet sich Phenacetin von Acetanilid, welch letzteres bei dieser Behandlung nicht die Bildung eines Nitrokörpers und damit keine Gelbfärbung zeigt.

Wird eine Lösung von 0,2 g Phenacetin in 2 ccm Salzsäure 1 Minute lang gekocht, hierauf mit 20 ccm Wasser versetzt und filtriert, so nimmt sie auf Zusatz von 6 Tropfen Chromsäurelösung allmählich eine rubinrote Färbung an.

Hier liegt die bekannte Identitätsreaktion vor: Durch das Kochen mit HCl wird die Acetylgruppe abgespalten und p-Phenetidin zurückgebildet. Letzteres ergibt durch Einwirkung von Oxydationsmitteln wie Chromsäure usw. rotgefärbte Verbindungen. Das Filtrieren der mit Wasser verdünnten Abkochung des Phenacetins mit Salzsäure ist unnötig. Gibt man die Chromsäurelösung zu der mit Kristallen durchsetzten Flüssigkeit, sieht man ebenso die allmählich hervortretende prachtvolle Rubinfärbung.

Die Lösung von 0,1 g Phenacetin in 10 ccm heißem Wasser muß nach dem Erkalten ein Filtrat liefern, das, mit Bromwasser bis zur Gelbfärbung versetzt, sich nicht trübt (Acetanilid).

Acetanilid löst sich in kaltem Wasser relativ reichlich (1:230). Ist also diese Verunreinigung vorhanden, so wird im kalten Filtrat so viel Acetanilid gelöst sein, daß mit Bromwasser eine kräftige Trübung durch Bildung von p-Bromacetanilid entsteht. Diese Trübung soll bei der Prüfung von Phenacetin ausbleiben, da letzteres sehr viel schwerer in Wasser löslich ist (1 : 1400). Es empfiehlt sich aber, die Phenacetinlösung vor dem Abfiltrieren einige Zeit stehen zu lassen, damit das Phenacetin sich genügend ausscheidet.

Ein Gemisch von 0,3 g Phenacetin und 1 ccm Weingeist darf beim Vermischen mit 3 ccm Wasser und Kochen mit 1 Tropfen N/10-Jodlösung keine rote Färbung annehmen (Paraphenetidin). 0,1 g Phenacetin muß sich in 1 ccm Schwefelsäure ohne Färbung lösen (organische Verunreinigungen).

Phenacetin darf beim Verbrennen höchstens 0,1 % Rückstand hinterlassen.

Phenolphthaleïnum. — Phenolphthalein.

$C_{20}H_{14}O_4$, Mol.-Gew. 318,11.

Gelblichweißes Pulver. Phenolphthalein löst sich in 12 Teilen Weingeist; in Wasser ist es fast unlöslich, in Kali- oder Natronlauge löst es sich mit roter Farbe.

Der Versuch der Löslichkeit in Weingeist enthält eine wichtige Reinheitsprobe! Es gibt Präparate im Handel, die hierbei einen nicht unwesentlichen Rückstand hinterlassen.

Schmelzpunkt ungefähr 260⁰.

Der Schmelzpunkt der Handelspräparate wird meist etwas niedriger, bei etwa **257⁰**, gefunden..

Die rote Farbe der alkalischen Phenolphthaleinlösung verschwindet auf Zusatz von Säuren im Überschusse.

0,5 g Phenolphthalein müssen sich in einer Mischung von 1 ccm Natronlauge und 50 ccm Wasser vollständig lösen (Fluoran).

Diese Prüfung auf Fluoran, das Phenolphthaleinanhydrid, führt häufig zu Täuschungen. Das Phenolphthalein wird nämlich schlecht von verdünnter Natronlauge benetzt, so daß die trocken gebliebenen Partikelchen den Anschein erwecken, als ob hier unlösliches Fluoran vorliegt. Durch Reiben dieser Partikelchen mit einem Glasstab an den Glaswandungen bringt man vorhandenes Phenolphthalein leicht in Lösung. — Über quantitative Bestimmung des Phenolphthaleins in Tabletten, Konfekt usw. s. Utz, Südd. Ap. Z. 1920, S. 430.

Phenolphthalein darf beim Verbrennen höchstens 0,1% Rückstand hinterlassen.

Phenylum salicylicum. — Phenylsalicylat. Salol.

$$C_6H_4 \big\langle \begin{matrix} OH \\ COO.C_6H_5 \end{matrix} \qquad [1,2] \text{ Mol.-Gew.214,08.}$$

Zur Erklärung der Reaktionen sei die Zusammensetzung des Salols durch folgende Formeln gekennzeichnet:

$$HO\bigcirc \underset{\text{CO\,OH}}{} + \bigcirc \underset{\text{HO}}{} = HO\bigcirc \underset{\text{COO.C}_6\text{H}_5}{} + H_2O$$

Salicylsäure	Phenol	Salol

Weißes, kristallinisches Pulver. Phenylsalicylat riecht und schmeckt schwach aromatisch, ist in Wasser fast unlöslich, löst sich aber in 10 Teilen Weingeist, leicht in Chloroform und sehr leicht in Äther.

Schmelzpunkt annähernd 42⁰.

Da es sich hier um einen sehr niedrigen Schmelzpunkt handelt, bei dessen Feststellung leicht Überhitzung stattfindet, ist Erwärmen mit sehr kleiner Flamme notwendig! Außerdem muß das Präparat vorher gründlich über Schwefelsäure getrocknet werden.

Die weingeistige Lösung gibt mit verdünnter Eisenchloridlösung (1 + 19) eine violette Färbung.

Eine Lösung von 0,2 g Phenylsalicylat in wenig Natronlauge scheidet beim Übersättigen mit Salzsäure Salicylsäure ab; gleichzeitig tritt Phenolgeruch auf.

Beim Behandeln mit Natronlauge zerfällt das Phenylsalicylat in seine Komponenten Phenol und Salicylsäure, die nach dem Ansäuern mit HCl aus den entstandenen Natriumverbindungen abgeschieden werden. Kalt geht aber die Verseifung nicht vor sich. Zweckmäßig geht man so vor: Man setzt das Reagenzglas mit dem Phenylsalicylat und der Lauge in ein siedendes Wasserbad, bis nach kurzer Zeit völlige Lösung eingetreten, ein Zeichen, daß die Verseifung beendet ist. Erst nach dem Erkalten setzt man die Salzsäure hinzu, worauf (oft erst nach einiger Zeit) sich die Salicylsäure abscheidet. — Hierzu weist Zimmermann (Ap. Z.

1921, S. 17) darauf hin, daß nach dem Kriege vielfach Präparate in den Handel kommen, die beim Verseifen mit Natronlauge eine rötliche bis rote Farbe annehmen, die nach dem Übersättigen mit HCl erst rötlich bleibt, dann in Gelb umschlägt. Bei der Anfertigung des Präparates soll sich stets als Nebenprodukt ein Farbstoff bilden, in dem fertigen Salol ist aber das farbige Produkt früher nicht beobachtet worden. Zimmermann wünscht, daß das künftige Arzneibuch die Abwesenheit dieses Stoffes, den auch wir beobachtet haben, fordere.

Phenylsalicylat darf befeuchtetes Lackmuspapier nicht röten (Salicylsäure). Schüttelt man Phenylsalicylat mit 50 Teilen Wasser, so darf das Filtrat weder durch verdünnte Eisenchloridlösung $(1 + 19)$ (Natriumsalicylat, Salicylsäure, Phenol), noch durch Baryumnitratlösung (Schwefelsäure) oder Silbernitratlösung (Salzsäure) verändert werden.

Phenylsalicylat darf beim Verbrennen höchstens $0,1\ \%$ Rückstand hinterlassen.

Phosphorus. — Phosphor.

P, Atom-Gew. 31,0.

Weiße oder gelbliche, durchscheinende, wachsähnliche Stücke. Phosphor schmilzt unter Wasser bei 44^0, raucht an der Luft unter Verbreitung eines knoblauchartigen Geruchs, leuchtet im Dunkeln und entzündet sich leicht. Bei längerer Aufbewahrung am Licht geht er teilweise in die rote Modifikation über. Er ist leicht löslich in Schwefelkohlenstoff, schwerer löslich in fetten und ätherischen Ölen, wenig löslich in Weingeist und Äther, unlöslich in Wasser.

Unter Wasser und vor Licht geschützt aufzubewahren.

Physostigminum salicylicum. — Physostigminsalicylat.

$C_{15}H_{21}O_2N_3 . C_7H_6O_3$, Mol.-Gew. 413,25.

Farblose oder schwach gelbliche, glänzende Kristalle, die sich in 85 Teilen Wasser und in 12 Teilen Weingeist lösen. Die wässerige Lösung $(1 + 99)$ rötet Lackmuspapier nicht sofort.

Schmelzpunkt annähernd 180^0.

Physostigminsalicylat hält sich längere Zeit, auch im Lichte, unverändert, wogegen sich die wässerige und die weingeistige Lösung, selbst im zerstreuten Lichte, innerhalb weniger Stunden rötlich färben.

Die wässerige Lösung gibt mit Eisenchloridlösung eine violette Färbung und wird durch Jodlösung getrübt. Die Lösung in Schwefelsäure ist anfangs farblos, allmählich färbt sie sich jedoch gelb.

Die durch Eisenchlorid entstandene violette Färbung ist die bekannte Salicylsäurereaktion, die Trübung mittels Jodlösung beruht auf der Bildung eines Perjodids der Base.

Werden wenige Milligramm Physostigminsalicylat in einigen Tropfen erwärmter Ammoniakflüssigkeit gelöst, so erhält man eine gelbrote Flüssigkeit. Wird ein Teil dieser Lösung auf dem Wasserbad eingedampft, so hinterbleibt ein blau oder blaugrau gefärbter, in Weingeist mit blauer Farbe löslicher Rückstand. Beim Übersättigen mit Essigsäure wird diese weingeistige Lösung rot gefärbt und zeigt starke Fluorescenz. Der Verdampfungsrückstand des anderen Teiles der ammoniakalischen Physostigminsalicylatlösung löst sich in 1 Tröpfchen Schwefelsäure mit grüner Farbe, die bei allmählichem Zusatz von Weingeist in Rot übergeht, jedoch von neuem grün wird, wenn der Weingeist verdunstet.

Es liegen hier Identitätsreaktionen des Präparates vor. — Bei dem oben vorgeschriebenen Übersättigen mit Essigsäure tritt die Fluorescenz besonders schön auf, wenn man einen reichlichen Überschuß an Essigsäure verwendet.

Physostigminsalicylat darf durch Trocknen bei 100° kaum an Gewicht verlieren und darf beim Verbrennen höchstens 0,1 % Rückstand hinterlassen.

Physostigminum sulfuricum. — Physostigminsulfat.

$(C_{15}H_{21}O_2N_3)_2 . H_2SO_4$, Mol.-Gew. 648,48.

Weißes, kristallinisches, an feuchter Luft zerfließendes Pulver, das sehr leicht in Wasser und Weingeist löslich ist. Die Lösungen verändern Lackmuspapier nicht.

Baryumnitratlösung ruft in der wässerigen Lösung des Physostigminsulfats einen weißen, in verdünnten Säuren unlöslichen Niederschlag hervor; Eisenchloridlösung färbt die Lösung nicht violett.

Hinsichtlich seines sonstigen Verhaltens muß Physostigminsulfat dem Physostigminsalicylat entsprechen.

Vor Licht und Feuchtigkeit geschützt aufzubewahren.

Pilocarpinum hydrochloricum. — Pilokarpinhydrochlorid.

$C_{11}H_{16}O_2N_2 . HCl$, Mol.-Gew. 244,62.

Weiße, an der Luft Feuchtigkeit anziehende, schwach bitter schmeckende Kristalle, die sich leicht in Wasser und Weingeist, schwer in Äther und Chloroform lösen.

Schmelzpunkt annähernd 200°.

Pilokarpinhydrochlorid löst sich in Schwefelsäure ohne Färbung, in rauchender Salpetersäure mit schwach grünlicher Farbe.

Die Färbung mit rauchender Salpetersäure ist wenig charakteristisch, nämlich mehr gelblich, nicht wesentlich unterschieden von der der Säure. Die Reaktion sollte fortfallen (Lefeldt, B. D. Ph. Ges. 1917, S. 180).

Die wässerige Lösung (1 + 99) rötet Lackmuspapier schwach; durch Jodlösung, Bromwasser, Quecksilberchlorid- und Silbernitratlösung entstehen in ihr reichliche Fällungen; durch Ammoniakflüssigkeit und durch Kaliumdichromatlösung wird sie nicht getrübt. Natronlauge verursacht nur in der konzentrierten wässerigen Lösung eine Trübung.

Durch Jodlösung erfolgt die Bildung verschiedener Jodverbindungen, durch Bromwasser die eines Perbromids, durch Sublimat entsteht ein schwer lösliches Doppelsalz, durch Silbernitrat fällt Chlorsilber. Daß Natronlauge erst in konzentrierter wässeriger Lösung eine Trübung herbeiführt, rührt daher, daß die frei werdende Base in Wasser ziemlich leicht löslich ist, daß daher erst größere Mengen der Base eine Trübung durch Ausscheidung herbeiführen.

Wird die Lösung von 0,01 g Pilokarpinhydrochlorid in 5 ccm Wasser mit 1 Tropfen verdünnter Schwefelsäure, 1 ccm verdünnter Wasserstoffsuperoxydlösung (3 + 97), 1 ccm Benzol und 1 Tropfen Kaliumdichromatlösung versetzt, so nimmt beim kräftigen Umschütteln das Benzol eine blauviolette Färbung an.

Bei dieser Identitätsprüfung nach Helch (Ph. Ztrh. 1902, S. 351) gibt das D. A. 5 die Konzentration der verdünnten Wasserstoffsuperoxydlösung 3 + 97 an, so daß man nach dem Wortlaut 3 g der 3 %igen H_2O_2-Lösung auf 100 g zu verdünnen hat. Helch schreibt in der Originalarbeit die Anwendung einer Lösung von 3 %igem H_2O_2 vor, durch welche die Reaktion deutlicher eintritt. Man braucht also die offizinelle Wasserstoffsuperoxydlösung für diese Probe nicht zu verdünnen. Übrigens geben stärkere H_2O_2-Lösungen allein mit Kaliumdichromat die bekannte Blaufärbung, die aber beim Schütteln wohl in Äther, nicht in Benzol übergeht.

Ein Gemisch von gleichen Teilen Pilokarpinhydrochlorid und Quecksilberchlorür schwärzt sich beim Befeuchten mit verdünntem Weingeist.

Es liegt hier dieselbe Identitätsreaktion wie bei Kokain vor.

Pilokarpinhydrochlorid darf durch Trocknen bei 100° kaum an Gewicht verlieren; beim Verbrennen darf es höchstens 0,1 % Rückstand hinterlassen.

Das Salz ist stark hygroskopisch, muß daher in gut verschlossenen Gefäßen aufbewahrt werden.

Pix liquida. — Holzteer.

Der durch trockene Destillation aus dem Holze verschiedener Bäume aus der Familie der Pinaceae, vornehmlich der Pinus silvestris Linné und Larix sibirica Ledebour, gewonnene Teer. Holzteer ist dickflüssig, braunschwarz, durchscheinend, etwas körnig und von eigentümlichem Geruche. Bei mikroskopischer Betrachtung sind in ihm kleine Kristalle zu erkennen. Holzteer ist in absolutem Alkohol löslich und sinkt in Wasser unter.

Holzteer soll also in Wasser untersinken, demnach spezifisch schwerer sein. Er unterscheidet sich dadurch von dem meist spezifisch leichteren Teer aus Braunkohlen und Torf. Die kleinen Kristalle bestehen wahrscheinlich aus Brenzkatechin, vielleicht auch zum Teil aus Harzsäuren.

Das durch Schütteln von 1 Teil Holzteer mit 10 Teilen Wasser erhaltene Teerwasser ist gelblich, riecht und schmeckt nach Teer und rötet Lackmuspapier. Fügt man zu 10 ccm Teerwasser 20 ccm Wasser und 2 Tropfen Eisenchloridlösung hinzu, so erhält man eine grünbraun gefärbte Flüssigkeit. Eine Mischung von gleichen Raumteilen Teerwasser und Kalkwasser ist dunkelbraun gefärbt.

Die geforderten Färbungen werden von den im Holzteer vorhandenen Phenolen hervorgerufen.

Plumbum aceticum. — Bleiacetat.

$$Pb (C_2H_3O_2)_2 . 3 H_2O, \text{ Mol.-Gew. } 379,20.$$

Farblose, durchscheinende, allmählich verwitternde Kristalle oder weiße, kristallinische Stücke, die schwach nach Essigsäure riechen und sich in 2,3 Teilen Wasser lösen.

Die kalt gesättigte wässerige Lösung schmeckt süßlich und zusammenziehend und bläut Lackmuspapier. Durch Schwefelwasserstoffwasser wird in ihr ein schwarzer, durch verdünnte Schwefelsäure ein weißer und durch Kaliumjodidlösung ein gelber Niederschlag hervorgerufen; durch Eisenchloridlösung wird sie rot gefärbt.

Durch Schwefelwasserstoffwasser entsteht Bleisulfid, durch Schwefelsäure schwefelsaures Blei, durch Jodkalium wird Jodblei, durch Eisenchlorid Ferriacetat gebildet, welch letzteres durch die rote Färbung der Flüssigkeit erkannt wird.

Bleiacetat muß mit 5 Teilen frisch ausgekochtem Wasser eine klare oder höchstens schwach opalisierende Lösung geben. Diese Lösung muß nach Zusatz von verdünnter Schwefelsäure im Überschuß ein Filtrat liefern, das beim Übersättigen mit Ammoniakflüssigkeit nicht gefärbt wird (Kupfersalze) und keinen rotgelben Niederschlag gibt (Eisensalze).

Gibt Bleiacetat mit frisch ausgekochtem, also kohlensäurefreiem Wasser nicht eine klare oder höchstens schwach opalisierende Lösung, so liegt unerlaubte Verunreinigung durch basische Carbonate oder sonst unlösliche Verbindungen vor.

Podophyllinum. — Podophyllin.

Ein Gemenge verschiedener Stoffe, das aus dem weingeistigen Extrakte der unterirdischen Teile von Podophyllum peltatum Linné mit Wasser abgeschieden wird.

Podophyllin ist ein gelbes, amorphes Pulver oder eine lockere, zerreibliche, amorphe Masse von gelblich- oder bräunlichgrauer Farbe. Podophyllin löst sich in 100 Teilen Ammoniakflüssigkeit zu einer gelbbraunen, mit Wasser klar mischbaren Flüssigkeit, aus der sich beim Neutralisieren mit Salzsäure braune Flocken abscheiden. In 10 Teilen Weingeist löst es sich zu einer braunen Flüssigkeit, in der durch Wasser eine Fällung entsteht; von Äther und Schwefelkohlenstoff wird es nur teilweise gelöst. Bei 100° nimmt Podophyllin allmählich eine dunklere Färbung an, ohne jedoch zu schmelzen. Mit Wasser geschüttelt liefert es ein fast farbloses, bitter schmeckendes Filtrat, das Lackmuspapier nicht verändert und durch Eisenchloridlösung braun gefärbt wird. Bleiessig ruft in dem wässerigen Auszuge des Podophyllins eine gelbe Färbung und sehr schwache Opalescenz hervor; allmählich findet eine Abscheidung rotgelber Flocken statt.

Zur Prüfung der Löslichkeit von Podophyllin in Ammoniakflüssigkeit reibt man am besten 0,1 g Pulver mit wenig Liq. Ammon. caust. im Mörser an und spült dann das Gemisch in ein Kölbchen über, nachspülend, bis das Ganze 10 g wiegt. Zunächst löst sich gutes Podophyllin hier klar, zersetzt sich aber dann und scheidet braune Flocken ab. — Gibt ein Podophyllin, mit Wasser geschüttelt, ein stärker gefärbtes Filtrat, das mit Bleiessig sofort einen Niederschlag gibt, so ist das Präparat nicht genügend ausgewaschen und enthält noch zu große Mengen von Extraktivstoffen. — Nach Jenkins (Ph. Z. 1914, S. 868) löst sich Podophyllin in Alkohol vollständig, in Äther zu 86,4 %, in Chloroform zu 69,1 %, in kochendem Wasser zu 21,3 %. — Tanzen (A. Ph. 1916, S. 44) empfiehlt als Wertbestimmung die quantitative Feststellung des Podophyllotoxins nach Pharmac. Nederlandica IV: 1 g Podophyllin wird mit 10 ccm Chloroform unter häufigem Umschütteln 6 Stunden lang stehen gelassen, dann wird filtriert. 5 ccm des Filtrates (= 0,5 g Podophyllin) werden in 40 ccm Petroläther gegossen. Der entstandene Niederschlag wird nach 24 Stunden auf einem Filter gesammelt, mit 50 ccm Petroläther gewaschen, getrocknet und gewogen. — Mindestgehalt 40 % Podophyllotoxin.

Podophyllin darf beim Verbrennen höchstens 0,5 % Rückstand hinterlassen.

Pulpa Tamarindorum cruda. — Tamarindenmus.

Das schwarzbraune Fruchtfleisch von Tamarindus indica Linné.

Tamarindenmus ist eine etwas zähe, weiche Masse, der in geringer Menge Samen, die pergamentartige Hartschicht der Fruchtfächer, die Gefäßbündel der Frucht und Trümmer ihrer äußeren Hüllschicht beigemengt sind. Es schmeckt rein und stark sauer.

Werden 40 g gut durchmischtes Tamarindenmus mit 380 g Wasser übergossen und durch Schütteln völlig ausgezogen, so müssen beim Abdampfen von 100 g des Filtrats mindestens 5 g trockenes Extrakt zurückbleiben.

Pulpa Tamarindorum depurata. — Gereinigtes Tamarindenmus.

Gereinigtes Tamarindenmus muß schwarzbraun sein und sauer, nicht brenzlich schmecken. Es darf durch Trocknen bei 100° höchstens 40 % an Gewicht verlieren.

Erwärmt man den beim Verbrennen von 2 g gereinigtem Tamarindenmus hinterbleibenden Rückstand mit 5 ccm verdünnter Salzsäure, so darf die filtrierte

Flüssigkeit auf Zusatz von Schwefelwasserstoffwasser nicht verändert werden (Schwermetallsalze).

Diese Prüfung auf Schwermetallsalze ist sehr wichtig, da die Handelspräparate von ihrer Herstellung her häufig geringe Mengen von Kupfer, Zinn usw. enthalten.

Schüttelt man 2 g gereinigtes Tamarindenmus mit 50 ccm heißem Wasser, läßt darauf erkalten und filtriert, so müssen zur Sättigung von 25 ccm des Filtrats mindestens 12 ccm N/10-Kalilauge erforderlich sein, was einem Mindestgehalte von 9 % Säure, berechnet auf Weinsäure, entspricht (1 ccm N/10-Kalilauge = 0,0075 g Weinsäure, Lackmuspapier als Indikator).

Von Säuren sind hier besonders enthalten: Weinsäure, Citronensäure, Äpfelsäure.

Pyramidon. — Pyramidon.
Pyrazolonum dimethylaminophenyldimethylicum.
Dimethylaminophenyldimethylpyrazolon.

$$C_6H_5 . N \underset{CO}{\overset{N (CH_3) . C . CH_3}{<}} \underset{C . N (CH_3)_2}{\|} \qquad \text{Mol.-Gew. 231,17.}$$

Über die Konstitution dieser Verbindung, bzw. ihren Zusammenhang mit Antipyrin siehe dort.

Kleine farblose Kristalle, die sehr leicht in Weingeist, weniger leicht in Äther und in 20 Teilen Wasser löslich sind. Die wässerige Lösung bläut Lackmuspapier schwach.

Schmelzpunkt 108°.

Eisenchloridlösung färbt die mit Salzsäure schwach angesäuerte wässerige Lösung (1 + 20) blauviolett.

Bei dieser Reaktion erscheint bisweilen anstatt der gewünschten violetten Färbung eine rote Farbe, die Ungeübtere stutzig machen kann. Man darf eben nur schwach ansäuern oder man verdünne bei Eintritt der roten Farbe mit Wasser, worauf die verlangte Violettfärbung erscheint.

Versetzt man die wässerige Lösung (1 + 20) mit einigen Tropfen Silbernitratlösung, so tritt zunächst eine kräftige Violettfärbung auf; nach kurzer Zeit scheidet sich metallisches Silber als grauschwarzer Niederschlag ab.

Die wässerige Lösung (1 + 20) darf durch Schwefelwasserstoffwasser (Schwermetallsalze) nicht verändert werden und darf sich, mit verdünnter Schwefelsäure stark angesäuert, auf Zusatz von Silbernitratlösung nicht trüben (Salzsäure).

Der starke Überschuß von H_2SO_4 ist hier nötig, damit nicht das Silbernitrat in der Lösung des Pyramidons reduziert wird.

Werden 0,02 g Pyramidon in 5 ccm Wasser gelöst und der Lösung 2 Tropfen Schwefelsäure und 2 Tropfen Natriumnitritlösung hinzugefügt, so muß die Flüssigkeit nach dem Verschwinden der blauvioletten Färbung farblos bleiben (Phenyldimethylpyrazolon).

Diese Prüfung auf Phenyldimethylpyrazolon (Antipyrin) beruht auf folgendem: Antipyrin (siehe nächsten Artikel) geht bei der Behandlung mit salpetriger Säure in das schön grün gefärbte Nitrosoantipyrin über. Behandelt man dagegen reines Pyramidon in derselben Weise, so entsteht eine schöne blauviolette Farbe, die langsam beim Stehen, schneller bei kräftigem Schütteln abblaßt, bis schließlich die Flüssigkeit farblos wird. Enthält nun das Pyramidon größere Anteile Antipyrin, so entsteht sofort die grüne Färbung des Nitrosoantipyrins, die blauviolette Pyramidon-Reaktion überdeckend. Sind aber nur geringe Anteile Antipyrin vorhanden, so entsteht zunächst das Blauviolett des Pyramidons, das, allmählich verschwindend, dem Grün des Nitrosoantipyrins Platz macht.

Pyramidon darf beim Verbrennen höchstens 0,1 % Rückstand hinterlassen. Vor Licht geschützt aufzubewahren.

Pyrazolonum phenyldimethylicum.

Phenyldimethylpyrazolon. Antipyrin.

$$C_6H_5 . N \overset{N\,(CH_3) . C . CH_3}{\underset{CO\quad.\quad CH}{\diagdown}} \qquad \text{Mol.-Gew. } 188,12.$$

Tafelförmige, farblose Kristalle von kaum wahrnehmbarem Geruch und schwach bitterem Geschmacke, die sich in 1 Teil Wasser, 1 Teil Weingeist, 1,5 Teilen Chloroform und in 80 Teilen Äther lösen.

Schmelzpunkt 110° bis 112°.

Die wässerige Lösung (1 + 99) gibt mit Gerbsäurelösung eine reichliche, weiße Fällung. 2 ccm der wässerigen Lösung (1 + 99) werden durch 2 Tropfen rauchende Salpetersäure grün gefärbt; erhitzt man das Gemisch zum Sieden und fügt einen weiteren Tropfen rauchende Salpetersäure hinzu, so färbt es sich rot. 2 ccm der wässerigen Lösung ((1 + 999) geben mit 1 Tropfen Eisenchloridlösung eine tiefrote Färbung, die auf Zusatz von 10 Tropfen Schwefelsäure in Hellgelb übergeht.

Es liegen hier die sehr charakteristischen Identitätsreaktionen vor: Mit Gerbsäurelösung entsteht eine reichliche weißliche Fällung. Durch die salpetrige Säure der rauchenden Salpetersäure wird das

$$\begin{array}{ccc}
\text{Antipyrin} & \text{in das} & \text{Nitrosoantipyrin} \\
CH_3 . C{=}CH^* & & CH_3 . C{=}C . NO^* \\
CH_3N{\diagdown}{\diagup}CO & \blacktriangleright\!\rightarrow & CH_3N{\diagdown}{\diagup}CO \\
N . C_6H_5 & & N . C_6H_5
\end{array}$$

übergeführt. Dieses Nitrosoantipyrin (Isonitrosophenyldimethylpyrazolon) ist schön grün gefärbt. Eine entsprechende Nitrosoverbindung kann bei der gleichen Behandlung des im vorigen Artikel erwähnten Pyramidons nicht entstehen. Denn das in obiger Formel mit einem * bezeichnete Wasserstoffatom in der CH-Gruppe des Antipyrins, das durch Substituierung zur Nitrosobildung führt, ist im Pyramidon durch die Dimethylaminogruppe ersetzt:

$$\begin{array}{c}
CH_3 . C{=}C . N(CH_3)_2{}^* \\
CH_3 . N{\diagdown}{\diagup}CO \\
N . C_6H_5 \\
\underbrace{\hphantom{N . C_6H_5}} \\
\text{Pyramidon}
\end{array}$$

Erhitzt man die grüne Lösung des Isonitrosophenyldimethylpyrazolons, so geht nach Zugabe eines weiteren Tropfens rauchender Salpetersäure das Grün infolge weitgehender Zersetzung erst in ein schönes Rot, dann in ein schmutziges Rot über.

Die wässerige Lösung (1 + 1) muß farblos sein, darf Lackmuspapier nicht verändern und durch Schwefelwasserstoffwasser nicht verändert werden (Schwermetallsalze).

Phenyldimethylpyrazolon darf beim Verbrennen höchstens 0,1 % Rückstand hinterlassen.

Pyrazolonum phenyldimethylicum salicylicum.

Salicylsaures Phenyldimethylpyrazolon. Salipyrin.

$C_{11}H_{12}ON_2 . C_7H_6O_3$, Mol.-Gew. 326,17.

Weißes, grob kristallinisches Pulver oder sechsseitige Tafeln. Salicylsaures Phenyldimethylpyrazolon schmeckt schwach süßlich, löst sich in 250 Teilen Wasser von 15° und in 40 Teilen siedendem Wasser, leicht in Weingeist, weniger leicht in Äther.

Schmelzpunkt 91° bis 92°.

In der wässerigen Lösung (1 + 249) ruft Gerbsäurelösung eine weiße Trübung hervor. Auf Zusatz einiger Tropfen rauchender Salpetersäure färbt sich die Lösung grün. 10 ccm der wässerigen Lösung (1 + 249) werden durch 1 Tropfen Eisenchloridlösung tiefrot gefärbt; bei starkem Verdünnen mit Wasser geht die rote Farbe in Rotviolett über.

Die Identitätsprüfungen des Arzneibuches bezwecken die Feststellung der Komponenten, d. h. der Salicylsäure einerseits, des Antipyrins andrerseits. Der Schmelzpunkt soll erweisen, daß nicht etwa ein Gemisch der beiden Komponenten vorliegt, sondern das Salz, die salicylsaure Base.

Werden 0,5 g salicylsaures Phenyldimethylpyrazolon mit 15 ccm Wasser und 1 ccm Salzsäure erhitzt, so entsteht eine klare, farblose Lösung, die beim Erkalten Salicylsäure in feinen, weißen Nadeln ausscheidet. Nach dem Auswaschen mit Wasser und dem Trocknen schmelzen diese Kristalle bei etwa 157°. Die Lösung der Kristalle in heißem Wasser färbt sich mit 1 Tropfen Eisenchloridlösung stark violett.

Die wässerige Lösung (1 + 249) darf durch Schwefelwasserstoffwasser nicht verändert werden (Schwermetallsalze).

Salicylsaures Phenyldimethylpyrazolon darf beim Verbrennen höchstens 0,1 % Rückstand hinterlassen.

Pyrogallolum. — Pyrogallol.

$C_6H_3(OH)_3$ [1, 2, 3], Mol.-Gew. 126,05.

Leichte, weiße, glänzende Blättchen oder Nadeln. Pyrogallol schmeckt bitter und sublimiert bei vorsichtigem Erhitzen unzersetzt. Es löst sich in 1,7 Teilen Wasser, in 1,5 Teilen Weingeist und in 1,5 Teilen Äther. Die wässerige Lösung ist farblos, rötet Lackmuspapier nicht oder nur schwach und färbt sich an der Luft allmählich braun.

Die Prüfung der Löslichkeit in Wasser (1 + 1,7) ist sehr wichtig. Denn Präparate, die Gallussäure enthalten, lösen sich nicht so konzentriert. Eine braune Färbung würde zugleich eine teilweise Zersetzung des Präparates anzeigen. — Die Tatsache, daß sich Pyrogallol an der Luft allmählich braun färbt, beruht auf der leichten Oxydierbarkeit dieses dreiwertigen Phenols, die hauptsächlich in alkalischer Lösung erfolgt. Es wird deshalb Feuchtigkeit und Ammoniakgehalt der Luft einen starken Einfluß ausüben, so daß aus diesem Grunde das Präparat in gut verschlossenen Flaschen und vor Licht geschützt aufzubewahren ist.

Schmelzpunkt 131° bis 132°.

Der Schmelzpunkt der Handelswaren ist nicht so scharf, wie er vom Arzneibuch gefordert wird. Außerdem wird der Schmelzpunkt stark von event. vorhandener Feuchtigkeit beeinflußt, so daß vor der Bestimmung ein sorgfältiges Trocknen im Trockenschrank erforderlich ist.

Schüttelt man Pyrogallol mit Kalkwasser, so färbt sich die Flüssigkeit zunächst violett, alsbald aber tritt Braunfärbung und Schwärzung unter flockiger Trübung ein. Die frisch bereitete wässerige Lösung des Pyrogallols wird durch Ferrosulfatlösung indigoblau, durch Eisenchloridlösung braunrot gefärbt; aus Silbernitratlösung scheidet sie Silber aus.

Pyrogallol darf beim Verbrennen höchstens 0,1 % Rückstand hinterlassen.

Vor Licht geschützt aufzubewahren.

Radix Ipecacuanhae. — Brechwurzel.

Gehalt mindestens 1,99 % Alkaloide, berechnet auf Emetin ($C_{30}H_{44}O_4N_2$, Mol.-Gew. 496,37).

Die getrockneten, verdickten Wurzeln von Uragoga ipecacuanha (Willdenow) Baillon.

Die Alkaloid-Bestimmung des Arzneibuches ist hier fortgelassen, da sie für die Praxis ungeeignet erscheint. Dafür tritt die abgekürzte Methode ein, deren Prinzip ausführlich im Allgemeinen Teil, Seite 61 geschildert wurde. Siehe zunächst dort und über den angewendeten Indikator Methylrot auf Seite 43. — Speziell sei hier noch folgendes gesagt: a) Von den drei Alkaloiden der Wurzel: Emetin, Cephaëlin, Psychotrin ist das letztere arzneilich wertlos und sollte daher nicht mitbestimmt werden. Das erreicht man durch Ausschütteln der alkalischen Mischung mit Äther, in dem Psychotrin nicht löslich ist, während es sich in dem Chloroform-Äthergemisch des Arzneibuches löst und so mit zur Bestimmung gelangt. b) Cephaëlin und Emetin werden teilweise von Natronlauge und in geringem Maße von Sodalösung zurückgehalten, so daß sie bei dieser Behandlung nicht quantitativ in das Chloroform-Äthergemisch übergehen. Diesen Fehler vermeidet man, wenn man Ammoniak verwendet. — Auf Grund dieser Tatsachen hat Fromme die Gehaltsbestimmung nach Panchaud empfohlen, die in folgender Modifikation als zuverlässig und schnell ausführbar vorgeschlagen wird:

2,5 g feingepulverte Brechwurzel werden mit 30 g Äther in einer Arzneiflasche wiederholt durchgeschüttelt. Nach einer Viertelstunde fügt man 2 ccm Ammoniakflüssigkeit (10 %) hinzu und schüttelt dann kräftig 8 Minuten lang. Darauf stellt man $^1/_2$ Stunde lang beiseite, filtriert durch ein entfettetes Wattebäuschchen 24 g[1]) der Ätherlösung (= 2 g Brechwurzel) in einen Erlenmeyerkolben, destilliert den Äther ab und dunstet zweimal mit je 3 ccm Äther zur Trockne. Den so erhaltenen Rückstand löst man nach dem Erkalten in 3 g Weingeist, fügt 5 ccm N/10-Salzsäure, 100 ccm Wasser und 4 Tropfen Methylrotlösung hinzu und läßt N/10-Kalilauge bis zum Eintritt des Farbenumschlages in Gelb hinzufließen. Hierzu dürfen höchstens 3,4 ccm N/10-Kalilauge gebraucht werden, so daß wenigstens 1,6 ccm N/10-Salzsäure zur Sättigung der in 2 g Brechwurzel vorhandenen Alkaloide verbraucht werden, was einem Mindestgehalt von rund 1,9 % Alkaloiden entspricht (1 ccm N/10-Salzsäure = 0,0241 g Alkaloide, berechnet auf Emetin und Cephaëlin).

---

[1]) Es resultieren hier allgemein 24 g Filtrat. Sollte in Einzelfällen weniger erhalten werden, muß man bei der Berechnung von der kleineren, genau festgestellten Menge ausgehen.

Berechnung: Molekulargewicht des Emetins 496. des Cephaëlins 468;
also Durchschnitt 482. Da ferner jedes Grammolekül dieser Alkaloide
zwei Grammäquivalente HCl bindet, so entsprechen 2000 ccm N/1-HCl
482 g Alkaloidgemisch, 1 ccm N/10-HCl entspricht also 0,0241 g Alkaloidgemisch.

Resina Jalapae. — Jalapenharz.

Jalapenharz ist braun, an den glänzenden Bruchrändern durchscheinend, leicht
zerreiblich, riecht eigenartig und ist in Weingeist leicht löslich, in Schwefelkohlenstoff unlöslich. Eine Anreibung von Jalapenharz mit 10 Teilen Wasser gibt ein
farbloses Filtrat.

Wird 1 g gepulvertes Jalapenharz mit 10 g Äther etwa 6 Stunden lang in einer
verschlossenen Flasche häufig geschüttelt, die Mischung filtriert und Rückstand
nebst Filter mit 5 ccm Äther nachgewaschen, so dürfen die vereinigten Filtrate
beim Eindunsten und Trocknen höchstens 0,1 g Rückstand hinterlassen (Orizaba-
harz, Kolophonium und andere Harze).

Schüttelt man Jalapenharz mit Äther, filtriert die ätherische Lösung ab und
tränkt mit der Lösung ein Stück Filtrierpapier, so darf dieses nach dem Verdunsten
des Äthers durch 1 Tropfen verdünnter Eisenchloridlösung (1 + 9) nicht blau gefärbt
werden (Guajakharz).

Zur Prüfung des Jalapenharzes ist die Feststellung der Säure- und
Verseifungszahl vorgeschlagen. Nach Weigel (Ph. Ztrh. 1910, S. 721)
ist die Verseifungszahl zur Identifizierung und zur Prüfung auf fremde
Harzbeimengungen wenig geeignet, wertvoll dagegen die Bestimmung der
Säurezahl, die nie mehr als 30, in der Regel sogar nicht mehr als 20 be-
trägt, während die zum Verfälschen dienenden Harze eine weit höhere
Säurezahl aufweisen.

Resorcinum. — Resorcin.

$C_6H_4(OH)_2$ [1, 3], Mol.-Gew. 110,05.

Farblose oder schwach gefärbte Kristalle. Resorcin riecht schwach eigenartig,
schmeckt süßlich und kratzend und löst sich in 1 Teile Wasser, 1 Teile Weingeist,
leicht in Äther und Glycerin, schwer in Chloroform und Schwefelkohlenstoff. Beim
Erhitzen verflüchtigt es sich. Die wässerige Lösung rötet Lackmuspapier nicht
oder nur schwach.

Vollständig reines Resorcin reagiert auf Lackmus neutral, während
die vom Arzneibuch zugelassenen besten Handelssorten schwach saure
Reaktion zeigen. Bei guten Präparaten verschwindet diese ganz schwache
Rötung des Lackmuspapieres beim Trocknen desselben vollständig.

Schmelzpunkt 110° bis 111°.

Bleiessig fällt aus der wässerigen Lösung (1 + 19) einen weißen Niederschlag.
Beim vorsichtigen Erwärmen von 0,05 g Resorcin mit 0,1 g Weinsäure und 10 Tropfen Schwefelsäure erhält man eine dunkelkarminrote Flüssigkeit.

Die wässerige Lösung (1 + 19) muß farblos sein und darf beim Erwärmen nicht
nach Phenol riechen.

Ein ganz schwacher, charakteristischer, an Juchten erinnernder Geruch haftet dem Resorcin stets an.

Vor Licht geschützt aufzubewahren.

Licht ist sorgsam fernzuhalten, da Resorcin leicht zur Farbstoff-
bildung neigt.

Rhizoma Filicis. — Farnwurzel.

Der im Herbst gesammelte, von den Wurzeln und möglichst auch von den Spreuschuppen befreite, ungeschälte und unzerschnittene, bei gelinder Wärme getrocknete Wurzelstock mit den daransitzenden Blattbasen von Aspidium filix mas (Linné) Swartz.

Fromme läßt nach den Berichten von Caesar & Loretz in dem Rhizom zunächst den Extraktgehalt und außerdem den Filicingehalt feststellen. Verbürgen diese Bestimmungen auch nicht die Wirksamkeit der Droge, so können sie doch vor dem Ankauf schon einmal extrahierter Ware schützen und geben eine Handhabe, minderwertiges Rhizom zurückzuweisen. Über die Wertbestimmung siehe Caesar & Loretz, Berichte 1912.

Farnwurzel riecht schwach und schmeckt süßlich, etwas herb und kratzend.
Farnwurzel und Farnwurzelpulver sind über gebranntem Kalk zu trocknen und in gut verschlossenen Gefäßen aufzubewahren.
Vor Licht geschützt und nicht länger als 1 Jahr aufzubewahren.

Rhizoma Hydrastis. — Hydrastisrhizom.

Gehalt mindestens 2,5 % Hydrastin. ($C_{21}H_{21}O_6N$, Mol.-Gew. 383,18.)
Der getrocknete, mit Wurzeln besetzte Wurzelstock von Hydrastis canadensis Linné.
1 Teil Hydrastisrhizom gibt mit 100 Teilen Wasser einen gelben, bitter schmeckenden Auszug. Mischt man 2 ccm davon mit 1 ccm Schwefelsäure und überschichtet mit Chlorwasser, so bildet sich zwischen den beiden Flüssigkeiten eine dunkelrote Zone.
Gehaltsbestimmung. 6 g mittelfein gepulvertes Hydrastisrhizom übergießt man in einem Arzneiglase mit 60 g Äther und nach kräftigem Umschütteln mit 10 ccm Ammoniakflüssigkeit und läßt das Gemisch unter häufigem, kräftigem Umschütteln 3 Stunden lang stehen. Nach vollständiger Klärung filtriert man 40 g von der Ätherlösung (= 4 g Hydrastisrhizom) durch ein trockenes, gut bedecktes Filter in ein Kölbchen und destilliert den Äther ab. Den Rückstand erwärmt man mit 10 ccm verdünnter Salzsäure (1 + 99), filtriert die Lösung durch ein kleines, mit Wasser angefeuchtetes Filter in einen Scheidetrichter, spült das Kölbchen noch zweimal mit je 5 ccm verdünnter Salzsäure (1 + 99) nach, filtriert auch diese Auszüge durch dasselbe Filter in den Scheidetrichter und wäscht das Filter mit wenig Wasser nach. Die vereinigten Salzsäureauszüge versetzt man mit 40 ccm Äther, schüttelt das Gemisch kräftig durch, fügt Ammoniakflüssigkeit bis zur alkalischen Reaktion hinzu und schüttelt das Gemisch sofort noch 2 Minuten lang kräftig. Nach vollständiger Klärung läßt man die wässerige Flüssigkeit abfließen, schüttelt die in dem Scheidetrichter zurückgebliebene Ätherlösung nochmals um und mißt nach abermaliger Klärung davon 30 ccm (= 3 g Hydrastisrhizom) ab. Diese läßt man alsdann in einem gewogenen, leichten Kölbchen bei mäßiger Wärme verdunsten und trocknet den Rückstand bei 100° bis zum gleichbleibenden Gewichte. Die Menge des Rückstandes muß mindestens 0,075 g betragen, was einem Mindestgehalte von 2,5 % Hydrastin entspricht.

Bezüglich der Gehaltsbestimmung bemerkt Fromme, daß die zur Extraktion des Rhizoms vorgeschriebene Menge Äther zu gering ist, weil Hydrastin nur schwer in Äther löslich ist. Man schüttelt deshalb 6 g Rhizom zweckmäßig mit 120 g Äther aus und verarbeitet dann entsprechende Mengen weiter. — Die Forderung eines Mindestgehaltes von 2,5 % Hydrastin ist sehr mäßig. Die meisten Drogen enthalten mehr von dem Alkaloid.

Saccharum. — Zucker.

$C_{12}H_{22}O_{11}$, Mol.-Gew. 342,18.

Weiße, kristallinische Stücke oder ein weißes, kristallinisches Pulver.

Wird Zucker mit Schwefelsäure übergossen, so färbt er sich braun und verwandelt sich allmählich in eine schwarze, kohlige Masse.

Die wässerige Lösung dreht den polarisierten Lichtstrahl nach rechts. Das Drehungsvermögen einer 10 %igen Zuckerlösung beträgt $[\alpha]_D 20^0 = + 66,496^0$.

Über spezifische Drehung und Bestimmung derselben siehe S. 25.

1 Teil Zucker muß sich in 0,5 Teilen Wasser ohne Rückstand zu einem farb- und geruchlosen und rein süß schmeckenden Sirup lösen (fremde Beimengungen und Farbstoffe). Dieser Sirup muß sich mit Weingeist in jedem Verhältnisse klar mischen (Dextrin, Calciumsulfat und andere Beimengungen).

Die wässerige Lösung darf Lackmuspapier nicht verändern (freie Säure, Saccharate). Die wässerige Lösung (1 + 19) darf durch Schwefelwasserstoffwasser nicht verändert werden (Schwermetallsalze); durch Ammoniumoxalatlösung (Calciumsalze), Silbernitratlösung (Salzsäure) oder Baryumnitratlösung (Schwefelsäure) darf sie höchstens opalisierend getrübt werden.

Wird ein Gemisch von 6 ccm der wässerigen Lösung (1 + 19) mit 5 ccm alkalischer Kupfertartratlösung bis zum einmaligen Aufkochen erhitzt, so darf nicht sofort eine gelbe oder rötliche Ausscheidung erfolgen (Invertzucker und andere reduzierende Stoffe).

Nach einmaligem Aufkochen der Rohrzuckerlösung mit Fehling-scher Lösung soll nicht sofort ein Niederschlag von Kupferoxydul ausfallen. Längeres Kochen ist zu vermeiden, da hierdurch teilweise Inversion des Rohrzuckers und damit Reduktion des Kupfersalzes eintritt.

Zucker darf beim Verbrennen höchstens 0,1 % Rückstand hinterlassen.

Saccharum Lactis. — Milchzucker.

$C_{12}H_{22}O_{11} \cdot H_2O$, Mol.-Gew. 360,19.

Weiße, kristallinische, geruchlose Stücke in Trauben oder Platten oder ein weißes, geruchloses Pulver.

Die wässerige Lösung dreht den polarisierten Lichtstrahl nach rechts.

Das Arzneibuch hat hier nur die Tatsache angegeben, daß Milchzucker optisch aktiv ist, ohne den Drehungswinkel hinzuzufügen. Das hat darin seinen Grund, daß bei Saccharum Lactis (wie bei manchen anderen aktiven Stoffen) die Mutarotation auftritt, eine Eigenschaft, die darin besteht, daß die Stärke der Drehung durch das Alter der Lösung beeinflußt wird. Der Drehungswinkel bleibt zunächst nicht konstant; er verändert sich, nimmt zu oder ab, bis schließlich ein konstanter Wert erreicht wird.

Milchzucker löst sich in 7 Teilen Wasser von 15 ° und in 1 Teile siedendem Wasser; die Lösungen schmecken nur schwach süß.

Werden 5 ccm der wässerigen Lösung (1 + 19) mit 5 ccm alkalischer Kupfertartratlösung bis zum einmaligen Aufkochen erhitzt, so entsteht ein roter Niederschlag.

Zum Unterschied von Rohrzucker reduziert der Milchzucker Fehling-sche Lösung durch einmaliges Aufkochen soweit, daß ein roter Niederschlag von Kupferoxydul auftritt. Eine weitergehende Reduktion tritt erst nach längerem Kochen ein.

Die heiß hergestellte wässerige Lösung (1 + 1) muß klar und darf höchstens schwach gelblich gefärbt sein (organische Verunreinigungen). Die gesättigte wässerige Lösung darf Lackmuspapier kaum verändern (Alkalien, Säuren), und nach dem Hinzufügen von Ammoniakflüssigkeit durch Schwefelwasserstoffwasser nicht verändert werden (Schwermetallsalze).

Zu dieser Prüfung auf Schwermetallsalze bemerken **Riedels** Berichte 1912, S. 41: „Die Prüfung auf Schwermetalle ist zu scharf, meist sind Spuren von Eisen vorhanden, die mit Schwefelammonium eine Dunkelfärbung ergeben und zugelassen werden sollten". — Wir können diese Angabe nur bestätigen. Durch Fortschritte der Fabrikation ist übrigens der Eisengehalt immer geringer geworden. — **Riedel** weist außerdem mit Recht darauf hin, daß die für diese Prüfung geforderte „gesättigte wässerige Lösung" eine kalt gesättigte Lösung $1+7$ ist.

Werden 0,5 g fein gepulverter Milchzucker mit 10 ccm Schwefelsäure in einem mit Schwefelsäure gespülten Probierrohre gemischt, so darf sich das Gemisch innerhalb 1 Stunde höchstens gelblich, aber nicht braun färben (Rohrzucker).

Bei dieser Prüfung auf Rohrzucker mittels Schwefelsäure spielt die Temperatur eine Rolle. Es tritt, namentlich im Sommer, schon nach kurzer Zeit eine Braunfärbung auch bei notorisch reinem Milchzucker ein. Deshalb ist die Mischung während der vorgeschriebenen Stunde möglichst kühl zu halten, an warmen Sommertagen unter allen Umständen in Wasser von ca. 12^0. Aber selbst bei dieser Vorsicht wird immer eine gewisse „goldgelbe" Färbung eintreten, da Milchzucker (wie **Wolter**, Ph. Z. 1912, S. 472, hervorhebt), gegen kalte konzentrierte Schwefelsäure überhaupt nicht völlig widerstandsfähig ist. Man lasse sich deshalb durch eine solche, verhältnismäßig schwache Färbung nicht täuschen und stelle in Zweifelsfällen einen Gegenversuch mit Milchzucker an, der ca. $1\,^0/_0$ Rohrzucker enthält. Diese Mischung ergibt mit Schwefelsäure auch in der Kälte nach einiger Zeit eine Braunfärbung. — Eine exakte Prüfung auf Gegenwart von Rohrzucker hat übrigens **Anselmino** vorgeschlagen. Die Prüfung gründet sich auf die Tatsache, daß Milchzucker von reiner Hefe nicht in Gärung versetzt wird. Es soll deshalb die mit 0,2 g frischer Preßhefe versetzte Lösung von Milchzucker $(1+9)$ bei 20^0 bis 30^0 innerhalb zweier Tage keine Entwickelung von CO_2 erkennen lassen.

Milchzucker darf beim Verbrennen höchstens $0{,}25\,^0/_0$ Rückstand hinterlassen.

Gerade bei Milchzucker ist die Bestimmung des Verbrennungsrückstandes ungemein wichtig, keinesfalls zu unterlassen. Wir machten nämlich bei einer Sendung Milchzucker die Erfahrung, daß er bis auf einen zu hohen Verbrennungsrückstand von $0{,}4\,^0/_0$ völlig den Anforderungen des Arzneibuches entsprach, sich aber als gänzlich unbrauchbar zur Abgabe erwies, da er, mit frischer Milch aufgekocht, diese zum Gerinnen brachte. Näheres darüber ersahen wir aus einer Arbeit von **Burr** und **Berberich** (siehe Ch. Ztg. 1911, S. 751). Darin heißt es: **Braithwaite** untersuchte verschiedene Milchzuckerraffinaden des Handels und fand, daß im Handel Milchzuckersorten vorkommen, die sonst allen Anforderungen entsprachen, aber dennoch als Kindernährmittel untauglich waren, weil sie, zu frischer Milch getan, diese zum Gerinnen brachten. In allen Fällen wurde ein übermäßig hoher Aschengehalt festgestellt und zwar bis zu $1{,}6\,^0/_0$. **Braithwaite** machte deshalb den auch von unserem Arzneibuch angenommenen Vorschlag, Präparate mit mehr als 0,25 °/₀ Rückstand zu beanstanden. — Neben der Aschenbestimmung empfehlen wir dort, wo es ausführbar, den schnell anzustellenden Versuch, ob 2 g des Milchzuckers, mit 10 ccm frischer Milch aufgekocht, diese zum Gerinnen bringen. Über den Bakteriengehalt des Milchzuckers siehe Kühl (Südd. Ap. Z. 1912, S. 2).

Santoninum. — Santonin.

$C_{15}H_{18}O_3$, Mol.-Gew. 246,14.

Farblose, glänzende, bitter schmeckende, in Wasser sehr schwer lösliche Kristallblättchen, die am Lichte eine gelbe Farbe annehmen. Santonin löst sich in 44 Teilen Weingeist und in 4 Teilen Chloroform sowie in fetten Ölen. Die weingeistige Lösung verändert angefeuchtetes Lackmuspapier nicht.

Schmelzpunkt 170°.

Diese Schmelzpunktsbestimmung muß mit größter Sorgfalt vorgenommen werden, da bei Santonin das Vorkommen von Verfälschungsmitteln mit dem Steigen des Preises wächst. Es wurden schon Beimengungen nachgewiesen wie Acetanilid, Borsäure, zuletzt Artemisin[1]) (s. v. Bruchhausen, Ap. Z. 1922, S. 427).

Schüttelt man 0,01 g gepulvertes Santonin mit einer kalten Mischung von 1 ccm Schwefelsäure und 1 ccm Wasser, so darf keine Färbung auftreten; beim Zusatz von 1 Tropfen Eisenchloridlösung zu der fast zum Sieden erhitzten Lösung entsteht eine violette Färbung.

Diese an sich sehr charakteristische Farbreaktion gelingt bei den angegebenen Gewichtsverhältnissen nicht. Man muß entweder weniger Eisen oder mehr Santonin verwenden. In folgender Weise kommt die Reaktion gut zustande: Dem Gemisch von 0,01 g Santonin, 1 ccm Schwefelsäure, 1 ccm Wasser setzt man 2 Tropfen einer verdünnten Eisenchloridlösung zu (verdünnt 1 + 24). Bei vorsichtigem Erhitzen tritt noch vor dem Sieden das charakteristische, trübe Blaurot auf (siehe auch Utz, Südd. Ap. Z. 1921, S. 609). — Sehr charakteristisch ist auch die bekannte, jetzt vom Norwegischen Arzneibuch aufgenommene Identitätsprüfung: Werden etwa 0,05 g Santonin in 3 ccm Weingeist gelöst, so entsteht nach Zusatz von wenig Natronlauge eine karminrote Färbung, die sich bald darauf in Gelb verwandelt.

Santonin darf sich, wenn man es mit auf 0° abgekühlter Schwefelsäure oder mit Salpetersäure befeuchtet, nicht sofort verändern (organische Beimengungen, Alkaloide). Kocht man Santonin mit 100 Teilen Wasser und 5 Teilen verdünnter Schwefelsäure, kühlt auf Zimmertemperatur ab und filtriert dann, so erhält man eine Flüssigkeit, die nicht bitter schmecken und mit einigen Tropfen Kaliumdichromatlösung keine Fällung geben darf (Strychnin).

In pharmazeutischen Lehrbüchern wird mitgeteilt, daß Strychnin, auf das hier geprüft werden soll, von Fälschern dem Santonin zugesetzt wird. So unwahrscheinlich zunächst diese Angabe erscheint, es ist doch Tatsache, daß aus Rußland Santonin mit solchem Zusatz importiert

---

[1]) Artemisin, der unwirksame Stoff, der auch in den Mutterlaugen der Santoninfabrikation vorkommt, kennzeichnet sich nicht nur durch seinen Schmelzpunkt (202°), sondern auch durch seine Schwerlöslichkeit in Chloroform, mit dem es eine Molekular-Verbindung bildet.

wurde. Und zwar findet sich das Strychnin nicht immer gleichmäßig verteilt, so daß erstens nur die Prüfung des Präparates aus größerer Mischprobe Sicherheit gibt, zweitens eine weit empfindlichere Prüfung als die des Arzneibuches nötig ist, um das oft nur in Spuren vorhandene Alkaloid zu erkennen (Kaliumdichromat zeigt nämlich, wenn Strychnin nur in Spuren vorhanden ist, die Ausfällung des schwerlöslichen Strychnindichromates erst nach einiger Zeit!). Man wird daher besser (in Anlehnung an einen Vorschlag von Frerichs, Ap. Z. 1917, S. 378) 0,2 g Santonin, entnommen einer größeren Mischprobe, mit 2 ccm Wasser und 1 Tropfen verdünnter Schwefelsäure 2 Stunden lang unter häufigem Umschütteln stehen lassen. Dann gibt man durch ein ganz kleines Filter auf mehrere Uhrgläser je einige Tropfen des Filtrats und prüft diese durch Zugabe einiger Tropfen der verschiedenen Alkaloidreagenzien, z. B. Kaliumquecksilberjodidlösung usw. — Will man noch sicherer gehen und die Mischung des Santonins mit angesäuertem Wasser erhitzen, so muß man berücksichtigen, daß Santonin leicht übersättigte Lösungen bildet, so daß aus der aufgekochten und schnell abgekühlten Lösung sich noch Santonin beim Zusatz der Alkaloidreagenzien ausscheiden und damit Täuschungen hervorrufen kann. Hat man also das Santonin mit Wasser und 1 Tropfen verdünnter Säure aufgekocht, darf man frühestens nach mehreren Stunden, besser erst am folgenden Tage filtrieren, bevor man weiter prüft. — Auf diese Weise werden selbstverständlich auch event. andere Alkaloide festgestellt.

Santonin darf beim Verbrennen höchstens 0,1 % Rückstand hinterlassen.
Vor Licht geschützt aufzubewahren.

Sapo kalinus. — Kaliseife.

Gelbbraune, durchsichtige, weiche, schlüpfrige Masse, die in 2 Teilen Wasser und in Weingeist klar löslich ist.

Schon bei Oleum Lini ist gesagt, daß diese Kaliseife (auch wenn sie ganz vorschriftsmäßig und aus den besten Materialien hergestellt ist) sich wohl klar in Wasser löst, aber nur mit einem gewissen Schleier in Weingeist.

Eine Lösung von 10 g Kaliseife in 30 ccm Weingeist muß auf Zusatz von 0,5 ccm N/1-Salzsäure klar bleiben (Kieselsäure, Harz) und darf sich auf weiteren Zusatz von 1 Tropfen Phenolphthaleïnlösung nicht rot färben (freies Alkali).

Nach der letzten Prüfung soll in 10 g Kaliseife nur ein Überschuß von Alkali vorhanden sein, der geringer ist als 0,5 ccm N/1-HCl entspricht. Diese Forderung wird nicht immer erfüllt werden, denn während die Verseifungszahlen der im Handel befindlichen Leinöle nicht unwesentlich schwanken, läßt das Arzneibuch in jedem Falle zur Verseifung von 43 Teilen Leinöl 58 Teile Kalilauge anwenden. Darum wird naturgemäß der Alkaligehalt der aus verschiedenem Material hergestellten Seifen schwanken. Der einzige richtige Weg ist freilich der, daß der Apotheker die Verseifungszahl des Leinöls bestimmt und gemäß dieser Zahl die Menge der anzuwendenden Kalilauge wählt.

Bestimmung des Gehalts an Fettsäuren. Die Lösung von 5 g Kaliseife in 100 ccm heißem Wasser wird in einem Arzneiglase mit 10 ccm verdünnter Schwefel-

säure versetzt und im Wasserbade so lange erwärmt, bis die ausgeschiedenen Fettsäuren klar auf der wässerigen Flüssigkeit schwimmen. Der erkalteten Flüssigkeit
setzt man 50 ccm Petroleumbenzin zu, verschließt das Glas und bewegt es, bis die
Fettsäuren in dem Petroleumbenzin gelöst sind. 25 ccm dieser Lösung läßt man
in einem Becherglase bei gelinder Wärme verdunsten und trocknet den Rückstand
bis zum gleichbleibenden Gewichte bei einer 75⁰ nicht übersteigenden Temperatur.
Das Gewicht des Rückstandes muß mindestens 1 g betragen, was einem Mindestgehalte von etwa 40⁰/₀ Fettsäuren entspricht.

A. Müller (Ap. Z. 1911, S. 186) weist darauf hin, daß diese Gehaltsbestimmung nur Annäherungswerte gibt, die hauptsächlich aus der Berechnung des Analysenbefundes resultieren: Es werden 50 ccm Petroleumbenzin zum Ausschütteln verwendet, dann 25 ccm der Benzinlösung
so gewertet, als ob sie die Hälfte der Fettsäuren enthielten, während doch
diese 25 ccm in ihrem Volumen auch die in 5 g Seife vorhandenen Fettsäuren enthalten. Die 25 ccm Petroleumbenzin repräsentieren also weniger als die Hälfte der Fettsäuren. — Verfasser hat außerdem einige
Erläuterungen zur Ausführung gegeben, ferner Zahlen für kleinere Quan-
titäten angewandter Substanz hinzugesetzt. Die Vorschrift lautet:

5 g (3 g) Seife werden mit 100 g (50 g) heißem Wasser in einer Arzneiflasche gelöst und mit 10 g verdünnter Schwefelsäure angesäuert. Die
Lösung bewerkstelligt man in bequemer Weise derart, daß man die Arzneiflasche nebst aufgesetztem kleinen Trichter tariert, die Seife in den
Trichter einwägt und mit kleinen Portionen heißen Wassers in die Flasche
hinabspült. (Man kann auch mittels einer spitzen Messerklinge die Seife
bequem direkt in die Flasche bringen.) Nach Zugabe der Säure verkorkt
man, knotet fest mit Bindfaden zu und erhitzt im Wasserbad so lange, bis
die ausgeschiedenen Fettsäuren klar auf der Flüssigkeit schwimmen.
Zur völlig erkalteten Flüssigkeit wägt man 35 g (20 g) Petroleumbenzin,
verschließt das Glas und bewegt es, bis die Fettsäuren in dem Petroleumbenzin gelöst sind. Sodann stellt man die Flasche auf den Stopfen, lüftet
diesen soweit, daß die wässerige Flüssigkeit langsam bis auf einen 0,5
bis 2 g betragenden Rest ausläuft. Zum verbleibenden Flascheninhalt
fügt man ca. 1 g Traganthpulver, schüttelt etwa 20 mal kräftig durch,
läßt einige Minuten stehen und tariert inzwischen das zur Aufnahme der
Benzinlösung bestimmte Gefäß (Soxhletkolben, Wägeglas, Becherglas).
In dieses gießt man sodann die klare Benzinlösung (ca. 30 bzw. 15 g) bis
auf einen geringen Rest ab, wägt, verdunstet und trocknet den Rückstand
bis zum nicht weiter abnehmenden Gewicht[1]).

Berechnungsbeispiel: 3 g Seife + 20 g Benzin angewandt, 16,5 g
Benzinlösung abgehoben und daraus 1,24 g Rückstand erhalten. Es

---

[1]) Das Petroleumbenzin soll dem Arzneibuch entsprechen, d. h. unterhalb
75⁰ vollständig absieden. Andernfalls müßte man zu große Hitze zum Trocknen
anwenden, d. h. 90⁰ oder 100⁰ und noch darüber, was schon deswegen von Nachteil
ist, weil die Fettsäuren sich bei höherer Temperatur besonders leicht oxydieren und
dann an Gewicht zunehmen. Man wird deshalb sehr zweckmäßig statt des Petro-
leumbenzins den am schnellsten verdunstenden Petroläther anwenden; steht
dieser nicht zur Verfügung, nimmt man Petroleumbenzin vom Siedepunkt des
D. A. 5. In jedem Falle soll man nur bei gelinder Erwärmung so lange trocknen, bis
das Gewicht nicht mehr abnimmt, bzw. durch die Oxydation des Öles wieder an-
zusteigen beginnt.

enthielten also 16,5 g Benzinlösung 1,24 g Fettsäuren und 16,5 — 1,24 = 15,26 g Benzin.

$$15{,}26 : 1{,}24 = 20 : \text{x}. \qquad \text{x} = 1{,}625.$$

Somit in 3 g Seife 1,625 g Fettsäuren, in 100 g 33,3 mal soviel $= 54{,}11\,^0/_0$.

Sapo kalinus venalis. — Schmierseife.

Gehalt mindestens etwa $40\,^0/_0$ Fettsäuren.

Gelbbraune oder grünliche, durchsichtige, weiche, schlüpfrige Masse, die in 2 Teilen Wasser und in Weingeist klar oder fast klar löslich ist.

Bestimmung des Gehalts an Fettsäuren. Die Lösung von 5 g Schmierseife in 100 ccm heißem Wasser wird in einem Arzneiglase mit 10 ccm verdünnter Schwefelsäure versetzt und im Wasserbade so lange erwärmt, bis die ausgeschiedenen Fettsäuren klar auf der wässerigen Flüssigkeit schwimmen. Der erkalteten Flüssigkeit setzt man 50 ccm Petroleumbenzin hinzu, verschließt das Glas und bewegt es, bis die Fettsäuren in dem Petroleumbenzin gelöst sind. 25 ccm dieser Lösung läßt man in einem Becherglase bei gelinder Wärme verdunsten und trocknet den Rückstand bis zum gleichbleibenden Gewichte bei einer 75^0 nicht übersteigenden Temperatur. Das Gewicht des Rückstandes muß mindestens 1 g betragen, was einem Mindestgehalte von etwa $40\,^0/_0$ Fettsäuren entspricht.

Bezüglich der Fettsäurebestimmung siehe unter Sapo kalinus.

Sapo medicatus. — Medizinische Seife.

Medizinische Seife ist weiß, nicht ranzig und in Wasser und Weingeist löslich.

Die Farbe, die weiß oder fast weiß sein muß, und der Geruch, der nicht ranzig sein darf, bilden bereits einen wichtigen Prüfstein für die Güte der medizinischen Seife.

Eine durch gelindes Erwärmen hergestellte Lösung von 1 g medizinischer Seife in 10 ccm Weingeist darf durch einige Tropfen Phenolphthaleinlösung nicht gerötet (freies Alkali) und durch Schwefelwasserstoffwasser nicht verändert werden (Schwermetallsalze).

Zu dieser Prüfung bemerken die „Helfenberger Annalen" (1896), daß es gänzlich falsch ist, die Seife heiß gelöst zu prüfen, da eine völlig neutrale Seife, auf diese Weise geprüft, Gehalt an freiem Alkali (durch hydrolytische Spaltung) vortäuschen kann, ohne ihn wirklich zu besitzen; die Rotfärbung verschwindet dann beim Erkalten wieder. — Ferner bemerken Riedels Berichte 1911, S. 20, daß eine völlige neutrale oder gar etwas überfettete Seife nicht haltbar sei, vielmehr durch Einwirkung des Luftsauerstoffs bald ranzig werde und sich unter Gelbfärbung zersetze. Die Verfasser stellen deshalb eine schwach alkalische Seife her, für die sie folgende Prüfung vorschlagen: „Eine bei 40^0 bereitete Lösung von 1 g medizinischer Seife in 20 ccm Weingeist werde auf Zusatz von 0,2 ccm Phenolphthaleinlösung gerötet; diese Rötung soll jedoch auf Zusatz von 0,5 ccm N/10-HCl wieder vollständig verschwinden." — Nach unsern Erfahrungen sind medizinische Seifen im Handel, die, nach dieser von Riedel vorgeschlagenen, an sich sehr empfehlenswerten Vorschrift geprüft, nach dem Abkühlen auf Zimmertemperatur keine Rotfärbung mit Phenolphthalein ergeben und sich trotzdem eine geraume Zeit gut halten. Eine schwache Rötung aber sollte in keinem Falle zur Beanstandung führen, da die verschiedensten Autoren sich für die Zulassung eines sehr geringen Alkaligehaltes aussprechen.

Medizinische Seife ist zum Gebrauche fein zu pulvern.

Scopolaminum hydrobromicum. — Skopolaminhydrobromid.

$$C_{17}H_{21}O_4N.HBr.3\,H_2O, \quad \text{Mol.-Gew. 438,15.}$$

Ansehnliche, farblose, rhombische Kristalle. In Wasser und in Weingeist löst sich Skopolaminhydrobromid leicht zu einer farblosen, bitter und zugleich kratzend schmeckenden Flüssigkeit, die Lackmuspapier schwach rötet. In Äther und in Chloroform ist es nur wenig löslich.

Über dieses Präparat schreibt Ernst Schmidt in seinem Lehrbuch: Die Reinheit des Skopolaminhydrobromids ergibt sich zunächst durch die Farblosigkeit, die gute Kristallausbildung, die Flüchtigkeit und die leichte Löslichkeit in Wasser mit sehr schwach saurer Reaktion.

Die wässerige Lösung dreht den polarisierten Lichtstrahl nach links. Das Drehungsvermögen einer $5\,°/_0$igen Lösung, berechnet auf wasserfreies Salz beträgt $[\alpha]\,\mathrm{D}\,15° = -24°\,45'$.

Hierzu bemerkt wieder Ernst Schmidt: Die Lösungen sind linksdrehend. Es kommen jedoch im Handel auch Präparate von schwächerem Drehungsvermögen vor. Letztere bestehen aus einem isomorphen Gemisch von Links-Skopolamin- und inaktivem Skopolaminhydrobromid. In der physiologischen Wirkung unterscheiden sich diese Präparate insofern von dem reinen Links-Skopolaminhydrobromid, als dieselben etwas schwächer wirken als letzteres. — Deshalb ist wesentlich, ob die vom Arzneibuch verlangte spezifische Drehung (Bestimmung derselben siehe S. 25) vorhanden ist. — Nach Langer (Therapeut. Monatsh. 1912, S. 124) sind die Lösungen äußerst wenig haltbar, gehen nach einiger Zeit ganz außerordentlich an Wirksamkeit zurück. Daraus ergibt sich die Forderung, diese Lösungen nach Möglichkeit frisch herzustellen und längere Aufbewahrung, selbst steril in Ampullen, zu vermeiden.

Skopolaminhydrobromid verliert durch Trocknen über Schwefelsäure oder bei $100°$ etwa $12,3\,°/_0$ an Gewicht.

Schmelzpunkt des über Schwefelsäure getrockneten Skopolaminhydrobromids gegen $190°$.

Nach Riedels Berichten 1906 sintert das zuerst über Schwefelsäure und dann 2 Stunden bei $100°$ nachgetrocknete chemisch reine Salz bei $187°$ und schmilzt bei $191°$ bis $192°$.

In der wässerigen Lösung $(1 + 19)$ wird durch Silbernitratlösung ein gelblicher Niederschlag hervorgerufen, durch Natronlauge wird die Lösung nur vorübergehend weißlich getrübt, durch Ammoniakflüssigkeit dagegen nicht verändert.

Durch Silbernitrat fällt Bromsilber, durch Natronlauge wird freies Skopolamin ausgeschieden (die Trübung verschwindet aber wieder, weil die Base durch das Alkali in Skopolin und Atropasäure gespalten wird); durch Ammoniak entstehen nur Ausscheidungen, wenn fremde Basen wie Apoatropin usw. anwesend sind.

0,01 g Skopolaminhydrobromid hinterläßt, mit 5 Tropfen rauchender Salpetersäure in einem Porzellanschälchen auf dem Wasserbad eingedampft, einen kaum gelblich gefärbten Rückstand, der, nach dem Erkalten mit weingeistiger Kalilauge übergossen, eine violette Färbung annimmt.

Hier liegt die Vitalische Reaktion vor, durch die auch Atropin und Veratrin identifiziert werden.

Werden 5 ccm der wässerigen Lösung $(1 + 99)$ mit 1 Tropfen **Kaliumpermanganatlösung** versetzt, so darf die rote Färbung innerhalb 5 Minuten nicht verschwinden (Apoatropin).

Skopolaminhydrobromid darf beim Verbrennen höchstens $0,1\,\%$ Rückstand hinterlassen.

Wird Hyoscinum hydrobromicum verordnet, so ist dafür Skopolaminhydrobromid abzugeben.

Sebum ovile. — Hammeltalg.

Das durch Ausschmelzen des fetthaltigen Zellgewebes gesunder Schafe gewonnene Fett.

Hammeltalg stellt weiße, feste Massen dar, die schwach, eigenartig, aber nicht ranzig, widerlich oder brenzlich riechen.

Schmelzpunkt 45^{0} bis 50^{0}.

Jodzahl 33 bis 42. Säuregrad nicht über 5.

Die Untersuchung des Hammeltalges richtet sich außer nach den in den „Allgemeinen Bestimmungen" angegebenen Untersuchungsverfahren nach den Ausführungsbestimmungen zu dem Gesetze, betreffend die Schlachtvieh- und Fleischbeschau vom 3. Juni 1900.

Bei der Selbstherstellung von Sebum entgeht man der im Schlußsatz aufgestellten weitgehenden Foiderung. — Einiges über die genannten „Ausführungsbestimmungen" ist im Artikel Adeps suillus, Seite 122, gesagt. — Eine ausführliche Arbeit über Untersuchung von Sebum und Adeps suillus ist von Vasterling in der Ph. Ztrh. 1912, S. 1117, erschienen.

Secale cornutum. — Mutterkorn.
Secale cornutum P. I.

Das auf der Roggenpflanze gewachsene, bei gelinder Wärme getrocknete Sklerotium von Claviceps purpurea (Fries) Tulasne.

Mutterkorn schmeckt fade. Nach dem Zerkleinern mit heißem Wasser übergossen darf es nur den ihm eigenartigen, aber keinen ammoniakalischen oder ranzigen Geruch zeigen. Mutterkorn ist spröde; die Querbruchfläche ist glatt, am Rande tiefviolett, in der Mitte weißlich oder hellrötlich-violett.

Mutterkorn ist über gebranntem Kalk zu trocknen und in gut verschlossenen Gefäßen aufzubewahren.

Es darf nicht länger als 1 Jahr aufbewahrt und nicht in gepulvertem Zustand vorrätig gehalten werden.

Die Vorschriften über die Aufbewahrung des Mutterkorns sind streng einzuhalten, denn Feuchtigkeit begünstigt die Zersetzung dieser Droge und zwar in einer Richtung, die noch nicht aufgeklärt ist. — Eine maßgebende chemische Wertbestimmung des Mutterkorns gibt es nicht. Man hat versucht, durch eine „Cornutinbestimmung" den Wert festzustellen. Dieses Verfahren wird verschieden beurteilt, da es noch höchst zweifelhaft ist, wie weit das Cornutin der Träger der physiologischen Wirkung ist. Deshalb sei auf die Cornutin-Bestimmung nach KellerFromme nur hingewiesen: Berichte von C. & L. 1913, S. 84 und 158. Rosenthaler (B. D. Ph. Ges. 1920, S. 403) gibt dazu noch an, daß die kleinen Sklerotien den größten Cornutingehalt zeigen und daß deshalb Pharmacop. Helvetica IV Sklerotien von mehr als 25 mm Länge ausschließt. (Entsprechend soll auch in den leichtesten Mandeln der größte Amygdalingehalt vorhanden sein, in Semen Colchici von niedrigem Korngewicht ein hoher Gehalt an Colchicin usw.)

Semen Colchici. — Zeitlosensamen.
Semen Colchici P. I.

Die reifen Samen von Colchicum autumnale Linné.

Kocht man 20 Samen mit Wasser aus, dampft die filtrierte Abkochung zur Trockne ein, löst den Rückstand in 5 Tropfen Schwefelsäure und fügt ein Körnchen Kaliumnitrat hinzu, so treten beim Umrühren blauviolette, rasch verblassende Streifen auf.

Eine zuverlässige Colchicinbestimmung nach Keller-Panchaud befindet sich in den Berichten von Caesar & Loretz 1912, S. 158, auf die Interessenten hingewiesen seien.

Semen Sinapis. — Schwarzer Senf.

Schwarzer Senf liefert mindestens 0,7 % Allylsenföl.

$$(C_3H_5 . NCS, \text{ Mol.-Gew. } 99,12.)$$

Die reifen Samen von Brassica nigra (Linné) Koch.

Schwarzer Senf ist geruchlos, riecht aber, mit Wasser zerstoßen, nach Senföl. Er schmeckt anfangs mild ölig und schwach säuerlich, darauf brennend scharf.

Bestimmung des Senföls. 5 g gepulverter schwarzer Senf werden in einem Kolben mit 100 ccm Wasser von 20° bis 25° übergossen. Man läßt den verschlossenen Kolben unter wiederholtem Umschwenken 2 Stunden lang stehen, setzt alsdann 20 ccm Weingeist und 2 ccm Olivenöl hinzu und destilliert unter sorgfältiger Kühlung. Die zuerst übergehenden 40 bis 50 ccm werden in einem Meßkolben von 100 ccm Inhalt, der 10 ccm Ammoniakflüssigkeit enthält, aufgefangen und mit 20 ccm N/10-Silbernitratlösung versetzt. Dem Kolben wird ein kleiner Trichter aufgesetzt und die Mischung 1 Stunde lang im Wasserbad erhitzt. Nach dem Abkühlen und Auffüllen mit Wasser auf 100 ccm dürfen für 50 ccm des klaren Filtrats nach Zusatz von 6 ccm Salpetersäure und 1 ccm Ferri-Ammoniumsulfatlösung höchstens 6,5 ccm N/10-Ammoniumrhodanidlösung bis zum Eintritt der Rotfärbung erforderlich sein, was 0,7 % Allylsenföl entspricht (1 ccm N/10-Silbernitratlösung = 0,004956 g Allylsenföl, Ferri-Ammoniumsulfat als Indikator).

Diese Gehaltsbestimmung ist in Prinzip und Ausführung genau auf S. 71 geschildert worden; ferner ist die Entstehung des Allylsenföles, dessen Überführung in Thiosinamin usw. im Artikel Charta sinapisat. S. 180 beschrieben. Es bleibt deshalb nur die Berechnung zu erklären: Zur Titration gelangt das Senföl aus 2,5 g Samen. Vorgelegt werden für diese Menge 10 ccm N/10-AgNO₃, zum Zurücktitrieren sollen höchstens 6,5 ccm N/10-Ammoniumrhodanidlösung erforderlich sein; es müssen deshalb mindestens 10 — 6,5 = 3,5 ccm N/10-AgNO₃ durch den Schwefel des Senföles gebunden sein.

$$1 \text{ ccm } N/10\text{-AgNO}_3 = 0,004956 \text{ g Allylsenföl}$$
$$3,5 \text{ ,, } N/10\text{-AgNO}_3 = 0,017346 \text{ ,, } \qquad \text{,,}$$

Diese Menge soll enthalten sein in 2,5 g schwarzem Senf; daher in 100 Teilen die vierzigfache Menge = 0,69384 % Allylsenföl.

Semen Strophanthi. — Strophanthussamen.

Die von ihrer Granne befreiten, reifen Samen von Strophanthus kombe Oliver.

Wird ein trockener Querschnitt des Samens mit einem Tropfen Schwefelsäure, die mit dem vierten Teile ihres Gewichts Wasser verdünnt ist, bedeckt, so färben sich das Endosperm und mindestens die äußeren Teile der Keimblätter tiefgrün.

Eine empfehlenswerte Vorschrift zur qualitativen und quantitativen Bestimmung des Strophantins in Semen Strophanthi gibt **Fromme** in den Berichten von **Caesar & Loretz**, 1912, S. 163.

Semen Strychni. — Brechnuß.

Die reifen Samen von Strychnos nux vomica Linné.

Gehalt mindestens 2,5% Alkaloide (Strychnin, $C_{21}H_{22}O_2N_2$, und Brucin, $C_{23}H_{26}O_4N_2$, wovon wenig mehr als die Hälfte auf Strychnin entfällt, durchschnittliches Mol.-Gew. 364).

Die quantitative Alkaloidbestimmung des Arzneibuches ist hier fortgelassen, da sie für die Praxis ungeeignet erscheint. Dafür tritt die abgekürzte Methode ein, deren Prinzip ausführlich im Allgemeinen Teil, S. 61 geschildert wurde. Siehe zunächst dort und über den angewendeten Indikator Methylrot auf S. 43. Die Vorschrift lautet:

2,5 g mittelfeines Brechnußpulver werden in einer Arzneiflasche mit 15 g Chloroform und 30 g Äther eine halbe Stunde lang unter häufigem Umschütteln stehen gelassen. Dann fügt man 2 ccm Ammoniakflüssigkeit hinzu und schüttelt die Mischung 10 Minuten lang fortwährend und kräftig. Nach einer weiteren halben Stunde filtriert man von der klar gewordenen Äther-Chloroformlösung 36 g (= 2 g Brechnußpulver) in einen Erlenmeyerkolben, destilliert das Lösungsmittel ab und verdampft den Rückstand auf dem Wasserbade zweimal mit je 3 g Äther zur Trockne. Den so behandelten Rückstand löst man mit 3 g Chloroform auf, fügt 5 ccm N/10-Salzsäure, 25 ccm Wasser hinzu und erhitzt so lange auf dem Wasserbade, bis der Geruch nach Chloroform verschwunden ist (was man durch öfteres kräftiges Umschwenken ziemlich schnell erreicht). Hierauf fügt man, ohne Rücksicht auf die Ausscheidungen zu nehmen, 75 ccm Wasser, 4 Tropfen Methylrotlösung hinzu und läßt dann N/10-Kalilauge bis zum Farbenumschlag in Gelb hinzufließen. Hierzu dürfen höchstens 3,65 ccm N/10-Kalilauge gebraucht werden, so daß wenigstens 1,35 ccm N/10-Salzsäure zur Sättigung der in 2 g Brechnuß vorhandenen Alkaloide verbraucht werden, was einem Mindestgehalt von rund 2,5% Alkaloiden entspricht (1 ccm N/10-Salzsäure = 0,0364 g Strychnos-Alkaloide).

Zwecks Ersparnis an den kostspieligen Materialien können die in vorstehender Vorschrift angegebenen Gewichtsmengen bei sorgfältiger Arbeit auf die Hälfte gekürzt werden. Über die dann zu beobachtenden besonderen Vorsichtsmaßregeln s. S. 86.

Die kleinsten Samen sind durchschnittlich wieder die alkaloidreichsten (s. **Rosenthaler**, B. D. Ph. Ges. 1921, S. 403).

1 Teil Brechnußpulver mit 10 Teilen verdünntem Weingeist 1 Minute lang in schwachem Sieden erhalten, liefert ein stark bitter schmeckendes Filtrat. Beim Verdampfen einer Mischung von 5 Tropfen dieses Filtrats und 10 Tropfen verdünnter Schwefelsäure auf dem Wasserbad entsteht eine violette Färbung, die auf Zusatz einiger Tropfen Wasser verschwindet, jedoch bei erneutem Verdampfen wieder erscheint. Brechnußpulver darf beim Verbrennen höchstens 3% Rückstand hinterlassen.

Sirupus Cerasorum. — Kirschensirup.

Kirschensirup ist dunkel-purpurrot.

Werden 50 ccm Kirschensirup mit verdünnter Schwefelsäure angesäuert und mit einem Gemische von gleichen Raumteilen Äther und Petroläther ausgeschüttelt, so darf der beim freiwilligen Verdunsten der ätherischen Schicht verbleibende Rückstand mit verdünnter Eisenchloridlösung $(1 + 99)$ keine rotviolette Färbung geben (Salicylsäure).

10 ccm Kirschensirup werden mit 10 ccm Wasser versetzt und durch Kochen mit Tierkohle entfärbt. Wird 1 ccm des wasserhellen Filtrats mit 2 Tropfen rauchender Salzsäure versetzt, gut umgeschüttelt und mit 10 ccm absolutem Alkohol gemischt, so darf das Gemisch nicht milchig getrübt werden (Stärkesirup).

Wird Kirschensirup mit der gleichen Menge Wasser verdünnt und mit Amylalkohol geschüttelt, so darf sich dieser nicht färben, auch nicht, wenn der Kirschensirup zuvor mit Salzsäure oder mit Natronlauge versetzt wird (Teerfarbstoffe).

Über alle diese Prüfungen siehe näheres unter Sirupus Rubi Idaei.

Sirupus Ferri jodati. — Jodeisensirup.

Sirupus Ferri jodati P. I.

Gehalt annähernd $5\,^0/_0$ Eisenjodür (FeJ_2, Mol.-Gew. 309,69), entsprechend annähernd $4,1\,^0/_0$ Jod.

Jodeisensirup ist farblos oder hellgrünlich.

Nach längerem Aufbewahren darf Jodeisensirup höchstens schwach gelblich gefärbt sein. 1 g Jodeisensirup wird mit etwa 50 g Wasser verdünnt, mit Salpetersäure angesäuert und mit Silbernitrat in geringem Überschusse gefällt. Der sorgfältig ausgewaschene Niederschlag wird mit 5 ccm Ammoniakflüssigkeit übergossen, dann wird filtriert. Das Filtrat darf beim Übersättigen mit Salpetersäure höchstens eine schwach weißliche Trübung zeigen (Salzsäure und Bromwasserstoffsäure).

Frerichs (Ap. Z. 1917, S. 378) weist darauf hin, daß die letztgenannte, recht umständliche Prüfung auf Chloride und Bromide wenig Zweck hat, da doch nachher eine exakte Bestimmung des Jodgehaltes erfolgt!

Gehaltsbestimmung. 5 g Jodeisensirup werden in eine etwa 200 ccm fassende Glasstöpselflasche mit der Vorsicht gebracht, daß der Hals und die Wandungen der Flasche davon nicht benetzt werden. Sodann fügt man 4 g Eisenchloridlösung hinzu, mischt durch sanftes Umschwenken und läßt das Gemisch 1 bis $1^1/_2$ Stunde lang gut verschlossen stehen. Hierauf verdünnt man mit 100 ccm Wasser, fügt 10 ccm Phosphorsäure und nach dem Umschwenken 1 g Jodkalium hinzu und titriert sogleich mit N/10-Natriumthiosulfatlösung. Zur Bindung des ausgeschiedenen Jodes dürfen nicht weniger als 15,8 und nicht mehr als 16,2 ccm N/10-Natriumthiosulfatlösung verbraucht werden, was einem Gehalte von 4,01 bis $4,11\,^0/_0$ Jod entspricht (1 ccm N/10-Natriumthiosulfatlösung = 0,01269 g Jod, Stärkelösung als Indikator).

Diese Gehaltsbestimmung von Rupp und Schirmer (Ap. Z. 1909, S. 160), beruht darauf, daß aus Eisenjodür durch Eisenchlorid eine entsprechende Menge Jod in Freiheit gesetzt wird:

$$FeJ_2 + 2\,FeCl_3 = 3\,FeCl_2 + J_2.$$

Ist diese Umsetzung erfolgt, so muß nach Verdünnen Phosphorsäure zugesetzt werden, damit das überschüssige Eisenchlorid als Phosphat unschädlich gemacht werde und somit nicht auf das zuzusetzende Kaliumjodid zersetzend einwirken kann. Man halte deshalb die angegebene Reihenfolge der Zusätze ein und zögere nach der Verdünnung mit Wasser nicht mit der Weiterarbeit, da die Reaktion reversibel ist, das heißt bei langer Reaktionsdauer in der Phosphatlösung das Ferrosalz durch Jod wieder eine Oxydation erfährt. Die Ausrechnung ergibt sich aus der Tatsache, daß 1 ccm N/10-Natriumthiosulfatlösung 0,01269 g Jod entspricht.

Über das Präparat bemerkt noch Bohrisch (Ph. Ztrh. 1913, S. 343): Bewahrt man den Sirup des Arzneibuches in kleinen, vollständig gefüllten, dem direkten Sonnenlicht ausgesetzten Flaschen auf, so hält er sich ein Jahr lang unverändert. Doch genügt diese Behandlung nicht, um ihn auch nach der Abgabe (also beim Patienten) gut zu erhalten. Deshalb ist als Konservierungsmittel ein Zusatz von 0,05 % Citronensäure zweckmäßig. Ein so konservierter Sirup kann auch im zerstreuten Tageslicht aufbewahrt werden. Ferner ist nach Bohrisch der Mindestgehalt von 4,01 % Jod bei Befolgung der Vorschrift sehr hoch gegriffen, da kleine Mengen Jod bei der Darstellung leicht verloren gehen. Die Forderung dieses Mindestgehaltes sollte deshalb herabgesetzt werden. — Schließlich weist Bohrisch mit Recht darauf hin, daß zur Gehaltsbestimmung der Sirup auf der analytischen Wage, also genau, abgewogen werden muß.

Sirupus Rubi Idaei. — Himbeersirup.

Himbeersirup ist rot.

Werden 50 ccm Himbeersirup mit verdünnter Schwefelsäure angesäuert und mit einem Gemisch von gleichen Raumteilen Äther und Petroläther ausgeschüttelt, so darf der beim freiwilligen Verdunsten der ätherischen Schicht verbleibende Rückstand mit verdünnter Eisenchloridlösung (1 + 99) keine rotviolette Färbung geben (Salicylsäure).

Salicylsäure wird jetzt als Konservierungsmittel für diese Zwecke wenig angewendet. Über Prüfung auf andere Konservierungsstoffe wie Benzoesäure, Ameisensäure, Flußsäure siehe Remy, Ap. Z. 1914, S. 260 und Serger, Ch. Ztg. 1914, S. 209.

10 ccm Himbeersirup werden mit 10 ccm Wasser versetzt und durch Kochen mit Tierkohle entfärbt. Wird 1 ccm des wasserhellen Filtrats mit 2 Tropfen rauchender Salzsäure versetzt, gut umgeschüttelt und mit 10 ccm absolutem Alkohol gemischt, so darf das Gemisch nicht milchig getrübt werden (Stärkesirup).

Wird Himbeersirup mit der gleichen Menge Wasser verdünnt und mit Amylalkohol geschüttelt, so darf sich dieser nicht färben, auch nicht, wenn der Himbeersirup zuvor mit Salzsäure oder mit Natronlauge versetzt wird (Teerfarbstoffe).

Nach den übereinstimmenden Angaben von Linke, Schwikkard, Wiebelitz, Bohlmann (B. D. Ph. Ges. 1911, Ph. Z. 1911, Ap. Z. 1913) ist diese Prüfung auf Teerfarbstoffe unbrauchbar, weil auch naturreiner Himbeersaft, mit Amylalkohol geschüttelt, an diesen roten Farbstoff (in saurer Lösung) abgibt. Schwikkard äußerte sogar: ,,Nach den bis jetzt gemachten Erfahrungen ist es direkt zweifelhaft, ob das D. A. 5 nicht Grund hätte, gerade das Gegenteil von dem zu verlangen, was es in seiner 5. Ausgabe vorschreibt; ich konnte nämlich feststellen, daß Beeren, welche durch Wetter oder schlechte Behandlung auf dem Transport gelitten hatten, einen Saft ergaben, der wenig Aroma und eine bräunliche Farbe hatte, aber der Amylalkoholprobe des Arzneibuches völlig entsprach, während tadellose Beeren einen an Aroma und Farbe prachtvollen Saft lieferten, welcher Amylalkohol stark rosa färbte.'' — Bohlmann hebt besonders hervor, daß vielfach derartige Fruchtsäfte auch ohne Säurezusatz eine Rotfärbung des Amylalkohols geben. — Hierzu bemerkt Frey (Ph. Z. 1913, S. 874), daß schon ganz geringe Mengen Teerfarbstoffe durch Amylalkohol in stark roter Farbe ausgeschüttelt werden, die den bei Natursäften erhaltenen Farbenton bei weitem an Intensität übertrifft. Jedenfalls geht aus alledem hervor, daß die Amylalkohol-Probe bestenfalls einen sehr bedingten Wert hat. Zur endgültigen Feststellung eventuell vorhandener Teerfarbstoffe müssen dagegen folgende Proben herangezogen werden (siehe Spaeth, Ph. Ztrh. 1910, S. 959 und König (Ap. Z. 1913, S. 130): Es läßt sich ein Teil der Teerfarbstoffe durch die Anwendung der Cazeneuveschen Probe, ein anderer durch Ausfärben mit entfetteter Wolle erkennen. ad I: Man schüttelt 20 ccm der Sirup- oder Saftlösung (1 + 3) mit 0,2 g gelbem HgO tüchtig durch, läßt einige Minuten stehen, schüttelt dann wieder und zentrifugiert. Dieses Zentrifugieren ist nicht unbedingt erforderlich, wenn man nur genügend lange absetzen läßt und dann durch ein doppeltes Filter oder ein gehärtetes von Schleicher und Schüll filtriert. Der Farbstoff der Frucht wird bei dieser Behandlung vom HgO aufgenommen, während gewisse Teerfarbstoffe dabei in das Filtrat übergehen und dieses gefärbt erhalten. ad II: Eine Probe des 1 + 3 verdünnten Sirups, die mit verdünnter Schwefelsäure oder 5 bis 10 ccm 10%iger Kaliumbisulfatlösung versetzt ist, wird mit entfetteter Wolle 10 Minuten lang gekocht. Hierzu gibt man zweckmäßig in einen Erlenmeyerkolben etwa 15 g Sirup, 45 g Wasser, die Wolle, das Kaliumbisulfat und erhitzt auf dem Drahtnetz über kleiner Flamme. Man nimmt dann die Wolle heraus, wäscht sie mit Wasser und behandelt einen Teil mit Ammoniakflüssigkeit. Sind Teerfarbstoffe zugegen, so bleibt die Wolle rot, oder die entstehende schmutzig grüne Farbe geht nach dem Auswaschen des Ammoniaks wieder in Rot über. — Den anderen Teil der ausgefärbten Wolle behandelt man statt mit Ammoniak mit Weinsäure, wäscht mit Wasser aus, erhitzt mit Quecksilberchloridlösung 1 + 9 (wodurch die Pflanzenfarbstoffe zerstört werden), wäscht dann wieder aus und übergießt mit verdünnter Essigsäure. Bleibt die Färbung bestehen, so ist der Nachweis der Teerfarbstoffe erbracht.

Über den Nachweis von Kirschsaft siehe Langkopf (Ph. Ztrh. 1900, S. 421).

Spiritus. — Weingeist.

Gehalt 91,29 bis 90,09 Volumprozente oder 87,35 bis 85,80 Gewichtsprozente Alkohol. ($C_2H_5 . OH$, Mol.-Gew. 46,05.)

Klare, farblose, flüchtige, leicht entzündbare Flüssigkeit, die mit schwach leuchtender Flamme verbrennt. Weingeist riecht eigenartig, schmeckt brennend und verändert Lackmuspapier nicht.

Spezifisches Gewicht 0,830 bis 0,834.

Weingeist darf nicht fremdartig riechen und muß sich mit Wasser ohne Trübung mischen (Fuselöl).

Dampft man eine Mischung von 10 ccm Weingeist und 0,2 ccm Kalilauge auf 1 ccm ein und übersättigt dann mit verdünnter Schwefelsäure, so darf kein Geruch nach Fuselöl auftreten.

Werden 5 ccm Schwefelsäure in einem mit dem zu untersuchenden Weingeist gespülten Probierrohre mit 5 ccm Weingeist überschichtet, so darf sich zwischen den beiden Flüssigkeiten auch bei längerem Stehen keine rosenrote Zone bilden (Melassespiritus).

Die rote Farbe einer Mischung von 10 ccm Weingeist und 1 ccm Kaliumpermanganatlösung darf nicht vor Ablauf von 20 Minuten in Gelb übergehen (Aldehyd).

Wird eine Mischung von 10 ccm Weingeist, 10 ccm Wasser und 1 ccm Silbernitratlösung mit so viel Ammoniakflüssigkeit versetzt, daß der entstandene Niederschlag eben wieder gelöst ist, so darf innerhalb 5 Minuten beim Stehen im Dunkeln weder eine Färbung noch eine Trübung auftreten (Aldehyd).

Von Linke, Bischoff, Holst (Ap. Z. 1910, S. 466, 476, 477) wird übereinstimmend darauf hingewiesen, daß auch ein zunächst einwandfreier Weingeist, sobald er längere Zeit auf dem Faß gelegen, dabei Gerbstoffe aufnehmen kann und dann die Silbernitratprobe nicht mehr hält. Daraus geht hervor, daß erstens eine bei dieser Prüfung auftretende Reaktion nicht immer auf Aldehyd hindeutet, daß ferner ein Weingeist, der vorschriftsmäßig bleiben soll, am besten in mit Glasstopfen versehenen Glasgefäßen (event. Ballons) aufzubewahren ist.

Weingeist darf weder durch Schwefelwasserstoffwasser (Schwermetallsalze), noch durch Ammoniakflüssigkeit gefärbt werden (Extraktivstoffe, Gerbsäure).

5 ccm Weingeist werden in einem 50 ccm fassenden Kölbchen, das mit einem zweimal rechtwinklig gebogenen, ungefähr 75 cm langen Glasrohr und einer Vorlage verbunden ist, mit kleiner Flamme vorsichtig erhitzt, bis etwa 1 ccm Destillat übergegangen ist. Auf Zusatz der gleichen Menge Natronlauge und 5 Tropfen Nitroprussidnatriumlösung darf eine Rotfärbung, die nach dem vorsichtigen Übersättigen der Flüssigkeit mit Essigsäure in Violett übergeht, nicht auftreten (Aceton).

Es liegt hier die Prüfung auf denaturierten Weingeist vor. Siehe darüber im Allgemeinen Teil S. 77.

5 ccm Weingeist dürfen beim Verdunsten auf dem Wasserbade keinen Rückstand hinterlassen.

Spiritus Aetheris nitrosi. — Versüßter Salpetergeist.

Versüßter Salpetergeist ist klar, farblos oder gelblich, riecht ätherisch und schmeckt süßlich brennend. Er ist völlig flüchtig und löst sich in jedem Verhältnis in Wasser.

Spezifisches Gewicht 0,840 bis 0,850.

Werden 5 ccm versüßter Salpetergeist mit 5 ccm Schwefelsäure gemischt, und wird die heiße Mischung mit Ferrosulfatlösung überschichtet, so tritt zwischen den beiden Flüssigkeiten eine braune Zone auf.

Gaze (Ap. Z. 1911, S. 689) weist darauf hin, daß, wenn man 5 ccm Spiritus Aetheris nitrosi mit 5 ccm Schwefelsäure mischt, bereits ohne Ferrosulfatlösung eine Braunfärbung eintritt, die das Erkennen der eigentlichen Reaktion verhindert. Man arbeite deshalb nach den Angaben von Ernst Schmidts Lehrbuch: „Mischt man 5 ccm Ferrosulfatlösung mit 5 ccm konzentrierter Schwefelsäure und schichtet auf die heiße Mischung ca. 5 ccm Spiritus Aetheris nitrosi, so tritt an der Berührungsfläche sofort eine charakteristische braunschwarze Zone auf."

10 ccm versüßter Salpetergeist dürfen nach Zusatz von 0,2 ccm Normal-Kalilauge Lackmuspapier nicht röten.

Die Prüfung auf freie Säure führt man am besten so aus, daß man die vorgeschriebenen 10 ccm vor Zusatz von Kalilauge mit 2 bis 3 Tropfen Lackmustinktur versetzt und dann titriert.

Eine von Dietze (Ph. Z. 1911, S. 444) ausgearbeitete Gehaltsbestimmung beruht auf folgender Reaktion:

$$3\ C_2H_5.O.NO + KClO_3 = 3\ C_2H_5.O.NO_2 + KCl.$$

Kaliumchlorat wird also dadurch zu Kaliumchlorid reduziert, daß sich Äthylnitrit zu Äthylnitrat oxydiert. Die Menge des entstandenen KCl wird dann bestimmt. — Ausführung: 10 g Spirit. aether. nitros. werden mit 20 g Kaliumchloratlösung (1 + 19) und 5 g Salpetersäure vom spezif. Gewicht 1,152 vermischt, die Mischung wird in geschlossenem Gefäß eine Stunde lang stehen gelassen. Alsdann setzt man 25 ccm $N/10$-$AgNO_3$ sowie nach kräftigem Umschwenken etwa 5 ccm Ferriammoniumsulfatlösung hinzu und titriert mittels $N/10$-Rhodanammoniumlösung zurück, d. h. bis zum Farbenumschlag in Rostgelb (Über die Art dieser Titration siehe S. 68). — Berechnung: $3\ C_2H_5.O.NO$ (Molekul. Gew. 75,07) $= 1\ KCl$ $= 1\ AgNO_3 = 1000$ ccm $N/1$-$AgNO_3$. Folglich 1 ccm $N/10$-$AgNO_3$ $= 0,0225$ g Äthylnitrit. — Das Arzneibuch der Vereinigten Staaten von Amerika, 1916, verlangt nicht weniger als 3,5 und nicht mehr als 4,5 $^0/_0$ $C_2H_5.O.NO$.

Spiritus camphoratus. — Kampferspiritus.

Gehalt 10 $^0/_0$ Kampfer.

Kampferspiritus ist klar und riecht und schmeckt stark nach Kampfer.

Spezifisches Gewicht 0,885 bis 0,889.

Eine dauernde Ausscheidung von Kampfer aus 10 g Kampferspiritus darf bei Zimmertemperatur erst beginnen, nachdem mindestens 4,6 ccm und höchstens 5,3 ccm Wasser von der gleichen Temperatur zugesetzt worden sind.

Die letzte Bestimmung ist wohl als eine ungefähre Gehaltsbestimmung anzusehen, keineswegs aber als eine genaue, schon deshalb nicht, weil die Ausscheidung von Kampfer nicht nur von der Menge desselben, sondern dem Gehalt an Weingeist abhängt. Zur Ergänzung der Arzneibuchangaben hat deshalb Deussen (A. Ph. 1909, S. 307) eine Feststellung der optischen Drehung des Spirit. camphor. vorgeschlagen. Es wird so nicht nur erkannt, ob der richtige Gehalt an Kampfer vorliegt, sondern auch, ob eventuell statt des allein zugelassenen natürlichen Kampfers der synthetische Kampfer verwendet wurde. (Über die Drehung des Kampfers siehe S. 25). Deussen gibt an, daß der Drehungswinkel eines vorschriftsmäßig bereiteten Kampferspiritus bei einer Rohrlänge von 2 dcm $+ 6,9^0$ beträgt, bei einer Rohrlänge von 1 dcm also $+ 3,45^0$ (Temperatur $= 17^0$). — Diese Bestimmung gilt — wie gesagt — nur für den offizinellen, aus natürlichem Kampfer bereiteten Kampferspiritus. Eine gute Zusammenfassung aller hier einschlägigen Untersuchungsmethoden findet man bei Krauß, Südd. Ap. Z. 1916, S. 248.

Spiritus e Vino. — Kognak.

Gehalt mindestens 38 Volumprozente Alkohol.

Um den Gehalt an Alkohol im Kognak festzustellen, verfährt man folgendermaßen: Zunächst überzeugt man sich durch Abdampfen einer Probe, ob der Extraktgehalt nur ein unbedeutender ist. Ist das der **Fall**, so braucht man auf diesen Extraktgehalt nicht Rücksicht zu nehmen, stellt das spezifische Gewicht fest und aus diesem an der Hand der üblichen Alkoholtabellen den Alkoholgehalt. Den bei dieser Art der Bestimmung entstehenden kleinen Fehler darf man um so mehr vernachlässigen, als die meisten Handelssorten Kognak reichlich den verlangten Alkoholgehalt haben. Ist dagegen der Extraktgehalt erheblicher, so ist der Kognak, der doch ein Weindestillat sein soll, schon an sich verdächtig. Will man trotzdem den Alkoholgehalt feststellen, so gibt man 50 ccm des Kognaks in einen Destillationskolben, verdünnt mit etwa 50 ccm Wasser, destilliert mittels eines Kühlers vorsichtig ca. 70 ccm in einen 100 ccm-Meßkolben, füllt mit Wasser bei einer Temperatur von 15° bis zur Marke auf, bestimmt das spezifische Gewicht und aus diesem den Alkoholgehalt. Das erhaltene Resultat muß man naturgemäß verdoppeln.

Ein aus Wein gewonnener und nach besonderem Verfahren fertiggestellter Trinkbranntwein.

Kognak muß den Bestimmungen des Weingesetzes vom 7. April 1909 und den dazu ergangenen Ausführungsbestimmungen entsprechen.

Über diese Bestimmungen ist ausführlich berichtet von Utz, Südd. Ap. Z. 1920, S. 1306. Betreffs der Bezeichnung des Weindestillates ist hier folgendes gesagt: Die französische Regierung hat verlangt, daß das Deutsche Weingesetz vom 7. April 1909 mit dem französichen Recht insofern in Übereinstimmung gebracht wird, als es sich auf die Bezeichnung französischer Erzeugnisse des Weinbaues und auf den Gebrauch französischer Handelsbezeichnungen bezieht. Im französischen Gesetz heißt es: „Die Ursprungsbezeichnungen für Erzeugnisse des Weinbaues können niemals als Gattungsname gebraucht oder als Gemeingut angesehen werden.“ — Demzufolge ist durch das Gesetz (vom 1. Februar 1923) zur Änderung des Weingesetzes vorgeschrieben, daß als „Kognak“ nur solcher Weinbrand bezeichnet werden darf, der nach französischem Recht diese Bezeichnung „Cognac“ trägt und unverschnitten ist. Alle anderen Weindestillate sind als „Weinbrand“ zu bezeichnen.

Spiritus Sinapis. — Senfspiritus.

Gehalt mindestens 1,94% Allylsenföl. ($C_3H_5 . NCS$, Mol.-Gew. 99,12.)

Hierzu sagt Gildemeister (Band I, S. 566): Mit Äthylalkohol setzt sich Senföl allmählich zu halbgeschwefeltem Allylurethan um. Hierin ist die Ursache zu sehen, weshalb Senfspiritus mit der Zeit an Wirkung verliert.

Klare, farblose, nach Senföl riechende Flüssigkeit.

Spezifisches Gewicht 0,833 bis 0,837.

Werden 10 ccm Senfspiritus in einem Kölbchen mit 1 ccm Kalilauge gemischt und unter mäßiger Erwärmung 2 ccm Flüssigkeit abdestilliert, wird dann das Destillat mit 20 ccm Wasser verdünnt und nach dem Hinzufügen von 1 ccm Nitroprussidnatriumlösung mit Natronlauge bis zur schwach alkalischen Reaktion versetzt, so muß die erhaltene gelbe Flüssigkeit nach vorsichtigem Übersättigen mit verdünnter Essigsäure farblos werden (denaturierter Weingeist).

Gehaltsbestimmung. 5 ccm Senfspiritus werden in einem Meßkolben von 100 ccm Inhalt mit 10 ccm Ammoniakflüssigkeit und 50 ccm N/10-Silbernitratlösung gemischt. Dem Kolben wird ein kleiner Trichter aufgesetzt, und die Mischung 1 Stunde lang im Wasserbad erhitzt. Nach dem Abkühlen und Auffüllen mit Wasser auf 100 ccm dürfen für 50 ccm des klaren Filtrats nach Zusatz von 6 ccm Salpeter-

säure und 1 ccm Ferri-Ammoniumsulfatlösung höchstens 16,8 ccm N/10-Ammonium-
rhodanidlösung bis zum Eintritt der Rotfärbung erforderlich sein, was einem
Mindestgehalte von 1,94 % Allylsenföl entspricht (1 ccm N/10-Silbernitratlösung
= 0,004956 g Allylsenföl, Ferri-Ammoniumsulfat als Indikator).

Diese Gehaltsbestimmung ist in Prinzip und Ausführung auf S. 71
ausführlich geschildert worden. — Das Prinzip der Berechnung ist ausgeführt bei Oleum Sinapis. Hier sei nur bemerkt, daß man nach den
Angaben des Arzneibuches von 5 ccm Senfspiritus ausgeht, daher das
spezifische Gewicht zu berücksichtigen hat.

Stibium sulfuratum aurantiacum. — Goldschwefel.

Antimonpentasulfid.

Die Zusammensetzung entspricht ungefähr der Formel Sb_2S_5, Mol.-Gew. 400,7.

Es sind immer geringe Mengen Schwefel vorhanden, der beim Schütteln des Präparates mit Schwefelkohlenstoff bei gewöhnlicher Temperatur in Lösung geht.

Feines, orangerotes, fast geruchloses Pulver. Beim Erhitzen von Goldschwefel
in einem engen Probierrohr sublimiert Schwefel, während schwarzes Schwefel-
antimon zurückbleibt.

0,5 g Goldschwefel werden mit 5 ccm einer bei Zimmertemperatur gesättigten
wässerigen Lösung von Ammoniumcarbonat bei einer Temperatur von 50° bis 60°
2 Minuten lang unter wiederholtem Umschütteln stehen gelassen. In der Lösung
darf, nach dem Filtrieren und Übersättigen mit Salzsäure, innerhalb 6 Stunden keine
gelbe, flockige Ausscheidung entstehen (Arsenverbindungen).

Etwa vorhandenes Schwefelarsen würde sich in Ammoniumcarbonatlösung als Ammoniumsulfarseniat und Ammoniumarseniat lösen, worauf
nach Zusatz von überschüssiger Salzsäure wieder Schwefelarsen in gelben
Flocken ausfallen müßte.

Wird 1 g Goldschwefel mit 20 ccm Wasser geschüttelt, so darf das Filtrat durch
Silbernitratlösung (Salzsäure) und durch Baryumnitratlösung (Schwefelsäure) nur
schwach getrübt werden.

1. Prüfung auf Salzsäure: Durch Zufügung von Silbernitratlösung
entsteht hier zuweilen eine braune Ausscheidung oder eine weißliche, die
bald in braune Flocken sich umwandelt. Im ersten Falle liegen Sulfide
vor, im zweiten Falle Natriumthiosulfat, das zuerst Silberthiosulfat,
dann durch Umsetzung desselben ebenfalls Silbersulfid liefert. 2. Prüfung auf Schwefelsäure: Auch der gut ausgewaschene Goldschwefel zeigt
nach einigem Lagern wieder durch Oxydation gebildete Spuren von
Schwefelsäure. Es ist deshalb richtig, daß das Arzneibuch jetzt eine geringe Reaktion auf Schwefelsäure gestattet. Nach längerer Aufbewahrung kann aber diese Verunreinigung zu groß werden. Dann muß das
Präparat wieder mit Wasser ausgewaschen werden.

Lehmann und Berdau (Ap. Z. 1914, S. 186) haben eine Reihe von
Handelspräparaten untersucht und dieselben sehr verschiedenartig zusammengesetzt gefunden. Die Autoren führen diese Tatsache auf die
Dürftigkeit der Prüfungsvorschriften zurück und schlagen folgendes vor:
1. Es soll als Vorprobe die Prüfung des Deutschen Arzneibuches, 2te Ausgabe, herangezogen werden „Goldschwefel soll von Schwefelammonium
leicht aufgenommen werden." Die Verfasser berichten, daß sich vor-
schriftsmäßige Präparate beim Schütteln in Schwefelammonium rasch

lösen, während die verfälschten dabei sofort einen gelben, bzw. weißen Rückstand erkennen lassen; 2. Es soll eine exakte Gehaltsbestimmung ausgeführt werden, die darauf beruht, daß zunächst Sb_2S_5 durch Salzsäure in $SbCl_3$ übergeführt wird:

$$Sb_2S_5 + 6\,HCl = 2\,SbCl_3 + 3\,H_2S + 2\,S.$$

Dann oxydiert man durch H_2O_2 das dreiwertige Antimonion zu fünfwertigem und bestimmt letzteres maßanalytisch nach der auf Seite 75 geschilderten Methode. — Bezüglich der Einzelheiten des Verfahrens, das wohl nur in besonderen Fällen angewendet werden wird, muß auf die Originalliteratur verwiesen werden.

Vor Licht geschützt aufzubewahren.

Stibium sulfuratum nigrum. — Spießglanz.
Antimontrisulfid.
Sb_2S_3, Mol.-Gew. 336,6.

Grauschwarze, strahlig-kristallinische Stücke oder ein daraus bereitetes Pulver.

Werden 2 g feingepulverter Spießglanz mit 20 ccm Salzsäure gelinde erwärmt und schließlich unter Umschwenken gekocht, so dürfen höchstens 0,02 g Rückstand hinterbleiben.

Hier sind die mannigfaltigsten Sorten mit ganz abweichendem Antimongehalt im Handel. Es ist deshalb zur Beurteilung, bzw. Bewertung entschieden eine Gehaltsbestimmung notwendig. Die im D. A. 5 angegebene Bestimmung des in Salzsäure unlöslichen Rückstandes (der zum Teil aus Erzbeimengungen usw. besteht) kann kein klares Bild geben, da sich in HCl auch viele Begleitstoffe wie Schwefeleisen usw. lösen. Es haben deshalb Lehmann und Lokau (A. Ph. 1914, S. 408) eine exakte Gehaltsbestimmung ausgearbeitet, die im Prinzip der bei Stibium sulfurat. aurantiac. mitgeteilten gleicht, hier aber eine Abänderung erfahren mußte, weil das anwesende Eisen unschädlich gemacht werden muß: Die Vorschrift lautet: Zirka 0,2 g feingepulverter Spießglanz werden, genau gewogen, in einen Erlenmeyerkolben von 100 g Inhalt gebracht und mit einem Gemisch von 5 ccm Natronlauge und 10 ccm Wasser auf dem Drahtnetz ca. 2 Minuten gekocht. Nach dem Verdünnen mit 10 ccm Wasser filtriert man in einen Glasstopfen-Erlenmeyerkolben von 200 g Inhalt und wäscht Kolben, ungelösten Rückstand und Filter zweimal mit je 10 ccm heißem Wasser nach. Alsdann erhitzt man das Filtrat zum Sieden, fügt vorsichtig in kleinen Portionen unter Umschwenken 0,5 g Kaliumchlorat und 30 ccm Salzsäure hinzu, gibt ein bis zwei kleine Bimssteinstücke zu und kocht die Flüssigkeit auf ca. 15 ccm ein. Nunmehr gibt man nochmals 20 bis 25 ccm Salzsäure und, nach völligem Erkalten, 1,5 g KJ hinzu. Nach 5 Minuten verdünnt man die Lösung mit ca. 25 ccm Wasser und titriert das ausgeschiedene Jod mit N/10-Natriumthiosulfat und Stärke, wobei man gegen Schluß der Titration nach jedem Zusatz des $Na_2S_2O_3$ kräftig durchschütteln muß. — 1 ccm N/10-Natriumthiosulfat = 0,0084 g Sb_2S_3. — Die sogenannten „laevigierten‟ Waren zeigen nach dieser Bestimmung einen Gehalt an Sb_2S_3 von ungefähr 95 %, die als „crudum‟ bezeichneten Waren stehen aber weit zurück, gehen meist auf einen Gehalt von ca. 15 % zurück.

Stovaïne. — Stovain.

Benzoylaethyldimethylaminopropanolum hydrochloricum.

Benzoyläthyldimethylaminopropanolhydrochlorid.

$$\underset{\underset{O.CO.C_6H_5}{|}}{\overset{\overset{C_2H_5}{|}}{CH_3.C.CH_2.N\,(CH_3)_2.HCl,}} \quad \text{Mol.-Gew. 271,64.}$$

Der uns ungebräuchlich klingende Name S t o v a ï n e erklärt sich aus der ebenso lautenden Bezeichnung des Originalpräparates. Zur Erklärung der Formel sei dieselbe abgeleitet:

$$\underset{\substack{\text{Propanol} = \text{Propylalkohol} \\ \text{(In diesem Falle: Sekundärer Propylalkohol)}}}{\underline{CH_3.CH.OH.CH_3}} \quad \Rightarrow \quad \underset{\substack{\text{Dimethylaminopropanol}}}{\underline{CH_3.CH.OH.CH_2.N(CH_3)_2}}$$

$$\Rightarrow \quad \underset{\substack{\underline{O.CO.C_6H_5} \\ \text{Benzoyldimethylaminopropanol}}}{CH_3.CH.CH_2.N\,(CH_3)_2} \quad \Rightarrow \quad \underset{\substack{\underline{O.CO.C_6H_5} \\ \text{Benzoylaethyldimethylaminopropanol-} \\ \text{hydrochlorid.}}}{\overset{\overset{C_2H_5}{|}}{CH_3.C.CH_2.N\,(CH_3)_2.HCl}}$$

Weißes, kristallinisches Pulver, leicht löslich in Weingeist, fast unlöslich in Äther.

Stovain löst sich in 2 Teilen Wasser. Die Lösung rötet Lackmuspapier und ruft auf der Zunge vorübergehende Unempfindlichkeit hervor.

Schmelzpunkt 175^0.

Die Schmelzpunktsbestimmung ist sehr wichtig zur Feststellung der Reinheit und auch deshalb, weil die sonstigen Reaktionen des Stovains sehr ähnlich denen des Kokains sind.

In der wässerigen Lösung $(1 + 99)$ erzeugt Quecksilberchloridlösung eine weiße Trübung; die Flüssigkeit klärt sich bald unter Abscheidung öliger Tröpfchen. Silbernitratlösung ruft in der wässerigen, mit Salpetersäure angesäuerten Lösung einen weißen Niederschlag hervor.

Quecksilberchloridlösung fällt hier eine Doppelverbindung aus, Silbernitrat scheidet Chlorsilber ab.

Wird 0,1 g Stovain mit 1 ccm Schwefelsäure 5 Minuten lang auf etwa 100^0 erwärmt, so macht sich nach vorsichtigem Zusatz von 2 ccm Wasser der Geruch nach Benzoesäuremethylester bemerkbar; beim Erkalten findet eine reichliche Ausscheidung von Kristallen statt, die beim Hinzufügen von 2 ccm Weingeist wieder verschwinden.

Hier liegt dieselbe Reaktion wie bei Kokain vor (siehe dort).

Werden 0,05 g Stovain mit 1 ccm eines Gemisches von gleichen Teilen Salpetersäure und Salzsäure auf dem Wasserbade vorsichtig eingedampft, so hinterbleibt ein farbloser, stechend riechender Sirup. Auf Zusatz von 1 ccm weingeistiger Kalilauge tritt beim abermaligen vorsichtigen Eindampfen ein an Fruchtäther erinnernder Geruch auf.

Dieser an Fruchtäther erinnernde Geruch ist gerade für Stovain sehr charakteristisch, während Kokain bei gleicher Behandlung den Geruch nach Benzoesäureäthylester zeigt (s. Z e r n i k, Ap. Z. 1905, S. 174.)

Stovain darf beim Verbrennen höchstens $0,1\,^0/_0$ Rückstand hinterlassen.

Vor Licht geschützt aufzubewahren.

Strychninum nitricum. — Strychninnitrat.

$C_{21}H_{22}O_2N_2 \cdot HNO_3$,   Mol.-Gew. 397,21.

Farblose, sehr bitter schmeckende Kristallnadeln. Strychninnitrat löst sich in 90 Teilen Wasser von 15° und in 3 Teilen siedendem Wasser sowie in 70 Teilen Weingeist von 15° und in 5 Teilen siedendem Weingeist; in Äther, Chloroform und in Schwefelkohlenstoff ist es fast unlöslich. Die Lösungen verändern Lackmuspapier nicht.

Beim Kochen eines Körnchens Strychninnitrat mit Salzsäure tritt Rotfärbung ein. Aus der wässerigen Lösung scheidet Kaliumdichromatlösung rotgelbe Kriställchen ab, die, nach dem Abfiltrieren und Auswaschen mit Wasser mit Schwefelsäure in Berührung gebracht, vorübergehend eine blauviolette Färbung annehmen.

Siehe folgende Anmerkung.

0,05 g Strychninnitrat lösen sich in 1 ccm Schwefelsäure ohne Färbung; beim Verreiben mit einem Körnchen Kaliumpermanganat nimmt diese Lösung eine wenig beständige blauviolette Färbung an.

Zu ersterer Prüfung mittels Schwefelsäure teilt nach einem Bericht Derlins (Ap. Z. 1913, S. 570) die Firma Merck mit: Die Probe des Arzneibuches mit Schwefelsäure ist, streng genommen, unerfüllbar. Selbst vollkommen reines Strychninnitrat gibt mit konzentrierter Schwefelsäure eine gelbe Färbung, die nicht von einer Verunreinigung herrührt, sondern auf die Bildung einer Nitroverbindung des Strychnins zurückzuführen ist. Die Probe bezweckt den Nachweis von Brucin und leicht verkohlbaren Substanzen, die eine Rot-, bzw. Braunfärbung der Schwefelsäure bewirken würden.

Wird sodann die Lösung des Strychnins in Schwefelsäure mit oxydierenden Stoffen wie Kaliumdichromat, Kaliumpermanganat usw. zusammengebracht, so entsteht eine wenig beständige, aber sehr charakteristische blauviolette Farbe. In dieser Weise wird auch nach dem Arzneibuch die Probe mittels Kaliumpermanganat ausgeführt, während die Prüfung mittels Kaliumdichromat die oben im Arzneibuch-Text angegebene Modifikation erfahren hat, die so zu erklären ist: Aus der wässerigen Lösung des Strychninnitrats scheidet Kaliumdichromatlösung schwerlösliches Strychnindichromat ab. Wird nach dem Auswaschen letzteres mit Schwefelsäure in Berührung gebracht, so entsteht die blauviolette Farbe. Die Reaktion mißlingt nie, wenn man sie in folgender Weise anstellt: In ein Uhrglas, das man auf ein weißes Papier legt, bringt man etwas Schwefelsäure. Durch letztere zieht man einen Glasstab, der an der Spitze geringe Mengen des ausgewaschenen Strychnindichromates enthält. Bei diesem Durchziehen durch die Flüssigkeit beobachtet man vorübergehend die charakteristischen blau-violetten Streifen.

Beim Verreiben mit Salpetersäure darf Strychninnitrat sich gelblich, jedoch nicht rot färben (Brucin).

Die durch Salpetersäure eintretende, erlaubte gelbe Färbung erklärt sich durch die Bildung eines Nitrokörpers (siehe oben).

Durch Trocknen bei 100° darf Strychninnitrat kaum an Gewicht verlieren; beim Verbrennen darf es höchstens 0,1 % Rückstand hinterlassen.

Styrax crudus. — Roher Storax.

Der durch Auskochen und Pressen der Rinde und des Splintes verwundeter Stämme von Liquidambar orientalis Miller erhaltene Balsam.

Roher Storax ist eine graue, trübe, klebrige, zähe, dicke Masse von eigenartigem Geruche. Im Wasser sinkt roher Storax unter; dabei zeigen sich an der Oberfläche des Wassers nur höchst vereinzelte, farblose Tröpfchen. Wird roher Storax mit wenig Wasser gekocht und das Wasser heiß abfiltriert, so scheiden sich bald nach dem Erkalten kleine Kristalle aus; beim Erhitzen der heißen Lösung mit Kaliumpermanganatlösung und verdünnter Schwefelsäure tritt der Geruch nach Bittermandelöl auf.

10 g roher Storax geben mit dem gleichen Gewichte Weingeist eine graubraune, trübe, nach dem Filtrieren klare, Lackmuspapier rötende Lösung. Beim Verdampfen des Weingeistes und Trocknen des Rückstandes bei 100° müssen mindestens 6,5 g einer in dünner Schicht durchsichtigen, halbflüssigen, braunen Masse hinterbleiben. Diese muß in Benzol fast völlig, darf aber in Petroleumbenzin nur teilweise löslich sein.

Das Gewicht des beim Lösen von rohem Storax in siedendem Weingeist hinterbleibenden Rückstandes darf nach dem Trocknen bei 100° höchstens 2,5 % betragen.

Siehe Styrax depuratus.

Styrax depuratus. — Gereinigter Storax.

(Die für diesen Artikel gegebenen Erläuterungen sind der ausführlichen Arbeit von Bohrisch (Ph. Ztrh. 1920, S. 335) entnommen.)

Gereinigter Storax ist eine braune, in dünner Schicht durchsichtige Masse von der Konsistenz eines dicken Extrakts. Er löst sich klar in 1 Teile Weingeist und fast völlig in Äther, Schwefelkohlenstoff und Benzol, nur teilweise in Petroleumbenzin. Die gesättigte weingeistige Lösung trübt sich auf Zusatz von mehr Weingeist.

Gereinigter Storax sinkt in Wasser unter; dabei zeigen sich an der Oberfläche des Wassers nur höchst vereinzelte, farblose Tröpfchen. Wird gereinigter Storax mit wenig Wasser gekocht und das Wasser heiß abfiltriert, so scheiden sich bald nach dem Erkalten kleine Kristalle aus; beim Erhitzen der heißen Lösung mit Kaliumpermanganatlösung und verdünnter Schwefelsäure tritt der Geruch nach Bittermandelöl auf. Gereinigter Storax darf durch Trocknen bei 100° höchstens 10 % an Gewicht verlieren.

Farbe und Geruch: Die Farbe des gereinigten Storax muß kräftig braun sein. Bei gelbbraunem, bzw. gelb gefärbtem Präparat liegt der Verdacht auf Verfälschung besonders nahe. — Der Geruch erinnert an Benzoë. Die vielfach im Handel vorkommenden, nach Zimtöl riechenden Produkte sind verfälscht bzw. stark verdächtig. — Spezif. Gewicht: Der Storax soll schwerer als Wasser sein, also darin untersinken. Diese früher vielfach benutzte Probe wird am besten so ausgeführt, daß man mit einem Stück Draht oder einer Stricknadel etwas Storax aufnimmt und mit einer Flamme den Draht (nicht direkt den Storax) erhitzt, bis die Probe in das darunter gestellte Wasser fällt. Die Resultate fallen nicht gleichmäßig aus. Gelangt guter Storax in Form einer Kugel in das Wasser, so geht das Produkt unter, nicht aber dann, wenn der Storax sich auf dem Wasser in Form flacher Häutchen ausbreitet. — Feststellung der vorhandenen Zimtsäure: Storax soll, mit Wasser ausgekocht, an dieses Zimtsäure abgeben, die sich beim Erkalten in kleinen Kristallen ausscheidet und dadurch identifiziert wird, daß man sie durch $KMnO_4$ zu Benzaldehyd (Entstehen von Bittermandelölgeruch) oxydiert: $C_6H_5.CH:CH.COOH + 4O = C_6H_5.CHO + 2CO_2 + H_2O$. — Bohrisch ist es aber nicht gelungen (ebenso wenig wie uns), auf diesem Wege Zimtsäure in Kristallen zu erhalten. Erhitzt man aber etwa 3 g Storax mit 15 ccm Wasser eine halbe Stunde lang am Rückflußkühler auf dem Wasserbade unter häufigem Umschütteln, filtriert ab, dampft das Filtrat ein und erwärmt den trocknen Rückstand mit einigen Tropfen verdünnter Schwefelsäure und 5 ccm Kaliumpermanganatlösung, so tritt bei Anwesenheit von Zimtsäure der Geruch nach Bittermandelöl ein. — **Säure- und Verseifungszahl:** Nur selten geben diese Konstanten einen Anhaltspunkt für Verfälschung; es sei deshalb in dieser Beziehung nur auf die oben genannte Originalarbeit von **Bohrisch** verwiesen. — **Quantitative Zimtsäurebestimmung:** Es liegt eine scheinbar brauchbare Methode nach **Hill** und **Cocking** vor. Aber weiteres Zahlenmaterial ist noch zu sammeln. Siehe **Bohrisch** (l. c.). — Zuletzt ist eine Arbeit von **Jönsson** bekannt geworden (s. Südd. Ap. Z. 1923, S. 130), aus der hervorgeht, wie arg verfälscht diese Ware in den Handel kommt. Denn der Autor äußert, daß der Storax, den die schwedischen Drogenhändler in den letzten 4 bis 5 Jahren vor 1915 verkauften, zum größten Teil als verfälscht bezeichnet werden muß. Auch die von **Bohrisch** untersuchten Proben, obgleich als garantiert echt bezeichnet, scheinen noch verfälscht gewesen zu sein. Denn B. fand nur 4,5 bis 12 % Zimtsäure, während mindestens 20 % verlangt werden müßten.

Succus Juniperi inspissatus. — Wacholdermus.

Wacholdermus ist trübe, braun, von süßem, gewürzhaftem Geschmacke. In 1 Teil Wasser löst es sich nicht klar auf.

Wird der beim Verbrennen von 2 g Wacholdermus verbleibende Rückstand mit 5 ccm verdünnter Salzsäure erwärmt, so darf die filtrierte Flüssigkeit auf Zusatz von Schwefelwasserstoffwasser nicht verändert werden (Schwermetallsalze).

Hier ist gerade die Prüfung auf Schwermetalle, vor allem Kupfer und Zinn, sehr wichtig, da Wacholdermus in größeren Mengen eingenommen wird, deshalb auch kleinste Metallbeimengungen schädlich wirken können.

Succus Liquiritiae. — Süßholzsaft.

Das aus den unterirdischen Teilen von Glycyrrhiza glabra Linné erhaltene Extrakt.

Süßholzsaft bildet glänzende, schwarze, in der Wärme etwas erweichende Stangen, die in scharfkantige Stücke brechen und süß schmecken.

Der beim vollkommenen Ausziehen von Süßholzsaft mit Wasser von Zimmertemperatur hinterbleibende Rückstand darf nach dem Trocknen auf dem Wasserbade höchstens 25 % betragen. Der nach dem Ausziehen des Süßholzsaftes mit kaltem Wasser verbleibende Rückstand darf bei der mikroskopischen Untersuchung keine fremden und unverquollenen Stärkekörner erkennen lassen. Süßholzsaft darf durch Trocknen bei 100° höchstens 17 % an Gewicht verlieren und beim Verbrennen nicht weniger als 5 % und nicht mehr als 11 % Rückstand hinterlassen.

Wird der beim Verbrennen von 2 g Süßholzsaft verbleibende Rückstand mit 5 ccm verdünnter Salzsäure erwärmt, so darf die filtrierte Flüssigkeit auf Zusatz von Schwefelwasserstoffwasser nicht verändert werden (Schwermetallsalze).

Zimmermann (Ap. Z. 1918, S. 319 u. 323) hat sich dafür ausgesprochen, daß künftighin die Bestimmung des Glycyrrhizingehaltes gefordert wird und die des in Alkohol unlöslichen Anteiles, da Verfälschungen mit Dextrin, Gummi, Gelatine nach der bisherigen Untersuchung nicht erkannt werden. Da der Autor noch weitere Beiträge zur Begrenzung der Konstanten abwarten will, sei auf die Originalarbeit nur hingewiesen, aber hinzugefügt, daß derselbe Verfasser folgende Glycyrrhizinbestimmung nach **Hafner** für die einfachste, schnellste und zugleich für die Praxis genügend hält: 10 g[1]) grob gepulverter Succus werden mit 200 ccm Alkohol (95 %) und 25 ccm N/1-Schwefelsäure bei gelinder Wärme einige Stunden lang unter häufigem Schütteln ausgelaugt. Die völlige Erschöpfung zeigt sich darin, daß nach dem Auswaschen des Filterrückstandes mit warmem schwefelsäurehaltigem Alkohol bis zum farblosen Abfluß der trockne Rückstand aschgrau erscheint. Das Filtrat wird mit 100 ccm Wasser verdünnt und mit Ammoniak alkalisch gemacht; darauf wird durch Eindampfen der Alkohol verjagt. Der Rückstand wird wieder alkalisch gemacht, auf 100 ccm mit Wasser verdünnt und filtriert. Im Filtrat wird mit verdünnter Schwefelsäure die Glycyrrhizinsäure gefällt, nach 1 Stunde auf einem gewogenen Filter gesammelt, mit 2 %iger Schwefelsäure, zuletzt mit wenig Wasser ausgewaschen und bei 100° getrocknet. — Mindestgehalt 10 bis 11 % Glycyrrhizin.

Succus Liquiritiae depuratus. — Gereinigter Süßholzsaft.

Durch Ausziehen von Süßholzsaft mit Wasser bei Zimmertemperatur und Eindampfen der filtrierten, klaren Flüssigkeit bereitetes dickes Extrakt.

Gereinigter Süßholzsaft ist braun, in Wasser klar löslich und schmeckt süß. Er darf durch Trocknen bei 100° höchstens 30 % an Gewicht verlieren und beim Verbrennen höchstens 11 % Rückstand hinterlassen.

Wird der beim Verbrennen von 2 g gereinigtem Süßholzsaft verbleibende Rückstand mit 5 ccm verdünnter Salzsäure erwärmt, so darf die filtrierte Flüssigkeit auf Zusatz von Schwefelwasserstoffwasser nicht verändert werden (Schwermetallsalze).

Sulfonalum. — Sulfonal.

$$(CH_3)_2C(SO_2 \cdot C_2H_5)_2, \quad \text{Mol.-Gew. } 228{,}27.$$

Zur Erklärung der Formel und der Reaktionen sei ausgeführt:

$$\frac{CH_3}{CH_3}{>}C\,O + \frac{H\,SC_2H_5}{H\,SC_2H_5} \;=\; \frac{CH_3}{CH_3}{>}C{<}\frac{S \cdot C_2H_5}{S \cdot C_2H_5} + O_4 \;=\; \frac{CH_3}{CH_3}{>}C{<}\frac{SO_2 \cdot C_2H_5}{SO_2 \cdot C_2H_5}$$

Aceton + Merkaptan ergeben Merkaptol, das oxydiert Sulfonal liefert.

Farb-, geruch- und geschmacklose, prismatische Kristalle.

Sulfonal löst sich in 500 Teilen Wasser von 15° und in 15 Teilen siedendem Wasser, in 65 Teilen Weingeist von 15° und in 2 Teilen siedendem Weingeist sowie in 135 Teilen Äther. Die Lösungen verändern Lackmuspapier nicht.

Schmelzpunkt 125° bis 126°.

Erhitzt man 0,1 g Sulfonal mit 0,1 g gepulverter Holzkohle, so tritt der Geruch des Merkaptans auf.

Unter dem reduzierenden Einfluß der Kohle beim Erhitzen wird das oben erwähnte, überaus stark riechende Merkaptan zurückgebildet. — Eine sehr charakteristische Identitäts-Reaktion gibt Zimmermann an (Ap. Z. 1920, S. 27): Schmilzt man 0,1 g Sulfonal (oder Trional) und 0,1 g salicylsaures Natrium vorsichtig in einem Reagenzglase über freier Flamme, so tritt beim Sieden der Schmelze der Geruch nach Merkaptan auf. Gibt man 5 Tropfen Weingeist und 5 Tropfen Schwefel-

---

[1]) Bei sorgfältigem Arbeiten kann die Ausgangsmenge natürlich wesentlich verringert werden.

säure (konzentriert), nach 1 Minute weitere 5 Tropfen Schwefelsäure hinzu und erwärmt gelinde, so erhält man eine trübe, weinrote Lösung, die nach einiger Zeit nach Methylsalicylat riecht.

Wird 1 g Sulfonal in 50 ccm siedendem Wasser gelöst, so darf sich kein Geruch entwickeln (Merkaptol); die erkaltete und filtrierte Lösung darf weder durch Baryumnitratlösung (Schwefelsäure), noch durch Silbernitratlösung (Salzsäure) verändert werden; 10 ccm der Lösung dürfen 1 Tropfen Kaliumpermanganatlösung nicht sofort entfärben (Merkaptol).

Das Merkaptol könnte von ungenügender Oxydation herrühren (siehe obige Formeln) und würde bei dieser Prüfung Kaliumpermanganat entfärben, indem es entsprechend zu Sulfonal oxydiert wird.

Sulfonal darf beim Verbrennen höchstens 0,1 % Rückstand hinterlassen.

Sulfur depuratum. — Gereinigter Schwefel.

S, Atom-Gew. 32,07.

Feines, gelbes, trockenes Pulver ohne Geruch und Geschmack, das beim Erhitzen an der Luft mit wenig leuchtender, blauer Flamme unter Entwickelung eines stechend riechenden Gases verbrennt.

Gereinigter Schwefel muß sich in Natronlauge beim Kochen fast vollständig lösen (Mineralbestandteile) und darf angefeuchtetes Lackmuspapier nicht röten (freie Säure).

Betreffs der Löslichkeit in Natronlauge weist Frerichs (Ap. Z. 1917, S. 464) darauf hin, daß die Angabe der Mengen fehlt und der Ausdruck „fast vollständig löslich" zu unbestimmt ist. Er sagt: „1 g Schwefel löst sich in 20 ccm Natronlauge unter Zusatz von 2 bis 3 ccm Weingeist (zur besseren Benetzung) bei etwa 10 Minuten langem Kochen auf." — Betreffs der Prüfung auf Säure teilte Derlin (Ap. Z. 1912, S. 84) mit, daß er einen sorgfältigst ausgewaschenen präzipitierten Schwefel, der völlig säurefrei war, aufbewahrt und beobachtet habe. Schon nach 9 Monaten waren 0,1 % H_2SO_4 vorhanden! Verfasser schlägt deshalb die Zulassung einer kleinen Säuremenge, etwa 0,1 % bis 0,2 % H_2SO_4 vor. Diese Forderung würde natürlich auch für Sulfur depuratum bis zu gewissem Grade gelten. — Frerichs (l. c.) dagegen hält solche zugelassene Säuremenge für viel zu groß. Er schlägt zur Prüfung vor: 2 g Schwefel (gereinigter oder gefällter) werden mit 20 ccm Wasser und 2 bis 3 ccm Weingeist (zur Benetzung) geschüttelt. Nach Zusatz von Phenolphthalein muß die nicht filtrierte Flüssigkeit durch 0,1 ccm (oder etwas mehr) N/10-KOH gerötet werden. In diesem Falle würden 0,1 ccm N/10-KOH entsprechen: 0,025 % Schwefelsäure. — Natürlich wird diese Bestimmung nur ausgeführt, wenn der Schwefel das Lackmuspapier rötet.

Schüttelt man 1 g gereinigten Schwefel mit 20 ccm 35° bis 40° warmer Ammoniakflüssigkeit und läßt das Gemisch unter zeitweiligem Umschütteln 1 Stunde lang stehen, so darf das Filtrat weder beim Ansäuern mit Salzsäure, noch auf Zusatz von überschüssiger Salzsäure und Schwefelwasserstoffwasser gelb gefärbt oder gefällt werden (Arsenverbindungen).

Diese Prüfung bezieht sich auf Feststellung von Schwefelarsen und arseniger Säure. Beide Verbindungen würden sich in Ammoniak lösen; es bildet sich dabei aus dem Schwefelarsen Ammoniumsulfarsenit und Ammoniumarsenit:

$$As_2S_3 + 6\,NH_4OH = (NH_4)_3AsS_3 + (NH_4)_3AsO_3 + 3\,H_2O.$$

Säuert man diese Lösung mit Salzsäure an, so wird Schwefelarsen wieder ausfallen. — Ist dagegen das Arsen in Form von arseniger Säure vorhanden, so wird diese durch den Zusatz von Salzsäure nicht ausgefällt. Es muß vielmehr noch Schwefelwasserstoff hinzugefügt werden, damit auch die arsenige Säure als Schwefelarsen gefällt wird.

Gereinigter Schwefel darf beim Verbrennen höchstens 1 % Rückstand hinterlassen.

Sulfur praecipitatum. — Gefällter Schwefel.

Schwefelmilch.
S, Atom-Gew. 32,07.

Feines, gelblichweißes, in Schwefelkohlenstoff leicht lösliches, nicht kristallinisches Pulver, das beim Erhitzen an der Luft mit wenig leuchtender, blauer Flamme unter Entwickelung eines stechend riechenden Gases verbrennt.

Man achte hier zunächst auf die Farbe, die Feinheit und amorphe Form des Präparates! Sulfur sublimatum und depuratum, die häufig als gefällter Schwefel ausgegeben werden, sind viel intensiver gelb, sie geben, zwischen den Fingern verrieben, ein knirschendes Geräusch, Sulfur praecipit. nicht.

Gefällter Schwefel darf angefeuchtetes Lackmuspapier nicht verändern.

Siehe entsprechende Anmerkung bei Sulfur depuratum.

Wird 1 g gefällter Schwefel mit 10 ccm Wasser von 40° bis 50° geschüttelt, so darf das Filtrat durch Bleiacetatlösung nicht verändert (Schwefelwasserstoff) und durch Silbernitratlösung höchstens opalisierend getrübt werden (Salzsäure).

Man erhält hier zuweilen durch Silbernitratlösung eine Dunkelfärbung, herrührend von Sulfiden, die Schwefelsilber bilden.

Schüttelt man 1 g gefällten Schwefel mit 20 ccm 35° bis 40° warmer Ammoniakflüssigkeit und läßt das Gemisch unter zeitweiligem Umschütteln 1 Stunde lang stehen, so darf das Filtrat weder beim Ansäuern mit Salzsäure, noch auf Zusatz von überschüssiger Salzsäure und Schwefelwasserstoffwasser gelb gefärbt oder gefällt werden (Arsenverbindungen).

Siehe die entsprechende Anmerkung bei Sulfur depuratum.

Gefällter Schwefel darf beim Verbrennen höchstens 0,5 % Rückstand hinterlassen.

Sulfur sublimatum. — Sublimierter Schwefel.

Schwefelblüte.
S, Atom-Gew. 32,07.

Feines, gelbes Pulver, das beim Erhitzen an der Luft mit wenig leuchtender, blauer Flamme unter Entwickelung eines stechend riechenden Gases verbrennt.

Sublimierter Schwefel darf beim Verbrennen höchstens 1 % Rückstand hinterlassen.

Nach Riedels Berichten (1912, S. 14) ist der erlaubte Glührückstand zu groß; 0,2 % sollten als Höchstgrenze genügen.

Suprarenin hydrochloricum. — Suprareninhydrochlorid.

o-Dioxyphenyläthanolmethylaminhydrochlorid.

$$C_6H_3 \Big\langle{\overset{\displaystyle CH(OH).CH_2.NH.CH_3}{\underset{\displaystyle OH}{OH}}} \qquad .HCl\ [1,\,3,\,4],\ Mol.\text{-}Gew.\ 219,58.$$

Für die wissenschaftliche Bezeichnung sei folgende Ableitung gegeben:

$$NH_2.CH_3.HCl \quad \longrightarrow \quad CH_2.(OH).CH_2.NH.CH_3.HCl$$

Methylaminhydrochlorid　　　Aethanolmethylaminhydrochlorid

$$CH.(OH).CH_2.NH.CH_3.HCl \ (1).$$

$$(4) \ OH \diagdown \diagup$$
$$OH \ (3)$$

o-Dioxyphenyl-äthanolmethylaminhydrochlorid (1, 3, 4).

Das Arzneibuch macht keine Angaben über die Eigenschaften und Reaktionen des Salzes. Deshalb sei kurz folgendes angeführt: Das natürliche l-Adrenalin (die freie Base) bildet kleine Kristalle, die sich bei 212° zersetzen; in kaltem Wasser ist die Base sehr schwer, leichter in heißem Wasser löslich. Optisches Verhalten $[\alpha]_{D\ 20°} = -51,4°$. Die wässerige, verdünnte, schwach saure Lösung gibt mit wenig Eisenchloridlösung eine smaragdgrüne Färbung, die auf den vorhandenen Brenzkatechinrest zurückzuführen ist und auf Zusatz von Ammoniak in Karminrot übergeht. — Ernst Schmidt gibt folgende Identitätsreaktion an: „Wird eine sehr stark verdünnte Adrenalinlösung mit dem gleichen Volum einer N/1000-Kaliumbijodatlösung[1]) und einigen Tropfen verdünnter Phosphorsäure bis zum beginnenden Sieden erwärmt, so tritt eine schön rosenrote Färbung auf, nach Fränkel und Allers noch in einer Verdünnung von 1:300000.“ Das synthetische Adrenalin ist optisch inaktiv. Doch ist es gelungen, daraus die optischen Antipoden zu trennen. Der linksdrehende Anteil zeigt dann dieselben Eigenschaften (chemisch, physikalisch, physiologisch) wie das natürliche l-Adrenalin.

Das salzsaure Salz des gefäßverengernden Bestandteils der Nebenniere. Dieser Stoff wird aus den Nebennieren oder synthetisch hergestellt und kommt auch als Adrenalin, Paranephrin, Epinephrin, Epirenan in den Verkehr.

Die Präparate werden auch in Form sterilisierter Lösungen, die mit einem Konservierungsmittel versetzt sind, in den Handel gebracht.

Rot oder trübe gewordene Lösungen dürfen nicht abgegeben werden.

Vor Licht geschützt aufzubewahren.

Talcum. — Talk.

Fein gepulvertes Magnesiumsilikat.

Fettig anzufühlendes, weißes Pulver, das sich beim Glühen im Probierrohr äußerlich nicht verändert und in Wasser und in Säuren fast unlöslich ist.

Caesar & Loretz („Pharmakopoe-Bericht“ 1911) machen darauf aufmerksam, daß ein Eisengehalt des Präparates den Apothekern Ungelegenheit bereitet, weil ein mit solchem Talk bereitetes „Pulvis salicylicus cum Talco“ stärker rot werden kann als erlaubt ist. Die Verfasser schlagen deshalb folgende Prüfung vor: „0,05 g Salicylsäure werden in einem Porzellanschälchen mit etwa 10 Tropfen Spiritus übergossen und die Lösung mit 2 g Talkpulver gemischt, dann einige Zeit bei Seite gestellt; das Gemisch darf dann höchstens schwach rötlich gefärbt erscheinen.“ — Frerichs (Ap. Z. 1917, S. 471) berichtet von Verfälschungen durch Kreide, event. auch durch Gips. Man schützt sich dagegen durch die Probe: Wird 1 g Talk mit 10 ccm Wasser angeschüttelt, so darf auf Zu-

---

[1]) Kaliumbijodat $(KH\,[JO_3]_2)$ erhält man durch Zusatz der entsprechenden Menge Jodsäure zu einer heiß gesättigten wässerigen Lösung von Kaliumjodat.

satz von etwa 10 Tropfen Salzsäure keine Gasentwicklung stattfinden (Carbonate). Das Filtrat darf durch Baryumnitratlösung nicht verändert werden (Sulfate). — Wir beobachteten Verfälschungen durch sehr feinen weißen Ton, der dadurch festgestellt wurde, daß das Pulver, mit wenig Wasser durchknetet, die bekannte plastische Ton-Masse von eigenartigem Geruche gab. — Wir haben übrigens noch keinen Talk untersucht, der sich beim Glühen nicht veränderte. Die besten Sorten werden dabei weißlich-grau, die minderwertigen bis schwärzlich-grau.

Tannalbin. — Tannalbin.

Ein durch Erhitzen einer Eiweiß-Gerbsäureverbindung auf 110^0 bis 120^0 gewonnenes Präparat. Gehalt ungefähr 50% Gerbsäure.

(Vorliegende Besprechung gilt nicht nur für Tannalbin, sondern auch für Tannin. albumin. usw.)

Es fällt zunächst auf, daß hier nicht zu dem wortgeschützten Namen „Tannalbin" die Bezeichnung des vielgebrauchten „Tanninum albuminatum" hinzugesetzt ist. Der Kommentar von Anselmino-Gilg sagt darüber: „Für Tannalbin konnten Namen wie Albumen tannicum oder Tannin. albumin. nicht in Frage kommen, weil diese Namen zurzeit schon für Tannineiweißverbindungen gebraucht werden, die aber dem Tannalbin in bezug auf seine bis zum November 1909 durch Patent geschützt gewesene Darstellung nicht gleichwertig sind". — Komplizierend kommt noch hinzu, daß unter der Bezeichnung „Tanninum albuminatum" ganz verschiedene Präparate abgegeben werden, erstens aus Eiereiweiß, dann aus Pflanzeneiweiß, schließlich solches aus Bluteiweiß. Alle diese Produkte sollen im allgemeinen den an Tannalbin gestellten Anforderungen genügen.

Bräunliches, amorphes, geruch- und geschmackloses Pulver, das in kaltem Wasser und Weingeist nur sehr wenig löslich ist. Schüttelt man 0,1 g Tannalbin mit 10 ccm Wasser und filtriert, so erhält man ein Filtrat, das auf Zusatz von 1 Tropfen verdünnter Eisenchloridlösung $(1 + 19)$ eine intensiv blaue Färbung gibt.

Sehr genau ist auf die hier aufgestellte Forderung zu achten, daß das Pulver „geruch- und geschmacklos" sein soll. Ein äußerst schwacher spezifischer Geschmack ist bei allen Präparaten vorhanden, nur darf er nicht erheblich und vor allem nicht unangenehm sein.

Gehaltsbestimmung. Werden 2 g Tannalbin mit 93 ccm Wasser von 40^0, 7 ccm N/1-Salzsäure und 0,25 g Pepsin vermischt und ohne Umrühren 3 Stunden lang bei 40^0 stehengelassen, so muß das Gewicht des unlöslich bleibenden Anteils, der auf einem gewogenen, zuvor bei 100^0 getrockneten Filter gesammelt und nach dreimaligem Auswaschen mit je 10 ccm kaltem Wasser bei 100^0 getrocknet und gewogen ist, mindestens 1 g betragen.

Die Bezeichnung „Gehaltsbestimmung" ist hier durchaus nicht am Platze und hat schon häufig zu der irrigen Meinung geführt, daß bei dieser Behandlung das Eiweiß gelöst wird und das Tannin zurückbleibt, somit eine eigentliche Gehaltsbestimmung vorliegt. Das ist durchaus nicht der Fall. Es liegt vielmehr folgende Absicht vor: Im Tannalbin will man ein Produkt anwenden, das durch den sauren Magensaft möglichst wenig gespalten wird, den Magen daher nicht belästigt, erst im alkalischen Darm allmählich Tannin abgibt und somit als gut bekömmliches Adstringens wirkt. Damit die Eiweißverbindung aber den Magen möglichst unzersetzt passieren kann, ist es nötig, daß sie genügend „gehärtet" ist, d. h. eine bestimmte Zeit bei vorgeschriebener Temperatur erhitzt wurde. Ist das nicht der Fall gewesen, so zeigt sich das Präparat bei dieser Verdauungsprobe zu weitgehend löslich, so daß 2 g Tannalbin bei der vorgeschriebenen Prüfung weniger als 1 g ungelösten Rückstand hinterlassen werden. Es liegt also eine Prüfung auf genügende Härtung vor. Zur Ausführung sei bemerkt, daß die Mischung während des Digerierens mit der Pepsinlösung gemäß der Angabe nicht umgeschüttelt werden darf, da sonst ein größerer Teil des Präparates gelöst wird. — Linke (Ap. Z. 1910, S. 604; siehe auch B. D. Ph. Ges. 1911, S. 197) hat in einem ausführlichen Artikel das Tannalbin bzw. Tannin. album. behandelt und weist auf die weitere, sehr wichtige Prüfung nach Tambach hin: Es ist nämlich nicht nur eine zu kurze Härtung des Präparates unstatthaft, sondern auch eine zu weitgehende Härtung. Denn durch letztere kann das Präparat auch im Darm zu schwer löslich und dadurch unwirksam werden. Deshalb hat Tambach zur Prüfung auf genügende Löslichkeit in Alkali folgendes Verfahren vorgeschlagen: „1 g Tannalbin wird mit einer Lösung von 1,5 g Natrium carbonicum crist. in 150 g Wasser $2^{1}/_{2}$ Stunden bei 40^{0} digeriert, der Rückstand auf einem gewogenen Filter mit 3×10 ccm kaltem Wasser ausgewaschen, 3 Stunden bei 100^{0} bis 103^{0} getrocknet und gewogen. Der Rückstand soll bei dieser Prüfung ca. $50^{0}/_{0}$ der zur Prüfung verwendeten Menge betragen. — Hierzu muß noch bemerkt werden, daß die vorhin erwähnten Bluteiweißpräparate nach diesem Verfahren eine etwas schwerere Löslichkeit zeigen als die anderen Produkte und über $60^{0}/_{0}$ Rückstand hinterlassen. Auf unsere Anfrage teilt uns ein maßgebender Fabrikant mit, daß er bei diesen Präparaten eine diesbezügliche Besserung nicht herbeiführen könne. Die billigeren Bluteiweißpräparate scheinen also den Mangel einer schweren Spaltbarkeit in alkalischer Lösung zu besitzen. — Linke (l. c.) hat übrigens vorgeschlagen, daß zur Feststellung zu stark gehärteter Präparate auch die Verdauungsprobe des Arzneibuches in saurer Lösung herangezogen werde, indem hier nicht nur eine Mindestgrenze für den unverdauten Rückstand, sondern auch eine Höchstgrenze gefordert werde. Linke fand nämlich bei dieser Prüfung im Tannalbin einen Rückstand von ca. $60^{0}/_{0}$, in den Handelspräparaten des Tannin. albumin. einen solchen von rund $92^{0}/_{0}$. Wir können diesen Befund des Verfassers nur bestätigen.

Tannalbin darf beim Verbrennen höchstens $0,2^{0}/_{0}$ Rückstand hinterlassen.

Diese Forderung ist viel zu rigoros! Nach Linke beträgt die Asche des Original-Tannalbins $0,738^{0}/_{0}$; andere Arzneibücher lassen bis $1^{0}/_{0}$ Asche zu; es sollte deshalb auch bei Tannin. album. ein Aschenrückstand bis ca. $1^{0}/_{0}$ nicht beanstandet werden.

Tannigen. — Tannigen.

Acetyltannin.

Im wesentlichen ein Gemisch von Diacetyl- und Triacetyltannin.

Grauweißes oder gelblichweißes, fast geschmack- und geruchloses Pulver. Es löst sich schwer in Wasser, leichter in Weingeist, leicht in Natronlauge und Natriumcarbonatlösung. In Wasser von 70° erweicht es zu einer gelben, fadenziehenden Masse.

Das Arzneibuch bezeichnet Tannigen im wesentlichen als ein Gemisch von Diacetyl- und Triacetyltannin. Die genaue Zusammensetzung ist um so weniger bekannt, als auch die Konstitution des Tannins noch nicht endgültig aufgeklärt ist. Jedenfalls liegt eine acetylierte Gerbsäure vor. — Bei der Beurteilung ist Wert darauf zu legen, daß das Pulver fast geschmack- und geruchlos ist. Denn nach längerem Aufbewahren, auch in dunkler Flasche, zersetzt sich selbst ein gutes Präparat langsam in seine Komponenten, Essigsäure und Tannin, und zeigt dann einen stärkeren Geruch nach Essigsäure und sauren Geschmack. Ein solches Präparat ist nicht mehr abzugeben (siehe Ph. Z. 1911, S. 383).

Werden 0,5 g Tannigen mit 10 ccm Bleiacetatlösung geschüttelt und 2 ccm Natronlauge hinzugefügt, so nimmt das Gemisch nach kurzer Zeit eine rosa, später blutrote Färbung an. Beim Erwärmen einer Mischung von Tannigen mit Weingeist und Schwefelsäure tritt der Geruch des Essigäthers auf. Wird 0,1 g Tannigen mit 5 ccm Chloroform und 1 Tropfen Eisenchloridlösung erwärmt, so nimmt das auf der wasserhellen Flüssigkeit schwimmende Pulver eine schmutzig-grüne Farbe an.

Es liegen hier Identitätsreaktionen vor.

Werden 0,5 g Tannigen mit 50 ccm Wasser geschüttelt und filtriert, so darf das klare Filtrat nach Zusatz von 1 Tropfen Eisenchloridlösung nur eine schwach-grünliche, aber keine blaue Färbung zeigen (Gerbsäure).

Ist das Präparat zersetzt oder unvorschriftsmäßig, so wird eine schwarzblaue Färbung freie Gerbsäure anzeigen. Doch ist es bei der Ausführung unbedingt notwendig, sofort abzufiltrieren (damit keine Spaltung während der Prüfung stattfindet) und dafür zu sorgen, daß das Filtrat blank ist. Denn sobald Tannigen als feines Pulver durch das Filter gegangen, führt es seinerseits eine bläuliche Färbung herbei.

Tannigen darf beim Verbrennen höchstens 0,1 % Rückstand hinterlassen.

Tannoform. — Tannoform.

Methylenditannin.

Ein durch Einwirkung von Formaldehyd auf Tannin gewonnenes Präparat.

Das Arzneibuch bezeichnet das Tannoform als Methylenditannin. Nach der Literatur würde die Bildung in folgender Weise stattfinden:

$$\underset{\text{Formaldehyd}}{\underline{H.CHO}} \quad + \quad \underset{\text{Digallussäure}}{\underline{2\,C_{14}H_{10}O_9}} \quad = \quad \underset{\text{Methylenditannin}}{\underline{CH_2\Big\langle \begin{matrix} C_{14}H_9O_9 \\ C_{14}H_9O_9 \end{matrix} + H_2O}}$$

Diese Angabe erscheint schon deshalb nicht endgültig, weil man Gerbsäure nicht mehr als Digallussäure auffaßt. Allerdings wäre es möglich, daß sich bei der Reaktion aus dem Tannin erst Digallussäure bildet, die dann mit Formaldehyd in oben dargestellter Weise reagiert.

Leichtes, schwach rötlichbraunes, geruch- und geschmackloses Pulver, unlöslich in Wasser, leicht löslich in Weingeist. Ammoniakflüssigkeit, Natronlauge und Natriumcarbonatlösung lösen Tannoform mit gelber bis rotbrauner Farbe.

Tannoform schmilzt bei ungefähr 230° unter Zersetzung.

Erwärmt man 0,01 g Tannoform mit 2 ccm Schwefelsäure, so löst es sich mit gelbbrauner Farbe, die bei weiterem Erhitzen in Grün und dann in Blau übergeht.

Läßt man diese Lösung in Weingeist einfließen, so entsteht eine indigoblaue Färbung, die innerhalb kurzer Zeit über Violett in Rot übergeht.

Schüttelt man 0,5 g Tannoform mit 50 ccm Wasser, so darf das Filtrat dieser Mischung weder durch Zusatz von Schwefelwasserstoffwasser (Schwermetallsalze), noch nach dem Ansäuern mit Salpetersäure durch Baryumnitratlösung (Schwefelsäure) und Silbernitratlösung (Salzsäure) verändert werden.

Tannoform darf beim Verbrennen höchstens 0,2 % Rückstand hinterlassen.

Tartarus depuratus. — Weinstein.

Saures weinsaures Kalium.

$$\text{CH (OH).COOH}$$
$$\text{CH (OH).COOK} \qquad \text{Mol.-Gew. 188,14.}$$

Weißes kristallinisches, zwischen den Zähnen knirschendes, säuerlich schmeckendes Pulver. Weinstein löst sich in 220 Teilen Wasser von 15° und in 20 Teilen siedendem Wasser, leicht in Natronlauge; in Natriumcarbonatlösung löst er sich unter Aufbrausen, in Weingeist ist er unlöslich. Beim Erhitzen verkohlt Weinstein unter Verbreitung von Karamelgeruch zu einer grauschwarzen Masse, die beim Auslaugen mit Wasser eine Lackmuspapier bläuende Flüssigkeit liefert; diese gibt nach dem Filtrieren auf Zusatz von überschüssiger Weinsäurelösung unter Aufbrausen einen kristallinischen, in Natronlauge leicht löslichen Niederschlag.

Der beim Erhitzen des Weinsteins auftretende Karamelgeruch ist sehr charakteristisch. In der Kohle bleibt kohlensaures Kalium zurück, das, aufgelöst und mit überschüssiger Weinsäurelösung versetzt, unter Aufbrausen wieder saures weinsaures Kalium ergibt. (Siehe dazu S. 31.)

5 g Weinstein geben, mit 100 ccm Wasser geschüttelt, ein Filtrat, das nach Zusatz von Salpetersäure durch Baryumnitratlösung nicht verändert (Schwefelsäure) und durch Silbernitratlösung höchstens schwach opalisierend getrübt werden darf (Salzsäure).

Die Lösung von 1 g Weinstein in 5 ccm Ammoniakflüssigkeit und 15 ccm Wasser darf durch Schwefelwasserstoffwasser nicht verändert werden (Schwermetallsalze).

Läßt man 1 g Weinstein mit 5 ccm verdünnter Essigsäure eine halbe Stunde lang unter wiederholtem Umschütteln stehen und fügt alsdann 25 ccm Wasser hinzu, so darf die nach dem Absetzen klar abgegossene Flüssigkeit auf Zusatz von 8 Tropfen Ammoniumoxalatlösung innerhalb 1 Minute keine Veränderung zeigen (Calciumsalze).

Es heißt bei dieser wichtigen Probe auf Calciumsalze ausdrücklich: „Die nach dem Absetzen klar abgegossene Flüssigkeit soll auf Zusatz von Ammoniumoxalatlösung innerhalb 1 Minute keine Veränderung zeigen." Es darf nämlich die Lösung nicht durch das gebräuchliche Filtrierpapier gegossen werden, das meist Kalkverbindungen enthält, die von der durchfiltrierenden verdünnten Essigsäure aufgelöst werden und einen Kalkgehalt des Tartarus depuratus vortäuschen können. Man schüttelt deshalb den Weinstein mit der verdünnten Essigsäure zweckmäßig in einem großen Reagenzglase, aus dem man blank abgießen kann.

Weinstein darf beim Erwärmen mit Natronlauge kein Ammoniak entwickeln (Ammoniumsalze).

Sehr wichtig ist die Ausführung einer Gehaltsbestimmung, zumal es im Handel neben Präparaten wie „Weinstein 98/99%" noch gehaltsärmere gibt: „circa 80%" oder „90/92%" usw. Die Vorschrift lautet: Zum Neutralisieren einer Lösung von 2 g Weinstein in 50 ccm Wasser und 12 ccm N/1-KOH sollen nicht mehr als 1,5 ccm N/1-HCl erforderlich sein, was einem Mindestgehalt von 99% Weinstein entspricht (1 ccm N/1-KOH = 0,18814 g Weinstein, Phenolphthalein als Indikator).

Tartarus natronatus. — Kaliumnatriumtartrat.

$$\left. \begin{array}{l} \text{CH (OH).COO Na} \\[2pt] \text{CH (OH).COO K} \end{array} \right| . 4\,H_2O \quad \text{Mol.-Gew. 282,20.}$$

Farblose, durchsichtige Säulen. Kaliumnatriumtartrat ist geruchlos und schmeckt mild salzig; es löst sich in 1,4 Teilen Wasser von Zimmertemperatur zu einer gegen Phenolphthaleinlösung neutral reagierenden Flüssigkeit. Im Wasserbad erwärmt, schmilzt Kaliumnatriumtartrat zu einer farblosen Flüssigkeit; diese verwandelt sich bei stärkerem Erhitzen unter Wasserverlust und Entwickelung von Karamelgeruch in eine grauschwarze Masse, die befeuchtetes Lackmuspapier bläut und beim Erhitzen am Platindrahte die Flamme gelb färbt.

Wird 1 g Kaliumnatriumtartrat in 10 ccm Wasser gelöst und die Lösung mit 5 ccm verdünnter Essigsäure geschüttelt, so scheidet sich ein weißer, kristallinischer Niederschlag aus; die durch Abgießen vom Niederschlage getrennte und mit 1 Teil Wasser verdünnte Flüssigkeit darf durch 8 Tropfen Ammoniumoxalatlösung innerhalb 1 Minute nicht verändert werden (Calciumsalze).

Siehe entsprechende Anmerkung bei **Kalium tartaricum.**

Die wässerige Lösung $(1 + 19)$ darf weder durch Schwefelwasserstoffwasser (Schwermetallsalze), noch nach Zusatz von Salpetersäure und Entfernung des ausgeschiedenen Kristallmehles durch Baryumnitratlösung (Schwefelsäure) verändert und durch Silbernitratlösung (Salzsäure) höchstens opalisierend getrübt werden.

Kaliumnatriumtartrat darf beim Erwärmen mit Natronlauge kein Ammoniak entwickeln (Ammoniumsalze).

Tartarus stibiatus. — Brechweinstein.

$$C_4H_4O_6\,(SbO)\,K.^1/_2H_2O, \quad \text{Mol.-Gew. 332,3.}$$

Gehalt 99,7 % Brechweinstein.

Weiße, allmählich verwitternde Kristalle oder ein weißes kristallinisches Pulver.

Da die Kristalle allmählich verwittern, fällt die Gehaltsbestimmung häufig entsprechend höher aus.

Brechweinstein verkohlt beim Erhitzen, löst sich in 17 Teilen Wasser von 15° und in 3 Teilen siedendem Wasser; in Weingeist ist er unlöslich. Die wässerige, Lackmuspapier schwach rötende, süßlich und widerlich schmeckende Lösung gibt mit Kalkwasser einen weißen, in Essigsäure leicht löslichen und nach dem Ansäuern mit Salzsäure mit Schwefelwasserstoffwasser einen orangeroten Niederschlag.

Beim schwachen Ansäuern der wässerigen Lösung mit HCl entsteht zunächst ein weißer Niederschlag von Antimonhydroxyd Sb (OH)$_3$, das sich im Überschuß der Säure wieder löst. In dieser sauren Lösung fällt Schwefelwasserstoff das orangerote Sb$_2$S$_3$. — Der durch Kalkwasser entstehende weiße Niederschlag wird als Antimonoxyd bzw. Antimonhydroxyd angesehen.

Eine Mischung von 1 g gepulvertem Brechweinstein und 3 ccm Zinnchlorürlösung darf innerhalb 1 Stunde keine dunklere Färbung annehmen (Arsenverbindungen).

Diese Prüfung ist sehr wichtig! Handelspräparate enthalten nicht selten Arsen.

Gehaltsbestimmung. Zur Blaufärbung einer Lösung von 0,5 g Brechweinstein und 0,5 g Weinsäure in 100 ccm Wasser müssen nach Zusatz von 5 g Natriumbicarbonat und einigen Tropfen Stärkelösung 30 ccm N/10-Jodlösung erforderlich sein, was einem Gehalte von 99,7 % Brechweinstein entspricht (1 ccm N/10-Jodlösung = 0,01662 g Brechweinstein, Stärkelösung als Indikator).

Diese Gehaltsbestimmung ist in Prinzip und Ausführung auf S. 75 ausführlich geschildert worden. Aus der dort angegebenen Formel geht

hervor, daß 4 Grammäquivalente Jod = 4000 ccm N/1-Jodlösung entsprechen: 1 Grammolekül Sb_2O_3 = 2 Grammolekülen = 664,6 g Tartar.
stibiat. Folglich:

$$1 \text{ ccm N/10-Jodlösung} = 0{,}016615 \text{ g Tartar. stibiat.}$$
$$30 \enspace ,, \enspace \text{N/10-Jodlösung} = 0{,}49845 \enspace \text{ g Tartar. stibiat.}$$

Somit sollen 0,5 g Tart. stibiat. einen Gehalt aufweisen von 0,49845 g
Brechweinstein, entsprechend 99,7 %. — Häufig erhält man bei dieser
Gehaltsbestimmung einen zu hohen Wert, der (wie schon oben gesagt)
noch um ein geringes über den theoretisch möglichen Wert von 100 %
hinausgeht. Das liegt dann an teilweiser Verdunstung des Kristallwassers. — Der Zusatz der geringen Menge Weinsäure erfolgt hier, um
die Ausscheidung eines Antimonniederschlages zu verhüten.

Terebinthina. — Terpentin.

Balsame verschiedener Pinus-Arten. Terpentin enthält 70 bis 85 % Harz
und 30 bis 15 % Terpentinöl.

Terpentin ist dickflüssig, riecht eigenartig und schmeckt bitter. Die im
Terpentin gewöhnlich vorhandenen kristallinischen Ausscheidungen schmelzen
im Wasserbade; Terpentin ist dann gelblichbraun und fast klar, trübt sich jedoch
beim Erkalten wieder. Mit 5 Teilen Weingeist gibt Terpentin eine klare Lösung,
die mit Wasser befeuchtetes Lackmuspapier rötet.

Ausführliche Mitteilungen über die Wertbestimmung des Terpentins
brachte Peters (Ph. Ztrh. 1911, S. 1 und 1912, S. 331).

Terpinum hydratum. — Terpinhydrat.

$C_{10}H_{20}O_2 . H_2O$, Mol.-Gew. 190,18.

Farblose, glänzende, rhombische Kristalle. Terpinhydrat ist geruchlos, schmeckt
schwach würzig und etwas bitter, sublimiert beim Erhitzen in feinen Nadeln und
verbrennt mit leuchtender Flamme.

Das frühere Arzneibuch gestattete einen schwachen Geruch, während
jetzt von dem Präparat Geruchlosigkeit verlangt wird. Die frühere Forderung erscheint richtiger. Nur ein terpentinartiger Geruch des Präparates muß unter allen Umständen zur Beanstandung führen.

Terpinhydrat löst sich in 250 Teilen Wasser von 15 °, in 32 Teilen siedendem
Wasser, in 10 Teilen Weingeist von 15 ° und in 2 Teilen siedendem Weingeist, in
100 Teilen Äther von 15 °, in 200 Teilen Chloroform von 15 ° und 1 Teil siedender
Essigsäure.

Terpinhydrat schmilzt bei 116 ° unter Verlust von Wasser, worauf der Schmelzpunkt auf 102 ° zurückgeht.

Bei dem Schmelzen verliert Terpinhydrat ein Molekül Wasser und
geht in die Verbindung Terpin über, die bei 102 ° schmilzt. Jedoch
diesen niedrigeren Schmelzpunkt findet man bei der Schmelzpunktsbestimmung des Arzneibuches nicht, da er erst eindeutig eintritt, wenn
das Wasser völlig vertrieben ist. Aber auch der Schmelzpunkt 116 ° des
wasserhaltigen Terpinhydrates wird nicht scharf und zu niedrig gefunden,
wenn man nach den allgemeinen Angaben des Arzneibuches zum Schluß
sehr langsam erhitzt und dabei schon einen Teil des Wassers austreibt.
Deshalb schlägt Frerichs (Ap. Z. 1917, S. 480) die Fassung vor: Terpinhydrat schmilzt bei schnellem Erhitzen bei 116 ° unter Entwickelung
von Dampfbläschen.

Von Schwefelsäure wird Terpinhydrat mit orangegelber Färbung aufgenommen. Die heiße wässerige Lösung trübt sich auf Zusatz von Schwefelsäure und entwickelt einen stark würzigen Geruch.

Man kann zu obiger Reaktion verdünnte Schwefelsäure anwenden, was weitaus zweckmäßiger ist, weil es nicht ungefährlich bleibt, die konzentrierte Säure zu heißem Wasser zu geben. Die Vorschrift lautet dann: Eine Lösung von etwa 0,2 g Terpinhydrat in 10 ccm heißem Wasser trübt sich nach Zusatz von 2 bis 3 ccm verdünnter Schwefelsäure bei weiterem Erhitzen und riecht dann stark gewürzig nach Terpineol (Frerichs, l. c.).

Terpinhydrat darf selbst in heißer wässeriger Lösung Lackmuspapier nicht verändern.

Terpinhydrat darf beim Verbrennen höchstens 0,1 % Rückstand hinterlassen.

Theobromino-natrium salicylicum.
Theobrominnatriumsalicylat.   Diuretin.

Bei Coffeinum-Natrium salicylic. ist der Name so gewählt, weil damit gesagt werden soll, daß zwischen dem Koffein und dem Natriumsalicylat keine chemische Verbindung besteht. Das vorliegende Präparat ist aber absichtlich Theobromino-natrium salicylic. genannt, zum Hinweis, daß das Theobromin als schwache Säure mit dem Alkali die salzartige chemische Verbindung Theobromin-Natrium gebildet hat. — Es liegt also vor Theobromin-Natrium und Natriumsalicylat. Ob zwischen diesen beiden Natriumverbindungen sich hier ein Doppelsalz gebildet hat, ob also in diesem Gesamt-Präparat eine chemische Verbindung vorliegt, darüber gehen die Meinungen noch auseinander. Jedenfalls ist das Theobromin-Natrium an sich und in dem Komplex Theobromino-natrium salicylic. so leicht zersetzlich, daß bereits die Kohlensäure der Luft eine Zersetzung in freies Theobromin und kohlensaures Natrium herbeiführt. Hat diese Zersetzung begonnen, so löst sich das Präparat bei seinem Gehalt an freiem Theobromin nicht mehr vollständig in Wasser. Es ist daher angebracht, nur kleine Packungen dieses Präparates in Gebrauch zu nehmen und diese nach Entnahme der benötigten Menge sofort gut zu schließen. Aber auch trotz dieser Vorsicht treten leicht Verluste ein. Kollo (Ap. Z. 1910, S. 510) schlägt deshalb vor, das Präparat in einem größeren Glasgefäß aufzubewahren, das zum Absorbieren der Kohlensäure zum Teil mit Natronkalk gefüllt und dessen Glasstöpsel mit Leinwand überbunden ist. — Derlin (Ap. Z. 1912, S. 806) schlägt vor, Lösungen ex tempore zu bereiten. Dazu werden 4,5 g Theobromin mit 6,7 g Natronlauge geschüttelt und der Lösung dann 4,4 g Natriumsalicylat zugesetzt. Man erhält so die Lösung von 10 g Theobromin. natr. salicyl. (Selbstverständlich ist der Vorschlag von Derlin nicht anwendbar, wenn Diuretin verordnet ist.)

Gehalt annähernd 45 % Theobromin. ($C_7H_8O_2N_4$ Mol.-Gew. 180,10.)

Weißes, geruchloses, süßsalzig, zugleich etwas laugenhaft schmeckendes Pulver. Theobrominnatriumsalicylat löst sich in der gleichen Gewichtsmenge Wasser, besonders leicht beim Erwärmen. Die wässerige Lösung (1 + 4) ist farblos, bläut Lackmuspapier und wird nach dem Ansäuern mit Essigsäure durch Eisenchloridlösung violett gefärbt.

Die Violettfärbung durch Eisenchlorid ist die Salicylsäurereaktion.

Aus der wässerigen Lösung wird durch Salzsäure sowohl Salicylsäure als auch nach einiger Zeit Theobromin als weißer Niederschlag abgeschieden, der von Natronlauge, nicht aber von Ammoniakflüssigkeit, vollständig gelöst wird. Werden 10 ccm dieser Lösung mit 10 ccm Chloroform ausgeschüttelt, so darf der Verdunstungsrückstand des Chloroforms für 1 g Theobrominnatriumsalicylat höchstens 0,005 g betragen (Koffein). 0,1 g Theobrominnatriumsalicylat muß sich in 1 ccm Schwefelsäure ohne Aufbrausen und ohne Färbung lösen (Natriumcarbonat, Zersetzungsprodukte).

Salzsäure scheidet aus dem Präparat Salicylsäure und Theobromin ab. Ammoniak löst davon nur die Salicylsäure, das Theobromin aber lediglich in Spuren, führt also keine vollständige Lösung herbei. Natronlauge dagegen löst Salicylsäure und Theobromin unter Salzbildung auf, so daß bei nunmehrigem Schütteln mit Chloroform nicht Salicylsäure oder Theobromin in das Chloroform übergehen können, wohl aber etwa vorhandenes Koffein. Beim Auflösen in Schwefelsäure würde Aufbrausen auf Vorhandensein von Natriumcarbonat hindeuten, eine Färbung auf organische Verunreinigungen.

Theobrominnatriumsalicylat darf durch einstündiges Trocknen bei 100° höchstens 10 % an Gewicht verlieren.

Bestimmung des Theobromingehalts. 2 g Theobrominnatriumsalicylat werden in einem Porzellanschälchen in 10 ccm Wasser unter gelindem Erwärmen gelöst; diese Lösung wird mit etwa 5 ccm oder so viel N/1-Salzsäure versetzt, daß Lackmuspapier kaum merklich gerötet wird. Hierauf wird 1 Tropfen verdünnte Ammoniakflüssigkeit (1 + 9) zugefügt und die jetzt sehr schwach alkalische Mischung nach gutem Umrühren 3 Stunden lang bei Zimmertemperatur stehen gelassen. Der entstandene Niederschlag wird sodann auf ein bei 100° getrocknetes und gewogenes Filter von 8 cm Durchmesser gebracht, Filter und Niederschlag werden viermal mit je 5 ccm kaltem Wasser gewaschen, der Niederschlag wird im Filter bei 100° getrocknet und gewogen; sein Gewicht muß mindestens 0,8 g betragen.

Das Prinzip der Gehaltsbestimmung ist schon durch obige Erläuterungen klargelegt: Das Theobromin wird durch Salzsäure ausgeschieden, während der geringe Ammoniakzusatz das Ausfallen der Salicylsäure verhindert. Daß die nunmehr entstandene schwach alkalische Mischung 3 Stunden vor dem Abfiltrieren des ausgeschiedenen Theobromins aufbewahrt werden soll, ist dadurch geboten, daß diese Ausscheidung infolge von Übersättigungserscheinungen erst allmählich stattfindet. Schließlich sei folgendes erwähnt: Es werden bei dieser Gehaltsbestimmung nur 0,8 g Theobromin als Rückstand verlangt, also 40 %, während es an der Spitze des Artikels heißt: „Gehalt annähernd 45 % Theobromin." Diese Minderforderung beruht darauf, daß erstens die Zusammensetzung des Präparates nicht genau feststeht, also genaue Zahlen nicht gegeben werden können, weil ferner ein gewisser, mäßig gleichbleibender Teil des Theobromins in Lösung bleibt, weil schließlich der Wassergehalt schwankt. Bezüglich des letzteren Punktes weist noch Düsterbehn (Ap. Z. 1911, S. 243) darauf hin, daß bei dem vom Arzneibuch zugelassenen Wassergehalt von 10 % nach der üblichen Formel nur 42,65 % Theobromin theoretisch zu verlangen sind, so daß die Arzneibuchforderung von 45 % mit genanntem Wassergehalt unvereinbar ist. — Modifikationen dieser Gehaltsbestimmung sind angegeben: Ph. Z. 1910, S. 205 und 818.

Zu erwähnen ist noch folgendes: Das Arzneibuch läßt bei der Gehaltsbestimmung erst HCl bis zur schwach sauren, dann Ammoniak bis zur

schwach alkalischen Reaktion zusetzen. Indikator soll Lackmuspapier
sein. Viel einfacher kommt man zum Ziel nach dem Verfahren, das die
Elberfelder Farbenfabriken bei Agurin anwenden lassen: Zu der Diuretin-
lösung gibt man 2 Tropfen Lackmustinktur und erkennt dann bequem und
scharf beide Umschläge.

Wird ein Teil dieses Niederschlages rasch mit 100 Teilen Chlorwasser auf dem
Wasserbad eingedampft, so verbleibt ein gelbroter Rückstand, der bei sofortiger
Einwirkung von wenig Ammoniakflüssigkeit schön purpurrot gefärbt wird.

Durch diese Murexidprobe wird das Theobromin identifiziert. Über
eine zweckmäßiger auszuführende Modifikation dieser Probe siehe
unter Koffein S. 195.

Theophyllinum. — Theophyllin. Theocin.

$$CH_3.N.CO$$
$$OC\ \ C.NH\ \ \ .H_2O$$
$$CH_3.N.C.N{>}CH$$

Mol.-Gew. 198,12.

Feine, farb- und geruchlose, schwach bitter schmeckende Nadeln.

Theophyllin löst sich bei Zimmertemperatur schwer in Wasser und in Weingeist,
leicht in siedendem Wasser und in siedendem Weingeist. Die Lösungen verändern
Lackmuspapier nicht.

Schmelzpunkt 264° bis 265°.

In verdünnter Ammoniakflüssigkeit (1 + 9) ist Theophyllin ohne Färbung leicht
löslich; Silbernitratlösung ruft in der ammoniakalischen Lösung eine gallertartige
Ausscheidung hervor, die sich in überschüssiger Salpetersäure vollständig löst.

Das Theophyllin besitzt äußerst schwach basischen und zugleich
sauren Charakter. In letzterer Eigenschaft bildet das Theophyllin mit
Ammoniak ein Salz, aus dessen Lösung durch Silbernitrat das gallertartige Theophyllinsilber ausgeschieden wird, das sich im Überschuß von
Salpetersäure löst.

Wird 1 Teil Theophyllin rasch mit 100 Teilen Chlorwasser im Wasserbad eingedampft, so verbleibt ein gelbroter Rückstand, der bei sofortiger Einwirkung von
wenig Ammoniakflüssigkeit schön purpurrot gefärbt wird. Eine kalt gesättigte
wässerige Lösung von Theophyllin wird durch Bromwasser oder Jodlösung nicht getrübt; Gerbsäurelösung ruft einen starken Niederschlag hervor, der sich jedoch in
einem Überschusse des Fällungsmittels wieder löst.

Hier liegen Identitätsreaktionen vor, deren erste wieder die bekannte
Murexidprobe ist. Über eine bessere Ausführung derselben siehe unter
Koffein S. 195.

In 1 ccm Schwefelsäure und in 1 ccm Salpetersäure muß sich je 0,1 g Theophyllin ohne Färbung lösen (Alkaloide).

Theophyllin darf durch Trocknen bei 100° höchstens 9,1 % an Gewicht verlieren;
es muß ohne Verkohlung verbrennen und darf dabei höchstens 0,1 % Rückstand
hinterlassen.

Thymolum. — Thymol.

$$C_6H_3{<}^{CH_3}_{OH}\ CH(CH_3)_2\ [1,4,3],\ Mol.-Gew.\ 150,11.$$

Ansehnliche, farblose, durchsichtige, nach Thymian riechende, würzig und
schwach brennend schmeckende Kristalle. Thymol löst sich in weniger als 1 Teil
Weingeist, Äther, Chloroform sowie in 2 Teilen Natronlauge und in etwa 1100 Teilen

Wasser. In Wasser sinkt Thymol unter; geschmolzenes Thymol schwimmt dagegen auf Wasser. Mit Wasserdämpfen ist Thymol leicht flüchtig.

Erstarrungspunkt 49° bis 50°.

Die Reinheit der Substanz wird hier weit schneller und zugleich schärfer durch die Bestimmung des Schmelzpunktes erwiesen, der bei 50 bis 51° liegen soll.

Die Lösung eines Kriställchens Thymol in 1 ccm Essigsäure wird durch 6 Tropfen Schwefelsäure und 1 Tropfen Salpetersäure schön blaugrün gefärbt.

In einer wässerigen Thymollösung wird durch Bromwasser eine milchige Trübung, jedoch kein kristallinischer Niederschlag hervorgerufen (Phenol). Die Lösung des Thymols in Wasser darf Lackmuspapier nicht verändern und durch Eisenchloridlösung nicht violett gefärbt werden (Phenol).

Thymol muß sich beim Erhitzen im Wasserbade verflüchtigen und darf höchstens 0,1 % Rückstand hinterlassen.

Tincturae. — Tinkturen.

Tinkturen sind dünnflüssige, gefärbte, weingeistige, weinige oder wässerige Auszüge aus Pflanzen- oder Tierstoffen. Auch weingeistige Lösungen solcher oder anderer Arzneistoffe können als Tinkturen bezeichnet werden.

Tinkturen, die mit einer essigsäurehaltigen Flüssigkeit hergestellt sind, bezeichnet man als Essige.

Tinkturen sind in gut verschlossenen Flaschen aufzubewahren und klar abzugeben.

Hier gilt alles unter dem Artikel „Extracta" Gesagte. Werden die Präparate gekauft, so sollten gewisse Prüfungsmethoden angewendet werden, die, wenn sie auch nicht das Vorliegen guter Tinkturen sichern können, es doch häufig ermöglichen, von vornherein unvorschriftsmäßige Produkte zu erkennen und vom Ankauf auszuschließen. Zu solchen Methoden sind zu rechnen: Bestimmung des spezifischen Gewichtes, des Trockenrückstandes, des Alkoholgehaltes. Diesbezügliche Grenzzahlen für gute Tinkturen sind in letzter Zeit häufig in Fachzeitungen veröffentlicht worden, so in Riedels Berichten 1912 und 1913, in den Arbeiten von Lefeldt (B. D. Ph. Ges. 1917, S. 189). — Die Bestimmung des Trockenrückstandes wird ausgeführt nach den Angaben des Allgemeinen Teils S. 19, die Bestimmung des Alkoholgehaltes nach den Ausführungen auf S. 81. — Außerdem ist in speziellen Fällen noch die Untersuchung auf denaturierten Weingeist bzw. Methylalkohol angebracht. Über die Ausführung dieser Untersuchung siehe S. 77.

Tinctura Benzoës. — Benzoetinktur.

Benzoetinktur ist rötlichbraun und riecht und schmeckt nach Benzoe. Sie gibt mit Wasser eine milchige Flüssigkeit, die Lackmuspapier rötet. Werden 5 ccm Benzoetinktur im Wasserbade zur Trockene verdampft, so darf der Rückstand beim Erwärmen mit 0,1 g Kaliumpermanganat und 10 g Wasser auch bei längerem Stehen keinen Geruch nach Bittermandelöl entwickeln (zimtsäurehaltige Benzoe).

Über diese Reaktion siehe unter Benzoë bzw. Acidum benzoïcum.

Tinctura Cantharidum. — Spanischfliegentinktur,
Tinctura Cantharidis P. I.

Spanischfliegentinktur ist grünlichgelb, riecht nach Spanischen Fliegen und schmeckt brennend.

Eine Bestimmung des Kantharidin-Gehaltes ist von Gaze angegeben (Ap. Z. 1911, S. 332).

Tinctura Chinae. — Chinatinktur.

Gehalt mindestens 0,74 % Alkaloide, berechnet auf Chinin ($C_{20}H_{24}O_2N_2$) und Cinchonin ($C_{19}H_{22}ON_2$), durchschnittliches Mol.-Gew. 309.

Die Alkaloid-Bestimmung des Arzneibuches ist hier fortgelassen, da sie für die Praxis ungeeignet erscheint. Dafür tritt die abgekürzte Methode ein, deren Prinzip im Allgemeinen Teil, Seite 61, geschildert wurde. Siehe zunächst dort und über den angewendeten Indikator Methylrot auf Seite 43. — Die Vorschrift, aufgebaut auf dem bewährten Verfahren nach Fromme lautet:

In eine Porzellanschale wägt man 30 g Tinktur, setzt 10 g Wasser hinzu, dampft auf dem Wasserbade bis auf etwa 10 g ein, fügt dann 1 g Salzsäure hinzu und so viel Wasser, daß die Menge nach dem Abkühlen wieder 30 g beträgt. Von dieser Flüssigkeit filtriert man 25 g (= 25 g Tinktur) in eine Flasche von 150 g Inhalt, setzt 30 g Äther und 15 g Chloroform hinzu, schüttelt einmal kräftig durch, fügt alsdann 5 g Natronlauge hinzu und schüttelt darauf 8 Minuten lang kräftig. — Nach völligem Absetzen filtriert man nunmehr 36 g der Chloroform-Ätherlösung (= 20 g Tinktur) durch ein Bäuschchen fettfreier Watte in einen Erlenmeyerkolben oder gießt noch zweckmäßiger, wenn sich das klar bewerkstelligen läßt, 36 g der Lösung ohne Filtrieren in den Kolben über. Dann destilliert man das Lösungsmittel bis auf einen geringen Rest von etwa 0,5 g ab, setzt 5 ccm Weingeist hinzu und verdampft zur Trockne, indem man den Kolben in das siedende Wasser des Wasserbades hängt. Den so gewonnenen Rückstand löst man unter Erwärmen in 5 g Weingeist, fügt 100 ccm Wasser, 10 ccm N/10-Salzsäure und 4 Tropfen Methylrotlösung hinzu und läßt dann N/10-Kalilauge bis zum Eintritt des Farbenumschlages in Gelb hinzufließen. Hierzu dürfen höchstens 5,2 ccm N/10-Kalilauge erforderlich sein, so daß wenigstens 4,8 ccm N/10-Salzsäure zur Sättigung der in 20 g Tinktur vorhandenen Chinabasen verbraucht werden, was einem Mindestgehalt von 0,74 % Alkaloiden entspricht (1 ccm N/10-Salzsäure = 0,0309 g Chinin und Cinchonin).

Zwecks Ersparnis an den kostspieligen Materialien können die in vorstehender Vorschrift angegebenen Gewichtsmengen bei sorgfältiger Arbeit auf die Hälfte gekürzt werden. Über die dann zu beobachtenden besonderen Vorsichtsmaßregeln siehe Seite 86.

Tinctura Chinae composita. — Zusammengesetzte Chinatinktur.

Gehalt mindestens 0,37 % Alkaloide, berechnet auf Chinin ($C_{20}H_{24}O_2N_2$) und Cinchonin ($C_{19}H_{22}ON_2$), durchschnittliches Mol.-Gew. 309.

Zusammengesetzte Chinatinktur ist rotbraun, riecht würzig und schmeckt würzig, bitter.

Gehaltsbestimmung.

Die Gehaltsbestimmung erfolgt analog derjenigen von Tinct. Chinae; siehe dort.

Tinctura Digitalis. — Fingerhuttinktur.
Tinctura Digitalis P. I.

Fingerhuttinktur ist dunkelgrünbraun, riecht nach Fingerhutblättern und schmeckt bitter.

Wie R. Richter (Ph. Ztrh. 1912, S. 1271) hervorhebt, verlangt Focke bei dieser Tinktur Aufbewahrung unter Lichtschutz und jährliche Erneuerung, da Sonnenlicht und Alter die Wirksamkeit des Präparates herabsetzen.

Tinctura Ferri chlorati aetherea. — Ätherische Chloreisentinktur.

Gehalt 1 %/_0 Eisen.

Eisenchloridlösung	1 Teil
Äther	2 Teile
Weingeist	7 Teile

Die Flüssigkeiten werden gemischt und die Mischung wird in weißen, nicht ganz gefüllten, gut verkorkten Flaschen den Sonnenstrahlen ausgesetzt, bis sie völlig entfärbt ist. Alsdann läßt man die Flaschen, bisweilen geöffnet, an einem schattigen Orte stehen, bis der Inhalt wieder eine gelbe Farbe angenommen hat.

Die Flüssigkeit soll nach dem Mischen dem Sonnenlicht ausgesetzt werden, bis sie völlig entfärbt ist. Dabei wird das Eisenchlorid in Eisenchlorür und freies Chlor zerlegt, welch letzteres auf einen Teil des Alkohols zersetzend einwirkt. Wird jetzt die entfärbte Tinktur einige Zeit im Schatten bei Luftzutritt aufbewahrt, so nimmt sie durch Bildung von Eisenoxychlorid (Sauerstoffaufnahme) eine dunklere Farbe an. — Das frei werdende Chlor oxydiert zum Teil den Alkohol, zum Teil bildet es Äthylchlorid.

Ätherische Chloreisentinktur ist klar, gelb, riecht ätherisch und schmeckt brennend, zugleich eisenartig. In mit Wasser verdünnter ätherischer Chloreisentinktur ruft sowohl Kaliumferrocyanidlösung als auch Kaliumferricyanidlösung einen blauen, Ammoniakflüssigkeit einen schmutziggrünen bis braunen und Silbernitratlösung einen weißen Niederschlag hervor.

Tinctura Jodi. — Jodtinktur.
Tinctura Jodi P. I.

Gehalt 9,4 bis 10 %/_0 freies Jod. (J, Atom.-Gew. 126,92.)

Jodtinktur ist dunkelrotbraun, riecht nach Jod und verflüchtigt sich beim Erwärmen ohne Rückstand.

Spezifisches Gewicht 0,902 bis 0,906.

Siehe die letzte Anmerkung dieses Artikels.

Gehaltsbestimmung. 2 ccm Jodtinktur müssen nach Zusatz von 0,5 g Kaliumjodid und 25 ccm Wasser zur Bindung des freien Jodes 13,4 bis 14,2 ccm N/10-Natriumthiosulfatlösung verbrauchen, was einem Gehalte von 9,4 bis 10 %/_0 freiem Jod entspricht (1 ccm N/10-Natriumthiosulfatlösung = 0,01269 g Jod, Stärkelösung als Indikator).

Die Berechnung zu dieser Gehaltsbestimmung ergibt sich ohne weiteres, wenn man bei dem Ansatz das durchschnittliche spezifische Gewicht 0,904 in Rechnung stellt. Denn

1 ccm N/10-Natriumthiosulfatlösung = 0,01269 g Jod (s. unter Artikel Jod)
a) 13,4 ccm N/10-Natriumthiosulfatlösung = 0,170046 g Jod
b) 14,2 „ N/10-Natriumthiosulfatlösung = 0,180198 g „

Es ergibt sich also als Mindestgehalt $\dfrac{0,170046 \cdot 100}{2 \cdot 0,904} = $ rund $9,4\%$ Jod

„ „ „ „ „ Höchstgehalt $\dfrac{0,180198 \cdot 100}{2 \cdot 0,904} = $ rund 10% „

Zu diesen Zahlen ist aber zu bemerken: Da das spezifische Gewicht des zur Herstellung verwendeten Weingeistes in der dritten Dezimalstelle um 4 schwanken darf, können schon aus diesem Grunde Abweichungen entstehen, die das Arzneibuch nicht genügend berücksichtigt hat. Vor allem müßte bei der Mindestforderung von $9,4\%$ Jod die leichte Zersetzlichkeit der Tinktur berücksichtigt werden, die schon die unliebsamsten Monita herbeigeführt hat. Es ist bekannt, daß das Präparat in seinem Gehalt an freiem Jod zurückgeht und zwar durch Oxydationsvorgänge, durch die neben Jodwasserstoffsäure Aldehyd, Essigsäure, bzw. Essigsäureäthylester usw. entstehen. Courtot (Ap. Z. 1910, S. 863) teilte mit, daß eine vorschriftsmäßig hergestellte Jodtinktur bereits nach 9 Monaten ca. 17% an freiem Jod verloren hatte. Als Konservierungsmittel schlägt er einen Zusatz von 32 g NaJ oder 35 g KJ zu einem Liter Jodtinktur vor und behauptet, daß ein solches Präparat noch nach einem Jahre keine Spur HJ enthalte. Darauf bestätigte Budde (Ph. Ztrh. 1912, S. 964) auf Grund einer großen Reihe von Versuchen die leichte Zersetzlichkeit der Tinktur, hält ebenfalls den Zusatz von 3,5 g KJ auf 10 g Jod für ein sehr gutes Konservierungsmittel, weist aber nach, daß auch ein solches Präparat allmählich Zersetzungserscheinungen zeigt und daher für chirurgische Zwecke nicht länger als 6 Monate vorrätig gehalten werden dürfe. In Frankreich hat man diesen Verhältnissen bereits Rechnung getragen: Nach der Ph. Ztrh. 1923, S. 23 ist dort im Supplement 1920 zur Pharmakopoe unter der Bezeichnung „Tinct. Jodi jodurata" eine Lösung von 10 Teilen Jod, 4 Teilen Kaliumjodid in 136 Teilen Weingeist (90%ig) eingeführt, die nun als offizinelle Jodtinktur zu gelten hat.

Es kann sich noch in der Praxis die Aufgabe ergeben, in einer älteren Jodtinktur den Gesamt-Jodgehalt (also den des freien J nebst dem Jod der Verbindungen) zu bestimmen, um festzustellen, ob das Präparat ursprünglich richtig zusammengesetzt war. Dazu eignet sich die Methode nach Thürston (Ph. Z. 1910, S. 108): 5 ccm (bzw. Gramm) Tinktur werden mit 30 ccm N/10 $K_2Cr_2O_7$ und 15 ccm verdünnter Schwefelsäure in einem Scheidetrichter geschüttelt. Nach 10 Minuten schüttelt man das freie Jod mit Tetrachlorkohlenstoff aus und titriert mit N/10-Natriumthiosulfatlösung. — Siehe noch Ph. Z. 1921, S. 981, ferner Droste, Ph. Ztrh. 1914, S. 503.

Aus alledem ergibt sich die Frage, wie sich der Apotheker diesen Verhältnissen gegenüber zu verhalten hat. Er kann die Jodtinktur mit einem Zusatz von KJ nicht bereiten, schon deshalb nicht, weil sich ein solches Präparat (entgegen der Forderung des Arzneibuches) nicht ohne Rückstand verflüchtigen ließe. Er wird aber auch als verantwortlicher Fachmann ungern ein Präparat bereiten, das, streng nach der Vorschrift des D. A. 5 dargestellt, der Forderung dieses Buches auf die Dauer nicht entspricht. Es bleibt deshalb nur übrig, eine möglichst geringe Menge der Tinktur jedes Mal darzustellen und dieselbe tunlichst kühl und in gutem Flaschenmaterial vorrätig zu halten. Denn Droste (Ph. Z.1912, S. 166) beobachtete in einer Arzneiflasche innerhalb 6 Wochen 3,7 %/₀ mehr Jodverlust als in einem Jenaer Kolben. Eine Neuregelung dieser Angelegenheit ist durchaus notwendig.

Tinctura Ipecacuanhae. — Brechwurzeltinktur.

Tinctura Ipecacuanhae P. I.

Gehalt mindestens 0,194 % Alkaloide, berechnet auf Emetin

$$(C_{30}H_{44}O_4N_2,\ \text{Mol.-Gew. }496{,}37).$$

Brechwurzeltinktur ist hellbraun.

In einer Mischung von 5 Tropfen Brechwurzeltinktur und 10 Tropfen verdünnter Salzsäure ruft ein Körnchen Chlorkalk lebhaft orangegelbe Färbung hervor.

Die quantitative Alkaloidbestimmung des Arzneibuches ist hier fortgelassen, da sie für die Praxis ungeeignet erscheint. Dafür tritt die abgekürzte Methode ein, deren Prinzip auf Seite 61 geschildert wurde. Siehe zunächst dort und auf Seite 43 über den angewendeten Indikator Methylrot. — Die Vorschrift lautet:

16 g Brechwurzeltinktur werden in einer mit Glasstab tarierten Schale auf dem Wasserbade bis auf etwa 2,5 g eingedampft. Den Rückstand bringt man möglichst vollständig in eine tarierte Arzneiflasche von etwa 50 g Inhalt und spült unter Reiben mit dem Glasstab sorgfältig das Schälchen so oft mit je etwa 10 Tropfen Wasser nach, bis das Gewicht der vereinigten Flüssigkeiten 5 g beträgt. Alsdann gibt man 20 g Äther sowie 1,5 ccm Ammoniakflüssigkeit hinzu und schüttelt 8 Minuten lang anhaltend und kräftig. Nach vollständiger Klärung gießt man 15 g der Ätherlösung (= 12 g Tinktur) vorsichtig in einen Erlenmeyerkolben ab, destilliert den Äther ab und dunstet noch zweimal mit je 3 ccm Äther zur Trockne. Den so behandelten Rückstand löst man in wenig Weingeist, fügt 5 ccm N/10-HCl, 100 ccm Wasser, 4 Tropfen Methylrotlösung hinzu und läßt N/10-KOH bis zum Farbenumschlag in Gelb vorsichtig hinzufließen. Hierzu dürfen höchstens 4,05 ccm N/10-KOH verbraucht werden, so daß wenigstens 0,95 ccm N/10-HCl zur Sättigung der in 12 g Brechwurzeltinktur vorhandenen Alkaloide notwendig sind, was einem Mindestgehalt von rund 0,19 % Alkaloiden entspricht (1 ccm N/10-HCl = 0,0241 g Emetin und Cephaëlin). — Berechnung angegeben bei Radix Ipecacuanhae.

Tinctura Opii crocata. — Safranhaltige Opiumtinktur.

Tinctura Opii crocata P. I.

Gehalt 1 % Morphin $(C_{17}H_{19}O_3N,\ \text{Mol.-Gew. }285{,}16)$.

Durch Zusatz eines Gemisches von gleichen Teilen Wasser und verdünntem Weingeist wird die Tinktur auf den vorgeschriebenen Morphingehalt gebracht.

Safranhaltige Opiumtinktur ist dunkelgelbrot, in der Verdünnung rein gelb, riecht nach Safran und schmeckt bitter.

Die Gehaltsbestimmung ist die gleiche wie bei Tinct. Opii simplex. (Nur wird hier der Farbstoff des Crocus möglichst durch Kohle entfernt. Nach Bohrisch (B. D. Ph. Ges. 1920, S. 212) ist aber bei Anwendung des Indikators Jodeosin diese Entfärbung des Morphins unnötig.) Bezüglich der sonstigen Ausführung siehe den folgenden Artikel.

Tinctura Opii simplex. — Einfache Opiumtinktur.
Tinctura Opii P. I.

Gehalt 1 % Morphin ($C_{17}H_{19}O_3N$, Mol.-Gew. 285,16).

Durch Zusatz eines Gemisches von gleichen Teilen Wasser und verdünntem Weingeist wird die Tinktur auf den vorgeschriebenen Morphingehalt gebracht.

Einfache Opiumtinktur ist rötlichbraun, riecht nach Opium und schmeckt bitter.

Gehaltsbestimmung. 50 g einfache Opiumtinktur dampft man in einem gewogenen Schälchen auf 15 g ein, verdünnt mit Wasser bis zum Gewichte von 38 g und fügt unter Umschwenken 2 ccm einer Mischung von 17 g Ammoniakflüssigkeit und 83 g Wasser hinzu. Das Gemisch filtriert man sofort durch ein trockenes Faltenfilter von 10 cm Durchmesser in ein Kölbchen und setzt zu 32 g des Filtrats (= 40 g einfache Opiumtinktur) unter Umschwenken 10 ccm Essigäther und 5 ccm der Mischung von 17 g Ammoniakflüssigkeit und 83 g Wasser hinzu, verschließt das Kölbchen, schüttelt den Inhalt 10 Minuten lang, fügt hierauf noch 20 ccm Essigäther hinzu und läßt unter zeitweiligem, leichtem Umschwenken eine Viertelstunde lang stehen. Alsdann bringt man zuerst die Essigätherschicht möglichst vollständig auf ein glattes Filter von 8 cm Durchmesser, gibt zu der im Kölbchen zurückgebliebenen wässerigen Flüssigkeit nochmals 10 ccm Essigäther, bewegt die Mischung einige Augenblicke lang und bringt zunächst wieder die Essigätherschicht auf das Filter. Nach dem Ablaufen der ätherischen Flüssigkeit gießt man die wässerige Lösung, ohne auf die an den Wänden des Kölbchens haftenden Kristalle Rücksicht zu nehmen, auf das Filter und spült dieses sowie das Kölbchen dreimal mit je 5 ccm mit Äther gesättigtem Wasser nach. Nachdem das Kölbchen gut ausgelaufen und das Filter vollständig abgetropft ist, trocknet man beide bei 100°, löst dann die Morphinkristalle in 25 ccm N/10-Salzsäure, gießt die Lösung in einen Meßkolben von 100 ccm Inhalt, wäscht Filter, Kölbchen und Stöpsel sorgfältig mit Wasser nach und verdünnt die Lösung schließlich auf 100 ccm. Von dieser Lösung mißt man 50 ccm (= 20 g einfache Opiumtinktur) in eine etwa 200 ccm fassende Flasche aus weißem Glase ab und fügt etwa 50 ccm Wasser und so viel Äther hinzu, daß die Ätherschicht die Höhe von etwa 1 cm erreicht. Nach Zusatz von 10 Tropfen Jodeosinlösung läßt man alsdann so lange N/10-Kalilauge, nach jedem Zusatz die Mischung kräftig umschüttelnd, zufließen, bis die untere, wässerige Schicht eine blaßrote Färbung angenommen hat. Aus der Anzahl der zur Sättigung des Morphins verbrauchten Kubikzentimeter N/10-Salzsäure ergibt sich durch Multiplikation mit 0,1425 der Morphingehalt in 100 g einfacher Opiumtinktur[1]).

Die Gehaltsbestimmung der eingestellten einfachen Opiumtinktur erfolgt in der gleichen Weise, wie vorstehend beschrieben. Es müssen 5,5 ccm N/10-Kalilauge erforderlich sein, so daß 7 ccm N/10-Salzsäure zur Sättigung des vorhandenen Morphins verbraucht werden, was einem Gehalte von 1 % Morphin entspricht (1 ccm N/10-Salzsäure = 0,02852 g Morphin, Jodeosin als Indikator).

Die Methode ist in Prinzip und Ausführung genau im Allgemeinen Teil, Seite 64 geschildert, die Art der Ausführung sodann noch einmal zusammengefaßt auf Seite 67. Eine Abweichung von der Morphin-Bestimmung im Opium besteht hier nur insofern, als zunächst der für die Bestimmung schädliche Weingeist durch Verdampfen entfernt werden muß. — Die gewichtsanalytische Bestimmung muß (aus 40 g einfacher Opiumtinktur!) 0,4 g Morphin ergeben. — Auf Seite 87 ist ausgeführt, daß sich bei sorgfältiger Arbeit die Gewichtsmengen aus Sparsamkeitsgründen auf die Hälfte (ohne Gefährdung des Resultates) vermindern lassen.

---

[1]) Die Angabe der Multiplikation mit 0,1425 enthält eine Abkürzung: 1 ccm N/10-HCl = 0,02852 g Morphin. Da aber die fragliche Menge Morphin aus 20 g Opiumtinktur stammt, erhält man durch den Multiplikator 5×0,02852 = 0,1426 direkt den Prozentgehalt,

Tinctura Strophanthi. — Strophanthustinktur.
Tinctura Strophanthi P. I.

Strophanthustinktur ist klar, gelbbräunlich und schmeckt sehr bitter.

Es ist schon von verschiedenen Seiten darauf hingewiesen worden, daß die Samen vor der Bereitung der Tinktur entfettet werden sollten. Riedel (Ber. 1913, S. 34) sagt darüber: „Das D. A. 5 läßt die Tinctura Strophanthi bekanntlich aus den naturellen, gepulverten Samen herstellen, während das D. A. 3 vorschrieb, die Droge zuvor durch Pressen möglichst von dem fetten Öle zu befreien. Eine nach ersterer Art bereitete Tinktur hat den Nachteil, daß sie sich bei geringer Abkühlung immer wieder durch Ausscheidung von Öltröpfchen trübt, während entfettetes Material ein klarbleibendes Präparat liefert. Außerdem ist die Herstellung eines wirklich mittelfeinen Pulvers aus stark fetthaltigen Samen nicht möglich, weil sich dieser zu einem Teig zusammenstößt. Sehr leicht gelingt aber die Pulverisierung mit der zuerst gequetschten und hernach mittels Petroläther entfetteten Ware. Dieses Verfahren kann unbedenklich geübt werden, weil durch die Behandlung mit Petroläther kein Strophanthin entfernt wird, also eine so hergestellte Tinktur von unverminderter Wirkung ist. Wir möchten daher einem späteren Arzneibuch eine derartige Abänderung der Vorschrift anraten." —

Bezüglich der Gehaltsbestimmung sei, wie bei Semen Strophanthi, hingewiesen auf die Berichte von C. & L., 1912.

Tinctura Strychni. — Brechnußtinktur.
Tinctura Strychni P. I.

Gehalt 0,25 % Alkaloide, berechnet auf Strychnin ($C_{21}H_{22}O_2N_2$) und Brucin ($C_{23}H_{26}O_4N_2$), durchschnittliches Mol.-Gew. 364.

Die Tinktur wird, falls sie einen höheren Gehalt an Alkaloiden aufweist, durch Zusatz von verdünntem Weingeist auf den vorgeschriebenen Gehalt an Alkaloiden gebracht.

Brechnußtinktur ist gelb und schmeckt sehr bitter.

Beim Verdampfen einer Mischung von 5 Tropfen Brechnußtinktur und 10 Tropfen verdünnter Schwefelsäure auf dem Wasserbad entsteht eine violettrote Färbung, die auf Zusatz einiger Tropfen Wasser verschwindet, jedoch bei erneutem Verdampfen wieder erscheint.

Beim Verdunsten einiger Tropfen Brechnußtinktur verbleibt ein Rückstand, der durch Salpetersäure gelbrot gefärbt wird.

Die quantitative Alkaloidbestimmung des Arzneibuches ist hier fortgelassen, da sie für die Praxis ungeeignet erscheint. Dafür tritt die abgekürzte Methode ein, deren Prinzip ausführlich im Allgemeinen Teil, S. 61 geschildert wurde. Siehe zunächst dort und über den angewendeten Indikator Methylrot auf Seite 43. Die Vorschrift lautet:

25 g Brechnußtinktur werden mit 5 g Wasser versetzt und in einem Porzellanschälchen auf dem Wasserbade bis auf 5 g eingedampft. Diese 5 g fülle man in eine Arzneiflasche von 75 g Inhalt, spüle 3 Male mit je 1 g Alcohol absolut. sorgfältig nach, füge 10 g Chloroform und 18 g Äther hinzu, schüttele kräftig durch setze dann 2 g Ammoniakflüssigkeit hinzu und schüttele nunmehr die Mischung 8 Minuten lang anhaltend und kräftig. Nach vollständiger Klärung gießt man 24 g der blanken

Chloroform-Ätherlösung (= 20 g Brechnußtinktur) in einen Erlenmeyerkolben vorsichtig über, destilliert das Lösungsmittel ab und verdampft
den Rückstand zweimal mit je 3 ccm Äther zur Trockne. Den so behandelten Rückstand löst man mit 3 ccm Chloroform auf, fügt 5 ccm N/10-
Salzsäure und 15 ccm Wasser hinzu und erhitzt so lange auf dem Wasserbade, bis der Geruch nach Chloroform verschwunden ist (was bei öfterem
kräftigem Schwenken des Kölbchens bald erreicht ist). Hierauf fügt
man, ohne auf die Ausscheidungen Rücksicht zu nehmen, nach dem Erkalten 60 ccm Wasser und 2 Tropfen Methylrotlösung hinzu und läßt
N/10-Kalilauge bis zum Farbenumschlag in Gelb hinzufließen. Hierzu
dürfen höchstens 3,65 ccm N/10-Kalilauge gebraucht werden, so daß
wenigstens 1,35 ccm N/10-Salzsäure zur Sättigung der in 20 g Brechnußtinktur vorhandenen Alkaloide verbraucht werden, was einem Mindestgehalt von rund 0,25 % Alkaloiden entspricht (1 ccm N/10-Salzsäure
= 0,0364 g Strychnin und Brucin zu gleichen Teilen).

Zwecks Ersparnis an den kostspieligen Materialien können die in vorstehender Vorschrift angegebenen Gewichtsmengen bei sorgfältiger Arbeit auf die Hälfte gekürzt werden (nur die Menge der 5 ccm N/10-Salzsäure halbiere man besser nicht,
da sich 2,5 ccm nicht so genau abmessen lassen). Über die dann zu
beobachtenden besonderen Vorsichtsmaßregeln s. Seite 86.

Tropacocaïnum hydrochloricum. — Tropakokainhydrochlorid.

$$(C_6H_5 . CO) C_8H_{14}ON . HCl, \text{ Mol.-Gew. } 281,63.$$

Das Tropakokain ist ein Alkaloid, das in den auf Java kultivierten
Kokapflanzen neben Kokain und anderen Kokabasen natürlich vorkommt, außerdem synthetisch hergestellt werden kann.

Farblose Kristalle oder ein weißes, kristallinisches Pulver. Tropakokainhydrochlorid ist in Wasser sehr leicht löslich; die Lösung verändert Lackmuspapier
nicht.

Tropakokainhydrochlorid schmilzt bei 271 ° unter Zersetzung.

In der wässerigen Lösung (1 + 99) ruft Jodlösung einen braunen, Kaliumdichromatlösung nach dem Ansäuern mit Salzsäure einen hellorangegelben Niederschlag
hervor; Silbernitratlösung erzeugt in der mit Salpetersäure angesäuerten Lösung
einen weißen Niederschlag.

Jodlösung bildet ein Perjodid der Base, Kaliumdichromatlösung ein
Dichromat, Silbernitrat bildet Chlorsilber.

Die Lösung von 0,1 g Tropakokainhydrochlorid in 2 ccm Wasser zeigt nach
Zusatz von 3 ccm Natriumcarbonatlösung eine milchige Trübung, die beim Schütteln
mit 10 ccm Äther vollständig verschwindet. Wird der Äther von der wässerigen
Flüssigkeit getrennt und auf dem Wasserbade verdampft, so hinterbleibt ein farbloses Öl, das beim Stehen über Schwefelsäure nach einiger Zeit kristallinisch erstarrt.
Dieser erstarrte Rückstand, dessen alkoholische Lösung angefeuchtetes Lackmuspapier bläut, schmilzt bei 49 °.

Der Stoff, der bei 49 ° schmilzt, ist die freie Base, das Tropakokain.

Versetzt man die Lösung von 0,1 g Tropakokainhydrochlorid in 1 ccm Wasser
mit 2 Tropfen Salpetersäure, so tritt beim Umschütteln bald Abscheidung eines
weißen, kristallinischen Niederschlages ein.

In dieser konzentrierten Lösung der salzsauren Base fällt durch Salpetersäure das schwerlösliche Nitrat aus.

0,1 g Tropakokainhydrochlorid muß, in 5 ccm Wasser unter Zusatz von 3 Tropfen verdünnter Schwefelsäure gelöst, eine Flüssigkeit liefern, die durch 1 Tropfen Kaliumpermanganatlösung violett gefärbt wird. Bei Abschluß von Staub darf die violette Färbung im Laufe einer halben Stunde kaum eine Abnahme zeigen (fremde Kokabasen). Fügt man sodann 1 ccm Kaliumpermanganatlösung hinzu, so erfolgt nach kurzer Zeit Abscheidung von violetten, nadelförmigen Kristallen.

Das zuerst zugesetzte Kaliumpermanganat darf nicht entfärbt werden, weil Tropakokain gegen $KMnO_4$ beständig ist, nicht aber fremde Basen wie z. B. Cinnamylecgonin. Auf weiteren Zusatz von Kaliumpermanganat fällt dann (analog wie beim Kokain, siehe dort) das kristallinische Tropakokainpermanganat aus.

0,1 g Tropakokainhydrochlorid muß sich in 1 ccm Schwefelsäure ohne Färbung lösen.

Tropakokainhydrochlorid darf beim Verbrennen höchstens 0,1 % Rückstand hinterlassen.

Tubera Jalapae. — Jalapenwurzel.

Die knollig verdickten, bei starker Wärme getrockneten Nebenwurzeln von Exogonium purga (Wenderoth) Bentham.

Bestimmung des Harzgehaltes. 5 g fein gepulverte Jalapenwurzel werden in einem Arzneiglase mit 50 ccm Weingeist übergossen und 24 Stunden lang unter häufigem Umschütteln bei etwa 30 ⁰ stehen gelassen. 25 ccm der klaren Flüssigkeit werden durch Erwärmen auf dem Wasserbade vom Weingeist befreit; der Rückstand wird so lange mit warmem Wasser gewaschen, als dieses noch gefärbt abläuft. Das Harz, das den an Jalapenharz gestellten Anforderungen genügen muß, wird sodann im Dampfbade getrocknet. Sein Gewicht muß mindestens 0,25 g betragen, was einem Harzgehalte der Jalapenwurzel von mindestens 10 % entspricht.

Eine sehr genaue Harzgehaltsbestimmung nach North findet man in der Ap. Z. 1911, S. 986. Siedler (Ph. Z. 1912, S. 15) erklärt dagegen nach vergleichenden Prüfungen das Verfahren des D. A. 5 als das einfachste, das zufriedenstellende Resultate liefert. Bezüglich der Ausführung gibt er noch einige Hinweise.

Jalapenwurzelpulver darf beim Verbrennen höchstens 6,5 % Rückstand hinterlassen.

Unguentum Hydrargyri album. — Quecksilberpräzipitatsalbe.

Quecksilberpräzipitatsalbe ist weiß.

Gehaltsbestimmung. 5 g Quecksilberpräzipitatsalbe werden in einem Kölbchen mit 25 g verdünnter Salzsäure unter öfterem Umschwenken 10 Minuten lang im Wasserbad erwärmt, worauf man etwa 30 ccm Wasser hinzufügt und erkalten läßt. Nach dem Erkalten gießt man die Lösung in einen Meßkolben von 100 ccm Inhalt, spült die Vaselinschicht wiederholt mit Wasser ab und ergänzt so die Flüssigkeit auf 100 ccm.

Zu 25 ccm dieser Lösung, die sich in einem mit Glasstopfen verschlossenen Glase befinden, gibt man 1 g Kaliumjodid und nach dessen Lösung 10 ccm Kalilauge. Alsdann fügt man 3 ccm Formaldehydlösung und 10 ccm Wasser hinzu und säuert nach 1 Minute mit 25 ccm verdünnter Essigsäure an. Das ausgeschiedene Quecksilber wird in 20 ccm N/10-Jodlösung gelöst und der Jodüberschuß durch N/10-Natriumthiosulfatlösung zurücktitriert. Es müssen dazu 10,1 ccm N/10-Natriumthiosulfatlösung verbraucht werden, was einem Gehalte von annähernd 10 % weißem Quecksilberpräzipitat entspricht (1 ccm N/10-Jodlösung = annähernd 0,01257 g weißem Quecksilberpräzipitat, Stärkelösung als Indikator).

Im Allgemeinen Teil auf Seite 69 sind 2 Quecksilberbestimmungen nach E. Rupp angegeben: 1. Eine Titration mittels N/10-Ammoniumrhodanid. 2. Ein jodometrisches Verfahren. — Hier bei der Bestimmung des Quecksilberpräzipitates in Salben ist die zweite Methode angewendet, weil Chlorionen anwesend sind. — Berechnung: Nach der Formel $Hg + J_2 = HgJ_2$ muß 1 Hg (bzw. 1 Molekül $NH_2 . Hg . Cl$; Molekulargewicht 251,5) binden 2 Jod. Folglich 2 Grammäquivalente Jod $= 2000$ ccm N/1-Jodlösung $= 251,5$ g weißer Quecksilberpräzipitat. Demnach 1 ccm N/10-Jodlösung $= 0,01257$ g der Quecksilberverbindung. — Es sollen bei der Bestimmung gebunden werden $20 - 10,1 = 9,9$ ccm N/10-Jodlösung. Demnach sollen vorhanden sein $9,9 \times 0,01257 =$ rund $0,125$ g Quecksilberpräzipitat in 1,25 g der $10^0/_0$ igen Salbe.

Eine andere Methode hat Winterfeld (Ap. Z. 1922, S. 194) ausgearbeitet. Sie beruht auf folgendem Vorgang:

$$Hg{<}^{NH_2}_{Cl} + 4CNS . NH_4 . = (CNS)_4 . Hg . (NH_4)_2 + NH_4Cl + 2 NH_3$$

Das heißt: Bei Einwirkung von Rhodanammonium auf Weißen Quecksilberpräzipitat entsteht Mercurirhodanid und Ammoniak (neben Ammoniumchlorid). Das Quecksilberrhodanid geht mit dem überschüssigen Rhodanammonium Komplexbildung ein, so daß nunmehr das NH_3 zu titrieren, d. h. die Quecksilberbestimmung in ein acidimetrisches Verfahren übergeführt ist. Die Vorschrift lautet:

2 g Unguentum Hydrargyri album werden auf einem Stückchen Pergamentpapier genau abgewogen. Letzteres wird zusammengerollt in einen geräumigen Schütteltrichter gebracht und mit 20 g Petroläther bis zur völligen Auflösung des Vaselins geschüttelt. Alsdann gibt man die gleiche Menge Wasser, 1,0 bis 1,5 g Rhodanammonium und ferner 20 ccm N/10-Salzsäure hinzu, schüttelt bis zur völligen Auflösung des Präzipitats und läßt alsdann die wäßrige Schicht vorsichtig in eine Glasstöpselflasche ab, gibt nochmals die gleiche Menge Wasser hinzu, schwenkt vorsichtig wenige Male um, läßt wiederum abfließen und spült auf diese Weise gleichzeitig das Abflußrohr aus. Das Nachspülen der Petrolätherschicht wiederholt man noch zweimal, gibt 2 Tropfen Methylrot als Indikator zu der wässerigen Lösung und titriert die nicht umgesetzte Säuremenge mit N/10-Kalilauge zurück.

Zur Bindung des entstandenen Ammoniaks sollen 15,4 bis 16,0 ccm N/10-Salzsäure verbraucht werden, was einem Gehalt von 9,7 bis $10,0^0/_0$ Präzipitat entspricht (1 ccm N/10-Salzsäure $= 0,0126$ g Präzipitat).

Unguentum Hydrargyri cinereum. — Quecksilbersalbe.
Unguentum Hydrargyri P. I.

Gehalt $30^0/_0$ Quecksilber.

Quecksilbersalbe ist bläulichgrau; Quecksilberkügelchen dürfen in ihr mit unbewaffnetem Auge nicht zu erkennen sein.

Gehaltsbestimmung. 2 g Quecksilbersalbe erhitzt man mit 20 ccm roher Salpetersäure etwa 10 Minuten lang auf dem Wasserbad in einem weithalsigen Kölbchen mit Rückflußkühler. Sobald in der Mischung keine Quecksilberkügelchen mehr zu erkennen sind, fügt man, den Rückflußkühler abspülend, 25 ccm Wasser hinzu und erhitzt von neuem, bis sich die Fettschicht klar abgeschieden hat. Nach dem Erkalten gießt man die Lösung durch ein Flöckchen Watte in einen Meßkolben von 100 ccm Inhalt, zerkleinert die Fettscheibe, spült sie und das Kölbchen 4 bis

5mal mit etwa 5 ccm Wasser nach, versetzt die vereinigten wässerigen Flüssigkeiten mit so viel Kaliumpermanganatlösung, daß sie beständig rot gefärbt sind oder sich braune Flocken abscheiden, und entfärbt oder klärt das Gemisch durch Zusatz von Ferrosulfatlösung. Man füllt darauf die Lösung bis zur Marke auf. 25 ccm der filtrierten Lösung werden mit 2 ccm Ferriammoniumsulfatlösung und so viel N/10-Ammoniumrhodanidlösung versetzt, daß eine braunrote Färbung eintritt. Hierzu müssen 15 ccm N/10-Ammoniumrhodanidlösung verbraucht werden, was einem Gehalte von 30 % Quecksilber entspricht (1 ccm N/10-Ammoniumrhodanidlösung = 0,01 g Quecksilber, Ferriammoniumsulfat als Indikator.)

Wurde gemäß dem vorstehenden Artikel bei Ung. Hydrarg. alb. zur Gehaltsbestimmung das jodometrische Verfahren angewendet, so hier das rhodantitrimetrische, das im Allgemeinen Teil S. 69 genau geschildert ist. Wie dort gesagt, ist bei dieser Bestimmung durchaus Abwesenheit von Chlorionen notwendig. Auch die Salpetersäure muß also frei von Salzsäure sein. Die Berechnung ergibt sich aus der Formel:

$$Hg\,(NO_3)_2 + 2\,CNS\,.\,NH_4 = (CNS)_2\,.\,Hg + 2\,NH_4\,.\,NO_3$$

Demnach: 1 Grammatom Hg = 200 g Hg = 2 Grammäquivalente $CNS\,.\,NH_4$ = 2000 ccm N/1-Ammoniumrhodanidlösung. 1 ccm N/10-Ammoniumrhodanidlösung = 0,01 g Hg. — Zur Ausführung sei noch bemerkt: Während des Auflösens des Quecksilbers in der Salpetersäure ist es nicht nötig, den Kolben mit einem Rückflußkühler zu verbinden. Es genügt, wenn man einen Trichter während dessen auf das Kölbchen setzt. Am besten jedoch eignet sich ein längeres Glasrohr (Kühlrohr), womöglich mit Glasschliff. — Setzt man darauf die Kaliumpermanganatlösung zu, um das vorhandene Mercuronitrat und die salpetrige Säure zu oxydieren, so muß man stärkere, etwa 5 %ige Kaliumpermanganatlösung verwenden oder $KMnO_4$ in Substanz. Sonst wird die Flüssigkeitsmenge zu groß.

Unguentum Hydrargyri rubrum. — Quecksilberoxydsalbe.

Quecksilberoxydsalbe ist rot.

Gehaltsbestimmung. 5 g Quecksilberoxydsalbe erhitzt man unter häufigem Umschwenken mit 20 ccm Salpetersäure auf dem Wasserbad in einem weithalsigen Kölbchen mit aufgesetztem Trichter, bis die rote Farbe der Salbe völlig verschwunden ist. Alsdann fügt man, den Trichter abspülend, 25 ccm Wasser hinzu und erhitzt von neuem, bis sich die Fettschicht klar abgeschieden hat. Nach dem Erkalten gießt man die Lösung durch ein Flöckchen Watte in einen Meßkolben von 100 ccm Inhalt, spült die Vaselinschicht und das Kölbchen 4 bis 5 mal mit etwa 5 ccm Wasser nach, versetzt die vereinigten wässerigen Flüssigkeiten mit so viel Kaliumpermanganatlösung, daß sie beständig rot gefärbt sind oder sich braune Flocken abscheiden, und entfärbt oder klärt das Gemisch durch Zusatz von Ferrosulfatlösung. Man füllt darauf die Lösung bis zur Marke auf. 50 ccm der filtrierten Lösung werden mit 2 ccm Ferriammoniumsulfatlösung und so viel N/10-Ammoniumrhodanidlösung versetzt, daß eine braunrote Färbung eintritt. Hierzu müssen 23,1 ccm N/10-Ammoniumrhodanidlösung verbraucht werden, was einem Gehalte von 10 % Quecksilberoxyd entspricht (1 ccm N/10-Ammoniumrhodanidlösung = 0,0108 g Quecksilberoxyd, Ferriammoniumsulfat als Indikator).

Über die Gehaltsbestimmung siehe bei Ung. Hydr. ciner.

Vaselinum album. — Weißes Vaselin.

Ein aus den Rückständen der Petroleumdestillation gewonnenes, gebleichtes Mineralfett.

Weißes Vaselin ist eine weiße, höchstens grünlich durchscheinende, zähe Masse von gleichmäßiger, weicher Salbenkonsistenz. Es schmilzt beim Erwärmen zu einer

klaren, farblosen, blau fluorescierenden, geruchlosen Flüssigkeit. Unter dem
Mikroskop erscheint es weder körnig noch kristallinisch. Es ist unlöslich in Wasser,
wenig löslich in Weingeist, leicht löslich in Chloroform und in Äther.

Schmelzpunkt 35° bis 40°.

20 Teile heißes Wasser, die mit 5 Teilen weißem Vaselin geschüttelt worden sind,
müssen auf Zusatz von 2 Tropfen Phenolphthaleinlösung farblos bleiben, dagegen
auf weiteren Zusatz von 0,1 ccm N/10-Kalilauge gerötet werden (Alkalien, Säuren).

Eine Mischung von 3 ccm Natronlauge und 20 ccm Wasser, die mit 5 Teilen
weißem Vaselin unter Umschütteln zum Sieden erhitzt worden ist, darf nach dem
Erkalten beim Übersättigen mit Salzsäure keine Ausscheidung geben (verseifbare
Fette und Harze).

Wird weißes Vaselin mit der gleichen Raummenge Schwefelsäure in einer mit
Schwefelsäure gespülten Schale zusammengerieben, so darf sich das Gemisch inner-
halb einer halben Stunde höchstens bräunen, aber nicht schwärzen (organische
Verunreinigungen).

Über alle diese Proben siehe Näheres im folgenden Artikel „Vaselin.
flavum". Nur speziell zu weißem Vaselin ist zu bemerken, daß hier bei
guter Ware die Schwefelsäureprobe besser ausfällt als bei gelbem Vaselin,
nämlich mit gelblicher bis gelbbrauner Farbe.

Vaselinum flavum. — Vaselin.
Gelbes Vaselin.

Wir folgen in diesem Artikel den Angaben von Riedels Ber. 1912,
S. 41. — R. Richter, Ph. Ztrh. 1912, S. 1330. — Linke, B. D. Ph. Ges.
1911, S. 199. — Abel, Veröffentlichungen aus dem Gebiet des Militär-
sanitätswesens 1913, S. 150. — Enz, Ap. Z. 1916, S. 136. — Utz, Südd.
Ap. Z. 1921, S. 153.

Ein aus den Rückständen der Petroleumdestillation gewonnenes Mineralfett.

Vaselin ist eine gelbe, durchscheinende, zähe Masse von gleichmäßiger, weicher
Salbenkonsistenz. Es schmilzt beim Erwärmen zu einer klaren, gelben, blau
fluorescierenden, geruchlosen Flüssigkeit. Unter dem Mikroskop erscheint es weder
körnig noch kristallinisch. Es ist unlöslich in Wasser, wenig löslich in Weingeist,
leicht löslich in Chloroform und in Äther.

Zunächst ist weder weißes noch gelbes Vaselin völlig geruchlos, vielmehr zeigen sie stets einen „Eigengeruch", der aber nicht ein ausgesproche-
ner Petroleumgeruch sein darf. — Wenn ferner mit dem Verbot des
kristallinischen Aussehens unter dem Mikroskop gesagt sein soll, daß hier
überhaupt keine Kristalle vorhanden sein dürfen, so wäre das falsch.
Im Gegenteil zeigt gerade das Naturvaselin unter dem Mikroskop ganz
charakteristisch feine Kristallnadeln. Gemeint ist wohl vom D. A. 5
folgendes: Die Kunstvaselinen, hergestellt aus Vaselinöl oder flüssigem
Paraffin mit Erdwachs, Ceresin, festem Paraffin, zeigen körnig
kristallinische Ausscheidungen. Das Vorhandensein dieser grobkristalli-
nischen Gebilde sollte verboten, die Anwesenheit der feinen Nädelchen
aber als Eigenschaft des echten Vaselins geradezu gefordert werden.

Schmelzpunkt 35° bis 40°.

Im Allgemeinen Teil ist auf Seite 5 berichtet, daß hier die Schmelzpunktsbestimmung insofern schwer zu beobachten ist, als Vaselin an sich
halb durchsichtig erscheint. Es kommt hinzu, daß diese weiche Masse,
wenn erst geschmolzen, längerer Zeit zum völligen Erstarren bedarf.
Siehe deshalb auf Seite 6 über die Bestimmung ohne Schmelzprozeß

zur Füllung der Kapillare. — Die meisten Vaselinen des Handels haben
einen höheren Schmelzpunkt, als das D. A. 5 angibt; sie schmelzen gewöhnlich zwischen 37⁰ und 44⁰. Es ist das auch, zumal für die Verwendung während der Sommerzeit, kein Nachteil. Nur für Augensalben ist
doch zur Vermeidung des Druckgefühls ein Vaselin geboten, das bei Kör-
pertemperatur mindestens ganz weich wird; es ist deshalb richtig, für
diese Zwecke eine besondere Ware zu halten.

20 Teile heißes Wasser, die mit 5 Teilen Vaselin geschüttelt worden sind,
müssen auf Zusatz von 2 Tropfen Phenolphthaleinlösung farblos bleiben, dagegen
auf weiteren Zusatz von 0,1 ccm N/10-Kalilauge gerötet werden (Alkalien, Säuren).

Demnach dürfen Alkalien überhaupt nicht, Säuren nur in sehr geringer Menge vorhanden sein. — Es wird vorgeschlagen, diese Probe so
auszuführen: Werden 5 g Vaselin im Reagenzglas und Wasserbad zum
Schmelzen erhitzt und mit etwa gleichen Teilen Weingeist nach noch-
maligem Erwärmen tüchtig durchgeschüttelt, so soll die geklärte Wein-
geistschicht nach Zusatz von 5 Tropfen Phenolphthaleinlösung farblos,
nach weiterem Zusatz von 0,1 ccm (ca. 3 Tropfen) N/10-KOH gerötet sein.

Diese Prüfung läßt sich gut mit einer anderen verbinden. Bisweilen
— hauptsächlich während des Krieges — sind Vaselinen in den Handel
gekommen, die mit Azofarbstoff gleichmäßig durchgefärbt waren.
(Diese Fälschung ist um so bedenklicher, als Salben wie Pasta Zinci
salicyl., aus solcher Ware hergestellt, sogleich oder bald eine rote Farbe
annehmen.) Versetzt man nun obige alkoholische Lösung, die nach Zusatz
von Alkali rot geworden ist, mit überschüssiger Säure, so muß das Rot
(vom Phenolphthalein herrührend) verschwinden, während ein neu auf-
tretendes lebhaftes Rot das Vorliegen eines Azofarbstoffes erweisen
würde (Enz). Eventuell erkennt man auch schon den Azofarbstoff an
der gelben Farbe des Weingeistes vor Zusatz von Phenolphthalein.

Eine Mischung von 3 ccm Natronlauge und 20 ccm Wasser, die mit 5 Teilen
Vaselin unter Umschütteln zum Sieden erhitzt worden ist, darf nach dem Erkalten
beim Übersättigen mit Salzsäure keine Ausscheidung geben (verseifbare Fette und
Harze).

Sind Fette oder Harze vorhanden, so würden sich beim Kochen mit
Natronlauge Seifen bilden, aus deren Lösungen sich nach dem Übersättigen mit Mineralsäuren die freien Fett- oder Harzsäuren ausscheiden
müßten. Zur Ausführung kocht man das Vaselin mit der Natronlauge
in einem kleinen Erlenmeyerkolben, kühlt gut ab, stößt mit einem Glasstab die erhärtete Vaselindecke durch und prüft dann die herausgegossene
Flüssigkeit.

Wird Vaselin mit der gleichen Raummenge Schwefelsäure in einer mit Schwefelsäure gespülten Schale zusammengerieben, so darf sich das Gemisch innerhalb einer
halben Stunde höchstens bräunen, aber nicht schwärzen (organische Verunreinigungen).

Auch die besten Handelssorten von gelbem Vaselin färben sich bei
dieser Probe in weniger als einer halben Stunde schwarzbraun (Linke).
Hierzu äußert sich ein Fachmann (Ph. Z. 1911, S. 285) folgendermaßen:
„Bezüglich des gelben Vaselins bemerke ich, daß auch ich noch kein
Vaselin gefunden habe, das die Schwefelsäureprobe vollkommen aushält.
Diese Probe ist eben zu scharf; sie ist offenbar in das D. A. 5 aufgenom-

men worden, ohne daß zuvor Spezialfachleute, also Vaselinfabrikanten, befragt sind. Es ist mir auch nicht klar, was diese Prüfung eigentlich besagen soll, denn die Anwesenheit organischer, durch Schwefelsäure zerstörbarer Substanzen resp. Bestandteile ist doch nicht ohne weiteres als eine Verunreinigung zu bezeichnen. Dann müßte z. B. Adeps Lanae als Salbengrundlage auch ganz verworfen werden, das bekanntlich durch Schwefelsäure sehr stark angegriffen wird."

Veratrinum. — Veratrin.

Weißes, lockeres, heftig zum Niesen reizendes Pulver oder weiße, amorphe Massen.

In siedendem Wasser löst sich Veratrin nur wenig; die filtrierte Lösung schmeckt scharf, nicht bitter und bläut Lackmuspapier nur langsam. Veratrin löst sich in 4 Teilen Weingeist, in 2 Teilen Chloroform und in 10 Teilen Äther. Diese Lösungen bläuen angefeuchtetes Lackmuspapier. In verdünnter Schwefelsäure und in Salzsäure löst es sich klar.

Im Handel ist oft ein etwas graublaues Veratrin, das also nicht die oben geforderten „weißen Massen" bildet. Eine solche Ware löst sich nicht völlig in Äther, sondern scheidet dabei charakteristisch bläuliche Flocken aus.

Beim Kochen mit Salzsäure liefert Veratrin eine rote Lösung, die ihre Färbung mehrere Tage lang bewahrt. Wird Veratrin mit 100 Teilen Schwefelsäure verrieben, so tritt zunächst eine grünlichgelbe Fluorescenz, darauf allmählich eine starke Rotfärbung auf.

Wird ein Gemisch von 0,01 g Veratrin und 0,05 g Zucker mit Schwefelsäure durchfeuchtet, so tritt anfangs eine grüne, nach einiger Zeit eine blaue Färbung ein.

In einer weingeistigen Lösung des Veratrins darf durch Platinchloridlösung kein Niederschlag hervorgerufen werden (fremde Alkaloide).

Veratrin darf beim Verbrennen höchstens 0,1 % Rückstand hinterlassen.

Vinum. — Wein.

Das durch alkoholische Gärung aus dem Safte der frischen Weintraube hergestellte Getränk. Wein, auch Dessertwein (Süd-Süßwein) muß den Bestimmungen des Weingesetzes vom 7. April 1909 und den dazu ergangenen Ausführungsbestimmungen entsprechen.

Die Untersuchung des Weines ist nach der vom Bundesrate beschlossenen „Anweisung zur chemischen Untersuchung des Weines" vorzunehmen.

An Stelle des vorgeschriebenen Xeresweins darf zur Herstellung pharmazeutischer Zubereitungen auch anderer Dessertwein (Süd-Süßwein) verwendet werden, wenn er in Farbe und Geschmack dem Xereswein ähnlich ist.

Eine Erläuterung der „Anweisung zur chemischen Untersuchung des Weines" würde im Rahmen dieses Buches zu weit führen. Es muß diesbezüglich auf die Werke der Nahrungsmittelchemie hingewiesen werden.— Kunz-Krause (Ap. Z. 1920, S. 79) bespricht den Ersatz ausländischer Südweine durch inländische Beerenweine.—Heiduschka und Schmitt (ebenda S. 109) haben einen zusammenfassenden Bericht über Weine und weinhaltige Arzneimittel des D. A. 5 gegeben.

Vinum Pepsini. — Pepsinwein.

Pepsinwein ist bräunlichgelb.

Von einem Hühnerei, daß 10 Minuten lang in kochendem Wasser gelegen hat, wird nach dem Erkalten das Eiweiß durch ein zur Bereitung von grobem Pulver bestimmtes Sieb gerieben. 10 g dieses zerkleinerten Eiweißes werden in 100 ccm warmem Wasser von 50° und 0,5 ccm Salzsäure gleichmäßig zerteilt; der Mischung werden 5 ccm Pepsinwein hinzugefügt. Läßt man diese Mischung unter wiederholtem Umschütteln 3 Stunden lang bei 45° stehen, so muß das Eiweiß bis auf wenige weißgelbliche Häutchen gelöst sein.

Die Wirkung der verdauenden Kraft wird geprüft, wie bei Pepsin angegeben (siehe dort). Da diese verdauende Wirkung unter dem Einflusse der Salzsäure und des Weines sich nach Angabe vieler Autoren allmählich vermindert, ist es zweckmäßig, nicht größere Mengen als nötig vorrätig zu halten! — O. Richter (Ap. Z. 1913, S. 354) macht darauf aufmerksam, daß Talk und Bolus zum Klären nur anzuwenden sind, wenn aus diesen Klärungsmitteln alle durch Säuren löslichen Bestandteile entfernt sind. Andernfalls wird die Säure des Pepsinweines ganz oder zum Teil neutralisiert.

Zincum aceticum. — Zinkacetat.

$(C_2H_3O_2)_2$ Zn. 2 H_2O., Mol.-Gew. 219,45.

Weiße, glänzende, schwach nach Essigsäure riechende Blättchen. Zinkacetat löst sich in 3 Teilen Wasser von 15°, in 2 Teilen siedendem Wasser. Die wässerige Lösung, die Lackmuspapier schwach rötet, wird durch Eisenchloridlösung dunkelrot gefärbt und gibt mit wenig Natronlauge einen weißen Niederschlag, der sich im Überschusse des Fällungsmittels löst.

Eisenchlorid erzeugt eine dunkelrote Färbung durch Bildung von Ferriacetat, Natronlauge fällt zunächst einen weißen Niederschlag von Zinkhydroxyd $Zn(OH)_2$, das sich in einem Überschuß der Lauge unter Bildung von $Zn(ONa)_2$ auflöst.

Die mit Salzsäure angesäuerte wässerige Lösung (1 + 9) darf durch Schwefelwasserstoffwasser nicht gefärbt werden (fremde Metallsalze). 10 ccm der wässerigen Lösung (1 + 9) müssen beim Mischen mit 10 ccm Ammoniakflüssigkeit klar und farblos bleiben (Eisen-, Aluminium-, Kupfersalze). Diese Lösung muß mit 5 Tropfen Schwefelwasserstoffwasser eine rein weiße Fällung geben (fremde Metallsalze). Fällt man durch einen weiteren Zusatz von Schwefelwasserstoffwasser das Zink vollständig aus, so darf die vom Niederschlag abfiltrierte Flüssigkeit beim Verdampfen und Glühen höchstens 0,002 g Rückstand hinterlassen. Bei gelindem Erwärmen mit Schwefelsäure darf Zinkacetat keine Schwärzung erleiden (organische Verunreinigungen).

In saurer Lösung soll Schwefelwasserstoff keine Färbung herbeiführen (Cadmium würde gelb, Blei würde braunschwarz ausfallen). — Durch Zusatz von überschüssigem Ammoniak bleibt Zink in Lösung (als komplexe Zinkammoniakverbindung), während Eisen, Aluminium usw. ausfallen würden. Zu dieser ammoniakalischen Lösung sollen nur 5 Tropfen Schwefelwasserstoffwasser zugesetzt werden. Fügt man nämlich mehr H_2S hinzu, so fallen größere Mengen des weißen ZnS aus und könnten geringe Färbungen, herrührend von anderen Metallen, verdecken. Wendet man dagegen nach der Vorschrift nur wenig H_2S an, so ist eine Dunkelfärbung deutlicher zu erkennen, zumal eventuell gebildetes Bleisulfid unlöslicher ist als Zinksulfid und daher leichter ausfällt. — Bei der Ausführung ist auf folgendes zu achten: Erstens muß das Schwefelwasserstoffwasser genügend stark sein. Aber auch wenn das der Fall, entsteht hier nur eine weiße Trübung, kein Niederschlag. Bildet sich nun eine dunkle Trübung, so liegt das eventuell nicht an Verunreinigungen des Zinksalzes, sondern unter Umständen an der Ammoniakflüssigkeit, was um so eher möglich, als letztere nach dem D. A. 5 auf Metallsalze nur 1 + 2 verdünnt geprüft wird, hier aber in der höheren Konzentration 1 + 1 Anwendung findet. Also vor einer Beanstandung ist die Ammoniakflüssigkeit zu prüfen (Frerichs, Ap. Z. 1917, S. 493)!

Zincum chloratum. — Zinkchlorid.

$ZnCl_2$, Mol.-Gew. 136,29.

Weißes, kristallinisches Pulver oder weiße Stangen. Zinkchlorid löst sich leicht in Wasser und Weingeist und zerfließt an feuchter Luft. Beim Erhitzen schmilzt es, zersetzt sich dabei unter Ausstoßung weißer Dämpfe und hinterläßt einen in der Hitze gelben, beim Erkalten weiß werdenden Rückstand. Die wässerige Lösung rötet Lackmuspapier und gibt sowohl mit Silbernitratlösung als auch mit Ammoniakflüssigkeit weiße, in überschüssiger Ammoniakflüssigkeit lösliche Niederschläge.

Beim Erhitzen sublimiert der größte Teil des Zinkchlorids, während ein Gemisch aus Zinkchlorid und Zinkoxyd zurückbleibt. (Von letzterem rührt die in der Hitze gelbe Farbe her, die beim Erkalten in Weiß übergeht.) — Durch Silbernitrat fällt AgCl, durch geringen Zusatz von Ammoniak Zinkhydroxyd, welche sich beide in überschüssiger Ammoniakflüssigkeit lösen.

Die mit ausgekochtem Wasser frisch bereitete Lösung (1 + 1) ist klar; sie trübt sich aber beim Verdünnen mit Wasser.

Das Wasser muß zum Vertreiben der schädlich wirkenden Kohlensäure ausgekocht werden. Sind nicht mehr als Spuren Oxychlorid vorhanden, so bleibt die konzentrierte Lösung klar. Sie trübt sich aber beim Verdünnen mit Wasser durch ausgeschiedenes Oxychlorid, das zum Teil erst durch hydrolytische Zersetzung bei diesem Verdünnen entsteht.

Der in 2,5 ccm der wässerigen Lösung (1 + 1) durch Zusatz von 7,5 ccm Weingeist entstehende flockige Niederschlag muß auf Zusatz von 1 Tropfen verdünnter Salzsäure verschwinden (Zinkoxychlorid).

Diese Prüfung zielt auf einen übergroßen Gehalt an Oxychlorid; sie erscheint in der Fassung des Arzneibuches sehr rigoros. Auch Lefeldt (B. D. Ph. Ges. 1917, S. 192) spricht dafür, daß zum Lösen des Niederschlages besser 2 bis 3 Tropfen verdünnter Salzsäure zugelassen werden sollten.

Die mit Salzsäure angesäuerte wässerige Lösung (1 + 9) darf weder durch Baryumnitratlösung getrübt (Schwefelsäure), noch durch Schwefelwasserstoffwasser gefärbt werden (fremde Metallsalze). 10 ccm der wässerigen Lösung (1 + 9) müssen beim Mischen mit 10 ccm Ammoniakflüssigkeit klar und farblos bleiben (Eisen-, Aluminium-, Kupfersalze). Diese Lösung muß mit 5 Tropfen Schwefelwasserstoffwasser eine rein weiße Fällung geben (fremde Metallsalze). Fällt man durch einen weiteren Zusatz von Schwefelwasserstoffwasser das Zink vollständig aus, so darf die vom Niederschlag abfiltrierte Flüssigkeit beim Verdampfen und Glühen höchstens 0,002 g Rückstand hinterlassen.

Über die Prüfung mit 5 Tropfen Schwefelwasserstoffwasser siehe bei Zincum aceticum.

Zincum oxydatum. — Zinkoxyd.

ZnO,   Mol.-Gew. 81,37.

Weißes oder gelblichweißes, zartes, amorphes Pulver, das beim Erhitzen gelb und beim Erkalten wieder weiß wird. Zinkoxyd ist in Wasser unlöslich, in verdünnter Essigsäure leicht löslich. Die essigsaure Lösung gibt mit wenig Natronlauge einen weißen Niederschlag, der sich im Überschusse des Fällungsmittels wieder löst.

Die Identitätsprüfungen sind fast die gleichen wie bei Zincum aceticum.

Eine Mischung von 1 g Zinkoxyd und 3 ccm Zinnchlorürlösung darf innerhalb 1 Stunde keine dunklere Färbung annehmen (Arsenverbindungen). Werden 2 g Zinkoxyd mit 20 ccm Wasser geschüttelt, so darf das Filtrat durch Baryumnitratlösung (Schwefelsäure) und durch Silbernitratlösung (Salzsäure) höchstens opalisierend getrübt werden.

Zinkoxyd muß sich in 9 Teilen verdünnter Essigsäure klar und ohne Aufbrausen lösen (Kohlensäure); die Lösung darf weder durch Ammoniumoxalatlösung (Calciumsalze), noch durch Kaliumchromatlösung (Bleisalze) getrübt werden und muß beim Übersättigen mit Ammoniakflüssigkeit klar und farblos bleiben (Eisen-, Aluminium-, Kupfersalze). Die mit Ammoniakflüssigkeit übersättigte Lösung muß mit 5 Tropfen Schwefelwasserstoffwasser eine rein weiße Fällung geben (fremde Metallsalze) und darf durch Ammoniumoxalatlösung nicht verändert werden (Calciumsalze).

Diese Prüfungen sind umständlich, sollen zum Teil nach 2 Methoden ausgeführt werden und geben dann noch zu Täuschungen Anlaß: Zunächst ist bei der Prüfung auf Kohlensäure die Konzentration zu groß. Das Oxyd löst sich wohl in der Essigsäure bei der Reaktionswärme, das Salz scheidet sich beim Erkalten aber wieder aus. Dann kann in der essigsauren Lösung durch Ammoniumoxalat Zinkoxalat ausfallen, wenn mehr als einige Tropfen Reagens zugesetzt werden; diese Prüfung ist auch um so unnötiger, als nachher nochmals auf Calciumsalze in ammoniakalischer Lösung geprüft werden soll. Ferner kann bei der Prüfung auf Bleisalze durch Kaliumchromatlösung mangels überschüssiger Essigsäure etwas gallertiges basisches Zinkchromat ausfallen (Rupp, Ap. Z. 1912, S. 902), eine Gefahr, die wiederum unnötig ist, da nachher noch mit H_2S auf Blei geprüft wird. Alle diese Mißlichkeiten vermeidet man nach Frerichs (Ap. Z. 1917, S. 493) durch folgendes Vorgehen: 2 g Zinkoxyd müssen, mit 10 ccm Wasser angeschüttelt, nach Zusatz von 20 ccm verdünnter Essigsäure sich ohne Gasentwicklung[1]) klar lösen (Kohlensäure). Diese Lösung wird dann zur Vornahme der genannten Prüfungen und der auf Magnesiumsalze so gebraucht: 1. 10 ccm der Lösung dürfen durch einige Tropfen Kaliumchromatlösung nicht getrübt werden (Blei). 2. 15 ccm der Lösung müssen mit 15 ccm Ammoniakflüssigkeit eine klare farblose Mischung geben (Eisen, Kupfer, Aluminium). 3. Je 10 ccm der letzten ammoniakalischen Mischung dürfen durch Ammoniumoxalatlösung nicht verändert werden (Calcium), durch Natriumphosphatlösung innerhalb 10 Minuten nicht verändert werden (Magnesium), durch 5 Tropfen Schwefelwasserstoffwasser nur weiß getrübt, nicht gefärbt werden (fremde Metalle).

---

[1]) Spuren von Kohlensäure, die aus der Luft angezogen werden, könnten gestattet sein. — Die spätere Prüfung mittels Kaliumchromatlösung ist, weil besonders scharf, doch neben der Schwefelwasserstoffprobe empfehlenswert.

5 ccm der essigsauren Lösung (1 + 9) dürfen beim Hinzufügen von 10 ccm Ammoniakflüssigkeit und von 10 ccm Natriumphosphatlösung innerhalb 10 Minuten nicht verändert werden (Magnesiumsalze).

Diese Prüfung wird nach dem Vorerwähnten überflüssig.

Wird eine Mischung von 2 ccm der essigsauren Lösung (1 + 9) und 2 ccm Schwefelsäure nach dem Erkalten mit 1 ccm Ferrosulfatlösung überschichtet, so darf sich zwischen den beiden Flüssigkeiten keine gefärbte Zone bilden (Salpetersäure).

Zincum oxydatum crudum. — Rohes Zinkoxyd.

Weißes, zartes, amorphes Pulver, das beim Erhitzen gelb und beim Erkalten wieder weiß wird und in Wasser unlöslich ist.

Rohes Zinkoxyd muß in verdünnter Essigsäure ohne Aufbrausen löslich sein (Kohlensäure). Der in dieser Lösung durch Natronlauge entstehende Niederschlag muß sich im Überschusse des Fällungsmittels zu einer klaren, farblosen Flüssigkeit lösen (Magnesium-, Calcium-, Eisensalze). Eine Lösung von 0,2 g rohem Zinkoxyd in 2 ccm verdünnter Essigsäure darf bei Zimmertemperatur durch Kaliumjodidlösung nicht verändert werden (Bleisalze).

Hier wird zweckmäßig die essigsaure Lösung ebenso hergestellt, wie bei dem reinen Zinkoxyd vorgeschlagen. Man schüttelt also 2 g des Präparates mit 10 g Wasser an und setzt dann 20 ccm verdünnte Essigsäure hinzu. Mit dieser Lösung prüft man dann auf Magnesium-Calcium-Eisensalze. — Gewisse Schwierigkeiten bereitet die folgende Prüfung auf Blei. Die bei dem reinen Präparat angewendete Kaliumchromatlösung kann hier, weil zu empfindlich, nicht verwendet werden. Man soll vielmehr KJ hinzugeben, damit sich event. das schön kristallisierte Jodblei abscheidet. Aber selbst bei stärker bleihaltigen Präparaten scheiden sich die goldgelben Blättchen nicht immer aus. Das liegt daran, daß Jodblei leicht übersättigte Lösungen bildet, und daß Temperatur und Menge des zugesetzten KJ, auf die es auch ankommt, nicht angegeben sind (siehe auch Kroeber, Ap. Z. 1913, S. 606). Die Probe wird noch am besten so angestellt: Die Lösung von 0,2 g ZnO in 2 ccm verdünnter Essigsäure wird auf ca. 15° abgekühlt. Dann gibt man 10 Tropfen Jodkaliumlösung hinzu und läßt einige Zeit zur Beobachtung stehen. Reiben mit einem Glasstab beschleunigt außerordentlich das event. Ausfallen der gelben Kristalle und sollte nie versäumt werden. Hierbei fällt freilich meist Zinkacetat aus, das sich aber schon durch seine weiße Farbe kennzeichnet.

Zincum sulfuricum. — Zinksulfat.

$ZnSO_4 . 7 H_2O$,   Mol.-Gew. 287,55.

Farblose, an trockener Luft verwitternde Kristalle von scharfem Geschmacke. Zinksulfat löst sich sehr leicht in Wasser; in Weingeist ist es fast unlöslich.

Die wässerige Lösung (1 + 9) rötet Lackmuspapier und gibt mit Baryumnitratlösung einen weißen, in Salzsäure unlöslichen Niederschlag, mit wenig Natronlauge einen weißen Niederschlag, der sich im Überschusse des Fällungsmittels wieder löst. In dieser Lösung wird durch Schwefelwasserstoffwasser ein weißer Niederschlag erzeugt.

0,5 g Zinksulfat müssen sich in einer Mischung von 10 ccm Wasser und 5 ccm Ammoniakflüssigkeit klar lösen (Blei-, Aluminium-, Eisensalze). Die Lösung muß mit 5 Tropfen Schwefelwasserstoffwasser eine rein weiße Fällung geben (fremde Metallsalze).

Siehe die entsprechenden Erläuterungen bei Zincum aceticum. — Bei der Prüfung mittels Ammoniakflüssigkeit ist übrigens besondere Aufmerksamkeit nötig: Es sind vielfach Präparate mit Aluminiumgehalt im Handel.

Beim Erwärmen von Zinksulfat mit Natronlauge darf kein Geruch nach Ammoniak auftreten (Ammoniumsalze).

Wird eine Mischung von 2 ccm einer wässerigen Zinksulfatlösung (1 + 9) und 2 ccm Schwefelsäure nach dem Erkalten mit 1 ccm Ferrosulfatlösung überschichtet, so darf sich zwischen den beiden Flüssigkeiten keine gefärbte Zone bilden (Salpetersäure).

Die wässerige Lösung (1 + 9) darf durch Silbernitratlösung nicht getrübt werden (Salzsäure).

Werden 2 g Zinksulfat mit 10 ccm Weingeist geschüttelt, so darf die nach 10 Minuten abfiltrierte Flüssigkeit nach dem Verdünnen mit 10 ccm Wasser Lackmuspapier nicht röten (freie Schwefelsäure).

Nachtrag zum Nachweis von Arsen.

Es war bereits die Tatsache bekannt, daß man zum Nachweis kleiner Arsenmengen Hypophosphite zweckmäßig verwenden kann. Jetzt haben E. Rupp und Muschiol (B. D. Ph. Ges. 1923, S. 62) diese Reaktion für die einzelnen Prüfungen des Arzneibuches ausgearbeitet. Sie verwenden zu diesem Zweck Calciumhypophosphit, von dem sie 1 Teil in 10 Teilen offizineller Salzsäure lösen. Diese salzsaure Lösung wird bei den späteren Einzelvorschriften als „Arsenreagens“ oder einfacher als „Reagens“ bezeichnet. — Die neu ausgearbeitete Methode besitzt recht wesentliche Vorteile vor der mittels Zinnchlorürlösung (Bettendorfs Reagens), schon wegen der Billigkeit der Materialien. Außerdem ist die Zinnchlorürlösung recht umständlich in der Darstellung und wird vor allem durch den Verlust an Salzsäure bald unbrauchbar. Die Calciumhypophosphitlösung dagegen ist schnell zu bereiten und zeigt, wie alle Hypophosphite, eine so starke Arsen-Empfindlichkeit, daß schon bei Gegenwart kleinster Mengen Arsen (ca. 0,1 mg) eine sehr deutliche Dunkelfärbung entsteht. Nur bei Prüfung von Tart. stibiat. ist das Reagens nicht gut anwendbar, da Hypophosphit nicht unempfindlich gegen Antimon ist; sonst gelten nachstehende Vorschriften.

Allgemeines Verfahren: Die in nachstehender Weise zubereitete Mischung von Substanz und Reagens wird im Reagenzglas in das siedende Wasserbad gesetzt. Die Mischung darf innerhalb $^1/_4$ Stunde keine dunklere Färbung annehmen. Für Rohsäuren und entsprechende Waren ist eine schwache Dunklerfärbung zuzulassen.

Einzel-Verfahren: Acid. acetic., Acid. acetic. dilut., Acid. hydrochlor. (auch dilutum), **Acid. phosphoric., Acid. sulfuric. dil.:** 2 ccm und ca. 3 ccm Reagens.

Acid. sulfuric., Acid. sulfuric. crud.: 2 ccm gemischt mit 2 ccm Wasser und 3 ccm Reagens hinzugefügt.

Glycerin; Liq. Alum. acetic.: 1 ccm und ca. 3 ccm Reagens.

Calcium hypophosphoros: 1 g und 3 ccm Salzsäure.

Alumin. sulfuric., Calc. phosphoric., Magnes. sulfuric., Natr. phosphoric., Natr. sulfuric.: 1 g zerrieben und angeschüttelt mit 4—5 ccm Reagens. Gipsbildung stört nicht.

Bismut. subsalicylic.: 1 g angeschüttelt mit einigen Kubikzentimetern Salzsäure und 2 ccm Reagens hinzugefügt. Salicylsäureausscheidung stört nicht.

Bismut. nitric., Bismut. subnitric.: 1 g wird erhitzt, bis keine braunen Dämpfe mehr entweichen. Der Rückstand wird in 2 ccm Salzsäure gelöst und mit ca. 2 ccm Reagens versetzt.

Bismut. subgallic.: 1 g wird im Schälchen verascht, der Rückstand in wenig Salpetersäure warm gelöst und nach Zusatz einiger Kubikzentimeter Salzsäure über kleiner Flamme eingetrocknet. Hierauf löst man wieder in wenig Salzsäure und mischt mit 2 ccm Reagens.

Ferr. pulv., Ferr. reduct.: 0,4 g Eisen und 0,4 g Kaliumchlorat übergießt man mit 4 ccm Salzsäure. Nachdem die Einwirkung beendet ist, wird bis zur Entfernung des freien Chlors erwärmt und filtriert. 1 ccm Filtrat wird mit 2 ccm Reagens gemischt und nach der Erhitzung mit 3 ccm Phosphorsäure versetzt. Eine Arsenbräunung ist neben der farblosen Ferriphosphorsäure mit Schärfe erkennbar.

Liquor Ferri sesquichlorat.: 1 ccm mit 2—3 ccm Reagens gemischt, wird nach der Erhitzung, wie beim Eisen beschrieben, durch 3 ccm Phosphorsäure aufgehellt.

**Übersicht[1]) über die zwischen +11⁰ bis + 30⁰ eintretenden
im D. A. 5 enthaltenen**

Von Apotheker

	15⁰	11⁰	12⁰	13⁰	14⁰	15⁰	16⁰	17⁰
Acidum aceticum	höchstens 1,064	1,068	1,067	1,066	1,065	1,064	1,063	1,062
„ „ dilut.	1,041	1,043	1,043	1,042	1,042	1,041	1,040	1,040
„ carbolic. liquef. . . .	1,068—1,071	—	fest	1,070	1,070	1,069	1,068	1,068
„ formicicum	1,061—1,064	1,064	1,063	1,063	1,062	1,062	1,061	1,061
„ hydrochloric.	1,126—1,127	1,128	1,128	1,127	1,127	1,126	1,126	1,125
„ „ dilut.	1,061—1,063	1,063	1,063	1,062	1,062	1,062	1,062	1,062
„ lacticum	1,210—1,220	1,218	1,217	1,216	1,216	1,215	1,215	1,214
„ nitricum	1,149—1,152	1,154	1,153	1,152	1,152	1,151	1,150	1,150
„ „ crud.	1,380—1,400	1,395	1,393	1,392	1,391	1,390	1,389	1,387
„ phosphoric.	1,153—1,155	1,156	1,155	1,155	1,154	1,154	1,154	1,153
„ sulfuric.	1,836—1,841	1,843	1,842	1,841	1,840	1,839	1,838	1,837
„ „ crud.	nicht unter 1,825	1,830	1,829	1,828	1,827	1,826	1,825	1,824
„ „ dilut.	1,109—1,114	1,114	1,113	1,113	1,113	1,112	1,112	1,111
Aether	0,720	0,725	0,723	0,722	0,721	0,720	0,718	0,717
„ aceticus	0,902—0,906	0,909	0,908	0,907	0,905	0,904	0,903	0,902
„ bromatus.	1,453—1,457	1,462	1,461	1,459	1,457	1,455	1,453	1,451
Alcohol absolut.	0,796—0,797	0,800	0,799	0,799	0,798	0,797	0,796	0,795
Amylium nitros.	0,875—0,885	0,884	0,883	0,882	0,881	0,880	0,879	0,877
Aqua Amygdal. am.	0,970—0,980	0,977	0,976	0,976	0,976	0,975	0,975	0,975
Balsam. Copaïvae	0,980—0,990	0,987	0,987	0,986	0,986	0,985	0,985	0,984
„ peruvian.	1,145—1,158	1,154	1,153	1,153	1,152	1,152	1,151	1,151
Benzaldehyd	1,046—1,050	1,051	1,050	1,049	1,048	1,048	1,047	1,046
Benzin. Petrolei	0,666—0,686	0,680	0,679	0,678	0,677	0,676	0,675	0,674
Chloroform.	1,485—1,489	1,494	1,492	1,490	1,489	1,487	1,485	1,483
Formaldehyd solut. . . .	1,079—1,081	1,082	1,081	1,081	1,080	1,080	1,079	1,079
Glycerinum	1,225—1,235	1,232	1,232	1,231	1,231	1,230	1,229	1,229
Liquor Alumin. acet. . . .	1,044—1,048	1,047	1,047	1,047	1,046	1,046	1,046	1,045
„ Ammon. caust. . . .	0,959—0,960	0,961	0,961	0,961	0,960	0,960	0,960	0,959
„ Cresol. sapon.	1,038—1,041	1,041	1,041	1,040	1,040	1,039	1,039	1,038
„ Ferri oxychl. dial. .	1,043—1,047	1,046	1,046	1,045	1,045	1,045	1,045	1,045
„ „ sesquichl. . . .	1,280—1,282	1,283	1,282	1,282	1,281	1,281	1,281	1,280
„ Kali caustic.	1,138—1,140	1,141	1,140	1,140	1,140	1,139	1,139	1,138
„ Kalii acetic.	1,176—1,180	1,180	1,179	1,179	1,179	1,178	1,178	1,177
„ „ carbonic. . . .	1,334—1,338	1,339	1,339	1,338	1,337	1,336	1,335	1,335
„ Natri caustic.	1,168—1,172	1,172	1,171	1,171	1,170	1,170	1,170	1,169
„ Plumb. subac.	1,235—1,240	1,239	1,239	1,239	1,238	1,238	1,238	1,238
Mel depurat.	1,34	1,342	1,341	1,341	1,341	1,340	1,340	1,339
Mixtur. sulf. acid.	0,990—1,002	0,999	0,999	0,998	0,997	0,996	0,995	0,994
Oleum Amygdal.	0,915—0,920	0,920	0,919	0,919	0,918	0,918	0,917	0,916
„ Anisi	{ bei 20⁰ } { 0,980—0,990 }	—	—	—	—	fest	0,987	0,987
„ Arachidis.	0,916—0,921	0,921	0,920	0,920	0,919	0,919	0,918	0,917
„ Carvi	0,907—0,915	0,914	0,913	0,913	0,912	0,911	0,911	0,910
„ Caryophyllorum . .	1,044—1,070	1,060	1,060	1,059	1,058	1,057	1,056	1,055
„ Cinnam.	1,023—1,040	1,034	1,033	1,033	1,032	1,031	1,030	1,029
„ Citri	0,857—0,861	0,862	0,861	0,861	0,860	0,859	0,858	0,858
„ Foeniculi	0,965—0,975	0,972	0,972	0,971	0,970	0,970	0,969	0,968
„ Jecor. Aselli	0,924—0,932	0,930	0,929	0,929	0,928	0,928	0,927	0,926

[1]) Mit gütiger Erlaubnis des Herrn F. Dietze hier beigegeben (vergl. auch Ap. Z. 1911

Veränderungen der spezifischen Gewichte der wichtigsten Flüssigkeiten.

F. Dietze.

18°	19°	20°	21°	22°	23°	24°	25°	26°	27°	28°	29°	30°
1,061	1,060	1,059	1,058	1,057	1,056	1,055	1,054	1,053	1,052	1,051	1,050	1,049
1,039	1,039	1,038	1,038	1,037	1,037	1,036	1,036	1,035	1,035	1,034	1,033	1,033
1,067	1,066	1,066	1,065	1,064	1,064	1,063	1,062	1,062	1,061	1,060	1,060	1,059
1,060	1,060	1,059	1,059	1,058	1,058	1,057	1,057	1,056	1,056	1,055	1,055	1,054
1,125	1,124	1,124	1,123	1,123	1,122	1,122	1,121	1,120	1,120	1,119	1,119	1,118
1,061	1,061	1,061	1,061	1,061	1,060	1,060	1,060	1,060	1,059	1,059	1,059	1,059
1,213	1,213	1,212	1,211	1,211	1,210	1,209	1,209	1,208	1,207	1,207	1,206	1,206
1,149	1,148	1,148	1,147	1,146	1,146	1,145	1,145	1,144	1,143	1,143	1,142	1,141
1,386	1,385	1,384	1,383	1,381	1,380	1,379	1,378	1,376	1,375	1,374	1,373	1,371
1,153	1,152	1,152	1,152	1,151	1,151	1,151	1,151	1,150	1,150	1,150	1,149	1,149
1,835	1,834	1,833	1,832	1,831	1,831	1,830	1,829	1,828	1,827	1,825	1,824	1,823
1,823	1,821	1,820	1,819	1,818	1,817	1,816	1,815	1,813	1,812	1,811	1,810	1,809
1,111	1,110	1,110	1,109	1,109	1,108	1,108	1,107	1,107	1,106	1,106	1,105	1,105
0,716	0,715	0,714	0,712	0,711	0,710	0,709	0,708	0,706	0,705	0,704	0,702	0,701
0,901	0,900	0,899	0,898	0,896	0,895	0,894	0,892	0,891	0,890	0,889	0,888	0,886
1,449	1,447	1,445	1,443	1,441	1,439	1,437	1,435	1,433	1,431	1,430	1,428	1,426
0,795	0,794	0,793	0,792	0,791	0,791	0,790	0,789	0,788	0,787	0,786	0,786	0,785
0,876	0,875	0,874	0,873	0,872	0,871	0,870	0,868	0,867	0,866	0,865	0,864	0,862
0,974	0,974	0,974	0,973	0,973	0,973	0,972	0,972	0,972	0,971	0,971	0,970	0,970
0,984	0,983	0,983	0,982	0,982	0,981	0,981	0,980	0,979	0,979	0,978	0,978	0,977
1,150	1,150	1,149	1,148	1,148	1,147	1,146	1,145	1,145	1,144	1,143	1,142	1,142
1,045	1,044	1,044	1,043	1,042	1,041	1,040	1,039	1,039	1,038	1,037	1,036	1,035
0,673	0,673	0,672	0,671	0,670	0,669	0,668	0,666	0,665	0,664	0,663	0,662	0,660
1,481	1,479	1,477	1,475	1,473	1,471	1,469	1,467	1,465	1,463	1,461	1,459	1,457
1,078	1,078	1,077	1,076	1,076	1,075	1,075	1,074	1,074	1,073	1,073	1,072	1,072
1,228	1,228	1,227	1,226	1,226	1,225	1,224	1,224	1,223	1,223	1,222	1,221	1,220
1,045	1,045	1,045	1,044	1,044	1,044	1,043	1,043	1,043	1,042	1,042	1,042	1,041
0,959	0,959	0,958	0,958	0,958	0,958	0,957	0,957	0,957	0,956	0,956	0,955	0,955
1,037	1,037	1,036	1,035	1,035	1,034	1,034	1,033	1,032	1,032	1,031	1,030	1,030
1,044	1,044	1,044	1,044	1,043	1,043	1,043	1,043	1,043	1,042	1,042	1,042	1,042
1,280	1,279	1,279	1,278	1,278	1,277	1,277	1,277	1,276	1,276	1,275	1,275	1,274
1,138	1,137	1,137	1,136	1,136	1,136	1,135	1,135	1,134	1,134	1,133	1,133	1,132
1,177	1,176	1,176	1,176	1,175	1,175	1,175	1,174	1,174	1,173	1,173	1,172	1,172
1,334	1,334	1,333	1,333	1,333	1,332	1,332	1,331	1,331	1,330	1,330	1,329	1,329
1,169	1,169	1,168	1,168	1,167	1,167	1,167	1,166	1,166	1,165	1,165	1,164	1,164
1,237	1,237	1.237	1,237	1,236	1,236	1,236	1,235	1,235	1,235	1,234	1,234	1,234
1,339	1,338	1,338	1,337	1,336	1,336	1,335	1,335	1,334	1,333	1,333	1,332	1,332
0,993	0,993	0,992	0,991	0,990	0,989	0,988	0,987	0,987	0,986	0,985	0,984	0,984
0,916	0,915	0,914	0,913	0,913	0,912	0,911	0,911	0,910	0,909	0,909	0,908	0,908
0,986	0,986	0,985	0,984	0,984	0,983	0,982	0,982	0,981	0,981	0,980	0,979	0,979
0,917	0,916	0,915	0,914	0,914	0,913	0,912	0,912	0,911	0,910	0,910	0,909	0,909
0,909	0,909	0,908	0,907	0,907	0,906	0,905	0,904	0,904	0,903	0,902	0,902	0,901
1,054	1,053	1,053	1,052	1,051	1,050	1,049	1,048	1,048	1,047	1,046	1,045	1,044
1,028	1,027	1,026	1,026	1,025	1,024	1,023	1,022	1,021	1,020	1,020	1,019	1,018
0,857	0,856	0,855	0,855	0,854	0,853	0,852	0,852	0,851	0,850	0,849	0,848	0,848
0,968	0,967	0,966	0,966	0,965	0,964	0,964	0,963	0,962	0,961	0,961	0,960	0,959
0,926	0,925	0,924	0,923	0,923	0,922	0,921	0,921	0,920	0,919	0,919	0,918	0,918

Nr. 27, S. 267).

Übersicht über die zwischen +11° bis +30° eintretenden im D. A. 5 enthaltenen Flüssigkeiten.

	15°	11°	12°	13°	14°	15°	16°	17°
Oleum Lavandul.	0,882—0,895	0,892	0,891	0,891	0,890	0,889	0,888	0,888
„ Lini	0,930—0,940	0,937	0,937	0,936	0,936	0,935	0,935	0,934
„ Menth. pip.	0,900—0,910	0,907	0,907	0,906	0,905	0,905	0,904	0,904
„ Olivar.	0,915—0,918	0,918	0,918	0,917	0,917	0,916	0,915	0,915
„ Ricini	0,950—0,970	0,962	0,961	0,961	0,960	0,960	0,959	0,959
„ Rosmarin.	0,900—0,920	0,913	0,912	0,912	0,911	0,910	0,909	0,909
„ Santali	0,973—0,985	0,981	0,980	0,980	0,979	0,979	0,978	0,978
„ Sinapis	1,022—1,025	1,026	1,026	1,025	1,024	1,023	1,022	1,021
„ Terebinth.	0,860—0,877	0,871	0,870	0,870	0,869	0,868	0,867	0,867
„ „ rect.	0,860—0,870	0,868	0,867	0,867	0,866	0,865	0,864	0,864
„ Thymi	nicht unter 0,900	0,903	0,903	0,902	0,901	0,900	0,900	0,899
Paraffin. liquid.	mindestens 0,885	0,887	0,887	0,886	0,886	0,885	0,884	0,884
Spiritus	0,830—0,834	0,835	0,835	0,834	0,833	0,832	0,831	0,830
„ aethereus	0,805—0,809	0,810	0,809	0,809	0,808	0,807	0,806	0,805
„ Aetheris nitros.	0,840—0,850	0,848	0,848	0,847	0,846	0,845	0,844	0,843
„ Angelic. comp.	0,885—0,895	0,893	0,892	0,892	0,891	0,890	0,890	0,889
„ camphorat.	0,885—0,889	0,890	0,889	0,888	0,888	0,887	0,886	0,886
„ dilutus	0,892—0,896	0,897	0,896	0,896	0,895	0,894	0,893	0,892
„ Formicar.	0,894—0,898	0,899	0,899	0,898	0,897	0,896	0,896	0,895
„ Juniperi	0,885—0,895	0,893	0,892	0,892	0,891	0,890	0,890	0,889
„ Lavandul.	0,885—0,895	0,893	0,892	0,892	0,891	0,890	0,890	0,889
„ Meliss. comp.	0,885—0,895	0,893	0,892	0,892	0,891	0,890	0,890	0,889
„ saponat.	0,925—0,935	0,933	0,932	0,932	0,931	0,930	0,929	0,929
„ Sinapis	0,833—0,837	0,838	0,837	0,836	0,835	0,835	0,834	0,833
Tinctura Jodi	0,902—0,906	0,907	0,906	0,905	0,904	0,904	0,903	0,902

Veränderungen der spezifischen Gewichte der wichtigsten
(Fortsetzung von Seite 422/423.)

18°	19°	20°	21°	22°	23°	24°	25°	26°	27°	28°	29°	30°
0,887	0,886	0,885	0,885	0,884	0,883	0,882	0,882	0,881	0,880	0,879	0,879	0,878
0,933	0,933	0,932	0,932	0,931	0,930	0,930	0,929	0,928	0,928	0,927	0,926	0,926
0,903	0,902	0,902	0,901	0,900	0,900	0,899	0,898	0,897	0,896	0,896	0,895	0,894
0,914	0,913	0,913	0,912	0,911	0,910	0,910	0,909	0,908	0,907	0,907	0,906	0,905
0,958	0,958	0,957	0,957	0,956	0,956	0,955	0,954	0,954	0,953	0,953	0,952	0,952
0,908	0,907	0,906	0,906	0,905	0,904	0,903	0,903	0,902	0,901	0,900	0,900	0,899
0,977	0,976	0,976	0,975	0,975	0,974	0,974	0,973	0,972	0,972	0,971	0,970	0,970
1,021	1,020	1,019	1,018	1,017	1,016	1,016	1,015	1,014	1,013	1,012	1,012	1,011
0,866	0,865	0,864	0,864	0,863	0,862	0,861	0,861	0,860	0,859	0,858	0,857	0,857
0,863	0,862	0,861	0,861	0,860	0,859	0,858	0,858	0,857	0,856	0,855	0,854	0,854
0,898	0,897	0,897	0,896	0,895	0,894	0,894	0,893	0,892	0,891	0,891	0,890	0,889
0,883	0,882	0,882	0,881	0,880	0,880	0,879	0,878	0,877	0,877	0,876	0,875	0,874
0,829	0,828	0,828	0,827	0,826	0,825	0,824	0,823	0,823	0,822	0,821	0,820	0,819
0,805	0,804	0,803	0,802	0,801	0,800	0,799	0,798	0,797	0,796	0,795	0,794	0,793
0,842	0,842	0,841	0,840	0,839	0,838	0,837	0,836	0,835	0,834	0,833	0,832	0,832
0,888	0,887	0,886	0,886	0,885	0,884	0,883	0,882	0,882	0,881	0,880	0,879	0,879
0,885	0,885	0,884	0,883	0,883	0,882	0,882	0,881	0,880	0,880	0,879	0,878	0,877
0,892	0,891	0,890	0,889	0,889	0,888	0,887	0,886	0,886	0,885	0,884	0,883	0,883
0,894	0,893	0,892	0,892	0,891	0,890	0,889	0,888	0,888	0,887	0,886	0,885	0,885
0,888	0,887	0,886	0,886	0,885	0,884	0,883	0,882	0,882	0,881	0,880	0,879	0,879
0,888	0,887	0,886	0,886	0,885	0,884	0,883	0,882	0,882	0,881	0,880	0,879	0,879
0,888	0,887	0,886	0,886	0,885	0,884	0,883	0,882	0,882	0,881	0,880	0,879	0,879
0,928	0,927	0,927	0,926	0,925	0,925	0,924	0,923	0,923	0,922	0,921	0,921	0,920
0,832	0,831	0,830	0,829	0,829	0,828	0,827	0,826	0,825	0,824	0,823	0,822	0,822
0,901	0,901	0,900	0,899	0,898	0,898	0,897	0,896	0,895	0,894	0,894	0,893	0,892

Handbuch
der experimentellen Pharmakologie

bearbeitet von

J. Bock-Kopenhagen, **R. Boehm**-Leipzig, **E. Bürgi**-Bern, **M. Cremer**-Berlin, **Arthur R. Cushny**-Edinburgh, **Walter G. Dixon**-Cambridge, **A. Ellinger** Frankfurt a. M., **Ph. Ellinger**-Heidelberg, **E. St. Faust**-Basel, **F. Flury**-Würzburg, **H. Führner**-Leipzig, **R. Gottlieb**-Heidelberg, **A. Heffter**-Berlin, **W. Heubner**-Göttingen, **P. Heymann**-Wiesbaden, **R. Höber**-Kiel, **Reid Hunt**-Boston, **Martin Jacoby**-Berlin, **G. Joachimoglu**-Berlin **A. Jodlbauer**-München, **Keeser**-Berlin, **R. Kobert**-Rostock †, **M. Kochmann**-Halle a. S., **A. Loewy**-Davos, **R. Magnus**-Utrecht, **J. Pohl**-Breslau, **E. Poulsson**-Christiania, **E. Rohde**-Heidelberg †, **E. Rost**-Berlin, **A. Schnabel**-Berlin, **R. W. Seuffert**-Berlin, **E. Sieburg**-Hamburg, **K. Spiro**-Basel, **E. Starkenstein**-Prag, **W. Straub**-München, **P. Trendelenburg**-Freiburg i. Br.

Herausgegeben von

A. Heffter

Professor der Pharmakologie an der Universität Berlin

In drei Bänden

Erster Band

Kohlenoxyd — Kohlensäure — Stickstoffoxydul — Narkotica der aliphatischen Reihe — Ammoniak und Ammoniumsalze — Ammoniakderivate — Aliphatische Amine und Amide. Aminosäuren — Quartäre Ammoniumverbindungen und Körper mit verwandter Wirkung — Muscaringruppe — Guanidingruppe — Cyanwasserstoff. Nitrilglukoside. Nitrile. Rhodanwasserstoff. Isocyanide — Nitritgruppe — Toxische Säuren der aliphatischen Reihe — Aromatische Kohlenwasserstoffe — Aromatische Monoamine — Diamine der Benzolreihe — Pyrazolonabkömmlinge — Camphergruppe — Organische Farbstoffe.

Mit 127 Textabbildungen und 2 farbigen Tafeln

1923.   48 Goldmark / 11.40 Dollar

Zweiter Band, 1. Hälfte

Pyridin, Chinolin, Chinin, Chininderivate — Cocaingruppe, Yohimbin — Curare und Curarealkaloïde — Veratrin und Protoveratrin — Aconitingruppe — Pelletierin — Strychningruppe — Santonin — Pikrotoxin und verwandte Körper — Apomorphin, Apocodein, Ipecacuanha — Alkaloide — Colchicin gruppe — Purinderivate.

Mit 98 Textabbildungen.   1920

21 Goldmark / 5 Dollar

Zweiter Band, 2. Hälfte
Erscheint im Sommer 1924.

Dritter Band
In Vorbereitung

Kommentar zum Deutschen Arzneibuch, 5. Ausgabe, 1910. Auf Grundlage der Hager-Fischer-Hartwichschen Kommentare der früheren Arzneibücher unter Mitwirkung von Prof. Dr. J. Biberfeld-Breslau, Dr. P. W. Danckwortt-Breslau, Dr. G. Fromme-Halle a. S., F. M. Haupt-Greifswald, Dr. M. Pleißner-Dresden, Professor Dr. H. Schulze-Halle a. S., Dr. W. Stüwe-Jena, Dr. O. Wiegand-Leipzig herausgegeben von Dr. O. Anselmino, Privatdozent an der Universität Greifswald und Dr. Ernst Gilg, a. o. Professor der Botanik und Pharmakognosie an der Universität, Kustos am Botan. Museum in Berlin. Zwei Bände. Mit zahlreichen in den Text gedruckten Figuren. 1911.
Jeder Band 15 Goldmark; geb. 17.50 Goldmark / 3.60 Dollar; geb. 4.20 Dollar

Anleitung zur Erkennung und Prüfung aller im Deutschen Arzneibuche, 5. Ausgabe, aufgenommenen Arzneimittel mit Erläuterung der bei der Prüfung der chemischen Präparate sich abspielenden chemischen Prozesse. Zugleich ein Leitfaden bei Apothekenmusterungen für Apotheker und Ärzte. Von Apotheker Dr. **Max Biechele.** Mit einem Anhang: Anleitung zur Darstellung, Prüfung und Verwendung der offiziellen volumetrischen Lösungen. Vierzehnte, neu bearbeitete Auflage. 1922.
Gebunden 6.80 Goldmark / Gebunden 1.70 Dollar

Hagers Handbuch der pharmazeutischen Praxis für Apotheker, Ärzte, Drogisten und Medizinalbeamte.

Hauptwerk. Unter Mitwirkung von Fachleuten vollständig **neu bearbeitet** und herausgegeben von **B. Fischer** in Breslau und **C. Hartwich** in Zürich. Zwei Bände. Mit zahlreichen, in den Text gedruckten Holzschnitten. Neunter, unveränderter Abdruck. 1920.

Erster Band.	Gebunden 26.90 Goldmark / Gebunden 6.40 Dollar
Zweiter Band.	Gebunden 26.90 Goldmark / Gebunden 6.40 Dollar
Ergänzungsband.	Gebunden 20.15 Goldmark / Gebunden 4.80 Dollar

Die Arzneimittel-Synthese auf Grundlage der Beziehungen zwischen chemischem Aufbau und Wirkung. Für Ärzte, Chemiker und Pharmazeuten. Von **Dr. Sigmund Fränkel,** a. o. Professor für medizinische Chemie an der Wiener Universität. Fünfte, umgearbeitete Auflage. 1921.
36 Goldmark / 10 Dollar

Die neueren chemotherapeutischen Präparate aus der Chininreihe (Optochin, im besonderen Eukupin und Vuzin) **und aus der Akridinreihe** (Trypaflavin, Rivanol). Eine kritische Besprechung des bisherigen Erfolges und der Grundlagen der Therapie. Von **Ernst Laqueur,** Direktor des Pharmakologischen Instituts Amsterdam. Unter Mitwirkung von A. Grevenstuk, Assistent am Pharmakologischen Institut Amsterdam, A. Sluyters, I. Assistent am Pharmakologischen Institut Amsterdam und L. K. Wolff, I. Assistent am Hygienischen Institut Amsterdam. (Sonderabdruck aus Ergebnisse der inneren Medizin, Bd. 23.) 1923.
3 Goldmark / 0.75 Dollar

Die Digitalis und ihre therapeutische Anwendung. Im Auftrage des Niederländischen Reichsinstitutes für pharmakotherapeutische Untersuchungen bearbeitet von Dr. U. G. Bijlsma, Prof. Dr. A. A. Hijmans van den Bergh, Prof. Dr. R. Magnus, Dr. J. S. Meulenhoff, Dr. M. J Roessingh. Autorisierte deutsche Übersetzung von Prof. Dr. P. Neukirch. Mit 32 Abbildungen und einem Bildnis. 1923.
5.60 Goldmark / 1.35 Dollar

Neues Pharmazeutisches Manual. Von **Eugen Dieterich.** Vierzehnte, verbesserte und erweiterte Auflage herausgegeben von Dr. **Wilhelm Kerkhof,** ehemaliger Direktor der Chemischen Fabrik Helfenberg A.-G., vormals Eugen Dieterich. Mit 156 Textabbildungen. Erscheint im Februar 1924.

Pharmazeutisch-chemisches Praktikum. Die Herstellung, Prüfung und theoretische Ausarbeitung pharmazeutisch-chemischer Präparate. Ein Ratgeber für Apothekereleven. Von Apotheker und Nahrungsmittelchemiker **Dr. D. Schenk.** Mit 51 in den Text gedruckten Abbildungen. 1912.
Gebunden 5 Goldmark / Gebunden 1.20 Dollar

Anleitung zu medizinisch-chemischen Untersuchungen für Apotheker. Von Dr. **Wilhelm Lenz,** Oberstabsapotheker im Kriegsministerium a. D., Nahrungsmittelchemiker in Berlin. Mit 12 Textabbildungen. 1907.
Gebunden 3.60 Goldmark / Gebunden 0.90 Dollar

Bakteriologie und Sterilisation im Apothekenbetriebe. Mit eingehender Berücksichtigung der Herstellung steriler Lösungen in Ampullen. Von Dr. **Conrad Stich** in Leipzig. Vierte, vermehrte und verbesserte Auflage. Mit etwa 130 zum Teil farbigen Abbildungen.
Erscheint im Sommer 1924.

Neue Arzneimittel und pharmazeutische Spezialitäten einschließlich der neuen Drogen, Organ- und Serumpräparate, mit zahlreichen Vorschriften zu Ersatzmitteln und einer Erklärung der gebräuchlichsten medizinischen Kunstausdrücke Von **G. Arends,** Apotheker. Sechste, vermehrte und verbesserte Auflage. Neu bearbeitet von Prof. Dr. **O. Keller.** 1922.
Gebunden 6.75 Goldmark / Gebunden 1.60 Dollar

Volkstümliche Namen der Arzneimittel, Drogen und Chemikalien. Eine Sammlung der im Volksmunde gebräuchlichen Benennungen und Handelsbezeichnungen. Begründet von Dr. **J. Holfert.** Neunte, verbesserte und vermehrte Auflage bearbeitet von **G. Arends.** 1922.
Gebunden 5 Goldmark / Gebunden 1.20 Dollar

Grundzüge der pharmazeutischen Chemie. Bearbeitet von Prof. Dr. **Hermann Thoms,** Geh. Regierungsrat und Direktor des Pharmazeutischen Instituts der Universität Berlin. Siebente, verbesserte Auflage der „Schule der Pharmazie, Chemischer Teil". Mit 108 Textabbildungen. 1921.
Gebunden 10 Goldmark / Gebunden 2.50 Dollar

Grundzüge der Botanik für Pharmazeuten. Bearbeitet von Dr. **Ernst Gilg,** Professor der Botanik und Pharmakognosie an der Universität Berlin, Kustos am Botanischen Museum zu Berlin-Dahlem. Sechste, verbesserte Auflage der „Schule der Pharmazie, Botanischer Teil". Mit 569 Textabbildungen. 1921.
Gebunden 8.50 Goldmark / Gebunden 2 Dollar

Lehrbuch der Pharmakognosie. Von Dr. **Ernst Gilg,** Professor der Botanik und Pharmakognosie an der Universität Berlin, Kustos am Botanischen Museum Berlin-Dahlem und Dr. **Wilhelm Brandt,** Professor der Pharmakognosie an der Universität Frankfurt a. M. Dritte, stark vermehrte und verbesserte Auflage. Mit 407 Abbildungen. 1922.
Gebunden 8.80 Goldmark / Gebunden 2.10 Dollar

Handbuch der Drogisten-Praxis. Ein Lehr- und Nachschlagebuch für Drogisten, Farbwarenhändler usw. Im Entwurf vom Drogisten-Verband preisgekrönte Arbeit. Von **G. A. Buchheister.** Vierzehnte, neubearbeitete und vermehrte Auflage von Georg Ottersbach in Hamburg. Mit 621 in den Text gedruckten Abbildungen. 1921.

Gebunden 25 Goldmark / Gebunden 6 Dollar

Vorschriftenbuch für Drogisten. Die Herstellung der gebräuchlichen Verkaufsartikel. Von **G. A. Buchheister.** Neunte, neubearbeitete Auflage von Georg Ottersbach in Hamburg. (Handbuch der Drogisten-Praxis, II. Band.) 1922. Gebunden 15 Goldmark / Gebunden 3.60 Dollar

---

Der junge Drogist. Lehrbuch für Drogisten-Fachschulen, den Selbstunterricht und die Vorbereitung zur Drogisten-Gehilfen- und Giftprüfung. Von **Emil Drechsler,** Leiter und fachwissenschaftlicher Lehrer der Drogisten-Fachschule, vereidigter Sachverständiger bei dem Preußischen Landgerichte Breslau. Dritte, vermehrte und verbesserte Auflage. Mit 57 Textabbildungen. 1920. Gebunden 4 Goldmark / Gebunden 1.50 Dollar

---

Pharmazeutisches Tier-Manual. Von **Friedrich Albrecht Otto,** Apotheker in Hamburg. 1918. Gebunden 4 Goldmark / Gebunden 0.95 Dollar

---

Die neueren Arzneimittel und die pharmakologischen Grundlagen ihrer Anwendung in der ärztlichen Praxis. Von Stabsarzt Dr. A. Skutetzky, Privatdozent für innere Medizin und Dr. E. Starkenstein, Privatdozent für Pharmakologie und Pharmakognosie, beide an der Deutschen Universität in Prag. Zweite, gänzlich umgearbeitete Auflage. 1914. Gebunden 12 Goldmark / Gebunden 2.90 Dollar

---

Die Wirkungen von Gift- und Arzneistoffen. Vorlesungen für Chemiker und Pharmazeuten. Von Prof. Dr. med. **Ernst Frey** in Marburg an der Lahn. Mit 9 Textabbildungen. 1921. 4.90 Goldmark / 1.20 Dollar

---

Arzneipflanzenkultur und Kräuterhandel. Rationelle Züchtung, Behandlung und Verwertung der in Deutschland zu ziehenden Arznei- und Gewürzpflanzen. Eine Anleitung für Apotheker, Landwirte und Gärtner. Von **Th. Meyer,** Apotheker in Colditz. Vierte, verbesserte Auflage. Mit 23 Text-abbildungen. 1922.

Gebunden 5 Goldmark / Gebunden 1.20 Dollar

Buchführung für Klein- und Großbetriebe. Mit Anleitung zu den Steuererklärungen. Von Dr. **Th. Meinecke** in Winsen a. d. Luhe. Mit zahlreichen Buchungsbeispielen. 1923. 1.50 Goldmark / 0.40 Dollar